国家科学技术学术著作出版基金资助出版

整体系统医药学探索

罗国安　王义明　著

科学出版社
北京

内 容 简 介

本书是清华大学罗国安教授及其带领的科研团队在中医药系统生物学领域多年来探索、创新性研究工作的总结。作者在整合、融合东西方医药的研究过程中，形成并提出了中医药发展亟须第二次思想解放——创建整体系统医药学（新医药学）的理念、研究内容、研究体系和实践等，从而产生了整体系统医药学中"从临床出发，以信号通路为靶标，'系统（药物系统）-系统（生命整体系统）'模式的复方新药研发体系"的创新理念体系。本书系统、全面地介绍了作者从事中医药现代化研究 25 年来的思辨，理论及方法体系的提出、发展、完善和研究的全部过程，并辅以作者科研团队的研究实例，图文并茂加以说明。

本书可作医药院校相关师生的学习参考书，也可作为制药企业及科研院所从事中药研究与开发、药品生产和质量管理、中医药研究等相关专业技术人员和科研管理人员的技术指导参考书。

图书在版编目（CIP）数据

整体系统医药学探索 / 罗国安，王义明著. —北京：科学出版社，2020.1
ISBN 978-7-03-063825-0

Ⅰ. ①整⋯ Ⅱ. ①罗⋯ ②王⋯ Ⅲ. ①中国医药学-研究 Ⅳ. ①R2

中国版本图书馆 CIP 数据核字（2019）第 288962 号

责任编辑：刘 亚 / 责任校对：王晓茜
责任印制：赵 博 / 封面设计：北京图悦盛世文化传媒有限公司

版权所有，违者必究。未经本社许可，数字图书馆不得使用

科学出版社 出版
北京东黄城根北街 16 号
邮政编码：100717
http://www.sciencep.com

北京九天鸿程印刷有限责任公司 印刷
科学出版社发行 各地新华书店经销

*

2020 年 1 月第 一 版　开本：787×1092　1/16
2020 年 1 月第一次印刷　印张：59 1/2　插页：1
字数：1 390 000

定价：328.00 元
（如有印装质量问题，我社负责调换）

自　序

　　今又"五一"，屈指数来已七十有余，当属古来稀了。算算大学毕业已五十载，自美回国于清华任教也已 25 年了，达到了清华大学蒋南翔校长提出的"为祖国健康工作五十年"的小目标。回顾 70 余年人生，前 30 余年为波折期，后 40 年是开放期。有波折才有开放，一生何其幸也。

　　屈原《离骚》云"路漫漫其修远兮，吾将上下而求索"。屈指数来，在中药研究及中医药现代化求索之路上已近 40 年。1982 年我自母校华东理工大学汪葆浚教授"文革"后第一届研究生毕业后分配到了南京药学院（现中国药科大学）任教。在我的第二母校——中国药科大学期间，我和徐国钧院士、徐珞珊教授探索中药粉末鉴定专家系统，和严永清教授开展张仲景《伤寒论》用药规律计算机分析等研究，后到美国宾夕法尼亚州立大学（The Pennsylvania State University）从事神经单细胞（神经元）的神经化学研究。1994 年应聘回国于清华大学任教，任清华大学生命科学与工程研究院院长助理、药物研究所副所长。代表清华大学生命科学与工程研究院向当时的国家科委上书提出"要以现代科学技术切入中药研究，实现中药现代化"，得到时任国家科委领导的重视，被吸收参加"中药现代化发展纲要"研究课题组，参与其中"中药基础研究与中药现代化"部分起草工作。作为参与人员，该项目获得了 1999 年国家科技进步奖二等奖。1997 年提出了中药复方有效部分（在 973 课题中定为组分）理念及研究方法。随后提出了中药复方的化学研究体系，以及中药复方物质基础和药效相关性研究的方法。1999 年由王永炎院士领衔，带领王一涛（中药药理）和罗国安（中药化学），参加了全国 973 课题答辩，中国中医药界第一个 973 项目"中药方剂关键科学问题的基础研究"获批。中药有效部分（组分）的概念和中药复方化学研究体系（"一个结合、两个基本讲清、三个化学层次、四个药理水平"）的理论研究体系成为项目整体研究思路中重要的方法技术之一。随后参与天津中医药大学张伯礼院士的复方丹参课题（王义明）获得 2004 年国家科技进步奖二等奖。与北京中医药大学课题组合作（罗国安、王义明）清开灵治疗缺血性脑中风课题获得 2006 年国家科技进步奖二等奖。指导并开展和神威药业公司中药注射剂近红外在线检测和全面质量管理课题（罗国安）获得 2014 年国家科技进步奖二等奖。与中日友好医院李平教授合作开展的糖尿病肾病中医治疗的临床系统生物学研究课题（罗国安、王义明）获得 2016 年国家科技进步奖二等奖。40 年来我们共培养了 250 余名博士后、博士和硕士研究生，其中博士后和博士达 90 余名，包括一位院士、三名将军、十几位院长、国内外大学教授和高科技公司的 CSO 等。发表论文 950 余篇，其中 SCI 论文 450 余篇，专著 6 本。2009 年出版的专著《中药指纹图谱——质量评价、质量控制与新药研发》系统、全面总结了十余年的研究成果，论述中药指纹图谱的基础理论、方法学研究及应用于质量评价、质量控制与新药研发的大量实例。2010 年出版的专著《中医药系统生物学》系统全面总结了从系统生物学（1998 年）发展而来的中医药系统生物学 12 年的研究思路、方法体系和应用实例。应国际著名科技出版社 John

Wiley & Sons，Inc.之邀，于 2012 年出版 *Systems Biology for Traditional Chinese Medicine*，成为开展中医药现代化以后第一本出版的英文研究专著。

在探索、实践中医药现代化过程中，我们始终在思考中医药现代化的使命是什么？目标是什么？中医药现代化之路朝向何方？应怎么走？25 年的思辨、实践和创新历程，使我们得出，中医药现代化的战略目标是：走中医药与现代医药学、生命科学等结合、整合、融合之路，实现革命性、颠覆性的创新，创建新医药学。本书就是为此而作。

毛泽东主席指出，研究对象的同一性决定了医学的基本原理是一致的，不应该分中西，"将来发展只有一个医，应该是唯物辩证法作指导的一个医"，这个医是"把中医中药的知识和西医西药的知识结合起来"形成的"中国统一的新医学、新药学"。钱学森先生于 1988 年在《中医通讯》上发表文章指出，"中医的理论和实践，我们真正理解了、总结了以后，要影响整个现代科学技术，要引起科学革命"。2007 年由科技部等 16 个部门发布的《中医药创新发展规划纲要（2006—2020）》中明确提出，中医药创新发展的总体目标之一是"促进东西方医药优势互补、相互融合，为建立具有中国特色的新医药学奠定基础"。习近平主席明确指出："我们坚持走中国特色自主创新道路，坚持创新是第一动力，坚持抓创新就是抓发展、谋创新就是谋未来"。面对中医药现代化往何处去的方向问题，我们应该认识到传承中医药是责任，坚持创新是我们时代的使命。

面对中医药现代化发展近来出现的种种边缘化现象，总结其原因在于三个缺乏：缺乏明确的战略目标，只强调中医药现代化是个过程；缺乏全球视野，满足于自我欣赏；缺乏自我否定、革命性创新意识，满足于追风跟踪、局部改良。结合 25 年来的思辨、探索、研究、创新之实践，前言中介绍了我们提出的整体系统医药学（新医药学）探索发展的内容和历程。其中对新医药学的药学研究，提出的"从临床出发，以信号通路为靶标，'系统（药物系统）-系统（生命整体系统）'模式的复方新药研发体系"最具创新意义，自以为是一项颠覆性技术，符合徐匡迪院士提出的颠覆性技术"作为一种改变游戏规则的前沿技术具有的两个共性：一是基于坚实的科学原理，对科学原理的创新性应用；二是跨学科、跨领域的集成创新"的要求。

徐匡迪院士指出颠覆性技术由于"所提出的很多创新点子和想法，乍听起来，在行业内部都是有悖主流或常理的想法"，"大多数人一般都不看好、不赞同，甚至无法理解"。因而"颠覆性技术，这种创新在目前的行政审批和评审制度下，是难以实现的"，是被专家"投"没的。在中国，特别是中医药领域，颠覆性技术更是难以实现，有其深层次原因，简要归纳为：①满足于言必称黄帝，满足于追溯光辉历史，生怕戴上违背中医药理论、反对中医药的政治帽子。②起源于小农经济模式，缺乏自我否定、革命性创新（颠覆性）的理念和精神。③缺乏全球视野，东西方一定会走融合之路，"一带一路"的理念、精神和实践已给了我们很好的启迪和示范。④个别领导部门思想僵化、不作为，维护部门和局部的既得利益。⑤专家"投"没的。在新想法冒尖时，有认识上的原因，大多数人一般都不看好、不赞同，甚至无法理解。个别专家出于私心，中国式"文人相轻"，不是"我"提出来的，再好也不支持。也有怕损害个人声望，影响个人及学术流派的既得利益。也有缺乏远见，忽视、弱视颠覆性创新对科学发展的引领意义。⑥缺乏科学辩论、自由探索的机制。往往行政领导、学术权威一言九鼎式下结论等。

中国已进入伟大复兴时期。中国的发展也是势不可挡。中医药现代化走结合、整合、融合创新之路也是大势所趋。我们愿做普罗米修斯式盗火先驱,"我以我血荐轩辕",为发展新医药学鞠躬尽瘁。期望更多同道、后进参与中医药现代化传承、创新之路。强烈倡议设立中国"新医药学发展计划",实现习近平主席提出的"主动发起全球性创新议题"。既促进中医药学的发展,也促进西医药学和生命科学的发展,为中国和全球老百姓健康福祉尽心尽力。

罗国安　王义明

2019年"五一"于清华园

前　言

自 1994 年我应聘回国任教，代表清华大学生命科学与工程研究院上书当时国家科委，提出"以现代科学技术切入中药研究、实现中药现代化"建议以来，倏忽已过 25 载。25 年来的思辨、探索、研究、创新之历程中，始终在考虑提出、实现中医药现代化的初心是什么？应走什么样的路？提出中医药现代化的初心，就是要实现中医药在现代科学体系中的崛起、复兴乃至引领的地位，这是顺应中国的崛起、复兴伟大时代的需求，也是我们中国科学家的时代使命。实现中医药现代化要有未来观、全球观和全局观。美国科学院院士理查德·尼斯贝特（Richard E. Nisbett）在《思维的版图》（The Geography of Thought）一书中提出：针对"未来世界，东方化还是西方化"这个问题，希望通过对东西方思维差异的理解和融合后实现世界的大融合。中国的"一带一路"得到了迅猛发展给出了很好的说明。因此，我们认为，中医药现代化应走中医药理论体系和现代医药学、生命科学结合、整合、融合之路，总体目标应是"促进东西方医药优势互补，相互融合，为建立具有中国特色的新医药学奠定基础"。"《中医药创新发展规划纲要（2006—2020）》，2007 年 3 月发布。"在整合、融合东西方医药的研究过程中，形成了我们提出的中医药发展亟须第二次思想解放——创建整体系统医药学（新医药学）的理念、研究内容、研究体系和实践等，从而产生了整体系统医药学中"从临床出发，以信号通路为靶标，'系统（药物系统）-系统（生命整体系统）'模式的复方药物研发体系"的创新理念体系。本书系统、全面地介绍了 25 年来的思辨，体系的提出、发展、完善和研究的全部过程。既是探索之作，当然也期望作引玉之砖，为建立具有中国特色的新医药学尽微薄之力。

从提出、开展中医药现代化 25 年以来，我们的研究工作大致分为三个阶段。第一阶段是初创形成阶段，从 1994 年上书国家科委到 1997 年发表论文《中药复方有效部分理论初探》，1999 年提出中药复方化学研究体系，以及中药复方物质基础和药效相关性研究方法，到参加全国 973 课题答辩获批为第一阶段，此阶段从实现中医药现代化初心出发，形成了较系统的研究体系。第二阶段从创新的研究理念、体系和初步开展研究出发，20 余年来主要分为两个方面内容。一为药物系统的系统研究，从中药复方有效部分（组分）新理念出发，建立其化学物质基础及和药效相关性研究体系，到采用化学物质组学来表征中药复方（方剂或中成药），提出了整合化学物质组学的整体系统生物学，发展了中医药系统生物学和中医药临床系统生物学的提升过程，较完整地表征了"药物系统-生命复杂系统"这一符合中医药整体观、系统论的研究模式和体系；二为药物系统的表征，也是从中药复方有效部分（组分）新理念出发，指纹图谱定性、指标成分定量，建立中药指纹图谱指导原则、获取方法，到建立现代中药质量标准体系、中药质量控制和中药工程集成化创新，提出了中药复方新药创制及技术支撑体系和复方药物研发创新体系，实现了中药指纹图谱-现代中药质量标准体系-复方药物研发体系的提升过程。两个方面工作综合体现了中药复方药物从研究、质量控制到新药研发的药学全过程链。标志性成果即为三本专著：《中药指纹图谱——质量评价、质量控制与新药研发》《中医药系统生物学》和 *Systems Biology for Traditional Chinese Medicine*，以及四项国家科技进步奖（2004 年、2006 年、2014 年和 2016 年），同时也得到国际同行的肯定和好评。第三阶段时间上和第二阶段有所重合。在第二阶段开展研究过程中，我始终在问自己，开展中医药现代化的初心是什么？中医药现代化的战略目标是什么？中医药现代化之路应如何走？1998 年在采用系统生物学理念，结合化学物质组学之后，提出了中医药系统生物学并开展研究。2000 年在取得初步结果后，多次和国家科技部邹健强教授讨论以上三个问题，得出中医药创新发展的总体目标之一是"促进东西方医药优势互补、相互融合，为建立具有中国特色的新医药学奠定基础"。如今邹健强教授人已逝，言犹在，令人慨叹。2010 年出版的《中医药系统生物学》专著后记中已明确提出了创建新医药学的理念，之后我们发表了六篇论创建新医药学的专论，提出了中医药发展亟须第二次思想解放，从转化医学、精准医学、整合医学和新医药学的关系出发，提出了实现我们的中国梦——新医药学，总结提出了"从临床出发，以信号通路为靶标，'系统（药物系统）-系统（生命整体系统）'模式的复方新药研发体系。"由此构成了近十年来第三阶段内容，从实践、研究过程中发现问题，找到规律，提高思维境界，总结、归纳和升华成研究体系、方法和途径。本书即为此 25 年来研究过程及近十年来的思辨、升华历程的总结之作。幸得国家科学技术学术著作出版基金资助，得以出版，既为小半生的概述，也作为百花齐放中一家之言，供同道、后进讨论、争辩之用。

本书共分 11 章。前 3 章以论述性文章为主，后 8 章为各种新技术及应用。

第 1 章为我们提出的整体系统医药学（新医药学）发生、发展的探索过程。总结中医药领域第一次思想大解放——在开展中医药现代化研究 20 年来取得成果的基础上，提出了中医药发展亟须第二次思想解放——创建新医药学。我们提出的整体系统医药学（Holistic Systems Medicine, HSM），是以维护人体系统的整体健康为根本目标，融合现代医药学、中医药学和现代生命科学，创立兼取所长，既高于现在的中医，也高于现在的西医，是解决人类整体健康问题和疾病预防、治疗和康复的医学（即新医药学）。全章介绍了整体系统医药学提出的背景，和现代医学快速发展，转化医学、精准医学的发展对中医药现代化的启示和应对之策。1.2 节阐述了新医药学的八项目标和任务：确立发展方向；处理好新医药学与现有中、西医学发展的关系；研究制定与"新医药学"相适应的管理模式和法律体系；研究创立"新医药学"的诊疗模式；探讨建立与"新医药学"相适应的临床干预方案和评价体系；建立"新医药学"的教育体系和人才培养基地；加强不同学科人才交流和融合；加强和支持国际交流与合作。1.3 节着重介绍了我们提出的整体系统医药学的八项研究内容和研究实践。1.4 节提出为实现我们的中国梦——新医药学，设立中国"新医药学发展计划"的倡议，提出了创建新医药学发展计划该做什么和怎么做。1.5 节介绍了基于"方病关联、病证结合、方-病-证整合"策略的"药物系统-生命系统"的研究模式，给出了"方-病-证"整合的糖肾方治疗糖尿病肾病的研究实例。针对现有新药研发模式以新化学实体（NCE）为主，从动物模型和从靶点出发的局限性，提出了整体系统医药学研究应以复方新药（包括中药复方、西药复方和中西药复方）为研发重点，采用从临床出发，以信号通路为靶标的研发策略，阐述了研究途径和 11 个方面的研究内容（1.6 节）。

第 2 章阐述了中药药物系统到整体系统生物学，再发展到临床系统生物学的过程。1997

年针对当时中药研究只存在两个化学层次，中药复方（或药材）和有效化学成分（或指标成分）的状况，提出了增加一个化学层次——中药复方有效部分（组分）的概念、研究路径和体系。随后提出了中药复方研究"一二三四"体系，即通过化学与药理、药效学研究相结合（一个结合）；达到基本讲清中药复方的药效物质基础，基本讲清中药复方的作用机理（两个基本讲清）的目的；从君臣佐使药材、有效部分（组分）、有效成分（三个化学层次）来阐明中药的药效物质；从整体动物、器官组织、细胞亚细胞和分子生物学（四个药理水平）来研究中药复方的作用机理。为了和系统生物学相对应，我们提出了一种新的组学方法——化学物质组学（Chemomics），其定义为研究化学物质组（Chemome）的组成及其变化与生物效应相互关系的方法体系。所谓化学物质组是指一定条件下，作用于生物体系的外部复杂体系中所有化学物质（化学成分）的集合，如药物、食物及从外部环境摄入的其他化学物质等。对于中药方剂（复方）而言，所研究的中药复方可作一个整体的化学物质组，从而研究复方配伍方式对应的化学物质组信息的变化（子化学物质组的配伍关系）及其与生物效应（药理、药效或毒性）的相关性。不同于原有的系统生物学的外部扰动仅是一个或多个化学分子（点-系统模式），化学物质组学可作为研究外部环境构成的化学体系的一种普适性的方法，进而构成了外部干预系统（中药复方）与生物应答系统（人体复杂系统）之间"系统-系统"相互作用。进而提出了中药复方配伍和作用机理研究的整体方法论——整合化学物质组学的整体系统生物学（Global Systems Biology）。其定义为通过化学物质组学表征药物干预系统的组成及相互关系；通过系统生物学（包括基因组学、蛋白质组学、代谢组学等）刻画生物系统的应答过程，进一步整合分析两个系统间的交互关系，即系统揭示化学物质组（药物系统）的变化与生物系统应答的时空响应的相关性。2.5节和2.6节介绍了中医药系统生物学的研究体系、自上而下或自下而上的两种层次化、逐层递进、系统化的研究策略、关键科学问题、主要发展方向和关键技术。针对存在的"方-病-证割裂，基因、蛋白质、代谢物研究分离"的碎片化通病，2.7节介绍了我们提出的临床系统生物学研究体系，即从临床出发，构建多层面、整合的生物标志物体系（Integrated Biomarker Systems，IBS），包括中医证候指标，临床生化指标及影像学指标，基因、蛋白质、代谢物等系统生物学生物标志物。然后进一步得到聚焦生物标志物群，可用于疾病早期预警、临床诊治、指导个性化用药、疾病预后及药物疗效评价等。

第3章则从药物系统的整体表征——指纹图谱（Finger Printing，FP）出发，即采用多种分析仪器及联用的多维指纹图谱模式，综合应用化学信息学、生物信息学，研究谱效关系、组效关系的多维多息特征谱。中药指纹图谱应从初级阶段（解决指纹图谱的建立、相似度判定等）发展到高级阶段（实现指纹图谱的特征和药效相关性研究），即实现指纹图谱的生物等效性研究。以此为基础，建立创新且具有独立知识产权的中药质量标准体系。为达到此目的，针对中药生产工艺及质量控制存在的中药生产集成效果不佳及适合中药特点的自主创新较少的问题，提出实现以思想体系创新、指导技术创新和以质量为内涵的中药生产智能控制（3.9节）。3.10节和3.11节呼应第1章1.6节提出整体系统医药学的药学研发重点是复方新药，介绍复方药物研发创新体系的六个特点，亟待发展的三大关系技术体系和平台，给出了采用整体系统生物学模式研发中药复方新药的实例。更多内容可见《中药指纹图谱——质量评价、质量控制与新药研发》一书。

绿色化学（Green Chemistry），又称环境友好化学或环境无害化学，其目的是通过技术的发展，创造出生产单位产品污染最小，同时能源及资源消耗最少的先进工艺技术，从源头制止污染的产生，也称绿色技术。其研究内容主要包括原料的绿色化、过程的绿色化和产品的绿色化。绿色化学开始是针对合成化学工业而提，现在已发展到所有的工业生产过程。承接第3章3.9节的生产工艺创新发展，中药分离工程是中药制药工程的重要组成部分。第4章介绍我们提出的"绿色分离工程"概念，即通过对传统分离过程进行改进和优化，以及通过对新型分离技术的开发来实现分离过程对环境影响的最小化。4.1节提出了不同层次中药化学物质组（整体化学物质组、有效化学物质组和有效化学成分群）的分离要求和策略；绿色分离工程的研究思路及六项评价指标的计算方程。过程集成是指从系统工程的角度对过程进行优化和设计，对过程中的物质流、能量流和信息流综合集成。在对中药化学物质组三个层次的制备过程中，可利用集成化设计思想对分离过程进行集成化设计，将多个单元操作集成为一个更有效的操作单位，以达到制备过程节能环保的目的。典型技术有：将分离、过滤、浓缩、吸附等多个操作单元集成化为一个扩张床操作单元。也可以大力发展新型分离技术，如超临界流体分离技术、高速逆流色谱技术等，来代替传统的水提醇沉分离技术。4.2节介绍了集成化扩张床技术在人参、丹参有效物质组或有效组分的提取、分离、富集为一体的应用实例。数据表明，产品纯度、提取效率、过程效率和能量效益大大提高，但能量消耗却大大下降。4.3节介绍了我们研发的一套新型高速逆流色谱技术溶剂系统虚拟筛选方法和相应软件程序。并以人参有效成分——达玛烷型、齐墩果酸型人参皂苷及丹参有效成分丹酚酸B和迷迭香酸的分离制备过程为例，介绍了绿色分离工程新技术——高速逆流色谱技术（HSCCC）的优势。

化学生物学（Chemical Biology）是一门用新颖的化学方法，从分子层面去探索和操纵生物系统，研究生命现象，解决生物学问题的交叉学科。第5章5.1节给出了化学生物学的定义，介绍了生物正交化学、点击化学、生物正交反应在体内成像分析中的应用、正电子发射断层扫描术和质谱成像技术的最新研究进展。天然药物研究策略实现了"从结构到活性"的转变，为整体系统医药学研究提供了新思路和研究策略。天然产物"靶点确证"成为阐释天然产物核心结构的指导性策略。5.2节介绍了靶点确认的新技术，如亲和色谱技术、靶点垂钓技术、压缩分子探针技术、酵母三杂交系统、虚拟筛选与反向对接、生物质谱解析技术、基于数据库的整合分析等技术，并举了九种天然产物小分子的化学生物学研究进展实例。5.3节则介绍了系统生物学与化学生物学在中药方剂作用机制研究中的应用。以复方黄黛片、麝香保心丸、中药抗抑郁7个不同治法的中药方剂为例，提出了中药方剂以系统生物学和化学生物学为主线，多维整合策略用于中药方剂作用机制研究的四方面内容。给出了治咳川贝枇杷滴丸和清肺消炎丸的组方机制和作用机制两个成功范例。

药物研发途径和实践是整体系统医药学（新医药学）研究的最重要内容。临床确有疗效的中成药大品种如何阐述其作用机制？如何实现从临床经验方研发复方新药？第6章、第7章、第8章给出了三个实例。第6章介绍了组分新药丹参心脉胶囊的研发全过程。第7章介绍了经循证医学研究证实确有疗效的中成药大品种尿毒清颗粒，采用"系统-系统"模式来阐述其疗效的作用机制。第8章介绍了从临床出发，以信号通路为靶标，"系统-系统"模式的复方新药糖肾方治疗糖尿病肾病研发全过程。

从1997年我们提出中药复方有效部分理论（第2章2.1节），发展为中药复方"一二三四"研究体系（第2章2.1节、2.4节），到申报第一个中药973项目获批，形成了组分中药新理念。组分中药即是以中药化学物质组学（第2章2.2节、2.4节）第二层次有效化学物质组学（有效部分、组分）为理念的一类创新药物。第6章介绍了从心脑血管疾病临床疗效显著的经验方——丹参心脉胶囊研发成组分新药的全过程。丹参心脉胶囊由丹参、三七、人参、葛根、麦冬及川芎六味中药材构成。6.1节给出了总体研究技术路线，对组分中药研发具有普适性。随后开展了六味中药材提取纯化工艺及有效化学物质组的组效关系研究。6.3节对发挥药效的九类组分进行配伍研究，得出最佳药材配比。然后进行工艺优化，确定了采用六味中药材共提取和纯化工艺，研究了丹参心脉硬胶囊的制剂工艺。6.4节则介绍了对丹参心脉胶囊整体质量控制的研究，提出了对胶囊中君药和臣药的药效指标成分进行质量控制的途径。6.5节介绍了丹参心脉胶囊的体内外药效研究、PK-PD研究和初步安全性研究，表明其安全、有效。6.6节采用系统生物学模式，报告了丹参心脉胶囊治疗心肌缺血损伤的作用机制，发现的潜在生物标志物和相关通路。

第7章在循证医学临床研究证实尿毒清颗粒确有疗效时，基于"药物系统-生物系统"研究模式，开展其治疗慢性肾功能衰竭的整体系统生物学研究。7.1节介绍了由16味中药材组成的尿毒清颗粒的化学物质组学整体研究，也包含了采用网络药理学得出其靶点预测及机制探讨。随后采用腺嘌呤诱导肾功能衰竭的大鼠模型，开展了完整的经典药理学研究，相应的代谢组学、基因组学和蛋白质组学的系统研究。确定了五条信号通路和相应的基因、蛋白质和代谢物的潜在生物标志物，结合中医药理论，全面阐述了尿毒清颗粒治疗早、中期慢性肾功能衰竭的作用机制，证实其临床循证医学提供其良好疗效是有科学依据、真实可信的。7.4节则介绍了尿毒清颗粒及主要配伍药材、主要成分对细胞色素P450酶活性的影响，评价其在使用过程中可能潜在的药物相互作用，来评估尿毒清颗粒的安全性，为其临床合理应用提供参考。

基于对现代药学研究新药研发存在的高失败率和高额研发成本两项缺陷的分析，我们提出整体系统医药学的药学研发要实现三个转变：①新药研发重点将从新化学实体转向复方新药；②改变从动物模式出发的新药研发途径；③改变从靶点出发的新药研发模式，即实现从"点（单个小分子化合物）-点（作用靶点）"（Point to Point, P2P)的模式转变为"系统（药物系统）-系统（人体复杂系统）"（System to System, S2S)模式。第8章拓展了第1章1.6节内容，给出了糖肾方治疗糖尿病肾病的复方新药研究全过程实例，阐述了"从临床出发，以信号通路为靶标，'系统-系统'模式的复方新药"研究策略和研发途径，共包括11方面内容：①糖肾方治疗糖尿病肾病的随机双盲安慰剂对照循证医学研究；②糖尿病肾病横断面分型分期的临床系统生物学研究；③糖肾方治疗糖尿病肾病的临床系统生物学研究；④糖肾方化学物质组学分层次、逐层递进的整体、系统研究；⑤糖肾方干预db/db小鼠的整体系统生物学研究；⑥基于网路药理学的糖肾方干预糖尿病肾病作用靶点和通路预测；⑦由关键作用通路溯源"有效化学成分群"；⑧网络药理学所得结果的生物学验证；⑨基于细胞模型的候选复方新药优化和验证；⑩由系统生物学聚焦而得整合生物标志物体系及其在疾病早期诊断、疾病精准治疗和药物疗效精准评估中的作用；⑪传统新药研发过程（包括临床前药学研究、临床试验和上市后再评价等）。

整体系统生物学研究重点是复方药物，除了第 6 章、第 7 章、第 8 章介绍的中药复方药物之外，还包括西药复方药物和中西药复方药物。我们提出了复方药物的定义：即指为了实现整体最佳的疗效目标，综合多种治疗原则和多种作用机理导向下开发的由多个化合物或化合物群配伍组成的治疗药物。一般具有以下特点：①复方药物是由多个成分（化合物）或多个组分（化合物类）所组成的化合物群；②组成复方药物的多个成分或组分具有一定的配伍和配比关系；③复方药物往往包含多种治疗原则和多种作用机理达到整体疗效最佳。

因此，复方药物的研发不是简单的多种成分或组分的组合，应该遵循以下原则：①复方药物必须能够体现组方复合的必要性，即必须体现多成分或多组分配伍之后增效或减毒方面的综合优势；②复方药物的质控标准应能够保证药物质量的稳定和均一。复方药物研发创新体系的主要特点在于强调治疗对象是患病（或亚健康状态）的人（而不只是病）；充分体现"医生参与、医药结合"的特色；研发途径应体现"临床—动物—临床"的特点；应具有独特的临床疗效综合评价体系；应具有体现其作用模式（机理）的药物综合筛选模式；应具有体现其化合物群的整体表征和局部特征的综合表达及质量控制模式。第 10 章介绍了中西药复方药物——罗非考昔复方候选药物和西药复方药物——罗格列酮复方候选药物的研究实例。罗非考昔是已上市的一种非甾体抗炎药，因可能增加心脏病或脑卒中风险的副作用而被召回。10.2 节给出了中西药复方药物——罗非考昔复方候选药物的研发途径，介绍了用代谢组学模式进行罗非考昔复方的研发过程，结果提示，益气活血类中药的三七皂苷 R1 和黄芪甲苷等对缓解罗非考昔导致的心血管副作用具有一定效果。10.3 节介绍了另一种也经历退市风波的治疗糖尿病有效药物——罗格列酮复方候选药物的研发过程。基于网络药理学构建"药物副作用-通路-治疗药物"的预测模型，从药物作用靶点出发，筛选可与罗格列酮配伍的药物，达到在保持其治疗糖尿病药效的同时，减轻其副作用的目的。采用合适的动物模型、代谢组学研究和不同的网络药理学方法对罗格列酮候选复方药物，考察其药效、安全性、疗效评估、作用机制，预测和验证比较，共同证明罗格列酮候选复方药物的有效性。

第 9 章介绍了采用定量代谢组学模式开展出生缺陷——神经管畸形的机理研究及营养干预相关研究，属于代谢组学用于真实世界研究的早期探索。建立了神经管畸形发生机制中叶酸代谢、同型半胱氨酸代谢及谷胱甘肽代谢三大代谢循环 16 个重要代谢物的定量分析技术，确定了有可能作为区分神经管畸形孕妇和正常孕妇临床诊断之用的六个潜在生物标志物。我们提出了定量代谢组学（即代谢指纹谱和代谢循环靶标定量测定相结合的模式），并应用于神经管畸形营养干预研究。发现对促进一碳代谢循环作用（如叶酸、维生素 B_{12}、维生素 B_6 等）和抗氧化作用（如维生素 C、维生素 E 等）的营养素具有一定保护作用。建立了营养素干预的"预测-验证"模型，得出其作用的可能靶点及信号通路。提出了补充 5-甲基四氢叶酸（5-MeTHF）可能是一种替代补充叶酸的更有效的营养素干预手段。

整体系统医药学（新医药学）发展迫切需要引入更多新理念，更真实反映人体病理生理过程，发展仿生、体外、高通量药物筛选的新技术，有助于解决新药研发体系的技术瓶颈，而微流控芯片技术就是这样一种能够"解决问题"的新兴科学技术。第 11 章介绍了为发展新药研发体系提供基于微流控芯片的创新药物筛选平台开展的研究工作。在介绍基于靶标分子、细胞芯片和组织芯片三大类微流控芯片药物筛选研究基础上，提出了微流控芯片药物筛选研究总体途径，包括药物活性筛选、高度模拟人体环境的临床前动物实验、毒理试验和药物临床测试四个方面的具体内容。11.3 节介绍了微流控芯片加工与表面修饰技术；集成化、微型化、高通量检测系统技术（包括激光诱导荧光检测、质谱检测、化学发光及电化学检测等）；微流体（层流、相液滴）操控新技术等（包括微结构操控、阀操控、电操控、磁操控、光操控、声操控、热操控等）。给出了分子水平微流控芯片药物筛选平台研究及纳米 CuO 催化化学发光检测氨基酸的实例；细胞水平微流控芯片药物筛选平台研究及宫颈癌 Hela 细胞凋亡检测、心肌细胞缺氧复氧损伤及药物保护作用的实例；模式生物水平的微流控芯片药物筛选平台研究及活体单细胞衣藻鞭毛长度实时监测和全时期线虫高效高通量分离及药物筛选的实例。11.4 节介绍了仿生器官芯片研究平台研制及用于药物肝毒性和肾毒性检测的研究实例。

本书是清华大学中药现代化研究中心和教育部中医药现代化网上合作研究中心长期研究的成果总结，参与本书研究工作的除作者外，还有梁琼麟教授，范雪梅、谢媛媛二位副教授。本书第 4 章由华东理工大学张敏副教授撰写。第 5 章由南开大学白钢教授撰写。第 6 章由辽宁中医药大学孟宪生教授撰写。第 7 章、第 8 章由谢媛媛、范雪梅二位副教授撰写。第 9 章、第 10 章由范雪梅副教授撰写。第 11 章由北京大学医学部艾晓妮博士，澳门科技大学马立冬博士、王乙同博士合作撰写。在此一并致谢。也感谢国家、清华大学给我们的资助，感谢跟我们一起做实验、开展讨论和争论、下企业的博士后、博士生、硕士生的辛勤努力，也感谢我们的家人的理解和支持。

本书大部分内容曾在国际及国内学术会议上作大会报告进行介绍，或以论文形式发表。特别感谢北京中日友好医院李平教授团队在共同完成 973 课题和国家自然科学基金重点项目中的精诚合作。特别感谢广州康臣药业在尿毒清颗粒系统生物学研究中的支持和合作。

目　录

第1章　整体系统医药学发展进程···1
　1.1　新医药学与转化医学（2010年12月发表）·································2
　1.2　中医药发展亟须第二次思想解放（2015年1月发表）······················10
　1.3　整体系统医药学（2015年1月发表）··16
　1.4　我们的中国梦——新医药学（2015年10月发表）··························26
　1.5　精准医学与中医药现代化研究（2017年1月发表）··························38
　1.6　从临床出发，以信号通路为靶标的复方新药研发策略、途径与实践
　　　（2018年6月发表）··50

第2章　中药药物系统—整体系统生物学—临床系统生物学·················76
　2.1　中药复方有效部分研究方法及理论初探（1997年6月发表）···············77
　2.2　中药复方的化学研究体系（1998年7月发表）································80
　2.3　中药复方物质基础和药效相关性研究（1998年7月发表）··················84
　2.4　化学物质组学与中药方剂研究（2005年11月发表）·························89
　2.5　整合化学物质组学的整体系统生物学：中药复方配伍和作用机理研究的
　　　整体方法论（2006年12月发表）···99
　2.6　中医药系统生物学发展及展望（2009年6月发表）·························106
　2.7　中医药临床系统生物学研究体系和实践（2012年12月发表）··············114

第3章　中药指纹图谱—现代中药质量标准体系—复方药物研发体系·····125
　3.1　多维多息特征谱及其应用（2000年5月发表）······························126
　3.2　中药指纹图谱及其建立原则（2001年3月发表）····························128
　3.3　中药指纹图谱的分类和发展（2001年10月发表）···························131
　3.4　建立我国现代中药质量标准体系的研究（2002年6月发表）···············138
　3.5　中药指纹图谱与全面质量管理（2002年5月发表）··························146
　3.6　中药指纹图谱获取方法验证及实际应用（2003年4月发表）················150
　3.7　中药二维信息指纹图谱模式识别（2008年4月发表）·······················156
　3.8　中药指纹图谱理论和实际应用（2006年6月发表）··························159
　3.9　中药工程集成化创新与自主创新（2008年6月发表）·······················162
　3.10　中药复方新药创制及技术支撑体系（2008年4月发表）····················167
　3.11　复方药物研发创新体系展望（2008年12月发表）··························174

第4章　中药化学物质组的分离策略和高效分离方法··························184
　4.1　中药化学物质组及其分离策略···184
　4.2　整体化学物质组和有效化学物质组的获取方法·································196
　4.3　中药有效成分的分离方法··218

第5章 中药与天然产物的化学生物学 ········· 266
- 5.1 化学生物学的概念与沿革 ········· 266
- 5.2 天然药物的化学生物学研究 ········· 285
- 5.3 系统生物学与化学生物学在中药方剂现代机制研究中的应用 ········· 297

第6章 组分新药丹参心脉胶囊药学和相关药效机制的研究 ········· 333
- 6.1 概述 ········· 333
- 6.2 丹参心脉胶囊组方中单味药材的物质基础研究 ········· 335
- 6.3 丹参心脉胶囊制备工艺研究 ········· 363
- 6.4 丹参心脉胶囊单味药及其复方质量控制研究 ········· 373
- 6.5 丹参心脉胶囊药效研究及初步安全性评价 ········· 380
- 6.6 丹参心脉胶囊初步作用机制研究 ········· 386

第7章 尿毒清颗粒治疗慢性肾功能衰竭的系统生物学研究 ········· 398
- 7.1 尿毒清颗粒化学物质组学研究 ········· 401
- 7.2 尿毒清颗粒治疗慢性肾功能衰竭动物模型有效性的系统生物学研究 ········· 454
- 7.3 尿毒清整体系统生物学研究 ········· 533
- 7.4 基于肝微粒体酶的尿毒清颗粒治疗慢性肾功能衰竭安全性研究 ········· 541
- 7.5 小结与展望 ········· 577

第8章 糖肾方治疗糖尿病肾病的系统生物学研究及新药研发 ········· 586
- 8.1 概述 ········· 587
- 8.2 糖肾方治疗糖尿病肾病的随机双盲安慰剂对照临床研究 ········· 589
- 8.3 糖尿病肾病横断面的临床系统生物学研究 ········· 601
- 8.4 糖肾方治疗糖尿病肾病的临床系统生物学研究 ········· 612
- 8.5 糖肾方化学物质组学分层次整体研究 ········· 624
- 8.6 糖肾方干预动物模型的整体系统生物学研究 ········· 633
- 8.7 基于网络药理学的糖肾方干预糖尿病肾病作用靶点和信号通路预测 ········· 645
- 8.8 由关键作用的通路溯源"有效化学成分群" ········· 656
- 8.9 网络药理学所得结果的生物学验证 ········· 658
- 8.10 基于细胞模型的候选复方新药优化和验证 ········· 660
- 8.11 由临床系统生物学聚焦而得整合生物标志物体系和应用 ········· 663
- 8.12 传统新药研发过程 ········· 678
- 8.13 小结与展望 ········· 678

第9章 神经管畸形的系统医药学研究 ········· 681
- 9.1 神经管畸形的研究背景 ········· 681
- 9.2 定量代谢组学应用于神经管畸形机理研究 ········· 685
- 9.3 定量代谢组学应用于神经管畸形营养干预研究 ········· 693
- 9.4 发病机理研究和营养干预结果联合分析 ········· 701
- 9.5 营养素干预"预测-验证"模型的建立 ········· 702
- 9.6 小结与展望 ········· 705

第10章 中西药复方的研发策略与探索研究 ·········· 709
10.1 复方药物的发展现状 ·········· 710
10.2 中西药复方药物罗非考昔复方的研发 ·········· 713
10.3 西药复方药物的研发 ·········· 728
10.4 小结与展望 ·········· 761

第11章 基于微流控芯片的创新药物筛选平台 ·········· 764
11.1 微流控芯片药物筛选系统发展的背景和意义 ·········· 765
11.2 微流控芯片药物筛选的国际最新研究进展 ·········· 769
11.3 微流控芯片药物筛选系统的研究与探索 ·········· 779
11.4 基于器官芯片（组织芯片）的微流控药物肝毒性筛选研究平台 ·········· 887
11.5 微流控芯片药物筛选研究发展的展望与建议 ·········· 918

第 1 章

整体系统医药学发展进程

引 言

中医药往何处去？中医药现代化之路朝向何方？中医药现代化已开展 20 余年了，目前的发展存在三个缺乏：一是缺乏明确的战略目标，只强调中医药现代化是个过程；二是缺乏全球视野，满足于自我欣赏；三是缺乏自我否定、革命性创新意识，满足于追风跟踪。中医药现代化战略目标的设置、确定，取决于我们对东西方医学的特色、优势和发展趋势的认识高度，是否具有国际视野和科学深度。我们在 2010 年出版的《中医药系统生物学》专著中提出了未来世界的发展是东西方医学融合后，建立融合中西医思想于一体的 21 世纪新医药学的战略目标。为此目标，本章介绍了提出、创建新医药学（整体系统医药学）的发展进程。1.1 节从介绍 2003 年美国国立卫生研究院（NIH）院长 Elias Zerhouni 提出的转化医学的研究内容、路线图和特色出发，提出应对西方医学快速发展，发展新医药学是我们的历史使命；提出了创立新医药学应开展的三方面研究内容和五个特点。正值中医药现代化发展 20 周年之际，1.2 节在总结中医药研究领域第一次思想大解放取得成果基础上，提出了中医药发展亟须第二次思想解放——创建新医药学。阐述提出创建新医药学的背景、必要性、重要性，提出了新医药学八项目标和任务及十点建议。1.3 节介绍了我们提出的整体系统医药学的背景、八项研究内容和我们的研究实践。针对现代医学正面临重大突破的挑战，1.4 节阐述了中医药发展需要创新性的革命，思想解放必须重视的几个问题。指出现在是我国科学家提出创建新医药学的最佳时机，也是我国科学家凝聚的共识。介绍了我们提出的整体系统医药学（新医药学）的完整定义和研究内容。提出为实现我们的中国梦——新医药学，设立中国"新医药学发展计划"的倡议，提出了创建新医药计划该做什么和怎么做。1.5 节从快速发展的精准医学出发，分析了其优势和现阶段不足之处。提出目前中医药现代化研究中存在的"方-病-证割裂"和"基因-蛋白质-代谢物分离"等违背中医药"整体观、系统论"的基本特点，提出了中医药理论指导下的中医药精准医学研究中的关键科学问题和解决之道，即发展基于"方病关联、病证结合、方病证整合"策略的"药物系统-生命系统"的研究模式，并给出了"方-病-证"整合的糖肾方治疗糖尿病肾病的研究实例。1.6 节针对中医药现代化之路朝向何方之问，从药学角度，提出了新药研发重点将从新化学实体（NCE）转向复方新药（Innovative Compound Drug, ICD）的观点。在分析 NCE 研究开发模式的缺陷——从动物模型和从靶点出发的新药研究开发模式局限性基础上，指出"病"（西医）和"证"（中医）具有统一的生物学意义和生物物质基础（基因、蛋白质、代谢物等）。给出了基于"系统-系统"（药物系统-生命系统）模式的复方药物的定义和特点。给出了从临床出发，以信号通路为靶标的复方新药（包括中药复方、西药复方和中西药复方）研究策略、发现途径和方法。以中药方剂糖肾方治疗糖尿病肾病的临床研究为例，阐述了研究途径和十一方面研究内容。

1.1 新医药学与转化医学（2010 年 12 月发表）

转化医学（Translational Medicine）或临床转化科学（Clinical and Translational Science）是进入 21 世纪以来国际生物医学领域出现的新概念和推动的新方向。其背景是，一方面当今时代的生命科学、基础医学与临床医学及药物研发都在各自快速地扩展，其面对的任务越来越重，它们之间固有的屏障有加深的可能；另一方面随着以人类基因组项目为基础的生命科学的长足进步和后基因组时代向临床医学的广泛渗透，实验室基础研究获得的知识、成果完全有可能快速转化为临床诊断和治疗的新方法和新手段。2003 年美国国立卫生研究院（NIH）院长 Elias Zerhouni 在 Science 杂志上发表文章[1]，明确提出了转化医学研究路线图。在 NIH 大力推动下，不到两年，已有 38 个大学和医学院建立了转化医学中心或临床转化科学中心（包括哈佛大学、耶鲁大学、斯坦福大学、杜克大学、哥伦比亚大学等名校），正在以每年 2 亿～5 亿美元的资助力度推进转化医学研究。2009 年 Science 杂志创办了 Science：Translational Medicine 期刊。最近几年在杨胜利等多位院士倡导下，我国也在蓬勃发展各种类型转化医学中心和研究。本节探讨转化医学对我国科技界、中医药界倡导的新医药学的启示。

1.1.1 转化医学的研究内容和启示

Zerhouni 在为 Science：Translational Medicine 所写评论中提到转化医学的目的是：加速将我们在生物机制研究领域的惊人进展转化为预防和治疗人类疾病的新方法[2]。Science 杂志总编辑 Bruce Alberts，曾任美国国家科学院院长，专门谈了"转化研究的艺术"[3]，指出最引人注目的创新往往来自完全不同领域交叉知识的结合；为了刺激创新，必须促进不同领域的科学家进行大脑"风暴"的碰撞，显示跨学科融合的力量，从而在重要的科学挑战上发展出新的途径。

1. 转化医学研究内容

转化医学明确提出，新的医学研究战略旨在将医学研究知识应用于临床并造福人民的健康事业。NIH 设计的转化医学路线图（Road Map）包括三个主题（探索新途径、未来的研究团队和重建临床研究系统）和 28 个子计划，由九个执行小组负责实施（表 1-1）[1]。

表 1-1　美国国立卫生研究院路线图（主题、执行小组和启动项目）

一、探索新途径
1. 建立生物基本构件、生物学通路和网络执行小组
（1）全国性生物网络通路技术中心
（2）代谢组学技术的发展
（3）蛋白质组和代谢组测定和分析所需要的技术、重要试剂和数据标准
2. 分子库和分子影像执行小组
（4）建立小分子文库和筛选中心
（5）化合物信息
（6）技术发展
（7）发展高特异性、高灵敏度的分子探针制备技术
（8）扩充全面 NIH 探针成像数据库
（9）系统核心设备生产成像探针
3. 结构生物学执行小组
（10）研制膜蛋白生产设施
4. 生物信息学和计算生物学执行小组
（11）建立国家生物医学计算中心
5. 纳米医学执行小组
（12）组建纳米医学中心
二、未来的研究团队
6. 高风险研究执行小组
（13）院长创新基金
7. 交叉学科研究执行小组
（14）交叉学科研究中心
（15）交叉学科研究策略培训
（16）交叉学科创新技术和方法研讨会
（17）消除交叉学科研究壁垒
（18）NIH 内部方案作为交叉学科研究的模板
（19）生命科学和物理学科间互相合作
8. 公-私合作执行小组
（20）指定公-私部门的联络
（21）高层次学术导向的交流会
三、重建临床研究系统
9. 临床研究执行小组
（22）协调临床研究政策
（23）整合临床研究网络
（24）加强临床研究人员培训
（25）临床信息研究：国家电子临床试验和研究网络
（26）转化研究的核心设施
（27）区域转化研究中心
（28）改进临床疗效评估技术

2. 转化医学的启示

转化医学提出的第一个主题是探索新途径，可以看到蛋白质组学、代谢组学及生物网络、分子影像和生物信息学占主要地位。未来的研究团队强调高风险的创新和交叉学科。第三个主题是重铸整个临床研究系统，要组建整合临床研究网络，这是 NIH 路线图最困难、也是最主要的挑战。转化医学的目标是将生命科学和生物技术及相关的现代医学技术整合、凝聚到 4P 医学（预防医学、预测医学、个体化医学和参与医学），提出了开展以临床需求为导向的靶向性转化研究，建立开放式网络结构的联合体，实现从实验室到临床再到实验室的（B2B2B）的双向运作模式（Bench to Bedside & Bedside to Bench），并组建医产学研资结合的团队来最终实现成果的应用。从转化医学的目标、研究内容和具体实施给了我们很多启示。

1）明确提出了以临床需求为导向，开展将基础研究成果转化为实际应用

基础研究不再是凭科学家个人兴趣而开展的纯学术研究，而是要针对健康和临床面临的重大需求而开展的目标明确的研究，研究成果要能用于临床实践。

2）研究的模式是 B2B2B 双向运作模式

转化医学倡导基础研究的问题应该来源于临床（研究目标要由临床转化而来），而基础研究成果的价值应该由临床来检验（研究成果要能够转化为临床应用资源）。从本质上来讲，这和中医药的"医药不分家"思想不谋而合。

3）强调了整体、综合、整合各方面研究的理念

转化医学中强调了分子影像；对细胞和分子间众多网络的定量研究，深入了解网络间相互协调和相互作用的关系；对分子水平深入细致的研究及其综合。同时也强调了更精细的纳米技术装置来观察和干涉生命基本过程。

当然还有很多启示，但最值得注意的是，Zerhouni 提出了转化医学的研究有可能使医学实践发生彻底革命（http://nihroadmap.nih.gov/overview.asp）。钱学森院士于 1988 年在《中医通讯》上发表文章指出："中医的理论和实践，我们真正了解了、总结了以后，要影响整个现代科学技术，要引起科学革命。"面对生命科学、现代科学技术的迅猛发展，面对转化医学有可能引起西方医学发生革命转变的挑战，我国中医药界、科技界如何应对，应深入思考、迅速行动。

1.1.2 发展新医药学是我们的历史使命

1. 中医药的优势和面临的挑战

中医药是中华民族在与疾病长期斗争过程中积累的宝贵财富，蕴含着深厚的科学内涵，是我国最具有原始创新潜力的学科领域。中医药学的优势在于：具有整体观、系统论的指导思想；强调天人合一，调节平衡；采用中药复方来进行个体化治疗等特点。以上理念和特点在当今的西方医学中也逐步得以承认和体现。例如，世界卫生组织提出"健康不仅在于没有疾病，而且在于肉体、精神和社会各方面的正常状态。"健康是一个与人的生理状态、精神状态和生存环境密切相关的系统工程的理念，和"天人合一"颇为异曲同工。"上工治未病"的理念可体现为现代的预测医学和预防医学。"辨证施治"在整体论、系统调控和个性化医学中也得以体现。转化医学体现了"中医药不分家"的原旨，更提出了要引起西方医学发生革命的转变。西方医学逐步将中医药学的精髓理念吸纳并结合生命科学和现代生物技术提出了新的目标和实施方案。当然也可以说西方医学在自己的轨迹上，随着时代的进步、科技的发展，也和中医药的理念不谋而合，殊途同归。但西方医学（转化医学）提出的目标更高，路线清晰，具有良好的可操作性，中医药面临巨大挑战。未来世界，中医药面临西化或被边缘化的可能性。

2. 未来世界，东方化还是西方化

对于未来世界的发展，西方世界的主导者认为随着社会制度和价值观的融合而全体西方化，达到"历史的终结"。而亨廷顿则预言会导致"文明的冲突"不可调和，世界有可能灭亡。美国第一位当选美国科学院院士的心理学家理查德·尼斯贝特在《思维的版图》（*The Geography of Thought*）一书中提出[4]：希望通过对东西方思维差异的理解和融合后实现世界的大融合。人类有足够的智慧能防止世界的毁灭。世界又是多元化的，不可能全球西化而达到"历史的终结"。如何通过对西方医学和中医药之间思维差异的理解和融合后达到东西方医学的大融合，我们认为 2007 年由科技部等 16 个部门共同发布的《中医药创新发展规划纲要（2006—2020）》已明确提出，中医药创新发展的总体目标之一是"促进东西方医药优势互补、相互融合，为建立具有中国特色的新医药学奠定基础"。东西方医学的大融合，必定会产生源于西方医学，又高于现在的西方医学，源于东方医学，又高于现在的中医药学这样一种新医药学。

3. 从中西医药体系的差异看融合之路

中西医药体系的差异、待解决的关键科学问题和采取的方法学对策[5]，参见图 1-1。中医药学的优势在于：具有整体观，系统论的指导思想；强调天人合一，调节平衡；采用中

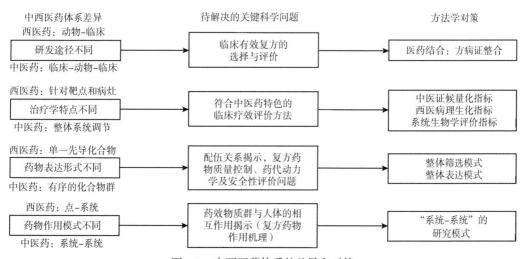

图 1-1 中西医药体系的差异和对策

药复方来进行个体化治疗等特点。但中医药学在现代化道路上尚需解决若干关键科学问题：中医药如何从限于自己解释自己的封闭系统转化成能容纳百川的开放系统；如何实现和其他现代科学（如系统生物学等）之间的结合、整合、融合；如何体现现代的科学模式、研究方式和研究成果，即用数据（data）来表达，而不仅是用语言（word）来表达；如何用临床大样本研究及能体现中医证的本质的实验动物模型来开展临床和实验室研究等。综合东西方医学的对比可见，中医药学不可能走全盘西化的道路，也不会导致"文明的冲突"不可调和。我们应有意识的实现东西方医学的结合、整合、融合并上升为 21 世纪的新医药学，这是中国中医药界、科技界义不容辞的历史使命。

4. 中医药理论体系和现代科学技术体系可分为结合、整合和融合三个层次

中医药如何创新是实现中医药现代化的关键。多年来的研究和深入思考，一方面深感中医药宝库内容丰富、哲理性强；另一方面又深感中医药和现代科学结合难度之大，深入之困难。目前中医药现代化研究大部分集中在局部应用现代科学技术来阐释中医药的科学内涵，是"中学为体，西学为用"思想的体现，这是必要的，也取得了重大的进展。但是局部应用现代科学技术既无法充分体现中医药理论的伟大，也无法充分体现现代科学技术的作用。如何处理继承和创新之间的关系？目前我们国家正处于向创新型社会转型的关键历史阶段。结合中医药现代化发展的历史，我们认为，继承和创新应以创新为重，继承为创新所用。创新应包括两个方面：一是创新内容从继承中来，但不应受其束缚，而是知识挖掘（data mining）；二是传统的中医药理论和现代科学体系和技术的结合、整合和融合，上升为创新的高度。中医药理论体系和现代科学技术体系可分为结合、整合和融合三个层次。结合（combination）就是常说的中西医结合，一般意义上是中医采用西医的技术和方法，西医采用中医的治疗理念、方法和中药。整合（integration）有构成整体之意，即把中西医药思想体系，方法等整合成一个整体，打破了中西医的界限，但仍保留了各自的痕迹。融合（convergence）则是代表整合之后继续发展上升为一个新的体系——新医药学。

东方医学和西方医学融合，在哪个层次上能达到统一的表现？西医、中医在看待人方面都是整体，即整体统一于人（包括患病和亚健康状态的人）。但在具体研究中，中医、西医很难统一。西医治疗人的病，针对的是靶器官、靶组织和靶点，心、肝、肾、肺等实体组织器官。而中医治疗患病的人（证），用的是脏腑理论等，此"心"非彼"心"。现在中医理论的心、肝、脾、肺、肾英文名词都用实体组织名词。例如，心用 heart，更妥善的翻译应用 heart system，"心系统"能更好表达中医理论的内涵。中医药理论不是纯思维所得，是科学的理论，中医药理论以中药配伍理论描述中药复方，以中医证候理论描述中药对人体的治疗效果，并把两者紧密结合起来（病证结合，方证对应），是有中国特色的自成体系的生命科学，它的物质基础如何体现？西医的心、脑、肝、肾、肺等实体器官、组织、细胞和中医脏腑理论等分别表述，无法达到一致。但有没有可能在生命整体的最基本物质层次上达到统一表现，即在基因、蛋白质和代谢物的整体、系统、网络上探索融合表达？

东西方医学体系的差异是很大的，但东西方医学优势互补、相互融合的趋势已经出现。

中医以整体、系统、动态、复方用药和个体化（辨证）的思维方式认识生命与疾病、医与药的复杂现象得到了国际上的认同和支持。但用传统概念表达的中医药理论科学内涵难以被现代社会普遍理解和接受。而西方国家利用其科学技术和资金的优势，已经开始运用新的理论和方法研究中医药，形成新的挑战。为了发展中医药，迎接挑战，创建有中国特色的新医药学，必须有四个创新：观念（理论）创新、方法创新、技术创新和集成创新。观念（理论）创新是指在传统中医药基础理论、基本特点和规律的基础上，整合利用现代科技成果的理论体系进行创新，并上升开辟新学科、新方向、新领域。方法创新是指创立符合中医药特色和现代生命科学研究的新方法，特别是"系统-系统"相互作用的研究方法。技术创新则是指在理论创新和方法创新中所用的各种现代新技术。为了解决生命和疾病复杂系统，必须进行集成创新，实现方法与技术的整合，达到多学科交叉融合。

1.1.3　新医药学研究初探

从现阶段看来，新医药学的产生还处于整合阶段，但也进行了不少融合的探索。根据中医药现代化所取得的成果、转化医学的启示和我们的探索研究，提出新医药学的三个特征，即为创立新医药学开展的三方面研究内容。

1. 新医药学必须发展适合于"病证结合、方证对应"的"系统-系统"的研究体系和方法

要深刻揭示中医药病证结合、方证对应治疗的物质基础和作用机理，需要"系统-系统"的研究方法：一方面是中药复方物质系统内在关系的系统揭示，另一方面是对病、证治疗过程中的中医证候的系统表征，将两个系统关联起来从整体层次上揭示其相互作用[6]。

东方医学和西方医学融合的基本点就是治疗患病或亚健康状态的人。东方医学在整体表征上有优势，"证"是人的病理和生理的整体表征，但需要量化。西方医学在局部特征描述上有优势，再加上系统生物学的整体表征模式。转化医学第一主题"探索新途径"的具体内容，很多是把系统生物学的研究成果应用到临床中去。

系统生物学是研究一个生物体系的所有组分及由其相互作用形成的生命活动网络，网络经受各种扰动的动态变化和构建生命活动的数学模型并用以预测表型与行动。简而言之，系统生物学就是研究生物体系（系统）中各种元素（基因、蛋白、代谢物等）之间的相互关系。如果把西药单一化合物针对单个靶点看成"点-点"的模式，那么中医药以往的研究模式可归纳为"多点-多点"的模式，即多个化合物对多个靶点、多个途径、多个环节的作用模式。现有的系统生物学则把生物体作为与基因、蛋白质和代谢物等相关的整个系统，把药物作为单一扰动因素，研究的是单一化合物对生物系统的应答，即"点-系统"的模式（网络药理学）。所以如果我们照搬现有系统生物学的体系应用到中医药领域时，即会产生中药复方这样一个复杂系统，作为一个"点"对机体进行干预时，无法构筑中药复杂干预系统与生物应答系统之间的交互关系。

转化医学的出发点还是从单个化合物（点）来开展研究。因此，东方医学的复方药物的理念是新医药学的根本出发点之一。必须发展适合于研究"药物系统"（复方药物）和"生命系统"（患病的人）之间相互作用的体系和方法。研究两个复杂体系间的相互作用应注意三个整合，即复杂系统的表征应实现以下整合。

（1）整体与局部的整合。例如，对复方药物（中药方剂）的表征，既要体现方剂整体组成轮廓，也要关注关键成分的量效变化。对生命系统的表征，既要体现整体效应和系统网络的构建，也要重视靶点和特定通路的研究。

（2）定性与定量的整合。例如，对中药方剂的化学表征，既要有指纹图谱的定性评价，也要有指标成分的定量测定[7]。对中药方剂效应的评价，传统中医学比较擅长定性描述，应进一步加强定量药理、药效学的研究，将定性定量评价更好整合。

（3）多学科技术的整合。将现代各种分析技术来表征药物系统的化学内涵和各种组学技术及分子生物学、现代影像技术整合起来，表征两个复杂系统及之间的相互作用。

目前，中医药新药研发基本上均来自临床确有疗效的中药方剂，按照病证结合、方证对应原则对人体进行干预的过程实质上是中药方剂与人体两个复杂系统的相互作用，但一进入实验室研究阶段又回归到动物模型、靶点模式。我们提出"系统–系统"的研究可采用整合化学物质组学的整体系统生物学（Integrative Systems Biology）模式来解决。即通过化学物质组学来表征药物干预系统的组成及相关关系；通过整体系统生物学来刻画生物系统的应答过程，进一步整合分析两个系统间的相互作用，即系统揭示化学物质组（中药方剂）的变化与生物应答系统（人或动物）应答的时空响应的相关性。其中，生物系统（可以是临床人的样本，也可以是实验室动物样本）的应答不仅包括系统生物学（基因、蛋白质、代谢物等）信息，还需包括传统药理学（即整体动物、器官组织、细胞亚细胞和分子生物学四个水平的药理药效及安全性评价数据）。

2. 新医药学必须发展符合中医药特色的临床诊断和疗效评价方式

转化医学提出要引起医学实践发生彻底革命。从转化医学研究内容来看，我们预测转化医学将引起西医诊断学的重大革命，即未来西医诊断指标将包括以下内容：传统的病理生化指标，包括影像学和正在发展的分子影像学的指标，以及系统生物学的基因、蛋白质、代谢物等诊断指标。后两个内容是转化医学的重点研究对象，也是体现患病的人整体和局部、病理和生理相结合的指标。美国也出现了配有基因测试的个体化治疗药物。新医药学和转化医学不同之处就在于增加表达中医诊断和疗效评价的内容。

在解决中药复杂系统的整体和局部相结合的表征模式前提下，如何解决东西方医学不同的治疗理念融合的问题？我们提出：符合中医药特色的临床疗效评价方式应包含三个层次的指标：中医证候量化指标，西医病理生化及影像学指标和临床系统生物学所确定的生物标志物。西方医学治疗人的病（靶器官、靶组织和靶点）和东方医学治疗患病的人（证）可融合为病证结合、整体治疗和系统调节的模式。证是人体疾病的病理和生理变化的综合，有深刻的科学内涵，采用量化指标就可以避免因医生个体之间的评判标准不同所引起的差异，结合现在正在发展的四诊（望、闻、问、切）诊断仪器，必将实现中医证候的标准化、数字化。西医诊断疾病的依据来自西医病理生化指标及影像学指标。临床系统生物学所确定的包括基因、蛋白质、代谢物三个层次的生物标志物，将从基因、蛋白质和代谢物全面地表征人体的病理和生理的状态。

3. 新医药学的用药特色为复方药物

我国正在开展的创新药重大专项正在逐步取得重大进展和成果。中国创新药研制体系的突破口在何方？从中西医药体系差异比较中可见，西药（化学药）的特点和优势在于药物成分、作用靶点和途径都比较明确单一。疗效确切且特异性较强，已有一套较成熟和公认的评价体系。中药优势和特点的集中体现之一就是整体治疗和复方药物。整体观是中医药的本质特征，在中医学集中体现为证候的整体表达，在中药学集中体现在复方药效物质群的整体表达。复方药物不仅可以通过降低单一药物成分的有效用药剂量降低毒副作用，更重要的是通过配伍法则实现了增效减毒的协调统一[8]。东西方医学融合之后的新医药学体系，其用药的特色体现为复方药物。国际上已有多种化学药复方药物出现。通过分析创新药物研发的机遇和挑战，我们提出了复方药物的定义[9, 10]：即指为了实现整体最佳的疗效目标，综合多种治疗原则和多种作用机理导向下所开发的由多个化合物或化合物群配伍组成的治疗药物。因此，复方药物既包括中药复方药物，也包括西药复方药物（化学药复方药物）和中西药结合的复方药物。复方药物研发创新体系的主要特点在于：强调治疗的对象是患病（或亚健康状态）的人，充分体现"医生参与，医药结合"的特点，研发途径应体现"临床—动物—临床"的特点；应具有独特的临床疗效综合评价体系；应具有体现其作用模式（机理）的药物综合筛选模式；应具有体现其化合物群的整体表征和局部特征的综合表达形式。当前创制中药复方药物的关键在于：亟待发展能体现其临床疗效的综合评价体系；亟待发展能体现其作用模式（机理）的复方药物综合筛选体系；亟须将中药复方药物综合表达形式规范化。当前创制化学药复方新药的关键在于：亟须转变观念，确立化学药复方药物作为普适的新药研发模式之一；亟须由临床医生从头开始参与新药研发，建立"临床—动物—临床"研发模式；加强中西药合用的复方药物的研究。

中药复方药物实际上是在整体观、系统论和中医药理论指导下的，考虑"系统-系统"相互作用的"由繁到简"，即从药材配伍到组分配伍再到成分群的过程。而化学药复方药物则是"由简到繁"，即以整体疗效为目标，由单一化合物到化合物群的过程，同样体现"系统-系统"的相互作用。

1.1.4 小　　结

东西方医学融合产生新医药学已是大势所趋，它就像躁动于母腹中的胎儿即将分娩。我们相信，新医药学应包容、集中东西方医学和现代生命科学的精华。具有中国特色的新医药学基本模式具有以下几个特点：①医药不分家的一体化研究，具有药物系统针对生命系统的"系统-系统"相互作用特性；②临床诊断具有"病证结合"的整体表达模式，即包含了中医证候量化指标、西医病理生化指标及影像学指标和临床系统生物学发现的生物标志物（基因、蛋白质、代谢物）；③方、病、证对应的临床治疗模式，即针对"病证结合"的人体系统，用药形式是复方药物（包括化学药复方药物、中药复方药物和中西药结合的复方药物），达到"方、病、证对应，整体治疗，系统调节"的目标；④新药研发模式是"医生参与、医药结合"，走"临床—动物—临床"的研发途径；⑤复方药物和人体两个系统的表征能采用整体表征和局部特征相结合、定性分析和定量测定相结合等模式[11]。

谨以陈竺院士的话作为本节终结，"我们科学家应逐步突破中西医学之间的壁垒，建立融中西医学思想于一体的 21 世纪新医学，这种新医学兼取两长，既高于现在的中医，也高于现在的西医，值得我们为之努力和奋斗！"

1.2　中医药发展亟须第二次思想解放（2015 年 1 月发表）

1994 年笔者应清华大学之聘自美国回国任教后向当时的国家科委递交了关于采用现代科学技术、推动中药现代化研究的建议报告，引起有关领导的重视，并作为专家参与国家科委《中药现代化科技产业行动计划》的设计和起草。可以说《中药现代化科技产业行动计划》的起草和实施推动了我国中药研究领域改革开放后的第一次思想大解放，其代表性成果是确立的我国中药发展目标跳出了当时在继承还是传承上的争论，提出实现中医药现代化和国际化，大力提倡鼓励各类综合性大学和科研院所的参与，以及创新的学术思想和现代科学技术的引入，中药现代化研究迎来了一个百花齐放、开放包容的快速发展时期。这些重大的改变促使我国中药现代化科技研究水平快速提升，更重要的是孕育和造就了一大批现代中药企业，推动我国中药产业迈上了新台阶。据国家统计数据，我国中药工业总产值从 1996 年的 235 亿元发展到 2013 年已逾 6000 亿元，占到医药工业总产值的三分之一，中药产业在国计民生中的地位日益突出，中成药大品种在心脑血管、肿瘤、泌尿等多个主流治疗领域市场销量甚至超过了一般的化学药品。

我国中药研究领域改革开放后的第一次思想大解放为我国中药现代化研究和中药产业改革发展带来了持续 20 年的发展红利。但是我们也要看到制约中医药创新发展的体制机制和社会舆论环境并没有从根本上得到改观，实现中医药现代化和国际化的道路还任重道远。我国虽然拥有中医药学的独特优势，但是在国际医学科学和健康研究领域仍然缺乏应有的话语权。中医药研究和发展如果只是停留在对传统中医药的现代诠释而不能有所发展创新，或者只是在固有的西方医学框架内跟踪模仿的研究，我们将不仅鲜有超越的机会，而且可能不进则退，面临传统中医和现代医学的双重夹击而再次使得中医药现代化事业停滞不前。经过多方面专家讨论，2007 年由科技部等 16 个部门发布的《中医药创新发展规划纲要（2006—2020）》明确提出中医药创新发展的总体目标之一是"促进东西方医药优势互补、相互融合，为建立具有中国特色的新医药学奠定基础"。我们于 2011 年发表《新医药学与转化医学》[12]，针对国际国内转化医学的发展，提出中医药发展应以新医药学为战略目标，并给出了发展模式和途径。今年时值中医药现代化发展 20 周年，我们更应总结经验，进一步提升、凝聚战略目标，借着党的十八大以来全面推进深化改革和创新发展的东风,实现中医药发展的第二次思想解放——创建新医药学。

1.2.1 中医药发展第二次思想解放——创建新医药学提出的背景

对于未来世界的发展,西方世界的主导者曾经预言随着社会制度和价值观的融合而全体西方化,达到"历史的终结"。而亨廷顿则预言会导致"文明的冲突"不可调和,世界有可能灭亡。美国第一位当选美国科学院院士的心理学家理查德·尼斯贝特(Richard E. Nisbett)在《思维的版图》(The Geography of Thought)一书中提出:希望通过对东西方思维差异的理解和融合后实现世界的大融合。我们认为人类有足够的智慧防止世界的毁灭[4]。世界又是多元化的,不可能全球西化而达到"历史的终结"。世界如此,东、西方医学之间同理,如何通过对西方医学和中医药之间思维差异的理解和融合后实现东、西方医学的大融合。而东、西方医学的大融合,必定会产生源于西方医学,又高于现在的西方医学,源于东方医学,又高于现在的中医药学这样一种新医药学。

正如习近平主席在中国科学院第十七次院士大会、中国工程院第十二次院士大会上讲到:在传统国际发展赛场上,规则别人都制定好了,我们可以加入,但必须按照已经设定的规则来赛,没有更多主动权。我们应该"抓住新一轮科技革命和产业变革的重大机遇,就是要在新赛场建设之初就加入其中,甚至主导一些赛场建设,从而使我们成为新的竞赛规则的重要制定者、新的竞赛场地的重要主导者。如果我们没有一招鲜、几招鲜,没有参与或主导新赛场建设的能力,那我们就缺少了机会。机会总是留给有准备的人的,也总是留给有思路、有志向、有韧劲的人们的。我国能否在未来发展中后来居上、弯道超车,主要就看我们能否在创新驱动发展上迈出实实在在的步伐。"因此,我们认为中医药创新发展需要第二次解放思想,即实现东、西方医学的结合、整合、融合,并上升为新医药学,这是中国中医药界、西医药界和我国科技界义不容辞的历史使命。

目前我国正处在向创新型社会转型的关键历史阶段,我们呼吁国家有关部门组织科学家对新时期制约中医药现代化发展的瓶颈问题进一步研究论证,打破拘囿中医药创新发展的思想藩篱,推动中医药的第二次思想解放,以引领未来、引领世界的使命和担当推动我国新医药学研究和发展。

1.2.2 中医药发展第二次思想解放的必要性

1. 中医药现代化已经进入了"深水区"和攻坚阶段

只有勇于解放思想,与时俱进,才能温故知新,引领未来。但是我国仍然严重存在中医药创新发展的勇气不足、创新动力不够的问题。有些人只强调中医药的传统继承,否定创新发展,甚至"言必称古人",机械的拘囿于形式而不允许越雷池一步,对创新思想和成果难以接纳吸收。例如,组分中药的开发充分体现了中医药理论和整体作用的特色,已被国内及国际[13]广泛认可作为中药现代化的标志性成果,但是由于其药物表现形式"前无古人",至今没有被纳入我国中药新药类别。

2. 中医和中药现代化的协调整合发展

20世纪90年代开始的中医药第一次思想解放主要是以中药产业科研的现代化为突破口,而中医的现代化进展较为缓慢,长此下去恐将产生医药分离的趋势,成为未来中医药现代化的瓶颈。"医药不分家"是中医药的重要特色,也应该是我国要建立的新医药学的重要特征,因此,我们必须发扬啃硬骨头的精神,推动传统中医适应现代化的发展,并与现代医学、药学和生命科学相结合。

3. 外部的倒逼压力

我国在现代医学方面跟国际上还有明显的差距,在中医药方面我们还是有明显优势,但是应该看到虽然我们兼容了东西方医学的共同发展,但是融合创新不够,所以我们在传统医学上的局部优势还没有有效转化为在整体医学上的全局优势;另外,后基因组时代的生命科学和医学的发展,国际医学模式和医学健康理念正在发生深刻的变化,系统生物学和系统医学、整合医学、4P医学(预测医学、预防医学、个体化医学、参与医学)等正在成为国际医学发展的趋势,而这些变化恰恰体现了西方医学和分子生物学与整体观、系统论的结合,甚至西方主流医学正在掀起一股西药复方药物的研究热潮。而过去这些核心思想和诊疗方式都被认为是传统医学辨证论治区别于西方医学的主要特征和主要优势。现在看来西方医学已经准备以他们的方式消化吸收并且加以创新发展,而我们还在犹豫彷徨的话,恐怕未来在传统医学的现代化方面也要面临被国际社会赶超的窘境。

1.2.3 中医药发展第二次思想解放,推动培育新医药学发展的重要性

1. 新医药学的发展是未来世界医学的发展趋势,将带来诊疗技术标准、新药注册和管理标准的革新

我国在现有的主流医学体系规范的制订、国际新药注册和管理标准的制订方面贡献较少,所以极少有发言权,过去以跟随和引用为主。即使我国的中医药传统医学方面有优势,但是国际化困难重重,这里面既有科学研究水平的客观因素,也不乏以主流医学界自居的西方医学界的傲慢与偏见,事实上还有既得利益者的自我保护因素。因此,我国只有在21世纪世界医学中抓住机遇尽早推动和培育新医药学,才可能抓住未来世界医学的主导权,在未来医药标准体系的重新洗牌中取得更重要的话语权。

2. 促进我国医学的原始创新,实现从跟踪到引领的最好机遇

我们要培育发展的"新医药学"是要整合和融合中、西医学的优点,创建最适合维护

人的整体健康和病证诊治的新理论和新方法，逐渐形成具有中国医药学特色的新医学模式和新医学体系。它不是简单的东、西方医学的结合或加合，而是源于中、西医学并融为一体的新医药学学科。这一新学科的发展不仅需要继承、消化、吸收现有中、西医学有用的文明成果，更重要的是需要原始创新和集成创新，打破现有学科壁垒和固有成见，以医疗临床实践为检验标准，东西合治，推陈出新。基于我国在中医药传统医学方面的优势，以及我国长期以来在东西方文明互鉴、融合发展中的历史经验，在新医药学的发展过程中，我们有可能捷足先登，实现从模仿到创新的转变、从跟踪到引领的跨越，使我国在医学科学发展和医药产业发展方面尽早取得领先优势。例如，我们在中医药系统生物学领域取得了系列的创新性研究成果，出版了本领域第一部国际专著（英文）[14]，走到了国际研究的前沿，John Wiley & Sons, Inc. 出版社评价"该书不仅为中医药而且为系统生物学的继续发展开辟了一个新途径，通过将系统生物学应用于中医药研究也为东西方科学家的交流与合作架起了桥梁"[15]。

3. 新医药学的发展将促成国际医疗行业和制药行业的重新洗牌

在现有医学药学体系中，我国的医疗机构和制药企业由于创新能力不强、缺乏核心的国际竞争力。新医药学的发展必然带动与之相应的新型医院和医疗保健机构的建立，促进新的药物标准制订和注册管理办法的改革，我国要在未来的国际医疗行业和制药行业占据有利地位，有必要从现在起加强对新医药学的培育和支持，在基础研究和临床研究及管理经验方面不断积累，取得创新性突破。

1.2.4　新医药学的目标和任务

新医药学是在医学整体观指导下，以维护人体系统的整体健康（新健康观）为根本目标，融合中、西医学及现代生命科学等相关的理论和方法从而创立更适合人体健康和疾病治疗的新的医学体系，包括形成对人体健康和疾病的新认识（理论创新），建立对人体健康和疾病进行系统评估和诊断的新体系（新医学），建立能够适应新健康观的创新药物研发策略、评价标准和管理规范（新药学），为人类健康和疾病治疗提供最佳的整体方案，实现从单一的"生物医学"模式向"生物-环境-心理-社会-工程技术"综合的模式转变。习近平主席指出："改革需要有敢破敢立的政治勇气"，特别指明"改革需要发展方式的不断创新，改革需要平衡的政策组合，改革需要量体裁衣的政策导向"。为培育新医药学，建议加强以下几个方面的研究、论证和相关工作的支持。

1. 确立"新医药学"的发展方向

打破中西医学的藩篱，在临床安全有效得到确保的前提条件下，大力提倡和鼓励创新发展。把医疗临床实践作为检验医药的最高标准，从最有利于维护人体系统的整体健康出发，对现有的东、西方病证诊断指标体系、技术方法进行审视和系统的研究，建立更科学合理的诊疗标准并开发更有效的干预手段（包括药物）。我们应当顺应中西医双方自身发展规律，顺应现代科技的进步和社会发展的需要，促使中西医双方在多学科参与的基础上逐步走向互相融合，形成一个整体。

2. 处理好"新医药学"与现有中、西医学发展的关系

中、西医学的发展大致存在三个阶段和模式：结合、整合、融合。最终阶段的"融合"即实现中西医统一的"新医药学"。我国中西医结合已经取得了很大的进展，整合、融合也进行了有益的尝试，现阶段具备了开始培育"新医药学"的条件，建议国家应进一步加强相关的创新研究，以加速促进学科的发展成熟，使我国在这一新的学科领域中抢占先机。同时在现阶段也鼓励中、西医学按照各自的轨迹继续并行发展，有意识地从结合走向整合和融合

3. 研究制定与"新医药学"相适应的管理模式和法律体系

不能完全沿用过去中医或西医的管理模式。我们应当在临床安全、有效得到确保的前提条件下，可进行一定的试点，在临床、教学以及科研的实际工作中不断总结经验，不断创新、探索，制定一套有利于新医药学发展、最有利于维护人体系统的整体健康和安全的方针政策，逐渐形成一整套符合中国国情和医药卫生实际情况的医药卫生管理模式，包括新医药学模式下的创新药物研发和评估标准、注册管理规范和市场监管等，并逐步建立起健全的法律法规。

4. 研究创立"新医药学"的诊疗模式

新医药学必须在整合中西医学对生命科学和生命复杂体系的共通性认识基础上，提出病证诊断、干预的创新思路、手段和评价体系。以影响社会的重大疑难疾病为切入点，引入系统生物医学、复杂性科学等多学科的理论和方法，对中、西医两大系统诊疗疾病的各种信息进行分析和整合，探讨建立统一的发病机制、新的诊疗指标体系、综合干预方案的评估标准等，为中、西医融合提供研究、教育及临床应用的模式。

1）探讨建立与"新医药学"相适应的临床干预方案和评价体系

以"人"为本，从医院的管理体制、医务人员的诊疗活动、患者的护理，以及疾病的预防、健康管理等各方面为患者创造一个整体的最佳治疗环境和综合干预方案。系统总结既往中西医结合的防治办法和临床治疗规律，在临床实践中逐步实现过渡到中西医统一的诊断和治疗。

2）建立"新医药学"的教育体系和人才培养基地

在中国的医学教育改革的顶层设计中应将"新医药学"明确纳入其中，设立相应的专业或学科方向，特别需要打破现有的学科壁垒，实现医学教育思想和教学方法上的创新。在介绍中、西医学理论及方法和内容的同时，纳入生命科学、自然科学、社会科学和工程技术科学等多学科新知识，融入中医整体观、辨证思维、系统性思维、复杂性思维，以及个体化诊断和治疗康复的策略，探索创立一个新型的医学教育体系，培养中、西医学知识

兼备、融会贯通的新医药学人才队伍。

3）加强不同学科人才交流和融合

创建新医药学需要各学科参与，除了中医药领域，还应有西医、药学乃至包括生命科学及其他科学界的学者。以往经验表明"西学中"取得了良好结果，不少西医成了学贯中西的中医大家。如今更需要的是西学中、中学西、中西共学生命科学等。新医药学的主体不仅是中医药学的专家，也包括西医、药学及生命科学等其他领域专家。从某种意义上来说，西医、药学等领域专家成为发展新医药学主体的程度越高，则新医药学权威性越高。

4）加强和支持"新医药学"的国际交流与合作

积极学习、吸收、运用国际最新的科学技术成就和先进的管理经验，增强中、西医学等多学科的交叉、渗透、融合及创新发展能力；要在国际上宣传和推广中、西医学整合的标准规范等成果，保持我国在世界医药界的领先地位；加强与世界卫生组织等国际组织及政府间的交流与合作，努力扩大"新医药学"的国际影响。

1.2.5　创建新医药学的一些困惑和思考

（1）新医药学需要创建一套整体和局部研究相结合、临床和实验室研究相结合的新模式。

（2）临床实践是检验真理的唯一标准。转化医学的提出就是基于美国国立卫生研究院（NIH）在医学、生命科学基础研究中投入几千亿美元，发表成千上万篇论文，但重大疾病的发生和治愈率却未见显著提高，因而提出 B2B2B 双向转化，提高临床效果。同理，作为几千年经验科学的总结得出中医药理论，面对社会、环境改变引起的疾病谱的变化，同样需要有现代临床实践的验证。

（3）科学总是要发展的，现代人总比古代人聪明，"言必称古人"，认为我们的研究只能诠释中医药理论，无疑是说黄帝是外星人。科学是要用数据（data）表达，中医药不应停留在经验科学层面上（用词 word）来表述。

（4）继承和创新应以创新为重，继承为创新所用。正如习近平主席指出："要处理好继承和创造性发展的关系，重点做好创造性转化和创新性发展"。

（5）中医药现代化（新医药学）创新有两个源泉：中医药理论和临床实践；现代科学技术发现和应用。创新应包括两个方面，一是创新内容从继承中来，但不应受其束缚，而是知识挖掘（data mining）；二是传统的中医药理论和现代科学体系、技术的结合、整合和融合，上升为创新的高度。

（6）目前，中医药现代化研究大部分集中在局部应用现代科学技术来阐释中医药的科学内涵，是"中学为体，西学为用"思想的体现，这是必要的，也取得了重大的进展。但是局部应用现代科学技术既无法充分体现中医药理论的伟大，也无法充分体现现代科学技术的作用。仅仅做到"中学为体、西学为用"是不够的，要融合、创新和提升。如果我们不做，西方医学迟早也会做。

（7）复方药物是新医药学的用药特色。国际上正在出现越来越多的西药复方药物（polly pill），其优点是体现了复方药物针对靶点的组合，机理是1+1＞2。缺点在于没有整体观指导，如能引入辨证论治、君臣佐使配伍理念，可能效果更好。新医药学可以发展整体观指导下的化学药复方药物，也可发展兼顾治标治本的中西药复方药物。

（8）西方医学发展了系统生物学、网络药理学，更多的考虑是靶点的集合，完全可以在中医药整体观、系统论指导下，和实体器官、脏腑理论结合发挥更大作用。

（9）东方医学和西方医学融合，在哪个层次上能达到统一的表现？西医、中医在看待人方面都是整体，即整体统一于人（包括患病和亚健康状态的人）。但在具体研究中，中、西医如何融合？西医治疗人的病，针对的是靶器官、靶组织和靶点，心、脑、肝、脾、肾、肺等实体组织器官。而中医治疗患病的人（证），用的是脏腑理论等，此"心"非彼"心"。现在中医理论的心、肝、脾、肺、肾英文名词都用实体组织名词，如心用heart，更妥善的翻译应用heart system，"心系统"能更好表达中医理论的内涵。西方医学、现代生命科学研究凸显了脑的作用，中医药现代研究能否扩充脏腑理论，提出脑系统呢？

（10）如能将西方的4P医学和中医药的"治未病"、"天人合一"、个性化治疗等双方体系、技术和方法融合，必将取得更好效果。

1.2.6 小　　结

钱学森先生于1988年在《中医通讯》上发表文章指出："中医的理论和实践，我们真正了解了、总结了以后，要影响整个现代科学技术，要引起科学革命。"钱先生的话，不只是对中医界而言，也是对西医及其他学科科学家的期望，因为他指的是影响整个现代科学技术，引起的是科学革命，而不仅仅是中医的革命，为新医药学指明了目标。无独有偶，Elias Zerhouni于2003年提出了转化医学的研究有可能使医学实践发生彻底革命，并给出了研究途径[1]。而新医药学创建的关键在于如何用带有东方哲学理念的中医药学的整体观、系统论、动态观和辨证论治来指导、促进不同领域的科学家进行碰撞、整合，最终融合提升为新医药学。

习近平主席在APEC讲话中指出"在新一轮全球增长面前，惟改革者进，惟创新者强，惟改革创新者胜"。在21世纪世界医学高地上，同样有新一轮的竞争。东西方医学融合产生新医药学已是大势所趋，它就像躁动于母腹中的孕儿即将分娩。谨以陈竺院士的话作为本节终结。"我们科学家应逐步突破中西医学之间的壁垒，建立融中西医学思想于一体的21世纪新医学，这种新医学兼取两长，既高于现在的中医，也高于现在的西医，值得我们为之努力和奋斗！"

1.3　整体系统医药学（2015年1月发表）

时值中医药现代化发展20周年，我们应总结经验，进一步提升，凝聚战略目标，实现中医药发展的第二次思想解放——创建新医药学。上节《中医药发展亟须第二次思想解放》阐述了提出创建新医药学的背景，中医药发展第二次思想解放的必要性，推动培育新医药学发展的重要性，新医药学的目标和任务及创建新医药学的困惑与思考。本节着重介绍我们在探索和实现中医理论和现代科学技术结合、整合过程中，所提出的整体系统医药学的发展背景、研究实践、具体内容和展望。

1.3.1 整体系统医药学提出的背景和研究实践

1994年笔者应清华大学之聘自美国回国任教后，向当时的国家科委递交了关于采用现代科学技术、推动中药现代化研究的建议报告，引起有关领导的重视，并作为专家参与国家科委《中药现代化科技产业行动计划》的设计和起草。此后如何构建符合中医药特点和规律的现代研究方法体系成为作者长期以来思考和探索的问题。我们分析了中西医药体系的差异（图1-1），深感中药研究首先需解决中药物质基础——化学成分的表征。针对当时中药化学研究状况，1997年我们首先提出了有效部分的概念[16]，即中药复方中具有相似化学性质的一大类化合物的总和。一个复杂的中药复方（可能有数百种化学成分）可分为几种或十来种有效部分，与药效学评价相结合即可阐明中药复方协同配伍的药效物质基础，其整体研究思路可归纳为：现代分离方法提取有效部分、指纹图谱定性、指标成分定量测定、有效部分和药效学研究相结合的四条原则[7, 17~24]。1997年我们将指纹图谱作为中药化学体系的整体表征，多指标成分含量测定作为其局部特征，整体表征与局部特征相结合揭示中药复杂物质体系的化学物质基础，其中多维多息化学指纹图谱是中药复方复杂体系有效组分化学特征表征的核心技术[25]。

中药复方有效部分理论的提出也推动了中药方剂研究从两个化学层次向三个化学层次的发展，并很快成为中药方剂研究的一个重要方向。在此基础上提出了中药复方的化学研究体系[26]，以及中药复方物质基础和药效相关性研究的方法[27]，通过化学与药效学研究相结合（一个"结合"），基本讲清中药复方药效物质，基本讲清中药复方作用机理（两个"基本讲清"），从君臣佐使药材、有效部分（组分）、有效成分（三个"化学层次"）阐述中药复方的药效物质，从整体动物、器官组织、细胞亚细胞和分子生物学（四个"药理水平"）来研究中药复方的作用机理（简称"一二三四"体系）。

1999年王永炎院士（时任中医研究院院长）带领王一涛（时任中医研究院副院长，中药药理）和罗国安（清华大学，中药化学）参加并通过了由路甬祥院士任组长的国家重点基础研究发展计划（973计划）课题答辩，启动了第一个中药973项目——中药方剂的关键科学问题基础研究。中药有效部分的概念和中药复方化学研究体系（"一二三四"体系）也被吸收作为项目整体研究思路中涉及中药化学研究的重要方法技术之一。在王永炎院士、张伯礼院士带领下，国内20余家单位参与了该973项目的研究，极大地推动了中药方剂理论和实验研究的进展，其中最突出的成果之一就是推动了中药复方从药材配伍到有效部分（有效组分）配伍的理论发展，从传统中药复方中开发现代复方中药（组分中药）取得巨大进展。2006年，在总结中药复方有效部分（组分）和"一二三四"中药复方化学研究体系的基础上，充分吸收现代生命科学特别是系统生物学的先进成果，我们提出了一种新的中药药效物质基础发现和表征方法体系即化学物质组学（Chemomics）[8, 28]。

在比较中西医优势和劣势时，始终考虑生命复杂系统（如多因素复杂性疾病）的研究如何避免盲人摸象的错误？如图1-2所示，盲人摸象寓言新解表明：西医过于关注局部细节（靶器官、靶组织病变）而忽视整体，容易出现以偏概全的错误；中医强调宏观特征，善于把握各部分之间的联系，常以"司外揣内"、"取类比象"等方式阐述人体内部规律，但对微观特征关注不够，表象就如同广角镜，看的范围广，但距离太遥远，看到的是一个模糊的整体轮廓而缺乏局部细节描述，也可能给出似是而非的结论。

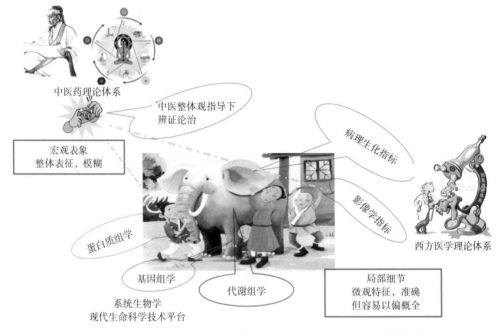

图1-2 "宏观表征"与"微观特征"相结合的中医药现代基础研究策略

我们通过"自上而下，逐层递进"的化学物质组学发现中药复方有效组分（成分），指纹图谱结合多指标成分定量测定表征中药复方化学特征，并基本讲清其化学物质基础，与此同时也在探索如何利用科学数据来表达中医药疗效。Hood等提出了系统生物学[29]，我们意识到系统生物学是表达整体疗效的方法技术体系，但不能简单引用技术，而应用中医药理论的精髓（整体观、系统论）指导中医药与系统生物学的整合，立即开展了中药化学物质组学与系统生物学相结合的研究，提出了中医药整体系统生物学，采用化学物质组学表征中药复杂系统，采用基因组学、蛋白质组学、代谢组学及药理学等表征生命系统，建立了研究两个复杂系统的相互作用和网络调控机制的方法体系[6, 11]。

西药研究的模式基本是"点-点"模式：即一个化药分子针对一个靶标，通过单靶点进行单一成分筛选，用网络语言表达即为P2P（Point to Point）。即使是2007年10月提出网络药理学时[30]，也是用单成分药物作为扰动（点），采用系统生物学描述其活性，即P2S模式（Point to System）。而我们在多年研究结果基础上，于2007年1月总结提出中医药研究从根本上不同于西医药模式，是一种"系统-系统"模式（图1-3），即多组分药物群（药物系统)与生物系统(系统生物学)的相互作用,可表达为 S2S 模式(System to System),这是中医药理论整合系统生物学的方法学创新[5, 6, 9, 10]。

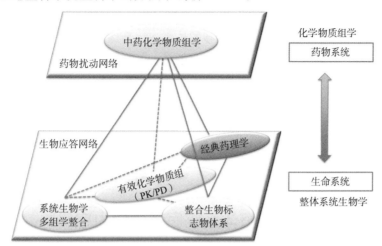

图 1-3　基于整合化学物质组学的整体系统生物学表征药物系统与生命系统相互作用

在中医药现代化研究中存在两大问题:"方-病-证割裂"的研究体系违背了中医药整体观,"基因-蛋白质-代谢物各自为阵"的碎片化研究模式缺乏系统性。因此总结提出以整合生物标志物体系(Integrated Biomarker System)为特征,"系统-系统"研究模式的中医药临床系统生物学[31]。并提出了解决中医药现代化发展关键问题的基本对策:采用可包容西医药和现代科学、体现中医药特色的"系统-系统"研究模式,着重解决复杂系统的表征。

解决复杂系统的表征须进行三个整合。整体表征与局部特征的整合:对生物体系的表征,既要体现整体效应和系统网络的构建,也要重视靶点和特定通路的研究;对方剂体系的表征,既要体现方剂整体组成轮廓也要关注关键成分的量效变化。定性与定量的整合:对方剂效应的评价,应进一步加强定量药理学的研究,将传统医学较为擅长的定性描述与现代科学技术的定量评价结合起来,对方剂和中药复方化学表征既要有指纹图谱的定性评价也要有多指标成分的定量测定。多层次数据的整合:包括基因组学、蛋白质组学、代谢组学、中医辨证、临床生化指标和影像学指标等多层次数据的整合。对复杂体系的表征已首先在整体系统生物学与临床系统生物学取得突破[14, 31]。

在此同时,我们和邹健强先生经常讨论中医药现代化进一步发展方向是什么,形成了希望通过中西医融合后产生源于西方医学,又高于现在的西方医学,源于东方医学,又高于现在的中医药学这样一种新医药学——整体系统医药学(中文名词系统医药学或整体医药学都已有学者提出,但含义和我们的新医药学——整体系统医药学本义有所不同,因想不出更妥当的词,姑且用之。英文用 Holistic System Medicine)。经过多方面专家讨论,2007年由科技部等 16 个部门发布的《中医药创新发展规划纲要(2006—2020)》明确提出,中医药创新发展的总体目标之一是"促进东西方医药优势互补、相互融合,为建立具有中国特色的新医药学奠定基础"。我们于 2011 年发表《新医药学与转化医学》[12],针对国际国内转化医学的发展,提出中医药发展应以新医药学为战略目标,并给出了发展模式和途径。

中医药理论体系和现代科学技术体系可分为结合、整合和融合三个层次。所谓结合

（combination）是指传统的中医治疗理念、方法和中药与西医诊疗技术和方法相结合，在提高临床疗效的基础上，阐明机理；所谓整合（integration）是将中西医药思想体系、诊疗方法等整合成一个整体，打破了中西医界限，但仍保留了各自的痕迹；融合（convergence）是指中西医整合之后继续发展上升为一个新的体系——新医药学。

创建有中国特色的新医药学，必须有四个创新：①观念（理论）创新，是指在传统中医药基础理论、基本特点和规律的基础上，整合利用现代科技成果，并上升开辟新学科、新方向、新领域；②方法创新，是指创立符合中医药特色和现代生命科学研究的新方法，特别是"系统-系统"相互作用研究方法；③技术创新，是指在理论创新和方法创新中所用的各种现代新技术；④集成创新，为了解决生命和疾病复杂系统，实现方法与技术的整合，达到多学科交叉融合。

1.3.2　整体系统医药学的内容

纵观近 20 年来中医药现代化进程，需要有两方面的队伍。一方面需要有一支按传统中医药体系，以继承、传承和创新为责任，发扬光大传统中医药理论的队伍。另一方面需要有一支能在中医药理论指导下，结合现代科学技术的发展，以创新为使命的队伍[11]。中医药理论和临床实践，以及现代科学技术发现和应用是中医药现代化创新发展的源泉，也是中、西医整合医学的重要基础。创新应包括两个方面：一是创新内容从继承中来，是知识挖掘；二是传统中医药理论与现代科学技术体系的结合、整合和融合，上升为创新的高度。中医药整合医学是将中医药理论的精髓（整体观、系统论等）用于指导中医药和现代科学技术整合成一个整体，打破了中西医的界限，但仍保留了各自的痕迹，未上升为融合的高度。

我们提出的整体系统医药学包括以下方面：

1. "系统（药物系统）-系统（生物系统）"的模式

人类疾病谱转变，西方医学单靶点对抗性治疗难以解决复杂的疾病问题，从人体器官到细胞再到基因的"还原论"模式缺陷日益凸显，西方医学在分子生物学的知识框架下，发展了系统生物学、网络药理学等，运用系统思维，组合多种学科研究从整体层次上研究生命系统的思路，现已成为生命科学研究的前沿。系统生物学是研究一个生物体系所有组分及由其相互作用形成的生命活动网络，以及网络经受各种扰动的动态变化和构建生命活动的数学模型并用以预测表型与行动[29]。其研究对象是生物体系（系统）中各种元素（基因、蛋白质和代谢物）及其相互关系，考虑的主要是靶点的集合，而未与实体器官、脏腑、经络等相结合。此外，系统生物学把生物体作为与基因、蛋白质和代谢物等相关的整个系统，而把药物作为单一扰动因素，注重单一药物分子干预前后生物系统的整体刻画（网络药理学），从本质上说还是"点（单一药物分子）-系统（生物系统）"的模式，缺乏对药物系统（中药复方）的研究。而中药复方整体性作用特性本质上体现为中药与人体两个复杂系统间的相互作用并形成一个更高级的系统整体，是"系统（药物系统）-系统（生物系统)"的作用模式。如果我们照搬现有系统生物学的体系应用到中医药领域时,即会产生将中药复方这样一个复杂系统,作为一个"点"对机体进行干预,难以揭示两个系统(生物应答系统和中药复方复杂物质系统)之间的内在关联,不能从根本上阐明中医药理论的科学内涵。我们在中医药整体观、系统论的理念指导下,提出了将西医药研究模式(单分子药物针对单个靶点,Point to Point,P2P),到单分子药物针对生物系统(Point to System,P2S),进一步发展为药物复杂系统针对生物复杂系统(System to System,S2S)的"系统-系统"研究模式[5, 9, 10]。

2. 化学物质组学

化学物质组(Chemome)是指一定条件下作用于生物系统的外部扰动系统所有化学物质和(或)化学成分的集合。而化学物质组学(Chemomics)是指研究化学物质组的组成及其变化与生物体系动态响应相互关系的一种方法。化学物质组学是层次化的、逐层递进地揭示中药复方配伍关系,逐步阐明中药复方药效物质群的方法学(图 1-4)[8, 28]。"化学物质组学是中、西方文化一个有趣的结合,它为现代中药复方的研究提供了一种新的'组学'方法。化学物质组学把具有明确临床疗效的复方中药化学成分当作整体化学物质组,用以生物活性为导向的筛查方法,逐步筛选出一个具有最小化学组成但仍保留其疗效的最优化学物质组,可望开发出现代组分中药(MCM)"[13]。化学物质组学有自上而下、自下而上的两种应用模式(图 1-5)[11]。我们与北京中医药大学共同完成的 973 项目"中药复方清开灵研究"采用"自上而下"的模式,对由八味药材组成的清开灵注射液整体化学物质组全息表征,鉴定了九类 40 余种有机成分及十余种无机元素,针对治疗缺血性脑中风进行了不同组分配伍的 51 种相关药理药效研究,包括细胞黏附过程、脑微血管内皮细胞功能、胶质细胞及相关功能、炎症过程、神经元抗损伤能力、细胞凋亡及细胞模型的基因与蛋白质研究,通过组效相关分析,获得了由其中四类组分即胆酸、黄芩苷、栀子苷类、珍珠母水解氨基酸类配伍的组分中药,获得 2007 年国家科技进步奖二等奖。

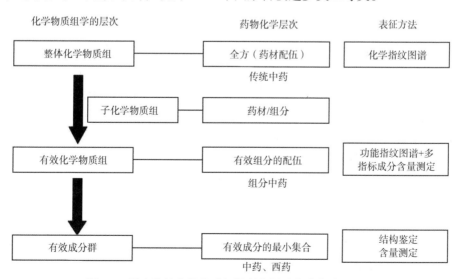

图 1-4 层次化的化学物质组学研究揭示中药药效物质群

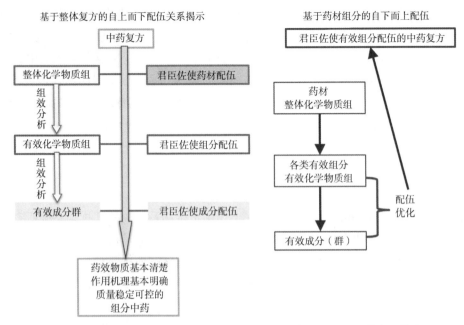

图 1-5　中药化学物质组学的"自上而下"和"自下而上"两种应用模式

3. 中医药系统生物学

系统生物学与基因组学、蛋白质组学等各种"组学"的不同之处在于：①它是一种整合型大科学。它要把系统内不同性质的构成要素（基因、mRNA、蛋白质、生物小分子等）整合在一起进行研究。对于多细胞生物而言，系统生物学要实现从基因到细胞、到组织、到个体的各个层次和系统的整合。②研究思路的整合。经典分子生物学研究是一种垂直型研究，基因组学、蛋白质组学和其他各种"组学"是水平型研究。而系统生物学的特点，则是要把水平型研究和垂直型研究整合起来，成为一种"三维-多维"的研究。③研究方法的整合。系统生物学是典型的多学科整合研究，需要生命科学、信息科学、数学、计算机科学等各种学科的共同参与。

中医药系统生物学包括中医药整体系统生物学和中医药临床系统生物学。将中药化学物质组学与系统生物学研究相结合，提出了中医药整体系统生物学，即"系统-系统"的研究体系。采用化学物质组学表征中药复杂系统，采用基因组学、蛋白质组学、代谢组学及药理学等表征生命系统，建立了研究两个复杂系统的相互作用和网络调控机制的方法体系。2010年出版了《中医药系统生物学》，系统阐释了在中医药整体观、系统论理念指导下，基于药物复杂系统针对生物复杂系统（System to System，S2S）的"系统-系统"研究模式开展中医药系统生物学研究的方法策略、技术体系及主要成果。

近年来西方医学提出的转化医学 B2B2B 的双向运作模式，适合于西方医学把大量已取得的基础研究成果（Bench）应用到临床（Bedside）中去，这种 B2B2B 模式被归纳为 Bench to Bedside & Bedside to Bench。而中医药来源于临床实践，它的转化医学模式虽然还是 B2B2B，但其表现形式更适宜的是从临床到实验室再到临床（Bedside to Bench & Bench to Bedside）的模式。为适应中医药临床研究和转化医学的需要，解决中医临床和实验室研究脱节，以及"方-病-证割裂"和"基因-蛋白质-代谢物碎片化"两大问题，发展了"方病对应、证病结合、方证病整合"的中医药现代基础研究策略，在用化学物质组学表征中药复方基础上，将整合化学物质组学的整体系统生物学结合临床研究，进一步发展为以整合生物标志物体系（Integrated Biomarker System，IBS）为特征，"系统-系统"研究模式的中医药临床系统生物学。中医药临床系统生物学的目标：①早期预警与早期诊断生物标志物发现和临床应用；②多因素复杂性疾病的诊断分型、临床治疗及预后评价；③药物基因组学、药物代谢组学与个体化医学；④基于药物体内过程与系统生物学优化临床治疗方案。应世界最大的科技出版社 Wiley 邀请，于 2012 年 6 月出版了 *Systems Biology for Tradition Chinese Medicine*[14]，被认为是本领域出版的第一部英文国际专著[32]。

我们和第二军医大学张卫东教授课题组、上海和黄药业有限公司合作开展麝香保心丸系统生物学研究，以期深入诠释麝香保心丸治疗冠心病的作用机理。构建的冠心病蛋白网络揭示了麝香保心丸组方干预心肌缺血作用的药效物质群与作用机理；整合麝香保心丸化学物质组学、基因组学和代谢组学研究证实，其治疗冠心病、心绞痛是多个有效成分通过多环节、多靶点网络起作用；这些研究为麝香保心丸配伍扶正祛邪、增效减毒提供了科学依据，做到了两个基本讲清：基本讲清麝香保心丸的药效物质基础和基本讲清麝香保心丸的作用机制，为麝香保心丸临床疗效与安全性评价提供了重要基础和支持，获得 2011 年上海市科技进步奖一等奖。

4. 整合生物标志物体系

西医的"病"有明确的靶器官和靶点，临床上可采用病理影像学和临床生化指标来表征，物质基础较为明确；中医的"证"是基于"气血阴阳"等失衡导致"虚实寒热"等偏离人体平衡的不健康状态，其虽然也对应一定的主要脏腑，但中医强调所有脏腑是相互作用的。基于上述判断，病和证同作为人体健康状态的表征指标，虽然不是完全对应关系但一定有其相关性，而且现代科学已经基本上认识到人体健康状态和生命过程的本质特征是可由一定的生物分子（如基因-蛋白质-代谢物）的动态作用网络来描述，那么中医药的证候从理论上也可以通过这种方式来表征，从而建立证与病之间的相关性。由于证候的复杂性，简单的临床指标和碎片化的组学研究可能都难以反映其全面内涵。为此，我们提出建立一套整合生物标志物体系（Integrated Biomarker System，IBS）来探索建立中西医病证诊断和治疗评价的新方法，IBS 包括可标准化的中医证候量化指标、适用的临床病理生化指标与系统生物学指标的整合，系统生物学指标又可以包含基因、蛋白质、代谢物多个层次的标志物群[33]。糖尿病肾病为糖尿病引起的肾脏损害，其特异性表现为糖尿病性肾小球硬化症，其基本病理病变为肾小球基底膜增厚和系膜基质增生，临床表现主要为蛋白尿、水肿、高血压及肾功能损害。尿微量白蛋白量是目前较为公认的糖尿病肾病早期诊断指标，但西医目前对出现临床蛋白尿的糖尿病肾病患者缺乏有效的治疗药物。中医药防治糖尿病肾病有良好临床疗效，如糖肾方长期临床应用效果显著。但是中医证候诊断所采用的传统指标，如阴虚、气虚、阳虚等，一方面难以标准化不利于推广，另外其科学内涵也很难被主流医学界理解和认可。我们在与中日友好医院李平教授课题组合作开展的糖尿病肾病中医药临床系统生物学研究，采用包含中医证候指标和临床病理生化指标研究，整合整体代谢指纹特征谱 4000 余种代谢物定性、半定量分析以及七大类百余种磷脂、15 种脂肪酸、21 种嘌呤嘧啶和 8 种硫醇氨基酸的定量精确测定的定量代谢组学平台技术（QMPT）和 14 种糖尿病肾病相关基因定量精确测定在内的系统生物学研究，实现了代谢指纹谱与定量代谢循环的整合；代谢组学与临床生化指标整合；中医症状与代谢组学及临床生化指标整合；代谢与基因通路的整合。初步建立了包括西医病理生化指标、临床系统生物学所确定的生物标志物（基因、代谢物等）和中医证候量化指标（整体的症状体征）三个方面的整合生物标志物体系（IBS），应用于糖尿病肾病气阴两虚证诊断（辨证）和糖肾方疗效评价（论治）[34~36]。

5. 聚焦整合生物标志物群

整合生物标志物体系可用于疾病的临床诊断和药物疗效评价，在此基础上，我们提出了一种基于整合生物标志物"聚焦"模式的中药复方"量-效"评价新方法，用于生化指标和代谢组学数据分析，得到的聚焦整合生物标志物群（Focus Integrated Biomarkers，FIBs）可代表整合标志物体系的关键信息，能完整表达方药量效关系，并将其应用于和广安门医院仝小林教授课题组合作葛根芩连汤治疗 2 型糖尿病量效关系研究中。通过对药物干预高脂喂养结合链脲佐菌素注射诱导的 2 型糖尿病大鼠模型进行研究，发现代谢组学和生化指标聚焦整合生物标志物体现了良好的相关性，并提示中剂量葛根芩连汤整体疗效最佳。深入比较分析显示，代谢组学发现的生物标志物处于临床生化指标的上游，可表征病理状态的早期，对疾病响应更显著、更灵敏、更能反映更深层次的机理，有希望成为中医治疗未病的依据和目标；而血清生化指标一般表征病理状态的后期，它的特点是可直接表征疾病状态，测定方法相对简单，易于临床应用。通过对聚焦得到的临床生化指标体系与动物模型聚焦整合生物标志物体系的相关性比较，发现动物实验聚焦得到的 FIBs 准确反映了造模导致脂代谢紊乱和胰岛素功能异常；临床患者的病因更为复杂，得到的 FIBs 体现了糖尿病的发展进程；采用动物模型只能部分模拟临床疾病。整合标志物群的"聚焦"模式为复方量效关系表征提供了一种新的方法学研究工具，聚焦整合生物标志物群（FIBs）可用于动物模型与临床疾病的相关性研究，有助于更适合临床疾病研究动物模型的选择。

6. 中药工程集成化创新与自主创新

我们和河北神威药业有限公司进行了十年的合作，对清开灵注射液、参麦注射液及舒血宁注射液从药材基地到生产全过程开展了质量源于设计（QbD）和过程分析技术（PAT）系统研究，实现了中药生产全过程近红外在线质量分析及中药生产过程智能控制系统，获得了 2014 年国家科技进步奖二等奖。

7. 中药复方新药创制及技术支撑体系

基于整合化学物质组学的整体系统生物学研究体系，我们提出了中药复方新药创制及技术支撑体系和复方药物研发创新体系。李连达院士提出的治疗心血管疾病的"双龙方"，由人参和丹参二味药材组成。原方中包含人参皂苷部分和多糖部分、丹参水溶性部分和脂溶性部分等四类组分，结构明确已知的化学成分80余种，占全方总固体量的不到5%，即原方小于5%的成分质量可控。我们采用"自下而上"的化学组学研究模式，采用多种药理药效模型，经过组效相关分析，确定了人参皂苷部分和丹参水溶性部分两类组分为其主要组分，在保留原有药效所得组分中药中，大于90%的成分质量可控。采用动物模型和干细胞模型对其"系统-系统"相互作用模式（机理）进行"基因-蛋白质-代谢物"的系统生物学研究，初步揭示了"双龙方"通过人参总皂苷和丹参总酚酸协同作用治疗心肌梗死的作用机制，并从临床有效的"双龙方"开发了物质基础比较明确、作用机理较为清楚、质量可控的新药——"双龙新方"（NSLF6，正在向SFDA申报新药），这种基于"系统-系统"模式的新药研发为复方药物，尤其是中药复方新药的发现提供了有效途径[37~40]。

8. 复方药物研发创新体系

我国正在开展的"创新药物重大专项"正在逐步取得重大进展和成果，2014年公布的国家科技进步奖中有六个项目均来源于"创新药物重大专项"的支持。中国创新药研制体系的突破口在何方？从中西医药体系差异比较中可见，西药（化学药）的特点和优势在于药物成分、作用靶点和途径都比较明确单一，疗效确切且特异性较强，已有一套较成熟和公认的评价体系。中药优势和特点的集中体现之一就是整体治疗和复方药物。整体观是中医药的本质特征，在中医学集中体现为证候的整体表达，在中药学集中体现在复方药效物质群的整体表达。复方药物不仅可以通过降低单一药物成分的有效用药剂量降低毒副作用，更重要的是通过配伍法则实现了增效减毒的协调统一。东西方医学融合之后的新医药学体系，其用药特色体现为复方药物。所谓复方药物即指为了实现整体最佳的疗效目标，综合多种治疗原则和多种作用机理导向下所开发的由多个化合物或化合物群配伍组成的治疗药物。因此，复方药物既包括中药复方药物，也包括西药复方药物（化学药复方药物）和中西药结合的复方药物。目前多个化学药物复方药物已得到美国FDA的批准上市，国际上对复方用药原则合理性的认同已是大势所趋。中药复方药物实际上是在整体观、系统论和中医药理论指导下，考虑"系统-系统"相互作用的"由繁到简"，即从药材配伍到组分配伍到成分群的过程。而化学药复方药物则是"由简到繁"，即以整体疗效为目标，由单一化合物到化合物群的过程，同样体现"系统-系统"的相互作用。

通过分析创新药物研发的机遇和挑战，我们认为复方药物研发创新体系的特点在于：强调以患病（或亚健康状态）的人为治疗对象，采用"临床—动物—临床"的研发途径，充分体现"医生参与，医药结合"的特点；具有符合复方药物作用特性（机理）的临床疗效综合评价体系和药物筛选模式；整体表征与局部特征相结合的复方药物规范化综合表达形式。对于创制化学药复方新药，其关键在于：转变观念，确立化学药物复方药物作为新药研发重要模式之一，建立"临床—动物—临床"的复方新药研发模式，由临床医生从头开始参与新药研发。而建立符合复方药物作用特性（机理）的临床疗效综合评价体系和药物筛选模式，以及复方药物规范化综合表达形式是当前创制中药复方药物的关键。同时，应加强中西药合用的复方药物研究。

此外尚有化学生物学的应用；仿人体微流控芯片（指在微流控芯片上培养人体主要的组织和器官，并利用微通道使不同的器官组织之间产生有机的联系，用于药物的开发和快速毒性评价，未来可望革命性地改变新药研发的进程）等。

1.3.3 整体系统医药学展望

整体系统医药学和现有的中、西医结合医学层次不同，它是要将东方哲学中医药理论精髓用于指导西医学、现代生命科学，解决临床复杂性疾病。具有中国特色的整体系统医药学体系基本模式具有以下几个特点：①基于"系统（药物系统）-系统（生命系统）"相互作用特性的"医药一体化"研究，采用整体表征和局部特征相结合、定性分析和定量测定相结合等模式表征复方药物和人体两个系统；②以整合生物标志物体系（IBS）和聚焦整合生物标志物群（FIBs）等"病证结合"整体表达模式为特征的临床诊断，整合了中医证候量化指标、西医病理生化指标及影像学指标和临床系统生物学发现的生物标志物（基因、蛋白质、代谢物）；③针对"病证结合"的人体系统，以"方-病-证对应，整体治疗，系统调节"为目标，采用复方药物治疗的"临床治疗模式"."医生参与、医药结合"的新药研发模式及"临床—动物—临床"的研发途径。

整体系统医药学为探索中医整体理念和现代科学技术整合，提供了技术方法体系，偏重于四个创新中的后三方面创新。至于理论创新，则是创建新医药学需着重发展的方向。新医药学目标是将中西医学融合，提升至创立新学科的高度，可以考虑从以下几方面着手：可从中医体系出发，方、病、证结合，基于整合生物标志物体系制定全局治疗方案，融合局部器官、组织病变和针对靶点的复方药物。可从西医体系出发，从疑难病入手，采用整体治疗，既考虑器官组织病变，又融合脏腑理论整体系统，用药特色亦为复方药物。也可从复方药物体系出发，走"临床—动物—临床"之路，采用整体治疗（中药）融合局部靶点（西药）君臣佐使配伍模式、治标兼治本模式和扶正祛邪模式等。从生命科学切入则可考虑在整体观指导下，将整体系统生物学的基因、蛋白质、代谢物网络和动物、器官组织、细胞亚细胞和分子生物学融合为对疾病的完整认识。

新医药学是中医药学与现代医学发展的大趋势，虽仍存在很多问题和挑战，但坚冰已经打破，我们应抓住新一轮科技革命和产业变革的重大机遇，进一步提升、凝聚战略目标，实现东、西方医学的结合、整合、融合并上升为新医药学，这是中国中医药界、西医药界和我国科技界义不容辞的历史使命。"我们科学家应逐步突破中西医学之间的壁垒，建立融中西医学思想于一体的 21 世纪新医学，这种新医学兼取两长，既高于现在的中医，也高于现在的西医，值得我们为之努力和奋斗！"谨以陈竺院士的话作为本节终结。

1.4 我们的中国梦——新医药学（2015 年 10 月发表）

2007 年由科技部等 16 个部门发布的《中医药创新发展规划纲要（2006—2020）》明

确提出了创建新医药学的发展战略。我们连续发表三文阐述创建新医药学[12, 41, 42]。意犹未尽，特撰本节进一步阐述我们的中国梦——新医药学。

1.4.1 现代医学正面临重大突破

21世纪的西医学正在迈向现代医学，有几个重要方面体现了观念上的重大进展。首先是系统生物学的提出和广泛应用。人类对疾病的认识就从生化指标等一些表象指标，逐步深入构成生命体的三个基本层面，即基因、蛋白质和代谢物三个层面的系统论。转化医学则提出了以临床为导向，实现临床医学和现代生命科学的整合。4P 医学（预测、预防、个体化和参与医学）则体现了医学模式的演变。精准医疗则突出了生物标志物，将其用于个性化治疗和治未病等方面。这些理念和实践表明现代医学正从生化指标等一些表象指标，逐步深入到整体三个层面系统（基因、蛋白质、代谢物）的生物标志物，再到器官、组织，到细胞、分子生物学，正在完成整体构架，再加上大数据、云计算，不久将来会有大的突破。纵观现代医学的发展有以下几个特点。

1. 现代医学具有自我否定精神

美国国立卫生研究院（NIH）Zerhouni 前院长在离任后检讨，NIH 花了几千亿美元，支持了大量生命科学前沿研究，但很多疾病的发生率没有下降，治愈率没有提升。因而提出了转化医学（Translational Medicine），目的是加速将在生物机制研究领域的惊人进展转化为预防和治疗人类疾病的新方法[1]。

2. 现代医学具有将个例转化为普遍规律的能力

美国医学家何大一教授在中药复方的启迪下，提出了治疗艾滋病的鸡尾酒疗法，取得了巨大成功。很快美国药学界、FDA 就发展了西药复方（polly pill）。目前每年都有几个或更多的复方西药上市，成为化学药的研发新方向。而在中国，第一个中医药 973 项目的重大成果——组分中药，无论在理论和实践中都取得了充分成功，就因为不符合传统的中医药用药模式，10 余年过去了，还没有得到中国药监局的批准列为一种新的药物模式。

3. 精准医学代表了新医药学的一个新发展方向

据媒体报道，2015 年 1 月 20 日，时任美国总统奥巴马在国情咨文中宣布"精准医疗计划"，计划 2016 年财政投入 2.15 亿美元，以个性化治疗引领医学新时代。2015 年 2 月 8 日，白宫官网发布精准医疗计划相关细节，加快在基因组层面对疾病的认识，并将最新最好的技术、知识和治疗方法提供给临床医生，使医生能够准确了解病因，针对用药，既能避免不必要的浪费，也能避免出现副作用。美国版"精准医学"中的关键词为基因测序、肿瘤、个性化，奥巴马曾这样解释，"把按基因匹配癌症疗法变得像输血匹配血型那样标准化，把找出正确的用药剂量变得像测量体温那样简单，总之，每次都给恰当的人在恰当的时间使用恰当的疗法"（神似中医辨证论治的现代科学版，但是科技内涵不同）。"精准医疗计划"给出了资助四个实体项目，阐述了五项宗旨。一般认为，欧美国家的精准医疗大多围绕最难治愈的肿瘤、白血病、基因测序和治疗开展。我国科技部举办了首届"国家精准医疗战略专家会议"。清华大学也在 2015 年 4 月 21 日召开了"2015 清华大学精准医学论坛"，提出了清华版的定义："精准医学是集合现代科技手段与传统医学方法、科学认知人体机能和疾病本质，以最有效、最安全、最经济的医疗服务获取个体和社会健康效益最大化的新型医学范畴"。美国强调的基因组、蛋白质组学等大多存在于分子层面，并以癌症等重大疾病为主要攻克对象。相比之下，清华版的精准医学定义更加宽泛，现代科技中不局限于分子层面，且加入了其他科技以及传统医学，并把有效与安全、经济、个体和社会效益放在同等重要地位。清华版的精准医学代表了新医药学的一方面进展。我们在实践过程中提出了"整体观、系统论指导的精准医学研究路线（体系）"，如图 1-6 所示。

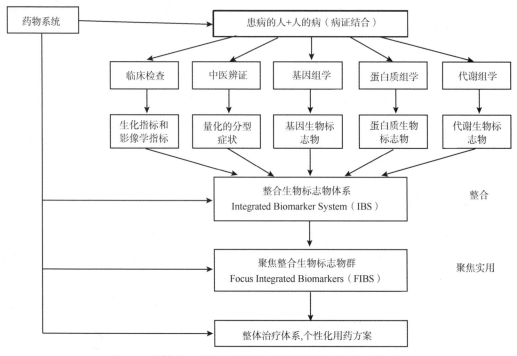

图 1-6 整体观、系统论指导的精准医学研究路线（体系）

4. 现代医学面临的挑战

现代医学正在将整体观、系统论融入其中，从某种意义上说正在将中医药的精髓（如辨证论治、治未病等）融入本身发展之中，正在经历革命性的变革。而中医药将现代医学、生命科学融入其中的过程艰难，满足于诠释，没有提出革命性的创见。随着科学的发展，没有想不到的，只是时间迟早而已。中医药更多的精髓也会在现代医学中以它自己的方式表达出来。中医药要自信，要包容，更要创新，不能满足于"中医药早在几千年前就讲过了"的状况。葛洪的青蒿和屠呦呦的青蒿素根本不在一个层次水平，不可同日而语。诺贝尔奖授奖无法说明葛洪的伟大。当然现代医学发展还面临不少问题。其所用的现代科技手段如基因组学等均存在一定缺陷。基因组学技术相对较为成熟，现有的基因测序能在一定程度上预测癌症发生的可能性，但如何进一步提高预测癌症的正确性？遗传基因、易感基因、修复基因之间及和疾病的相关性需进一步深入研究等。蛋白质组学测定技术成熟度不足；和疾病密切相关的膜蛋白、低丰度蛋白精确测定现在尚有很大困难。蛋白质组学结果的重现性很成问题。代谢组学测得的大量脂类和磷脂代谢物缺乏特异性和专属性。常用的 UPLC-Q-TOF 得到的代谢轮廓谱是定性为主，勉强算半定量，而且因本身技术限制，对水溶性代谢物和微量代谢物有歧视现象。网络药理学来源于以单个小分子化合物对系统的作用（"点-系统"模式）的数据库，原始数据的真实性须得以保证。"点-系统"模式的数据推广到"多点-系统"或"系统-系统"模式时需慎重并采取相应技术。网络药理学提供的信号通路和靶点与临床疾病实践的相关性须深入研究。组学技术的共性问题是专属性、特异性、灵敏度、重现性、假阳性、假阴性和实用性等，需加以重视并在发展中解决。

西医学发展了系统生物学、网络药理学，缺陷是碎片化，没有整体观理念指导。考虑的是靶点的集合，没有和实体器官、疾病整体等结合，缺乏系统性。西药复方药物更多的考虑是靶点的组合，1+1＞2，缺乏整体观，辨证论治，君臣佐使配伍等。但不可否认西方医学采用现代科学技术，正在发生革命性的改变。

1.4.2　中医药发展需要创新性的革命

前文已述[41]，1995 年开始的中医药发展第一次思想大解放带来了中药产业持续 20 年发展的红利，使得中药产业在中国医药产业中占到了 1/3 弱的地位，以及有关创建新医药学的背景、必要性、重要性。但 20 年来中医药现代化发展过程中存在的一些问题将妨碍中医药的创新发展，必须引起我们的重视。

1. 思想解放必须重视的几个观点

坚信中医药学是一门科学，具有先进性。先进性有两层含义，一是中医药理论体系无论是在科学观方面，还是在具体理论、经验、方法、技术上都有先进性。其中有些糟粕或不合理的部分是极少数，否定不了大局。二是任何科学都是在发展的，与时俱进的。中医药理论体系也是在不断发展的。任何为科学进步所作的创新研究都应大力提倡和肯定。

坚信临床实践是检验真理的唯一标准。而不是以是否符合中医药理论作为检验标准。科学是要用数据（data）来表达，中医药不应停留在经验科学层面上（用词 word）来表达。

坚信中医药发展需要创新性的革命。现代人总比古人聪明，否则历史就会倒退，科学不能发展突破。言必称古人，认为我们的研究只能诠释中医药理论，无疑是说黄帝是外星人。习近平主席提出："要处理好继承和创造性发展的关系，重点做好创造性转化和创新性发展",对继承和创新给了明确的答案。

例如,脏腑理论是中医基本理论之一。脏腑理论中,如心等脏腑应是 heart system,而不是 heart 这个器官。虽有心脑同治等学说,但脏腑理论中缺了脑这个系统(而不仅仅是脑器官)。山东中医药大学乔明琦教授提出了"脑调控五脏适应内外环境的整体观念"[43],就是创新性的革命,将对中医脏腑理论及新医药学产生很大影响。

2. 中医药创新发展面临的挑战

中医药现代化取得很大成果,但是融合、创新不够,所以我们在传统医药上的局部优势还没有有效转化为在整体医药上的全局优势。替代医学在国际上还是弱势地位,面临西方医学已经准备以他们的方式消化吸收中医药辨证论治等核心思想和治疗方式,并加以创新发展,而我们还在犹豫彷徨于继承还是创新的纠结之中,恐怕未来在传统医学的现代化方面也要面临被国际社会赶超的窘境。因此有必要正面应对中医药发展面临的挑战。

例如,没有深刻认识中药是一个药物系统,有别于西药的单一成分(即使是西药复方也是几个成分的加和)。它可以采用层次化、逐步递进的方式来基本讲清其物质基础,也可以通过"系统–系统"模式来研究其对疾病和人体的相互作用。但现行大部分研究陷入"唯靶点论"的观点,如霰弹理论提出之初有其进步性,但只强调多成分、多靶点,既无君臣佐使配伍,也无主要靶点、次要靶点之分,无法体现中医药治疗的整体特色。

又如在中医治疗疾病层面上,出现了"方–病–病割裂"的研究体系,违背了中医药整体观;"基因–蛋白质–代谢物分离"的研究模式缺乏系统性。

再如中药质量初步实现了整体表征和局部特征相结合的全面控制模式,并正在实施由终端产品检测质量控制转化为全过程质量控制模式。但中药质量标准未能体现组方原则,君臣佐使配伍。指标成分未能体现生物学意义,中药质量和药效活性、临床疗效没有关联。

创新生态系统(包括创新、创业所必需的所有要素)包括六个方面:有利于创新的法律法规;不断产出成果的高校和研究机构;易于流动的高素质人才;充沛的风险资本和配套服务;鼓励承担风险和宽容失败的创新文化和鼓励知识共享的开放商业氛围等。中医药的创新生态系统建设差距还很大。有些行政管理部门不能适应新常态形势,消极应对涌现的创新成果,有些部门没有采纳创新成果,更没有主动引导创新驱动。各部门管理之间缺乏协调,过多考虑小部门的局部利益。有些管理部门采用选择性挑选赞成自己意见的专家来讨论、评价自己提出的计划、项目等,没有博采各家之言,经过讨论形成共识。科学家应该敢于讲真话、讲实话,而不能违背心意、曲意奉承,也要学会协商、取得共识。

例如,在实施标准化战略中,创新药重大专项设置了中药标准化项目,取得了很好的结果,以国际化为目标,进入其他各国药典的品种数为考核指标。美国药典 USP 和英国药典 BP、欧洲药典 EP 等也招标上百个中药材品种的标准。中国政府出了经费为其他国家药典提供了高水平的中药材标准。但另外有些管理部门采用由指定的单位来修订中国已有的标准,而不是最好的研究单位承担任务,造成有些创新成果得不到采纳。这种趋势长期下去,会造成由中国出人出经费制定的外国中药材标准水平高于中国官方制定的中药材标准,必将限制中医药现代化、国际化的健康发展。

1.4.3 我国科学家提出创建新医药学的最佳时机

中医药现代化发展进入了"深水区",近几年停滞不前有两个原因:一是缺乏对中医药体系和中医药现代化的反思、对现代医学发展的深思,以及寻找其不足。国内科学地讨论中医药的不足和缺点没有氛围,有打棍子、扣"反对中医药"大帽子的倾向。中医药创新发展勇气不足、动力不够。国内西医学普遍满足于跟踪前沿,期望弯道超车,缺乏对中医药的深思和融合,以及建立新赛场的激情。二是拘囿于部门利益、既得利益,存在转型困惑与转型困难。创立新赛场,必将面临新竞争。

1. 中医药到国际医学殿堂去争一席之地

中医药到国际医学殿堂去争一席之地有两种策略。首先是现行的以中医药为主,吸引其他领域科学家参加。我也赞同这种策略,但要看到两个基本缺陷,一是中医药本身存在的弱点、缺点使这条路很难。二是中医药改变不了替代医学的弱势,在中国西医学是主流医学,在国际更是占绝对优势。即使我国的中医药在传统医学方面有优势,但是国际化困难重重,这里面既有科学研究水平不高的客观因素,也不乏以主流医学界自居的西方医学界的傲慢与偏见,事实上还有既得利益者的自我保护因素。

最佳策略是中医药要看到自己的优势和主流医学发展中的不足之处,正需要中医药发挥中医药的精髓(整体观系统论思想)去指导。中国科学家、中医药学家应有这种气魄,也有这种能力来创建新赛场、制定新规则,就是创建源于西医学,高于现在西医学,源于中医学,高于现在中医学的新医药学。

2. "中学为体,西学为用"是一种具有时代局限性的发展策略

创建新医药学首先要破除一种思想障碍,即认识到"中学为体,西学为用"是一种具有时代局限性的发展策略。总体而言,100 余年前提出的这种理念具有积极意义,但也有其局限性。这是一种保护弱势文化的优势,抵御强势文化入侵的一种策略。这是一种为适应时代发展的改良策略;又是一种缺乏自信,没有提出创新性的革命策略。仅仅是"中学为体、西学为用"是不够的,要融合、创新和提升,如果我们不做,西医迟早也会做。

3. 现在是我国科学家提出创建新医药学的最佳时机

我国能提出创新大科学的领域,基本上没有,都是跟踪国际前沿,期望在人家赛场上弯道超车,这是一种策略。但作为一种处于弱势,又有局部优势的文化科学如何崛起,"中学为体,西学为用"是一种弱势策略,我们应采用进取性的创新策略。能否提出建立新的赛场,是对我国科学家的挑战,也是一项历史使命。毛泽东在 1953 年的政治局会议上明确指出:"中西医一定要团结,西医一定要打破宗派主义,将来只有一个医,应该是唯物辩证法作指导的一个医,而不是两个医。"1956 年在同文艺工作者的谈话中进一步指出这

个医是"中医中药的知识和西医西药的知识结合起来"形成的"中国统一的新医学新药学。"毛泽东指出:"科学研究的区分,就是根据科学对象所具有的矛盾性。因此,对于某一现象的领域所特有的某一种矛盾的研究,就构成某一门科学的对象。"中西医分别从各自选取的角度对同一对象进行了观察和研究,分别认识了不同的规律,或认识了同一规律的不同侧面,因而在学术内容、风格、模式等方面呈现出巨大的差异。它们对人体的认识都包含真理的成分,又都有局限,都不完备,各有所长,各有所短,是两个半整体医学学术。毛泽东认为,研究对象的同一性决定了医学的基本原理是一致的,不应该分中西。中西医结合形成的统一的新医学新药学将克服现有中、西医的局限,从更深层次揭示健康、疾病的规律,把对生命的认识提高到一个全新的高度。

2010年6月习近平主席在澳大利亚出席皇家墨尔本理工大学中医孔子学院授牌仪式并发表讲话时指出,"中医药学凝聚着深邃的哲学智慧和中华民族几千年的健康养生理念及其实践经验,是中国古代科学的瑰宝,也是打开中华文明宝库的钥匙。深入研究和科学总结中医药学对丰富世界医学事业、推进生命科学研究具有积极的意义。"习近平主席在2013年6月的"两院院士大会"讲话中指出:在传统国际发展赛场上,规则别人都制定好了,我们可以加入,但必须按照已经设定的规则来赛,没有更多主动权。我们应该"抓住新一轮科技革命和产业变革的重大机遇,就是要在新赛场建设之初就加入其中,甚至主导一些赛场建设,从而使我们成为新的竞赛规则的重要制定者、新的竞赛场地的重要主导者。如果我们没有一招鲜、几招鲜,没有参与或主导新赛场建设的能力,那我们就缺少了机会。机会总是留给有准备的人的,也总是留给有思路、有志向、有韧劲的人们的。我国能否在未来发展中后来居上、弯道超车,主要就看我们能否在创新驱动发展上迈出实实在在的步伐。"

4. 创建新医药学是我国一代科学家的共识

钱学森先生于1988年在《中医通讯》上发表文章指出:"中医的理论和实践,我们真正了解了、总结了以后,要影响整个现代科学技术,要引起科学革命。"钱先生的话不只是对中医界而言,也是对西医及其他学科科学家的期望,因为他指的是影响整个现代科学技术,引起的是科学革命,而不仅仅是中医的革命,为新医药学指明了目标。

经过多方面专家讨论,2007年由科技部等16个部门发布的《中医药创新发展规划纲要(2006—2020)》明确提出,中医药创新发展的总体目标之一是"促进东西方医药优势互补、相互融合,为建立具有中国特色的新医药学奠定基础"。近几年来,我国科学家也提出了关于新医药学的各种认识。

第四军医大学樊代明院士根据目前临床普遍存在的问题:患者成了器官(针对现代医学临床分科越来越细,医生整体观念逐渐消失);疾病成了症状(医生对疾病的认识出现千篇一律,诊断时按症断病,治疗时对症治疗,问症发药);临床成了检验(临床医生忽视"视触叩听"或"望闻问切"等临床基本检查,完全依靠检验、影像和病理等临床辅助检查);医师成了药师(多数医生采用对症下药,这个"症"指的不是疾病,而是症状,医生遇到困难时不是反复思考"病呀病",而是不停琢磨"药呀药");心理与躯体分离

（心理障碍与躯体疾病有时单独存在，但多数共同发生，且互为因果）；医疗护理配合不佳；西医、中医相互抵触；重治疗轻预防；城乡医疗水平差距拉大等，提出了整合医学（Holistic Integrated Medicine，HIM）的概念。整合医学概念的提出，目的是为解决医学发展过程中专科划分过细、知识碎片化带来的诊疗局限性问题[44~46]。

整合医学是将医学各领域最先进的知识理论和临床各专科最有效的实践经验分别加以有机整合，并根据社会、环境、心理的现实进行修整、调整，使之成为更加符合、更加适合人体健康和疾病治疗的新的医学体系。即还器官为患者，还症状为疾病，从检验到临床，从药师到医师，身心并重、医护并重、中西医并重、防治并重。整合医学包括四个方面内容：把现在已知的各生物因素加以整合，整合心理因素、社会因素和环境因素；整合现存与生命相关各领域最先进的医学发现，整合现存与医疗相关各专科最有效的临床经验。以呈线性表现的自然科学的单元思维考虑问题，以呈非线性表现的哲学的多元思维来分析问题，通过这种单元思维向多元思维的提升，通过这四个整合的再整合，构建更全面、更系统、更科学、更符合自然规律、更适合人体健康维护和疾病诊断、治疗和预防的新的医学知识体系。

陈志南院士提出了系统医学生物学（Systems Medical Biology），是将医学细胞生物学、医学分子生物学、医学免疫生物学、生物信息学、转化医学等学科融合和系统化，将生理、病理现象建立在精确的模型基础上，而不依赖于经验现象，以系统、整体、相互关联及发展的观点看待人体，并采用系统的理论和实验方法了解人体功能，从而为人类健康服务。系统医学生物学是基础医学的一个重要分支和组成部分，其主要研究对象是人体、疾病和防治措施，不仅包括医学的基础研究，更包括临床实践和观察的资料、数据的分析，包括人体系统组织结构的辨识、系统功能行为的分析、细胞组织模型的构建和数据挖掘、疾病防治的系统设计和应用四个主要要素。系统医学生物学的特征在于它主要是从整体看待生命体，对生物系统的研究专注于系统水平，而不是细胞或生物体中各个孤立的部分；其主要目标是揭示人体组织、器官、结构、功能、发育、调控的本质，阐明和预测疾病发病的机制，达到有效诊断、防治疾病和增进人类健康的目的[47]。系统医学生物学的理论基础为系统生物学和系统医学的有机结合。其中系统医学（Systems Medicine）是从传统医学、现代医学的基础上发展起来，以系统哲学和系统科学的理论和方法学指导下的新医学体系，是用系统生物学的理论和方法 重新认识、集成、整合现有的生物医学理论和技术，并指导临床[48, 49]。

陈竺院士提出了系统生物医学（Systems Biomedicine）的概念[50, 51]。他认为从系统和综合的观念出发探索生命现象的本质规律将日益成为生命科学研究的主流。未来研究医学领域复杂性问题可能逐步分化出两种指导思想：一种是将"清晰"的单元进行自下而上的研究和整合进而演绎复杂的生命，即系统生物学的思想；另一种是从"模糊"的生命整体出发，在明确人体的系统运行功能和状态的基础上逐步向局部直至单元进行科学的还原分析使之自上而下地逐层清晰化。系统生物医学是一种在整体论指导下的还原分析，它直接以疾病和人作为研究对象，采用自上而下式的思路研究疾病整体、生化网络、通路、代谢产物及分子靶标，通过综合使用各类大规模信息提取和处理技术，采用健康和疾病系统的比较研究策略，结合遗传和环境的扰动实验，动态分析生物网络在常态和病态下的结构组成和动力学参数,通过数学建模探讨其控制规律和设计原理,最终阐明这些重大疾病的发生、发展和转归的机制。系统生物医学注重生物系统的网络结构解析和动力学特性研究,符合复杂性疾病的整体性、多因素、多表型和动态变化的特性,符合祖国医学把握疾病和治疗的整体性和动态性的原则。

我们是从药学这个角度切入创建新医药学(整体系统医药学,Holistic Systems Medicine,HSM)研究中的。1994年笔者应清华大学之聘,自美国回国执教,结合自己在南京中国药科大学任教期间参与中药研究工作基础及在美国宾州州立大学从事生命科学研究的经验,代表清华大学生命科学与工程研究院向当时国家科委上书提出:"以现代科学技术切入中药研究实现现代化",得到当时国家科委领导的重视,被吸收参加"中药现代化发展战略研究"课题组,参与其中"中药基础性研究与中药现代化"部分起草工作。1997年提出了中药复方有效部分(在973课题中定为组分)理念及研究方法[16]。随后提出了中药复方的化学研究体系[26],以及中药复方物质基础和药效相关性研究的方法[27]。1999年由王永炎院士领衔,带领王一涛(中药药理)和罗国安(中药化学),参加了973课题答辩,我国中医药界第一个973项目"中药方剂关键科学问题的基础研究"获批。中药有效部分的概念和中药复方化学研究体系("一个结合,两个基本讲清、三个化学层次、四个药理水平"的理论研究体系)也被吸收作为项目整体研究思路中重要方法技术之一。在王永炎院士、张伯礼院士领导下,极大地推动了中药现代化发展,取得最大成果是提出并确定了中药方剂(复方)的发展方向是组分中药。我们在和北京中医药大学课题组合作开展第一个973子课题"清开灵治疗缺血性中风的物质基础研究和作用机理研究"的工作中,采用了三个层次(君臣佐使药材、君臣佐使有效组分和有效成分群)和四个药理水平(整体动物、器官组织、细胞亚细胞和分子生物学)结合的研究体系,基本讲清了清开灵复方的物质基础,基本讲清了其作用机理,获得2006年国家科技进步奖二等奖。

人类基因组计划在20世纪末取得成功后,人类基因组计划发起人之一,美国科学家Hood提出了系统生物学的理念和研究体系[29]。我们察觉到系统生物学对医药科学带来的巨大的冲击,也分析了现有系统生物学的局限性,即其针对的是西药,考虑一个西药小分子对整体产生的效应,不能很好地适应中药这样的复杂体系。针对中药研究,我们将中药看成一个系统,提出用有严格定义的化学物质组(Chemome)来表征中药(复方)化学体系[8],用化学物质组学(Chemomics)来研究中药复杂体系和生物效应整体的相互作用(即有别于西方"点-系统"的中医药"系统-系统"研究体系)[6]。于2003年和中国中医科学院西苑医院李连达院士合作开展了"双龙方"的中医药系统生物学的系统研究[5, 7, 11, 38, 52]。针对中医药源于长期临床实践,我们把中医药系统生物学拓展到临床系统生物学,于2005年和北京中日友好医院李平教授合作开展"糖尿病肾病的中医治疗的临床系统生物学研究"(973课题),提出了整合生物标志物体系(Integrated Biomarker system,IBS),包括中医证候量化指标、西医病理生化指标和影像学指标、临床基因组学、临床蛋白质组学和临床代谢组学等五个层次的生物标志物[11, 14]。将西方医学治疗人的病(靶器官、靶组织和靶点)与东方医学治疗患病的人(证)融合为病证结合,整体治疗和系统调节的模式。

整合生物标志物体系可用于疾病的早期发现，临床分期诊断和药物疗效评价。为了更好适用于临床简便需要，我们又发展了聚焦整合生物标志物群（Focus Integrated Biomakers，FIBs）[31]，既可用于研究中药复方的量效关系，也可用于动物模型与临床疾病的相关性研究。

疾病的早期发现（治未病）、临床分期诊断和药物疗效评价采用临床系统生物学研究，整合生物标志物体系（IBS）和聚焦生物标志物群（FIBs），就为解决中医药现代化研究中存在两大问题："方-病-证割裂"和"基因-蛋白质-代谢各自为阵（分离）"提供了研究模式和方法路径。西药（化学药）具有药物成分，作用靶点和途径比较明确、单一，疗效确切且特异性较强的特点，中药具有强调整体治疗、系统调节且常用复方的特点。采用整体疗效为评价目标的药物系统就可将西药和中药融合为新医药学（HSM）体系中的用药特色——复方药物。现有的中药君臣佐使药材配伍的中药方剂为第一层次。君臣佐使组分配伍的组分中药为第二层次。中药有效成分群配伍的复方中药，化学药复合配伍的化学药复方药物和中西药复合配伍的中西药复方药物为第三个层次。现有的单一成分的化学药和中药（如青蒿素、黄连素等）就可视作第三层次的特例（成分群简化到只有单一成分）。中药复方药物实际上是在整体观、系统论和中医药理论指导下，考虑"系统-系统"相互作用，以整体疗效来评价的"由繁到简"，即从药材配伍到组分配伍再到成分群的过程。而化学药复方药物则是"由简到繁"，即以整体疗效为目标，由单一化合物到化合物群的过程，同样体现"系统-系统"的相互作用[9, 10]。也是我们提出的中医药整合医学（Integrated Medicine for TCM）的主要体系[11, 14, 42]。

2005年至2006年间在中药现代化发展战略研究开展十周年之际，曾和邹健强教授多次讨论中医药现代化发展的下一步战略目标究竟路在何方。经过多方面专家讨论，2007年由科技部等16个部门发布的《中医药创新发展规划纲要（2006—2020）》明确提出，中医药创新发展的总体目标之一是"促进东西方医药优势互补、相互融合，为建立具有中国特色的新医药学奠定基础"。我们于2011年发文，针对国际国内转化医学的发展，提出中医药发展应以新医药学为战略目标，并给出了发展模式和途径[12]。时值中医药现代化发展20周年，更是在党中央"大众创业，万众创新"精神鼓舞下，提出中医药发展亟须第二次思想解放，阐述创建新医药学的背景、必要性和重要性。作为一家之言，明确建议新医药学的定义（整体系统医药学，Holistic Systems Medicine，HSM）、目标和任务，也谈了困惑、思考和展望[41]。

1.4.4　新医药学的定义和研究内容

1. 新医药学的定义

新医药学，又称整体系统医药学，是以维护人体系统的整体健康为根本目标，融合现代医学、现代中医药学和现代生命科学，创立兼取所长，既高于现在的中医，也高于现在的西医，解决人类整体健康和疾病预防、治疗和康复的整体系统医药学[41]。

2. 新医药学研究内容

我们建议的新医药学研究内容包括以下方面，仅作引玉之砖。

（1）以人体整体健康表征的体质理论体系和相应的整合生物标志物体系。

（2）亚健康状态和防治未病（预测医学、预防医学）的理论和治疗、康复体系。

（3）重大疾病（如癌症、心血管疾病、代谢系统疾病等）的预测、个性化治疗和全面康复的整体系统体系。

（4）疑难疾病的预测、个性化治疗和全面康复的整体系统体系。

（5）复方新药的研发。包括西药复方、中药复方（特别是组分中药）及中西药复方。

新医药学研究可以从疑难病、常见慢病出发，以中医为主、临床为本，融合西医、生命科学，发展新医药学体系；也可从疑难病、常见慢病出发，以西医为主、临床为本，融合中医、生命科学，发展新医药学体系；也可从疑难病、常见慢病出发，以药学家为主、临床为本，融合中西医、生命科学，发展新医药学体系，发展复方（组分、成分）中药、复方西药和中西药复方（西药治标、中药治本）。我国现有新药类型当中排除了中西药复方，其原因（难点）在于如中西药复方制备工艺混合不均匀，西药微量成分、中药复杂组成无法进行质量控制，中西药复方的机理不易进行整体阐述。随着新技术、新方法的出现，如今这些难点已不成问题。

1.4.5 建　　议

新医药学是由中国科学家来主导建设的新赛场。中国主导的新赛场往往会遭到国际上各种非议，其中不乏既得利益集团（包括国家、跨国公司）的反对之声，也有科学家的责疑、担忧之音。作为少数几个中国创建的新赛场——亚投行的成功经验给了我们重要启示。针对亚洲基础设施建设投资需要巨大，而现有多边金融机构，包括世界银行和亚行，未能很好满足这一需求。再加上现有多边国际银行机构暴露出来的一些缺陷，如一票否决制、效率低下等，给中国提出建立亚投行提供了机遇。中国能够领衔、主导一家多边国际机构，超越现有机构的老路，发挥"中国优势和中国效率"，并获得国际社会公认的成功，这是最大的国家利益。亚投行提出了遵守国际通行准则，各成员间协商一致、达成共识的方式决策，缔造亚投行自己的文化，得到了国际上大量认同，至2015年4月15日统计日，亚投行最终意向创造成员国达57国。亚投行行长金立群2015年10月26日在华盛顿接受凤凰记者专访时谈到："亚投行高标准并非西方标准，并不等同于西方的标准，而是吸取各方经验提炼出的最后制度，集中了发达国家、发展中国家，包括中国自身的发展经验，提炼出的一套最好的制度。"他也谈到亚投行成功的三个基本条件："一是中国自己的国家实力，已经到了这一步了。二是我们领导人有远见、有魅力、有思想。三是国内重要机构，像财政部、外交部、中国人民银行都全力支持。"这就是建立新赛场的基本条件。

目前在国家层面上，全球各个国家，特别是发达国家，面临医疗开支增长迅速，和经济发展速度不相匹配，迫切需要找到解决之道。面对疾病谱和医学模式的变化，西方医学在谋求改变，正在走向整体观、系统论之路。中医药学随着我国经济实力增强，科技投入增大，研究水平提升，正在现代化、国际化道路上飞奔。东、西方医学融合之势如旭日东升，大势所趋。

1. 创建新医药学做什么

创建新医药学的路线如图 1-7 所示，包括医学主题、药学主题、生命科学与医疗检测仪器主题和创新生态系统主题等四个方面。

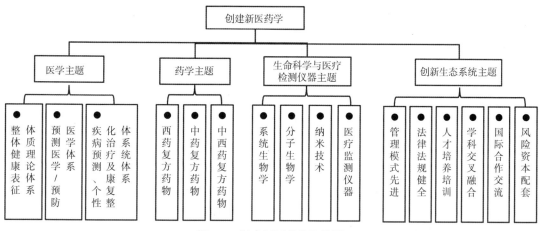

图 1-7　创建新医药学路线图

（1）医学主题。以提高国民素质，改善亚健康状态为宗旨，建立以人体整体健康表征的体质理论体系和相应的整合生物标志物体系；建立亚健康状态和防治未病（预测医学、预防医学）的理论和治疗、康复体系；建立疾病（重大疾病、疑难疾病，如肺癌、乳腺癌、肝癌、结肠癌等肿瘤疾病；艾滋病、肝炎等传染性疾病；冠心病、脑卒中等心脑血管疾病；糖尿病、痛风、高脂血症等代谢性疾病；阿尔茨海默病，帕金森综合征等神经退行性疾病）的预测、个性化治疗和全面康复的整体系统体系。

（2）药学主题。从疑难病、常见慢性病出发，以药学家为主、临床为本，融合中西医、生命科学，发展新医药学体系，发展中药复方（组分、成分）、西药复方和中西药复方（西药治标、中药治本）。

（3）生命科学与医疗检测仪器主题。以基于基因组学、代谢组学和蛋白质组学的系统生物学、生物信息学、计算生物学、分子生物学、化学生物学、结构生物学等现代生命科学技术与现代医药学和现代中医药学融合发展，解决人类整体健康和疾病预防、治疗和康复的关键科学问题；建立纳米医学技术中心；研制开发医疗检测仪器和诊疗试剂盒。

（4）创新生态系统主题。研究制定有利于创新的管理模式和法律体系；建立不断产出成果的高校和研究机构；探索创立一个新型的医学教育体系，培养中、西医学知识兼备、融会贯通，又易于流动的新医药学高素质人才队伍；创建交叉学科研究中心，加强不同学科人才交流和融合；加强国际合作交流：通过学习、吸收，运用国际最新的科学技术成就和先进的管理经验，增强中、西医学等多学科的交叉、渗透、融合，以及创新发展能力充

2. 创建新医药学怎么做

创建新医药学，我们一方面强烈倡议设立中国"新医药学发展计划"，成立国家新医药学发展战略专家委员会，开展顶层设计，全面规划，考虑设计若干新医药发展研究中心。殷切期望国家在适当时机宣布中国新医药学发展计划，以期中国对世界医学作出引领和创新贡献。

另一方面，建立成立创建新医药学专家小组，开展软课题研究，为我国"新医药学发展计划"的设立和相关政策制定提供依据和建议。

3. 小结

钱学森先生于1988年在《中医通讯》上发表文章指出："中医的理论和实践，我们真正了解了、总结了以后，要影响整个现代科学技术，要引起科学革命。"不只是对中医界而言，也是对西医及其他学科科学家的期望，因为他指的是影响整个现代科学技术，引起的是科学革命，而不仅仅是中医的革命，为新医药学指明了目标。Zerhouni于2003年提出了转化医学的研究有可能使医学实践发生彻底革命，并给出了研究途径。新医药学创建的关键在于如何用带有东方哲学理念的中医药学的整体观、系统论、动态观和辨证论治来指导、促进不同领域的科学家进行碰撞、整合，最终融合提升为新医药学。陈竺院士："我们科学家应逐步突破中西医学之间的壁垒，建立融中西医学思想于一体的21世纪新医学，这种新医学兼取两长，既高于现在的中医，也高于现在的西医，值得我们为之努力和奋斗！"。

习近平主席在APEC讲话中指出："在新一轮全球增长面前，惟改革者进，惟创新者强，惟改革创新者胜。"中国正处在向创新型社会转型的关键历史阶段，如不能解放思想，加强改革创新，中华民族崛起的进程会因此而受挫。中国蕴藏极大创新意识和能力，在党中央"大众创业、万众创新"引导下必将爆发。发挥制度优势，国家组织，顶层设计，全面布局，发动各层次、各方面积极性的中国科技体系整体优势。中国科学家已有储备、能力和信心来完成创世之举。这就是我们的中国梦、中国人的中国梦——新医药学。

1.5 精准医学与中医药现代化研究（2017年1月发表）

现代医学正面临挑战和重大突破[53]。本章前四节已详细阐述面临挑战，中医药发展必须解放思想，进行创新性革命，提出了创建新医药学的命题、定义和研究内容[12, 41, 42, 53]。《中医药现代化》杂志于2018年组织专栏"精准医学与中医药现代化研究"，专题研讨精准医学与中医药现代化研究的关系，故撰本节一抒己见，共同探索中医药现代化的创新之路。

1.5.1 精准医学发展迅速

1. 精准医学的由来

精准医学起始于 2004 年,新英格兰医学杂志发表了一篇精准医学的标志性文章[54]。该文描述了一个癌症患者的治疗过程:用基因测序的方法找到患者基因突变的靶点,再辅以靶向性的化疗药物治疗非小细胞肺癌,即所谓的"精确打击",以代替肿瘤治疗中的放疗、化疗、手术等地毯式轰炸手段,不仅可提高治疗效率,还能降低患者痛苦程度和经济负担。著名医学期刊《柳叶刀》曾刊文指出,50 年抗癌之战收获不大,胰腺癌五年生存率只有 4%,但抗癌药物支出每年增长 15%。2015 年 1 月,美国时任总统奥巴马在国情咨文中宣布"精准医疗计划",以个性化治疗引领医学新时代。白宫官网发布的精准医疗计划相关细节中提出:加快在基因组层面对疾病的认识,并将最新最好的技术、知识和治疗方法提供给临床医生,使医生能准确了解病因,针对性用药,既能避免不必要的浪费,也能避免出现副作用。一般认为欧美国家大多围绕肿瘤、白血病等最难治愈疾病,开展基因测序和相应的个性化治疗。我国科技部也举办了首届"国家精准医疗战略专家会议"。清华大学于 2015 年 4 月 21 日召开"2015 清华精准医学论坛",提出了清华大学版定义:"精准医学是集合现代化科技手段与传统医学方法,科学认知人体机能和疾病本质,以最有效、最安全、最经济的医疗服务获取个体和社会健康效益最大化的新型医学范畴"。相对于欧美提出精准医学强调的基因组学、蛋白质组学等集中于分子层面,清华大学版的精准医学定义更加广泛,现代科技中不局限于组学层面,加入了其他科技及传统医学(中药医学)等。

2. 精准医学的优势

精准医学发展迅速,已取得部分成果,并正在改变现代医学的面貌,主要体现在如下几方面优势。

(1)精准医学目标精准,方向明确。精准医学明确从临床实践出发,以患者为目标,开展个性化治疗。

(2)精准医学是一种协同创新模式。精准医学研究给予临床医生、生命科学、药学及其他相关学科专家共同参与、协同创新的机遇。

(3)精准医学又是一种集成创新模式。精准医学提出的治疗模式汇集了临床治疗、影像学和各种组学进行集成创新的机遇。

(4)精准医学孕育着未来医学的新理论体系。精准医学研究结合大数据、云计算等现代科技,有极大可能提出未来医学的新理论体系。

3. 现阶段精准医学不足之处

现阶段精准医学是现代医学从其本身固有的发展中创新发展出来,故带有现代医学本身特点和不足，如"头痛医头，脚痛医脚"等强调局部细节，忽视整体作用等。某种程度而言，缺乏整体观、系统论的指导，缺乏中医药长期临床经验和理论体系的支持和引导，因此也提供了中医药界参与精准医学研究，发展新医药学的机遇。现阶段精准医学不足之处主要表现在以下几个方面：

（1）目前精准医学研究呈现"碎片化"趋势。基因组学强调基因测序，基因决定一切。蛋白质组学强调蛋白质是靶点，故最为重要。代谢组学则强调代谢物能最灵敏地反映疾病现况。"基因-蛋白质-代谢物"分离的研究模式，不能形成一个完整的证据链。

（2）目前精准医学针对的是人的病，尚未形成"人的病"和"患病的人"之间的整体治疗模式。

（3）目前精准医学强调的是局部细节。但对形成新的医学模式，缺乏整体理念和具体指引。

（4）中国的精准医学缺乏中医药界参与，中国特色不鲜明。目前有两种错误认识。一是中医药就是精准医学。这是一种阿Q式的精神胜利法。中医药学和精准医学在某些理念上有相似之处。但精准医学是现代医学自身发展的创新过程，不是从中医药理念中发展而来的。精准医学有其明确的目标和解决途径。中医药的治未病、辨证论治等缺乏明确的科学数据和临界阈值，是依赖经验式的"用心之妙"。二是认为基因等和中医药无关。这是一种不自信的体现。中医药现有理论体系和临床实践限于时代的局限，没能包含基因、蛋白质、代谢物等。但我们应该看到，中医药的创新发展需要引入现代科技（包括各种组学）进行自我革命；现代医学的发展需要中医药整体观、系统论等理论体系和临床实践的指引和参与，以形成兼具中西医特色和优势的新医学体系；中国的科学家和中医药界有能力驾驭现代科技并逐步形成"中国统一的新医学新药学"。

1.5.2　中医药理论指导下的中医药精准医学研究

整体观念和辨证论治是中医药理论科学内涵的精髓。然而，传统中医理论强调宏观特征，善于把握各部分之间的联系，常以"司外揣内""取类比象"等方式阐述人体内部规律，只看到宏观表象而忽视微观特征，仅关注模糊的整体轮廓而缺乏局部细节描述，往往会给出似是而非的结论（模糊）；而西方医学模式过于关注局部细节（靶器官、靶组织病变），而忽视整体容易出现以偏概全的错误[42]。因此，如何构建符合中医药特点和规律的现代研究方法体系，避免出现"盲人摸象"的错误是笔者长期以来思考和探索的问题。

1. 目前中医药现代化研究中存在的问题

自1995年开始的中医药发展第一次思想大解放带来了中药产业持续20年的发展红利，中医药现代化研究也取得了长足发展和丰硕成果[41]。然而，目前中医药现代化研究中依然普遍存在"方-病-证割裂"和"基因-蛋白质-代谢物分离"等问题，违背了中医药"整体观""系统论"的基本特点，需引起我们的重视。

1)"方-病-证"割裂的研究体系违背了中医药"整体观"

长期以来中医药的探索性研究多沿用了西方医学"还原分析"的模式。对中药化学成分的研究或借鉴先导化合物的思路,从中药中发现和分离单一有效成分,缺乏中医理论的指导,很难阐释中药复方的科学内涵;或在传统中医理论指导下进行药材层次上复方优化配伍,没有讲清化学物质基础,容易割裂中药有效物质之间的联系,药理药效不能与特定成分组分相关联。同时,无论是对中药化学成分的活性筛选还是复方配伍优化的基础研究,多采用针对西医某一疾病或某一疾病的特定病理环节制备的动物和细胞模型,仅通过一个或几个反映西医某一"疾病"特征的特异性药理指标或局部功能的改变来评价药物的疗效,缺乏对药物整体效应("证")的评价。单纯疾病模型病理和靶点明确,但容易偏离中医整体观,缺乏与中医"证候"相适应的动物模型和评价指标,得到的研究成果不能体现"方-证对应"的本质特征,无法阐明基于辨证论治的方剂疗效机理,与临床实践"脱节"。"证"反映了患者整体症状体征,包括病理变化和生理变化,是中医临床诊断和遣方用药的基本依据,但基于中医证候的诊断体系主观性较强,评价指标难以量化,缺乏反映证候学特征的客观化数据。具有明确生理生化评判标准(包括影像学在内的生理生化指标)是现代医学诊疗体系的基础,对于靶器官等明确部位的器质性病变具有一定优势,但对于一些多因素复杂性功能性疾病在早期诊断和干预治疗中仍存在诸多问题,尚不适用于以"证"为基础的中医施治、立法、处方。

2)"基因-蛋白质-代谢物分离"的研究模式缺乏"系统性"

各种"组学"技术及在此基础上发展起来的系统生物学、网络药理学等现代生命科学技术为从整体上阐明中药复方药效物质基础和作用机制提供了新的思路和方法。然而目前系统生物学在中医药研究中还多局限于使用一种或两种组学手段(基因组学、蛋白质组学、代谢组学等),从特定靶点和通路着手探讨机体对中药干预的应答反应,不同组学的数据没有较好的整合和关联,缺乏系统性和整体性,容易出现"碎片化"的倾向。目前蓬勃发展的精准医学同样存在这样的问题,难于做到真正意义的"精准"。此外,西方系统生物学和网络药理学把生物体作为和基因、蛋白质、代谢物等相关的整体系统,而把药物作为单一扰动因素,注重单一药物分子干预前后生物系统("基因-蛋白质-代谢物"网络)的整体刻画,是"点(单一药物分子)-系统(生物系统)"的模式,缺乏对"药物系统"的研究。中药复方整体性作用的特点本质上体现为中药与人体两个复杂系统间的相互作用并形成一个更高级的系统整体,即"系统(药物系统)-系统(生物系统)",照搬西方系统生物学模式显然不完全适用中药复方("药物系统")。综上,建立"系统(药物系统)-系统(生物系统)"研究模式是整体观指导下的中药复方研究新途径,具有极为重要的科学意义和广阔的应用前景。

2. 中医药精准医学研究中的关键科学问题和解决之道

中药复方的研究一般采用方-病结合的模式,采用基于疾病的动物模型进行有效组分/成分的筛选,近年来在多靶点复方药物筛选中取得了一些成果,但我们认为,对疗效的评价还需要整合基因、蛋白质、代谢物等反映机体整体网络变化的指标。更重要的是，基于疾病的动物模型不能反映证候学的内容，因此，不仅要发展"病-证结合"的动物模型，还需要开展"病-证结合"的临床研究，才能有效反映"方-病-证"之间的相互关系，体现中医药的整体观。

通过前期大量探索研究，我们提出发展基于"方病对应、证病结合、方证病整合"策略的"系统-系统"的研究模式，即在系统生物学基础上，发展整合化学物质组学的整体系统生物学，通过化学物质组学表征药物干预系统（中药复方）的组成及相互关系，通过系统生物学与整体动物、器官组织、细胞亚细胞等多层次的药理药效研究（药理学）的信息相结合，刻画生物系统（临床患者或实验动物模型）的应答过程，进一步整合分析两个系统间的交互关系，系统揭示中药复方（化学物质组）的变化与生物系统应答时空响应的相关性，整合"方-病动态关联"的动物模型研究与"病-证动态关联"的临床研究，实现"方-病-证"有机结合。通过"方-病-证"整合，将方药配伍（动态的药物系统）与系统生物效应（动态的病证系统）动态关联[11, 14]。基于"系统-系统"模式的"方-病-证整合"研究路线如图 1-8 所示。

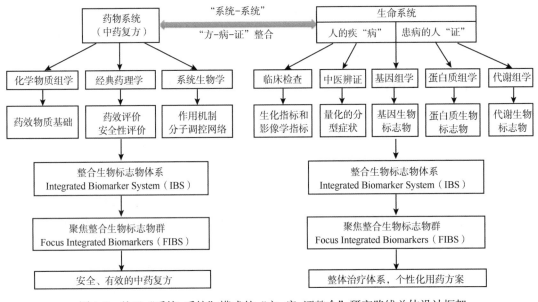

图 1-8 基于"系统-系统"模式的"方-病-证整合"研究路线总体设计框架

1.5.3 "方-病-证"整合的糖肾方治疗糖尿病肾病系统生物学研究

糖尿病肾病（Diabetic Nephropathy，DN）为糖尿病（Diabetes mellitus，DM）最为严重的微血管并发症之一，其特异性表现为糖尿病性肾小球硬化症，临床主要表现为蛋白尿、水肿、高血压及肾功能损害。现代医学对 DN 尚缺乏有效的治疗手段，患者一旦出现 DN，其肾功能将不可遏制地进行性下降，最终进展为终末期肾病。糖肾方是在总结吸取国内名老中医治疗 DN 的经验基础上，研制的治疗 DN 临床有效的中药复方。近年来，我们与中日友好医院李平教授合作，开展了基于整体观的糖肾方现代基础研究。运用化学物质组学、血清药物化学、网络药理学和系统生物学等研究技术，通过"方病对应""证病结合"和"方-病-证整合"三个层次研究的策略，系统阐释糖肾方七药协同、整合调控的系统网络调控机制，揭示化学物质组（中药复方）的变化与生物系统（临床患者与实验动物）应答的时空响应的相关性，从"方-病-证"整合的角度阐明糖肾方益气养阴、活血化瘀功效对应的物质基础及各功效协同互益的作用机理，为现代基础研究，诠释中药复方的配伍原理提供范例，研究成果获得2016年国家科技进步奖二等奖，具体研究内容如图1-9所示。

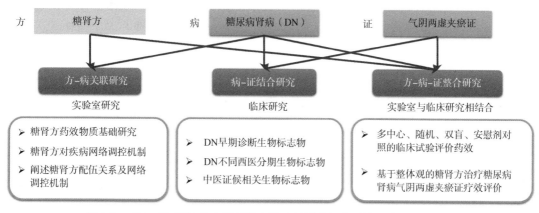

图1-9　"方-病-证"整合的糖肾方治疗糖尿病肾病系统生物学研究内容

1. "方-病关联"研究

如图1-10所示，糖肾方由黄芪、山萸肉、生地黄、三七、熟大黄、鬼箭羽和枳壳等七味药材配伍而成，共奏益气养阴、活血通络之功。本研究采用化学物质组学结合血清药物化学和网络药理学的方法进行糖肾方针对DN的治疗作用机理和物质基础研究。建立糖肾方多维指纹图谱，采用多种质谱组合分析策略鉴定了糖肾方中83个主要化学成分的结构。采用"自上而下、逐层递进"的化学物质组学研究策略，发现了环烯醚萜苷、大黄蒽醌、黄酮及其苷类、皂苷等为糖肾方的有效组分；利用网络药理学分析技术，对糖肾方中83个化学成分进行靶点预测和验证，并与现有数据库中DN研究发现的基因及临床治疗DN西药的靶点和通路进行关联分析，预测糖肾方通过抗炎、调节免疫和抗纤维化等生物过程改善DN的分子机制。

建立高脂饲料合并链脲佐菌素诱导的气阴两虚证夹瘀证2型DN大鼠模型，糖肾方改善肾脏脂质沉积、胶原沉积，降低氧化型低密度脂蛋白受体和炎症因子表达，可能是其治疗DN的重要作用机制[55]。

采用自发性2型DM和DN db/db小鼠模型，从血清生化指标、病理组织切片和系统生物学等角度评价糖肾方对DN的治疗作用，并阐释其相关机制。结果表明，糖肾方可显著抑制自发性2型DM和DN模型小鼠血糖升高，抑制尿白蛋白排泄增加；改善DN发展所致胰岛形态不规则，胰岛内细胞数目变少且排列分布不均匀等胰岛组织病变；同时可减轻模型动物肾小球肥大，减轻纤维化程度；以上研究结果提示糖肾方可减缓DN发展，减轻肾组织损伤[56, 57]。采用LPS（脂多糖）刺激的小鼠巨噬细胞系RAW264.7，在细胞水平证实糖肾方可剂量依赖性抑制 LPS 诱导的 RAW264.7 小鼠巨噬细胞系 NO、PGE2 和 ROS 的含量增加，具有一定抗炎活性。

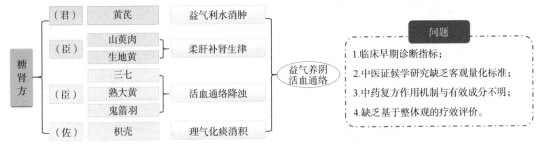

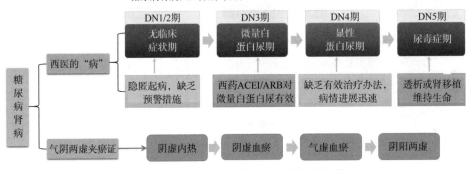

图 1-10 糖肾方与糖尿病肾病

血清和尿液代谢组学研究表明，糖肾方通过对脂类代谢、嘌呤嘧啶代谢、糖代谢、胆汁酸代谢和氨基酸代谢等代谢途径的调节改善 DN 发展。蛋白质组学研究结果表明，糖肾方干预 12 周后，模型动物肾组织中 ICAM-1 降低，可使循环免疫细胞被招募到肾脏过程减弱；趋化因子 MCP-1 表达下调，可降低 MCP-1 对免疫细胞诱导，减少它对 ICAM-1 等黏附因子的诱导；CSF-1 表达降低，减弱其对巨噬细胞的促增殖作用；TNF、IL-1 和 IL-6 的表达下调，可能与糖肾方减弱巨噬细胞等炎症细胞分泌作用相关；此外，通过竞争抑制 JAK/STAT 炎症信号通路和炎症介质的生成可起到抑制炎症反应的作用，也是糖肾方延缓肾脏纤维化的重要途径之一。基因组学研究结果表明，Jak/STAT 炎症信号通路在 DN 发展和糖肾方治疗中发挥着重要作用，该通路关键基因 JAK1、JAK2、STAT3、SOCS1、SOCS3 和 SOCS7 经糖肾方治疗后表达被激活，而 STAT4 的表达被抑制；糖肾方使 SOCS 家族过度表达，负反馈调节 STAT4 的表达，从而使血糖水平得到控制，改善 DN 肾组织的生理病理特征，从而调节 JAK/STAT/SOCS 通路，进而达到对 DN 的治疗作用[56]。

采用 Luciferase reporter 信号通路药物筛选技术平台，选择与 DN 发生发展密切相关的 TGFβ/smad 通路、AP-1 通路和 NRF2 通路评价了糖肾方不同提取方法、不同配伍组合、单味中药及其中 10 个单体化合物对不同信号通路的影响。结果表明，糖肾方中毛蕊异黄酮苷（黄芪）通过调节氧化应激而起到抗炎作用；大黄和鬼箭羽具有抗纤维化作用。

以上研究基于"系统-系统"的研究模式，从整体动物、细胞模型等不同水平，从经典药理学、分子生物学和系统生物学等不同角度验证了糖肾方可有效治疗 DN，其作用机制与对炎症反应的抑制等相关，构建了糖肾方治疗 DN 的分子调控网络。

2."病–证结合"研究

开展了横断面临床系统生物学分析的"病–证结合"研究，研究内容见图 1-11。

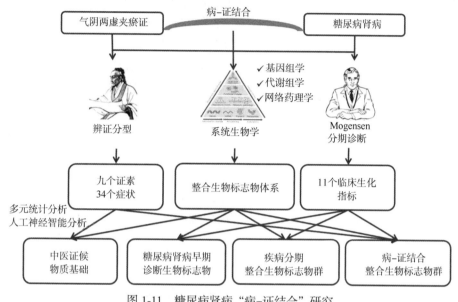

图 1-11 糖尿病肾病"病–证结合"研究

1)"病–证结合"的临床研究

对 DM 患者和 DN 患者主要临床生化指标，包括血糖控制指标（空腹血糖、餐后 2h 血糖、糖化血红蛋白），肾功能指标（尿蛋白、血肌酐、尿素氮、肾小球滤过率估算值）和血脂指标（胆固醇、甘油三酯、高密度脂蛋白和低密度脂蛋白）进行统计分析，尿素氮、血肌酐、收缩压和糖化血红蛋白在 DN 患者中显著升高，在一定程度上指示着 DN 病程的发展，但对于糖尿病肾病的早期诊断仍不够灵敏。通过气阴两虚偏阴虚、气阴两虚偏气虚和阴阳两虚等中医辨证分型与主要临床生化指标的相关性分析，发现在中医辨"证"发展过程中，表现出显著差异的主要指标为尿蛋白、肾小球滤过率、尿素氮和血肌酐，均为表征肾脏功能的指标。对中医证候和症状评分与肾功能指标相关分析结果表明气虚证、阳虚证、血虚证和湿浊证与疾病肾功能变化显著相关；血虚证（唇甲色淡）与肾功能关系最为密切；这与中医理论中"肾为水脏，主藏精而化血""肾虚精亏，骨髓空虚，精不生血，则致血虚；肾虚火不生土，必致脾肾两虚，脾虚则生化乏源，后天之精不得滋养先天之精，致精亏更甚，脾虚不得生化气血，使血虚不断加重"等理论相符。然而，肾功能指标无法准确区别不同中医辨证分型，且具主观性，难以量化。

2)"病–证结合"的代谢组学研究

DN 是一种代谢综合征，以代谢组学为重点开展系统研究。本研究分别建立了血浆样本代谢指纹谱（整体效应）分析、七大类百余种磷脂（细胞膜形成、脂质代谢异常、活性氧自由基）、15 种脂肪酸（脂毒性、胰岛素分泌抑制）、21 种嘌呤嘧啶相关代谢物（调节肾素释放、肾血流能量代谢异常）和 8 种硫醇氨基酸（机体氧化应激状态、糖代谢、肾脏功能）的定量代谢组学分析平台，聚焦四个关键代谢循环，定量表征生物标志物与中医证候、西医病理分期的相关性[34~36, 58~61]。

代谢轮廓谱分析结果表明，溶血磷脂酰胆碱、嘌呤嘧啶代谢物、氨基酸类代谢物和激素类代谢物是西医病理进程和中医辨证分型共同的代谢物质基础。定量代谢组学研究发现胞嘧啶、尿苷、腺苷、胸苷、PE750、PG747 和 PC802 为糖尿病肾病"病-证"相关代谢标志物群；随着西医 DN 疾病进展，磷脂类代谢物呈下降趋势，而嘌呤/嘧啶核苷类代谢物呈上升趋势。而随着中医证候由阴虚向阳虚的转化，磷脂类代谢物呈下降趋势，而嘌呤/嘧啶核苷类代谢物呈上升趋势；DN 疾病进展与中医证候演变具有良好的相关性，为 DN 中医证候研究提供了科学依据。DN 气阴两虚证可见临床指标肾小球滤过率降低，血清肌酐和尿素氮上升，阴阳两虚证进一步加剧，由于浊毒内停、气血损伤导致这些病例可见明显的浊湿证症状，体现了"因虚致实"病机；从代谢指标上看，S-腺苷同型半胱氨酸在 DN 气阴两虚证显著偏高，阴阳两虚证进一步加剧，而 S-腺苷同型半胱氨酸被报道对肾小管细胞具有毒性并影响血流动力学，可能体现了"毒损肾络"病机，另外，考虑到血液中高浓度 S-腺苷同型半胱氨酸损害血管内皮细胞，与中医"痰浊、血瘀"等 DN 病机理论有一定关联。

3）"病-证结合"的基因组学研究

采用 RT-PCR 建立了包括 DM 易感基因：CDKAL1、CDKN2A、CDKAN2B 和 IGF2BP2，四个糖代谢相关基因：醛糖还原酶（AR）、糖基化终末产物受体（AGER）、受体葡萄糖转运蛋白 1（GLUT1）和胰岛素样生长因子 2（IGF2），四个血流动力学相关基因：血管紧张素原（AGT）、β3-肾上腺素受体（ADRB3）、血管紧张素 II 受体-2（AGTR2）、血管紧张素转换酶（ACE），以及与基础代谢相关的蛋白激酶 C（PRKCA）和 5,10-亚甲基四氢叶酸还原酶基因（MTHFR）等 14 种 DN 相关基因的定量方法学平台。AR、IGF2BP2、AGT、CDKAL1 和 MTHFR 等五个基因在 Mongensen 各期之间，以及不同中医辨证分型之间有显著性差异，可作为潜在标志物，从基因角度揭示中医的物质基础及中、西医之间的联系[62]。

4）糖尿病肾病分期与早期评价

根据 Mogensen 分期和 DN 的自然发展过程，在 DM 出现后的较短时间，患者处于糖尿病肾病的 1 期和 2 期，但由于临床表现不显著，病理性变化不明显，很难诊断。研究表明，在疾病出现的早期，选用合适的药物可逆转一定的微量蛋白尿，并可长期将疾病控制在 2 期，故亟须能进行疾病早期风险评估的指标。本研究应用建立的整合生物标志物体系，结合 ROC 曲线用以评价各个潜在生物标志物对 DM 和 DN 的区分和诊断能力，发现结合肌苷含量和 eGFR 水平的方法可用以区分 DN1 期和 DN2 期。其中肌苷的风险范围为 0.086~0.162mg/L，利用这个范围可将糖尿病患者分为糖尿病组（肌苷浓度＜0.086mg/L）和肾病风险组（肌苷浓度为 0.086~0.162mg/L）。由于肾病风险组的患者肌苷浓度低于 DN 3 期，且无持续性蛋白尿，我们将其定义为 DN1 期和 DN2 期；然后根据 DN 1 期患者中肾脏机能亢进和高滤过，常常出现肾小球滤过率增加的现象，而 eGFR 的正常范围为 60~120ml/（min·1.73m^2），将肾病风险组中 eGFR 值大于 120ml/（min·1.73m^2）的患者定义为 DN 1 期，小于 120ml/(min·1.73m^2) 的患者定义为 DN2 期[33]。加拿大卡尔加里大学 Matthisa 教授以"代谢组学与 2 型糖尿病，从基础研究到临床应用"为题，给予了高度评价[63]。

5）整合生物标志物体系

对大量临床理化指标，中医证候、症状，基因-蛋白-代谢标志物进行聚焦，创建了 DN 整合生物标志物体系，包括四个临床生化指标（尿蛋白、肾小球滤过率、尿素氮、血肌酐）和 12 个代谢标志物（PC792、PC802、PE750、PE742 等四个磷脂类代谢标志物，S-腺苷同型半胱氨酸、同型半胱氨酸、谷胱甘肽、胱氨酸等四个硫醇氨基酸类代谢标志物以及肌酐、尿嘧啶核苷、肌苷、肌氨酸等四个嘌呤嘧啶类代谢标志物）的综合指标体系，该体系可区分其亚型和病理进程。按照中医辨证标准分为糖尿病肾病气阴两虚证和阴阳两虚证，气阴两虚证进一步细分为偏阴虚组和偏气虚组两个亚型，DM 组和正常组作为对照，基于上述模式的整合研究筛选确定了包括四个临床生化指标（尿蛋白、肾小球滤过率、尿素氮、血肌酐）、四个临床系统生物学指标（肌苷、腺苷、胞嘧啶、S-腺苷同型半胱氨酸）和五个中医症状评分代表的中医证候量化指标（倦怠乏力、腰膝酸软、气短懒言、手足心热和浮肿）三方面组成的 DN 中医证候诊断整合指标体系，如图 1-12 所示。该指标体系体现了整体表征与局部特征的整合、定性分析与定量测定的整合、多层面指标体系的整合和聚焦，对多因素复杂性疾病的诊断和疗效的综合评价具有优势，并能够被现代医学所理解和接受，对精准医学研究具有重要的借鉴意义。上述指标体系不仅为 DN 中医证候客观化的诊断提供了可行性，而且通过相关性研究发现，还可为诠释中医证候和疾病机理提供参考。

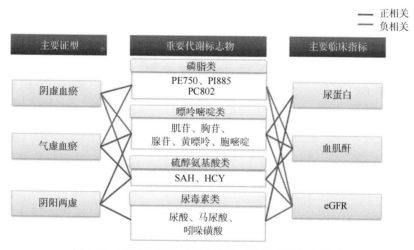

图 1-12　糖尿病肾病气虚血瘀证对应的代谢标志物群

3. "方-病-证整合"研究

临床合作单位北京中日友好医院等开展了糖肾方治疗 DN 的多中心、随机、双盲、安慰剂对照临床试验，试验组在西医常规治疗基础上给予糖肾方，对照组在西医常规治疗基础上给予安慰剂。主要疗效指标是尿蛋白，估算肾小球滤过率（eGFR），中医证候积分是次要疗效指标。干预24周后，针对尿蛋白水平在0.5～2g的慢性肾功能衰竭患者，糖肾方降低24h尿蛋白定量，升高eGFR，改善了中医证候积分，糖肾方是治疗DN的有效方剂[64]。临床代谢组学研究结果表明，糖肾方可逆转DN患者显性蛋白尿期的整体代谢水平。

糖肾方治疗气阴两虚夹瘀证2型DN患者疗效优于安慰剂治疗，且具有时-效关系，即随着治疗时间延长，治疗6个月疗效优于3个月阶段，这些结果也得到了其他临床观察指标的验证。对定量代谢组学筛选得到的生物标志物与中医证候、临床疗效评价指标进行相关性分析，发现肌苷、腺苷、胞嘧啶、S-腺苷同型半胱氨酸和磷脂的含量变化是与DN患者疾病进展密切相关，并能反映药物治疗变化的敏感性指标，这些疗效指标的含量与尿蛋白、血肌酐和肌酐清除率等关键临床指标具有显著相关性。与安慰剂组相比，糖肾方可改善由于DN引起的体内代谢紊乱，并向正常水平发展，表明糖肾方在保护和恢复肾功能方面具有显著的疗效，与临床其他指标的有效性具有良好相关性。从临床基本指标与系统生物学指标体系多个层面证实了益气养阴活血通络法治疗糖尿病肾病的有效性和安全性，为其推广应用提供了可靠的临床研究证据。

临床系统生物学研究也阐释了糖肾方治疗DN的作用机制。糖肾方通过对细胞因子-细胞因子受体相互作用信号通路、Jak-STAT信号通路、脂肪细胞因子信号通路、PPAR信号通路、细胞黏附因子信号通路和Toll样受体信号转导通路等的调节作用，调控机体的免疫功能、炎症反应、代谢紊乱及细胞凋亡等功能，发挥其治疗DN的作用。

方-病-证整合研究可得出一套整合生物标志物体系，针对各种具体用途，可聚焦得出相应的整合生物标志物群。如对DN的分期，可得出四个生化指标和四个代谢物（包括两个用于早期诊断的潜在生物标志物）的分期生物标志物群（表1-2）。对糖肾方疗效评价则从整合生物标志物体系中聚焦成另一疗效生物标志物群。

表1-2 糖尿病肾病不同分期整合生物标志物体系

临床生化指标		代谢基因标志物
糖尿病 vs. 糖尿病肾病1期		肌苷
糖尿病肾病1期 vs. 2期	eGFR	
糖尿病肾病2期 vs. 3期	尿蛋白	肌苷
糖尿病肾病3期 vs. 4期	尿蛋白	腺苷、SAH、亚油酸
糖尿病肾病4期 vs. 5期	尿素氮、血肌酐、eGFR	腺苷、SAH、肌苷

4. 小结

本研究建立了一种基于"系统-系统"模式的DN疗效评价和作用机制阐释模式。运用"方-病-证"整合的循证医学与系统生物学方法，证实了具有益气养阴、活血通络作用的中药（糖肾方）的临床疗效。实现了三个创新，即研究模式创新：基于"系统-系统"的中药复方整体研究模式将为基于整体观的中药复方配伍的物质基础和作用机制及新药研发提供新的思路、策略和方法平台，具有良好的示范效应。研究体系的创新："临床-实验室-临床"的医药一体化研究体系为中医药基础理论与现代最新科学技术提供融合的平台。中药复方疗效评价方法的创新：整合指标体系（综合评价）将为基于整体观的中药复方在临床和实验室研究中提供新的疗效评价方法和途径。本研究为中药研究明确了方向：

药物系统以君臣佐使药材配伍、君臣佐使组分配伍及君臣佐使成分配伍（中药、植物药、西药复方）为三个层次递进深入研究，对应于以通路（基因、蛋白质及代谢物三个层面）为主，靶点为辅表征整体药效和相互作用是新医药学新药研发及疗效表征的新模式，在此基础上可开发"成分明确，质量可控，作用机制清晰"的组分中药新药。本研究对中医治法治则进行了有效的诠释。不足之处是现代科学技术的应用和整合生物标志物体系的形成，如何来影响、启迪新的治法治则上没能做有益的探索，今后应加强这方面的创新研究。

1.5.4 精准医学对创建新医药学的启示

精准医学关注生命全过程、健康全过程，是现代医学发展的必然。为患者提供"量体裁衣"式的最佳治疗。实现"在合适的时间给合适的患者合适的治疗"。我国科学家提出"精准医学是我国在医学发展中占领国际制高点的历史机遇"。精准医学对创建新医药学有如下几方面启示。

1. 精准医学是现代医学的一个里程碑式发展。

21世纪的西医学正在迈向现代医学。系统生物学（各种组学）的广泛应用，标志着对疾病的认识从生化指标等表象指标，深入到构成生命体的三个基本层面，即基因、蛋白质和代谢物三个层面的系统论。转化医学给出了方向，以临床为导向，将生命科学研究成果转化到临床应用。精准医学给出了实现途径，即以生物标志物为抓手，正在凝练疾病与健康的整体解决方案。从某种程度上而言，正在创建新医药学。

2. 中医药需创新发展，避免被边缘化

西医学谋求改变，正在走向整体观、系统论之路。某种程度上中医药和精准医学有相似之处，但更多的是不同。科学层面不同：中医药更多表现为哲学理念指导下的经验科学的大成；科技内涵不同：精准医学是在临床基础上高层次的深入研究。在中国西医学是主流医学，在国际上更是占绝对优势。中医药学作为一种处于弱势、又有局部优势的文化科学如何崛起，"中学为体，西学为用"是一种弱势策略。习近平主席指出："我们应该抓住新一轮科技革命和产业变革的重大机遇，就是要在新赛场建设之初就加入其中，甚至主导一些赛场建设，从而使我们成为新的竞赛规则的重要制订者，新的竞赛场地的重要主导者"。我们应采用进取性的"一带一路"和建设亚投行的策略[53]。中医药现代化已20年了，是时候提出中医药理论体系的全面创新发展，创建新医药学。只有这样中医药才能在科技日新月异之际，摆脱被边缘化的困境，摆脱辅助用药的遭遇，浴火重生，达到新高度。

3. 创建新医药学的大好时机

为了推动新医药学的创建，从我们的研究实践出发，提出了新医药学的定义、研究内容等[53]。新医药学，或称整体系统医药学（Holistic Systems Medicine，HSM），是以维护人体系统的整体健康为根本目标，融合现代医学、现代中医药学和现代生命科学，创立兼取所长，既高于现代的中医，也高于现代的西医，解决人类整体健康和疾病预防、治疗的整体系统医药学[41, 42]。

我们坚信，中医的证是有物质基础的。前述糖肾方的临床循证医学和精准医学研究表明，中医的证可以和临床生化指标一样，本身就作为疾病的一类生物标志物。证也可用更深一层次的代谢生物标志物来量化表征。我们相信心脑同治、同病异治、异病同治等是可以用物质基础（生物标志物）来表征的；同样，"血瘀"对心脑血管或肾病等不同疾病，也可用不同的生物标志物来表征。精准医学的深入研究将使这些原则成为中西医共识的治疗体系。广东药科大学郭姣教授团队针对西医临床中将糖代谢和脂代谢患者分离的现况，从中医整体观出发，提出了一系列糖脂代谢综合征的诊断治疗方法和体系，取得良好临床效果就是成功范例。

1998年在申报中医药界第一个国家973课题时，我们提出了中药现代研究的"一二三四"体系，即坚持一个结合（中药化学和中药药理研究相结合），做到两个基本讲清（基本讲清药效物质基础，基本讲清作用机理），开展三个化学层次（药材配伍、有效部分配伍、成分配伍）和四个药理水平（整体动物、器官组织、细胞亚细胞、分子生物学）的研究，实现中药现代化[26, 27]。值此创建新医药学之际，我们提出新的"一二三四"体系，即开展一个"药物系统–生物系统"的研究模式，做到二个结合（医学研究与药学研究结合，临床研究和实验室研究结合），实现三个层次发展（中西医结合、整合、融合），开展四个方面创新（新医药学理论体系创新、研究方法创新、医疗技术创新和诊治方案的集成创新）。

毛泽东指出："将来只有一个医，应该是唯物辩证法作指导的一个医，而不是两个医。"这个医是"中医中药的知识和西医西药的知识结合起来"形成的"中国统一的新医学新药学"。习近平主席提出"要处理好继承和创造性发展的关系，重点做好创造性转化和创新性发展。"我国能提出创新大科学的领域基本上没有。能否提出建立新的赛场，是对我国科学家的挑战，也是一项历史使命。坚冰已经打破，现在正是从跟踪到引领的最好机遇。我们愿意为创建新医药学撸起袖子，奋斗一生。

1.6 从临床出发，以信号通路为靶标的复方新药研发策略、途径与实践（2018年6月发表）

1.6.1 引　言

1. 中医药现代化简要回顾

1996年科技部会同国家中医药管理局等部门提出了中药现代化发展的整体战略构想[65]，1997年启动了中药现代化科技产业行动，1998年中药现代化科技产业基地建设启动，出台了《中药现代化发展纲要》《中医药创新发展规划纲要（2006—2020）》等指引性文件。1999年由王永炎院士领衔的"中药方剂的关键科学问题基础研究"获得国内科技界的一致赞同，成为第一个中药973项目。20余年来中药工业产值占据我国生物医药工业总产值的1/3，带动形成了超过万亿元规模的中药大健康产业。中医药研究在临床和基础研究领域取得了飞跃发展，国际影响日益扩大。

2. 现代医学快速发展

现代医药在经历了反思、自我否定之后，提出了转化医学、精准医学、个体化治疗、谷歌公司的"医学大脑"在AI方面获得长足进步等一系列创新发展，正面临取得重大突破的前夜[52]。

3. 两种倾向

中医药现代化发展20余年了，在取得重大进展之际，出现了两种倾向。一种是否定中医药现代化取得的成绩，质疑中医药现代化是全盘西化；另一种是鱼龙混杂、泥沙俱下、不讲科学，打着中医药旗号，包治百病的神医、神药不断出现，令人担忧。质疑中医药浪潮此起彼伏。中医药发展出现了种种被边缘化现象：如中药注射剂在二级甲等以下级别的医院中不可使用，而三级甲等医院不用，导致中药注射剂销售大幅下降；中成药在疾病诊治方案中不作为主治药物，只是辅助治疗用药；在大健康、治未病的说法下，弱化中药作为治疗药物的作用，下降到保健品地位；人工智能的"中医大脑""中药大脑"无人探索，等等。如此场景，不禁令人发问：中医药往何处去？中医药现代化之路朝向何方？！我们的回答是：中医药亟须拓展国际视野，提升科学高度，与时俱进，不忘初心，为实现中医药现代化再出发，踏上新征程，奔向新目标！

4. 应对措施

产生目前状况的原因在于三个缺乏：缺乏明确的战略目标，只强调中医药现代化是个过程；缺乏全球视野，满足于自我欣赏；缺乏自我否定、革命性创新意识，满足于追风跟踪。针对不利于中医药事业发展的倾向，笔者认为：①坚持中医药现代化之路不动摇；②要有更多的创新，更多融合中医药、现代医学、生命科学等新进展；③要有全球视野，走出自己的路，实现四个创新，即理论（观念）创新，方法（体系）创新，技术创新和集成创新[3]。

习近平主席在2018年两院院士大会讲话中指出："我们坚持走中国特色自主创新道路，坚持创新是第一动力，坚持抓创新就是抓发展，谋创新就是谋未来"。面对中医药往何处去的方向问题，我们应该旗帜鲜明地认识到传承中医药是责任，坚持创新是我们时代的使命。

本节试图从整体系统医药学（新医药学，Holistic Systems Medicine，HSM）理念[12,41,42,52,66]出发，从药学（新药）研发角度，探讨能实现医药融合，临床和实验室研究融合，适用于复方新药（中药复方、西药复方乃至中西药复方）的研发策略、途径和实践。

1.6.2 几点思考

1. 新药研发重点将从新化学实体（NCE）转向复方新药

新药研发是一个耗时、耗资都非常庞大的系统工程，主要包括实验室开发（候选药物研发和临床前研究）、申报临床、临床试验、申报生产、上市等。目前创新药物在国际上是指含有新化学实体（NCE）的药物。随着现代医学的高速发展，人类疾病谱和医疗模式发生重大变革，发生率高和危害重大的疾病已由感染性的单因素性疾病，转向以机体自身代谢和调控失常为主要谱群的慢性、复杂、多因素性疾病，如心脑血管疾病、神经退行性疾病、恶性肿瘤、免疫性疾病和代谢性疾病等。以单靶点直接对抗治疗为代表的西方医学思想在处理感染性等单因素性疾病方面取得了成功，但在面对慢性、复杂性、多因素性疾病时却苦无良策。目前，治疗理念的变革（如免疫治疗等），临床联合用药的实践及美国FDA批准越来越多的复方西药，是启示性标志。以NCE为重点的新药研发将逐步转变为复方新药的新药研发模式，这是一个新趋势。目前存在的问题，在于新药复方新药的研发策略和途径仍然遵循NCE的"靶点确定-模型建立-先导化合物发现-先导化合物优化"的新药研发模式。不同之处在于多是针对疾病发生发展过程中几个关键靶点的药物的简单组合，从机理上看是1+1≥2。然而，复杂疾病的发生发展涉及多个病理环节，这种针对一个或多个靶点的药物组合缺乏整体观指导，难以做到多种治疗理念（如标本兼治等）的整体系统研发。中药复方新药基于中医药传统宝库，得到了快速发展（如组分中药等[16]），但仍存在缺乏整体观、系统论指导下的"两个基本讲清"（基本讲清药效物质基础，基本讲清药效及作用机理[8, 26, 27]）的现代科学数据支撑。

2. NCE 新药研发模式的缺陷

新药研发中候选药物的确定是新药研发的关键环节，候选药物的合理性在一定程度上决定了新药研发的成败。目前NCE新药研发以西方医学思想为指导，"靶点确定-模型建立-先导化合物发现-先导化合物优化"的模式存在明显的缺陷。由于伦理、医药分工、简化复杂研究难度及技术上时代局限等原因，NCE新药研发模式做了两个重要的简化替代：用动物模型等取代了临床患者；用靶点（或组合）取代了疾病。由此必然给药物的有效性和安全性带来重大的不确定性。目前大量临床使用的药物都是NCE研发的成功范例，但背后隐藏的是巨大的失败率和高额的研发成本。

3. 从动物模型出发的新药研发的局限性

用动物模型（包括细胞模型等其他生物模型）来模拟患者是一种不得已的简化、替代办法，其缺陷在于：多种治疗理念（如标本兼治、祛邪扶正、异病同治等）无法体现；患者的心理、情感、饮食及环境等因素无法表征等。其本质在于将医生和药学家的分工合作变成了药学家的单一研究。中医药传统体现了医药不分家的理念，但现在因药学研发的复杂性使之有所降低。西医药分家由来已久，但何大一教授的鸡尾酒疗法成功研发为复方新药，开辟了由医生临床联合用药研发复方新药的新途径。我们提出了临床系统生物学[31]途径探索实现医药融合，以临床病例为出发点研发新药。

4. 从靶点出发的新药研发的局限性

从靶点出发的新药研发取得了极大的成功，今后相当长时间内仍是新药研发的主要途径，其原因在于简单明了，抓住了疾病的关键，提供并建立了一整套完善、可操作、可复制的技术和方法体系。针对单因素性疾病，确定明确的靶点，采用高通量筛选出候选药物，进行进一步药效、药理及临床研究，形成了一种惯性思维，这是一种"点–点"（一个小分子化合物针对一个靶点）的模式。但对于慢性、复杂、多因素性疾病，"点–点"模式就有很大局限性，无法表征疾病的全面性，阶段性及其本质。笔者深感"点–点"模式（Point to Point，P2P）不足以描述表征中医药的深刻科学内涵，也无法推动中医药现代化和创新使命，在 21 世纪初出现的系统生物学理念启迪下，于 2006 年初提出了用化学物质组学（Chemomics）来表征中药复杂体系，用整合化学物质组学的整体系统生物学（Chemomics-Integrated Global Systems Biology）来阐述外部干预系统（中药复方系统）与生物应答系统（人体复杂系统）之间"系统–系统"模式（System to System，S2S）的相互作用[6, 8]。从 P2P 到 S2S 是一个根本的转变，"系统–系统"的新药研发模式将对疾病（包括亚健康等）及治疗和中医的证、方等都会有新的认识，发现新的策略和途径。

5. 病（西医）和证（中医）都是有同一的生物学意义

自从系统生物学提出以来[29, 67]，人体复杂系统的生物应答可归纳为基因、蛋白质、代谢物三个基础层面正在逐步成为共识。中医和西医从不同理念和体系，用不同的表征方法来体现对人的疾病的认识和治疗，但对同一患者的中西医不同表征，在物质基础（基因、蛋白质、代谢物三个基本层面）上是有可能找到同一的生物学意义。新医药学是有可能在同一物质基础三个层面上实现结合、整合、融合而发展。在复方新药研发上则会产生基于临床出发，同一理念推动研究策略和途径的中药复方新药、西药复方新药和中西药复方新药[9, 10]。

现在习惯上所讲的中药复方作用是多成分、多靶点的说法，实际上体现了从西药靶点出发，缺乏中医药整体观、系统论的理念。中医药整体观、系统论精髓指导下，应是有君臣佐使之分的药材组分和成分逐步递进的复方，针对的有主次之分的靶点和通路的系统作用。常用多组学来描述也有不妥。现在有 100 余种组学，但其生物学意义根本上是三大类组学（基因组学、蛋白质组学和代谢组学），用系统生物学或整体系统生物学能克服碎片化，体现了整体观和系统论理念。笔者所提出的整体系统生物学（Global Systems Biology）[5, 11, 14]做了有益的探索。

6. 网络药理学的优缺点

2007 年 10 月提出的网络药理学[30]在复方药物研发中得到了广泛的应用，它是用单成分药物作为扰动（点），采用系统生物学描述其活性，即 P2S 模式（Point to System，P2S）。通常用来预测推断小分子和基因、蛋白质、代谢物等靶点和网络的相关性，取得了有益的结果。例如，Li 等[68]提出了网络靶标（Network Target）；Wang 等[69]提出了模块药理学（Modular Pharmacology）等。

网络药理学是一种有益、必要的技术，适宜作预测、推断等辅助作用，不宜夸大所起作用。因为：①网络药理学的依据是各种数据库，数据库中各数据可靠性不同，部分数据准确性有待证实，对预测结果有极大影响。真实结果须在网络药理学预测结果基础上进行验证，再结合其他来源实验研究结果予以修订、补充、完善而得；②网络药理学是从统计学和生物信息学角度出发，预测工具有很多不同算法，各算法出发点不同，采用方法不同导致所得结论各不相同，需经实验验证；③数据库实验数据来源于一个小分子药物对整个网络（基因网络、蛋白质作用网络、代谢途径网络等）的作用（P2S），未考虑多个化合物（复方药物）对整个网络的同时作用（S2S），即未考虑药物之间的相互作用及和整体网络的相关性；④更扎实的途径是从临床病例的整体网络（基因、蛋白质和代谢物等）出发，从疾病的症状、影像、生化指标和整体网络出发，结合网络药理学手段进行整体研究；⑤大数据、云计算等将为从临床出发的整体网络药理学（Holistic Network Pharmacology）提供更多手段和更好前景；⑥期盼定量网络药理学（Quantitative Network Pharmacology）和毒性（副作用）网络药理学（Toxicity Network Pharmacology）的出现和研究。网络药理学是复方新药研发必须且重要的技术之一，需明确其优缺点，才能克服短处，更好应用这一工具来发展复方新药。

7. 复方药物的定义和特点

基于"系统-系统"（S2S）模式的复方药物[9, 10]定义如下：复方药物是指为了实现整体最佳（而不是单靶点最佳）的疗效目标，综合多种治疗原则和多种作用机理导向下所开发的由多个化合物或化合物群配伍组成的治疗药物。复方药物一般具有以下特点：①复方药物是由多个成分（化合物）或多个组分（化合物类）所组成的化合物群；②组成复方药物的多个成分（或多个组分）具有一定的配伍和配比关系；③复方药物往往包含多种治疗原则和多种作用机理达到整体疗效最佳；④复方药物必须能够体现复合组方的必要性，即必须体现多成分（或多组分）配伍之后增效或减毒方面的综合优势；⑤复方药物的质控标准应能保证药物质量的稳定和均一。在此原则下既可以开发中药复方药物，也可以开发西药复方药物和中、西药结合的复方药物[9]。

复方药物研发创新体系的特点为：①治疗的对象是患病（或亚健康状态）的人（而不只是病）；②充分体现"医生参与，医药融合"的特色；③研发途径应体现"临床—动物—临床"的特点；④具有独特的临床疗效综合评价体系；⑤具有体现其作用模式（机理）的药物综合筛选模式（"系统-系统"相互作用模式）；⑥具有体现其化合物群的整体表征和局部特征的综合表达形式[10]。

中药复方新药的来源为传统的中药方剂（古方，经方），已上市的中成药，确有疗效的院内制剂和临床有效验方，组分中药和由单体或组分按中医药理论和（或）现代理论配伍组成的复方等。西药复方新药主要来源于临床联合用药的实践或针对疾病的临床系统生物学研究，以信号通路为靶标研发而成的复方新药。

8. 从临床出发，以信号通路为靶标的研发策略

网络药理学是从数据库和 P2S 模式出发，而本节所提出的复方新药研发是基于临床实践取得的系统生物学数据和 S2S 模型进行的。如何能吸取 NCE 以靶点为靶标研发模式的优点，结合"系统–系统"模式理念，从长期和临床相结合的实验研究中，我们于 2017 年总结提出了以信号通路（Signaling Pathway，包括基因、蛋白质、代谢物三个层面）为主，靶点为辅来表征整体药效和相互作用的研发模式[66]。

从临床出发，以信号通路为靶标的复方新药研发策略概述如下。

（1）对复方药物进行整体系统研究。采用化学物质组学对中药复方进行药材、组分和成分群三个层次，有君臣佐使之分，逐步递进的深入研究。针对不同类型的复方药物，确定重点研究的化学层次，结合用动物模型开展的整体系统生物学研究，基本搞清复方药物的化学物质基础。

（2）针对所研究的疾病和中医的辨证治疗，制定临床研究方案。从流行病学研究开始，根据不同的研究问题、研究目的，可采用不同的研究设计和方法。在各种临床研究类型中，随机对照临床试验内在真实性高，可以判断干预措施真实的疗效，能够证明因果关系，是学术界广泛接受和认可的疗效评价方法，其研究结果被认为是最高等级的临床证据[70]。确定临床患者入组条件后，入组患者 0 天的整体系统生物学及其他信息（病、证、生化指标、影像学等）可作为疾病（证）分型横断面依据，治疗各阶段的所有信息作为整体疗效评价和候选复方新药的依据和来源。

（3）临床整体系统生物学研究。对临床患者的血清（血浆）、尿液等样品，根据疾病的特性确定所需开展的整体系统生物学的各种组学类型，进行实验研究。采用生物信息学方法，确定和疾病相关的靶点、信号通路和相应的网络，特别聚焦和疾病分型相关的整合生物标志物体系（Intergrated Biomarker System，IBS）[31]。

（4）网络药理学搜寻预测候选复方新药。根据临床数据和生物信息学所确定的靶点、通路和相应网络，采用网络药理学方法确定复方药物化学物质组学数据和其相关性，以通路为主要靶标，靶点辅助，聚焦得出候选复方药物初步的化学成分，组分的配伍及配比。

（5）生物学实验优化和验证。采用动物模型（包括模式生物，如线虫、斑马鱼等），细胞模型和分子生物学技术对网络药理学得出的候选复方药物的组成、配伍和配比进行优化和验证。

（6）传统新药研究开发中的药效、药理和安全性评价。从临床出发，以信号通路为靶标的复方新药研发策略能有效克服目前中医药研究中存在"方–病–证"割裂（违背中医药整体观）和"基因–蛋白质–代谢物分离"（缺乏系统性）的弊病，避免了单靶点、多靶点（缺乏有主次的整体表征）的不足，既可以发现针对疾病（证）多种治疗理念集合的复方新药，也可以发现对疾病的各病理阶段的针对性强的复方新药。从临床出发，基于信号通路的复方新药研发途径如图 1-13 所示。本节以和中日友好医院李平教授团队合作

开展的糖肾方治疗糖尿病肾病（DN）的临床数据为基础，开展的候选复方新药研究实践为实例进行阐述。

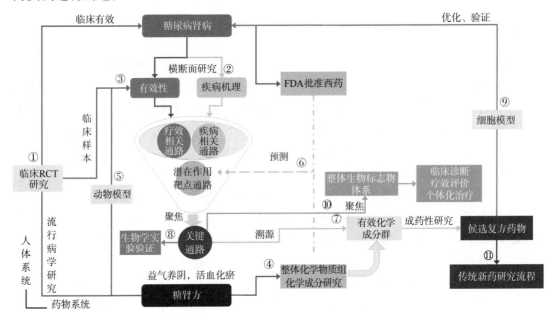

图1-13　从临床出发，以通路为靶标的复方新药发现途径（见彩插）

基本途径（图1-13）可分为11个方面：①糖肾方治疗DN的随机双盲安慰剂对照试验；②DN横断面的临床系统生物学研究；③糖肾方治疗DN临床系统生物学研究；④糖肾方化学物质组学分层次整体研究；⑤糖肾方干预db/db小鼠的整体系统生物学研究；⑥基于网络药理学的糖肾方干预DN作用靶点和通路预测；⑦由关键作用通路溯源"有效化学成分群"；⑧网络药理学所得结果的分子生物学验证；⑨基于细胞模型的候选复方新药优化和验证；⑩由临床系统生物学聚焦而得整合生物标志物体系及作用；⑪传统新药研发过程（包括药学与临床前药理、药效学研究，急性毒性/长期毒性研究等临床前药学研究，临床试验阶段和上市后再评价）。

1.6.3　糖肾方治疗DN研发候选复方新药的途径与实践

经过随机双盲安慰剂对照的临床试验验证了糖肾方是治疗DN的有效方剂；采用基因组学、蛋白质组学和代谢组学研究发现糖肾方干预DN疗效相关的通路；采用液相色谱-质谱联用技术对糖肾方整体化学物质组的化学成分进行分析鉴定，确定糖肾方化学物质基础；采用网络药理学分析预测糖肾方中主要活性成分潜在的作用靶点和通路；整合临床系统生物学和网络药理学预测的相关通路，锁定糖肾方干预DN的关键通路，并通过溯源分析，预测"有效化学成分群"，作为糖肾方干预DN组分新药的候选药物，进一步通过细胞模型和动物模型进行验证。

1. 糖肾方治疗 DN 的随机双盲安慰剂对照临床研究

DN 是糖尿病的严重微血管并发症，具有高患病率和高死亡率的特点。显性蛋白尿是 DN 疾病进展的重要危险因素，加速了 DN 进展至终末期肾病。

20 世纪 80 年代，名老中医时振声教授提出"气阴两虚"是慢性肾脏病的发病关键[71]。中医药治疗 DN 的 1464 篇临床随机对照研究文献回顾性研究，发现 DN 患者中频次大于 20% 的证候依次为血瘀、气虚、阴虚、肾虚、肝郁、脾虚和湿浊[72, 73]。

采用多中心流行病学横断面现场调查的方法，通过"病–证结合"的临床研究（横断面研究），阐释了 DN 中医证候特点、分布及变化规律，以及中医证候与西医病理分期的相关性[74]。收集 2 型 DN 患者 182 例（注册号：ChiCTR-TRC-10000843），按照西医 Mogensen 分期标准分为糖尿病（33 例）、DN 3 期（33 例）、DN 4 期（27 例）和 DN 5 期（39 例）组，另有正常对照组（50 例）；将 DN 3 期~DN 5 期患者按中医辨证分型为气阴两虚偏阴虚、气阴两虚偏阳虚和阴阳两虚。表 1-3 所示为西医 Mogensen 分期和中医辨证分型的相关性，虽然中西医对疾病诊断判别标准不同，但对疾病严重程度的判断基本类同，提示中西医可能具有同一生物学意义。

表 1-3 中西医临床诊断相关性

中医辨证分型	Mogensen 3 期 (n=33)	Mogensen 4 期 (n=27)	Mogensen 5 期 (n=39)
气阴两虚偏阴虚	17（51.5%）	4（14.8%）	3（8.1%）
气阴两虚偏阳虚	10（30.3%）	16（59.3%）	5（13.5%）
阴阳两虚	6（18.2%）	7（25.9%）	31（78.4%）

流行病学研究表明，从糖尿病发展到 DN，以及 DN 的发展过程中（从 3 期逐步发展到 5 期），尿蛋白、血肌酐、尿素氮等三个表征肾功能的指标显著增加；肾小球滤过率显著降低。以 34 项中医症状的量化评分比较三个中医辨证分型 8 个单证素分布情况，证实了中医理论中认为 DN 的病机是气阴两虚，且贯穿始终，疾病后期阴损及阳、阴阳两虚的观点。在"气阴两虚→阴阳两虚"的发展进程中，临床生化指标显示了与 Mogensen 分期一致的变化趋势，提示中医辨证分型与西医病理分期具有相同的物质基础。

糖肾方（TSF）由黄芪、生地黄、山萸肉等 7 味中药配伍而成，具有"益气柔肝，活血通络"的功效，是针对 DN 微量白蛋白尿期及显性蛋白尿期的临床经验方。两次糖肾方治疗 DN 的多中心、随机双盲、安慰剂对照临床试验（注册号：ChiCTR-TRC-10000843，ChiCTR-TRC-13003566），证实糖肾方显著改善显性蛋白尿期患者倦怠乏力、肢体麻木等气虚血瘀相关症状。在微量白蛋白尿期，糖肾方在减少尿蛋白排泄和改善肾小球滤过率方面与肾素血管紧张素酶抑制剂/血管紧张素受体拮抗剂（ACEI/ARB）疗效一致，而在延缓肾功能损伤进展方面更具优势；在显性蛋白尿期，尿蛋白排泄增加，肾小球滤过率呈进行性下降，西药治疗无法阻止疾病发展，糖肾方可显著降低 24h 尿蛋白含量，提高肾小球滤过率。此外，糖肾方可减少尿蛋白及尿液肝型脂肪酸结合蛋白水平，并降低 DN 微量白蛋白尿患者的尿液 TGF-β 水平[63, 75]。RCT 临床试验证实了糖肾方临床疗效确切，为深入开展糖肾方作用机制等研究提供了基础和支撑。

2. DN 横断面的临床系统生物学研究

本研究建立了整合代谢轮廓谱分析（整体效应）、七大类百余种磷脂（细胞膜形成、脂质代谢异常、活性氧自由基）、15 种脂肪酸（脂毒性、胰岛素分泌抑制）、21 种嘌呤嘧啶（调节肾素释放、肾血流能量代谢异常）和 8 种硫醇氨基酸（机体氧化应激状态、糖代谢、肾脏功能）定量分析的定量代谢组学平台技术，以及 14 种 DN 相关基因 PCR 定量测定技术[34~36, 57~61]，针对 1.6.3 中多中心流行病学横断面研究病例开展了临床系统生物学研究。

1）基于西医分期的 DN 横断面研究

西医分期研究结果[图 1-14（a）]显示，患者血浆代谢状态随着疾病进展发生了显著改变，筛选得到了 41 个可表征 DN 发展进程的内源性潜在代谢物生物标志物[图 1-14（b）]。基因定量结果显示[图 1-14（c）]，AR 基因、AGT 基因、CDKAL1 基因、IGF2BP2 基因和 MTHFR 基因的表达与 DN 分期显著相关。上述结果表明，能量代谢与脂肪酸代谢异常引起糖脂代谢紊乱是 DN 发生发展的主要原因之一[图 1-14（d）]。

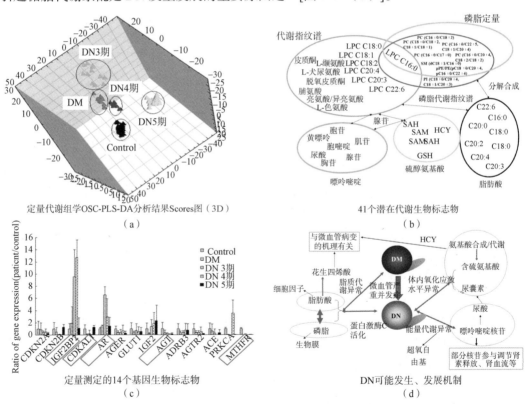

图 1-14 基于西医分期的 DN 横断面研究结果

2）基于中医分型的 DN 横断面研究

中医分型研究中，各组样本分布呈螺旋状，病情越严重，样本距离正常对照组（Control）

越远[图 1-15（a）]。其中，随着阴虚向阳虚的转化，磷脂类代谢物呈下降趋势，而嘌呤/嘧啶核苷类代谢物呈上升趋势[图 1-15（b）]，与其在 DN 西医分期中的变化趋势[图 1-15（d）]基本一致，表明中医辨证分型与西医病理分期具有相同的物质基础。AR 基因、AGT 基因、AGER 基因和 IGF2BP2 基因的差异表达与 DN 的中医分型显著相关[图 1-15（c）]。特别是 AR 基因，推测其高表达与长期高血糖引起肾脏等结构变化产生微血管病变相关，高血糖会导致郁而化热，燔灼津液而为阴虚。

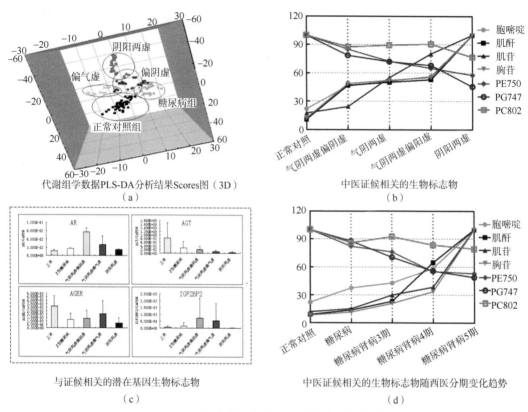

图 1-15　基于中医分型的 DN 横断面研究结果

3）整合生物标志物体系的建立

本研究通过整合临床系统生物学研究结果与临床中西医诊断指标，建立了包括西医病理生化指标、生物标志物（基因、蛋白质和代谢物等），以及中医证候指标，可应用于 DN 诊断与治疗的整合生物标志物体系，并对其进行聚焦分析，获得可易于临床检测的最佳聚焦整合标志物群（图 1-16）。

基于西医分期研究，得到包括四个代谢物（肌苷、腺苷、腺苷同型半胱氨酸和亚油酸），以及四个临床生化指标（肾小球滤过率、尿蛋白、尿素氮和血肌酐）在内的指标群，可作为表征 DN 发生、发展及治疗药物疗效评价的指标[66]。在不同层次的潜在生物标志物体系判别分析中，临床生化指标群的预测准确率为 74.7%，以代谢指纹谱筛选的生物标志物及与 DN 发生、发展密切相关的嘌呤嘧啶类代谢标志物和潜在基因生物标志物的预测准确率分别为 74.5%、78% 和 37.7%，整合生物标志物体系的预测准确率最高（综合预测准确率为 98.9%）。

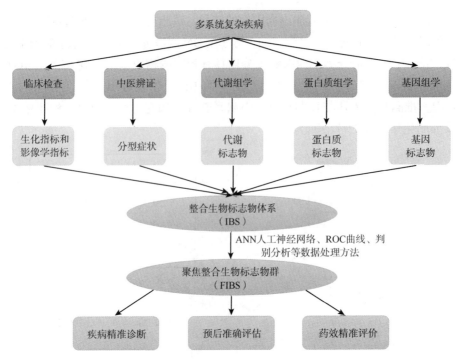

图 1-16　整合生物标志物体系的发现途径

基于中医辨证分型，发现了与不同证候显著相关的潜在代谢标志物群（图 1-15），进一步聚焦得到包括四个代谢物（肌苷、腺苷、胞嘧啶和 S-腺苷同型半胱氨酸）、四个临床生化指标（尿蛋白、肾小球滤过率、尿素氮和血肌酐）和五个中医症状指标（倦怠乏力、腰膝酸软、气短懒言、手足心热和浮肿）的 DN 中医证候诊断整合指标体系。

综上所述，通过对 DN 的西医分期和中医辨证分型进行的横断面临床系统生物学研究，初步探索了疾病的发展机制，建立的整合生物标志物体系为后期 DN 的早期诊断和疗效评价提供了潜在的指标。

3. 糖肾方治疗 DN 的临床系统生物学研究

1）糖肾方临床系统生物学研究的多组学分析

本研究针对 1.6.3 节中糖肾方治疗 DN 的循证医学临床研究病例开展了临床系统生物学研究，安慰剂对照组和糖肾方治疗组患者采用临床生化指标进行药效评价的同时，收集血浆进行了临床系统生物学研究。

通过建立血浆 miRNAs 表达谱筛选得到与糖肾方治疗作用相关的 59 个潜在 miRNAs 标志物[图 1-17（a）]；蛋白质组学研究发现了 228 个蛋白质的表达随糖肾方治疗发生显著变化[图 1-17（b）]；定量代谢组学研究发现糖肾方治疗后，患者血浆代谢状态趋向正常对照者[图 1-17（c）]。对上述临床系统生物学研究数据进行生物信息学分析，聚焦构建了糖肾方作用的关键调控网络图[图 1-17（d）]。糖肾方通过调节 PPAR 信号通路、脂肪细胞因子信号通路、Jak-STAT、细胞因子-细胞因子受体相互作用通路、脂肪酸代谢等信号通路参与调控机体的免疫功能、炎症反应、代谢紊乱及细胞凋亡等功能，发挥其治疗 DN 的作用。

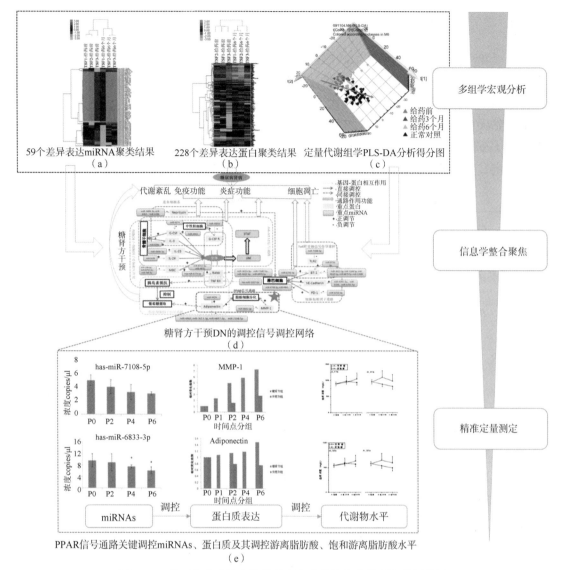

图 1-17 基于临床系统生物学研究构建的糖肾方作用调控网络图

2）PPAR 通路是糖肾方治疗 DN 的关键（君）通路之一

过氧化物酶体增殖物激活受体（PPAR）通路在脂肪细胞分化、脂肪酸代谢、胰岛素抵抗中起重要作用[76, 77]。对富集到 PPAR 通路的潜在标志物进行定量测定，部分结果如图 1-17（e）所示。miR-7108-5P 和 miR-6833-3P 分别负调控 adiponectin 和 MMP-1 蛋白质表达，从而有效控制了最终代谢产物饱和游离脂肪酸与游离脂肪酸的水平，给药 6 个月后，其总量均显著下降（$P<0.05$）。虽然安慰剂对照组通过基础治疗也可在一定程度上调控潜在标志物表达与脂肪酸水平，但整体疗效不如糖肾方，从代谢物水平证实了糖肾方对 PPAR 通路的调节作用[36, 59]。

综上所述，糖肾方对延缓 DN 发展具有良好的疗效，PPAR 通路是糖肾方发挥特有调控作用的关键（君）通路之一。

4. 糖肾方化学物质组学分层次整体研究

化学物质组学把具有明确临床疗效的复方中药作为整体化学物质组，以生物活性为导向，层次化、逐层递进地逐步筛选出具有最小化学组成但仍保留其疗效的最优化学物质组，有自上而下和自下而上两种应用模式（图 1-5）。糖肾方（TSF）由黄芪、生地黄、山萸肉、三七、熟大黄、鬼箭羽、枳壳七味中药配伍而成。采用高效液相色谱–高分辨质谱技术对糖肾方（整体化学物质组）及各配伍药材（各子化学物质组）的化学成分进行全息表征和解析鉴定，鉴定了糖肾方中九大类 73 个化学成分的结构（表 1-4）。

表 1-4 糖肾方整体化学物质组化学成分

配伍地位	药材名称	有效组分	化合物个数	代表成分
君药	黄芪	三萜皂苷类	2	黄芪甲苷
		异黄酮苷类	2	毛蕊异黄酮-7-β-O-D-葡萄糖苷
臣药	山萸肉	环烯醚萜苷类	3	当药苷、马钱子苷、莫诺苷
		有机酸	5	没食子酸、马来酸、柠檬酸、二甲基苹果酸、3, 5-二羟基苯甲酸
	生地黄	环烯醚萜苷类	17	梓醇、地黄苷 A、地黄苷 B、地黄苷 D、表番木鳖酸、益母草苷 A、二氢筋骨草苷等
		苯乙醇苷类	7	肉苁蓉苷 H、松果菊苷、肉苁蓉苷 A、毛蕊花糖苷、吉奥诺苷 B1、异毛蕊花糖苷
臣药	三七	三萜皂苷类	13	人参皂苷 Rg1 和三七皂苷 R1 等
	熟大黄	蒽醌/蒽酮类	11	芦荟大黄素双葡萄糖苷、大黄素甲醚、大黄素葡萄糖苷/芦荟大黄素葡萄糖苷、大黄酸和大黄素等
	鬼箭羽	鞣苷类	4	没食子酸-3-O-葡萄糖苷、没食子酸、没食子酸辛酯等
		黄烷醇类	1	鬼箭羽醇
佐药	枳壳	二氢黄酮及其苷类	10	忍冬苷、新圣草苷、异柚皮苷、柚皮苷、橙皮苷、新橙皮苷、香蜂草苷、柚皮素、橙皮素

进而整合网络药理学、糖肾方治疗 DN 临床系统生物学、动物模型系统生物学研究及分子生物学研究中发现的糖肾方调控的关键通路信息，筛选预测其治疗 DN 的有效组分群（表 1-4），提示糖肾方中各味药材（子化学物质组）通过各自药效物质基础（有效化学物质组），各司其职，通过对肾组织纤维化、糖脂代谢紊乱、免疫调节、炎症反应和细胞凋亡等的调节发挥药效。

采用 Luciferase Reporter 稳定转染细胞株技术，分析糖肾方系列方药对 TGFβ1/Smad、AP-1、STAT3、NF-κB 及 NRF2 等 5 个信号通路的影响。方中枳壳、鬼箭羽和熟大黄对 TGFβ1/Smad 通路（纤维化发生、发展关键通路）和 AP-1 通路（体内重要的转录因子，高糖状态能上调 TGFβ1、Fibronectin 等基因）均具有抑制作用；黄芪对 NRF2 通路（调控氧化应激）具有明显上调作用，其有效成分为毛蕊异黄酮-7-β-O-D-葡萄糖苷[78]。后续研究中，将采用现代色谱分离技术靶向制备各有效组分群，深入探究各个配伍化学信息与药效信息的相关性，弄清各组分之间的相互关系，去粗存精，重新配伍构成有效化学物质组。并综合考虑各成分的口服生物利用度、吸收、分布、代谢和排泄等特征，发现和辨识有效成分群。

5. 糖肾方干预动物模型的整体系统生物学研究

db/db 小鼠是目前使用最广泛的 2 型糖尿病小鼠模型[79]。db/db 小鼠 8 周龄血糖明显升高，出现白蛋白尿，12 周起出现明显肾损伤，其病程进展与人类相似。故本研究采用 db/db 小鼠作为 DN 早期病变的动物模型，整合基因组学、蛋白质组学、代谢组学和网络药理学开展了糖肾方治疗 DN 的整体系统生物学研究，进一步验证并阐释其作用机制。

1）经典药理学评价

8 周龄雄性 db/db 小鼠随机分为模型组、糖肾方组及阳性对照组（氯沙坦组），db/m 小鼠（C57/BL6）作为正常对照组，连续给药 12 周。相较于模型组，糖肾方干预可显著抑制 db/db 小鼠血糖升高和尿白蛋白排泄增加；改善 DN 发展所致胰岛形态不规则，胰岛内细胞数目变少且排列分布不均匀等胰岛组织病变；同时可减轻模型动物肾小球肥大和肾组织纤维化程度（图 1-18），提示糖肾方减轻肾组织损伤，减缓 DN 发展[55, 80]。

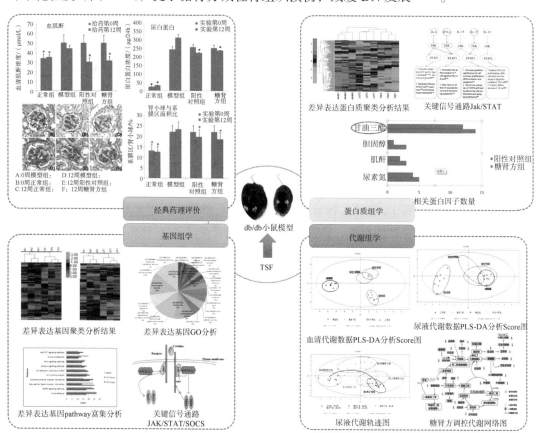

图 1-18 基于 db/db 小鼠模型的整体系统生物学研究（见彩插）

2）基因组学研究

建立给药 0 周和 12 周各实验组小鼠肾组织基因表达谱，通过与模型组比较，糖肾方组筛选得到 1670 个差异表达基因，其中上调 1177 个，下调 127 个。对其进行通路富集分析，发现糖肾方主要通过调控 Jak-STAT、细胞因子–细胞因子受体相互作用、MAPK 信号通路、嘌呤代谢、胰岛素、Wnt 等 14 条通路发挥其对 db/db 小鼠的治疗作用。

3）蛋白质组学研究

细胞因子及其受体广泛参与了 DN 的肾脏微血管病理生理过程，可影响到细胞外基质成分的积聚、细胞肥大和细胞增生等诸多方面[81]。本研究从肾脏蛋白质表达水平探索了糖肾方的作用机制。采用蛋白质芯片建立肾脏组织中 640 个蛋白因子的表达谱，组间比较筛选得到 275 个差异表达蛋白质与糖肾方疗效相关。对其聚类分析发现，相较于阳性对照组，糖肾方组样本不仅聚为一类，而距离模型组更远，说明其对 db/db 小鼠的干预作用更为显著。对差异表达蛋白质进行通路富集发现，Jak-STAT 和细胞因子–细胞因子受体相互作用是显著性最高的两条通路。

整合分析基因组学和蛋白质组学研究结果，发现 Jak-STAT 信号通路是最关键的信号通路之一。对富集到 Jak-STAT 通路的五个蛋白因子 IL-2、IL-6、IL-13、IL-15、IFNγ 和七个基因 JAK1、JAK2、STAT3、STAT4、SOCS1、SOCS3、SOCS7 进行了定量测定。糖肾方治疗 12 周，IL-2、IL-6、Il-15 和 IFNγ 的表达增加，而 IL-13 表达下降，其通过竞争抑制 Jak-STAT 和炎症介质的生成，从而抑制炎症反应，缓解肾脏纤维化；基因表达除 STAT4 被抑制外，其他六个均被激活，提示糖肾方可使 SOCS 家族过度表达，负反馈调节 STAT4 的表达，使得血糖水平得到控制，改善 DN 肾组织的生理病理特征，从而达到对 DN 的治疗作用。

4）代谢组学研究

本研究采用 UPLC-TOF-MS 对给药前后 db/db 小鼠的血清和尿液进行了代谢组学分析。血清代谢组学数据 PLS-DA 分析显示，糖肾方组和阳性对照组聚集在一起，与模型组及正常对照组达到较好分离，说明药物干预后 db/db 小鼠的代谢状态发生明显改善，趋向正常。组间对比筛选鉴定得到 16 个与糖肾方作用相关的潜在代谢生物标志物，涉及三羧酸循环、氨基酸、嘌呤嘧啶、胆汁酸合成，以及 α-亚麻酸和亚油酸循环等代谢途径。从 db/db 小鼠给药前后尿液代谢轨迹图可以看出，随着给药时间的增加，小鼠尿液代谢状态偏离模型组，趋向正常，趋势较血清代谢更为明显。筛选鉴定的十个潜在代谢标志物主要涉及氨基酸代谢、嘧啶代谢和固醇类代谢。

综上所述，基于 db/db 小鼠模型的整体系统生物学研究证实糖肾方治疗 DN 确有疗效，其可能通过调节 Jak-STAT、细胞因子–细胞因子相互作用通路、MAPK、嘌呤代谢、Wnt 等信号通路，调控模型动物小鼠能量代谢、嘧啶代谢及固醇类代谢紊乱，这与临床研究发现的关键通路略有不同。临床研究显示糖肾方调节的关键通路是 PPAR 信号通路，其次为脂肪细胞因子、Jak-STAT 等信号通路。其原因可能与 db/db 小鼠主要发病机制为脂代谢异常与炎症反应相关。由此可见，动物模型不能完全模拟临床疾病，在实际研究中，应建立不同诱导机制的多种模型，才能为临床疾病及研究提供更科学、全面的研究参考。

6. 基于网络药理学的 TSF 干预 DN 作用靶点和信号通路预测

网络药理学[30]可通过分析药物对疾病网络的干预，构建"药物–靶点–疾病"网络，为阐释中药及其复方多成分、多途径、多靶点协同作用的原理提供了新的思路和视角。本研究采用网络药理学方法从整体性的角度对 TSF 干预 DN 的作用靶点和作用机制进行探讨。

1）潜在作用靶点和通路预测

采用 PharmMapper 反向药效团模型预测了 TSF 整体化学物质组中 73 个成分的 206 个潜在作用靶点。通过 Drugbank 数据库搜索已被 FDA 批准注册的用于治疗 DN 的西药及其对应的靶点信息，共得到治疗 DN 疾病的西药主要有 31 种，共有 43 个作用靶点。通过 GeneCards 数据库和 OMIM 数据库搜索已报道的、与 DN 相关的基因，去除重复基因和假阳性基因，结果显示共有 174 个基因参与调控 DN 的发生和发展。

采用 PharmMaper 预测 TSF 中的化学成分有 206 个潜在作用靶点，与 DN 相关的靶点有 21 个，与 FDA 批准的西药共同作用的靶点有五个。其中 ACE（血管紧张素转换酶）、CFTR（囊性纤维化跨膜传导调节蛋白）、HMGCR（3-羟基-3-甲基戊二酸单酰辅酶 A 还原酶）和 INSR（胰岛素受体）等四个靶点为 TSF 和西药（FDA drugs）共同调控、与 DN 相关的基因靶点。

作用于 CFTR 靶点和 INSR 靶点的西药分别为格列本脲和甘精胰岛素等，是临床上较为常用的控制血糖的药物。来源于山茱萸中的环烯醚萜类化合物当药苷（sweroside）与格列本脲同作用于 CFTR 靶点。CFTR 是葡萄糖依赖性的电活性和胰岛素分泌 β 细胞的调节器[82]。生地黄中的环烯醚萜苷类化合物乙酰基梓醇（acetylcatalpol）、地黄苦苷元（rehmapicrogenin），苯乙醇苷类化合物肉苁蓉苷 A、肉苁蓉苷 H 和松果菊苷，以及枳壳中的柚皮苷（narirutin）均作用于 INSR 靶点，该基因编码胰岛素受体不同亚型的两个转录变异体，与胰岛素具有特殊的亲和力，受体基因突变或缺失、合成减少或降解加速，亲和力降低，β 亚单位酪氨酸激酶活性降低，均可导致胰岛素抵抗的发生，从而导致血糖升高。ACE 可催化将血管紧张素 I 转化为具有生理活性的血管紧张素 II。抑制 ACE 的活性可延缓 DN 的进展[83]，肾 ACE2 的脱落介导 DN 的疾病发生，并且尿 ACE2 可以作为肾损伤的预警指标，抑制其活性有助于保护肾功能[84]。血管紧张素转换酶抑制剂类（ACEI）药物是目前公认的在预防和治疗 DN、减少尿蛋白排泄最有效的药物，作用于 ACE 的西药为依那普利、苯那普利、卡托普利、福辛普利、培哚普利、西拉普利等 ACEI 类药物，山茱萸中的马来酸（malic acid）作用于该靶点。脂代谢异常在糖尿病微血管病及 DN 的发病机制和进展中起到重要作用，调节脂代谢紊乱对控制糖尿病及其并发症、降低 DN 心血管病发生率和病死率具有重要意义，他汀类降脂药是最为常用的脂代谢紊乱调节剂；山茱萸中的环烯醚萜类化合物马钱子苷（loganin）与他汀类药物共同作用于 HMGCR 靶点，而该靶点是胆固醇合成的限速酶。

综上所述，TSF 中主要化学成分具有与西药相同的作用靶点，一方面提示 TSF 具有控制血糖、调节脂代谢紊乱、调整血压和减少尿蛋白排泄等药理作用，另一方面揭示了中药多成分、多靶点、多途径的作用特性。

将 TSF 潜在作用靶点、DN 相关靶点基因及 DN 的西药作用靶点基因分别导入 DAVID 数据库，进行 GO 分析和 KEGG 通路分析，TSF 对 DN 的调控作用主要涉及 73 条通路，FDA 批准的西药对 DN 的调控作用主要涉及 20 条通路，其中有 14 条通路为 TSF 和 FDA 批准的西药共同调控的通路。另有 9 条通路，为已经系统生物学研究验证的 TSF 调控通路，但在网络药理学研究中，并未预测到它们是 DN 疾病相关靶点基因注释通路。

2）关键通路

根据 TSF 中主要化学成分潜在作用通路、DN 发生发展相关通路，以及治疗 DN 西药的潜在作用通路，整合系统生物学研究结果，选择经系统生物学验证的 TSF 调控 DN 的关键通路，分别为磷脂酰肌醇-3-激酶–丝苏氨酸蛋白激酶信号通路（PI3K-Akt Signaling Pathway）、蛋白激酶信号转导信号通路（MAPK Signaling Pathway）、氧化物酶体增殖物激活受体信号通路（PPAR Signaling Pathway）、胰岛素抵抗通路（Insulin Resistance）、胰岛素信号通路（Insulin Signaling Pathway）、肿瘤坏死因子信号通路（TNF Signaling Pathway）、FcεRI 信号通路（Fc epsilon RI Signaling Pathway）、T 细胞受体信号通路（T Cell Receptor Signaling Pathway）、核苷酸寡聚化域样受体信号通路（NOD-Like Receptor Signaling Pathway）、黏着斑（Focal Adhesion）和血管内皮生长因子信号通路（VEGF Signaling Pathway）等 11 条通路。

图 1-19 所示为 TSF 中 73 个活性成分作用于 206 个靶点注释的 11 条关键通路及其对应的生物学功能，提示 TSF 通过对胰岛素抵抗和糖脂代谢紊乱的调控，以及免疫功能和炎症反应的调节作用，改善肾组织纤维化状态和细胞凋亡而治疗 DN[85~92]。其中 TSF 对 PPAR 信号通路、PI3K-Akt 信号通路的调控作用在其治疗 DN 的临床系统生物学研究和分子生物学研究中得到验证。但也有一些在整体系统生物学研究中发现的通路在网络药理学富集通路中未能找到，推测有两方面原因：一方面是由于网络药理学是建立在已有的西药小分子作用靶点数据库基础上的，其收录内容受数据库内容所限，影响预测结果；另一方面网络药理学预测工具所采用算法的局限性也会影响预测结果，这两点原因也是现在网络药理学研究亟待突破的问题。

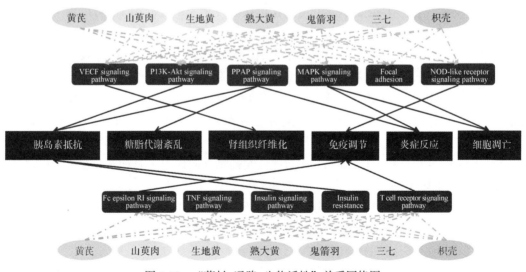

图 1-19 "药材–通路–生物活性"关系网络图

7. 由关键作用的通路溯源"有效化学成分群"

基于前述从临床出发，以通路为靶标的研发策略，以糖肾方为例，开展了基于信号通路的新药发现（图 1-20），该新药发现策略可为后续新药研发提供药理机制比较明确、具有开发前景的候选新药。

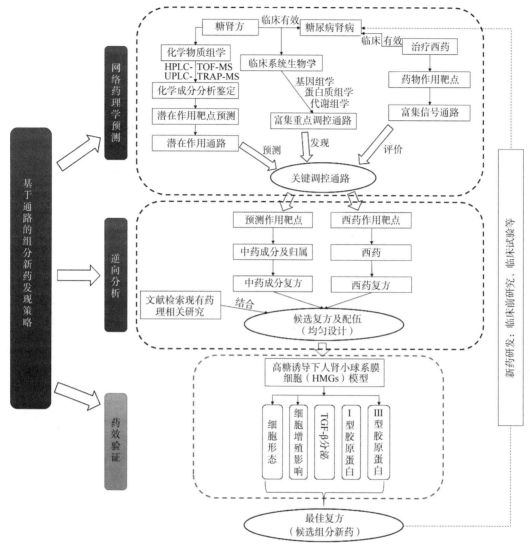

图 1-20　基于信号通路的组分新药发现策略示意图

整合糖肾方网络药理学预测和临床系统生物学研究结果，得到 PPAR、2 型 DN、脂肪因子和淀粉和蔗糖代谢四条重要通路。其中，PPAR 和脂肪因子信号通路所涉及的功能和靶点类似；2 型 DN 涉及的西药主要是胰岛素和格列类降糖药，与胰岛素水平和机体对胰岛素的敏感性相关；淀粉和蔗糖代谢主要是阿卡波糖的靶点，其功效为配合饮食控制治疗 2 型糖尿病。考虑到 DN 患者已是糖尿病发展的中后期，出现严重并发病，通过合理控制饮食已很难控制或逆转疾病。因此，优选关键（君）信号通路 PPAR 和 2 型 DN 两条通路开展"有效化学成分群"溯源。通过富集在关键通路中的中药成分预测靶点，逆向寻找对应的有效化学成分，并确认药材归属，结果详见表 1-5。

表 1-5　PPAR 信号通路中中药预测靶点对应的成分及药材归属

信号通路	预测靶点	有效化学成分	药材归属
PPAR	FABP5	二甲基苹果酸酯	山茱肉
	PDPK1	棉毛黄芪皂苷 IV、黄芪甲苷、7-hydroxy-2-(2-hydroxy)propyl-5-methyl-benzopyran-γ-one、大黄酸-1-葡萄糖苷、大黄素三七皂苷 R1、元人参皂苷 Rc1	黄芪
			熟大黄
		儿茶素 dihydroajugoside、地黄苦苷元	三七
			鬼箭羽
			生地黄
	RXRA	人参皂苷 Rg1、三七皂苷 R1	三七
	RXRB	三七皂苷 K、三七皂苷 Fa、人参皂苷 Rg1、三七皂苷 R1、丙二酰基人参皂苷 Rb1	三七
		二甲基苹果酸酯	山茱肉
2 型 DN	INSR	芸香柚皮苷	枳壳
		梓醇、肉苁蓉苷 H、松果菊苷、地黄苦苷元、肉苁蓉苷 A	生地黄
	PKLR	没食子酰基葡萄糖苷	熟大黄

从表 1-5 可知，作用于 PPAR 信号通路的中药为：黄芪（2）、三七（6）、山茱肉（1）、熟大黄（3）、鬼箭羽（1）、生地黄（2）；作用于 2 型 DN 信号通路的中药为：枳壳（1）、生地黄（5）、熟大黄（1）。黄芪具有益气固表、利水消肿的功效，黄芪甲苷是黄芪的主要有效成分；三七具有活血化瘀的功效，人参皂苷 Rg1 和三七皂苷 R1 是三七的主要成分，它们作用于 PDPK1、RXRA 和 RXRB 这三个靶点；山茱肉具有补益肝肾的功效，二甲基苹果酸酯对 FABP5 和 RXRB 具有潜在调控作用，但二甲基苹果酸酯是山茱肉中的微量成分，莫诺苷为山茱肉特征性指标成分，且对高糖致人脐静脉内皮细胞损伤有保护作用，可降低糖尿病大鼠血糖、尿蛋白、血清白蛋白和总蛋白水平。生地黄具有清热生津的功效，其中主要的环烯醚萜苷类成分潜在的作用靶点为 PDPK1 和 INSR。综合药效预测、药材的功效、有效成分的含量及药理活性，进行后续验证的中药候选复方优选来自黄芪、三七、山茱肉和生地黄的 5 个药效成分：人参皂苷 Rg1、三七皂苷 R1、黄芪甲苷、莫诺苷和梓醇。

8. 分子生物学验证

由所得 11 条重要通路，除了系统生物学研究得到的真实通路之外，需对网络药理学预测的通路进行分子生物学验证。

1）NF-κB 信号通路和 TGF-β/Smad3 通路

TSF 可显著降低高脂饮食合并链尿佐菌素诱导的 DN 模型大鼠肾小球系膜基质百分比和肾小管损伤指数；显著降低模型大鼠微量白蛋白尿、血清甘油三酯、胆固醇和低密度脂蛋白水平。TSF 可抑制 Smurf 2 表达，减少 Smad7 水解，从而一方面促进 IκBα 表达，抑制 NF-κB 驱动的炎症反应；另一方面降低 Smad2/3 磷酸化水平，减轻 TGF-β/Smad3 介导的肾脏纤维化[78]。TSF 可改善 db/db 模型小鼠在 DN 发展所致胰岛形态不规则，胰岛内细胞数目变少且排列分布不均匀等胰岛组织病变；减轻模型动物肾小球肥大，减轻纤维化程度。该保护作用的机制可能是：TSF 抑制 NF-κB 通路诱导的炎症因子异常升高，阻断 miRNA21 介导的 TGF-β/Smad 通路，减少纤维化 I、IV 型胶原积聚，通过调控

JAK/STAT/SCOS 通路同时改善了炎症与纤维化，减少其对肾小球滤过屏障及肾小管重吸收功能的损害，降低尿蛋白的排泄[55]。

此外，TSF 可降低 db/db 小鼠体重和肝脏系数，抑制尿白蛋白排泄增加，降低血脂水平，显著改善模型小鼠脂质代谢紊乱和肝脏脂肪变；相关机制与 TSF 通过 AMPK/SREBPs 及其下游靶基因显著抑制 db/db 小鼠肝组织脂质生成，通过 Sirt/PGC1α 增加肝组织与骨骼肌脂肪酸氧化利用，调节 PI3K/Akt/mTOR 信号通路及巨噬细胞活化等代谢途径相关[93]。

2）TSF 对 2 型糖尿病胰岛素抵抗的调节作用及机制研究

TSF 可促进 HepG2 胰岛素抵抗细胞模型的葡萄糖消耗，降低细胞中甘油三酯的蓄积，改善细胞糖脂代谢，并增加细胞中超氧化物歧化酶（SOD）和降低丙二醛（MDA）含量，改善细胞氧化应激状态。TSF 对 HepG2 胰岛素抵抗细胞模型中 PI3K/AKT/SREBP-1c 通路上 6 个重要功能基因的表达定量结果表明，与模型组相比，TSF 可显著增加 HepG2 胰岛素抵抗细胞模型中 PI3K p58 基因、AKT1 基因、GLUT4 基因、PPARα 基因表达水平，显著降低 SREBP-1c 基因和 FASN 基因表达水平，表明 TSF 可通过调节 PI3K/AKT/SREBP-1c 通路重要基因表达干预 2 型糖尿病胰岛素抵抗的作用。

9. 基于细胞模型的候选复方新药优化和验证

DN 特征性的病理改变为肾小球基底膜均匀肥厚伴有肾小球系膜细胞基质增多、肾小球囊和肾小球系膜细胞呈结节性肥厚及渗透性增加[94, 95]。系膜细胞的生理特性决定了它是 DN 众多致病因子作用的主要靶细胞之一。采用高糖刺激下人肾小球系膜细胞（HMC）模型，对候选复方（人参皂苷 Rg1、三七皂苷 R1、黄芪甲苷、莫诺苷、梓醇）进行了初步处方优化及药效评价。

1）候选复方的处方优化

首先，成功建立高糖刺激下 HMC 模型，确定高糖刺激 48h 细胞增殖异常显著，且可持续至 72h，因此，确定高糖刺激造模时间为 48h。基于此模型，通过细胞活性考察确定了五种中药成分的浓度考察范围，发现复方作用优于单成分作用，其中，黄芪甲苷为 1～10μmol/L；人参皂苷 Rg1 为 25～60μmol/L；三七皂苷 R1 为 1～10μmol/L；梓醇为 1～10μmol/L；莫诺苷为 1～10μmol/L。

其次，采用五因素十水平的均匀设计试验对复方组成的配伍比例进行优化，筛选确定水平三（黄芪甲苷 3.0μmol/L、三七皂苷 R1 56.1μmol/L、人参皂苷 Rg1 1.0μmol/L、梓醇 4.0μmol/L、莫诺苷 5.0μmol/L）为最佳复方配伍，其对高糖导致的 HMC 的异常增殖抑制作用最为显著且作用稳定，且优于各单成分作用。

2）优化复方对细胞外基质 TGF-β1、Col I 和 Col III 分泌的影响

分泌转化生长因子 β1（TGF-β1）和胶原蛋白在糖尿病肾脏疾病的发病机制中起重要的作用[96]，持续高糖刺激能促进很多与 DN 发病相关的细胞因子（如 TGF-β1、Col I 和 Col III、ANG II 和 VEGF 等）的表达。本研究所建立的高糖刺激下 HMC 的 TGF-β1、Col I 和 Col III 外分泌均显著增加；而加入最佳配伍复方后，高糖刺激下 HMC 的 TGF-β1、

Col Ⅰ 和 Col Ⅲ 的异常分泌均具有显著改善，蛋白表达水平均接近正常细胞（$P>0.05$），且优于各单体化合物的作用，体现了中药复方配伍增效的作用。

10. 由临床系统生物学聚焦而得整合生物标志物体系和应用

基于 DN 横断面的临床生物学研究，构建了整合临床指标、代谢生物标志物和基因生物标志物的生物标志物体系。其中包括 11 种临床指标：血糖控制指标（空腹血糖、餐后 2h 血糖、糖化血红蛋白）、肾功能指标（尿蛋白、血肌酐、尿素氮、肾小球滤过率估算值）和血脂指标（胆固醇、甘油三酯、高密度脂蛋白和低密度脂蛋白）；41 种代谢生物标志物（图 1-14b）；5 种基因标志物：CDKAL1、IGF2BP2、AR、AGT 和 MTHFR。

1）整合生物标志物体系的临床应用评价

将整合生物标志物体系中各生物标志物含量与临床生化指标进行相关性分析，结果显示其与临床表征肾病的肾功能指标（尿蛋白、肾小球滤过率、尿素氮和血肌酐）和表征糖尿病的血糖控制指标（糖化血红蛋白和餐后血糖）具有显著相关性，表明将生物标志物用于临床诊断是可行的，但是该体系包含生物标志物数目众多，不适于临床实际检测。研究中发现不同类型的标志物在疾病进程中的作用并不相同，例如，磷脂类代谢物主要与血糖控制指标相关，游离脂肪酸类代谢物主要与肾功能及肾损伤指标相关；前者在进行预测诊断时，较适合用于糖尿病的诊断，后者较适合用于 DN 不同分期的诊断。因此，有必要对所建立的整合生物标志物体系进行聚焦、评价，探索疾病早期诊断、风险评估和药物筛选的最佳生物标志物体系。

2）整合生物标志物体系聚焦分析及应用

（1）DN 早期风险评估指标聚焦和评价。通过对 DM 和 DN 各期生物标志物的聚焦分析发现，肌苷和 eGFR 水平结合对 DN 1 期和 DN 2 期具有较高的分离能力，利用肌苷和 eGFR 水平经过 PLS-DA 聚类分析后，DM、DN 1 期和 DN 2 期患者可以实现较好分离。该研究为临床上缺乏 DN 1 期和 DN 2 期准确诊断指标的问题提供了解决方法，并在国内外首次报道肌苷可以早期预测糖尿病肾病发生与进展[97]。加拿大卡尔加里大学 Matthias 教授以"代谢组学与 2 型糖尿病，从基础研究到临床应用"为题，对此诊断标准给予了高度的评价[62]。

（2）DN 治疗药物疗效评价指标聚焦和评价。应用建立的整合生物标志物体系，分别聚焦对 DN 各期具有诊断能力的生物标志物（表 1-2）。将这三个阶段的指标进行整合，得到一个包含四个临床指标和四个代谢生物标志物的指标群，其对各个阶段的预测准确率均达到 90% 以上，可将其作为表征 DN 发生、发展的重要指标，也可作为联合用药的疗效评价指标。

（3）糖尿病肾病中医证候的可量化指标体系。整合生物标志物体系对气阴两虚偏阴虚、气阴两虚偏气虚和阴阳两虚患者的预测准确率接近 100%。我们尝试用"整体表征"与"局部特征"结合的模式，聚焦建立了可量化中医证候的生物标志物群。通过对三种证候的八类 34 种症状进行分析，发现气阴两虚偏阴虚主要表现为阴虚内热、肾阴虚症状；

偏气虚主要表现为肺气虚、肾阴虚症状；阴阳两虚主要表现为肾阳虚、肺气虚、肾阴虚及血瘀症状。并且通过相关性分析得到与这项症状显著相关的代谢生物标志物（表1-6），表明中医证候有其特定的物质基础，对其相关代谢物含量进行检测可实现证候的客观量化。

表 1-6　与糖尿病肾病中医分型症状显著相关的代谢生物标志物

项目	阴虚内热	肾阴虚		肺气虚		瘀血			肾阳虚		
	咽干口燥	腰膝酸软	腰痛	倦怠乏力	气短懒言	肌肤甲错	肢体麻木	面色晦暗	畏寒肢冷	浮肿	夜尿频
代谢生物标志物	Cys-gly	肌苷	Cys-gly GSH	—	PC854 肌氨酸 SAM	PC802 肌酐 胞苷 腺苷 肌氨酸 SAH	PE750 PG747 PC802	肌酐 尿酸 胞苷 胸腺嘧啶	肌氨酸	PC854 肌苷 SAM	肌酐 腺苷 Cys-gly SAH

综上所述，基于临床系统生物学研究建立的整合生物标志物体系可以准确表征DN的发展进程，对其聚焦分析得到的不同生物标志物群，不仅可以分别用于DN早期风险评估，疾病精准分期及药效评价，而且大幅缩减标志物的数量，满足临床检验实际需求，使生物标志物检测进入临床应用成为可能。

11. 传统新药研发过程

包括药学与临床前药理、药效学研究，急性毒性/长期毒性研究等临床前药学研究，临床试验阶段和上市后再评价。

1.6.4　展　　望

中国新药的研发模式基本上是遵循国际西药开发模式，缺乏科学理念（理论）的创新，局限在科学技术上的创新。如何将东方医学的精髓结合西方医学的优势，实现理念（理论）上突破，可能是中国现代药学发展中的瓶颈科学问题。从2011年起，笔者从研究实践出发，提出了新医药学的理念。新医药学或称整体系统医药学（Holistic Systems Medicine，HSM），是以维护人体系统的整体健康为根本目标，融合现代医学药学、现代中医药学和现代生命科学，创立兼取所长，既高于现代的中医，也高于现代的西医，解决人类整体健康和疾病预防、治疗的整体系统医药学[52]。迄今已连续发表五文[12,41,42,52,66]，本节则是从整体系统医药学中的新药研发出发，提出以复方新药为现代药学新的发展目标，并提出了相应策略、途径和我们的实践范例[98]。

中医药现代化已经20余年了，中医药向何处去，发展的方向和目标究竟为何物，始终困扰着我们这一代学者。正如习近平主席在两院院士大会上指出的"我国科技在视野格局、创新能力、资源配置、体制改革等方面存在诸多不适应的地方"。解决的方法就是"发展科学技术必须具有全球视野"，"自主创新是我们攀登世界科技高峰的必由之路"。屠呦呦先生获诺贝尔奖后谈到："中医药是宝库，但拿来就用还不够。""如果死守着老祖宗的宝贝，固步自封，中药只能是'一筐草'，无法变成'一块宝'"。中医药是巨大宝库，但不能固步自封，传承是我们的责任，创新是我们的使命。中医药将和现代医学、生命科学融合，发展到毛泽东提出的"中国统一的新医学新药学"。我们强烈倡议设立中国"新医药学发展计划"，实现习近平主席提出的"主动发起全球性创新议题"。既促进中医学的发展，也促进西医学和生命科学的发展，为中国和全球老百姓健康福祉尽心尽力。

（罗国安　王义明）

参 考 文 献

[1] Zerhouni E. The NIH roadmap. Science, 2003, 302（3）: 63-64, 72.
[2] 王丹红. 科学时报, 2009-12-25, AO4 版.
[3] Alberts B. The art of translation. Science, 2009, 326（9）: 205.
[4] 理查德·尼斯贝特. 思维的版图. 李秀霞译. 北京: 中信出版社, 2006.
[5] 罗国安, 梁琼麟, 王义明, 等. 中医药系统生物学发展及展望. 中国天然药物, 2009, 7（4）: 242-248.
[6] 罗国安, 梁琼麟, 刘清飞, 等. 整合化学物质组学的整体系统生物学——中药复方配伍和作用机理研究的整体方法论. 世界科学技术—中医药现代化, 2007, 9（1）: 10-15.
[7] 罗国安, 梁琼麟, 王义明. 中药指纹图谱——质量评价、质量控制与新药研发. 北京: 化学工业出版社, 2009: 573.
[8] 罗国安, 梁琼麟, 张荣利, 等. 化学物质组学与中药方剂研究——兼析清开灵复方物质基础研究. 世界科学技术—中医药现代化, 2006, 8（1）: 6-14.
[9] 梁琼麟, 罗国安, 邹健强, 等. 中药复方新药创制及技术支撑体系. 世界科学技术—中医药现代化, 2008, 10（3）: 1-7.
[10] 罗国安, 梁琼麟, 刘清飞, 等. 复方药物研发创新体系展望. 世界科学技术—中医药现代化, 2009, 11（1）: 3-10.
[11] 罗国安, 王义明, 梁琼麟, 等. 中医药系统生物学. 北京: 科学出版社, 2010: 668.
[12] 罗国安, 王义明, 梁琼麟, 等. 新医药学与转化医学. 世界科学技术—中医药现代化, 2011, 13（1）: 1-8.
[13] Sutherland I A, Fisher D. Role of counter-current chromatography in the modernization of Chinese herbal medicines. J Chromatogr A, 2009, 1216: 740-753.
[14] Luo G A, Liang Q L, Wang Y M, et al. Systems biology for traditional Chinese medicine. Hoboken: John Wiley & Sons, Inc, 2012: 512.
[15] Description: The application of systems biology methods to Traditional Chinese Medicine. http://as.wiley.com/WileyCDA/WileyTitle/productCd-0470637978.html. 2012.
[16] 罗国安, 王义明. 中药复方有效部分研究方法及理论初探. 中成药, 1997, 19（8）: 43-44.
[17] 曹进, 王义明, 罗国安, 等. 中药指纹图谱及其建立原则. 中药新药与临床药理, 2001, 12（3）: 200-203.
[18] 曹进, 王义明, 罗国安, 等. 中药注射剂指纹图谱分析. 世界科学技术—中医药现代化, 2001, 3（4）: 20-24.
[19] 罗国安, 王义明, 曹进, 等. 建立我国现代中药质量标准体系的研究. 世界科学技术—中医药现代化, 2002, 4（4）: 5-11.
[20] 罗国安, 王义明. 中药指纹图谱的分类和发展. 中国新药杂志, 2002, 11（1）: 46-51.
[21] 曹进, 王义明, 罗国安. 中药指纹图谱与全面质量管理. 世界科学技术—中医药现代化, 2002, 4（5）: 32-35.
[22] 曹进, 王义明, 罗国安, 等. 中药指纹图谱获取方法验证及实际应用. 世界科学技术—中医药现代化, 2003, 5（5）: 31-38.
[23] 罗国安, 梁琼麟, 王义明, 等. 中药材和饮片的高效液相色谱指纹图谱鉴别. 世界科学技术—中医药现代化, 2004, 6（5）: 11-16.
[24] 王勇, 卢树杰, 罗国安. 中药工程集成化创新与自主创新. 中国医药生物技术, 2008, 3（4）: 241-245.
[25] 罗国安, 王义明, 曹进. 多维多息特征谱及其应用. 中成药, 2000, 22（6）: 395-397.
[26] 罗国安, 王义明. 中药复方的化学研究体系. 世界科学技术—中医药现代化, 1999, 1（1）: 16-19.
[27] 罗国安, 王义明. 中药复方物质基础和药效相关性研究. 世界科学技术—中医药现代化, 1999, 1（1）: 11-15.

[28] 罗国安，梁琼麟，王义明. 生命分析化学展望. 药物分析杂志，2004，24（1）：100-105.
[29] Hood L. Systems biology: new opportunities arising from genomics, proteomics and beyond. Experimental Hematology, 1998, 26（8）: 681.
[30] Hopkins Andrew L. Network pharmacology. Nat Biotechnol, 2007, 25（10）: 1110-1111.
[31] 梁琼麟，罗国安，王义明，等. 中医药临床系统生物学研究体系和实践. 世界科学技术—中医药现代化，2013，15（1）：1-8.
[32] Liz P Y Chee, Gregory C. The human proteome and the Chinese liver. Science Technology Society, 2013, 18: 307.
[33] Huang M, Liang Q L, Li P, et al. Biomarkers for early diagnosis of type 2 diabetic nephropathy: a study based on an integrated biomarker system. Mol BioSyst, 2013, 9: 2134-2141.
[34] Pang L Q, Liang Q L, Wang Y M, et al. Simultaneous determination and quantification of seven major phospholipid classes in human blood using normal phase liquid chromatography coupled with electrospray mass spectrometry and the application in diabetes nephropathy. J Chromatogr B, 2008, 869: 118-125.
[35] Xia J F, Liang Q L, Liang X P, et al. Ultraviolet and tandem mass spectrometry for simultaneous quantification of twenty-one pivotal metabolites in plasma from patients with diabetic nephropathy. J Chromatogr B, 2009, 877: 1930-1936.
[36] Han L D, Xia J F, Liang Q L, et al. Plasma esterified and non-esterified fatty acids metabolic profiling using gas chromatography-mass spectrometry and its application in the study of diabetic mellitus and diabetic nephropathy. Ana Chim Acta, 2011, 689: 85-91.
[37] Liang X P, Chen X, Liang Q L, et al. Metabonomic study of Chinese medicine Shuanglong formula as an effective treatment for myocardial infarction in rats. J Proteome Res, 2011, 10: 790-799.
[38] Ye N S, Chen J, Luo G A. et al. Proteomic profiling of rat bone marrow mesenchymal stem cells induced by 5-azacytidine. Stem Cells Dev, 2006, 15: 665-676.
[39] Fan X M, Li X, Lv S F, et al. Comparative proteomics research on rat MSCs differentiation induced by Shuanglong Formula. J Ethnopharmacol, 2010, 131: 575-580.
[40] Liang Q L, Liang X P, Wang Y M, et al. Effective components screening and anti-myocardial infarction mechanism study of the Chinese medicine NSLF6 based on "system to system" mode. J Transl Med, 2012, 10: 26.
[41] 罗国安，梁琼麟，王义明，等. 中医药发展亟须第二次思想解放——二论创建新医药学. 世界科学技术—中医药现代化，2015，17（1）：1-6.
[42] 罗国安，谢媛媛，梁琼麟，等. 中医药整合医学——三论创建新医药学. 世界科学技术—中医药现代化，2015，17（1）：7-15.
[43] 乔明琦，魏盛，王少莲，等. 新理论如何构建及评价？聚焦现象，解释预测，中医理论由现象描述迈向机制阐明——现代中医基础理论系列研究（中篇 V）（二）. 世界科学技术—中医药现代化，2015，17（6）：1119-1126.
[44] 樊代明. 整合医学初探. 医学争鸣，2012，3（2）：3-12.
[45] 樊星. 整合医学再探. 医学与哲学，2013，34（3A）：6-27.
[46] 樊代明. 整合医学纵论. 医学争鸣，2014，5（5）：1-13.
[47] 郭婷，唐娟，边惠洁，等. 系统医学生物学在生物医学领域的交叉与融合. 中国药学杂志，2013，48（23）：1977-1980.
[48] Domene S, Bumaschiny V F, De S F S, et al. Enhancer turnover and conserved regulatory function in vertebrate evolution. Philcs Trans R SocLond B BiolSci, 2013, 368: 1632.
[49] Wolkenhauer O, Fell D, De Meyts P, et al. Sysbiomed report: advancing systems biology for medical application. IET SystBiol, 2009, 3（3）: 131-136.
[50] 贾伟，赵立平，陈竺. 系统生物医学：中西医学研究的汇聚. 世界科学技术—中医药现代化，2007，9（2）：1-5.
[51] 陈竺. 系统生物学——21世纪医学和生物学发展的核心驱动力. 世界科学，2005，3：2-6.
[52] 叶能胜，梁琼麟，罗国安，等. 化学基因组学研究进展及其应用. 中国天然药物，2004，2（2）：65-69.
[53] 罗国安，王义明，梁琼麟，等. 我们的中国梦：新医药学——四论创建新医药学. 世界科学技术—中医药现代化，2015，17（10）：1963-1971.
[54] Thomas L J, Bell D, Sordella R, et al. Activating mutations in the epidermal growth factor receptor underlying responsiveness of non-small-cell lung cancer to gefitinib. New England Journal of Medicine, 2004, 350（21）: 2129-2139.
[55] Zhao T T, Sun S F, Zhang H J, et al. Therapeutic effects of tangshen formula on diabetic nephropathy in rats. PLoS ONE, 2016,

11（1）：e0147693.

[56] Hu J J, Fan X M, Meng X S, et al. Evidence for the involvement of JAK/STAT/SOCS pathway in the mechanism of Tangshen formula-treated diabetic nephropathy. Planta Medica，2014，80（8-9）：614-621.

[57] 张并璇，孔勤，张浩军，等. 糖肾方对db/db小鼠肾脏氧化损伤的保护作用. 中华中医药杂志，2016，31（6）：2150-2153.

[58] Xia J F, Liang Q L, Hu P, et al. Correlations of six related purine metabolites and diabetic nephropathy in Chinese type 2 diabetic patients. Clin Biochem，2009，42（3）：215-220.

[59] Xia J F, Hu P, Liang Q L, et al. Correlations of creatine and six related pyrimidine metabolites and diabetic nephropathy in Chinese type 2 diabetic patients. Clin Biochem，2010，43（12）：957-962.

[60] Han L D, Liang Q L, Wang Y M, et al. A new metabonomics method for simultaneous determination of EFAs and NEFAs in plasma using GC-MS and its application. Chinese Chemical Letters，2009，20（9）：1103-1106.

[61] Jiang Z T, Liang Q L, Luo G A, et al. HPLC-electrospray tandem mass spectrometry for simultaneous quantitation of eight plasma aminothiols：Application to studies of diabetic nephropathy. Talanta. 2009，77（4）：1279-1284.

[62] 何永鑫，李雪，范雪梅，等. 糖尿病肾病患者AR基因表达量测定. 高等学校化学学报，2010，31（2）：293-295.

[63] Klein M S, Shearer J. Metabolomics and type 2 diabetes：translating basic research into clinical application. Journal of diabetes research，2016（5）：3898502.

[64] Li P, Chen Y P, Liu J P, et al. Efficacy and safety of tangshen formula on patients with type 2 diabetic kidney disease：a multicenter double-blinded randomized placebo-controlled trial. PLoS ONE，2015，10（5）：e0126027.

[65] 甘师俊，李振吉，邹健强. 中药现代化发展战略. 北京：科学技术文献出版社，1998：13.

[66] 罗国安，谢媛媛，王义明，等. 精准医学与中医药现代化研究——五论创建新医药学. 世界科学技术—中医药现代化，2017，19（1）：19-29.

[67] Nicholson J K, Wilson I D. Understanding global systems biology：metabonomics and the continuum of metabolism. Nat Rev Drug Discov，2003，2（8）：668-676.

[68] Li S, Zhang B, Zhang N B. Network target for screening synergistic drug combinations with application to traditional Chinese medicine. BMC systems biology，2011，5（Suppl 1）：S10.

[69] Wang Z, Liu J, Yu Y M, et al. Modular pharmacology：the next paradigm in drug discovery. Expert Opi Drug Discov，2012，8（7）：667-677.

[70] 李平，谢院生. 糖尿病肾病中西医结合研究基础与临床. 上海：上海科学技术出版社，2009：91.

[71] 李平. 时振声教授治疗蛋白尿经验. 中国中西医结合肾病杂志，2005，6（8）：438-440.

[72] 郑柳涛，李平. 李平治疗糖尿病肾病的思路与方法. 中华中医药杂志，2009，24（6）：746-748.

[73] 文玉敏，董兴鲁，李平. 糖尿病肾病证候及用药规律的数据挖掘研究. 中华中医药杂志，2015，30（10）：3665-3670.

[74] 杨丽平，李平，杜金行，等. 350例2型糖尿病肾病患者中医证候分布及其与实验室指标的相关性分析. 中华中医药杂志，2010，25（5）：686-689.

[75] Yan M H, Wen Y M, Yang L P, et al. Chinese herbal medicine tangshen formula treatment of patients with type 2 diabetic kidney disease with macroalbuminuria：study protocol for a randomized controlled trial. Trials，2016，17（1）：259.

[76] Patel J J, Butters O R, Arnett T R. PPAR agonists stimulate adipogenesis at the expense of osteoblast differentiation while inhibiting osteoclast formation and activity. Cell Biochem Funct，2014，32（4）：368-377.

[77] 白秀梁，李宏亮，杨文英. PPAR及其激动剂与脂肪酸代谢及胰岛素抵抗. 国际药学研究杂志，2008，35（2）：111-115.

[78] 李平. 中医药治疗糖尿病肾病临床与基础研究——中日友好医院临床医学研究所李平教授团队学术研究进展. 世界科学技术—中医药现代化，2017，19（1）：封面文章.

[79] Hummel D M, Coleman D L. Diabetes，a new mutation in the mouse. Science，1966，153（3740）：1127-1128.

[80] Fan X M, Huang C L, Wang Y M, et al. Therapeutic effects of tangshen formula on diabetic nephropathy in db/db mice using cytokine antibody array. J Diabetes Res，2018，2018（3）：8237500.

[81] 王昱，鲍晓荣. 细胞因子与DN. 实用诊断与治疗杂志，2007，21（11）：843-845.

[82] Guo J H, Chen H, Ruan Y C, et al. Glucose-induced electrical activities and insulin secretion in pancreatic islet β-cells are modulated by CFTR. Nat Commun，2014，(5)：4420.

[83] Yeh W J, Yang H Y, Chen J R. Soy β-conglycinin retards progression of diabetic nephropathy via modulating the insulin sensitivity and angiotensin-converting enzyme activity in rats fed with high salt diet . Food & function，2014，5(11)：2898-2904.

[84] Somineni H K, Boivin G P, Elased K M. Daily exercise training protects against albuminuria and angiotensin converting enzyme 2 shedding in db/db diabetic mice. J Endocrinol, 2014, 221（2）: 235-251.

[85] 马晶晶, 章涛. PPARγ功能与疾病关系研究进展. 中国药理学通报, 2012, 28（5）: 601-604.

[86] Gandhi G R, Jothi G, Antony P J, et al. Gallic acid attenuates high-fat diet fed-streptozotocin- induced insulin resistance via partial agonism of PPARγ in experimental type 2 diabetic rats and enhances glucose uptake through translocation and activation of GLUT4 in PI3K/p-Akt signaling pathway. Euro J Pharm, 2014, 745（8）: 201-216.

[87] 郭娟娟, 陈莉明. P38 mAPK信号通路在糖尿病肾病中的作用. 中国实用医药, 2012, 7（30）: 23-24.

[88] Cao T, Wang G, Han W, et al. Valley-selective circular dichroism of monolayer molybdenum disulphide. Nat commun, 2012, 3（2）: 887.

[89] 王笑, 王甄真, 陈雁. PI3K/AKT信号通路在维持血糖平衡中的作用. 生命科学, 2013, 25（2）: 133-139.

[90] Savransky V, Molls R R, Burne-Taney M, et al. Role of the T-cell receptor in kidney ischemia-reperfusion injury. Kidney Int, 2006, 69（2）: 233-238.

[91] Goligorsky M S, Lieberthal W, Racusen L, et al. Integrin receptors in renal tubular epithelium: new insights into pathophysiology of acute renal failure. Am J Physiol-Renal Physio, 1993, 264（1）: F1-F8.

[92] Schertzer J D, Tamrakar A K, Magathaes J G, et al. NOD1 activators link innate immunity to insulin resistance. Diabetes, 2011, 60（9）: 2206-2215.

[93] Kong Q, Zhang H J, Zhao T T, et al. Tangshen formula attenuates hepatic steatosis by inhibiting hepatic lipogenesis and augmenting fatty acid oxidation in db/db mice. Int J Mol Med, 2016, 38（6）: 1715-1726.

[94] Alsaad K O, Herzenberg A M. Distinguishing diabetic nephropathy from other causes of glomerulosclerosis: an update. J Clin Pathol, 2007, 60（1）: 18-26.

[95] Xu X, Xiao L, Xiao P, et al. A glimpse of matrix metalloproteinases in diabetic nephropathy. Curr Med Chem. 2014, 21（28）: 3244-3260.

[96] Elmarakby A A, Abdelsayed R, Yao L J, et al. Inflammatory cytokines as predictive markers for early detection and progression of diabetic nephropathy. EPMA J, 2010, 1（1）: 117-129.

[97] Huang M, Liang Q L, Li P, et al. Biomarkers for early diagnosis of type2 diabetic nephropathy: a study based on an integrated biomarker system. Mol Biosyst, 2013, 9（8）: 2134-2141.

[98] 罗国安, 王义明, 范雪梅, 等. 从临床出发, 以信号通路为靶标的复方新药研发策略、途径与实践——六论创建新医药学. 世界科学技术—中医药现代化, 2018, 20（7）: 1047-1068.

第 2 章

中药药物系统—整体系统生物学—临床系统生物学

引 言

在第 1 章介绍了整体系统医药学（新医药学）的提出、初步形成较完整的体系和发展过程基础上，本章主要阐述如何从药学角度切入整体系统医药学的创建和发展之中的研究工作。从药学角度切入创建整体系统医学包括四方面内容：一为研究药物系统的表征模式和方法体系；二为研究表征"系统-系统"（药物系统-人体系统，System-System，S2S）的药物作用模式和方法体系；三为研究表征人体系统临床最佳模式——整合生物标志物的方法体系；四为在上述三方面基础上提出整体系统医药学研究的重点是以信号通路为靶标的复方新药的战略目标。

2.1 节介绍了我们于 1997 年提出中药复方有效部分（组分）的概念和研究路径及体系，即：现代分离方法提取中药复方药物中有效部分、指纹图谱定性、指标成分定量、有效部分和药效学研究相结合。从中药复方有效部分理论出发，我们提出了中药复方的化学研究体系（2.2 节）和中药复方物质基础和药效相关性研究体系（2.3 节）。总结得出中药复方研究"一二三四"体系，即通过化学与药效学研究相结合（一个结合）；基本讲清中药复方的药效物质、基本讲清中药复方的作用机理（两个基本讲清）（2.4 节）；从君臣佐使药材、有效部分（组分）、有效成分（三个化学层次）阐明中药复方的药效物质；从整体动物、器官组织、细胞亚细胞和分子生物学（四个药理水平）来研究中药复方的作用机理。在王永炎院士带领下，由中药复方有效部分概念（组分）和化学研究体系（"一二三四"体系）作为整体研究思路中化学研究的主要方法体系，申报且获批启动了我国中医药界第一个 973 项目——中药方剂的关键科学问题基础研究。中药复方有效部分理论的提出，推动了中药方剂研究从两个化学层次（药材和化学成分）向三个化学层次（药材、有效部分和有效成分群）的发展。2.4 节介绍了我们提出的一种新的组学研究方法——化学物质组学（Chemomics）。给出了化学物质组学的定义，以及与系统生物学的关系，提出了"自上而下"和"自下而上"两种层次化、逐层递进、系统化的表征中药药物系统的应用模式，及以中药复方清开灵的化学物质组学研究的实例。研究表明，化学物质组学为复杂化学体系的研究提供了方法支持，是现有系统生物学的发展和补充。中药方剂作用于人体的过程正是最典型的两个复杂系统（系统-系统）的相互作用。同时不同于原有的系统生物学的外部扰动仅是一个或多个化学分子（点-系统模式），化学物质组学可作为研究外部环境构成的化学体系的一种普遍性的方法。后续有研究者在化学物质组学基础上提出了"本草化学物质组学—本草物质组学—本草组学"。2.5 节和 2.6 节介绍了用于研究外部干预系统（中药复方）与生物应答系统（人体复杂系统）之间"系统-系统"相互作用，提出的整合化学物质组学的整体系统生物学（中医药系统生物学）的定义、研究体系、基本策略、关键科学问题、主要发展方向和关键技术。提出"系统-系统"作用模式、研究体系和药物系统表征模式——化学物质组学之后，为适应中医药临床研究和转化医学的需要，对人体复杂系统的表征提出了中医药临床系统生物学研究体系（2.7 节）。针对现行研究中存在的"方-病-证割裂，基因-蛋白质-代谢物分离"等问题，提出构建以多层面生物标志物群为表征的临床系统生物学研究体系。建立的整合生物标志物群（包括证候指标、临床生化及影像学指标，基因、蛋白质、代谢物等系统生物学标志物群多个层面）可用于疾病早期预警、临床诊治、指导个性化用药、疾病预后及药物疗效评价等。且给出了糖尿病肾病气阴两虚证诊断和糖肾方临床疗效评价的研究实例，指出以临床疗效为导向的中医药现代化研究是中医药发展的最佳途径。

从药物系统表征模式——化学物质组学、"系统-系统"相互作用表征模式——整体系统生物学（中医药系统生物学）发展到表征人体复杂系统的临床系统生物学发现的整合生物标志物体系，表明从药学角度切入整体系统医药学（新医药学）的创建，其战略目标就是研发从临床出发，以信号通路为靶标的复方新药（见第 1 章 1.6 节）。

更多内容参见专著《中医药系统生物学》（罗国安、王义明、梁琼麟等，科学出版社，北京，2010 年）和 Systems Biology for Traditional Chinese Medicine（John Wiley & Sons, Inc. 2012）。

2.1 中药复方有效部分研究方法及理论初探（1997年6月发表）

2.1.1 前　　言

医药工业是高科技产业，其核心——新药研究具有高投入、高效益和高风险性。目前开发一个新的化学药需十年时间，投入 2.5 亿～3.5 亿美元。合成一万个以上新化合物，才能开发成功一个新药。现在天然药物正在成为世界各国新药开发的热点。欧共体已对草药统一立法，使其地位合法化。美国 FDA 已开始接受中药复方药物申报，并正在起草审批规程。最近美国、英国、日本等国已开始投入大量资金与技术力量，在传统医药中开发新药。按目前状况发展，中国中医药面临严峻的竞争和挑战。

目前中药研究有两条途径：一是从单一植物中提取一种有效成分制成新药，如我国自行开发的青蒿素等。二是中药复方药物的开发研究。即在中医药理论指导下，对中药复方的药物组合理论，即君臣佐使、整体观念、协同配合等开展研究。这是中医药的主流，在此方面，我国占有优势。但目前我国的中药复方药物在世界上往往只能作为保健品，难以堂堂正正走向世界医药的主流市场。关键在于中药复方太复杂，长期以来缺乏被国际所认可和接受的客观、严格的标准和规范。

2.1.2　中药复方药物中有效部分的概念

中药复方药物中有效部分的概念有助于解决此困难。所谓有效部分，是指各种中药复方的药物中具有相近似化学性质的一大类化合物。即将某个中药复方药物看作一个整体，根据其所含不同种类的中药成分，采用现代分离手段，将其分离为各个有效部分（如皂苷类、黄酮类、生物碱类等，或更小的类）。每个有效部分为性质相近的化合物群。有效部分的概念不同于一种中药中的有效成分和有效部位，而是复方所有药物含某类化合物的总和。整个研究思路可归纳为四条原则：现代分离方法提取有效部分；指纹图谱定性；指标成分定量；有效部分和药效学研究相结合。

2.1.3　现代分离方法提取中药复方药物中有效部分

把中药复方药物看作一个整体，按植物化学中对某一味中药进行系统成分分离的思路，根据所含的中药已知大类成分，采用系统溶剂分离。结合现代分离方法，如超声提取、膜分离、超滤、微透析、固相萃取、逆流色谱、超临界流体色谱等手段，将复方药物提取分离成为如皂苷类、生物碱类、挥发油、黄酮类等各类有效部分。虽然相当困难，目前看来还是有希望的。当然须按中药复方的药物组合理论及所含各味中药的药理活性成分，有目的地确定要分成哪几类有效部分。这个过程其实也可用于制剂工艺提取条件的研究，如研究各种有效部分的提取物的量与各种分离方法参数之间的关系，确定最佳的提取方法。

2.1.4　指纹图谱定性

对各个有效部分（提取物）用现代分离分析手段，如 HPLC 及毛细管电泳（CE，比 HPLC 分离效率高几十倍或更高的一种方法）等，分离得到该有效部分中十几种或几十种化学成分的色谱图（或电泳图）。再用 HPLC-MS、CE-MS 等现代最先进的联用鉴定方法对色谱-电泳图中几十种化学成分进行定性鉴别。如联用 MS/MS 二级质谱，还有可能推断各色谱峰的分子结构。CE 图谱或 HPLC 图谱经鉴定后，即可作为指纹图谱。深入的研究工作还可将复方药物中某有效部分和原单味药中相应的有效部分的指纹图谱进行比较，从而可发现是否有新的化合物产生或丢失。有必要时可将此有效部分再行分离，提取出其中的某个化学成分进行结构或药效研究。

2.1.5 指标成分定量

对各有效部分指纹图谱进行判断选择，取其中一些含量较高的化学成分作为指标成分。指标成分中包括有效成分和特征成分。有效成分即为起药效作用的化合物，特征成分是指那些在某味中药中含量较高且有代表性的化合物。当然有些指标成分既是有效成分又是特征成分。每个有效部分取四五种指标成分进行定量。

对各有效部分进行指纹图谱定性、指标成分定量，用现有的仪器分析手段完全可以做到。这样可使含几百种化合物的中药复方能分成十余类，每类含几十种化合物的明确的可定量的小系统。对于质量控制，则可适当进行简化，选取几个主要有效部分和近 10 个定量指标，采用现代仪器可以做到快速和准确。

2.1.6 有效部分和药效学研究相结合

对各有效部分须结合药效学研究，以期在更深层次上说明中药复方药物的作用机理。如对某降血脂的中药复方制剂而言，可将该中药复方制剂、某单味药（如君药）及复方制剂中各有效部分同时进行动物药效试验（如降血脂），比较其降低总胆固醇等的药效作用。一方面可确定各有效部分的药效作用，另一方面从药效比较中可能会有新的发现。如复方药比单味药好，则可比较二者指纹图谱或指标成分的差别，从而发现是否有更有效的新的化学成分出现，或对中药复方副作用减小等进行机理探讨。

2.1.7 小　　结

采用中药复方药物有效部分的概念和系列研究方法的优点是很明显的。以往对中药复方药物，只用有效成分的概念，以点代面，既无法说明中药复方的复杂性，更不能体现中医药理论的物质基础。采用有效部分，就可将中药复方中几百种化学成分归结成性质近似的十余类有效部分，有可能是中医药理论中君臣佐使药物在化学成分上的物质基础。如果和药效学研究相结合，就有可能阐明中药复方的大量有效成分及作用机理。按此思路提供的现代化的量化指标，容易为国际医药界所接受，也有助于中药复方药物更高层次的研究。

德国、法国等国用银杏叶提出物（EGb）治疗脑缺血与外周血管病取得了成功。其主要有效成分是黄酮苷类与银杏内酯。他们采用黄酮苷类和银杏内酯的十余种化学成分的高效液相色谱图，作为指纹图谱，同时用其中多个化学成分（指标成分）作为定量的标准，使银杏叶制品获得了国际药品市场的通行证，也表明采用有效部分及研究方法这一思路完全有可能实现。因这种做法相当于对某味中药材中的某个有效部分（银杏叶中的黄酮部分）

进行了定性定量工作。如按中药扶正固本的思路，再加上能提高机体免疫能力的某味中药材中的多糖部分组成一小复方，则我们可用黄酮有效部分（银杏叶）及多糖有效部分（另一味中药）的指纹图谱及指标成分进行质量控制。我们对菟丝子的黄酮类提取物已用此思路进行了研究，用 CE 把黄酮类提取物分离并鉴定了近十种黄酮，取得了成功。当然推广到中药复方药物中，工作量会加大。但因现代分离及仪器分析方法发展很快。如 CE 具有分离效率高（一般可达每米几百万理论塔板数）、分析时间快（一般几分钟到 20 余分钟）、自动化程度高（可用于大批样品质控）等优点，相信这些问题不会是解决不了的。当然实施过程中尚需修改和增加新内容，但只要有了正确的思路和研究方法，中药复方药物获得进入世界医药市场的通行证是完全有可能实现的。

2.2　中药复方的化学研究体系（1998 年 7 月发表）

由国家科技部倡导的"中药现代化科技产业行动"正在深入展开，促进了我国中医药事业向更高、更新、更深入的层次发展。所谓中药现代化，是指运用现代科学技术，研制、开发现代中药，实现能用现代科学技术阐明其药效物质和作用机理（现代化），能进行大规模工业生产（产业化），并能为国际市场接受，有国际竞争力的中药制剂（国际化）。现代化是基础和关键。如何实现现代化，必须在研究思路上有所突破和创新。

目前中药开发研究有两条途径。一条途径是从单一植物中提取一种有效成分（单体化合物）或提取物开发成新药。前者如从青蒿中提取所得青蒿素，再经结构修饰，成为一系列治疟疾的良药。后者如从银杏叶中所得提取物（EGb），由多种银杏黄酮苷和银杏内酯组成。另一途径则是中药复方制剂的开发研究，这是中医药的主流。在此方面，我国占有优势。但目前我国的中药复方制剂尚未走向世界医药主流市场，难以参与国际竞争。关键在于长期以来缺乏被国际认可和接受的客观、严格的标准和规范，以及相应的基础研究。中药制剂的科技含量过低，产品有效性和安全性缺乏可靠的、系统的科学数据加以证实；从原材料到产品缺乏明确、严格的质量标准；缺乏采用现代科学技术手段来充分说明中药作用的物质基础、作用机理、中药药性理论和配伍理论等丰富的科学内涵，制约了中药复方制剂作为一种新的药物模式为世界各国普遍接受。中药复方研究的难点在于临床确有疗效，但如何从物质基础——化学成分和药效、作用机理及二者的相关性上，用现代科学方法来阐明其科学道理。目前首要问题在于解决思路和方法学的问题。

2.2.1　中药复方化学研究体系的思路

西医治病重在靶器官病理改变的纠正、逆转。故西药常为单一化学成分，具有高度专一性。中医强调辨证施治，即将疾病的某一阶段的病理、生理改变归纳为"证"。根据"证"这一整体水平的疾病的认识，从脏腑的联系、人和自然关系等方面，采用中药复方中的多种化学成分，多靶点、多环节（途径）调节整个机体的动态平衡。因此，中药复方具有高度复杂性、整体性，是一动态调节过程。

目前国内外对中药复方化学成分的研究，主要是对中药复方进行药味的拆分研究，证明其配伍的合理性，或采用总提取物和分提取物，或测定中药复方中的几个化学成分的粗略做法。在药效、作用机理研究上，则较少和化学成分相结合开展研究。根本问题在于对中药复方化学成分的研究尚缺乏清晰的思路，无法说明其整体性和复杂性。中药复方是一复杂体系，起疗效作用的物质基础应是广义的化学成分，包括无机物、小分子有机化合物（如挥发油、生物碱、黄酮、皂苷等）及生物大分子（如肽、蛋白、糖肽、多糖等）三大类。中药复方依赖这些化学成分，起到有主次的多靶点、有机的整体协同的治疗效果。开展中药复方物质基础和药效、作用机理相关性研究，应采用"一个结合、两个基本讲清、三个化学层次、四个药理水平"这样一整套研究体系和引进现代化学、分子生物学、信息等学科的先进技术来解决相应的方法学。

要科学阐明中药复方的疗效，必须坚持化学成分研究和药理研究相结合。离开药效学指导的化学成分研究将变成为成分而成分的纯学术研究，而缺乏化学成分研究的药理学研究也只能是不知其因何在、重复性差的低水平研究。实现二者结合，我们就能做到基本讲清中药复方的药效化学成分，基本讲清中药复方的药效和作用机理。中药复方少则四五味，多则十几味中药材，化学成分少则几十种，多则几百种。单味药材的全部成分尚在不断增加，全部说清中药复方中全部成分目前尚无可能，而且根本无此必要。结合药理研究，找出起药效作用的那些有效化学部分、有效化学成分，即可基本说清中药复方的化学成分。结合化学成分研究，从药效和作用机理方面就可说明各有效化学部分和有效化学成分所起的有主次的多靶点、有机整体协同的治疗效果。

为了能适应、阐述中药复方的复杂性和整体性，有必要在药物（复方、药材）、有效部分和有效成分三个化学层次上进行高效、现代的分离、分析及鉴定研究，并结合整体动物实验、组织器官、细胞亚细胞及分子生物学四个药理水平上药效和作用机理研究，研究君臣佐使各有效部分和君臣佐使各有效成分，阐明中药复方配伍理论的化学物质基础。

2.2.2 中药复方有效部分概念及三个化学层次

笔者[1,2]提出在中药复方各药味和化学成分之间，再增加一个层次，即有效部分这一概念。所谓有效部分，是指中药复方中具有相近化学性质的一大类化合物（药效成分群）。即将某个中药复方看作一个整体，根据其所含不同种类药材，结合各药材已知的药理知识，采用现代分离提取方法，将其分离成为各个有效部分（如挥发油、生物碱类、黄酮类、香豆精类、蒽醌类、强心苷类、皂苷类、萜类、多糖类等，或更小的类）。每个有效部分为化学性质相近的化合物群。有效部分的分离提取也可采用按化学成分的分子量、极性或酸碱性的大小，进行系统的分离而得。

有效部分的概念不同于一味中药材中的有效部位，而是某个复方中所有药味含某类化合物的总和。有效部分分离时需考虑该复方中各药味的已知化学成分的药理作用，以往所作整个复方的药理研究，结合该复方中君臣佐使药味的作用，有目的地将分离所得各有效部分进行整体动物实验、组织器官、细胞亚细胞及分子生物学四个药理水平上的药效和作用机理研究,从而确定出君臣佐使有效部分及其配伍规律。对一复方分离成十余类有效部分后,则每一有效部分一般含十几种到几十种化学成分。采用现代多种仪器联用新技术,特别是高效液相色谱-毛细管电泳-质谱/质谱联用(HPLC-CE-MS/MS),可对其十几种乃至几十种化学成分进行指纹图谱分离鉴定。再从指纹图谱中选择四五种指标成分(有效成分或特征成分)进行定量研究。其中有效成分是指经药效实验后确定起疗效的那些化学成分;特征成分则是指在指纹图谱中含量较多、能表征某味药材的化学成分。

确定各有效部分的药效作用后,如有需要则可将有效部分再分离成各个单一的化学成分,进行第三层次的研究。从某有效部分分离所得各化学成分,结合该部分的药理作用,再次开展四个药理水平的药效、作用机理研究,就可确定各成分所起作用及相互配伍规律、协同作用等,即确定出君臣佐使有效成分。

中药复方化学成分的研究,从药味、有效部分、有效成分三个化学层次上进行综合研究,是一条较现实的基本讲清化学成分和药效、作用机理的研究之路。在此深入了解的基础上,进行适当简化,确定出简化的指纹图谱和指标成分,又是最合理的中药复方质量控制的方法。

2.2.3 中药复方物质基础和药效、作用机理相关性研究

中药复方分离成若干有效部分后,必须开展整体动物、组织器官、细胞亚细胞及分子生物学四个药理水平上的药效和作用机理研究。整体动物实验能较好确定各部分是否具有药效活性,即是否是有效部分。通过组合试验,还能确定各部分之间的协同、拮抗等配伍关系。组织器官、细胞亚细胞和分子生物学三个水平的药理实验能说明各有效部分的药效,特别是作用机理。由于是在化学成分基本讲清前提下开展药理研究,确保了药效、作用机理的可靠性和重现性。在将化学研究和药理研究结合时,可充分运用信息科学各种技术。

采用三个化学层次和四个药理水平这样一条思路,还可开展多方面研究工作,如中药材物质基础和中药药性理论(四性、五味等)相关性研究;中药复方物质基础和方剂配伍理论(药对、七情配伍、配伍法度、量效关系)相关性研究;中药复方物质基础和中药药物动力学相关性研究等。这些将另文阐述。

2.2.4 中药复方化学研究体系的方法学

要开展三个化学层次、四个药理水平的研究,方法学研究需引进各学科最新科技成果。有效部分和有效成分的提取需要用到超临界萃取、超滤、逆流色谱、双水相萃取等现代技术。特别是为满足药理实验所需大量样品时,更需借助现代化学工程学。分离与分析科学中多维、多模式、高效的系统分离分析新方法、新技术,如各种现代色谱及波谱技术,特别是各类仪器联用技术,如生物质谱、HPLC-CE-MS/MS 及 HPLC-NMR 等,将对中药复

杂体系的化学成分起到关键作用。中药复杂体系中化学成分和复合体的组成、结构、构象、状态、形态、过程变化等各种化学信息更有赖于以上各种新技术的使用。为了在器官、细胞和基因水平上开展药效、作用机理研究，须进行原位、微区、瞬时、活体及单细胞的在线监测，以及时间分辨、空间分辨、分子分辨等时空实时监测技术，包括超微电极电化学法、生物传感器等。特别值得一提的是，表面等离子体激光共振（SPR）、光学相干层析术（OCT）等的出现，将为分子生物医学提供崭新的手段。将来甚至有望出现单细胞药理学。

2.2.5　三承气汤化学研究体系思路

治疗里实证的三承气汤（大承气汤、小承气汤、调胃承气汤）药味组成及功效各不相同。大承气汤由大黄（君）、芒硝（臣）、枳实（佐）、厚朴（佐）组成，为峻下剂。大承气汤四味药去芒硝后成小承气汤，为轻下剂。调胃承气汤则由大黄、芒硝、甘草组成，为缓下剂。组成三方的五味药材包括了无机物和有机小分子化合物两大类及蒽醌类、生物碱类、三萜类及鞣质等十余类化合物。该五味药材又组成大黄-芒硝、大黄-枳实、大黄-厚朴、大黄-甘草等药对。三承气汤有很多作用，现以三承气汤对中医"通里攻下"法的疗效来探讨如何按上述思路进行物质基础研究。

五味药材单独均有大量化学成分和药理研究。对三承气汤复方化学研究只进行了蒽醌含量测定。对大承气汤尚进行了挥发油含量测定及不同煎煮法对大黄蒽醌含量的影响研究。大承气汤、小承气汤中君药大黄苦寒泻热，起荡涤胃肠实热积滞。需用生大黄，煎煮时需后下，以防止大黄蒽醌类中大黄酸苷水解变性、减弱泻下作用。芒硝也具有清热泻下之功，和大黄相须为用。药理研究发现：大承气汤对急性腹膜炎小鼠的腹部血管通透性影响，可因炎症部位、病程程度不同出现升高或降低等各种双向调节作用；而小承气汤却只有降低效应，并无双向调节作用。

将芒硝单味药和大承气汤各种拆方进行实验，发现均无双向调节作用。拆方实验表明了二方配伍的差异和各味药材的配伍机理，凸显了君臣佐使药材各自的功用。

根据单味药材及复方的化学和药理研究资料，可采用溶剂提取、逆流层析、超临界萃取等现代分离手段，将大承气汤、小承气汤、调胃承气汤、大黄-芒硝、大黄-枳实、大黄-厚朴、大黄-甘草等药对，以及大黄、芒硝、枳实、厚朴、甘草等药味分别提取分离成挥发油、蒽醌、鞣质、黄酮、生物碱、三萜类及无机物等化学部分。可用小鼠还纳、泻下、肠容积、肠容物移行速度实验来表征中医"通里攻下"法[3]，对上述各化学部分进行整体动物实验。从资料可推断结果必为蒽醌类为君有效部分，无机物为臣有效部分。二者配伍体现了大承气汤、小承气汤在有效部分这一化学层次上的配伍规律。再做蒽醌类有效部分的指纹图，即可比较三方、四药对、五药味之间的差异，配合指标成分（游离蒽醌、结合蒽醌或大黄酸等）定量，即可确定药效和含量（有效部分和有效成分）间的量效关系。当然药效和作用机理的实验还应包括其他三个药理水平实验。如用膜片箝方法、^{45}Ca法等研究相关的有效部分、有效成分对胃、肠平滑肌、细胞的离子通道、摄Ca^{2+}等作用机理研究。采用超微电极电化学方法、微型毛细管电泳、分子雷达等方法研究组织或单个细胞内M受体、P-物质、脑啡肽及儿茶酚胺等神经递质、钙调蛋白等变化，来说明其作用机理。

双向调节是中药复方的一种基本作用，总体上说尚停留在药效学研究阶段。可采用出血性腹膜炎小鼠的腹部血管通透实验来确定抗炎作用双向调节的有效部分，再将大承气汤、小承气汤中该有效部分进行指纹图谱定性及定量比较，或若干有效部分协同作用，可判断出其物质基础。在基本清楚化学成分基础上，即可设计多水平的药理实验来研究其作用机理。

这样的思路和大量的研究就可从三个复方、四个药对、五味药材来说明中药复方的不同化学层次的配伍规律及药效和作用机理，既解决了中药复方的复杂性、整体性两个难点，又可为有依据的质量控制提供方法，更有可能为开发某些新药，如双向调节药提供思路。

总之，明确中药复方化学研究体系，采用各种现代技术，中药复方物质基础的研究将解决中药现代化的关键问题，开拓具有中国特色的创制新药的新思路、新途径、新方法。

2.3　中药复方物质基础和药效相关性研究（1998年7月发表）

由国家科委倡导的"中药现代化科技产业行动"正在深入展开，促进了我国中医药事业向更高、更新、更深入的层次发展。所谓中药现代化，是指运用现代科学技术，研制、开发现代中药，实现能用现代科学技术阐明其药效物质和作用机理（现代化），能进行大规模生产（产业化），并能为国际市场接受、有国际竞争力的中药制剂（国际化）。现代化是基础和关键。如何实现现代化，必须在研究思路上有所突破和创新。

中药复方制剂是中医药的精髓和主流。中药复方的功效已为几千年的历史和现代临床疗效所肯定。但如何采用现代科学技术手段来说明中药作用的本质、作用机理、中药药性理论等丰富内涵，使中药复方能为国际市场所接受，目前尚有一段路要走。

中药复方最为常用，所含化学成分往往多达几十种或上百种，中医治病又是从整体医学角度出发，作用部位肯定是多个靶器官。但可以肯定，中药复方中起疗效作用的物质基础，应该是广义的化学成分，包括无机元素、小分子化合物（包括挥发油、生物碱、黄酮类、皂苷类等常说的化学成分）及生物大分子（包括肽、蛋白、糖肽及多糖）。要达到"安全、有效、稳定"的要求，应做到基本讲清中药的化学成分，基本讲清药效和作用机理。而要做到两个"基本讲清"，就必须开展有关中药复方物质基础和药效相关性的研究，在研究思路上有所创新和突破。本节对此做一探索，建议从以下方面开展中药物质基础和药效相关性的研究工作。

2.3.1　中药材物质基础和中药药性理论相关性研究初探

1. 中药材物质基础和四性、五味的相关性研究

中药性味的现代研究尚未形成规模，在学术思想上还无突破性进展，其原因在于缺乏很好的思路和做法，能将四性、五味和药物的物质基础——化学成分及药效药理研究有机地结合起来。现在多数是做一味药中的一个或几个成分的药理药效，难以解释该药物的性

味及其所具功效，主要是因在单味药物和个别化学成分之间缺少了一个中间层次，即有效部分[1,2]。单味药材少则含几十种成分，多则含百种以上成分（如人参），某种意义上可以说是一个小复方，如采用单味药材、有效部分、有效成分三个层次来探讨药物性味和药效、药理关系就较易进行。

现以枳实为例[4]。中医药书记载：枳实为辛味药，有破气消积、化痰散痞、理气宽中、行滞消胀之功。现将其按所含主要大类化学成分，分成挥发油、苷类和生物碱三个部分。选用疼痛、镇静、血压和离体肠平滑肌收缩四项药理指标，研究化学成分和药效相关性。实验结果发现挥发油有镇静和镇痛中枢抑制作用，还对大鼠离体肠平滑肌呈先兴奋后抑制作用。再对挥发油做进一步分析，确定其主要有效成分为 d-柠檬烯（d-limonene）。黄酮苷部分对离体肠平滑肌的收缩呈抑制作用，但对大鼠血压等无明显影响。生物碱部分有明显升高血压作用，但对离体肠平滑肌收缩和小鼠化学性疼痛及自发活动无明显影响。进一步分析得出其主要成分辛弗林（synephrine）和 N-甲基酪胺（N-methyltgramine），用于临床升压、抗休克获满意疗效。这样通过枳实一味药材、三个有效部分、多种有效成分就可把该药材的化学成分基本讲清，药理药效基本讲清，同时为复方中讲清枳实配伍的情况提供了可能性。

2. 中药材物质基础和升降浮沉、归经的相关性研究

升降浮沉和化学成分、药效相关性研究较为少见。中药的归经与其药理作用存在一定的相关关系，且基本上与中医对脏腑功能的理解相一致。如影响排便过程，具有泻下作用的中药大黄、芒硝、芦荟、火麻仁等 18 味药材入大肠经率为 100%。具有止咳作用的杏仁、百部、贝母等 18 味药材，具有化痰作用的中药桔梗、前胡、远志等 23 味药材，具有平喘作用的麻黄、款冬等 13 味药材，入肺经率分别为 100%、100% 和 95%。麻黄入肺、膀胱二经，其物质基础从现代药理上可证明其中麻黄碱对支气管平滑肌有解痉和升压作用，而伪麻黄碱有明显利尿、抗炎作用。中药的归经是否和西药中的靶向药物属异曲同工，尚需有更多的化学成分、药效和归经之间相关性研究来证实。用氚标记栀子的有效成分栀子苷，观察 3H-栀子苷在小鼠体内定量分布的动态变化，显示集中于肾、膀胱、肺、胆、肝、肾上腺、小肠、大肠、心脏和胃，同栀子归经于心、肝、肺、胃经及脏腑的络属关系基本相符[5]。还有人研究归经与微量元素的关系，也有提出利用受体学说的理论和技术研究药物归经问题[6]。

2.3.2 中药复方物质基础和方剂配伍理论相关性研究

中药通过配伍，可以提高与加强疗效，减低毒性与副作用，适应复杂多变的病情，改变或影响药效。各单味药中的多种化学成分构成不同的配伍组合，这是中药复方能达到最佳药效的物质基础。如何将中药复方的物质基础——化学成分间复杂又是一个整体的关系和方剂配伍理论及药效相关性加以研究，对方剂配伍理论的现代化有重要作用。

1. 中药复方物质基础和药对、七情配伍的相关性研究

黄芪和当归是一气血双补药对。有报道采用黄芪当归比为5∶1（甲方）、1∶1（乙方）、1∶5（丙方）的药对，研究其对大鼠心肌缺血再灌注损伤的保护作用。实验结果表明，该药对通过清除氧自由基，抑制脂质过氧化反应起到保护缺血再灌注心肌的作用。推断甲方补气为主，兼以活血养血；丙方偏于活血，辅以益气养血；乙方作用较平和，益气活血养血是其功效。提示用于防治心血管系统疾病时，甲方、丙方最好[7]。整个研究是在药材这一个层次上进行。有报道将黄芪分成三个有效部分，总黄酮、总皂苷、总多糖，并研究清除氧自由基的作用，证实黄芪抗氧化作用的主要成分是总黄酮和总皂苷[8]。此研究在药材和有效部分两个层次上进行，使药理实验结果较令人信服。还有研究由黄芪当归二味药按黄芪当归比为5∶1组成的当归养血汤的配伍比例，用HPLC测定有效成分，从药物煎出率和细胞免疫药理活性方面证实该方芪归配伍比例为5∶1最合理[9]。此研究在药物（复方）及有效成分两个层次上进行，结果较理想，但若想说明该方的整体药效，如免疫和清除氧自由基等，必然存在着化学成分和药效相关性不容易讲清。现在很多药理研究未和化学成分研究结合，或只有总提取物、分提取物的粗略概念，造成只知其果，未知其因，即使得出肯定药理活性结果，亦不知物质基础为何。更有因药材来源不同，提取制备方法不同，引起化学成分改变，出现药理活性实验无法重复或结果差异较大等现象。由此可见中药的药理研究一定要和化学成分研究相结合。化学成分研究仅在一个或两个层次上进行，也无法解决中药化学成分复杂性和整体性两难点。如从药物（复方或单味药材）、有效部分、有效成分三个层次进行中药物质基础——化学成分和配伍理论、药效相关性研究，既能避免出现"提取越纯，越无活性"的现象，又能清晰、全面、深入地阐述中药化学成分和药效的相关性。

2. 中药复方物质基础和配伍法度相关性研究

中医整体治疗的概念在按配伍理论得出的中药复方中得到最好的体现。近年来运用拆方研究，阐明了复方配伍的科学性，为现代方剂的衍生发展，创立和说明新方提供了较充实的实验资料，取得了不少成果。

如对治疗里实证的著名复方大承气汤（君药大黄，臣药芒硝，枳实、厚朴为佐药）和小承气汤（大承气汤四味中去芒硝）进行比较研究发现[10]：大承气汤对急性腹膜炎小鼠的腹部血管通透性影响，可因炎症部位、病程程度不同出现升高或降低等多种双向调节作用；而小承气汤却只有降低效应，并无双向调节作用。大、小承气汤中君药大黄苦寒泻热，起荡涤胃肠实热积滞的作用。需用生大黄，煎煮时需后下，以防止大黄蒽醌类中大黄酸苷水解变性，减弱泻下作用。芒硝也具有清热泻火之功，和大黄相须为用。将芒硝单味药和大承气汤各种拆方进行实验，发现均无双向调节作用。拆方实验表明二方配伍的差异，用现代科学研究结果表明了各味药材的配伍机理，凸显了君臣佐使药材各自的功用。如能在物质基础——化学成分上做更深入的研究，增加有效部分和有效成分两个层次，再通过各有效部分的拆方实验，而不是药材的拆方实验，阐明峻下剂大承气汤和轻下剂小承气汤中起泻下作用的君有效部分（再进一步则可确定君有效成分），以及大承气汤中有双

向调节中升高生理活性作用的臣有效部位（也可进一步确定臣有效成分）。如果再和去厚朴、枳实，加甘草的缓下剂方调胃承气汤进行有效部分、有效成分的拆方药理实验比较，可确定不同方中佐、使有效部分（佐、使有效成分），以及所起的不同功效，做到基本讲清化学成分和药效之间的相关性。

对药味拆方实验的大量研究成果为今后开展有效部分、有效成分的拆方研究既提供了基础，也提供了方向，但仍有很多艰苦的工作需做，因这是更高层次的深入研究，有相当难度，需要化学和药理两方面人才联合研究，方有可能奏效。

3. 中药复方物质基础中量效关系的研究

所谓量效关系这里是指三个层次上，即药材、有效部分、有效成分三个层次上的量和药效间的相关性。中药配伍理论中实际上已包括了药材的量效关系。有效部分（有效成分）研究思路[1, 2]中也包括了指标成分定量，即从特征成分定量以控制药材的量及有效成分定量以保证起一定的药效两层含义。突破古代医药书典，增加用量等屡见不鲜，并以现代实验方法证实了合理性。也有由于因循守旧、基础研究不够而痛失良机的惨痛教训。

银杏叶药用在我国已有几千年的历史。我国20世纪60年代曾应用其提出物治疗冠心病等，但未能深入，由盛到衰。德国和法国等国则开发成银杏叶提取物（EGb）治疗脑功能障碍的药物。究其原因在于我国20世纪60年代的EGb纯度与用量不够，药理研究深度不够[11]。化学方面满足于分离鉴定出几个新化合物，发表几篇文章；药理方面满足于粗提物，也不知是何种成分，做一些药理实验表明有作用，就加以报道了事；化学和药理更没有结合开展化学成分和药理药效相关性深入定量研究，结果是一哄而起，又一哄而散。固然不排除经费和技术设备投入不足也是主要因素之一。

但时至今日，则更需重视这个问题。单一的药材的量效关系不足以说明问题。通过三个层次（药材、有效部分、有效成分）来研究药物的剂量和药效的相关性时，应注意加大剂量以取得满意的药效。今人和古人不同，受到环境的刺激，西药的大量应用，必然使今人人体对化学物质应答的灵敏度有所降低。

总之，中药复方物质基础和方剂配伍理论相关性研究，必须实现化学成分和药理研究相结合，从药材、有效部分、有效成分三个层次上开展研究，通过各种方法，在物质基础上说明中药配伍理论，即不但有君臣佐使的药材，更能确定君臣佐使的有效部分（可能不止一个）和君臣佐使的有效成分，说明其功效，基本讲清物质基础和药效间的相关性。

2.3.3 中药复方物质基础和药效、作用机理相关性研究

西医治病重在靶器官病理改变的纠正、逆转。故所用西药常为一种成分，具有高度专一性。中医强调辨证施治，即将疾病的某一阶段的病理、生理改变归纳为"证"。根据"证"这一整体水平的疾病的认识，从脏腑的联系、人和自然关系等方面，多途径、多靶点调节机体的动态平衡[12]。所用中药的特点即是组成复方进行治疗。由此可见，中药治疗具有针

对多个因素，采用多个活性成分，具有多个靶点，进行多个环节，动态整体治疗的特征。因此中药复方的药效、作用机理必定是要用多个指标进行研究。开展中药复方物质基础和药效、作用机理相关性研究，不但要采用多个指标，还要从整体动物实验、器官组织、细胞及分子生物学四个水平（或称方面）来进行。

中药复方所针对的证，如何用四个水平的各种实验研究来体现需精心设计、推敲。对具有良好临床疗效治病的中药复方同样也要从这四个水平来说明中药复方的整体疗效及作用机理。拆方研究是中药复方研究中一种手段，但目前方剂研究中忽视方剂中中药的应用特点，偏重于拆方研究，提取方剂中的有效成分，导致许多研究结果不能从整体上说明复方的本质。

中药复方作用机理的研究，不仅仅是说明其药效，更要说明其作用环节。作用机理的研究应成为重点，这样做不但能研究中药复方的传统功效，更能进行新功效的开发。发现新的药理作用，扩大治疗范围，本身就是复方研究的主要目的之一。例如，20世纪90年代对保胎安产的当归芍药散（当归、白芍、川芎、白术、茯苓、泽泻）进行作用机理的实验研究时，发现能对抗药物引起的记忆障碍，对乙酰胆碱等神经递质有影响，临床上试治阿尔茨海默病，已初见成效。

中药复方化学和中药复方药理学（包括中药药效学、中药药物动力学、作用机理、方剂配伍规律等）二者紧密的结合将从根本上解决中药复方的现代化问题。

2.3.4 中药复方物质基础和中药药物动力学相关性研究

中药药物动力学似可包括两方面内容：一是中药药物效应动力学，即以药物的生物效应为指标，从生物半衰期来进行研究；二是中药药物代谢动力学，以血或组织器官中的药物和其代谢产物，采用血药浓度半衰期来进行研究。中药药物动力学对于了解中药的作用机制，指导临床合理用药，优选用药方案，指导剂型改进和新药研究设计的重要性日趋引起重视。

黄熙等[13]提出的复方药动学和证治药动学及随后进行的各种研究[14]均表明可采用中药复方在体内的化学成分的变化来进行药代动力学的研究，采用四谱（UV、IR、MS、NMR）和3D-HPLC的方法测定磷酸川芎嗪（TMPP）的含量，比较研究了川芎汤、川芎丹参汤给大鼠口饲后TMPP的动力学，发现配伍用丹参后可明显减少TMPP的吸收、分布和生物利用度[14]。中药复方君臣佐使配伍变化可明显影响彼此的药动学参数，并与疗效及毒副作用密切关联。甘草次酸（GA）具有抗炎、抗过敏和抗胆甾醇的作用。用酶标免疫和HPLC测定体内GA的浓度，比较大鼠口饲甘草酸、GA、甘草汤和甘草芍药汤后，发现血中GA含量因伍用芍药而明显提高。对尿及粪中GA排泄量测定后，可推断得出伍用芍药后，血中GA浓度增高可能是由于某种因素使粪便中排出量降低，而在体内停留时间延长所致[15]。在芍药这样一个药材层次上讲清甘草汤的本质尚欠不足。如何说明究竟是芍药中何种成分（或几种成分）起此作用，或许可通过将芍药分成若干有效部分，或将甘草芍药汤分成若干有效部分再行设计实验方案来求证之。

中药药物动力学的快速发展将得益于中药复方物质基础——化学成分的研究思路和高灵敏度、微量快速、高效的分离、分析方法的开发。目前各种 GC、HPLC、毛细管电脉（CE）及联用技术，如 GC-MS、HPLC-MS 和 CE-MS，特别是 HPLC-MS/MS 及 HPLC-NMR 的应用，将为中药药代动力学提供更快、更好的结果。

2.3.5 中药复方物质基础、药效和信息科学的相关性研究

多年来国内有些单位建立了小型的中药疗效数据库和中药药效物质基础数据库，并应用计算机进行了规律性的分析。目前存在的问题是数据库的样品量尚不够大；数据库结构系统有待完善；更需发展如何从巨量的资料中去阐述中药复方化学成分和药效的关系，进而为开发新药复方提供依据。信息化应全面、系统地开展，从建立数据库开始，可考虑建立两大类数据库：一类是中药材数据库，包括 12000 余种中草药的性、味、归经、用药部位、化学成分、药理作用、毒副作用、适应病证等传统及现代成果。另一类为中药复方数据库，包括尽可能多的古方及确有疗效的经验方的方剂组成、药物来源、适应病证、临床疗效、有效部分和有效化学成分、药理作用等传统及现代成果。应采用统计学、模糊数学、聚类分析及人工智能等信息科学，结合中医药的基础理论和著名专家学术经验，使中药复方中的规律性得以客观科学地揭示，将为今后新药的组方和开发提供基本思路的依据。

2.3.6 小　　结

中药复方物质基础和药效相关性研究的目的是基本讲清中药复方的化学成分，基本讲清中药复方的药效和作用机理。要达到这点，必须实现化学成分研究和药理研究相结合，离开药效学指导的化学成分研究将变成为成分而成分的纯学术研究，而缺少化学成分研究的药理学研究也只能是不知其因何在的低水平研究。为了能适应、阐述中药复方的复杂性和整体性，有必要在药物复方药材、有效部分和有效成分三个层次上进行研究工作，并结合药效学研究，确定君臣佐使有效部分和君臣佐使有效成分，阐明君臣佐使配伍理论的化学物质基础，同时在整体动物实验、器官和组织、细胞亚细胞、分子生物学四个水平上开展药理研究工作，完全可以研制出能为国际市场所接受的现代中药制剂。

2.4　化学物质组学与中药方剂研究（2005 年 11 月发表）

2.4.1　引　　言

中药在我国有着几千年的临床应用历史，长期实践经验的总结形成了独特的中医药理论和数以万计的中药方剂。很多中药方剂都具有可靠的临床应用记录，现代药理学研

究也为证实中药方剂的整体疗效提供了越来越科学和令人信服的实验方法，因此，中药方剂作为一种确有疗效的治疗手段正在得到包括国际社会在内的越来越广泛的关注。但是我们也很清醒地认识到，要使中药方剂的疗效和安全性得到更加可靠的保证，推动中药作为一种治疗药物更加合理广泛的应用，还需要更加深入地开展中药方剂的基础研究，加速中药的现代化进程。所谓中药现代化，即指在中医药理论指导下，运用现代科学技术，研制、开发现代中药，实现能用现代科学技术阐明其药效物质和作用机理（现代化），能进行大规模工业化生产（产业化），并能为国际市场接受，有国际竞争力的中药制剂（国际化）。我国从20世纪90年代中期开始实施中药现代化行动纲要，"九五""十五"期间通过"攀登计划"、国家973计划、国家自然科学基金重大研究计划等对中医药现代化研究大力度地支持，使得我国中医药事业得到长足的发展。尤为可喜的一个现象是中药现代化的研究氛围越来越活跃，许多中医药专家积极欢迎和支持其他各个相关学科的专家加入中药现代化的研究队伍，在中医药理论的指导下，引入各种现代科学技术，充分发挥多学科交叉和优势互补的作用。这也是近年来我国中药现代化研究取得较大进展的一条宝贵经验。中药现代化作为我国科技发展战略的一部分已经列入国家"十一五"规划和中长期发展规划，在"九五""十五"期间已经打下良好基础的情况下，我国的中药现代化事业必将迎来一个更加快速发展的时期，当然这个过程中与国际同行的竞争也会加剧。目前，美洲、欧洲、亚太地区已经有很多的大医药公司和著名科学家纷纷涉足传统医药研究领域，这既是挑战，我们面临的是不进则退从而被人甩在后头的危险；同时也是机遇，国际社会的广泛参与使中医药更容易得到理解和接受，也能够让我们吸收更多新技术和新方法融入中药研究。因此，为了应对国际竞争，加快我国"十一五"期间中药现代化的步伐，认真总结近年来的经验，推动中药现代研究的新思路和新方法的探讨是具有积极意义的。

中药方剂是中药研究的主流，但是20世纪90年代中期以前，中药方剂研究主要有两条途径：一种是借鉴先导化合物的思路，从中药中发现和分离单一有效成分，开发成植物药；另一种是在传统中医药理论指导下进行复方的优化配伍，但是还停留在药材配伍的层次上。这些研究可以说是分别在两个不同的化学层次进行的研究，也有把这两个层次结合起来的，但是复方整体（或药材）的层次过于模糊和复杂，研究因素难以控制，由于缺乏一个合适的中间层次或过渡层次，从复方或药材直接跳到"化学成分"层次则很容易割裂中药有效物质之间的内在联系，两个层次的研究很难统一起来，因此，我们在1997年曾提出在中药复方研究中应该引入一个中间层次即有效部分的概念[1]。所谓有效部分（组分）是指中药复方的药物中具有相似化学性质的一大类化合物（性质相似的化合物群），这样一个复杂的中药复方（可能有数百种化学成分）往往就可以分为几种或十余种有效部分，如和药效学相结合就有可能阐明中药复方协同配伍的化学物质基础。为此，我们提出了包括现代分离方法提取有效部分、指纹图谱定性、指标成分定量、有效部分和药效学研究相结合的整体研究思路。中药复方有效部分理论的提出，推动了中药方剂的研究从两个化学层次向三个化学层次的发展，并且中药方剂有效部分的研究很快成为中药方剂研究的一个重要方向。在有效部分理论研究的基础上，我们提出了中药复方的化学研究体系[16]，以及中药复方物质基础和药效相关性研究的方法[17]，通过化学与药效学研究相结合（一个"结合"），基本讲清中药复方的药效物质，基本讲清中药复方的作用机理（两个"基本讲清"），从君臣佐使药材、有效部分、有效成分（三个"化学层次"）阐述中药复方的药效物质，从整体动物、器官组织、细胞亚细胞和分子生物学（四个"药理水平"）来研究中药复方的作用机理（简称"一二三四"体系）。对于中药复方整体的化学表征我们提出了指纹图谱方法[18]，进而在有效部分理论指导下，通过将中药复方的各个有效部分的化学信息与药效学的活性信息的相关分析，就可能辨识复方中起主要药效作用的组分即有效部分（有效组分），因此最早提出了多维多息化学指纹图谱，即通过有效组分指纹图谱表征中药复方中的有效组分的化学特征[19]。2000年，在王永炎院士牵头下，我国启动了第一个中药973项目：中药方剂的关键科学问题基础研究，中药有效部分的概念和中药复方的化学研究体系（"一二三四"体系）也被吸收作为项目整体研究思路中化学研究的主要方法体系。国内20余家单位参与了该973项目的研究，极大地推动了中药方剂理论和实验研究的进展，其中最突出的成果之一就是推动了中药复方从药材配伍到有效部分（有效组分）配伍的理论发展，为从传统的中药复方中开发现代复方中药（组分中药）进行了成功的探索。有效组分配伍理论和组分中药的研究是中药复方有效部分（有效组分）理论的进一步发展，也证明我们前面所提出的有效部分理论在实践中是可行的。

本节在总结中药复方有效部分和"一二三四"体系的基础上，充分吸收现代生命科学特别是系统生物学的先进成果，提出了一种新的方法体系即化学物质组学（Chemomics），并在复方中药的研究领域进行了初步的应用尝试。

2.4.2 化学物质组学的定义

同生命科学中其他组学方法类似，化学物质组学（Chemomics）就是研究化学物质组（Chemome）的组成及其相互关系的一种方法。虽然生命科学是研究生物系统与外界环境相互作用过程中的生命活动规律，但是现有的生命科学研究体系，如系统生物学方法，主要关注的还是一个系统，即生物复杂系统，对外部输入（环境）的表征，进而研究两个复杂系统的相互作用关系尚缺乏可行的方法。因此化学物质组学的提出主要是对与生物系统产生作用的外部化学复杂系统（化学物质组）的研究。化学物质组是指一定条件下输入生物体系的所有化学物质（化学成分）组成的复杂化学体系，如药物、食物及从外部环境摄入的其他化学物质等。对于中药方剂研究来说，在我们前面所提三个化学层次基础上，将所研究的中药复方凝炼提升为一个整体的化学物质组。

化学物质组学的研究是在复杂性科学理论的指导下，采用层次化、系统化及逐步优化的研究策略，而且首先要强调整体（整体化学物质组）有效（所谓有效或功效就是指能够产生预期的生物学响应，如对疾病的治疗作用，包括西医的病和中医的证，下同），然后从整体到部分（子化学物质组），弄清楚各部分之间的相互关系，在确认了有效部分（有效化学物质组）之后，再考虑进一步研究有效化学物质组中各成分的相互关系，发现和确定有效成分群。由于化学物质组的研究分为了不同的层次，因此也可以采用不同的方法对它们的化学特征分别进行表征。

1. 整体化学物质组（Global Chemome）

整体化学物质组是所研究的外部化学体系的最复杂表现形式，即输入生物体系的所有化学物质和化学成分的集合。一个整体化学物质组可以分为多个子化学物质组（Subchemome）。子化学物质组的划分一般考虑到化学性质、结构或功能的相似性或可区分性。例如，一个中药复方可能由多味药材组成，共同构成整体化学物质组。每味药材所包含的化学成分对于整个复方来说构成一个子化学物质组；或者一个复方整体按照一定的方法分成多个性质或功能不同的组分，则每个组分也可以看成整体化学物质组的子化学物质组。整体化学物质组是一个非常复杂的系统，就像蛋白质组学[20]还解决不了全部蛋白质组的表征，代谢组学[21]还不能对全部代谢物进行定性定量，现阶段对于复杂的化学物质组也无法做到明确所有的成分。但是就像代谢指纹谱[21]一样。现有的化学指纹图谱[22, 23]技术可以为化学物质组的表征提供一种有用的方法。通过多种方法和多种指纹图谱可以较全面地表达化学物质组中丰富的化学信息。也可以借鉴差异蛋白质组学，在一定条件下，采用化学指纹图谱来研究不同设计得到的化学物质组的变化规律。

2. 有效化学物质组（Effective Chemome）

在整体化学物质组中，有的子化学物质组的保留与否对整体化学物质组所研究的功效影响不大，有的子化学物质组的存在对整体的功效反而具有抵消作用，但是有的子化学物质组的去除则会使得整体的功效显著受到降低。针对一定的功效进行系统的研究设计，并始终以整体化学物质组为对照，对各类子化学物质组进行筛选和取舍，最后仅保留必要的子化学物质组组成新的集合并不降低其整体的功效，因此称为有效化学物质组或功能化学物质组。有效化学物质组可以采用有效组分指纹图谱结合多组分分析方法来表征[1, 16~19]。

3. 有效化学成分群（Effective Constituents Group）

有效化学物质组虽然还存在一定的不必要的化学成分，相对整体化学物质组来说，在不降低整体活性的前提下已经去除了大部分的非必要的化学组分，大大简化了化学组成，为深入开展功效成分的研究提供了基础和条件。通过进一步的分离及成分活性相关性分析，有可能辨识其中关键的有效成分或有效化学成分群，即按照一定的功效要求进一步筛选得到的化学成分的最小集合。有效化学成分群一般可以采用多组分定量分析来表征。在特殊情况下，最简化的形式就是一个化学成分（化合物）。

化学物质组学研究的基本任务就是首先从整体化学物质组中找出有效化学物质组，进而确定有效化学成分群并揭示其相互关系。

2.4.3 化学物质组学和系统生物学的关系

系统生物学是描述在一定条件下某一体系中所有的元素，并确定体系中各元素之间相互关联的生物学网络,以及表征与特定生理刺激相关的元素或网络之间的信息流[24]。简而言之,系统生物学就是研究生物体系中各种元素之间的相互关系[25]。现有的技术,如基因组学、蛋白质组学和代谢组学分析等可以大规模获取生物体系各元素的数据信息,这些各种类型的数据信息通过生物信息学技术集成起来形成一个网络模型,揭示特定生物体系运作过程。但是现有的系统生物学关注的仅仅是生物复杂系统,没有反映出外部环境的化学复杂系统及其对生物系统的影响。也就是说现有的系统生物学是从系统的角度(整合多种组学方法)研究生物内部系统响应特定刺激(例如药物治疗)所产生的生物信息网络,但是目前还没有办法表征该刺激所存在的另一个系统(外部系统),而化学物质组学正是提供这样一个方法,研究与生物系统发生作用的外部系统(定义为化学物质组),从而可以找出与特定的生物学响应(功效)相关的有效化学物质组(化学信息网络)。因此化学物质组学是对现有系统生物学方法的必要补充和发展,为研究生物体系与外部输入体系(环境)两个复杂体系的相互作用提供了方法和可能性。将现有的系统生物学与化学物质组学集成起来,进一步发展成为整体系统生物学(Global Systems Biology),如图 2-1 所示,不仅可以从基因、蛋白质和代谢等多层次网络调节系统理解生物体系的功能,而且可以表征外部输入系统的化学物质信息,通过研究化学物质信息与生物学功能信息的相关性,进一步可以发现有效化学物质组。随着化学物质组学和系统生物学的不断发展和完善,在研究生物复杂系统与外部复杂系统发生作用时,不仅能够描述生物系统发生了什么响应,而且还可能找出导致这种响应的外界刺激对应的化学物质基础,从而可能更完整和深刻地理解这一响应的过程和机理。

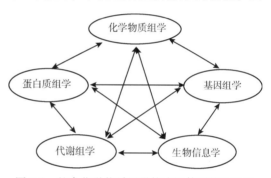

图 2-1 整合化学物质组学构成整体系统生物学示意图

2.4.4 化学物质组学和报道的其他组学的比较

经过充分的文献调研,我们发现见诸报道的其他组学提法还有中药化学组学[26]和中药复方有效成分组学[27],因此将它们分别与我们所提出的化学物质组学进行比较。

中药化学组学定义为"通过现代技术手段结合传统中药理论和现代科学理论,阐明与中药药性、功能及主治有关的物质基础,即药效成分的组成、结构、含量、相互作用及性质等"[26]。中药复方有效成分组定义为"中药复方中所含有的所有与该复方临床应用目的密切相关的药理活性成分"[27],作者阐述了中药复方有效成分组学的研究思路,但是文中没有直接明确地给出该组学的定义。

通过比较我们可以看出,中药化学组学和中药复方有效成分组学与我们所提出的化学物质组学在适用范围、定义及研究思路的系统性上都有明显的区别。

适用范围:文献报道这两种组学方法的定义都仅仅局限于中药,我们所提出的化学物质组学不仅包括中药在内，也同样适用于其他化学物质体系，如食品、环境等复杂体系。

定义：从目前比较公认的组学方法的定义看，如基因组学（Genomics）、蛋白质组学（Proteomics）、代谢组学（Metabonomics）等，无一例外的都是定义为"研究 XX 组的组成和相互关系（的一种方法）"，即研究基因组（Genome）、蛋白质组（Proteome）或代谢物组（Metabonome）的组成和相互关系的一种方法，这些组学方法所研究的对象（即 XX 组）都能给出一个明确的定义，而且有一个共同的特点都是定义为某一范围、阶段或界定条件下系统中的所有（全部）物质，这是词尾后缀-ome 的基本含义。从我们所提出的化学物质组学（Chemomics）和化学物质组（Chemome）的定义来看是完全符合国际惯例的。而文献提出的"中药化学组学"从形式上看不符合一般组学方法的定义模式，因为中药化学组不能作为研究的对象，文中也没有给出对研究对象的正式定义；中药复方有效成分组学没有正式的定义，其英文翻译为 Effective Compounds Group，意思为有效成分群或组，可以看作是其研究对象，作为组学（应该代表一种方法）的定义不够准确。另外从两种组学方法实际界定的研究内容来看，也不太符合"组学"定义要求的范围。根据组（-ome）的一般定义，既然以中药作为对象，则研究对象应该界定的是中药中的所有（全部）成分。而"中药化学组学"和"中药复方有效成分组学"所界定的范围显然不是中药中的所有成分，因此不同于我们所定义的化学物质组。以上两种提法所提出的研究思路有一定的理论价值。如果我们的化学物质组学应用于中药的话，"中药化学组学"和"中药复方有效成分组学"实质上与我们提出的有效化学物质组是有所类似的，相当于我们所研究的第 2 个层次——有效化学物质组。

研究思路系统性：我们不仅给出化学物质组学规范的定义，而且指出了三个不同的研究层次，提出了一套层次化、系统化及逐步优化的研究策略，下面还会专门结合中药化学物质组学的研究阐述较具体的研究方案，并通过研究实例证实方法的可行性。"中药化学组学"和"中药复方有效成分组学"两文的主要内容是论证了从整体的角度来开展"中药复方有效成分组"（对应于本文的"中药复方有效化学物质组"层次）研究工作的必要性和意义。

2.4.5 化学物质组学与中药方剂研究

中药作为一种治疗药物，首先要求安全和有效，其次要保证质量稳定可控，在此基础上，适应现代药物的要求，在考虑技术可行性和经济性的情况下，应该力求药物组成的简单和明确。完全按照西药的要求追求药物成分的纯度对复方中药的开发来说无异于舍本逐末，这一点国内基本已经达成共识，国际上近年来对于多组分药物间的相互作用也有了较多的认识，越来越多的科学家对复方药物的协同配伍作用也逐步认同[28, 29]。但是，我们也应认识到对于一个中药复方，其含有的众多化学成分并不都是有用或必须的，可能有些还是有害的或者是需要严格控制的。传统复方中大量非必要成分的存在增加了药物的复杂性和不确定性，这不仅增加了药效物质、药理研究和药物质量控制的难度，而且药物成分的复杂性和大量未知成分的存在也增大了潜在副作用的风险，影响到复方药物的疗效和安全性，这也是我们不得不承认的一个事实。因此有必要通过对传统中药复方的系统研究达到基本明确其药效成分和作用机理的要求，在保持疗效或者说增效减毒的前提下开发现代复方药物，目前要解决的关键问题是建立一套有效的方法体系。

最近在抗疟疾的多组分药物开发领域取得了重大进展[30]，即根据公认的多个药物靶点，采用现代药理手段从传统的抗疟疾植物药中快速筛选先导化合物，然后根据这些先导化合物或现有的抗疟疾药物的相互作用筛选出最佳组合。这种多组分药物为解决抗疟疾药物普遍存在的药物抵抗性问题提供了最好的解决方案，并可能进一步提高疗效。这也让我们备受鼓舞，说明国际社会充分看到了复方配伍的优势。但是这种基于单体药物或先导化合物的排列组合进行筛选的模式应用于中药复方的研究时还存在很大的局限性。这种模式的实质是首先从整体分离到单体成分，再反过来通过研究单体成分的组合回复到复方有效组成。既然我们认识到使中药复方起作用的是一群具有协同配伍作用的有效组分（成分）群，这个物质群必定存在于中药复方所包含的整体化学物质组之中，因此通过整体系统研究这些化学成分群的相互关系是有可能发现这一物质群的，显然这是一种快捷的方式。我们所提出的化学物质组学为解决这一问题提供了一种可行的方案。

化学物质组学应用于中药方剂的研究需要在中医药理论和复杂性科学理论的指导下。确定一定的适应证或证（功能主治），并建立可行的评价模型和参数，按照我们前面所提出的层次化、系统化及逐步优化的研究策略，首先要保证全方确有疗效，然后按照药材或者化学性质的不同分成若干个组分（子化学物质组），通过适当的数学设计，研究不同子化学物质组的各种配伍化学信息与药效信息的相关性，弄清楚各组分之间的相互关系，在保效的原则下去除非必需的组分，保留必不可少的组分重新配伍构成有效化学物质组。在此基础上根据需要考虑进一步研究有效化学物质组中各成分的相互关系（组效关系），发现和确定有效成分群见图 2-2。其中中药复方组效关系的辨识需要采用中药组效学的研究方法见图 2-3，借助生物信息学和化学信息学技术从两个矩阵的非线性交叠作用关系中辨识药效组分或药效组分群。

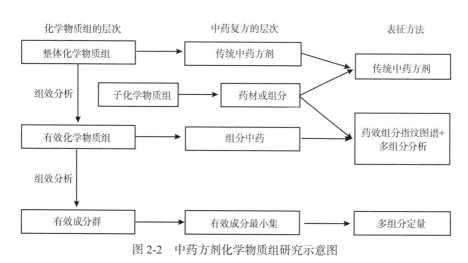

图 2-2　中药方剂化学物质组研究示意图

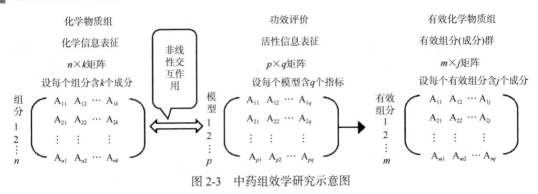

图 2-3 中药组效学研究示意图

由于中药方剂化学物质组学研究是在坚持保效的前提下从全方一步一步地找出有效的化学物质组，进而确定中药方剂有效化学成分群。就所研究的功能主治来说，最后确定的有效化学成分群必须能够代表有效化学物质组，而有效化学物质组要求能够代表整体化学物质组。也就是说，对于一个中药方剂，体现某一特定功能主治的化学物质基础可以有多个层次的表达形式，整体化学物质组、有效化学物质组、有效化学成分群对于特定功能主治的效果是相当的，但是研究层次是逐步深入的。整体化学物质组是最初的层次，因此是一种最复杂的表现形式；有效化学成分群是研究的第三个层次，是所研究的功能主治对应的物质基础的最简单表达形式，也就是意味着其中任何成分的缺失都会对该功效指标具有显著影响。一般情况下有效化学成分群是具有相互作用的一群化合物，有时候从有效化学物质组中也可能找到单个的有效成分（即先导化合物）就能达到整体化学物质组的功效水平，因此化学物质组学也能筛选到先导化合物（如果原方中确实存在的话），相当于有效化学成分群的特例。化学物质组学研究策略的应用较之常规的筛选过程减小了一定的盲目性和工作量，因此可能具有更高的成功率和效率。不过应当指出的是，无论是有效化学物质组还是有效化学成分群，都是对应着特定的功能主治（或某种疾病）的，对于整体化学物质组所具有的其他功能主治来说，它们可能就变成"无效"或者"低效"了，因此并不是说组分配伍甚至有效成分配伍可以完全等同于全方，而是应该针对所研究的功能主治（或特定疾病）。

对于中药复方的研究，考虑中药的复杂性，可以根据研究的需要和技术条件的发展，按照多个层次的化学物质组的研究逐步深入。整体化学物质组（Global Chemome）的研究相当于复方整体层次的研究，通过药材配伍，即子化学物质组的优化组合开发新的复方药物，这是长期以来中药研究的一种方式。整体化学物质组虽然太复杂，药效成分和作用机理的研究都不容易讲得清楚明确，但是就像蛋白质组、代谢物组在目前阶段大部分处于模糊状态的情况仍然不妨碍它们作为一种研究方法的应用，第一个层次上的化学物质组学研究同样也能应用于传统中药方剂的配伍研究。我们认为，在现阶段必须保持整体化学物质组的研究来体现传统中药方剂的特色，这有利于原汁原味保护传统中药方剂，即使现代有些问题讲不清楚，但它的功效是确实的，保留原汁原味有利于将来进一步的继承和扬弃。第二个层次有效化学物质组的筛选和确认则是中药有效组分配伍，开发组分中药，并能做到基本明确药物组成和作用机理，这可能会成为当前和今后一段时期中药复方研究的重点，随着对中药复方药物要求的提高和现代科学技术的进步，也有可能向第三个层次推进，逐步进入有效成分群的层次，包括开发出单体成分的植物药。目前国际上按西药的通用标准（要求讲清所有成分）来要求中药，这本身是不合理的。因此我们提出的化学物质组学方法提供了这样一种多层次的、可持续发展的研究策略和方法是有可能体现中药方剂的安全、有效、稳定和可控。

2.4.6　中药清开灵的化学物质组学研究

清开灵注射液（简称清开灵）是具有几十年临床应用历史的著名中成药，由牛黄、水牛角、黄芩、栀子、金银花、板蓝根、珍珠母等八味药材组成，对治疗中风病（脑水肿）、呼吸道感染、肝炎等具有很好的临床疗效。但是清开灵注射液也存在一些迫切需要解决的问题，如药效物质基础不够清楚，作用机理还有待明确和证实，制剂的质量也难以控制，严重影响到清开灵临床用药的疗效和安全性保证，临床不良反应报道时有发生。这些问题具有一般性，是制约中药现代化的瓶颈问题。在国家 973 项目的支持下，我们与北京中医药大学李澎涛教授的课题组合作，选择具有代表性的祛邪扶正方清开灵注射液为研究对象，积极探索中药方剂现代研究的理论和方法创新，在王永炎院士的指导下，我们选择清开灵治疗"上焦之火"（中风病）为突破口，将化学研究与药理学研究工作紧密结合起来。

清开灵的药理学研究工作由李澎涛教授领导，在北京中医药大学完成。课题组将中医学关于中风病"炎症级联反应"观点结合起来，设计了局灶性完全脑缺血、全脑不完全脑缺血动物模型，以及脑神经、胶质细胞、微血管内皮细胞等细胞模型，累计研究了 51 个药理相关指标[31~34]，为清开灵方剂及有效组分的药理学评价提供了有效的保证。

清开灵的化学物质基础研究工作由清华大学课题组完成[34~44]。按照中药方剂化学物质组学的研究策略和方法，重点对清开灵的整体化学物质组和有效化学物质组两个层次开展了系统的研究，对清开灵的有效组分进行了筛选和配伍优化，主要研究过程和结果如下：

1. 清开灵的整体化学物质组的研究[35~39]

清开灵全方所构成的整体化学物质组非常复杂，既包括有机小分子化合物群，也包括无机离子和生物大分子等，对应的我们发展了多类化学指纹图谱的方式进行表征：对无机离子类建立 ICP-MS 指纹图谱，多肽蛋白质等生物大分子采用蛋白质指纹谱方法，有机小分子则主要采用 HPLC-DAD-MS/MS 多维联用指纹图谱的方法，见图 2-4。通过多种分析表征方法，共鉴定了清开灵的整体化学物质组中的 40 余种有机成分和十余种无机成分，能够基本讲清清开灵的主要化学组成。按照清开灵所含物质成分的性质可以分为九大类型的有效部分（组分），即整体化学物质组可以分为九个子化学物质组，并分别鉴定了其中的主要成分。

（1）胆汁酸类成分为去氧胆酸、异去氧胆酸和牛胆酸（来自胆酸）。

（2）氨基酸类成分为组氨酸、赖氨酸、天冬氨酸、精氨酸、苏氨酸、丝氨酸、谷氨酸、脯氨酸、甘氨酸、丙氨酸、胱氨酸、缬氨酸、亮氨酸等（来自水牛角、珍珠母和板蓝根）。

（3）无机元素包括 Ca、Mg、Si、K、Ti、Mn、Fe、Ni、Cu、Zn、Se、Sr 等（主要来自珍珠母），研究发现清开灵中的 Ca 包括无机游离和有机螯合两种形态。

（4）黄酮类成分为黄芩苷、汉黄芩苷等（主要来自黄芩）。

（5）有机酸类成分为绿原酸、异绿原酸、奎尼酸，以及栀子酸和藏红花酸等（主要来自栀子、金银花等）。

（6）核苷类成分为腺苷、尿苷等（主要来自板蓝根）。

（7）环烯醚萜苷类成分为栀子苷、异栀子苷、京尼平龙胆二糖苷和栀子酮苷等（主要来自栀子）。

（8）色素类成分为藏红花素、栀子素、栀子蓝和栀子黄等（主要来自栀子）。

（9）挥发性成分为芳樟醇、棕榈酸和蒎烯。

2. 清开灵的有效化学物质组的研究[40~44]

在整体化学物质组研究的基础上，以子化学物质组及其一定的配伍方式构成化学信息矩阵（化学信息由图 2-4 所示的指纹图谱方法和指标成分定性定量进行表征），以多参数药理指标构成相关的活性信息矩阵，采用图 2-3 所示的组效学研究方法辨识主要的药效组分和关键药效成分。本着保效减毒的原则，最后确定清开灵治疗脑缺血损伤的子化学物质组的最佳配伍为四类有效组分即胆酸类（牛胆酸、猪胆酸和异去氧胆酸等）、黄芩苷类（黄芩苷为主，还有脱氧黄芩苷、汉黄芩苷等）、栀子环烯醚萜类（栀子苷为主，包括京尼平龙胆二糖苷、去羟栀子苷和栀子酸等）、珍珠母提取物（包含结合态钙和游离态钙及若干种氨基酸）等组成清开灵新方，即清开灵的有效化学物质组。对清开灵有效组分的配伍量采用均匀设计法进行了优化。结果显示清开灵新方较清开灵原方具有减毒优势的同时，增效作用亦比较明显。

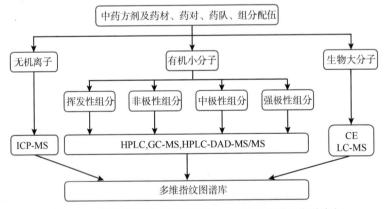

图 2-4　多指纹图谱应用于清开灵中化学物质组的化学表征

3. 从药材配伍的清开灵原方到组分配伍的清开灵新方

通过上述对清开灵化学物质组的研究，在保效减毒的原则下，从原来的七味药材配伍的大复方（整体化学物质组包含九大类组分）中发现并确认四类有效组分的配伍可以代表清开灵的治疗"上焦之火"（脑水肿）的功效，从而成功开发了一个治疗脑水肿的组分中药。虽然清开灵的研究还没有达到化学物质组学研究的第三个层次及明确所有有效化学成分的层次，但是所得到的该组分中药中主要的药效成分已经基本清楚，药物质量能够得到稳定的控制，疗效和安全性可以得到可靠的保证，药理作用也能够基本清楚[31~34]。因此我们认为从目前来看并不一定苛求清开灵方的化学物质组学研究达到第三个层次，第二个层次的研究就已经能够达到开发现代组分中药的要求。当然，随着现代科学技术的进步，如果确有需要的话，在组分中药的基础上开展第三个层次的研究也是完全可能的。

2.4.7 展　　望

传统中药成分复杂，功能主治也非常广泛。采用整体化学物质组学可以表征其功能主治和物质基础的相关性。针对一定的较明确的适应证，只要具备科学合理的活性评价方法和指标，就可以对传统中药复方开展系统的化学物质组学研究和筛选，从而开发出主要药效成分基本明确、药理作用基本清楚的现代组分中药。本节所提出的化学物质组学作为一种创新的组学研究方法，为从中药或传统复方药物中开发新药（包括传统复方中药、组分中药或植物药）提供了一个可行的方法学平台，在新药研发中有着广泛的应用前景。

化学物质组学作为研究外部环境构成的化学体系的一种普遍性的方法，除了中药方剂以外，也还可以研究其他药物，以及非药物化学物质（如食物、空气污染、农残、水污染等）对生物体系的影响，在食品科学、环境科学等领域同样有着潜在的应用价值。

2.5　整合化学物质组学的整体系统生物学：中药复方配伍和作用机理研究的整体方法论（2006年12月发表）

2.5.1 引　　言

自从"九五""十五"我国开展实施中医药现代化发展规划以来，多学科交叉得到了加强，现代科学技术大量介入中医药研究领域，在中药复方物质基础和作用机理研究上取得了可喜的成果，在中药现代研究的方法论层面也进行了有益的探讨。

国际社会也逐步认识到西医的局限性及西药的毒副作用和耐药性，认识到中医药独特的疗效和科学研究的价值，中医药得到了前所未有的关注和接受。2006年7月美国食品药品监督管理局（FDA）批准抗艾滋病新药Atripla上市，这是由Viread、Emtriva和Sustiva三种已获美国FDA批准的药物合在一起制成鸡尾酒疗法的组合药物。这充分表明国际主流社会也认识到西方药物单一用药模式的局限性，开始吸收和借鉴中医药复方用药的模式。

传统医药（包括中医药）过去在国际社会被作为补充与替代医学，近年来国际学术界提出把传统医药从替代医学发展为整合医学（Integrated Medicine）。中医药学是传统医学中历史最悠久、保存最完整、理论体系最完善、目前影响和作用最大的东方医学的代表，中医药的整体观符合"生物-心理-社会-环境"综合医学模式，中医药更适应新的疾病谱的变化趋势，更符合"预防-治疗-康复-保健"医疗保健模式，中医药的辨证施治符合个性化医疗趋势，复方配伍用药模式甚至开始为西医药学习和模仿，从一定意义上说，中医药更适应未来医学的发展方向。因此已有部分学者提出东西方医学经过并行发展、相互借鉴到相互融合的过程，有可能发展成为一种新医药学。

近年来新的科学技术和方法的突破和发展为中医药与现代科学的对话和对接提供了较好的基础，其中最有代表性的是系统生物学的发展和应用，掀起了一股中医药系统生物学研究的热潮。一是国内许多人将系统生物学各种组学用于中医药研究，但总体来说尚处于将其作为一种工具方法，用来阐述中医药一些理论和规律，但缺乏整体和系统。二是国外科学家用系统生物学各种组学来研究中药，也得出一些很有意义的结果，有的对中医药有相当认识，但由于对中医药理论认识的局限性，同样不能达到理想的高度。

但他们的研究已表明，从西方现代科学角度来理解中医药哲学和科学理论后所表现出的创新性，很有说服力。我们自 2006 年发表的化学物质组学一文中已提出应将化学物质组学与系统生物学整合的方法体系[45]。现将我们近年来的工作结果整理成文，希望所提出的整体系统生物学研究体系能为复方配伍和作用机理，特别是为中药复方新药的研发提供一套完整的解决方案。

2.5.2 系统生物学的发展

美国的 Hood 教授较系统地提出系统生物学的概念和研究体系[24, 46]。系统生物学是描述在一定条件下某一体系中所有的元素，并确定体系中各元素之间相互关联的生物学网络，以及表征与特定生理病理刺激（扰动）相关的元素或网络之间的信息流[24]。简而言之，系统生物学就是研究生物体系中各种元素之间的相互关系[25]。现有的技术，如基因组学、蛋白质组学和代谢组学分析可以大规模获取生物体系各元素的数据信息并整合集成，通过计算生物学揭示和预测特定生物体系的运作过程。

系统生物学也是随着技术的发展而不断整合发展。Leory Hood 最早将基因组学、蛋白质组学和计算学（Computation）整合成一体化的系统生物学（Integrative Systems Biology）[47]。Nicholson 教授在建立代谢组学方法的基础上，提出了整合基因组学、蛋白质组学与代谢组学的整体系统生物学（Global Systems Biology）[48]。近年来建立了更多的组学并被整合到系统生物学的研究中来。系统生物学采用系统整体的观念和方法刻画人体复杂系统的生理、病理状态及动态规律，但是现有系统生物学仅局限于生物内部系统（应答系统）信息的刻画，而对外部扰动信息缺乏表征[25]。当研究的外部干预系统相对简单时，如西药，可以归纳为扰动点，相当于"点"对"系统"的作用。但是当研究的外部干预系统本身是一个复杂系统时，如中医方剂，现有的系统生物学尚不能与方证结合的整体化研究相适应。因为它虽然可以为证候的量化表征及药物的生物效应（疗效和安全性评价）提供方法，可能解决"证"的表达问题，但是没有整合"方"（药物干预系统）的信息，所以难以揭示两个系统（生物应答系统和中药复方的复杂物质系统）之间的内在关联。

因此我们不仅要在中医药研究中应用系统生物学，而且要源于系统生物学和中医药学进行创新和提升，发展高于现有系统生物学、适合两个复杂系统相互作用研究的整体化方案，这也将反过来推动系统生物学和生命科学方法学的发展。正如钱学森先生于 1988 年在《中医通讯》上发表文章指出：中医的理论和实践，我们真正理解了，总结了以后，要影响整个现代科学技术，要引起科学革命。

2.5.3　整体系统生物学的定义

中药复方体现了中医学的整体观念和辨证论治思想，对药物的合理选择体现了君臣佐使等配伍理论，通过综合调节机体的机能和平衡，祛邪扶正、标本同治等发挥作用。中药复方药效成分群与人体之间存在非线性的复杂作用关系。中药复方作用机理和配伍评价的研究必须牢牢把握中药复方作用的整体性特征，这种整体性本质上体现为中药与人体两个复杂系统的相互作用并形成一个更高级的系统整体。只有在中医药理论指导下结合现代科学技术深刻地揭示这两个系统间的相互作用关系才能全面深入地阐明中药复方配伍理论、作用机理及其药效物质基础。要达到这一目标，需要两方面结合：一方面是生物机体（应答系统）在中药干预过程中的系统特征的整体刻画（系统生物学解决的问题），另一方面是中药复方（干预系统）化学物质系统内在关系的系统揭示（需要我们所提出的化学物质组学解决的问题），将两个系统关联起来才能够从整体层次上揭示其相互作用。中药复方的研究要求建立与其特点相适应的"系统-系统"的研究方法。

为此，我们提出应在现有的系统生物学基础上，发展整合化学物质组学的整体系统生物学（Global Systems Biology）（图 2-5）。所建立的整体系统生物学通过化学物质组学表征药物干预系统的组成及相互关系，通过系统生物学刻画生物系统的应答过程，进一步整合分析两个系统间的交互关系，即系统揭示化学物质组的变化与生物系统应答的时空响应的相关性（实现方-证信息的关联）。而且，我们认为生物系统的刻画不仅包括分子层次的系统生物学（如基因组学、蛋白质组学、代谢组学等）信息，还要加上动物实验、器官组织、细胞亚细胞等多层次的药理药效及安全性评价研究（药理学）的信息。

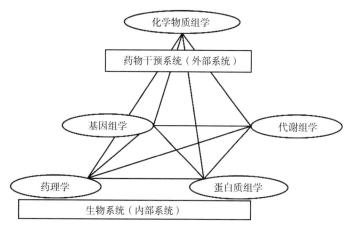

图 2-5　整合化学物质组学的整体系统生物学

2.5.4 整体系统生物学研究体系

采用化学物质组学研究中药复方药材配伍和组分配伍的配伍规律和配伍评价，采用整合化学物质组学的整体系统生物学，并与整体动物、器官组织、细胞亚细胞及分子水平的药理研究相结合，来研究中药复方的作用机理，探索建立包括系统生物学指标在内的中药药理药效评价体系（总体技术路线如图2-6所示）。

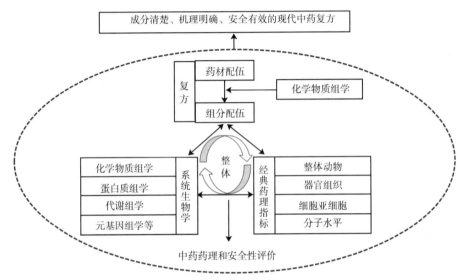

图2-6　整体系统生物学应用于中药复方配伍和作用机理研究技术路线

1. 化学物质组学研究体系

化学物质组学（Chemomics）是指研究化学物质组的组成及其相互关系的一种方法，而化学物质组（Chemome）是指一定条件下作用于生物系统的外部干预系统的所有化学物质和（或）化学成分的集合[45]。化学物质组学的研究思路是在中药复方配伍理论指导下采取从整体到部分（自上而下），逐层递进的策略，通过不同层次化学物质组的化学信息流与多参数生物信息流的相关分析，从复方的整体化学物质组中逐步发现和确认有效化学物质组的组成，辨识关键药效成分，从药材、组分乃至成分层次逐步深入地揭示中药复方的配伍关系，进而阐明其作用机理。

目前国内外对于复方药物研究还有一些其他的模式，代表性的有：①基于疗效明确的先导化合物或者已上市药物的组合药物（相当于联合用药），如美国FDA批准上市的抗艾滋病新药Atripla就是由获美国FDA批准的3种药物的组合，抗疟疾药物的研究也表明多种先导化合物的组合药物能够降低耐药性，提高疗效[30]；②基于药材组分组合模式[图2-7（a）]，先从药材中筛选各类有效组分，将有效组分进行组合构成复方药物；③美国FDA对复方药物的研究提出需要依次验证构成复方的每一种药材的必要性。上述这些方法模式的共同特点都是采取自下而上的方式，即先从成分、组分或者药材着手，将有效的成分、组分或者药材通过组合方式构成复方药物。我们提出研究药物和人体相互作用应采用整体评价的模式。从图 2-7 的比较可以看出,化学物质组学不同于上述自下而上的研究模式,它是从整体有效的中药复方出发,在保持复方整体配伍关系(复方的整体疗效做对照)的前提下研究子化学物质组的配伍,采取自上而下、逐层递进的方式,通过组效关系的揭示,从整体复方中找出有效化学物质组和有效成分群。我们认为,一方面,现有的中药复方药材配伍是有效和合理的,应予保持和加以深层次的阐述;另一方面,在发展组分配伍中药时,更应强调"自上而下"的整体化道路,从而更能够体现中药复方的特点,也更容易在中医药理论的指导下优化配伍研究,揭示中药复方的作用机理。

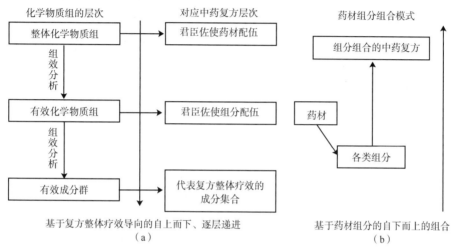

图 2-7 化学物质组学与药材组分组合模式的比较

2. 采用自上而下的化学物质组学模式研究中药复方配伍理论和配伍评价

中药复方的配伍理论是中医药整体观和辨证论治思想的重要体现,不仅是中医合理用药的关键,也是中药组方的理论基础。君臣佐使是中药复方配伍理论的核心,对于中药复方的现代研究有着重要的指导作用,随着时代的发展和科学技术的进步,中药复方的配伍理论也需要阐释、传承、丰富和发展。化学物质组学可以从分子水平的物质基础和作用机理层次揭示中药复方药材配伍和复方组分配伍规律,并开展方证相应的中药复方配伍研究。

1)将方证对应与中药复方配伍研究相结合,是传承和阐释中药复方配伍理论的关键

以经典方四君子汤治疗脾虚证为例,开展方证对应的配伍研究。从人参、白术、茯苓、炙甘草四味药材组成的复方(整体化学物质组)出发,按照自上而下、层次递进的方式,从整体化学物质组—有效化学物质组—有效成分群的策略,四君子汤考虑五大类有效组分的配伍研究:皂苷类(主要来自人参、甘草)、挥发油类(主要来自白术)、多糖类(主要来自茯苓,部分来自人参、白术、甘草)、三萜类(主要来自茯苓、甘草)及黄酮类(甘草)。建立脾虚证的药理模型,通过代谢组学、元基因组学(Metagenomics)[49]揭示脾虚证的物质基础,进而研究药材配伍和组分配伍干预脾虚证模型前后的变化规律,从药效物质的构成关系，以及整合系统生物学指标的药理药效相关性，证实四君子汤中君（人参）臣（白术）佐（茯苓）使（炙甘草）配伍理论的科学性。中药药效学评价的关键是如何建立证候与药物疗效之间的相关性，单靶点或少数靶点的组合往往难以全面体现中药复方的整体疗效，系统生物学为从整体水平表征中药复方对证治疗的评价提供了可行的方法。

2）从中药复方君臣佐使药材配伍和君臣佐使组分配伍来说明中药复方的配伍规律，是丰富和发展中药复方配伍理论的新要求

传统的中药复方都是中药材按照一定的组方原理构成，君臣佐使配伍理论也仅指药材配伍层面。但是近年来有效组分的配伍正在成为复方药物研究开发的一种新的趋势。"十五"期间国家973项目对清开灵注射液的化学物质组学研究表明，针对抗脑缺血级联反应，通过组效关系分析，确定了八味药材组成的复方中起主要药效作用的为四类有效组分，并成功开发为有效组分配伍的新复方（组分中药）。组分中药作为中药复方药物的一种新发展，也必然要求加强中药复方组分配伍的理论和规律研究。按照化学物质组学观点，中药复方作为一个整体化学物质组可以看作是若干个相关的子化学物质组的有机配伍，子化学物质组主要体现为两种形式：一种是药材，另一种则是代表复方某一特性的组分（或简称为有效组分），因此从这个意义上来说，有效组分配伍与药材的配伍本质上是一致的。在对清开灵注射液的有效组分配伍关系的研究中，也证实四个有效组分存在君一臣三的关系，可见有效组分同样存在君臣佐使的配伍关系。研究结果已获得2006年国家科技进步奖二等奖。

3）建立采用肠道菌群元基因组学、复方药代动力学和代谢组学的中药复方配伍评价的方法学，是开发新的复方药物的需要

建立科学（符合中药作用特点）而且高效高通量的中药复方配伍的药效学评价方法，对于提高开发复方药物成功率和产出/投入比具有极为重要的意义。在药理效应评价方面，除了经典药理学评价指标，建立基于整体系统生物学的药物整体生物效应的评价模式可能更适合中药复方的药效学筛选。另外，针对中药复方以口服用药为主，菌群代谢对药物发挥的作用可能具有不可忽视的影响，因此研究考察肠道微生物群落分布和菌群代谢的元基因组学也可能发展成为复方配伍评价的新方法。通过中药复方的药代动力学与药效学之间相关性研究（PK/PD），也可以为药物配伍及药物间的相互作用研究提供重要方法，尚需要探索建立适合中药复方特点的药代动力学的研究方法。

3. 采用整体系统生物学模式研究中药复方的作用机理

1）对中药复方的药理模型的评价

选择适合中药复方的药理模型是研究作用机理的前提，但是如何评价所选择的药理模型是否符合中医药理论和中药复方的特点是一个难题，因为首先需要建立与中医药作用特点相符合的评价方法。如前文所述，整体系统生物学与中医药理论具有很多相通之处，因此用来评价中药复方的药理模型更具有合理性。应在中医药理论指导下采用方证对应和病证结合的原则，选择中药复方药理模型和药理指标，将整体动物、器官组织、细胞、分子水平的药理评价，以及系统生物学的评价指标相结合，系统评价所选择模型与临床病证的相关性和合理性。除了动物模型以外，也应探索高通量的细胞模型，特别是干细胞（Stem Cell）正在成为国际上新的药物筛选模型。

2）中药复方药理评价方法的补充和完善

过去的中药药理研究很大程度上借鉴了西药药理学的评价规范和标准。目前中药药理学的评价指标已经逐步扩充到整体动物、器官组织、细胞亚细胞及分子生物学层次单个或少数几个指标乃至多个指标。其发展趋势是提出系统水平的药理评价方法。系统生物学可能实现以基因组、蛋白质组、代谢组等整合的多层次网络方式表征各种病理、生理状态，揭示生物应答系统的动力学规律，因此系统生物学的相关指标有可能扩展为药理评价规范的新指标。

3）基于系统生物学的中药复方安全性评价研究

由于中药特别是中药复方的复杂性，很多中药中成药的化学组成尚不够清楚，毒性机理和毒性靶点也不完全明确，这给中药特别是复方的安全性评价带来了困难。系统生物学的发展，特别是代谢组学和生物芯片技术，基于系统整体的研究思路和表征方法大大降低了对研究体系先验知识的依赖。本课题组在所承担的"十五"攻关项目中通过急性毒性与长期毒性评价相结合，采用化学物质组学和代谢组学及毒代动力学等方法开展了六神丸的安全性评价研究，研究揭示蟾酥对心脏（主要）的急性毒性损害和雄黄对肝脏（主要）的长期毒性损害，并证实六神丸复方配伍具有减毒增效作用，研究了六神丸的"量-效-时-毒"关系，明确安全剂量和有效剂量（研究结果另文发表）。

4. 发展整合化学物质组学的整体系统生物学的关键技术

该关键技术主要包括信息获取和信息处理技术。

系统生物学包括各种组学的研究首先都需要获取大量的信息，需要发展适合化学物质组学、元基因组学、代谢组学研究的高通量信息获取技术。例如，色谱-质谱/质谱、UPLC-Q-TOF 等新技术新方法、生物芯片应用肠道菌群结构分析（元基因组学研究）、中药复方安全性评价等关键技术。

信息整合技术包括系统内的信息整合，还包括两个系统之间的信息整合。充分吸收生物信息学和化学计量学技术，发展关联分析、多源融合技术、因果关系发现技术、多元统计的理论与方法，包括主成分回归（PCR）、偏最小二乘（PLS）、支持向量回归（SVR）等回归分析方法，线性判别分析（LDA）、偏最小二乘判别分析（PLS-DA）、支持向量回归（SVC）等分类方法，以及网络理论等构建两个系统的相互作用模型。

2.5.5 展　　望

近年来，采用药理实验和化学分析方法研究中药复方已取得许多成果，但大多是用现代医学的一些指标将"证候-理法-复方-疗效"研究四者有机结合，因此不仅能够更完整、系统、深刻地理解和揭示中医方剂的药效物质基础和作用机理，阐明中药复方的配伍规律，指导中药复方新药的创制，而且还提供了中医药学与现代科学交流融合的平台，从而能够更好传承和发展中医药理论。我们已将所建立的方法体系应用于双龙方的复方配伍和作用机理研究。采用冠心病心肌梗死模型开展双龙方的组效学研究，通过化学物质组学的方法确定了双龙方的主要有效组分，并在增效减毒的原则下对双龙方中的有效组分进行了筛选和优化，实现了从药材配伍到有效组分配伍的二次开发，药效作用优于原方，主要的药效物质（90%以上）明确可控。在动物实验中发现双龙方可能对干细胞的定向分化具有促进作用的基础上，建立了双龙方干预的干细胞模型，采用药理学和蛋白质组学、基因组学等系统生物学相关技术开展了作用机理探索性研究工作。

2.6 中医药系统生物学发展及展望（2009年6月发表）

2.6.1 中医药系统生物学的发展机遇

1. 中医药现代化对方法学创新的要求

近年来中医药研究在国内外均得到了空前的重视和快速发展，可以说中医药研究正处于历史上最好的发展机遇期。国际上一些著名高校和研究院所陆续成立中药或传统医药研究中心，如美国国立卫生研究院、哈佛大学、剑桥大学等，纷纷采用现代科学和高新技术介入传统中医药研究开发。我国科技部和发改委以及上海、广东等发达地区近年来对中医药研究开发的支持力度也是相当大。2008年启动的"重大新药创制"重大科技专项将中药列入三大支持的药物系列之一，对我国中药创新药物的发展发挥了巨大的推动作用。中医药现代化需要广泛的国际合作，同时也存在国际竞争的压力。我们要推动中医药科学发展和快速发展，关键还是要在方法学上有所创新，要深刻分析中西医药体系的差异，厘清待解决的关键科学问题，提出相应对策[50]（图1-1），创立符合中医药基本特点和规律并能够充分整合利用最新现代科技成果的中医药创新方法体系。

2. 中医药系统生物学的发展是中医药学和系统生物学的共同要求

在中医药方法学创新研究中目前关注度最高的当属系统生物学。系统生物学是研究"一个生物系统中所有组成成分（基因、mRNA、蛋白质、代谢物等）的构成，以及在特定条件，如遗传的、环境的因素变化时，分析这些组分间相互关系的学科"[52]。系统生物学以整合多种组学信息为手段，力图实现从基因到细胞、组织、个体的各个层次的整合，是以整体性研究为特征的一种大科学，是生命复杂体系研究目前比较公认的思维方式和研究手段。中医药同样也是一个复杂的巨系统，中医药传统理论最具特色的就是"整体观"、"动态观"、"辨证观"，与系统生物学的研究思路不谋而合，积极引入系统生物学等新思路新方法，将可能为推动中医药的现代化探索一个突破口[53]。此外，系统生物学也是一个需要不断丰富和发展的新兴学科，中医药研究将为系统生物学提供一个独特的研究体系，开辟系统生物学研究的一个新兴领域，中医药系统生物学的发展有望作为生命科学中具有特色的一个组成部分跻身于国际科学前沿。正如钱学森先生于 1988 年在《中医通讯》杂志上发表文章所指出："中医的理论和实践，我们真正理解了，总结了以后，要影响整个现代科学技术，要引起科学革命。"

2.6.2 中医药系统生物学研究的基本策略

国际上现有的系统生物学从本质上讲是与西方现代医学最相适应的，鉴于系统生物学的方法论与中医药学具有一定的相通性，因此可以吸收借鉴，但是也由于中西方医学体系的巨大差异（图 1-1），中医药系统生物学研究不能采用简单的拿来主义，而应该在遵循中医药特点和规律的基础上提升发展。根据我们的研究探索，总结提出在中医药系统生物学研究中的两个基本策略以供参考。

1. 方证对应的"系统–系统"研究策略

"方证对应"是中药方剂研究和临床应用的基本原则，也是建立中药方剂药理评价体系的关键，所以传统中医药常有"医药不分家"的说法。中药与人体两个复杂系统相互作用并形成一个更高级的系统整体，这正是中医药整体观的体现。中医药系统生物学研究必须是在临床中医专家参与下，基于方证对应的"系统–系统"的研究方法，即需要两方面结合：一方面是生物机体（应答系统）在中药干预过程中的系统特征的整体刻画（中医证候特征的系统生物学评价），另一方面是中药复方（干预系统）化学物质系统内在关系的系统揭示，将两个系统关联起来才能够从整体层次上揭示其相互作用。但是现有的系统生物学都是把药物作为单一扰动因素，研究的是生物应答系统或者说是"点–系统"关系，所以当中药复方作为一个复杂的物质系统对机体进行干预时，也是当作"点"来处理，无法构筑中药复方干预系统与生物应答系统之间的交互关系，因此难以明确中药复方中的药效物质群进而进行复方的配伍优化。为此，我们先后发展了化学物质组学，并将中药复方的化学物质组学方法与系统生物学方法整合构成整体系统生物学（图 2-8），研究中药复杂系统和人体生物系统两个系统之间的相互作用，为中药复方作用机制和中药复方配伍评价研究提供新方法[45, 54]。

2. 整体表征与局部特征相结合的研究策略

中医药学强调整体，但是对于局部特征和疾病的微观层面的关注不足；西医药学则以解剖学、分子生物医学为特征，过于关注疾病的靶器官、病灶、靶点；系统生物学力图克服传统分子生物学"只见树木不见森林"的缺点，从组学及多种组学整合的角度来阐释系统整体的特征。但是由于技术的局限，现有系统生物学所采用的组学高通量筛选模式基本上还是处于对基因组、蛋白质组或代谢组的整体特征的定性或半定量表达，对局部特征的

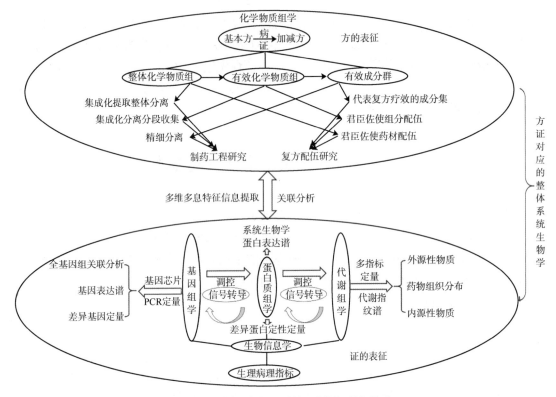

图 2-8 方证对应的"系统–系统"研究策略

刻画不够细致具体,定量不够准确。因此我们建议中医药系统生物学的研究应该将整体表征的方法与局部特征的精确分析相结合,从而提升系统生物学对中医药复杂系统特征的刻画能力。例如,我们已探索在系统生物学层面将组学研究与特定信号通路的聚焦研究相结合,在基因组学层面将基因表达谱与特定基因定量 PCR 相结合,在代谢组学层面将代谢指纹图谱与特定通路的多代谢物定量相结合发展定量代谢组学平台技术[55, 56]。

按照整体表征与局部特征相结合的策略,整合多种技术有望建立对中医病证诊治及疗效评价的综合体系(图 2-9)。

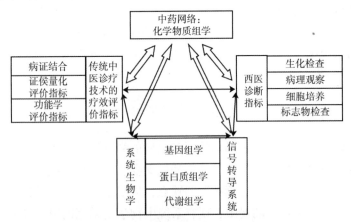

图 2-9 中医病证诊治及疗效评价的综合体系

2.6.3 中医药系统生物学拟解决的关键科学问题

根据中医药现代化亟待解决的关键科学问题及现实可行性,我们建议中医药系统生物学研究在以下重大问题上开展重点研究。

1. 中医药个体化诊疗的系统生物学基础研究

个体化诊疗是中医辨证论治的精髓。中医诊疗特别强调因人制宜、因时制宜、因地制宜,也就是说要根据诊治对象的(体质、病因、病机)不同以及环境的不同采取个体化的治疗方案,因此同病异治、异病同治是中医诊治经常出现的情况。近年来系统生物学对于疾病的研究进展表明,很多疾病(多基因复杂疾病)的发生往往是遗传因素和环境因素的相互作用,而且可能存在多种致病因素(机制),从这一点看中医药个体化诊疗原理是完全有可能从系统生物学研究方面找到其内在依据的。

例如,通过对中医辨证的大规模人群采用全基因组关联分析(Genome-Wide Association Studies, GWAs)[57],从基因多态性和复杂性方面有可能揭示中医体质理论的遗传基础,结合基因表达谱甚至蛋白质组学和代谢组学研究可能解释为什么不同体质、不同遗传背景或病因不同(环境)所得相同疾病的人对相同的药物(中药)会有不同的响应,而对不同的药物可能产生相似的治疗效果,从基因-蛋白质-代谢调控层次阐释中医药同病异治和异病同治的物质基础。

2. 中医证候的系统生物学基础研究

辨证是论治的基础,证候的表征和评价也应该是中医药系统生物学研究的核心内容之一。证候学现代研究表明证候是由许多因素组成的复杂系统,难以用单一的生理、生化指标来表达[58],但是探索从"基因-蛋白质-代谢"整体调控网络的角度切入探讨中医证候的物质基础具有一定的可行性[59~72]。

鉴于反映中医证候的动物模型比较缺乏,开展中医证候系统生物学研究最好直接与中医临床结合。由临床专家团队制订临床研究方案,建立中医辨证分型的标准和评价量表,确立病例纳入及排除标准,收集符合要求的临床病例,考虑到主证与兼证交互现象较为普遍,建议应尽可能扩大病例数范围。可参考图2-9技术路线,建立不同辨证分型的中医量化诊断指标(标准化的量表)、西医病理生化指标,以及与系统生物学的评价指标相结合的系统评价指标体系,通过对各指标体系之间的相关性研究,可在整体网络范围内寻找有助于阐明证候的特异性指标,将整体指标与特异性指标相结合提高"治未病"(疾病早期发现、预警及预后)的能力。从功能基因、蛋白质、代谢调控的层次找出不同中医证候的差异,不仅有助于从系统生物学的视角认识中医辨证分型的物质基础和科学内涵,也为提高临床诊治水平提供了基础。在中医证候研究中要考虑方证对应原则,通过对证干预可以进一步验证证候评价指标的合理性和科学性,阐明与方剂对应的证候科学内涵。

3. 中药复方药物的系统生物学整体筛选和整体评价研究[45, 50, 51, 55]

按照中医方证对应的原则，选择临床疗效确切的中药方剂及适应病证，参考上述中医证候的系统生物学研究，建立病证结合的药效评价模型（考虑动物、器官组织、细胞亚细胞、分子靶点多层次结合），通过化学物质组学研究手段表征和跟踪中药方剂的整体化学物质组及不同配伍模式的有效化学物质组的组成特征，化学与药效学相结合揭示其组效关系和配伍关系，完成有效组分配伍筛选，可望创制具有自主知识产权，能够保持传统复方的疗效，而药效成分更加简单清楚，作用机制基本明确，质量稳定性和安全性更有保障，科技含量更高的现代组分中药。

按照整体系统生物学研究方法，跟踪和揭示中药复方配伍过程的化学物质组的变化（对应中医方的变化），以及药效组分配伍的变化所引起的系统生物效应的相应变化规律（对应中医证的变化），从"系统-系统"的层次认识中药复方的作用机制。将代表药效组分变化的化学信息与代表药效作用靶点、途径、调控网络变化的生物学信息关联起来，把宏观整体性参数和微观特异性参数相结合比较组分单独作用、配伍协同作用的差异，揭示不同组分之间的相互作用，以及不同靶点、途径、调控网络之间的相互作用，从系统生物学多因素调节网络模型更加全面、深刻的认识复方药物的作用机理。明确中药复方药效组分及其配伍关系，明确中药最佳组分配伍的药动学参数，明确药物吸收分布规律以及体内代谢产物，明确量-时-效规律，做到"基本讲清"中药药效物质基础，"基本讲清"药物作用机制。

2.6.4 中医药整体系统生物学的主要发展方向及关键技术

中医药整体系统生物学即"系统-系统"的系统生物学（图2-10），主要研究分支包括中药化学物质组学（TCM Chemomics）、中医药基因组学（TCM Genomics）、中医药蛋白质组学（TCM Proteomics）、中医药代谢组学（TCM Metabolomics）、中医药生物信息学（TCM Bioinformatics）等。不仅中医药整体系统生物学的研究需要坚持整体表征与局部特征相结

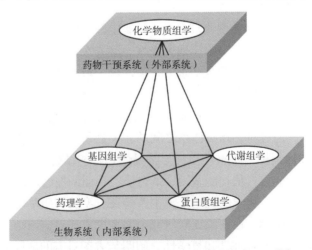

图 2-10 "系统-系统"的中医药整体系统生物学[54]

合的原则，在各个分支方向的深入研究时也同样需要采用整体表征与局部特征相结合的策略和方法。

1. 中药化学物质组学

中药化学物质组学（Chemomics）是指研究中药化学物质组的组成及其变化与生物体系的动态响应的相互关系的一种方法，化学物质组（Chemome）是指一定条件下作用于生物系统的外部扰动系统（如中药方剂）的所有化学物质和（或）化学成分的集合[54]。中药化学物质组学的研究一般采用指纹图谱作为整体表征手段，采用多指标成分定量作为局部特征的精确表达方式。例如，我们在中药复方清开灵注射液的化学物质组研究过程中，针对清开灵中有机成分、无机离子、生物大分子成分分别建立了三类指纹图谱作为整体表征，同时对其中的 40 余种有机成分和十多种无机离子进行了分离、鉴定及含量测定。采用多维指纹图谱库与多指标成分定量相结合，对清开灵全方和药队、药对、药材及组分配伍过程的活性组分进行跟踪，为清开灵组分中药研发提供了指导[61, 62]。

2. 中医药基因组学

中医药基因组学的预期研究目标是通过基因组学的理论和手段结合传统中医药理论，从基因以及基因与环境的交互影响层次认识中医个体化诊疗的科学内涵，并将中药的药性、功能及主治与其对特定疾病（证候）相关基因表达调控的影响关联起来，在分子水平上用基因组学理论来诠释传统中医辨证论治的科学内涵及中药治疗的作用机制。中医药基因组学包括 DNA 水平（如全基因组关联分析[57]、DNA 甲基化分析等）及 RNA 水平（如 MicroRNA 和 mRNA）的研究，其中基因表达谱（mRNA）在中医药研究中已有一定应用。方证相关的基因表达谱研究通过建立不同证型的基因表达谱数据库，发现与特定证候相关的差异表达基因群，对于中医辨证的客观化以及中医证候发展规律的认识具有重要意义，而且进一步可以选择疗效确切、物质基础和作用机制研究相对清楚的中药，利用生物芯片（Microarray）等各种高通量技术以及实时荧光 PCR 等定量分析技术，比较研究中药干预过程中基因表达的差异，编制基因表达谱，经过生物信息学和统计学的比较分析，建立中药治疗过程的基因表达谱数据库，并与中药的化学特征数据库（中药化学物质组学研究）及中医药理论关联，研究中药作用的功能基因表达谱，揭示中药作用的信号通路网络。在此基础上结合生物信息学揭示中药不同药效组分（配伍）对基因表达的影响，从功能基因网络层次上诠释传统中医药理论及作用机制。例如，我们对中药双龙方治疗心肌梗死的药效学评价采用包含 6000 种基因的整体筛查芯片对整体动物层次和细胞层次分别进行了研究，建立了正常组、模型组、假手术组、双龙方干预组（高、中、低剂量）以及阳性药物对照组的基因表达谱数据库，通过生物信息学处理发现了 180 个可能与心肌梗死以及双龙方药物作用相关的表达差异基因[63, 64]，对其中表达差异在 8 倍以上的 10 个功能基因，进一步采用荧光定量 PCR 进行了精确定量，通过基因芯片整体表征和重点基因精确分析最终获得了双龙方治疗心肌梗死过程所调控的功能基因网络。

3. 中医药蛋白质组学

中医药蛋白质组学的预期研究目标是通过蛋白质组学理论和手段结合传统中医药理论，将中药的药性、功能及主治与其对特定疾病（证候）的蛋白质表达及蛋白质参与调控过程的影响关联起来，在分子水平上用蛋白质组学理论来诠释传统中医药理论及作用机制。主要研究内容为与方证相关的差异蛋白质谱的研究，选择疗效确切、物质基础和作用机理研究相对清楚的中药复方或药材，利用生物质谱结合蛋白质芯片（SELDI-TOF）、双向电泳（2D-Gel-MALDI-TOF）、多维液相色谱/质谱（multi-HPLC-ESI-MS-MS）等蛋白质组学技术平台，比较研究中药干预过程中的差异蛋白质谱，经过生物信息学和统计学的比较分析，建立中药治疗过程的差异蛋白质谱数据库，并与中药的化学特征数据（中药化学组学研究）及中医药理论关联，并进一步研究中药作用的靶蛋白。在此基础上结合生物信息学揭示中药的药效物质对蛋白质表达及调控的影响，从蛋白质调控网络层次上诠释传统中医药理论及作用机制。我们采用比较蛋白质组学研究了中药双龙方促进干细胞向心肌细胞定向分化过程中的作用机制，阐释了相关的蛋白质信号通路[65~67]。

4. 中医药代谢组学

中医药代谢组学的预期研究目标是通过定量代谢组学的方法和技术结合传统中医药理论，研究中药干预特定疾病（证候）过程中机体整体代谢状态及疾病相关代谢通路和代谢标志物的变化特征，阐明中药有效组分及其配伍的体内过程及协同规律，在代谢组学水平上来诠释传统中医药理论及作用机制。定量代谢组学是将整体代谢指纹谱的全景模式与多个特定代谢途径多指标成分定量的聚焦模式相结合的技术体系[55, 56]，主要特征体现为整体表征与局部特征的结合；定性与定量的整合；多种分析方法（如 LC、GC、MS、NMR 等）的整合。主要研究内容包括中医药定量代谢组学在中医证候评价和疾病诊断中的应用，在中药有效组分配伍筛选和中药疗效整体评价中的应用，中药的药效动力学和药代动力学相关性研究等。以糖尿病肾病研究为例（图 2-11），我们利用 UPLC-Q-TOF 得到了代谢物整体信息的代谢指纹谱[60]，采用 PCA 方法对 3000 余种代谢物的整体信息聚类分析可以实现糖尿病肾病不同病理分期和中医辨证分型的区分和辨识，结合 PLS-DA 方法进一步发现了 10 余种新的代谢标志物；同时根据先验知识，分别对脂肪酸[68]、磷脂[69]、氨基酸[70]、嘌呤/嘧啶和核苷[71, 72]等几个代谢循环的重要物质进行了精确定量分析。将这些分析所得的数据进行处理，我们得到包含不同角度和层次的潜在的生物标志物。研究表明：单纯使用任何一种模式或关注任何一个循环都只能得到一部分的标志物，即使在本研究中采用 UPLC-Q-TOF 获得的整体指纹谱具有同时检测数千种代谢物的能力，但仍然遗漏了很多重要代谢标志物的信息，例如核苷、氨基酸类代谢标志物信息在整体指纹谱中体现不够，采用针对特定通路的定量研究可以弥补上述不足。因此定量代谢组学平台技术通过多种信息的整合可以实现对整体代谢状态和特定代谢通路更全面、准确、具体的刻画和表征，更好地对疾病的发生和发展做出预测和判断，揭示发病机制，指导临床治疗。

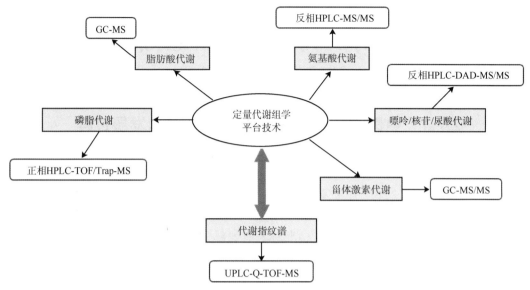

图 2-11　定量代谢组学平台在糖尿病肾病研究中的应用

5. 中医药生物信息学

中医药生物信息学的预期研究目标是把生物信息学与传统中医药理论相结合，发展对中药化学物质组以及证候与药物响应相关的基因组、蛋白组、代谢组等多种组学信息挖掘的生物信息学方法，并整合基因–蛋白质–代谢多层次网络信息，将化学物质组学、基因组学、蛋白质组学、代谢组学等整体系统生物学层次综合，系统地阐释传统中医药理论及作用机制。主要研究内容包括中药指纹图谱的信息处理技术，中药关键药效组分的辨识技术，中药组效关系辨识理论和方法学研究，以及如何构建多因素、多环节、多层次的基因或蛋白质网络调节模型与中药多靶点、多环节、多层次的整合调节作用机制相关联。

2.6.5　小结与展望

在中医药理论指导下，吸收系统生物学最新技术并整合提升发展"系统–系统"的中医药整体系统生物学方法，是符合中医药特点和规律的创新方法体系。随着中药化学物质组学、中医药基因组学、中医药蛋白质组学、中医药代谢组学以及中医药生物信息学等技术平台的发展和完善，中医药系统生物学整体表征和局部特征信息获取能力和信息处理能力也将得到极大提升。中医药整体系统生物学的快速发展将为中医药现代研究注入新的活力，预计将成为下一阶段中医药学和生命科学研究的热点之一。

2.7 中医药临床系统生物学研究体系和实践
（2012年12月发表）

2.7.1 中医药临床系统生物学的提出和发展过程

如何构建符合中医药特点和规律的现代研究方法体系是作者长期以来思考和探索的问题。1997 年首先提出并发表了中药复方有效部分理论[1]，进而构建了中药化学研究体系，即"一个结合（化学研究与药效学研究相结合），两个基本讲清（基本讲清药效物质基础，基本讲清作用机理），三个化学层次（复方整体、有效部分、有效成分），四个药理水平（整体动物、器官组织、细胞亚细胞、分子生物学）"（简称为"一二三四"体系）[16]。即将中药化学物质体系的特点与后基因组时代"组学"研究思想相结合，创建了化学物质组学（Chemomics）新方法[45]。即将作用于生物体系的某一个外部扰动体系的所有化学物质的集合定义为一个化学物质组（Chemome），化学物质组学方法则可以研究化学物质组的组成及其变化与生物响应（效应）的相互关系。中药复杂体系的表征，推动了中药指纹图谱技术的发展[19, 73]。在化学物质组学应用于中药复方研究与开发中，我们提出了层次化的研究策略，即整体化学物质组（药材配伍的传统中药）、有效化学物质组（开发有效组分配伍的组分中药）、有效成分群（未来可以开发有效成分配伍的复方药物）逐步递进，在优先保证疗效的基础上使中药的物质基础和质量控制水平不断提高，并提出了"自上而下"和"自下而上"两种研究模式。英国 Brunel 大学生物工程研究所所长 Ian A. Sutherland 教授在 Journal of Chromatography A 上发表的专题综述中评价作者所创建的化学物质组学方法（Chemomics）为"东西方文化有趣的结合"的一个代表，并认为作为一种新的"组学"方法将可能开发出现代复方药物（MCM）[74]。将中药化学物质组学与系统生物学研究相结合，提出了中医药整体系统生物学，即"系统–系统"的研究体系，采用化学物质组学表征中药复杂系统，采用基因组学、蛋白质组学、代谢组学及经典药理学等表征生命系统，建立了研究两个复杂系统的相互作用和网络调控机制的方法体系[54]。在此基础上，适应中医药临床研究和转化医学的需要，我们提出了以构建多层面生物标志物群为特征的临床系统生物学研究体系。开展以临床疗效为导向的中医药现代化研究是中医药发展的最佳途径。

2.7.2 中医药临床系统生物学提出的背景和必要性

1. 整体观是中医药理论科学内涵的精髓和发展主流

王永炎院士曾提到："中医治疗不是单用对抗疗法。而是以中药方剂为主，采用整体综合调节的形式，针对疾病的主要发病环节，通过多途径、多环节作用于人体的多层面、多靶点，使其整体水平、器官水平、细胞亚细胞水平、分子水平得到相应的调整。"[75]中医药的整体观还表现在"医药一体观",中药方剂源于临床,应用于临床,理、法、方、药通过"辨证-立法-处方"三个环节环环相扣,相互呼应,结合为统一的整体。这些"系统论"与"整体论"思想是中医药理论科学内涵的精髓,与现代生命科学发展主流不谋而合。

随着人类疾病谱的转变,西方医学单靶点对抗性治疗难以解决复杂的疾病问题,从人体器官到细胞再到基因的"还原论"模式的缺陷日益凸显,用系统的思维,组合多种学科研究生物学问题的思路已成为生命科学研究的前沿[76]。"系统生物学(Systems Biology)"是由美国科学家 Hood 于 20 世纪 90 年代末提出的学科理念[77],他认为在生命过程中更重要的是生命各单元之间存在的相互影响和相互关系,将生命体割裂成彼此孤立的单元去考虑是片面的,主张从系统角度去了解生命体,这与中医学对人体生理病理的认识和治疗疾病的方法"异曲同工"[78]。系统生物学的提出为中医药理论与现代医学的融合提供了方法平台。目前,基于各种"组学"技术的系统生物学研究方法逐步发展为中药复方现代研究的支撑技术,广泛用于中医"证候"模型的评价和筛选、中药配伍规律研究、复方药代动力学研究及新药的开发,极大地推动了中药复方研究的发展。但是迄今为止的中医药现代化研究工作还存在以下两个明显的局限。

2. "方-病-证"割裂的研究体系违背了中医药"整体观"

长期以来中医药的探索性研究沿用了西方医学"还原分析"的模式,割裂了"方-病-证"之间的整体系统性。基础研究多停留在动物和细胞模型,仅通过一个或几个反映西医某一"疾病"特征的特异性药理指标或局部功能的改变评价药物的疗效。缺乏与中医"证候"相适应的动物模型和评价指标,得到的研究成果不能体现方-证对应的本质特征,无法阐明基于辨证论治的方剂的疗效机理,与临床实践"脱节"。在临床诊断中,西医对疾病的诊断具有明确生理生化评判标准(包括影像学在内的生理生化指标),对于靶器官等明确部位的器质性病变的诊断具有一定的优势,但对于一些多因素复杂性功能性疾病在早期诊断和干预治疗时仍存在诸多问题。现代医学诊疗体系尚不适用于以"证"为基础的中医施治、立法、处方。证反映了患者整体症状体征,包括病理变化和生理变化,但基于中医证候的诊断体系主观性较强,评价指标难以量化,缺乏反映证候学特征的客观化数据。开展"方-病-证"关联的中医药临床系统生物学研究可望为中医药整体观指导下的辨证施治提供基础和支撑。

3. "基因-蛋白质-代谢物分离"的研究模式缺乏"系统性"

各种"组学"技术及在此基础上发展起来的网络药理学、系统生物学等现代生物技术为从整体上研究中药复方的物质基础和作用机制提供了新的思路和方法,也取得了可喜的成绩。然而目前系统生物学在中医药研究中大部分还局限于使用一种或两种组学手段(基因组学、蛋白质组学、代谢组学等),从特定靶点和通路着手探讨机体对中药干预的应答反应,这种方法容易导致对疾病的治疗出现"碎片化"倾向,缺乏系统性和整体性;此外,西方系统生物学把生物体作为和基因、蛋白质、代谢物等相关的整个系统,而把药物作为单一扰动因素,注重单一药物分子干预前后生物系统的整体刻画(网络药理学)即"点(单一药物分子)-系统(生物系统)"的模式,缺乏对药物系统(中药复方)的研究;而中药复方整体性作用的特点本质上体现为中药与人体两个复杂系统间的相互作用并形成一个更高级的系统整体,即"系统(药物系统)-系统(生物系统)"。照搬西方系统生物学模式显然无法与"方-病-证"结合的整体化研究相适应,难以揭示两个系统(生物应答系统和中药复方的复杂物质系统)之间的内在关联,不能从根本上阐明中医药理论的科学内涵。

4. 传承是责任,创新是使命

纵观近 20 年来中医药现代化进程,我们需要有两方面的队伍。一方面需要有一支按传统中医药体系,以继承和传承为责任,发扬光大传统中医药理论的队伍。另一方面需要有一支能在中医药理论指导下,结合现代科学技术的发展,以创新为使命的队伍。继承和创新均应以创新为重,继承为创新所用。创新应包括两个方面:一是创新内容从继承中来,但不应受其束缚,而是知识挖掘(Knowledge Mining);二是传统的中医药理论和现代科学体系和技术的结合、整合和融合,上升为创新的高度[79]。

近年来西方医学提出的转化医学 B2B2B 的双向运作模式,适合于西方医学把大量已取得的基础研究成果(Bench)应用到临床(Bedside)中去,所以 B2B2B 的模式是 Bench to Bedside & Bedside to Bench。而中医药来源于临床实践,它的转化医学模式虽然还是 B2B2B,但其表现形式更适宜的是从临床到实验室再到临床(Bedside to Bench & Bench to Bedside)的模式。我们在中医药整体观、系统论的理念指导下,提出了将西医药研究模式(单分子药物针对单个靶点,Point to Point,P2P),到单分子药物针对生物系统(Point to System,P2S),进一步发展为药物复杂系统针对生物复杂系统(System to System,S2S)的"系统-系统"研究模式[80]。在用化学物质组学表征中药复方基础上,将整合化学物质组学的整体系统生物学结合临床研究,进一步发展为以整合生物标志物体系(Integrated Biomarker System)为特征,"系统-系统"研究模式的中医药临床系统生物学。

无论对于药物复杂系统或生物复杂系统(特别是人的疾病)均要考虑复杂系统的表征方式。对于复杂系统的表征,我们提出要有以下三个整合。

(1)整体表征与局部特征的整合。对生物体系的研究,既要体现整体效应和系统、网络的构建,也要重视靶点和特定信号通路的研究。对中药方剂体系的研究,既要体现方剂整体组成轮廓,也要关注关键成分的量效关系。

(2)定量分析与定量测定的整合。对方剂临床效应的评价,传统中医擅长定性描述,须进一步加强定量药效学的研究,将定性分析和定量评价更好结合。对方剂化学表征既要有指纹图谱的定性、半定量评价,也要整合指标成分的定量测定。要将基因组、蛋白组、代谢物组指纹图谱和关键基因、蛋白质、代谢物的定量测定加以整合并聚焦。

(3)多层次指标体系的整合和聚焦。要将中医证候指标、临床生化指标及影像学指标和系统生物学指标体系(基因、蛋白质和代谢物三个层次)等多个层面数据加以整合,再用生物信息学方法处理,聚焦得出适宜的整合生物标志物体系(Intergrated Biomaker System,IBS)。

目前临床很多疾病的诊断依赖病理诊断，不能用作常规诊断或早期预警。多系统复杂疾病缺乏早期、特异性生物标志物。临床治疗缺乏个体化诊疗指标体系和方案。我们提出整合生物标志物体系（IBS）来开展临床系统生物学的"系统-系统"模式研究（图 2-12）。

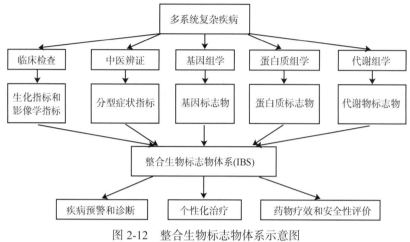

图 2-12　整合生物标志物体系示意图

5. 中医药临床系统生物学为中医药走向国际架起桥梁

在中医整体观指导下，我们提出发展基于"方病对应、证病结合、方证病整合"策略的"系统-系统"中医药临床系统生物学研究模式，即在现有系统生物学基础上，发展整合化学物质组学的整体系统生物学，通过化学物质组学表征药物干预系统（中药复方）的组成及相互关系。通过临床系统生物学来刻画生物系统（临床患者）的应答过程，进一步整合分析两个系统间的交互关系，系统揭示中药复方（化学物质组）的变化与生物系统应答的时空响应的相关性，实现"方-病-证"信息的关联。2012 年 6 月国际著名 Wiley 出版社出版了自开展中医药现代化研究以来第一本英文研究专著 Systems Biology for Traditional Chinese Medicine，对这一研究模式进行了全面介绍[81]。

中医药临床系统生物学既符合中医药自身特点，又充分整合最新现代科学技术的研究模式、策略和方法平台，应用现代科学语言阐释中医药理论的科学内涵，通过科学数据证实中医药的临床疗效，可望为中医药现代化并走向国际架起桥梁。

2.7.3　中医药临床系统生物学的目标和愿景

中医药临床系统生物学是适应中医药临床研究和转化医学的需要，以推动 4P 医学（预测医学、预防医学、个体化医学、参与式医学）为目标，在中医药整体观和系统论指导下，整合运用多种系统生物学技术，通过对病证诊疗方法和药物临床合理应用方法的创新研究来为临床服务，提高临床诊治水平。现阶段中医药临床系统生物学的主要研究目标是要针对中医药研究中存在的"方、证、病割裂，基因、蛋白质、代谢物分离"的通病，建立一套整合的生物标志物体系（Integrated Biomarker System，IBS），包括中医证候生物标志物群、临床生化指标及影像学标志物、系统生物学标志物群等多个层面，系统生物学研究又可以包含基因、蛋白质、代谢物多个层次的标志物群。应用于疾病早期预警、临床诊治，指导个性化用药、疾病预后及药物评价。

1. 早期预警与早期诊断的生物标志物发现和临床应用

当前国际主流医学界也已普遍认识到过去单纯对治疗疾病的关注具有局限性，而应该是对人体健康的全面关注，"健康医学""预防医学"等提法基本上都体现了这一理念。实际上中医药一贯强调"治未病"，说明我国很早以来就高度重视对疾病的早期诊治，甚至包括对亚健康状态的关注和早期预警，然而中医药的诊疗方法和指标在客观化和标准化方面还有待发展。将中医药"治未病"的学术思想与临床系统生物学研究结合起来，通过对健康对照、亚健康状态、疾病早期的比较研究，有望发现与亚健康状态相关或预测疾病发生风险的系列标志物，可用于早期预警，以便更早做好防范、降低疾病的发生风险，而疾病早期发现的生物标志物也有助于提高疾病的早期诊断率，尽早治疗，提高治愈率或延缓疾病的进展。

2. 多因素复杂性疾病的诊断分型、临床治疗及预后评价

疾病谱的变化使得多因素复杂性疾病，如心脑血管疾病、代谢综合征、恶性肿瘤等成为人类健康的主要威胁。常规西医诊断的目的是治疗人的病，针对的是靶器官、靶组织和靶点，注重疾病的病理变化，在病理变化局部特征的描述上有优势。西方医学应用现代仪器设备以及影像检查手段进行生化指标检查，运用量化的指标进行诊断，因此对于病因明确、靶点单一的疾病具有显著优势，但对于一些未产生实质病变或多因素复杂性疾病在早期预诊和判断预后方面均存在较大缺陷，容易犯盲人摸象的错误。而常规中医诊疗的目的是治疗患病的人（证候），针对的是改善患者整体的症状体征，不仅注重于患者病理的变化，同时也关注生理的变化。但是中医诊断对于疾病是一种语言的描述，指标的量化和标准化还有待加强。因此，我们提出通过临床系统生物学研究建立一套整合的生物标志物体系，包括中医证候生物标志物群、临床生化指标及影像学标志物、系统生物学标志物群等多个层面，通过与各种临床表型的相关性研究，可望更全面更准确地应用于多因素复杂性疾病的诊断分型。

药物干预会对代谢酶的表达、代谢产物的组成和相对浓度等产生重要的影响，采用整合系统生物学体系可在药物干预的早期甚至在药物干预之前预测药物反应（药效或毒性）。通过多种生物样本（体液、组织和细胞等）的采集整合，多种检测、分析技术的整合运用，多种数据处理方法的整合分析，阐述基因变异、蛋白表达和代谢扰动之间的内在联系，找出与药物治疗相关的生物代谢标志物，开展药物治疗的安全性和有效性评价。

3. 药物基因组学、药物代谢组学与个体化医学

相同剂量的药物可能会引起药物反应（疗效和毒性）的个体差异，引起此种差异的主要原因为基因的多态性及其可能导致的体内过程（吸收、分布、代谢、排泄）不一致性。

遗传多态性通过影响编码蛋白质的活性进而引起药物药效学和药动学行为的差异，以药物转运、药物代谢和药效学的差异为表现形式。通过药物基因组学分析基因存在的单核苷酸多态性（SNP），或者药物代谢组学揭示代谢系统的个体化差异，沟通临床相关数据，一方面预测药物的效应和毒性反应来达到个体化治疗目的，另一方面发现群体规律提示新的药物作用靶点。通过药物个体化用药基因和代谢标志物检测，为临床个体化治疗提供数据支持，从而提高药物治疗有效率，降低毒副作用和医疗成本。同时开展研究遗传因素与临床合理用药之间的重要关系，确定引起个体对药物处置和疗效差异的遗传学特征，为临床合理用药和新药研发与评价提供强有力的科学依据。

4. 基于药物体内过程与代谢组学的优化临床治疗方案

药物干预人体过程中，通过阐述药物体内过程研究药物与人体相互作用规律，促进医药结合，指导临床合理用药，提高临床治疗水平。例如，治疗药物监测（TDM）、药物代谢动力学（药动学）研究，以及药物相互作用规律研究等。在总结进行监测的治疗药物其给药剂量、疗效、不良反应及个体之间的相互关系的基础上，建立治疗药物监测网络和监测药物的数据库，发现并探索监测药物群体特征，为临床服务；开展药物的药动学研究及制剂生物等效性评价，提供药物对靶器官效应（药效或毒性）的依据，为设计和优化临床研究给药方案提供有关参考信息；采用体外（肝微粒、原代肝细胞、Caco-2 细胞）和体内（动物）模型等方法，研究药物对药物代谢酶（CYP450）和转运蛋白（P-gp）的诱导或抑制作用，以及诱导或表达下调作用，探讨中药之间或中药与西药产生相互作用的关系，优化药物治疗方案，保障药物治疗的有效性和安全性。

2.7.4 中医药临床系统生物研究实践

以近年来我们开展的糖尿病肾病（DN）中医药临床系统生物学研究为例。糖尿病肾病为糖尿病引起的肾脏损害，其特异性表现为糖尿病性肾小球硬化症，其基本病理病变为肾小球基底膜增厚和系膜基质增生，临床表现主要为蛋白尿、水肿、高血压及肾功能损害，因此糖尿病肾病的早期诊断极为重要。西医诊断强调患者的肾功能，以蛋白尿作为诊断的金指标，但是对于未出现明显蛋白尿的糖尿病肾病患者就难以诊断；中医诊断强调患者证候，包括气虚、阴虚及阳虚证，但是目前缺乏可以量化的指标。临床合作单位北京中日友好医院等开展了多中心、随机、双盲、安慰剂对照临床试验，证实了中药糖肾方干预气阴两虚夹瘀型 2 型糖尿病肾病在降低蛋白尿、改善肾功能等方面具有确切临床疗效。

我们首先开展了基于横断面分析的临床系统生物学的研究，分别建立了血浆样本代谢指纹谱分析、七大类百余种磷脂定性与定量分析、15 种脂肪酸定量分析、21 种嘌呤嘧啶相关代谢物定量分析和 8 种硫醇氨基酸定量分析，以及 14 种糖尿病肾病相关基因 PCR 定量的方法学平台。通过整合代谢物定量测定与代谢指纹谱、代谢组学研究与临床生化数据、代谢组学与基因组学研究的结果，建立了包括西医病理生化指标、临床系统生物学所确定的生物标志物（基因、蛋白质、代谢物等）和中医证候量化指标（整体的症状体征）三个方面，应用于糖尿病肾病气阴两虚证诊断（辨证）和疗效评价（论治）的整合指标体系。通过应用于糖尿病肾病气阴两虚证（细分为偏阴虚组和偏气虚组）及阴阳两虚证病例 150 例的预测诊断，使用建立的整合指标体系中医分型预测总准确率达到 100%，而仅使用中医症状指标预测总准确率为 77.8%，具有明显的临床应用优势[69~71, 82]。

对定量代谢组学筛选得到的标志物与中医症状进行相关性分析，糖尿病肾病中脾胃气虚、瘀血症状与磷脂代谢中的 PE750、PG747 显著负相关；嘌呤嘧啶代谢中，肌苷与气血虚、瘀血症状显著正相关，胞苷与瘀血症状显著正相关，肌苷与肝肾阴虚症状显著负相关，胸苷、腺苷、肌氨酸与痰湿症状显著正相关，此外腺苷还与气血虚症状显著正相关；硫醇氨基酸代谢中，Cys-gly 与阴虚内热症状，SAH 与瘀血症状，SAM 与气血虚症状，Hcy 与脾胃气虚、痰湿症状及症状总分均显著正相关。这表明主观的中医分型症状得分与客观的代谢标志物含量相关，可实现客观量化。

基因研究包括四个糖尿病易感基因：CDKN2A、CDKN2B、IGF2BP2 和 CDKAL1。四个糖代谢基因：醛糖还原酶（AR）、糖基化终末产物受体（AGER）、受体葡萄糖转运蛋白 1（GLUT1）和胰岛素样生长因子 2（IGF2）。四个血流动力学相关基因：血管紧张素原（AGT）、β3-肾上腺素受体（ADRB3）、血管紧张素 II 受体-2（AGTR2）和血管紧张素转换酶（ACE）基因，以及与基础代谢有关的重要基因蛋白激酶 C（PRKCA）和 5,10-亚甲基四氢叶酸还原酶基因（MTHFR）。结果表明，在糖尿病肾病病理及证候进化发展的各个阶段，CDKAL1、IGF2BP2、AR、AGT 及 MTHFR 基因表达在不同分组间具有显著差异，可作为糖尿病肾病发展的潜在基因标志物，其联合应用可以作为中西医诊断的辅助检测指标，提高诊断的准确率。特别是 PRKCA 基因对于气阴两虚偏气虚的分型非常敏感，表达量显著增高（$P<0.001$）。PRKCA 作为蛋白激酶 C，能激活细胞质中的多种酶并参与多种生化反应的调控。而"气"在中医上也偏重于转运和代谢，是体内的一种推动各个组织器官正常运转的能量，与 PRKCA 的功能有所交叉，这可能是导致 PRKCA 对气虚较为敏感的原因。CDKAL1 与 MTHFR 基因对气阴两虚偏气虚也显示出高度的特异性。

我们实现了四个整合：代谢指纹谱与定量代谢循环的整合，代谢组学与临床生化指标间整合，中医症状与代谢组学及临床生化指标间的整合，代谢与基因通路的整合。在此基础上，聚焦得到一个潜在的生物标志物群，包括四个代谢物和四个临床生化指标。该生物标志物体系的综合预测准确率达到 98% 以上，可将混杂在糖尿病患者群中的糖尿病肾病 1 期和 2 期患者加以区分，达到早期预警目的，同时可作为药物疗效评价的指标群。

该体系可望提升糖尿病肾病中西医诊断的水平，它所提供的一套可量化的客观指标体系可以提高糖尿病肾病中医辨证分型的准确性和可信度，所发现的潜在生物标志物组合也有助于西医糖尿病肾病的筛查和诊断，且对疾病分期有较好的预测准确率，特别是对糖尿病肾病 1 期和 2 期患者以目前临床指标尿蛋白定量很难得以早期发现，我们发现的几种潜在生物标志物组合可望早期筛查和诊断糖尿病肾病 1 期和 2 期患者。

在此基础上，结合前瞻性的中医药干预临床试验，建立了一种基于系统生物学的中医药防治糖尿病肾病的疗效评价方法和模式。通过多中心、随机、对照、双盲临床研究（181 例），基于病证结合的诊断和治疗，证实糖肾方治疗气阴两虚夹瘀证 2 型糖尿病肾病患者对降低尿蛋白，改善肾功能具有良好的疗效（$P<0.05$）。代谢组学研究证实，肌苷、腺苷、S-腺苷同型半胱氨酸和亚油酸含量是与糖尿病肾病患者疾病进展密切相关的敏感性指标。糖肾方治疗的不同阶段显著有效地调整了磷脂代谢、能量代谢及氨基酸代谢，与对照组相比，糖肾方可以更好改善由于糖尿病肾病引起的体内代谢紊乱，并向正常水平发展，表明糖肾方在保护和恢复肾功能方面具有显著的疗效，与临床其他指标的有效性具有良好相关性。从临床基本指标与系统生物学指标体系多个层面证实了益气养阴活血通络法治疗 DN 的有效性和安全性，为其推广应用提供了可靠的临床研究证据。结合化学物质组学、血清药物化学、网络药理学和系统生物学等研究技术，阐释了益气养阴活血通络法组方（糖肾方）的多通路网络整合调控作用机制，为其临床应用提供了更深入的研究证据。

生物标志物是医学和药学发展的大趋势，但也存在很多问题和挑战。例如，提出的潜在生物标志物较多，但未对其特异性和准确性进行深入确定；检测的难易和成本、推广价值、卫生经济学问题等，目前距应用于临床尚有一定距离。但坚冰已经打破，在中医药整体观、系统论指导下，以整合生物标志物体系为特征的中医药临床系统生物学必将有强大的生命力，得到快速发展。

（罗国安　王义明）

参 考 文 献

[1] 罗国安，王义明. 中药复方有效部分研究方法及理论初探. 中成药, 1997, 19（8）: 44-45.
[2] 王义明, 罗国安, 车镇涛, 等. 中药复方化学成分研究进展及思考. 全球华人中药现代化学术研讨会, 1998 年, 南京. 84-89.
[3] 谢鸣. 中医方剂现代研究. 北京: 学苑出版社, 1997.
[4] 胡盛珊, 王大元, 邱萍, 等. 枳实有效成分的药理活性比较. 中草药, 1994, 25（8）: 419-421.
[5] 郭顺根, 贲长恩, 赵丽云, 等. 3H-栀子苷整体放射自显影及图象分析与栀子归经的关系. 北京中医药大学学报, 1996, 19（4）: 28-31.
[6] 史正新. 中药归经与受体学说. 陕西中医学院学报, 1993, 16（2）: 4-5.
[7] 聂克. 黄芪当归药对大鼠心肌缺血再灌注损伤的保护作用. 山东中医学院学报, 1996, 20（5）: 315-319.
[8] 汪德清, 沈文梅, 田亚平, 等. 黄芪三种提取成分对氧自由基作用的影响. 中国药理学通报, 1994, 10（2）: 129-132.
[9] 金芳, 孙小燕. 当归补血汤配伍比例的比较研究. 中国实验方剂学杂志, 1995, 1（1）: 33-37.
[10] 孙爱贞, 王惠芳, 郭瑞新, 等. 从大承气汤对血管通透性双向调节探索中药复方的作用. 中成药研究, 1983,（10）: 28-29.
[11] 陈修. 银杏叶提取物的心脑血管药理研究进展与启示. 中国中西医结合杂志, 1996, 16（7）: 387-389.
[12] 陈可冀. 迈向 21 世纪的中西医结合. 北京: 中国医药科技出版社, 1991: 207.
[13] 黄熙, 蒋永培, 臧益民, 等. 方剂化学成分药代动力学的研究进展. 中草药, 1995, 26（10）: 546-549.
[14] 黄熙, 夏天, 任平, 等. 川芎伍用丹参煎剂对川芎嗪药物动力学的影响. 中国中西医结合杂志, 1994, 14（5）: 288-291.
[15] 寺泽捷年. 甘草次酸体内代谢的研究 II—鼠体内研究. 国外医学中医中药分册, 1987, 9（2）: 31-35.
[16] 罗国安, 王义明. 中药复方的化学研究体系. 世界科学技术—中医药现代化, 1999, 1（1）: 16-19.
[17] 罗国安, 王义明. 中药复方物质基础和药效相关性研究. 世界科学技术—中医药现代化, 1999, 1（1）: 11-15.
[18] 曹进, 饶毅, 沈群, 等. 中药指纹图谱及其建立原则. 中药新药与临床药理, 2001, 12（3）: 200-203.
[19] 罗国安, 王义明, 曹进. 多维多息特征谱及其应用. 中成药, 2000, 22（6）: 395-397.
[20] Pandey A, Mann M. Proteomics to study genes and genomes. Nature, 2000, 405（6788）: 837-846.
[21] Nicholson J K, Lindon J C, Holmes E. Metabonomics: understanding the metabolic responses of living systems to pathophysiological stimuli via multivariate statistical analysis of biological NMR spectroscopic data. Xenobiotica, 1999, 29（11）: 1181-1189.
[22] 罗国安, 王义明, 曹进, 等. 建立我国现代中药质量标准体系的研究. 世界科学技术—中医药现代化, 2002, 4（4）: 5-11.

[23] He X G. On-line identification of phytochemical constituents in botanical extracts by combined high-performance liquid chromatographic-diode array detection- mass spectrometric techniques. J Chromatogr A, 2000, 880（1-2）：203-232.

[24] Ideker T, Galitski T, Hood L. A new approach to decoding life: systems biology. Annu Rev Genomics Hum Genet, 2001, 2: 343-372.

[25] Weston A D, Hood L. Systems biology, proteomics, and the future of health care: toward predictive, preventative, and personalized medicine. J. Proteome Res, 2004, 3（2）, 179-196.

[26] 王升启. 中药基因组学与中药化学组学. 首都医药, 2001, 8（6）：19-20.

[27] 杜冠华. 中药复方有效成分组学研究. 中成药, 2002, 24（11）：878-880.

[28] Berenbaum M C. A method for testing for synergy with any number of agents. J Infect Dis, 1978, 137：122-130.

[29] Ohrt C, Willingmyre G D, Lee P, et al. Assessment of azithromycin in combination with other antimalarial drugs against Plasmodium falciparum in vitro. Antimicrob Agents Chemother, 2002, 46（8）：2518-2524.

[30] Fidock D A, Rosenthal P J, Croft S L, et al. Antimalarial drug discovery: efficacy models for compound screening. Nat Rev Drug Discov, 2004, 3（6）：509-520.

[31] 钟相根, 李澎涛, 王永炎. 清开灵有效组分对缺血脑组织神经营养因子含量的影响. 北京中医药大学学报, 2004, 27（3）：21-24.

[32] 徐丽荣, 马世彬, 李澎涛, 等. 清开灵有效组分对局灶性脑缺血大鼠脑组织细胞间黏附分子表达的影响. 中药新药杂志, 2004, 35（6）：666-669.

[33] 徐丽荣, 马世彬, 李澎涛, 等. 清开灵有效组分对MCAO大鼠脑微血管内皮细胞的影响. 中药材, 2004, 27（5）：348-352.

[34] 钟相根, 李澎涛, 王永炎, 等. 清开灵有效组分对大鼠缺血脑组织星形胶质细胞活化的影响. 中国医药学报, 2004, 19（6）：338-340.

[35] Yan S K, Xin W F, Luo G A, et al. An approach to develop two-dimensional fingerprint for the quality control of Qingkailing injection by high-performance liquid chromatography with diode array detection. J Chromatogr A, 2005, 1090（1-2）：90-97.

[36] Yan S K, Xin W F, Wang Y M, et al. Simultaneous determination of major bioactive components in Qingkailing injection by high-performance liquid chromatography with evaporative light scattering detection. Chem Pharm Bull, 2005, 53（11）：1392-1395.

[37] 曹进, 徐燕, 张永知, 等. 清开灵注射液HPLC/ELSD指纹图谱建立及质量相关性研究. 分析化学, 2004, 32（4）：469-473.

[38] 徐燕, 程伟, 徐艳华, 等. 清开灵注射液和珍珠母水解液中钙的测定及形态初探. 中成药, 2003, 25（2）：106-109.

[39] 徐燕, 曹进, 王义明, 等. 多波长高效液相色谱法同时测定栀子中的三类成分 药学学报, 2003, 38（7）：543-546.

[40] 曹进, 徐燕, 王义明, 等. 清开灵注射液中三种胆酸含量测定方法比较. 中成药, 2003, 25（9）：705-708.

[41] 曹进, 徐燕, 张永知, 等. 清开灵注射液指标成分的体内样品分析. 中医药学刊, 2003, 21（12）：1980-1982.

[42] 曹进, 徐燕, 王义明, 等. 多波长高效液相色谱法同时测定清开灵注射液中三种有效成分. 药物分析杂志, 2004, 24（1）：8-11.

[43] Yan S K, Luo G A, Wang Y M, et al. Simultaneous determination of nine components in Qingkailing injection by HPLC/ELSD/DAD and its application to the quality control. J Pharm Biomed Anal, 2006, 40（4）：889-895.

[44] 严诗楷, 辛文峰, 罗国安, 等. 应用HPLC-DAD-ELSD联用技术同时测定清开灵注射液中的五类有效成分. 色谱, 2005, 23（5）：482-486.

[45] 罗国安, 梁琼麟, 张荣利, 等. 化学物质组学与中药方剂研究. 世界科学技术—中医药现代化, 2006, 8（1）：6-15.

[46] Hood L. Systems biology: new opportunities arising from genomics, proteomics and beyond. Experimental Hematology, 1998, 26（8）：681.

[47] Hood L. Integrative systems biology: Genomics, proteomics, and computation. Abstracts of Papers of the American Chemical Society, 2002, 224, 045- BIOT Part 1 U205- U205.

[48] Nicholson J K, Wilson I D. Understanding global systems biology: metabonomics and the continuum of metabolism. Nat Rev Drug Discov, 2003, 2（8）：668-676.

[49] Handelsman J, Rondon M R, Brady S F, et al. Molecular biological access to the chemistry of unknown soil microbes: a new frontier for natural products. Chem Biol, 1998, 5（10）：R245-R249.

[50] 梁琼麟, 罗国安, 邹健强, 等. 中药复方新药创制及技术支撑体系. 世界科学技术—中医药现代化, 2008, 10（3）：1-7.

[51] 罗国安, 梁琼麟, 王义明. 复方药物研发创新体系展望. 世界科学技术—中医药现代化, 2009, 11（1）：3-10.

[52] Hood L. A personal view of molecular technology and how it has changed biology. J Proteome Res, 2002, 1 (5): 399-409.
[53] 王永炎. 系统生物学与中医药的发展——中医药研究中系统论与还原论的关联关系. 世界科学技术—中医药现代化, 2007, 9 (1): 70-73, 79.
[54] 罗国安, 梁琼麟, 刘清飞, 等. 整合化学物质组学的整体系统生物学——中药复方配伍和作用机理研究的整体方法论. 世界科学技术—中医药现代化, 2007, 9 (1): 10-15, 24.
[55] Xia J F, Liang Q L, Hu P, et al. Recent trends in strategies and methodologies for metabonomics. Chin J Anal Chem, 2009, 37 (1): 136-143.
[56] 罗国安. 定量代谢组学及其在糖尿病肾病研究中的应用. 国际代谢组学研讨会议论文集, 2008, 大连.
[57] Klein R J, Zeiss C, Chew E Y, et al. Complement factor H polymorphism in age-related macular degeneration. Science, 2005, 308 (5720): 385-389.
[58] 张伯礼, 王晓晖. 证候及其现代研究. 继续医学教育, 2006, 20 (19): 1-4.
[59] 何永鑫, 李雪, 罗国安. 糖尿病肾病相关基因检测研究及应用. 第二届全国生命分析化学学术报告与研讨会论文集, 2008, 北京.
[60] 王勇, 梁琼麟, 罗国安, 等. UPLC-Q-TOF 在糖尿病肾病生物标志物研究中的应用. 第二届全国生命分析化学学术报告与研讨会论文集. 2008, 北京.
[61] Ma S, Chen L X, Luo G A, et al. Off-line comprehensive two-dimensional high-performance liquid chromatography system with size exclusion column and reverse phase column for separation of complex traditional Chinese medicine Qingkailing injection. J Chromatogr A, 2006, 1127 (1-2): 207-213.
[62] Zhang H Y, Hu P, Luo G A, et al. Screening and identification of multi-component in Qingkailing injection using combination of liquid chromatography/time-of-flight mass spectrometry and liquid chromatography/ion trap mass spectrometry. Anal Chim Acta., 2006, 577 (2): 190-200.
[63] 张会亮, 张荣利, 罗国安, 等. 大鼠心肌梗死急性期缺血交界区基因表达谱特征. 医学研究杂志, 2006, 35 (5): 11-15.
[64] 王金晶, 钱夕元, 罗国安, 等. 双龙方有效成分诱导干细胞分化过程中差异表达基因的筛选和聚类分析. 世界科学技术—中医药现代化, 2007, 9 (3): 39-42.
[65] Ye N S, Chen J, Luo G A, et al. Proteomic profiling of rat bone marrow mesenchymal stem cells induced by 5-azacytidine. Stem Cells Dev, 2006, 15 (5): 665-676.
[66] Ye N S, Feng X, Zhang R L, et al. Proteome expression profiling of undifferentiated versus differentiated mesenchymal stem cells from swine bone marrow. Mol Cell Proteomics, 2004, 3 (10): S16
[67] Zhao Y F, Ye N S, Zhang R L, et al. Different protein expression of myocardium from Chinese mini-swine model of myocardial infarct. Chem J Chin Univ Chin, 2006, 27 (8): 1467-1471.
[68] Han L D, Liang Q L, Luo G A, et al. A new metabonomics method for simultaneous determination of EFAs and NEFAs in plasma using GC-MS and its application. Chin Chem Lett, 2009, 20 (9): 1103-1106.
[69] Pang L Q, Liang Q L, Wang Y M, et al. Simultaneous determination and quantification of seven major phospholipid classes in human blood using normal-phase liquid chromatography coupled with electrospray mass spectrometry and the application in diabetes nephropathy. J Chromatogr B, 2008, 869 (1-2): 118-125.
[70] Jiang Z T, Liang Q L, Hu P, et al. HPLC-electrospray tandem mass spectrometry for simultaneous quantitation of eight plasma aminothiols: Application to studies of diabetic nephropathy. Talanta, 2009, 77 (4): 1279-1284.
[71] Xia J F, Liang Q L, Luo G A, et al. Ultraviolet and tandem mass spectrometry for simultaneous quantification of twenty-one pivotal metabolites in plasma from patients with diabetic nephropathy. J Chromatogr B, 2009, 877 (20-21): 1930-1936.
[72] Xia J F, Liang Q L, Hu P, et al. Correlations of six related purine metabolites and diabetic nephropathy in Chinese type 2 diabetic patients. Clin Biochem, 2009, 42 (3): 215-220.
[73] 罗国安, 梁琼麟, 王义明. 中药指纹图谱——质量评价、质量控制与新药研发. 北京: 化学工业出版社, 2009.
[74] Sutherland I A, Fisher D. Role of counter-current chromatography in the modernisation of Chinese herbal medicines. J Chromatogr A, 2009, 1216 (4): 740-753.
[75] 王永炎. 继承 验证 质疑 创新——关于中医药现代化发展的思考. 上海中医药杂志, 2000, 34 (8): 4-6.
[76] 陈竺. 系统生物学——21 世纪医学和生物学发展的核心驱动力. 世界科学, 2005, (3): 2-6.
[77] Hood L, Heath J R, Phelps M E, et al. Systems biology and new technologies enable predictive and preventative medicine.

Science, 2004, 306 (5696): 640-643.
[78] Butcher E C, Berg E L, Kunkel E J. Systems biology in drug discovery. Nat Biotechnol, 2004, 22 (10): 1253-1259.
[79] 罗国安, 王义明, 梁琼麟, 等. 新医药学与转化医学. 世界科学技术—中医药现代化, 2011, 13 (1): 1-8.
[80] 罗国安, 王义明, 梁琼麟, 等. 中医药系统生物学. 北京: 科学出版社, 2010.
[81] Luo G A, Wang Y M, Liang Q L, et al. System biology for traditional Chinese medicine, Hoboken: John Wiley and Sons, 2012.
[82] Han L D, Xia J F, Liang Q L, et al. Plasma esterified and non-esterified fatty acids metabolic profiling using gas chromatography-mass spectrometry and its application in the study of diabetic mellitus and diabetic nephropathy. Anal Chim Acta, 2011, 689 (1): 85-91.

第 3 章

中药指纹图谱—现代中药质量标准体系—复方药物研发体系

引 言

将第 1 章，第 2 章提出的中药复方看作为一个整体的药物系统，采用化学物质组学进行分层次、逐层递进，系统化的研究时，增加了有效组分（有效部分）这一重点层次。无论是中药复方君臣佐使药材配伍，还是组分中药的有效组分配伍，我们提出了采用整体表征（指纹图谱）和局部特征（指标成分定量分析）的研究体系。3.1 节介绍了我们提出的指纹图谱是多维多息特征谱。为表征中药复杂系统，采用多种分析仪器及联用的多维指纹图谱模式，且综合应用化学信息学、生物信息学，研究谱效关系、组效关系的多息特征谱。3.2 节介绍了中药指纹图谱建立和制订可分为初级阶段和高级阶段，给出了阶段性目标和作用。3.3 节指出中药指纹图谱是中药现代化关键问题之一，它不仅是一种中药质量控制模式和技术，也是一种进行中医药理论研究和新药开发的模式和方法。中药指纹图谱应具有特征性、重现性和可操作性。指纹图谱发展中的初级阶段应解决指纹图谱的建立方法、具体要求和相似度判定（包括定量相似度）。其高级阶段应实现指纹图谱特征（包括谱和组分）和药效相关性研究，即指纹图谱的生物等效性研究。建立创新且具有独立知识产权的中药质量标准体系是我国开展自主医学研究和生产的关键之一。3.4 节提出了创建中药质量标准体系应遵循的四条原则。通过中药指纹图谱的信息获取、信息处理和信息挖掘三方面研究，形成中药组效学研究体系，并建立以中药药效组分指纹图谱结合指标成分定量分析为核心技术和基础的中药质量标准体系。3.5 节从中药指纹图谱在中药生产全面质量管理中的具体特性出发，分析其在全面质量管理中的三方面实现方式，为中药指纹图谱在中药生产中的实际应用指出了方向。3.6 节则从中药指纹图谱获取方法出发，重点讨论了中药指纹图谱获取方法的五项验证内容，且结合实际应用诠释了其在获得专属、稳定和可靠的指纹图谱过程中的应用。3.7 节介绍了一种新的中药二维信息指纹图谱及其模式识别技术，表明二维信息数据较一维信息数据更能全面、特异地表征中药指纹图谱。3.8 节介绍了中药指纹图谱重要意义、研究内容和实际应用。更多的内容可见专著《中药指纹图谱——质量评价、质量控制与新药研发》（罗国安、梁琼麟、王义明，化学工业出版社，北京，2009 年）。3.9 节在分析中药生产工艺及质量控制现状后，指出中药生产中亟待解决的两个问题：中药生产

> 集成效果不佳及适合中医药特点的自主创新较少。针对性提出两条措施：以体系创新指导技术创新和以质量为内涵的中药生产智能控制。回归第 1 章整体系统医药学的药学研发重点是复方药物（第 1 章 1.6 节）。3.10 节针对研发中医药特色明显、配伍科学合理、药效成分基本清楚、药效机理基本明确、安全有效、质量可控的复方中药新药，提出了中药复方新药创制的四个特点及关键科学问题和技术路线，对其技术支撑体系的建设提出了相关方案。3.11 节则从分析创新药物的机遇和挑战出发，提出了复方药物的定义，总结了复方药物研发创新体系的六个特点及亟待发展的三大关键技术体系和平台，给出了采用整体系统生物学模式研发中药复方新药的实例。

3.1　多维多息特征谱及其应用（2000 年 5 月发表）

我国的中药现代化事业正在扎扎实实地深入开展，中药材、中成药的质量标准现代化是中药现代化事业的一个重要组成部分。如何根据中医药的特点，提出一整套具有中医药特点，又有高科技特征的中药材、中成药现代质量标准，是一重要课题，国家药品监督管理局首先以建立中药注射剂指纹图谱为突破口，将逐步实现中药材、中成药现代质量标准化，从而使中药材、中成药走向国际市场。

现有中药注射剂大致可分为两类：一类是从某一单一药材中提取所得有效部位或有效成分制成的注射剂。相对而言，此类注射剂所含化学成分较少，建立指纹图谱较为容易。第二类是从中药复方提取制成的中药注射剂，成分复杂，现行的各种方法均难解决问题。建立指纹图谱是"因为指纹图谱能解决上面无法解决的问题"。首先中药注射剂中微量活性成分和（或）未知活性成分要确定；进而解决化学成分和药效的相关性，才可建立一个高水平的中成药质量标准。我们可以采用多维多息特征谱尝试解决这个问题。所谓多维，即采用多种分析仪器联用的模式。目前最常用的是用高效液相色谱（或毛细管电泳）/二极管阵列检测器-质谱/质谱联用方式（HPLC 或 CE-DAD-MS/MS）所得的多维指纹图谱。这里包括了用 HPLC 或 CE 所得的色谱峰图（各个成分的保留时间）；二极管阵列检测器所得的在线紫外光谱图（on-line UV 图）；一级质谱图（各个成分的质量）和二级质谱图（某成分的特征碎片）。所谓多息，即指注射剂的特征谱应努力做到包括化学和药效两方面的信息。化学信息即上面提到的多维谱图。如何使其也能包含药效信息，可采用有效部分的概念[1~3]来解决这个问题，即根据该注射剂已知的疗效，确定相应的药效实验方法，根据组成注射剂的各味药材的现有化学和药理资料，结合工艺，确定注射剂中可能存在的化学成分类别，采用现代分离手段（如超临界萃取、大孔树脂柱、逆流色谱及各种制备色谱）将其分离成各个化学部分（化合物群），分别做各种药效实验，最终确定注射剂中的各有效部分（即药效实验肯定的化学部分）和其所含的有效成分（各种化合物）间量的比例。从这些化学成分的量的比例变化来推算药物的量效关系。举一简单例子，如丹参就可考虑分成两大部分，一是脂溶性部分，以丹参酮 IIA 为主；另一部分是水溶性部分，含丹参素、丹酚酸等，这样得到的注射剂的多维多息特征谱，包括了体现药效信息的多个有效部分的各种指纹图谱，才能较好地解决如何体现中药制剂的整体性和复杂性的难题。

建立多维多息特征谱的最大优点在于能较系统、较完整地解决中药注射剂面临的保证药效和质量的难题。另一优点在于为解决中药研究中缺乏标准品的难题提供了一条可行之路。目前只有一、二百种中药有效成分的标准品可以买到，大量的中药成分只能根据植物化学研究结果来推断。如果我们建立多维化学特征谱，那么对某个注射剂中某个化学成分，就可得到色谱峰的保留时间、紫外光谱图、分子量和特征碎片四方面的信息。除了手性化合物以外，以概率上来说，要找到四方面信息完全相同的两个化合物是微乎其微的。这就是说，对某个注射剂而言，多维化学特征谱的各种分析仪器实验条件确定后，各个化学成分的多维化学特征谱就具有相对唯一性，可以看作为"准标准品"，即可据此来判断是某一化学成分，虽然我们并不知道它的确切的分子结构式。这样，对于有标准品的化学成分，用多维化学特征谱来确认；而没有标准品的化学成分，即用其多维化学特征谱来表征。待到确定了药效有效性后，即可对那些"准标准品"的化学成分，用制备色谱取得一定量的纯品，进行结构确定。当然，随着仪器联用的快速发展，尤其是高效液相色谱–核磁共振谱联用（HPLC-NMR）的进一步发展，不用取得纯品，直接用多种色谱联用技术就能确认混合物中各化学成分的结构是完全可以实现的。

以我们正在进行的"清开灵注射剂"多维多息特征谱研究为例，简要说明如何建立注射剂的多维多息特征谱。清开灵注射剂由牛黄、黄芩、板蓝根等七味药材组成，可以说是中药复方注射剂中含药味最多的注射剂之一，成分复杂。我们用 PE 公司的 APCI3000 串联质谱仪，建立了清开灵注射剂的 ESI-MS 指纹图谱的谱库和相似度比对的方式，确定了其中含有 50 余种化学成分。经对同一厂家不同批次的清开灵注射剂和清开灵口服液测试结果表明，不同批次的清开灵注射剂和谱库比对的相似度在 90%以上，而清开灵口服液的相似度只有 40%左右，说明此方法完全可作鉴定用。在此基础上又研究了清开灵注射剂的指标成分（药效物质基础），如胆酸、黄芩苷的 HPLC-MS/MS 分析方法，确定了清开灵注射剂中胆酸的类别、异构体及胆酸和黄芩苷的定量测定方法。结合清开灵注射剂的制备工艺，对复方和部分单味药材，建立 ESI-MS 指纹图谱和"准标准品"谱库。对清开灵注射剂用硅胶柱分离所得另三个化学部分进行有关药效实验表明无差异，后经多维化学特征谱研究发现化学成分也无多大差异。改用大孔树脂柱分离所得另三个有效部分药效实验结果不同，进一步研究表明，三个有效部分所含化学成分明显不同。建立清开灵注射剂的 HPLC-DAD-MS/MS 的多维化学特征谱库，结合各有效部分的药理药效实验，最终确定清开灵注射剂的多维多息特征谱。

中药复方如何实现知识产权保护是一重大的问题。德国、法国研制的银杏提取物采用 HPLC 指纹图谱（可以说是一单维多息特征谱）是较好地实现了知识产权保护的成功个例。但对于中药复方来说，单单用 HPLC 指纹图谱来表征，困难较大。如果我们停留在仅用不能讲清化学成分的 HPLC 指纹图谱来表征某注射剂，则可能出现外国公司动用大量人力、物力，对有疗效、有市场的注射剂进行再研究，得到基本讲清药效成分的指纹图谱（一维或多维多息特征谱）来进行知识产权保护，再现"墙内开花，墙外结果"的情形，则悔之莫及。目前国内具有 HPLC-MS/MS 仪器的单位较少，建立多维多息特征谱的可行之路只有两条：一是有条件的单位建立多维多息特征谱后，将其简化成 HPLC 指纹图谱（一维多息特征谱），供日常鉴定、质量标准之用；二是一般单位建立起 HPLC 指纹图谱后，再进行 HPLC-DAD-MS/MS 化学特征谱的研究，并开展化学成分和药效相关性研究，从而做到基本讲清有效成分，基本讲清药效作用，使原有较简单的 HPLC 指纹图谱，增添更多深刻的化学和药效内容。

多维多息特征谱的方法不仅适用于中药注射剂，同样也适用于其他类型的中药制剂。中药指纹图谱一般来说是以 HPLC 指纹图谱为最基本的方案，如有具体深刻内涵，体现高科技水平的多维多息特征谱的支持，则其生命力更强，最终实现一维多息特征谱供质量标准使用。

3.2 中药指纹图谱及其建立原则（2001 年 3 月发表）

中药通过长期实践，其有效性为大家认可，并越来越受到国际国内的重视。中药注射剂指纹图谱技术规范的颁布，为中药研究、中药质量控制方法学上的突破奠定了坚实的基础。

3.2.1 中药指纹图谱建立概述

一个理想的指纹图谱应该不仅仅局限于对药物物质基础的相对显示，而应该将测定的参数通过一定的数据相关性比较，并联系药物从原材料到最终制成品整体过程的质量特性，对中药进行整体相关性、有效性的控制。

指纹图谱的建立应该针对分析样本的特性，采取不同的测定方式，以反映药物不同的特征，这需要分为中药材和成品两大块，老药和新药两个方面。

（1）中药材的指纹图谱的建立和统一规范标准的制订，是中药指纹图谱中至关重要的一个环节，它必须结合 GAP 的实施，大范围开展研究，针对不同中药材的栽培、特性、采集、炮制、药用部位，等等，进行过程规范，而后由药政部门指定单位进行统一规范提取测定；对于具体中药品种所用药材，还应由厂家进行药材指纹图谱的测定，测定的内容主要是针对药材按成品工艺制备所得部分，作为工艺过程质量跟踪的依据。但是现在指纹图谱初建伊始，必须由药政部门、药材产地、中药厂家、科研单位四方协调讨论，统计品种、功用、药材炮制、采摘、提取方式、有效部位等各方面的数据，进行统一调整，做到生产同一品种时不同厂家可以利用同一的中药材标准进料，而不会影响各自产品质量。这种协调是至关重要的，因为在现阶段即使是生产同一品种的厂家，由于进货原料、生产工艺细节、生产经验等问题，或多或少存在同一品种在不同厂家生产的质量相差较大，所具有的疗效、甚至毒副反应上都有差别。我们曾就不同厂家生产的清开灵注射液进行了指纹图谱的测定，比较其结果发现不同厂家的指纹图谱不尽相同，而且经过一些文献资料的调研，发现其疗效也不是一致的。因此，在制订指纹图谱标准的时候，如何统一标准，如何利用指纹图谱来表征一个稳定的质量和相似的疗效，是值得深入研究的。

（2）成品方面应该积极规范制备过程，对每一味药材在制备工艺过程中的状态进行有效跟踪，并对关键易变的环节进行指纹图谱的测定，研究全过程的质量变化；另外在对单味药材研究的同时,在工艺过程中,应进行中间产物的质量跟踪;二者的结合才能真正全面控制中药的质量。这里需要指出的是,对于一个复杂的体系,不同的样本采用相同的测定方法,为使其测定数据有较大的显示度,所采用的测定条件必然是不同的,因此,对相近样本尽可能条件统一,是研究中应该注意的方面;再者对于数据值的选取,需要深入研究,也就是说如何使数据真正做到显示质量的稳定与否,其代表性、显示性能否作为过程的控制特征,需要在研究中充分考虑。

（3）指纹图谱的建立对于新药和老药,采取的方式是不同的,这里的新药是针对中药新药2类、3类而言的,它的指纹图谱的建立只能根据文献记载的资料、有效部位、提取方法结合制备工艺来制订,采取的方式也必定是根据药物大致物质特性而选取的通用方法。例如,我们在对一个四味药材的复方新药进行指纹图谱研究的过程中,首先进行了大量的文献调研,对其中提取的成分进行了大致归类,选取方解中的君药主要指标成分作为检测目标,波长及相关条件优化均在总体分离的情况下,对君药成分进行集中优化,重点是为了控制主要药效成分的质量指标;在方法上,由于只有提取实验和文献资料的信息,故选择了通用的高效液相色谱方法测定。对于老药,则和前者有所不同,因为已经在临床上收集毒副作用、治疗适应证等方面的资料,以及药代动力学等数据,可以将药物中成分归类为生物大分子、有机分子或者是无机离子等,根据归类结果采取适当的方法测定,这就在一定程度上将指纹图谱和药效进行了相关分析,为中药产品质量的稳定奠定了控制基础。

3.2.2 中药指纹图谱制订

指纹图谱的制订是针对中药制剂的制备过程全面质量控制而设立的。它在整个质量控制环节中所起的作用是从整体上把握药物以及制剂工艺的稳定、可控,为的是将整个中药制剂的质量纳入可控制范围,但它的具体表现形式在现阶段仍具有一定黑箱性质,这一方面是由于中药的复杂性、易变性,另一方面是由于实际测定方法的可变性。

中药的复杂易变来自于其中物质成分的复杂和相互作用,成分的不清楚必然会导致数据测定的盲目性;测定数据的完备性、特征性以及数据之间的相关性也肯定会受到影响,这要求在测定的过程中首先应该根据其中所含的成分种类和数量,选择一种或多种方法测定,每一种方法应该尽可能地将分析样本进行有效分离,以保证数据的稳定性。例如,在利用HPLC测定指纹图谱时,峰的纯度是影响峰响应值重现和准确的关键因素,一个峰中所含成分越多,其稳定性就越差,同时在对指纹图谱相似性研究的过程中,也会影响到数据的比较。我们在对指纹图谱的分离程度考查中,采取了多检测仪器综合评估的方式,如液相测定中,首先采用二极管阵列检测器、蒸发光散射检测器及液-质联用仪,对同一液相分离条件进行考查,评价分离效果。其次,就是在测定过程中供试品的处理和选取,均会影响到测定的稳定和对条件改变的适应程度。供试品的处理首先是要求将药物中有效成分完全提取,干扰成分完全去除,这对已知成分很少的复杂样本来说,是比较困难的,需要在相同测定条件下,对样本不同提取方法前后的图谱进行比较分析,才能最终确定大致需要跟踪检测的物质成分。我们在测定四味药材复方注射剂的指纹图谱时,就在全波长范围设定了四个跟踪波长，另外用三维紫外图谱进行了分析，将影响测定稳定的因素降低到最低程度。最后，考虑的是物质成分在图谱中的完全显示，我们认为在同一个检测方式的条件下，应该使主要的药效成分均能显示出来，并有一定的控制，对于不能在同一测定条件下显示的样本，可考虑多张指纹图谱，主要药效成分的界定需要根据药材所含物质成分、文献记载、中医方解依据等综合判定。在测定以上提到的四味药材注射剂指纹图谱的过程中，我们发现大部分主要物质都可以测定波长下出峰，但是有一味药材的主要成分，则在另外相隔较远的波长下出峰，我们根据方解对这味药材的解释，又根据三维图谱的显示及峰纯度的分析，发现其主要成分为两个生物碱物质，在全方指纹图谱测定波长以外的波长出峰，其余所含物质在测定波长下均有所显示，同时这两个物质峰在纯度对比上显示比较纯，几乎为单一成分峰，故而在含量测定项下，控制其含量，而在指纹图谱测定中，该药材仍用总的测定波长，控制其他成分的图形参数，没有采取两张指纹图谱的方式，这样也有效控制了该药材的质量。

另外，实际测定中，影响一个方法稳定性的因素有很多，从样品来源、组成、供试样制备、不同仪器、测定条件，等等，都会对结果有所影响，所以测定方法在实际操作中的可变性，也是指纹图谱测定研究中的重要环节。对于复杂样品，其成分、种类、组成都知之甚少的情况下，建立指纹图谱必须综合考虑。例如，对检测设备、检测方式、最佳检测条件、不同厂家设备对比等均要有所考查，再如具体到液相色谱柱，需要考虑其长度、内径、颗粒粒径、均匀度、载体形状、键合程度和包封率等，这些都会对测定产生影响。一个方法对样本的适应性，必须通过不同条件下的对比测定综合得出，如在对一个液相条件考查的过程中，需要考虑温度、溶剂比例、添加剂比例、酸碱性等对分离程度改变的影响；在利用梯度的情况下，还需要考虑梯度的方式、梯度的坡度、溶剂比例置换的时间、比例滞后时间、梯度空白、成分冲洗完全与否等因素。总体上来说，一个测定方法的稳定性需要全面的综合考虑，并需要分离度、容量因子、响应值、峰形、峰间距、峰纯度、分离峰的数目、中等响应以上峰的理论塔板数等作为指纹图谱的补充数据，并且对于图谱的可变性也应有一定的评价数据，以保证图谱的可靠性、重现性和稳定性。可变性包括对峰位的漂移、峰形的改变、峰纯度的变化、峰之间保留时间的交叉、位置改变和长期存放样品峰值峰数的变化等因素的考察，这需要在方法建立和考察过程中，并在随后结合药物稳定性实验进行。

3.2.3　中药指纹图谱的意义及其阶段性目标

中药材和中药复方制剂能发挥治疗效果的物质基础是其化学成分。现行的中药质量标准中列入了显微鉴别、理化鉴别、含量测定等多种方法，尚不足以解决中药的复杂性。建立指纹图谱的意义就在于选准了中药质量标准现代化的突破口，将现代分析科学的优秀成果与中医药整体综合观有机融合，有效地运用了全面质量管理的理念，是一种充分利用现代科学技术手段所能达到的最好表现中药复杂体系特性的方法。前已述及，好的指纹图谱不但表达了成品的质量，更可以达到控制工艺操作和原药材的质控，即可从指纹图谱来追根溯源寻找工艺操作中的问题和实现对原药材 GAP 的质量要求。因此中药企业应看到建立中药指纹图谱势在必行，对企业的发展和提高竞争力是极为有利的。

指纹图谱的建立是具有一定的阶段性的。就目前而言，指纹图谱的研究尚处于起步阶段。我们认为中药指纹图谱的研究及建立应该分为两个阶段，即初级阶段和高级阶段。

首先在初级阶段，通过对大量中药注射剂的指纹图谱研究，建立系统的测定方法和全面的指标控制参数，寻找一定的数学模型，最终达到指纹图谱的可操作、可控、稳定、显性和量化的目的，提高整个中药注射剂的质量控制水平，并以此抛砖引玉，逐步建立其他类中药制剂的指纹图谱。在指纹图谱研究的整个初级阶段，工作的重心应该放在建立测定方法、对方法稳定性和适用性的考查，有效部分基础研究、图谱多指标控制、数学建模及物理指标间相关性研究等多个方面，力求基本阐明中药的化学基础，质量控制参数。

指纹图谱研究的高级阶段即是指纹特征和药效相关性研究的指纹图谱的生物等效性的研究，这也就是我们提出的多维多息化学特征谱[4]的研究。所谓多维，即采用多种分析仪器联用的模式，目前最常用的是用高效液相色谱（或毛细管电泳）/二极管阵列检测器/质谱/质谱联用方式(HPLC 或 CE-DAD-MS/MS)所得的多维指纹图谱,这里包括了用 HPLC 或 CE 所得的色谱峰图（各个成分的保留时间）；二极管阵列检测器所得的在线紫外光谱图（on-line UV 图）；一级质谱图（各个成分的质量）和二级质谱图（某成分的特征碎片）。所谓多息，即指中药的特征谱应努力做到包括化学和药效两方面的信息，化学信息即上面提到的多维谱图，如何使其也能包含药效信息，可采用有效部分[1]的概念来解决这个问题。即根据中药已知的疗效，确定相应的药效实验方法，根据组成中成药的各药材或有效部分和成分的现有化学和药理资料，结合工艺，确定中药中可能存在的化学成分类别，采用现代分离手段（如超临界萃取、大孔树脂柱、逆流色谱及各种制备色谱）将其分离成各个化学部分（化合物群），分别做各种药效实验，最终确定中药中的各有效部分（即药效实验肯定的化学部分）和其所含的有效成分（各种化合物）的数量比例。这样得到的中药多维多息特征谱，包括了体现药效信息的多个有效部分的各种指纹图谱，更进一步解决了如何体现中药制剂的整体性和复杂性的难题[2, 3]。

3.3　中药指纹图谱的分类和发展（2001 年 10 月发表）

中医药作为中华民族科学、文化和历史的伟大宝库，是我国在自然科学领域最有优势、最有特色、最有希望的学科之一。中药产业也应是我国国民经济中新的经济增长点。随着 21 世纪的到来和我国即将加入世贸组织 WTO，国际医药产业竞争日益激烈。国际经济一体化对传统中药产业提出了现代化、国际化的要求，我国中药产业面临严峻挑战。近年来，我国中药（包括中药材）出口总量不但没有增加，反而呈现减少的势头以及"洋中药"进口的大幅度增加，给我们带来了危机感和紧迫感。中药作为中国的国粹如果不能以其现代化的面貌服务于全人类，必将会影响中国的新药开发研究和发展，最终会影响中国中药大国的地位。中国新药研究与开发协调领导小组于 1996 年提出了"中药现代化科技产业行动计划"，旨在运用现代科学的理论和手段，促进中医药这个最具有我国文化特点的学科和产业走向现代、走向世界，并于 1998 年出版了《中药现代化发展战略》一书[5]。自此以后，我国中药现代化已有快步发展，中药行业的 GMP、GAP 等均在不断实施，可以说中药现代化已经历了两个阶段。第一阶段（即第一波攻势）是自 1996~2000 年即"九五"期间，主要是由国家科技部、中医药管理局和国家自然科学基金委等部门主持和资助，以科研院校为先锋和主体，中药企业积极参与的中药现代化行动。在此期间，提出了很多实现中药现代化的理论和学说，对许多课题开展研究，其标志是国家重大基础研究计划（973 计划）中首次列入有关中药方面的课题"中药方剂关键科学问题研究"。同时有关部委也制订了 GMP、GAP 等各种规范，推广试行。第二阶段（第二波攻势）是在第一阶段基础上，更多部委推动中药现代化，尤其是国家计委、经贸委等提出的"国家现代化中药产业化专项项目"等，以更大的投入推动现代中药产业化，逐步实现以企业为主体，科研院校积极参与的现代中药产业化和国际化。在两个阶段的接替之际，由国家药品监督管理局（SDA）倡导的中药指纹图谱[6]抓住了中药现代化的关键问题之一，对推动中药现代化、产业化和国际化具有重大作用。在中药现代化过程中，采用中药指纹图谱的意义，正如国家药监局任德权副局长所指出的："已是牵动行业全面进步的关键技术，其应用研究，对保证中成药功效，提高中药工业整体水平，带动中药农业现代化，推进中药走向世界，具有非常重要的现实意义。"[7]本节从中药指纹图谱的分类和发展来阐述中药指纹图谱的作用。

3.3.1　中药指纹图谱的概念和分类

"指纹"（Fingerprint）鉴定来源于法医学，每个人的指纹在微小的细节构造中各有不同。依据这些差异，通过"比对"方式，可以确定鉴别每个人的特征。每个人都有指纹，如何在基本指纹模式（共性）中确认犯罪嫌疑人的特征指纹（唯一的个性）是法医学的要求，即其指纹分析强调的是个体的"绝对唯一性"（absolute uniqueness）或"个性"（individuality）。随着生物技术的发展，提出了 DNA 指纹图谱分析，主要是通过 DNA 指纹图谱，对人、动物、植物等生命体进行鉴别鉴定，乃至亲子鉴定等，扩大了指纹分析的含义，其意义主要表现在两个方面：一是成为指纹图谱。指纹是以图像形式表现，而 DNA 指纹图谱是一些 DNA 片段所构成的条带图谱。二是分析目的有所扩展，既可以像指纹分析一样进行个体"唯一性"的鉴定，又可以鉴别确定整个物种的"唯一性"（多个个体之间的共性），还可以用作亲子鉴定，即判断个体之间的亲缘关系等。中药指纹图谱则和 DNA 指纹图谱又有所不同。

1. 中药指纹图谱的概念

中药指纹图谱（Fingerprint）借用 DNA 指纹图谱发展而来。最先发展起来的是中药化学成分色谱指纹图谱，特别是高效液相色谱（HPLC）指纹图谱。HPLC 具有很高的分离度，可把复杂的化学成分进行分离而形成高低不同的峰组成一张色谱图，这些色谱峰的高度和峰面积分别代表了各种不同化学成分和其含量。整个色谱图表征了该样品所含化学成分的多少和量的大小。银杏提取物的 HPLC 指纹图谱中共有 33 个峰，这些峰的高度和峰面积的大小则表征了各个化学成分的量。

由此可见，中药指纹图谱比 DNA 指纹图谱更进一步的发展在于：不但有特征的体现（各种化学成分的个数和相对位置——保留时间）可作定性鉴别使用，还体现了量的概念。峰的高度和峰面积表征了某个化学成分的含量，而各峰的峰高（或峰面积）的比值体现了各种化学成分间的相对含量。量的概念的引入，定性和定量的结合赋予中药指纹图谱更大的功效。中药指纹图谱不仅可以进行个体、某物种的"唯一性"的鉴定，还可以将其"量"的特征和其他体系挂钩，如和药效研究结果挂钩。银杏提取物的指纹图谱体现了其所含 33 个银杏黄酮（化学成分）和各自含量。德国经 30 余年的化学成分和药效相关研究，发现约 24%银杏黄酮和约 6%银杏内酯组成的银杏提取物（有相应的指纹图谱控制其成分和相对含量）具有最好的疗效就是一典型范例。因此，中药指纹图谱不仅是一种中药质量控制模式和技术，更可以发展成为一种采用各种指纹图谱来进行中药理论（复杂系统）和新药开发的研究体系和研究模式[1~4]。

2. 中药指纹图谱的分类

狭义的中药指纹图谱是指中药化学（成分）指纹图谱。广义的中药指纹图谱则可按应用对象、测定手段进行不同的分类。

1）按应用对象分类

中药指纹图谱可用于中药制剂研究、生产过程的各个阶段。按应用对象来分类，可分为中药材（原料药材）指纹图谱、中药原料药（包括饮片、配方颗粒）指纹图谱和中药制剂指纹图谱。若分得更细，还可包括用于工艺生产过程中间产物的指纹图谱。

中药材指纹图谱按测定手段又可分为中药材化学（成分）指纹图谱和中药材 DNA 指纹图谱。中药材 DNA 指纹图谱主要是测定各种中药材的 DNA 图谱，由于每个物种基因的唯一性和遗传性，中药材 DNA 指纹图谱可用于对中药材的种属鉴定、植物分类研究和品质研究。它对中药材 GAP 基地建设、中药材种植规范（SOP）、选择优良种质资源和药材道地性研究极为有用。中药材化学（成分）指纹图谱是指测定中药材所含各种化学成分（次生代谢产物）所建立的指纹图谱。虽然化学成分是次生代谢产物，受生物环境和生长年限的影响而产生个体间较为明显的差异，但植物的代谢具有遗传性，作为同一物种的个体在化学成分上也具有相似性（similarity），可以用化学成分的谱图来建立指纹图谱。中药材化学指纹图谱对控制中药材质量具有更直接、更重要的意义。

建立中药材化学指纹图谱须考虑诸多方面的影响。中药品种混杂，历史上形成的同名异物带来很多困扰，如中药贯众原植物涉及 5 科 25 种以上。同一物种内因受产地环境影响，某些有效成分含量相差很大。不同品种所含成分不稳定的程度各不相同，有的品种成分组成波动较大，再加上各种不同中药制剂有可能是使用了某种药材的不同的有效部位。因此对某种中药材采用统一的指纹图谱在现阶段还缺乏必要的数据积累来制订合理的相似性的标准。可以在实施中药材 GAP 基地过程中，制订较为宽松要求的指纹图谱，逐步积累数据再行判定。对于不能栽培的中药材，指纹图谱的相似度理应更宽。

中药原料药指纹图谱应区别对待。对中药饮片指纹图谱的要求基本和中药材指纹图谱相同。对中药配伍颗粒（包括标准提取物）指纹图谱应要求高一点。应鼓励生产厂家采用标准提取工艺，严格控制操作参数，并对原药材采取"混批勾兑"的做法，完全可以建立较稳定的指纹图谱进行质量控制。

建立稳定的中药制剂化学指纹图谱，如能实现将原药材投料改为提取物投料（可用混批勾兑做法），严格控制工艺流程，对生产工艺实现全过程指纹图谱监控，必定可以解决最终产品的质量稳定问题。

2）按测定手段分类

中药指纹图谱按测定手段可分为中药化学（成分）指纹图谱和中药生物指纹图谱。中药化学（成分）指纹图谱是指采用光谱、色谱和其他分析方法建立的用以表征中药化学成分的特征的指纹图谱。光谱最常用的是红外光谱（IR）。色谱最常用的是薄层色谱（TLC）、气相色谱（GC）、高效液相色谱（HPLC）和毛细管电泳（CE）。其他方法包括波谱[质谱（MS）和核磁共振谱（NMR）]和联用技术[8~15]。

中药化学指纹图谱首推色谱方法和联用技术。TLC法简便易行，但提供信息量有限，很难反映几十种、上百种化学成分组成的复杂体系。GC适用于挥发性化学成分。HPLC适用于非挥发性成分，中药中大部分化学成分均可用HPLC法得出良好的指纹图谱。CE适用于大部分化学成分，特别是生物大分子——肽和蛋白的分离，但其重现性有待提高。联用技术是最有效的建立指纹图谱的方法，如GC-MS，HPLC-MS，HPLC-MS/MS等可提供大量种信息，符合解决中药复杂体系的要求，但仪器价格昂贵，不易推广使用。总之，目前使用最多的中药化学指纹图谱是用HPLC方法。

中药生物指纹图谱包括中药材DNA指纹图谱和研究中的中药基因组学指纹图谱、中药蛋白组学指纹图谱。中药基因组学图谱和中药蛋白组学指纹图谱是指用中药制剂作用于某特定细胞或动物后，引起的基因和蛋白的复杂的变化情况，这两种指纹图谱似可称为生物活性指纹图谱。

目前而言，最主要和常用的是中药化学指纹图谱，特别是中药HPLC指纹图谱。

3.3.2　中药指纹图谱的要求和发展阶段

中药指纹图谱可分为两个层次：一是中药质量控制的一种模式；二是中药理论（如方剂配伍、七情和合等）和新药开发（如药效成分群和药理药效相关性等）的一种研究体系和研究模式。因此必须考虑中药指纹图谱的可行性、对它的要求和其发展阶段。

1. 中药指纹图谱切实可行

中药材及中成药均含有大量各类化学成分，建立中药指纹图谱是否可行，即现在是否已具备足够的条件来大规模开展此项工作？其次，大规模开展中药指纹图谱建立工作应如何进行？这两个问题的答案都是肯定的。

建立中药指纹图谱已具备足够的条件，主要体现在已有长期、大量植物化学数据的积累,现代分析科学、信息科学和复杂性科学的快速发展。我国已先后组织过多项重大课题对 200 余种常用单味中药的化学、药理、含量测定和质量标准等多方面进行了系统的整理和鉴定。对黄芪、淫羊藿等上百种传统中药进行过化学成分的分析,发现了部分中药的有效成分。20 世纪 90 年代又对中药复方进行了各种层次、程度深浅不同的化学成分研究,目前已积累了大量的单味中药的化学成分数据和研究中药复方化学成分的研究思路和部分数据,这些积累是其他国家所缺乏的。现代分析科学的迅速发展,为指纹图谱的建立提供了大量先进的方法学和稳定可靠的仪器和技术,尤其是联用技术的快速发展,为未知成分的在线解析提供了可能。信息科学的发展可使所获得的大量数据实现信息化和知识化。近年来出现的复杂性科学为我们针对中药这样一个复杂巨系统的解决提供了整体思路和相应的方法。因此,大规模开展中药指纹图谱的研究已具备扎实基础。

2. 中药指纹图谱的要求

中药指纹图谱应满足特征性、重现性和可操作性,才能满足指纹图谱的实用要求。

中药指纹图谱不论是中药材,还是中成药、中药方剂,一定要能体现该中药(药材或复方)的特征,也可称为专属性或唯一性。当然也有可能用一张指纹图谱不足以表现其全部特征,而用几张指纹图谱来表现某种中药(药材或复方)的各个不同侧面的特征,从而构成其全貌。但对其中的每一张图谱仍应有其特征性(专属性)的要求。

指纹图谱主要是用来表现、控制中药的化学成分群的整体,故要有较好的重现性,即同一样品,同一操作条件下,结果的重现性要好。因此根据不同的要求要考虑选用何种分析方法建立指纹图谱最合适。中药这样的复杂体系,基本特性之一是复杂性[1~3],其中包含了不确定度和一定的模糊性。这些问题和重现性的概念不同,可以在指纹图谱的数据处理中(如相似度的判断)采用适当的方法予以解决。

指纹图谱的可操作性是指针对不同用途,选用不同分析方法来达到不同的要求。例如,对于质量控制应考虑工厂和药检所常规配备的仪器设备来建立相应的方法,一般以光谱和气相色谱、高效液相色谱为主。对于用指纹图谱来进行配伍理论或新药开发研究,特别是化学成分和药理、药效相关性研究,就应考虑采用联用技术,如 GC-MS、HPLC-DAD-MS/MS 等方法,获取大量信息,更有利于得到明确的结果。即使对质量控制来说,对中间产品指纹图谱的要求,特别是相似度的判断上,要求就可比最终产品低一些。

3. 中药指纹图谱的初级阶段和高级阶段

指纹图谱作为中药现代化的一个突破口,应不仅仅局限于中药质量标准的提高,而是应该站在如何使现代科学体系与传统中医药学有机结合,最终将中医药推向世界的高度去认识,以此作为一个契机,建立起完善的方法学,用现代各交叉学科的语言去阐述中医药的精髓,实现新的腾飞。但指纹图谱的建立具有一定的阶段性,就目前而言,指纹图谱的系统研究尚处于起步阶段。诚然,经过数十年的研究和发展,中药(中药材、饮片、中成药)得到了大量研究,对于其中的化学成分的分离和测定积累了大量数据,在一定程度上,为中药的整体性说明打下了较好的基础。但是,即使从中药质量控制来说,仍未达到指纹性描述的作用，不能有效地反映和控制中药的整体质量，还需进一步深入探讨。因此，中药指纹图谱的研究与建立应该分为两个阶段，即初级阶段和高级阶段。

初级阶段应是确立指纹图谱的建立方法及相似度判定。中药注射剂起效快、疗效好，化学成分相对其他中药来说要少得多，但对其产品质量要求又比其他中药制剂更高。选择中药注射剂，开展制订其指纹图谱工作，具有很强的可行性。对中药注射剂而言，在初级阶段，通过对注射剂（最终产品）、中间产品及和工艺制备相关的原药材的指纹图谱研究，建立系统的测定方法和相应的指标控制参数，达到指纹图谱的可操作、可控、稳定和量化的目的。利用指纹图谱表达成品的质量、实现对工艺操作和原药材的质控；也可利用指纹追根溯源来寻找工艺操作中的问题和实现对原药材 GAP 的质量要求。取得大量指纹图谱数据后，就可讨论制订判别指纹图谱相似程度的方法和指标，可以采用"共有峰"的方式来判断相似程度从而达到控制目的，也可采用对指纹图谱整体进行"模式识别"来判断其相似程度，并确定各种控制参数。初级阶段工作重心应放在对测定方法的建立，方法稳定性和适用性考查，化学有效部分基础研究，图谱多指标控制等，力求基本说清中药化学基础及质量控制参数，将中药质量控制提到整体量化的高度。

在得到相对完备的中药指纹图谱后，应进入研究的高级阶段，即指纹图谱特征和药效相关性研究，指纹图谱的生物等效性研究。多维多息特征谱或谱效学的基本含义即是如此。西药是定量构效关系，即一定的分子结构有其相应的生物效应。中药是起药效的化合物群在发挥作用，不同的配伍（包括药味和剂量的改变）将引起化合物群在包含化合物的种类和个数以及含量上发生改变。这种群体的变化可通过指纹图谱这种形式表达。指纹图谱所体现的化学成分的变化（种类、个数和含量）和药效的变化（药效实验或临床效果）建立数量相关性，此时所得的指纹图谱不再是化学成分的整体表达，而且包含了与此相关的药效生物信息，即控制某张指纹图谱就可达到体现相应的药效和临床效果。例如，左金丸是由黄连和吴茱萸按 6∶1 的比例制成，主治胃热呕恶，口苦苔黄等症。反左金丸则由黄连和吴茱萸按 1∶6 的比例制成，主治胃寒等症。两个方剂所含药味相同，比例不同，在指纹图谱上能反映出其整体化学特征的差异，这些化学成分的变化量和药效、临床效果变化量的关系就能体现出每个指纹图谱所代表的药效信息。不同的药味，指纹图谱变化就更大，对应的药效也不同。改变配伍，进行化学成分和药效信息定量相关研究，就可用不同的指纹图谱来体现不同的生物信息。新药开发研究如能从一开始就采用指纹图谱来体现化学成分群的变化，结合进行药理、药效实验，进行相关性分析，势必事半功倍，加快新药开发速度，并达到较高水平。

初级阶段和高级阶段没有截然的分界线。在初级阶段主要是能进行较全面的质量控制，所以研究应该深入，但到具体工厂实施时，则应相对简化，以利于工厂实际推广需要。初级阶段积累的数据也能为高级阶段提供基础。达到能体现化学和药效相关综合信息的指纹图谱必定能为中药走向世界主流医药市场提供可靠的质量保证。

4. 指纹图谱信息化和知识化

1）指纹图谱信息化

指纹图谱信息化包括数据的获取和数字化。主要过程为针对某类样品和要求，确定合适的获得指纹图谱的分析方法（如色谱或光谱等），建立整个分析方法的各种操作条件，进行测试，以获得不同样品的指纹图谱，即数据的获取。对所得指纹图谱进行分析，确定其数字特征。例如，对红外指纹图谱，可用峰的波数和强度作为其数字特征来表示某个峰。对于高效液相色谱，峰的参数可选用保留时间（或相对保留时间）、峰高（或/和峰面积）作为数字特征。实测的指纹图谱直观，在简单的情况下容易比较各指纹图谱的差异，将指纹图谱按数字特征抽提而得到的数字化指纹图谱则易于大量储存和比较、利用。对大量的指纹图谱应该建立数据库。对于中药材，应建立不同品种、不同产地、不同采收期和炮制方法所得指纹图谱数据库，以便于比较、确定其间差异。对于中药制剂（中成药），除了中药材的指纹图谱库外，还应建立原药材、中间体或有效部位、最终产品的全过程指纹图谱库，便于实现全过程质量控制，追踪确定工艺操作条件和原药材变化对产品质量的影响。对于新药研究与开发，可对每步研究样品建立和药效相关的指纹图谱，汇集成数据库，即可监测、表征各有效部分的化学和药效信息。在这些数据库结构中，增加用以判断、比较各指纹图谱相似度的方法和功能，即成为智能数据库，可对新输入的样品指纹图谱和原有的指纹图谱进行比对，从而对新输入的指纹图谱进行判读，确定其质量等。

2）指纹图谱知识化

获得信息化后的指纹图谱后，需要研究如何来利用这些信息，即实现指纹图谱知识化。指纹图谱知识化包括信息解读、比较和判断，以及化学信息和药效信息相关性研究和信息的利用，即从大量指纹图谱数据中得到有关规律和知识。毕开顺等[12]对黄芪所作研究工作就是1例。对黄芪所含化学成分分离提取，得到黄酮类、皂苷类、氨基酸类、多糖类和其他类5部分。在中医药理论指导下，采用抗炎实验、抗疲劳实验和补气实验所获得的药理数据和化学数据进行逐步回归分析和典型相关分析，确定黄芪中黄酮类、皂苷类和氨基酸类为其产生功效的主要物质基础。选择黄酮类和皂苷类作研究对象，将30个正品和1个伪品黄芪药材经预处理后，分取样品溶液的乙酸乙酯层和正丁醇层，作了黄酮类和皂苷类成分HPLC指纹图谱，得22个色谱峰，作为化学特征变量，选用毛蕊异黄酮、毛蕊异黄酮苷和黄芪甲苷作参照物。指纹图谱数字化后，进行系统聚类分析。31个样品可分为3类（较好、一般、较差），发现蒙古黄芪和膜荚黄芪为质优正品黄芪，与传统生药学鉴定和药理评价结果完全一致。除可区别正品、非正品和伪品黄芪外，还可对未知样品黄芪质量进行预测。对中药制剂也可进行类似工作[4]，即根据该方剂已知的疗效，确定相应的药效实验方法，根据组成中成药的各味药材（或有效部分和成分）的现有化学和药理资料，结合工艺确定可能存在的化学成分类别，采用现代分离手段（如超临界萃取、大孔树脂吸附分离、逆流色谱及各种制备色谱）将其分成各个化学部分（化合物群），分别做各种药效实验，最终确定中药中各有效部分（即药效实验肯定的化学部分），建立其HPLC指纹图谱，将指纹图谱所得的化学信息（包括化学成分的个数和含量及比例）和药效信息进行总体相关性分析，得出其因果关系（即规律和知识）。当然，除了聚类分析外，还有其他数学方法，如神经网络算法等均可做相关性研究用。

3）中药方剂指纹图谱智能数据库

将从药材、中间体直至最终产品的大量指纹图谱汇集成数据库，采用数学方法比对等，就能确定各个峰之间的相关性,从而做到对整个生产过程实现"全过程质量管理",而对基础研究和新药开发,则可实现全过程化学成分群的表征。再加上多维信息(HPLC-PDAD-MS/MS)的指纹图谱,对整个研究而言存在大量信息需要处理,建立指纹图谱智能数据库,就能较好地解决此类问题。

总之,中药指纹图谱有重要应用前景,随着中医药现代化的发展,必然会发挥更大的作用。

3.4 建立我国现代中药质量标准体系的研究(2002年6月发表)

时任科学技术部部长徐冠华在2002年全国科技工作会议主题报告中提出,2002年科技工作的10个主要方向和设立了12个重大专项,并提出人才、专利、技术标准三大发展战略。在12个专项中,创新药物与中药现代化首次被联系在一起,并将此作为医药界加强国际竞争力和缩小国内外差距的一个突破点。

中国进入世贸组织WTO以后,如何改革现有的中药质量标准,建立起能体现中医药理论和现代科学,保护中药知识产权的现代中药质量标准体系已成为刻不容缓的、历史性的战略任务。如何结合中医药特色,科学地解决中药质量评价、控制、体内外活性表征等问题,创建具有中国创新性自主知识产权的中药质量标准体系是中国医药研究、生产领域必须深入考虑的关键点之一。

3.4.1 我国中药质量标准的现状

在中药材、中药制剂出口及中药制成品的生产、流通、使用过程中,往往会出现质量的波动,这主要反映在中药的有效成分和治疗效果等方面。现有中药质量标准的不够全面,难以确认治疗效果与中药质量相关性是中药质量不能得到很好评价和控制的主要原因之一。现行的中药质量标准仍然是三级标准,即企业标准、行业地方标准和国家标准(中国药典、部颁标准)。最近,国家药监局为进行标准的统一和规范管理,逐渐取消地方标准,将中药标准统一到国家标准的范畴中,大大提高了一些中药产品质量标准,加强了中药的质量管理。但是,如何从根本上解决中药质量控制中的问题,中药质量标准的现代化、系统化、规范化的研究还需深入开展。

目前,我国在现有标准中,中药材、中成药的质量标准大量限于鉴别外观、性状检查,很少对其中有效成分进行检查。即使在建立成分测定的标准中,所测成分大部分仅为1~2个指标成分,而不是直接与疗效相关的有效成分。在常规检查中,外观、性状的鉴别以及化学鉴别项中,存在大量普适性内容,有效成分的专属性不强,很难对药材或制剂的特性有一个全面的描述。在原有的三级标准体系中,企业或行业的内控质量标准指标很多等同于国标,有些还低于国标,使整个标准体系在结构合理性上出现一定问题。特别是对于中药,就更难保证产品质量在出厂时高于或符合国家标准。如何在现行的中药质量标准基础上，与时俱进，增加现代核心技术是我们的重要任务。

3.4.2 建立中药质量标准体系的原则[1~3, 16]

随着全球经济一体化和中国加入WTO，国内企业将与世界各国的企业站在相同的"跑道"上，参与全球市场竞争，而质量是竞争场中的最高裁判。建立中药质量标准体系，用标准引导学科和产业，有利于我国形成自主创新的新药研究开发体系。这里所指的中药能否为广义中药，即包括民族药和植物药，其共同点是都采用化合物群（有效组分）进行整体治疗，有别于西药单一化合物、单靶点作用模式，区别在于复方使用时，采用不同的医学理论指导原则。

中药研究与西药研究在治疗理念、药物使用、药物配伍等许多方面有很大差别。在质量标准体系方面，西药已经发展了一整套较为完善的规范可供借鉴。但是中药学作为一门强调整体性的科学，有着与西药学不同的研究方式和运用理念，这为建立现代中药质量标准体系带来了困难，但同时又带来了契机。一方面，中药质量标准的建立必须体现中医用药理论，在药物配伍、药物君臣佐使用药、药物性味、药物物质基础的全面反映等均要有所体现。因而现代中药质量标准形成体系的过程中，必然是多学科、多角度的整合，有利于发展中国自主创新的药物研究和创新标准，有利于发展中国的药学研究事业。另一方面，由于没有完整的模式可以借鉴，这为中药质量标准体系建立带来了困难，需要对其先进性、可行性、可验证性、可适性等进行综合考虑和评估，建立起我们自己的"轨"——现代中药质量标准体系，引导、说服国际社会认同、接受我们的"轨"。所以中药质量标准体系的构建是一个以我为主，建立在中医药完整理论基础上的系统工程。在建立过程中，我们应遵循以下几条原则。

1. 现代中药质量标准应能体现中医药理论的特性

中医学是整体医学，强调辨证论治，体现在中药方面是它具有复杂性和整体性这两个特性。因此，在建立中药质量标准体系的过程中，应充分考虑到中药的特性，结合系统论和控制论的理论，进行综合评价。人体本身是一个复杂巨系统，而中药，特别是中药复方往往含多类、多种成分，这也构成了一个非常复杂的系统。因此在复杂对复杂的研究过程中，非线性、高维特征是主要考虑的方面，而模糊、不确定性是其中的一种表观表现，可以通过现代科技的集成来解决和阐明。中药指纹图谱技术是一个合理的切入点，它可以通过对中药整体特性的描述，采取适当模糊的处理方式，达到"基本讲清药效成分，基本讲清作用机理"两个基本讲清的目的，非常适用于现代中药质量标准的建立。

2. 现代中药质量标准应能体现中药的物质基础是有效化合物群

中药特别是中药复方，包含成百个化学成分，包括无机离子（或络合物）、有机小分子和生物大分子（肽或蛋白）等三大类成分，其治疗是一个整体协同的过程，因此对其物质基础的反映，不能仅仅从一个或几个物质成分进行说明，需要在整体性上进行阐述。运用中药指纹图谱和指标成分定量相结合的方式，既可以完善表述中药的整体性特征，又有别于西药单一成分定量的质量控制模式，完全可以建立成为中国自立的创新型质量控制模式，并可以为国际社会接受。

3. 现代中药质量标准要有利于中药专利的申请，保护发明者

质量标准体系如同其他体系一样，是由若干个相关的事物相互联系、相互制约而构成的整体，其核心是实现目标的整体优化，它是从最经济地满足顾客对质量的要求出发，把产品质量产生、形成和实现过程的全部活动综合、系统地协调起来，并以普遍适用通行的角度规范化。

现代中药质量标准必须将中药质量保证和质量管理有机地结合起来，在规范化的程序下，运用于中药研究、生产、流通和使用等各个环节，并必须在专利保护，保护专利发明者的权益上，起到辅助评价和仲裁的作用。目前，中药制剂的保护主要是通过中药品种保护来实现，我国加入WTO后，就存在一定问题。现有中药制剂是无法依靠申请药材配伍来进行保护的。如果采用指纹图谱，结合我国专利制度的改革，就有可能采用有效组分指纹图谱申报专利形式来保护我国中药制剂。因为它既体现了配伍，又体现了工艺和药效，容易为国际社会接受。

4. 现代中药质量标准应能体现与时俱进

一个质量标准不是一种或者一类产品的穷尽描述，它必须站在一定时期产品形成的整体质量经济性的角度，与其他方面共同发展。迄今为止，中药药效成分还有待进一步阐明，成分与药效之间的相关性仍待进一步深入研究，做到对中药的两个基本讲清，还有一段道路要走。从发展的眼光看待中药质量标准体系的建立，标准体系必定会得到不断完善和加强，最终会成为具有中国特色的医药研究和开发的创新体系的一部分。因此现代中药质量标准体系的建立具有阶段性和渐进性，既不能指望一开始就建成完整的标准体系，又要不断把质量标准体系推进到更深入的高级阶段。

3.4.3 中药指纹图谱可以作为现代中药质量标准体系的核心技术和基石[4, 13, 17]

中药指纹图谱是目前能够为国内外广泛接受的一种中药质量评价模式。作为中药质量控制方法，国内外对指纹图谱的研究方兴未艾。由于国情和传统的原因，不同国家的应用方法和思路有某些差异。日本把采用道地药材按饮片配方煎煮得到的煎汁作为标准提取物，标准提取物的指纹图谱即为标准指纹图谱，以此对生产的原料、配方和工艺作严格控制，使成品指纹图与标准指纹图谱一致。法国和德国的植物药制剂大多以"标准浸膏"投料，减少了以植物药为直接原料带来的不稳定性，然后严格控制生产工艺的各个过程，保证成药指纹图谱的稳定性。美国药监局FDA也开始接受指纹图谱，在申报IND（Investigational New Drug）

的 CMC（Chemistry，Maufacture and Control，CMC）资料时，植物药原料药（Botanical Drug Substance）和植物药产品（Botanical Drug Product）的质量控制可以采用指纹图谱。此外，英国、印度及世界卫生组织等都采用指纹图谱技术进行植物药（草药）的质量评价。在国外对植物制剂的指纹图谱研究中，主要是针对单味药材提取物而言，在植物制剂的整体性作用和药效相关性方面缺乏理论依据和相应的理论指导，并不适用于中药材及中药制剂的质量评价。

国内中药指纹图谱研究开始仅作为一种指纹性对比，用于鉴定中药材的种属。自从国家药品监督管理局于 2000 年对中药注射剂提出了建立质量控制指纹图谱的要求以后，开展了较多的指纹图谱研究工作，成为当前各方面关注的研究热点，大大推动了中药质量管理工作，并为建立现代中药质量标准体系开了好头。近期在分析方法上使用了各种手段，如 HPLC、GC、TLC、CE、IR 及一些联用技术。但是研究仍处于起始阶段，对指纹图谱在质量控制方面的全面认识有待深化，目前，仅把它作为一种质量鉴别项目，侧重于研究指纹图谱获取方法，理论深度有待拓展。这样所建立的中药质量指纹图谱尚处于初级阶段，亟须逐步推进。因此，中药指纹图谱结合指标成分定量的研究是中药整体提升的关键之一，也是中药现代化的瓶颈之一。充分重视中药指纹图谱的作用，开展中药指纹图谱基础研究，中药指纹图谱必将成为建立现代中药质量标准体系的核心和基石。

中药指纹图谱具有整体、宏观和模糊分析等特点，特别适合于中医药传统理论研究的需要。它是使用多学科交叉、综合技术手段对复杂物质组成体系质量稳定性进行评价的检测方法。同时中药指纹图谱研究又是分析科学、中药学、分离科学以及化学和生物信息学等二级学科（内含多个三级学科）交叉、综合应用研究的结果（图 3-1）。因此现代中药质量标准体系必须采用中药指纹图谱作为核心技术来构建整体框架。

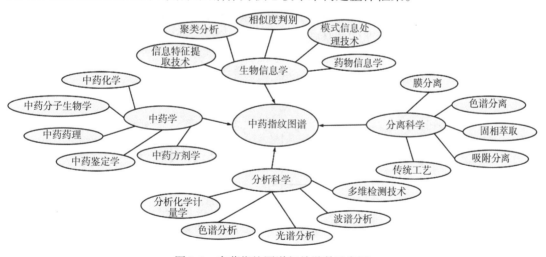

图 3-1 中药指纹图谱相关学科示意图

3.4.4 中药指纹图谱与中药质量控制的关系

目前为止，在中药生产和流通中，还没有一种质量控制手段能够全面、综合地反映中药产品的质量变异，可有效地进行全过程的质量控制。中药指纹图谱结合指标成分定量的研究和建立正是为了解决药品质量控制和监督的这一关键问题而采取的一种方法。它从药材的生产、加工、储存；制剂的原料、中间品、成品、流通产品等各个角度和方面，进行中药样品分析，通过相似性和相关性对比，发现质量变异和缺陷，从而全面、特异地把握住中药的质量命脉。

另外，从中药新药研发的角度，中药指纹图谱又为其带来了一种崭新的研究模式，它从药材、成方入手，通过把握其中有效部位或有效组分的理化特性，直接将化学物质基础与药效相关联，形成既充分吸收中医用药理论精华，又蕴含现代药物活性特征，从整体综合的角度把握住了药物作用的针对性，为新药发现和快速筛选提供了思路和方法。中药指纹图谱可以通过寻找有效部位或有效组分的图谱与活性效应之间的组效学特征（组效关系）来指导新药研究和筛选。所谓组效关系，是指从中药指纹图谱的多种化合物中，应用生物信息学方法，确定出和药效相关的化合物群（即一组化合物，而不是指纹图谱中所有的化合物）。它不同于西药研究中的药物定量构效关系。因为中药指纹图谱研究的是一个活性成分群的整体特性，而并不仅仅限于某个或几个成分；也有别于谱效关系，即组效关系强调的不是整张指纹图谱中所有成分与药效相关，而是需要确定和药效相关的一组化合物。

因此，从多维联用分析技术、药效检测和信息处理三个方面入手，多学科协同攻关，开展中药指纹图谱理论和实践研究，以发展形成先进实用的中药指纹图分析技术，即可建立现代中药质量标准体系主体内容。中药指纹图谱应体现信息获取、信息处理和信息挖掘三方面内容（图 3-2）。从中药物质基础的角度出发，运用现代分离分析科学的手段，获取中药化学指纹图谱；并结合药效研究和相关物质成分的分离鉴定，经组效关系研究，获取中药药效组分指纹图谱；将中药化学指纹图谱和中药药效组分指纹图谱用于中药材、中间体和中药复方制剂的质量控制，以及药物创新等实践中，最终解决中药质量评价的科学性等中药质量关键科学问题，建立完备的中药质量评价体系，为中药走向国际市场、推进中药现代化事业的发展打下坚实的基础。

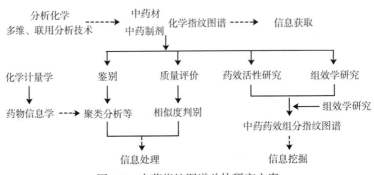

图 3-2 中药指纹图谱总体研究方案

3.4.5 现代中药质量标准体系的中药指纹图谱相关研究内容

1. 中药指纹图谱的建立

针对中药材、炮制品、饮片，以及各类中药复方制剂，研究不同的样品制备方法及有效组分的切割方法。运用包括色谱、光谱以及多维、联用分析技术，全面开展指纹图谱测试，建立具有普适意义的、规范化的中药指纹图谱（图3-3）。

（1）中药有效组分提取及分离方法研究及其规范化。
（2）色谱分离分析条件优化技术研究。
（3）多维、联用分析新技术方法学研究。
（4）指纹图谱中活性成分分析与鉴定。
（5）中药指纹图谱分析方法规范化研究。

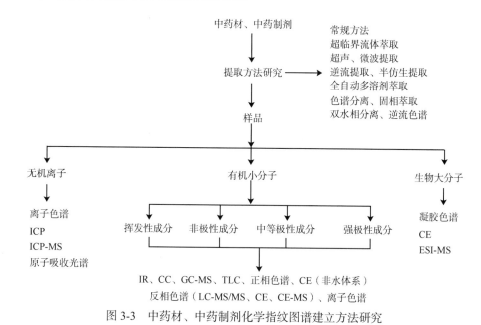

图3-3 中药材、中药制剂化学指纹图谱建立方法研究

2. 指纹图谱鉴别方法研究（图3-4，图3-5）

（1）中药指纹图谱化学特征信息的提取方法研究。

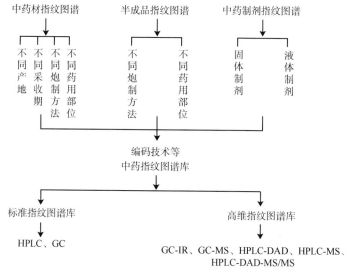

图3-4 中药化学指纹图谱库研究方案

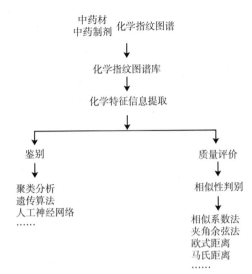

图 3-5 中药材、中药制剂药效组分指纹图谱信息处理研究框图

（2）同一分析方法不同检测方式及不同分析方法获得的多源检测数据间的相关性。

（3）指纹图谱相似度计算方法。

（4）中药指纹图谱库的建立及快速处理方法。

（5）建立中药指纹图谱鉴别计算方法体系。

3. 中药药效组分筛选及检测方法学

针对研究药材、方剂的功效和所涉及的有关作用靶位或靶点，开展从整体、器官、细胞和分子生物学等不同层次和水平药理学研究，寻找能够较准确反映方剂药效或功能主治，并具备快速、准确、样品用量小的活性筛选指标，在建立快速中药体内外组分检测方法的基础上，寻找中药的药效组分群，并建立中药药效指纹图谱，从而总结形成一套完整的中药药效组分快速筛选体系和方法（图3-6）。

（1）中药药效组分靶细胞动态高密度培养技术和模型的建立。

（2）中药药效组分细胞反应器计算机控制及在线检测的研究。

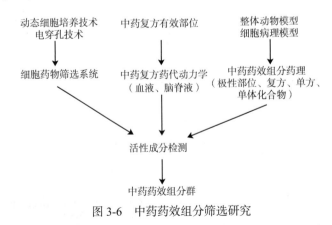

图 3-6 中药药效组分筛选研究

(3)中药药效组分快速筛选方法关键技术研究。

(4)中药复方体内组分的多指标检测方法学研究。

4. 中药指纹图谱组效学

在中药化学指纹图谱、药效物质成分鉴定和中药药效活性测定的基础上，充分利用现代化学与生物信息学研究的成果，开展指纹图谱信息与药效活性信息的相关性研究，以实现中药化学指纹图谱向中药药效组分指纹图谱的转化，从而建立中药指纹图谱组效学研究体系（图3-7，图3-8）。

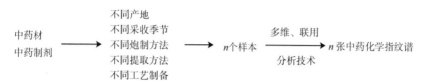

图3-7 中药组效学研究中药化学指纹图谱获取示意图

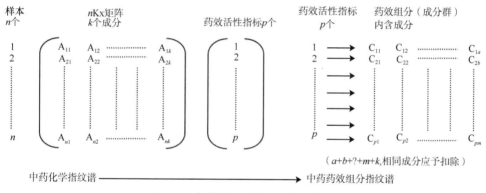

图3-8 中药组效学研究方法示意图

中药组效学是从谱效学发展而来的，其差别在于：谱效学是将指纹图谱中所有的成分和药效简单相关，而组效学需通过药物信息学的方法进行信息的挖掘研究，去除和药效无关的化学成分，找出和药效活性真正相关的药效成分群（药效组分），这样得出的中药药效组分指纹图谱就可以为建立中药新药创制理论体系提供化学研究、药效研究和信息科学相结合的新的途径和方法。

5. 中药指纹图谱质量控制

将中药指纹图谱结合指标成分定量应用于中药材的真伪鉴别及质量评价、中药制剂生产工艺全过程的质量控制和最终产品的质量评价及中药新药开发研究。

(1)中药指纹图谱在中药材的真伪鉴别及质量评价中的应用。

(2)中药指纹图谱在中药制剂生产工艺全过程的质量控制和最终产品的质量评价，提出采用中药指纹图谱来实现从药材、半成品到最终产品的全过程质量控制方法。

(3)中药指纹图谱在中药新药创制中的应用研究。

3.4.6 小　　结

现代中药质量标准体系的建立势在必行，它是增强我国中药领域自主创新能力的关键之一。体系的建立必须以科学的态度去对待，以合理的方式去构架，用发展的眼光去推动。它的建立必将为中药质量控制、中药产业化、中药新药研发和中药知识产权保护提供有效方法。中药指纹图谱结合指标成分定量是建立现代中药质量标准体系的核心技术和基石。

3.5　中药指纹图谱与全面质量管理（2002年5月发表）

质量管理从单纯的质量检验，经过统计质量管理，到现在的全面质量管理，经历了大致一个世纪的时间。全面质量管理是 20 世纪 50 年代美国工程师菲根堡姆（A.V. Feigenbaum）提出的，"综合的质量管理就是考虑到要使消费者完全满意，而又能在经济的水平上进行生产、提供服务，企业各部门在质量的开发、质量的保持及质量的改善上所作努力的有效体系"[18]，它从管理理念上脱离了事后管理的不确定性和一定的盲目性，达到了事前管理和全面控制。具有用户为主、预防为主、用数据说话、一定的规范化操作方式等基本观点，涵盖全面质量的管理、全过程的质量管理以及全员参加的质量管理三方面内容。在中药企业中的具体反映是 GAP、GMP、GLP 及 GSP 等方面规范要求，它是对药品开发、生产、销售一系列行为的整体性质量管理过程，保证了在质量事故发生之前就达到预警、改正的目的，在生产中达到良好的效果。

全面质量管理包含了产品自身的质量和产品质量形成全过程有关的一系列工作质量，囊括产品质量形成的全过程。具体的控制管理是通过控制产品的质量特性而实现的，具体到一个产品包括从原料、中间品至成品等几个环节的质量控制来完成的，其中所控制的质量特性有的可以直接定量和测定，有的只能定性，有的不能或难以直接测定，也不便于直接检查，可根据一定的要求通过试验研究来测定其代用质量特性。作为药品这一特殊商品，质量管理的目的在于充分保证其最终制成品的有效性、安全性、稳定性、均一性等。

近几年，由于人们回归自然的呼声日益强烈，以及人类健康事业的发展，中药通过其长期服务于实践而为世人认可的有效性，越来越受到国内国际社会的重视。这为中药现代化既带来了新的发展契机，也为国人带来了较大的危机感和紧迫感。中药如不能以其现代化的面貌服务于人类，必将会影响中国的药品开发研究和发展，必将在整体医药市场上失去本身应该占有的位置。但是中药现代化由于其内在复杂性和长期整体观、综合观的"黑箱"运用，对如何实现中药"基本讲清药效成分，基本讲清作用机理"提出了重要课题。为了系统地运用科学数据对其安全、稳定、有效进行阐释，对其质量有一个系统、合理的控制方法，必须在中药研究和中药质量控制方法学上有所突破和创新。中药注射剂指纹图谱技术要求的颁布，为这一方法学上的突破打开了一个缺口。我们已对中药指纹图谱的作用和意义做过论述，本节讨论指纹图谱应当如何满足全面质量管理的要求。

3.5.1 中药指纹图谱中的全面质量管理

在国家药品监督管理局颁发的《中药注射剂指纹图谱研究的技术要求（暂行）》（以下简称《要求》）中对中药注射剂指纹图谱的研究进行了规定，如一个中药注射剂首先从药材和成品两方面入手进行控制，从源头、制备过程和成品等环节对产品质量进行了要求，这充分满足了全面质量控制（total quality control，TQC）中事前预警和中间控制的目的，其中分别对药材和成品的具体技术控制点进行了规定，在此不再赘述。《要求》的制订是针对中药注射剂制备工艺的质量控制而设立的。它在整个质量标准中所起的作用是从整体上把握药物制剂工艺的稳定、可控，为的是将整个中药注射剂的质量纳入可控范围，但它的具体表现形式在现阶段仍具有一定的黑箱性质，这一方面是由于中药中物质成分的复杂性、易变性，另一方面是由于实际测定方法的可变性造成的。举一个简单的例子，在利用梯度洗脱 HPLC 方法测定指纹图谱时，由于仪器不同、色谱柱不同、梯度变化等因素的综合影响就会带来图谱的重复性差，而使得图谱在相当程度上缺乏可控性。这一切在规范化的全面质量控制中应尽量避免的。那么如何采取一定的方式来使之达到全面质量控制的要求，如何从 TQC 的角度去制订规范化的标准呢？

第一，标准的制订必须具有其合理性、可行性、可控性以及适用性。针对中药的复杂性，只有细化其本身固有的特征，将其中可规范化的控制点提取出来，才能真正做到对中药的质量进行控制，而提取的特异性指标越多，质量将越容易控制。指纹图谱于现在的中药注射剂质量标准中，是作为鉴别项下的内容执行的，但是它在质量标准中的作用却不仅仅是作为鉴别的功能，而应起到一定全面质量控制的作用。它建立起来的是整体质量控制的框架，对其他项目起到补充和相互映衬的作用。一方面指纹图谱是对药材或者制剂整体质量的理化描述，对供试品的定性起到特征说明、指纹描述的作用；另一方面，指纹图谱由于采用了相对比值，并且通过与参照峰的比较进行数据处理，具有半定量的功能，使得与功效之间的相关性在这里取得了一定的理化基础。

第二，作为全面质量控制的要求，合理的质量技术标准应该在较大的程度上能够反映出质量畸变，并可以起到预警的作用。这就要求指纹图谱的技术参数中，必须具备能够预示质量变异的参考范围，这些参数的变化应该与质量的优劣产生一定有效的相关，并应该具备指示控制质量下降的功能。这要求指纹图谱在制订之初，应该充分建立起药材、中间品及成品三者特征参数之间的有效相关，并在指纹图谱的建立之初，对成品使用的药材进行基源、产地、采收季节、优劣品种、栽培品种等方面的指纹图谱调研，并总结出质量变异，用于保证原料的稳定；建立 10 批以上有确切疗效成品批号的药材、中间品、成品的指纹图谱库，并形成标准数据库，考虑一定的变异范围，进行数据间的相似性研究，作为药品化学与活性相关的依据，将体内体外进行合理相关，提取特征值，并设定范围，用于质量控制、预警和指导质量取向。

第三，指纹图谱的建立必须建立在标准化操作和规范化程序的基础上，能够在整体方法学和完备性方面显示出其标准、特征、全面、规范的性质。因此必须通过一定的分离手段减少样品物质多样性带来的可变性，减少测试方法的干扰因素。在中药样品中，往往含有从非极性到极性的众多的未知成分，它们常常处于一种介稳状态，即使是中药注射剂，往往由于 pH 值、温度、光照等会引起成分的变化，而带来样品的不稳定。当分析样本的物质成分情况不明的时候，会带来测定的困难，引起测定结果的变异。由于在分析测试中，仪器响应的影响在对复杂样本的作用中往往得到的是一些非线性的干扰，很难对样本的整体性达到良好的综合评价，必须通过一定的优化，确定最佳测定条件，使结果在一定条件下达到稳定重现。在指纹图谱方法学研究中，供试品稳定性与测定最优化条件之间的相关性，是指纹图谱方法学考察应该充分考虑和涉及的。现有的分析检测方式基本上使用的是对一类物质的通用型检测设备，为供试样品的测定带来的是一类物质的整体性响应，其中会同时带来众多的相互作用和干扰，这些干扰应该通过一定的分离工作进行消除。另外在指纹图谱测定的方法学选择和考察期间，应该针对其中所含物质成分和供试样的物理化学特征，选择多种基于不同原理的色谱或光谱分析方法，对其中的物质响应结果进行相关性考评，并得出综合特性参数，以保证指纹图谱测定的代表性和特征性。

第四，全面质量管理要求质量标准必须起到全面、特异的作用，因此质量标准必须在检测项目和检测方法上充分显示供试样的特征。通常检测标准中，往往是通过鉴别和含量测定来实现对供试样品质量的特异性控制，但是由于中药样品物质成分的不明确以及样品来源和本身的复杂性，很难找到精确控制中药供试样品质量的方法。例如，鉴别项目不全面、指标设定过于笼统、测定成分往往不是有效成分，或者可有多种来源等，这为质量标准的客观性和特异性带来了一定的问题，为造假或生产伪品带来了一定的机会。为杜绝这些质量隐患，一方面必须积极树立药品生产的质量观念和法制观念，另一方面提高中药的质量标准是一个有效和积极的措施，指纹图谱鉴别和质量控制研究是解决这一瓶颈问题的有效方式。加强指纹图谱对样本性质的特异性表征，有几种方法：①对指纹图谱中针对性特征成分进行定性和定量，和相关峰的相对比照；②已知药效成分的定性和定量，一定程度的化学成分与药效相关；③不同侧面反映物质成分的方法之间的相关性比照；④制剂来源的多特征指标同时监控；⑤原料来源的特征鉴别和特征提取，以减少植物多样性的干扰。

3.5.2　中药指纹图谱在全面质量管理中的实现方式

中药指纹图谱研究已具有一定的技术基础，其中包括长期的中药药材植物学研究、成分的植化研究、药用植物化学分类学研究、复杂分析样品剖析方法研究和多种类型仪器分析方法的研究等，大量的文献数据及相关数据库为中药指纹图谱的研究提供了良好的运作基础。另外，随着分析方法向着多样性、全面性的发展趋势，适应性较强，对样本物质检测覆盖面广的检测方式的出现，都将为指纹图谱的整体性显示提供较为完善的技术工具。同时计算机技术的发展，为样品数据分析、样品数据特征性抽取、样品数据比较等提供了各类数据运算方法。多学科综合运用、物质体系混沌学表征、植物多样性与物质多样性的相关研究、复杂体系的系统性考察等方面知识的应用为指纹图谱的控制和特征提取提供了理论和实践基础。中药指纹图谱在全面质量管理中的实现方式有以下三个方面的具体内容。

1. 对未知和半未知样品测定的仪器方法学的解决

随着分析科学的发展，对复杂样品的分离分析成为分析科学研究的一个重点，复杂体系的剖析技术、多仪器联用技术、复杂体系分离提取技术等的发展为复杂样品的分析提供了方法和手段。针对中药这一复杂的未知或半未知物质体系，仪器方法学的研究，是指纹图谱研究的重点，方法学的考察指标应该包括方法的专属性、准确性、精密度、重复性、重现性、方法的验证和移植、多仪器测定的相关性考察、多检测方式之间数据的比较性检验、样品来源及处理方法的考察等方面的内容。在研究过程中，仪器方法本身带来的变异（包括样品提取、处理）应该在方法学考察中予以重视，以客观地反映出样品本身的特性。另外在实际测定中，样品稳定性是一个应该专门研究的专题，必须在研究过程中，建立样品稳定性标准数据库及图库。在此基础上，进行质量变异性研究，防止样品经长时间放置后测定中，由于仪器分析方法或者其他非样品原因带来的伪数据的产生。

2. 复杂数据的甄别和处理

指纹图谱的研究中，涉及质量的关键在于最终数据的处理和归类，处理方法的选择和对质量控制指标的显示性是数据处理方法研究的重要一环。现时通常采取的相似性评价，是对指纹图谱数据与质量相关方面的整体性显示。但是对于指纹图谱的数据处理应该包含两方面的意思，一方面是指纹图谱本身质量控制，也就是对本身方法学质量的控制，这完全是基于中药这一复杂体系所做的考虑，针对性的处理方法、处理方法的特异性等应该在对数据的评价中得以显示，用以保证结果的准确有效。另一方面，数据之间的相关性评价，是一个值得深入研究的方面。药材、饮片、中间品与成品四者之间的相关性评价，不能仅仅对图谱的整体性进行考虑，还必须对个别的相关峰进行纵向比较，设立不同的阈值，用于过程控制和来源控制。通过以上两个方面的研究，最终的目的，应该在消除测定干扰和减少测定数据混杂的基础上，结合药效，在数学处理方式上，建立特征的多效性空间，以药效指标为指针，监控或引导数据在多效性空间的取向，用于实时质量跟踪和评价。

3. 质量管理模式的选取和设定

现代质量管理模式有许多种，如何针对中药指纹图谱，建立相应的质量控制和管理模式，是中药指纹图谱研究的目标之一。通过对指纹图谱相似性和相关性研究，提取相应的控制指标，设定不同的阈值，并在此基础上，对指标和阈值进行因素分析，细化目标产生的影响因素，对中药生产的关键点与最终产品间建立相关图，同时根据数据积累和总结，设立相应的质量控制限和警戒限，用于产品的过程管理。在质量管理模式的选取中，对于中药指纹图谱应该着重突出控制模式的过程控制和全面整体，在过程质量、生产质量、质量检验、质量审核、质量信息管理等方面建立有机的相关，通过直接和间接控制、原因和结果分析将中药产品的质量纳入全面、可控的轨道上来。

3.5.3 小　　结

中药指纹图谱对于药学研究和质量控制研究是一个崭新的课题。中药样品的多样性、可变性、复杂性；测定方法的准确性、考察的特征性、全面性、方法的局限性；数据处理方式的通用性与干扰；方法的复核与实验室之间移植；方法学可行性研究、国际接纳程度探讨；未知复杂体系的质量控制研究等都是指纹图谱在中药生产全面质量管理中的研究内容，如何通过中药指纹图谱对中药质量进行有效的控制，提升中药整体质量控制水平，最终为中药走向国际铺平道路，还有待于药学工作者特别是药学基础研究人员的不懈努力。我们相信通过源头控制、过程控制和质量标准的规范化研究，中药指纹图谱必然会在中药研究中发挥出应有的作用。

3.6　中药指纹图谱获取方法验证及实际应用（2003年4月发表）

中药指纹图谱是近年来用于中药整体性鉴别的一种技术手段，其目的在于通过对中药样品化学成分的特征性识别，全面、整体、特异地控制中药质量，进而保证其疗效[19, 20]。通过指纹图谱的测定可以将中药内在物质特性转化为常规理化数据信息，而用于中药质量分析和中药质量控制[21]。中药材、中药生产和流通中涉及的相关药材、饮片和各类制剂，均可通过建立指纹图谱的方式，用于鉴别和质量评价。

中药指纹图谱建立的内容包括[22]：中药指纹图谱的获取、方法验证、数据处理和分析。中药指纹图谱按照测试样品来源可以分为中药材、饮片及提取物指纹图谱、中药生产中间产品指纹图谱以及中药各类制剂和相关产品指纹图谱，其中中间产品指纹图谱主要是用于生产的内部控制、质量调整以及质量相关性考察。中药指纹图谱按照获取方式可以分为色谱、光谱及其他分析手段，其中色谱是中药指纹图谱建立的首选和主要方式，其他方式还需深入探讨。

在中药指纹图谱建立过程中，方法的专属、稳定和可靠是指纹图谱形成标准的基础之一，合理的方法学验证将保证指纹图谱在运作过程中具有可适性和可操作性。

总的来说，中药指纹图谱实验方法验证的目的是为了考察和证明采用的指纹图谱测定方法具有可靠性和可重复性，符合指纹图谱测定的要求。中药指纹图谱测定是一个复杂的分析过程，影响因素多，条件繁杂，合理的实验方法有效性评价是对测定整体过程和分析系统的综合验证，为产品质量控制、质量变异过程控制以及质量管理，提供相应的数据资料和分析控制点，需要在制定指纹图谱方法时充分考虑。

与一般分析方法比较，中药指纹图谱方法验证具有自身特有的内容，具体包括：专属性，准确度（结果准确度、系统准确度），精密度（重复性、中间精密度、重现性），范围和耐用性等。有关验证内容和实际应用简述如下。

3.6.1 方法验证的内容

1. 专属性（specificity）

中药指纹图谱方法专属性是指指纹图谱的测定方法对中药样品特征的分析鉴定能力。中药供试品中物质一般分为：有效成分、指标成分、辅助成分、杂质和基质等。在多数为未知成分时，成分的标定、分离程度的评价和化学成分的全显示等都不能得到较好的满足。因此，指纹图谱方法的专属性应从入药的有效部位所包含的成分群入手，根据相应的样品理化性质，确定一定的分离分析方法和检测手段。例如，色谱指纹图谱中，一般认为在分离峰越多越好，大多数成分均能有响应的情况下，用典型的色谱图来证明其专属性，并尽可能在图上恰当地标出可确定的成分。具体方法专属性确定应以峰纯度、总峰响应值、容量因子分布、最难分离物质对的分离情况、总分离效能指标等为考察参数。同时需要评价有关样品（药材、中间品和成品）间的相关性，并尽可能显示出样品中特征响应，保证其有较大响应，从而减少方法的波动带来判别误差。

另外在指纹图谱测定中，如果采用一种方法对中药分析物不具备完全鉴定的能力，可采用两种或两种以上的方法以达到鉴定水平。

2. 准确度（accuracy）

中药指纹图谱方法准确度是指测定系统测定图谱数据相对测量值与平均值或认可标准值之间的相近程度。准确度应在规定的范围内建立。

1）系统准确度

除需考察相应仪器的操作指标和波动范围外，对样品在分析系统中的残留情况和对基线的影响应着重考察，可以通过连续测定同一样品的总响应（如色谱指纹图谱中总峰面积）的变异进行评估，相对偏差根据实际样品应小于一定的数值。另外需对色谱分离情况进行考察，包括峰纯度情况、峰的再现程度、峰形变化描述等，有条件可以进行低分辨质谱的测定，以保证峰的准确性。除以上内容，系统准确性的测定还需参考质量标准其他相关内容，特别是指标成分的定量，用以综合考察方法的准确性。同时，分离程度会直接影响方法的准确性，将分析体系中最难分离物质对的分离度和总分离效应指标引入系统适应性中，会有助于评估系统的准确性。

2）结果准确度

具体的准确性要求是针对至少十批中药样品测定结果评价相似度，具体数值应根据实际供试品情况而定，一般认为相似度结果应在 0.9 以上，并需报告数据的相对标准偏差。

3. 精密度（precision）

精密度是指规定条件下对均质样品多次取样进行一系列检测结果的接近程度（离散程

度）。精密度考察应使用均质和可信的样品。在得不到均质和可信样品的情况下，可用人为配制的样品或样品溶液进行研究。指纹图谱实验方法的精密度通常以多次测量结果（相似度值）的变异性、标准偏差或变异系数来表达。具体精密度测量可以从三个层次考虑：重复性（repeatability）、中间精密度（intermediate precision）和重现性（preproducibility）。

1）重复性

即指在同样的操作条件下，在较短时间间隔的精密度，也称间隙测量精密度。重复性的评价应在方法的规定线性范围内至少测定九次（如三种浓度，每一方法测定三次），或在100%的试验浓度下，至少测定六次，将所得结果进行评价。

2）中间精密度

即指实验室内部条件改变，如不同日、不同分析者、不同仪器等情况下的精密度。中间精密度应根据方法使用的环境而定，应考虑随机事件对分析方法精密度的影响。在测定过程中，没有必要对每一个因素均进行考察，可采用合理的试验设计进行抽样式考察。

3）重现性

即指在不同实验室之间的精密度（合作研究，通常用于方法学的标准化）。在方法需要标准化的时候，重现性是通过实验室之间的评价，即于不同实验室采取复核、审核、标准化、盲试等不同的方法进行精密度考察，同时需要考察真实值的变异范围，确定方法本身的误差来源。

重复性、中间精密度和重现性的具体范围应根据实际情况确定。

4. 范围（range）

指纹图谱测定范围是样品中被分析物的较高浓度（量）和较低浓度（量）的一个区间，并已证实在此区间内，该方法具有合适的准确性和精密度。中药指纹图谱的测定范围与一般分析方法不同，需要采用整体性相似度指标进行判断，可以采用增加、减少进样量或将样品稀释、浓缩测定方式，所得指纹图谱与对照指纹图谱进行相似度比较，相似度值维持在0.9以上的浓度范围为指纹图谱测定范围。

5. 耐用性（robustness）

指纹图谱耐用性是指不同条件下分析同一样品所得测试结果的变化程度，这是中药指纹图谱测定方法耐受环境变化的显示。例如，对色谱指纹图谱，在实际验证中首先需要考虑各个实验室不同温度、湿度条件（即不同实验环境）、不同分析人员、不同厂家仪器（包括同一厂家不同规格仪器），不同厂家的试剂和不同色谱柱（不同批号和（或）供应商）等；其次需考虑方法本身的参数波动的影响，如流速、柱温、波长变异、展开剂比例、流动相组成等，最后还包括分析溶液的稳定性、提取时间、流动相pH值变化的影响、流动相组分变化的影响等。对于薄层色谱和气相色谱还包括薄层板、展开系统；不同类型的载体、柱温、进样口和检测器温度等。

经系统试验，应对结果予以说明，并确定不引起系统较大变化的范围，确保方法的有效。

3.6.2 中药指纹图谱方法验证实际应用[2, 13]

这里我们以中药复方新药注射用痛必定粉针的指纹图谱为例对方法验证进行一些讨论。

1. 专属性

1）实验方法

根据工艺制备方法，注射用痛必定主要含有药材中生物碱类物质，其中延胡索为延胡索乙素为主的生物碱，乌头以乌头碱为指标成分，但经炮制含量较少，洋金花以东莨菪碱为主，白屈菜则以白屈菜碱为主要成分。在质量标准中，鉴别项以生物碱为主要鉴别指标，采取薄层色谱的方法进行分离；检查项将乌头碱设为限量检查项目，采取高效液相色谱检查；含量测定将总生物碱，以东莨菪碱计，进行测定，另外制定了延胡索乙素的液相测定方法。

在指纹图谱测定中，供试样品制备采取直接以水溶解进样，单支粉针以4ml水溶解。

2）分析方法

注射用痛必定粉针根据基本文献调研和鉴别实验证明，其中主要成分为生物碱，并且主要是叔胺型生物碱，同时包括少量季铵型生物碱，可以选用高效液相色谱法进行分离分析。根据预试验，采用SCX、RPC_8和RP-C_{18}三种类型的色谱柱，以甲醇水体系，100%水60min线性梯度洗脱至100%甲醇，254nm检测，可以发现RP-C_{18}柱对样品的物质成分有良好的选择性，可以用作指纹图谱测定的色谱柱。

3）仪器

HPLC仪（Dinoex公司），P580四元泵，710S DAD紫外检测仪，LUNA十八烷基硅烷键合硅胶柱ODS-C_{18}，250mm×4.6mm，5μm，（PHENOMENEX USA），HPLC级乙腈（Merck公司），二次重蒸水，三乙胺（分析纯，北京益利化学品有限公司），延胡索乙素对照品（中国药品生物制品检定所批号：0726-9605）。

4）操作条件

波长280nm；流速0.5ml/min；柱温室温；流动相A乙腈，流动相B 0.01%三乙胺水溶液；梯度条件见表3-1。

表3-1 注射用痛必定粉针的指纹图谱HPLC检测色谱梯度条件

时间/min	流动相B的体积比例V_B/%
0	100
5	95
15	80
20	70

续表

时间/min	流动相 B 的体积比例 V_B / %
25	40
35	30
55	0
60	0
120	0

5）实验谱图

连续测试了十批成品的指纹图谱，以相似度判定，大于 0.9，符合规定（数据略）。

2. 准确度

从峰纯度数据，以及三点紫外光谱的匹配数据来看，物质分离情况和选择性较好，紫外吸收基本均具有药材中生物碱类物质的特征，说明峰分离的准确性可以基本认定。另外在指纹图谱测定方法准确性考察中，还考察了峰残留情况、总响应值变化等项目，在工艺论证方面，考察了药材的炮制品、生品、粉碎情况对指纹图谱的影响，不在此叙述。需要指出的是，色谱峰的纯度认定并不是对其中成分单一性的认定，而是对峰本身接近高斯峰程度的一个判断，其中三点紫外光谱匹配（一般为 5%峰高处和峰顶三点的光谱归一化后进行比较），结果是作为一个限定值用于准确度判断的，其具体大小由实际色谱峰决定。

对于系统准确度，对同一样品进行了连续测定，对总峰面积进行统计，得到 RSD 为 5%（$N=6$）。

结果准确度，十批样品的相似度均在 0.9 以上，结果的 RSD 为 1%。

3. 精密度

1）精密度

连续五次进样，相对保留时间和相对峰面积均符合规定，相似度在 0.99 以上，说明方法的精密度合乎要求。

2）重复性

同一供试品的五份样品测定，数据结果满足规定，相似度在 0.9 以上，同时考察峰残留和冲洗程序中响应值变化，均合乎要求。

3）稳定性

方法稳定性考察了 0h、2h、4h、8h、12h、16h 和 24h 的样品稳定情况，发现指纹图谱结果稳定，相对保留时间偏差小于 3%，大峰（大于 5%）相对比值偏差小于 3%。整体相似度大于 0.98。（图谱和数据略）。

4. 范围

在测定范围的测定中，重点考察的是共有峰均存在的情况下，相似度数值低于 0.9 的浓度范围，这里采用的是样品稀释及浓缩的方式进行确定，结果认定在原样品70%～120%的范围内，相似度可以保持在0.9以上，比较的标准为十批样品测定的平均积分值经归一化后的结果，在70%浓度以下，有部分共有峰不可检出而影响了判别；在120%以上，存在共有峰峰形变异或超载的现象，同样引起判别的差异。

5. 耐用性

1）波长选择

按照通常测定未知物的方式，利用254nm，甲醇-水，乙腈-水两种体系为流动相，C_{18}反相色谱进行初试，在采用DAD检测扫描分析，发现280nm各供试液有较多的色谱峰，并且主要药效成分延胡索乙素有较好的响应和分离，最终确定测定波长为280nm。

延胡索乙素为君药中的主要指标成分，另外由制剂的UV图谱可以看出，其中在280nm处有次强吸收峰，近紫外区吸收较强，但在色谱中可以看出在近紫外波长处本底有较强的干扰，采用280nm则有较为平均的吸收且大部分物质有响应。

对于洋金花中东莨菪碱和阿托品等物质，在280nm无吸收，但经过波长扫描发现洋金花主要的特征峰在于一些未知成分，280nm显示较多，且东莨菪碱和阿托品有质量控制，因此粉针中洋金花药材的显示可以用280nm指纹图谱代表。

流动相选择及流速根据初试情况，甲醇-水体系对成分分离的选择性较乙腈-水体系差。流动相确定用乙腈-水体系，在此体系中，分别试验了乙腈-水；乙腈-0.1%乙酸；乙腈-0.1%氨水；乙腈-0.01%三乙胺及加入缓冲盐组成的流动相体系，发现在等度条件下，均不能在合适流动相比例下，达到良好的分离，故而确定采用梯度洗脱的方式，在此基础上，采用较为简单的流动相成分的体系，更有利于方法的重现和色谱体系的平衡，其中碱性条件下，分离较好，参照峰得到很好分离，最终确定乙腈-0.01%三乙胺体系。试验1.0ml/min、0.7ml/min、0.5ml/min三个流速条件，发现0.5ml/min不仅能使一些较大的峰得到分离，而且可以使许多的小峰得以分离，反映该药指纹图谱的特性。

2）柱温

柱温往往会影响分离的效果，在测定中试验了25℃、30℃和35℃三个温度下的色谱分离情况，在30℃下有较好的分离，最终确定利用30℃为测定用柱温。

柱温的影响对于复杂体系是一个非线性影响因子，特别是对于未知的成分。从色谱图可以看出35℃下大部分成分出峰加快，但前半部出峰减慢，说明在水相较多的情况下，柱温对流动相黏度的改变对分离行为影响较小，成分性质直接影响了分离行为。

3）同一类型色谱柱影响

在色谱柱的影响中，来源于同一厂家的色谱柱，批与批之间的情况相对来说较为稳定。而在不同厂家的同类型色谱柱则有一定影响，这需要在研究过程中进行色谱柱本身指标的固定。

可以看出色谱柱的来源对指纹图谱的测定有一定的影响，影响来源一般有固定相基质情况含碳量、键合程度、封尾情况等，因此对于指纹图谱测定建议固定厂家色谱柱。

4）不同厂家仪器的使用

由于不同厂家的仪器在泵流量精度、梯度混合方式、检测灵敏度和死体积大小等不同，而造成色谱分离情况有异，指纹图谱测定过程中仪器的对比应详细对比仪器的各项指标参数，否则将会引起指纹图谱变化。不同厂家的仪器在数据结果上有所差异，测定梯度滞后时间是恒量色谱仪器的一个方面，另外泵的高压混合与低压混合的不同方式也会为色谱分离带来影响。不同厂家的仪器比较，首先是对各个部件指标的比较，关键在于仪器的精度和波动范围比较，其次是硬件上本身的不同，如管路设计、管路的长短粗细以及检测池的形状等，最后是采用样品进行 60min 内测定溶剂体系的全梯度洗脱，进行出峰时间及总响应值之间的比较，这在复核过程中尤其重要。

5）流动相试剂厂家与添加剂组成影响

试剂对指纹图谱的测定也有一定影响，但是一般市售合格试剂影响不是很大，利用相似性判别，可以看出相互之间相似度差别在 0.01～0.03 之间。

实验发现，在三个浓度下或者流动相放置以后，色谱分离情况没有变化，相似度均在 0.98 以上，说明系统中流动相有一定的抗干扰能力。在色谱测定中，流动相的影响在其中起到很重要的作用，应充分比较流动相的变化对分离带来的影响，考察组成变动范围对出峰时间的影响，另外流动相必须对样品惰性，应比较不同厂家的试剂，考察添加剂采用分析纯或色谱纯的不同，最后流动相放置环境和时间的影响也应进行一定的对比实验。

3.6.3 小　　结

在样品中存在较多未知成分的情况下，中药指纹图谱的获得必须从样品整体性质的角度进行分离分析，同时其方法的验证是保证指纹图谱专属、稳定和重现的基础，它也是指纹图谱数据用于质量评价和中药品质鉴别的保证。

3.7 中药二维信息指纹图谱模式识别（2008 年 4 月发表）

中药指纹图谱是中药现代化研究的重要组成部分，它是表征中药所含成分与其质量关系的有效手段，已成为国内外广泛接受的中药质量评价模式[19]。指纹图谱的研究常采用模式识别方法[23, 24]。以往的研究工作[23, 24]较多采用一维信息数据表征样本，主要从识别方法[25, 26]入手，通过对识别方法的改进，达到比较满意的结果。本节从另一角度出发，以银杏制剂（类别为 I 类）及其药材提取物（类别为 II 类）中黄酮类成分的高效液相色谱指纹图谱为例，用保留时间百分比和峰面积百分比的二维信息数据共同表征样本，利用二维数据包含的信息，对样本（样本总数为 33 个，其中 I 类 17 个，II 类 13 个，其余 3 个作为未知样本，用于样本的类别预测）用不同方法进行聚类分析，并与一维信息数据表征的样本分析结果进行比较。研究结果表明：二维信息指纹图谱较一维信息指纹图谱更能全面和特异地表征样本,在两组一维信息数据综合作用下,聚类分析结果较为满意,各种信息处理方法所得总体类别差异小,样本归属比较稳定。对未知样本的类别判定,聚类分析和神经网络取得了一致的判定结果。

3.7.1 基本原理

A,B 为二维信息数据表征的样本为

$$A:\begin{bmatrix} At_1, At_2, At_3, \cdots, At_m \\ As_1, As_2, As_3, \cdots, As_m \end{bmatrix} \quad B:\begin{bmatrix} Bt_1, Bt_2, Bt_3, \cdots, Bt_m \\ Bs_1, Bs_2, Bs_3, \cdots, Bs_m \end{bmatrix} \quad (3\text{-}1)$$

其中 m 表示样本的变量个数。At_i、As_i 和 Bt_i、Bs_i 分别表示样本 A 和样本 B 的保留时间百分比和峰面积百分比数据。

$$A:\begin{bmatrix} At_1, At_2, At_3, \cdots, At_m \\ As_1, As_2, As_3, \cdots, As_m \end{bmatrix} \Longrightarrow A:[At_1, At_2, At_3, \cdots At_m, As_1, As_2, As_3, \cdots, As_m]$$

$$B:\begin{bmatrix} Bt_1, Bt_2, Bt_3, \cdots, Bt_m \\ Bs_1, Bs_2, Bs_3, \cdots, Bs_m \end{bmatrix} \Longrightarrow B:[Bt_1, Bt_2, Bt_3, \cdots Bt_m, Bs_1, Bs_2, Bs_3, \cdots, Bs_m] \quad (3\text{-}2)$$

为了计算样本 A 和样本 B 的欧氏距离和相关系数(或夹角余弦),可以将表示样本的二维数据转化成相应的一维向量数据[式(3-2)],然后再进行计算。

3.7.2 材料和方法

试剂与试药:乙腈(色谱纯),购自 Fisher 公司;甲酸(分析纯),乙醚(分析纯),甲醇(分析纯)均为北京化工二厂生产;自制二次蒸馏水;银杏制剂及其药材提取物为实验室自制。样本总数为 33 个,3 个未知样本是从样本总体中随机抽取。剩余 30 个样本 17 个来自银杏制剂(Ⅰ类),13 个来自药材提取物(Ⅱ类)。

样品处理:药材提取物制备用乙醚提取,提取液浓缩至干,甲醇溶解定容供色谱分析。

仪器和分析条件:DIONEX 公司(美国)液相色谱仪,P580 型低压混合四元梯度泵,紫外 UVD170S 检测器,变色龙色谱工作站。色谱柱 Diamond 反相 C_{18} 十八烷基键合硅胶柱(250mm×4.6mm ID,5μm);流动相 A 相为乙腈,B 相为 0.01%甲酸水溶液,采用梯度洗脱,60%B 相在 25min 内线性梯度变为 45%,然后保持 45%B 相 35min,分析时间 60min;流速 1.0ml/min;柱温室温;进样体积 20μl;检测波长 280nm。

3.7.3 结果与讨论

1. 数据处理

对于中药色谱指纹图谱,若采用向量夹角余弦衡量指纹图谱间的相似性,则峰面积较

大的峰能够保留较多的原始指纹图谱的信息，因此选取银杏制剂及其药材提取物的指纹图谱九个峰面积较大（峰面积百分比均大于 1%，与原始指纹图谱的相似度在 99.2%以上）的共有峰数据构造样本数据矩阵。由于数据来源不同，需经标准化处理，这样各变量数据权重相同，均值为零，方差为1。相关程序采用 Matlab 语言编写，于 IBM-PC 机上运行。

2. 聚类分析

在聚类分析之前，我们先考察了表征每个样本的两组信息数据（即保留时间百分比和峰面积百分比）间是否存在较强的相关性。一般地，若两组信息数据相关性较弱，表明二维数据较一维数据包含的信息更加丰富，更能全面地表征样本。用 t 检验对每个样本保留时间百分比和峰面积百分比数据间的相关性进行检验，结果表明：在显著性水平 $\alpha=0.05$ 时，$\rho_{xy}=0$（即两组数据无相关性）的假设成立，说明表征每个样本的两组数据无显著性相关。此外，从概率的角度分析，表征不同样本的二维信息数据完全相同的概率要小于一维信息数据完全相同的概率。因此，二维信息数据较一维信息数据更能体现出样本之间的差别，反映样本的特异信息。

根据基本原理部分所述的距离和夹角余弦的计算方法得到银杏制剂及其药材提取物样本的距离矩阵和相似系数矩阵。采用最短距离法、类平均法、重心法、Ward 法和夹角余弦法进行聚类分析。为与一维信息数据聚类结果比较，我们也分别采用保留时间百分比或峰面积百分比进行聚类。

结果表明，最短距离法、类平均法和重心法的聚类结果较为相近，除了孤立点 9 号样本外，还出现了样本归类错误（28 号样本应为 II 类而归为 I 类）。Ward 法和夹角余弦法所得结果也比较相近。聚类分析结果相对于前三种方法较好，除了 28 号样本归类错误外，并未出现孤立点。当采用峰面积百分比一维数据时，最短距离法、类平均法和重心法的聚类结果与实际情况有一定差异（10 号样本，12 号样本和 14 号样本没有正确归类）。除了孤立点 9 号样本外，夹角余弦法对其他样本实现了正确归类。Ward 法所得结果较好，聚类结果与实际结果相符。当采用二维信息数据进行聚类时，除存在一个孤立点 18 号样本外，最短距离法、类平均法和重心法对其余样本实现正确归类。Ward 法和夹角余弦法得到更好的分类结果，两类总体层次分明，样本归属明确，而且未出现孤立点。与一维信息数据的聚类结果相比，二维信息数据的聚类结果较为稳定，不同方法所得总体类别差异较小，这是因为采用一维数据只能反映指纹图谱样本的部分信息，较难全面反映整体和特异的信息，而二者结合后，包含信息更加丰富，可以从不同角度、侧面反映指纹图谱样本的整体信息和特异信息，对每个样本的聚类都是两组一维信息的综合作用结果，因此比较稳定。另外，Ward 法不但对二维数据得到满意的结果，对于一维数据处理也较好。由于 Ward 法是基于方差分析的思想，在两类合并时根据离差平方和的增加最小进行归类，可以得到局部最优结果[27]，因此对于一维和二维数据均可得到比较满意的结果。

3. 未知样本的预测

由聚类结果知，二维信息较一维信息表征的样本各种聚类方法所得结果比较稳定，特别是 Ward 法和夹角余弦法所得结果更好，样本类别归属明确，且与实际类别相符，因此我们采用这两种方法对三个未知样本的类别混入已知样本中进行预测。

结果表明，已知类别的样本类别归属未发生变化，说明聚类结果比较稳定，未知样本 31 和未知样本 32 归入 I 类，而未知样本 33 归入 II 类。为进一步验证聚类分析的预测结果，我们采用神经网络方法对未知样本进行判定。将已知类别的样本作为训练集，采用留一法（leave-one-out）进行交叉验证，根据判定结果的正确率评价网络性能[28]。本次工作采用三层前馈 BP 神经网络。为了防止网络过拟合，根据文献[29]提供的经验公式确定了隐层节点数为 10。网络对训练集交叉验证的识别率为 100%。结果表明，神经网络与聚类分析的预测结果是一致的。

在此我们指出：本节阐述的二维信息数据的模式识别也可扩展为三维或多维信息数据模式识别，而且数据来源也可不同，既可源于色谱数据，也可源于光谱、质谱以及其他分析方法所获得的信息数据，因此具有较为广阔的应用前景。

3.8　中药指纹图谱理论和实际应用（2006 年 6 月发表）

中医药是中华古老文明的灿烂结晶，它为我国各族人民的身体健康做出了巨大贡献。随着科学的发展，中药现代化成为当前中药产业和新药研究领域的迫切需要，其关键问题之一是建立中药现代质量评价体系。

中药指纹图谱是目前能够为国内外广泛接受的一种中药质量评价模式。作为中药质量控制方法，国内外对指纹图谱的研究方兴未艾。由于国情和传统的原因，不同国家的应用方法和思路也有差异。日本把采用道地药材按饮片配方煎煮得到的煎汁作为标准提取物，标准提取物的指纹图谱即为标准指纹图谱，以此对生产的原料、配方和工艺作严格控制使成品指纹图谱与标准指纹图谱一致。法国和德国的植物药制剂大多以"标准浸膏"投料，减少了以植物药为直接原料带来的不稳定性，然后严格控制生产工艺的各个过程，保证成药指纹图谱的稳定性。美国 FDA 也接受指纹图谱，在申报 IND（Investigational New Drug）的 CMC（Chemistry, Manufacture and Control）资料时，植物药物质（Botanical Drug Substance）和植物药产品（Botanical Drug Product）的质量控制可以采用指纹图谱。此外，英国、印度以及世界卫生组织等都采用指纹图谱技术进行植物药（草药）的质量评价。国外对植物制剂的指纹图谱研究中，主要是针对单味药材提取物而言，在植物制剂的整体性作用和药效相关性方面缺乏理论依据和相应的理论指导，并不适用于中药材及中药制剂的质量评价。

国内中药指纹图谱研究开始仅作为一种指纹性对比，用于鉴定中药材的种属。自从国家食品药品监督管理局对中药注射剂提出了建立质量控制指纹图谱的要求以后，开展了较多的指纹图谱研究工作，成为当前各方面关注的研究热点。近期在分析方法上使用了各种手段，如高效液相色谱（HPLC）、气相色谱（GC）、毛细管电泳（CE）、红外色谱（IR）等以及一些联用技术。但是研究仍处于起始阶段，对指纹图谱在质量控制方面的全面认识仍较为浅显，仅把它作为一种简单的质量鉴别项目，大多数研究者侧重于研究指纹图谱获取方法，缺乏理论深度。这样所建立的中药质量指纹图谱往往既缺乏方法学依据，又缺少足够的科学数据证明其可靠性。因此，尚存在许多关键问题，如中药指纹图谱的建立仅仅考虑其化学成分，没有以药效作为指纹性的依据。这极大地影响了中药指纹图谱的深入发展，并在一定程度上阻碍了中药走向国际的进程。因此，中药指纹图谱的研究是中药整体提升的关键，也是中药现代化的瓶颈，应充分重视中药指纹图谱的应用，开展中药指纹图谱应用基础研究，建立我国中药乃至创新药物的重要理论和实践基础。

3.8.1　中药指纹图谱理论及其重要意义

我们认为，中药指纹图谱具有整体、宏观和模糊分析等特点，特别适应于中医药传统理论的需要。它是使用多学科交叉综合技术手段对复杂物质组成体系质量稳定性进行评价的计算机辅助分析检测方法，同时中药指纹图谱研究是分析科学、中药学、分离科学以及化学和生物信息学等二级学科（内含多个三级学科）交叉、综合应用的研究课题，因此需要多学科研究人员的协同攻关。

目前为止，在中药生产和流通中，还没有一种质量控制手段能够全面、综合地反映出中药产品的质量变异，有效地进行全过程的质量控制。中药指纹图谱的研究和建立正是为了解决药品质量控制和监督这一关键问题而采取的一种方法。它从药材的生产、粗加工、储存，制剂的原料、中间品、成品、流通样品等各个角度和方面，进行中药样品的理化分析，通过相似性和相关性对比，发现质量变异和缺陷，从而全面、特异地把握住中药的质量命脉。

另外，从中药新药的角度，中药指纹图谱又为之带来了一种崭新的研究模式，它从药材、成方入手，通过把握其中有效部位或有效组分的理化特性，直接将化学物质基础与药效相结合，形成既充分吸收中医用药理论精华，又蕴含现代药物活性特征，从整体综合的角度把握住了药物作用的针对性，为新药产生和快速筛选提供了思路和方法。具体来说，中药指纹图谱是通过寻找有效部位或有效组分的图谱与活性效应之间的组效学特征来指导新药研究和筛选。它不同于西药研究中的药物构效关系。因为中药指纹图谱研究的是一个活性成分群的整体特性，而并不仅仅限于某个或几个成分；此外，也不同于较前提出的谱效关系，这里指纹图谱是直接针对有效成分群而设立的，而不仅仅限于物质成分的理化表征。因此从多维联用分析技术、药效检测和信息处理三个方面入手，多学科协同攻关。开展中药指纹图谱理论和实践研究，逐步形成先进实用的中药指纹图谱分析技术。从中药物质基础的角度出发，运用现代分离分析的科学手段，获取中药化学指纹图谱，并结合药效研究和相关物质成分的分离鉴定，经组效关系研究，获取中药有效组分指纹图谱，将中药化学指纹图谱和中药有效组分指纹图谱用于中药材、中间体和中药复方制剂的质量控制以及药物创新等实践中，最终解决中药质量评价的科学性等中药质量关键科学问题，建立完备的中药质量评价体系，为中药走向国际市场、推进中药现代化事业的发展打下坚实的基础。

3.8.2 中药指纹图谱的研究内容和实际应用

1. 中药指纹图谱测试

针对中药材、炮制品、饮片，以及各类中药复方制剂，研究不同的样品制备方法及有效组分的切割方法。运用包括色谱、光谱以及多维、联用分析技术，全面开展指纹图谱测试，建立具有普适意义的、规范化的中药指纹图谱：①中药有效组分提取及分离方法研究及其规范化；②色谱分离分析条件优化技术研究；③多维、联用分析新技术方法学研究；④指纹图谱中活性成分分析与鉴定；⑤中药指纹图谱分析方法规范化研究。

2. 指纹图谱鉴别方法研究

①中药指纹图谱化学特征信息的提取方法研究；②同一分析方法不同检测方式及不同分析方法获得的多源检测数据间的相关性；③指纹图谱相似度计算方法；④中药指纹图谱的快速处理方法；⑤建立中药指纹图谱鉴别计算方法体系。

3. 中药药效组分筛选及检测方法学

针对研究药材、方剂的功效和所涉及的有关作用靶位或靶点，开展从整体、器官、细胞和分子生物学等不同层次和水平药理学研究，寻找能够较准确反映方剂药效或功能主治，并具备快速、准确、样品用量小的活性筛选指标，在建立快速中药体内外组分检测方法的基础上，寻找中药的药效组分群，并建立中药药效指纹图谱，从而总结形成一套完整的中药药效组分快速筛选体系和方法：①中药药效组分靶细胞动态高密度培养技术和模型的建立；②中药药效组分细胞反应器计算机控制及在线检测的研究；③中药药效组分快速筛选方法关键技术研究；④中药复方体内组分的多指标检测方法学研究。

4. 中药指纹图谱组效学

在中药化学指纹图谱、药效物质成分鉴定和中药药效活性测定的基础上，充分利用现代化学与生物信息学研究的成果，开展指纹图谱信息与药效活性信息的相关性研究，以实现中药化学指纹图谱向中药药效组分指纹图谱的转化，从而建立中药指纹图谱组效学研究体系。

5. 中药指纹图谱质量控制

将中药指纹图谱应用于中药材的真伪鉴别及质量评价、中药制剂生产工艺全过程的质量控制和最终产品的质量评价、中药新药开发研究：①中药指纹图谱在中药材的真伪鉴别及质量评价中的应用；②中药指纹图谱在中药制剂生产工艺全过程的质量控制和最终产品的质量评价，提出采用中药指纹图谱来实现从药材、半成品到最终产品的全过程质量控制方法；③中药指纹图谱在中药新药创制中的应用研究。

3.8.3 小　　结

中药质量一直是中药产业化进程中的一个瓶颈问题，同时随着中国进入 WTO，中国的医药市场必然会受到来自全球医药大市场的冲击，直面困难，发挥中国本身具有的医药创新特色，走自己的路，发展具有现代化水平的、自主创新的新型医药研发和质量控制评价体系，是当今中国医药研究人员的目标和必然途径。中药指纹图谱的提出和深入的研究，将为中药质量控制、中药产业化、中医药体系的研发提供素材和研究思路，为中药最终走向国际，成为保障人类健康的有益资源，发挥出自己应有的光和热。

3.9　中药工程集成化创新与自主创新（2008 年 6 月发表）

中药是中华民族的瑰宝，但中药的出口却占不到国际市场的 5%。这主要是因为我国的中药产品质量尚不能够满足国际市场的要求[2, 30]。要将中药打入国际市场，提高中药产业的国际竞争力，必须依靠现代科学技术，实现中药的现代化发展。党的十六大报告中指出："创新是一个民族的灵魂，是一个国家兴旺发达的不竭动力"。要实现中医药事业的振兴，实现从传统中药向中药现代化的跨越，靠的不仅仅是几台先进的仪器和设备，而是基于集成化创新和自主创新的先进技术、先进理念和以此形成的先进的生产平台。

3.9.1　中药主要生产工艺及质量控制的现状

近年来国家对中医药产业的发展给予高度重视，对于中药研究投入的资金和人力资源明显加大，我国中药行业取得了较大的发展。

目前国际上先进的生产技术如超声波提取技术、超高压提取技术、微波辅助提取技术、超临界流体萃取技术、中药絮凝分离技术、膜分离技术和近红外在线检测技术等已经引起我国中药制药行业的关注，并越来越多地被应用于实际生产中。

超声波提取技术、超高压提取技术和微波辅助提取技术是近几年发展起来的能量场提取技术，能明显提高提取效率，缩短提取时间，已被应用于我国中药生产的提取过程[31~40]。

超临界流体萃取技术具有萃取效率高、操作简便、安全、对中药中易挥发组分或生理活性物质破坏极少、没有溶剂残留、产品质量高等特点。钱国平等[41]利用超临界 CO_2 流体从黄花蒿中萃取青蒿素，结果显示萃取率可达 95% 以上，优于传统的溶剂提取法。

絮凝分离技术是在混悬的中药提取液中加入一种絮凝沉淀剂来吸附溶液中的悬浮物，以提高产品澄明度和质量。张文清等[42]利用壳聚糖为原料制成的絮凝沉淀剂制备丹参口服液的实验表明，絮凝法工艺在指标成分原儿茶醛的稳定性和经济指标等方面均优于水提醇沉法。龙仲涛等[43]将壳聚糖絮凝技术用于金银花、栀子药材的水提液精制研究，发现壳聚糖絮凝法与水提醇沉法同样能使药液澄清，但絮凝法保留药液中的有效成分比水提醇沉法多，还能缩短生产周期，降低成本。

膜分离技术是一种高效、节能、无污染的新型分离技术。其分离原理是利用膜对混合物各组分渗透性能的差异，实现对多组分混合物进行物理的分离、纯化和富集。主要应用于中药口服液[44]和中药注射液[45]生产。

近红外光谱技术是最适于实现在线分析和实时控制的成熟技术之一，已经在中药之外的其他领域，如石油、化工、烟草、食品及制药等领域得到广泛应用[46]。该技术测量快速、准确，能够实现原位、无损、在线测量，可快速实时反馈信息，而且操作简单，成本低，可避免测量过程可能带来的污染。在国外，该技术被称为"绿色分析技术"。在中药质量控制领域，已有用近红外光谱在线定量测量指标成分的报道，但在中药制药工艺方面的应用尚无报道。

虽然上述方法具有对有效成分破坏较少、效率高、生产稳定性好等优点，但是存在前期投入较大等问题，工业化和产业化比较难以实现。而传统中药提取过程多采用水醇煎煮的方法，虽然存在着一些缺点，如提取过程耗时长、有效成分提取率低以及一些热敏成分的损失等，但水醇煎煮提取过程中工艺参数容易控制，并且从实验室到大规模生产放大相对简单，因此多数中药制药企业还采用此方法。现代生产过程积极倡导高效、低耗和环境友好的理念，而中药制药过程的现状，特别是提取及分离过程的现状与这些理念的要求存在着很大差距。这就需要中药研究人员运用现代化思维去解决这些实际存在的问题，加快中药现代化的步伐。

我们也看到，随着政府对中药产业重视力度的加大，中药生产企业对于创新的投入也大幅度提高。开始积极引入先进的生产工艺、生产设备及质量控制手段，主动与科研机构合作，引进先进的生产技术，并严格按照国际行业标准运作。

一些中药生产企业在意识到创新的重要性之后，开始从中药生产中的每一个环节着手，逐一进行改进。采用指纹图谱技术对中药从原料到中间品到成品的整个过程实行全面质量控制[21]，在规模生产中引进先进技术以及对生产过程实施数据化、自动化管理等越来越受到重视，出现了像天津天士力制药股份有限公司这样的能够将产品打入美国市场的大型中药生产企业。

3.9.2 中药研究中亟待解决的问题

虽然在中药现代化发展战略提出之后的 10 余年时间里我国的中药产业取得了突飞猛进的发展，但是发展的过程也伴随着一些新的问题，需要冷静思考。

1. 不能很好集成或集成效果不能很好发挥

自从中药现代化的战略目标提出以来，我国中药生产企业积极响应，不断引进先进的生产技术、生产工艺及生产设备，取得了一定的成果。但是，经过客观的分析就会发现，很多先进的技术和设备并没有充分发挥应有的功能。这一现象的出现很大程度上是因为许多中药生产企业并不清楚何为集成化创新，或者不知如何集成。

集成并不是简单地将一些先进的设备组合在一起，而必须是形成有效的技术集成系统[47]。这里所说的集成，更侧重于技术集成、理念集成，并且还体现了一种优化的思想。在集成的过程中，需要以工程的总体目标为中心，即必须遵循技术目的的同一性原则[47]，各个技术环节相互协作，综合考虑各种因素的影响，合理、充分地发挥自己的职能，共同服务于工程的总体目标。

以中药生产的提取分离过程为例，虽然许多中药生产企业引进了超临界萃取、大孔树脂吸附技术等先进的提取分离技术和设备，希望能够提高产品的科技含量，但是中药提取分离过程的检测控制方法却基本上仍停留在传统的经验控制方法上，即针对生产工艺的温度、压力、反应时间等物理参数，对于某些重要的指标成分，有的还采用离线的定性鉴别和定量测定作为工艺检测的辅助手段，这样就导致了信息反馈滞后，无法实现实时控制。如此一来，检测控制环节就成了整个生产过程的限速步骤，上游先进的提取分离技术的优势无法在最终产品的质量中得以体现。这不仅造成生产质量不稳定和生产效率低下，而且无法实现计算机控制。造成这种后果的原因就是在集成的过程中违背了工程技术集成的功能匹配性原则[20]，部分落后技术环节割断了各个环节之间的关联，集成后各技术环节不能够形成一个有机的整体，不能够发挥整体功能，最终使集成的效果大打折扣。

2. 适合中医药特点的自主创新较少

中医的整体、动态和辨证的思维方式以及复方药的物质基础和作用机制等传统概念不仅难以用现代科学理论进行阐释，而且也导致了现代的科技手段很难融入中医药的现代化研究，制约了中医药现代化、国际化进程。

要让国际社会接受中医药，就要用国际社会所能接受的现代科学的理论和技术对中药进行研究。中药指纹图谱技术是一个很好的例子，既能体现中药的整体特性，又能为国际社会所接受。但是，目前像中药指纹图谱技术这样的适合中药整体、系统特性的自主创新技术还很少。这就要求我们在继承中医药宝贵知识和经验、深入了解中医药的基础上，采用现代系统科学的理念和技术诠释中医药理论，并指导中药新药的研发和新技术的开发。中医药几千年实践的宝贵经验是一笔巨大的财富，有望帮助我们在中医药的现代研究中抢占理论及技术的制高点，为中医药进军国际医药市场打开缺口。

3.9.3 实施策略与措施

1. 以思想体系创新指导技术创新——化学物质组学指导下的组分中药研究模式

中药的整体效应是通过方剂配伍的整体效应来实现的，具有复杂性巨系统的特征[48]，即中药本身同生物系统一样也是一个复杂系统。研究两个复杂系统之间的相互作用，外部系统的重要性自然不容忽视。化学物质组学为研究对生物复杂系统产生扰动的外部复杂系统提供了一种有效的方法[49]。

既然中药复方起作用的是一群具有协同配伍作用的有效组分（成分）群，这个物质群必定存在于中药复方所包含的整体化学物质系统之中，因此通过整体系统地研究这些化学成分群的相互关系来发现这一有效组分（成分）群是可行的。这一研究方法体系即为化学物质组学。

化学物质组学的研究模式[50]是在复杂性科学理论的指导下，采用层次化、系统化及逐步优化的研究策略，从整体有效的中药复方出发，在保持复方整体配伍关系（复方的整体疗效做对照）的前提下研究子化学物质组的配伍，以自上而下、逐层递进的方式，通过组效关系的揭示，从整体复方中找出有效化学物质组和有效成分群。

化学物质组学中强调的化学物质组是指一定条件下输入生物体系的所有化学物质（化学成分）组成的复杂化学体系。化学物质组的研究可分为不同的层次：整体化学物质组、有效化学物质组和有效化学成分群。这一"自上而下"的整体化研究模式，能够体现中药复方的特点，更容易在中医药理论指导下优化配伍研究，揭示中药复方的作用机制。针对不同层次的化学物质组可以采用不同提取分离策略来实现对目标物质的获取。

整体化学物质组可以认为是一个中药复方中的多味药材，对整体化学物质组的研究要求在对其获取时要具有全面性和整体性，也就是说对中药复方的提取要保证其中最大量的化学成分得到提取。

对整体化学物质组的提取分离策略，是集成化提取分离而后进行整体洗脱。集成化提取可以将复方中的化学成分在较短时间内高效提取至溶液中，整体洗脱是将吸附在扩张床填料上的化学成分全部洗脱下来，保证化学成分得到最大量的保留。

有效化学物质组是在对复方的药效和功能充分认识的基础上，对不影响疗效的化学物质组舍弃后保留下来的与整体化学物质组具有相同药效的化学物质组。对有效化学物质组的提取分离策略，是集成化分离而后进行分段洗脱。集成化分离是将固-液分离和液-液分离集中到扩张床分离过程中，实现操作的简便化和过程的高效化。分段洗脱是对吸附在扩张床填料上的化学成分采用不同极性的洗脱剂分步洗脱，同时收集含有有效化学物质组的洗脱液。

有效化学成分群是在去除有效化学物质组中还存在的对疗效不必要的化学成分，按照一定功效筛选得到的化学成分的最小集合。对有效化学成分群的提取分离策略，是集成化提取而后扩张床分段洗脱，最后再进行模块化精细分离。这是一种组合模式，是在有效化学物质组获取的基础上，采用柱色谱制备技术、逆流色谱技术和膜分离技术对有效化学物质组进行有效分离，达到精确分离的目的。

在整个集成化提取分离过程中，可以采用近红外光谱在线检测技术实现对提取过程扩张床分离和模块化分离的快速实时检测。

经过科研实践，清华大学中药现代化研究中心已经研制成具有自主知识产权的中药提取分离过程集成化装置[51, 52]，并对中药栀子的有效组分进行了提取分离，形成了较成熟的工艺路线。

另外，该中心通过对清开灵化学物质组的研究，在保效减毒的原则下，从原来八味药材配伍的大复方（整体化学物质组包含九大类组分）中发现并确认四类有效组分的配伍可以代表清开灵治疗"上焦之火"（脑水肿）的功效，从而成功开发了一种治疗脑水肿的组分中药。

化学物质组学作为一种创新的组学研究方法，为从中药或传统复方药物中开发新药提供了一个可行的方法学平台，在新药研发中有着广泛的应用前景。

2. 发展具有自主知识产权的集成化创新——以质量为内涵的中药生产智能控制

原始创新所需投入巨大，研发周期也较长，暂时还不符合我国中医药产业的现状。从实际情况出发，目前各种单元操作技术已经发展到了很高的水平，因而可结合生产实际对引进的先进技术进行消化吸收和再创新，在充分了解各技术性能及优势的基础上，对于各种技术手段进行优化组合，力争发展出更加先进的、更加适合于实际生产需要的技术平台，提高产品的技术含量，即集成化创新[53]。集成后的技术具有高效性和持续性的特点，即通过将相关单元技术有机结合、融会贯通后形成新的技术增长点及更强的竞争优势。

药品质量的优劣不仅体现在化学层次，更重要的是疗效层次，安全和疗效的稳定均一是质量控制的目的和内容，但是不容易实现。因此，中药质量控制往往通过对其物质基础进行控制，即从化学层次上控制中药的质量。

中药组成成分众多，生产工艺复杂，任一工艺步骤都能影响产品的质量。因此，严格控制生产工艺对保证中药产品质量是非常必要的。传统的生产工艺控制方法粗略、片面，主要控制指标是温度、压力、密度、反应时间等，与反应体系本身的化学成分无直接相关，不能有效地反映工艺状态和产品的质量特征，很难保证产品质可靠、稳定。

中药指纹图谱技术是一种适合中药特点的质量控制技术，它在整个质量控制环节中所起的作用是从整体上把握药物以及制剂工艺的稳定、可控，为的是将整个中药制剂的质量纳入可控制范围[22]。

运用中药指纹图谱和多指标成分定量相结合的方式，既可以完善表述中药的整体性特征，又有别于西药单一成分定量的质量控制模式，完全可以建成自主创新型中药质量控制模式，并可以为国际社会接受。

指纹图谱分析和多指标成分定量分析均需要对样品进行预处理，而且检测时间长，所以只能采用离线方式对生产过程中的原材料、中间产物和最终产品进行分析。但是在目前的实际运作中，这些数据的提供往往都滞后于生产过程，不能做到实时反馈，从而不能保证产品质量的可靠性。

为解决这一问题，可采用过程分析技术，实现实时分析、数据处理、条件优化和过程反馈联合操作而使整个生产过程处于自动控制和调整之中，从而可使整个生产过程更加合理，有利于降低生产成本，提高产品质量，减少环境污染。

清华大学中药现代化研究中心与国内多家大型中药生产企业合作，将近红外在线检测技术与多指标成分定量指纹图谱技术相结合应用于工业大生产[54]，实现了对中药生产过程中多个工艺环节的智能控制,提高了中药产品质量的可控性和稳定性。

3.9.4 展 望

中药现代化发展战略实施十余年,积累了丰富的实践经验,形成了一股中药现代化的科技思潮,为利用现代科技推动中医药产业的整体快速发展奠定了良好的基础。从国情出发,发展中药的自主创新和集成化创新,将自主创新和集成化创新思想用于中药的研发和生产过程中,提高生产效率和技术竞争优势,有利于提高中药产品的科技含量,确保中药产品的安全性和有效性,推动我国中药现代化的长足发展。

3.10 中药复方新药创制及技术支撑体系(2008年4月发表)

3.10.1 中药复方新药创制的必要性和重要性

20世纪以化学合成药为核心的创新药物取得革命性突破,为人类的健康事业做出了不可磨灭的贡献,也推动了制药科学技术和制药产业的飞速发展。30余年来世界制药工业总产值保持年均11%的高增长率,成为增长最旺盛的行业之一[55]。随着社会的进步,人类疾病谱发生了很大的变化,发生率高和危害最大的疾病已由感染性等单因素性疾病,转向机体自身代谢和调控失常为主要谱群的慢性复杂多因素性疾病[56]。以单靶点直接对抗治疗为代表的西方医学思想在处理感染性等单因素性疾病方面取得了成功,但是在面对慢性复杂多因素性疾病时却至今苦无良策。与之相对应,以西方医学思想为指导的新药研发模式也面临着严峻的挑战,虽然近几十年来发现和合成的新化合物以及确认的药物靶点越来越多,投入越来越大,而药物研发的成功率却连续30年降低[57]。国际主流医药界也开始认识到单成分单靶点药物的不足。以鸡尾酒疗法为代表的多联药物抗艾滋病所取得的重要成果进一步鼓励了人们对复方药物的研究兴趣。复方药物通过多成分、多环节、多靶点的整合调节作用对于解决慢性复杂多因素疾病的治疗问题具有单体药物无法比拟的优势。近年美国FDA已先后批准多个西药复方制剂上市,除抗艾滋病的二联和三联复方药物外,还有治疗2型糖尿病的复方片(格列吡嗪+盐酸二甲双胍)、治疗高血压及高血脂的复方制剂Caduet(苯磺酸氨氯地平+阿伐他汀钙)、抗哮喘复方制剂(氟替卡松+沙美特罗)和抗高血压复方制剂Exforge(血管紧张素受体拮抗剂缬沙坦+钙离子通道阻滞剂氨氯地平),以及安博诺(血管紧张素Ⅱ受体阻滞剂厄贝沙坦+利尿剂氢氯噻嗪)等。这些复方药物得到美国FDA批准上市说明复方用药原则得到国际主流社会的认同和接受已是大势所趋,复方药物必然在21世纪新药创制中占据越来越重要的位置。当然,目前美国FDA对复方药物的内涵和标准的认定(暂且称为西药复方药物)与我们的中药复方药物还有很大差别。中医复方所包含的丰富的治疗哲学和临床先验知识远远超过目前的西药复方药物,基于中医药理论指导下创制的复方药物也必然在疗效上更有优势。虽然中药的复杂性对其研究与开发构成了巨大的挑战，但是随着现代科学技术的进步并越来越深刻的融入中医药中，研究与阐释中药复方的药效物质基础和作用机理并得到国际主流医学界的认同已经成为可能，如陈竺院士领导的团队，从现代生命科学和医学的角度对中药方剂复方黄黛片治疗急性早幼粒性白血病的多成分多靶点作用机理做了系统分析，代表性研究论文最近发表在国际著名学术杂志——美国《国家科学院院刊》（*PNAS*）上[58]。因此，针对以慢性复杂多因素疾病，从具有临床疗效基础的中医复方和名优中成药出发，研究开发复方新药具有迫切的需求及技术的可行性，将成为适应当前及未来疾病谱群特征的新药创制有效途径之一。

我国即将启动的"十一五"重大专项"重大新药创制"也将把中药的新药创制作为重要研究内容，相信将对下阶段的中药创新药物研发产生重要的推动作用。考虑到复方用药是中药的主流，从中医临床有效的中药复方创制新药也将会成为中药创新的主要途径。从中药复方创制新药我们具有传统中医药理论的有力支撑，近年来在中药复方的现代研究方法和科技手段方面也有了可喜的发展[2, 3, 49, 50, 59~66]，但是我们必须认识到，中药复方创新研究的方法学还需要更多的探索和研讨，到目前为止中药筛选尚没有像西药那样比较公认的高通量筛选模式。为了进一步梳理中药复方新药研发的思路，作者就中药复方创新药物研发的技术路线及其技术支撑体系做一些探讨，希望为下阶段的中药复方药物创新发展提供参考。

3.10.2 中药复方新药创制的特点及关键科学问题

中药复方具有不同于西药（化学药）的根本特点，要解决的关键科学问题也有所差异，主要体现在以下几个方面。

1. 研发途径不同

西药研发是从动物到临床，新药发现和开发周期长，目前普遍面临着"高投入、低产出、高风险"的挑战，中药研发是从临床到临床，选择的复方有临床基础，在保效减毒的原则下筛选获得新药的成功率高，有可能实现跨越式发展的"低投入、高产出、低风险"的新药创制途径。保证所选择的复方确有疗效是首先要解决的关键问题，需要按照病证结合的原则采用符合中医药特色的疗效评价体系对复方进行评价。

2. 治疗学特点不同

西药是针对病灶和靶点的治疗，中医药特别是复方用药体现的是整体的全面的综合的调节，而且中医药的疗效不仅体现为对疾病的治疗，还可以包括对亚健康的调理（治未病）以及康复保健效果。中医药治疗学在实践中具有独特的优势，但是如果仅仅照搬西药现有的评价体系，则难以体现出其优势，甚至可能得出负面的结果。因此，需要建立符合中医药特色的临床疗效评价方法。

3. 药物表达形式不同

西药（化学药）一般是单一化合物，而且西药的作用靶点明确，因此往往采用基于目标靶点的高通量筛选模式。中药复方的药效物质基础是多个化合物（群），而这些药效物质群存在于一个更复杂的化学物质体系中。如何认识、发现和表征这些存在于中药复方中的药效物质群，如何揭示这些药效物质群之间的配伍关系和增效减毒原理，如何对这样的多组分复杂药物体系进行科学有效的质量控制、药代动力学研究以及安全性评价等系列关键问题都难以采用现有的方法体系解决，必须发展相适应的整体筛选和整体表达模式。

4. 药物作用模式不同

西药是单一化合物作用于人体，相当于"点-系统"模式，而中药是药效化合物群作用于人体，相当于"系统-系统"模式。要深刻揭示中药治疗的物质基础和作用机理，需要发展"系统-系统"的研究方法，一方面是中药复方系统中药效物质信息的整体表征，另一方面是生物系统的功能信息表征，最终将两个系统关联起来才能从整体层次上揭示其相互作用。

3.10.3　中药复方新药创制的模式及其路线图

中药复方药物创新应该尊重中、西医两种医药体系的差异，坚持"疗效是硬道理"，要重视中医药理论的指导，扬长避短，突出中医药的优势，同时又要开放发展，兼容并包，充分吸收包括西医药在内的一切先进文明成果，创立适应中医药自身特点和规律的现代研究方法和技术体系。近年来中药现代化研究的实践表明现代科学技术对推动中医药事业的发展具有不可或缺的推动作用，引入现代科技不仅不会削弱传统中医药的影响，反而会使中医药能够被更广泛的认同和接受，促进中医药事业发扬光大。但是我们也应该认识到，科学技术也总是处在一个不断发展进步的过程中，不要期望现有的科技手段现阶段就为中医药这样一个复杂巨系统提供最精确和最完美的解决方案，需要有一个阶段的努力及探索。中药复方创新药物的研发要考虑到制药行业的现状和未来发展趋势，社会的现实需要，现有技术的可行性以及新药研发和生产的投入产出效率，在保证"安全、有效、稳定、均一"的药物基本要求前提下，允许多层次、多形式的中药产品的存在和共同发展。中药新药创制的现代化和国际化日趋重要。按照国际上公认的先导化合物高通量筛选模式对中药化合物库进行筛选，从中发现潜在的候选药物，这是最容易和最直接的与国际接轨的方式之一，中药中所包含的巨大的药用化合物资源将可能成为未来新药发现的重要来源。但是对于我国来说，拥有的不仅是中药药用资源的优势，更重要的是丰富的中医药理论和临床用药经验，在中医药理论和临床用药经验指导下创制的中药新药主要形式必然是复方药物。因此未来与西方医药大国和医药强国在新药研发的国际竞争中，我国最具有优势的突破口还是在于从中药和复方中开发具有自主知识产权、保持中医药特色、具有较高科技含量、有望进入国际主流医药市场并具有较强竞争力的现代中药新药产品。传统中医药的理论及很多的古方、经方、验方都是经过了大量的实践检验的，具有一定的科学合理性，而且传统的形式能够体现中医药的原汁原味，在现有科学技术水平还不足以彻底解决中医药现代化全部问题的时候，加强传统中医药的发展空间并注意传承中医药的宝贵传统同样是非常必要的。基于以上考虑，我们提出了中药复方创新药物研发的路线图（图3-9）。

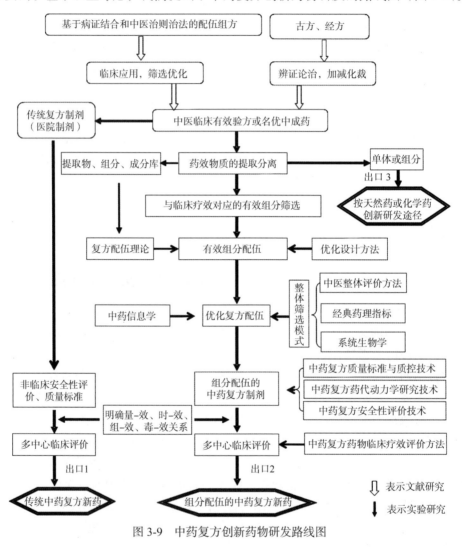

图3-9　中药复方创新药物研发路线图

中药新药研发能够保证较高成功率的关键在于中药新药创制是以具有临床疗效基础的中药作为源头。建议中药复方新药创制主要以中医临床有效验方和古方、经方或名优中成药为源头。临床有效验方通常来源于中医师长期临床经验积累，按照中医治则治法，经临床应用和筛选优化而成；或是遵循古方、经方，在辨证论治基础上经加减化裁形成临床常用方剂。由于中药复方新药研发源头所选择的中药复方常常具有临床应用历史，应充分重视采用临床流行病学的方法对源头复方的临床疗效进行评价。对于确有疗效的中药复方，按照图 3-9 所示的技术路线进行进一步的研究开发，根据中药复方及研发目标的不同，可以形成三大类的新药产品。

第一类新药产品——传统复方中药新药。中医临床有效验方的适应证明确后，经过固定制剂工艺，通过审批可以成为医院制剂；医院制剂通过非临床安全性评价，建立相应质量标准，获准进入临床研究；通过临床评价，最终成为传统复方中药新药。

第二类新药产品——组分配伍中药复方新药。中医临床有效验方采用现代分离提取技术对药效物质进行提取分离，获得各类提取物、组分、成分，并可构建中药组分和成分库；通过组效关系等研究[3, 49, 50]，筛选出与临床疗效相对应的各种有效组分；在中医药理论指导下采用优化配伍设计方法，实现有效组分的配伍；利用中药信息学手段，采用整体筛选模式对中药配伍进行优化。整体筛选模式要求综合采用体现中医药整体作用特点的疗效评价指标对中药配伍进行整体水平的筛选，包括中医整体评价的方法（例如证候学评价量表、功能学评价指标等）、经典药理指标（包括整体动物、器官组织、细胞亚细胞及分子生物学等药理层次）和系统生物学评价指标（包括以基因组学、蛋白质组学、代谢组学等多种组学技术的系统生物学评价技术）。配伍优化后的组分配伍应用现代制剂技术成为中药复方制剂，完成中药复方制剂的质量标准、药理学（药代动力学）和安全性评价等研究，获准进入临床研究；通过对照、随机、双盲的多中心临床评价，最终成为中医药特色明显，配伍科学合理，成分基本清楚、机理基本明确、安全可控的组分配伍中药复方新药。

第三类新药产品——天然药物或化学药。中医临床有效验方采用现代分离提取技术对药效物质进行提取分离获得各类组分和单体成分，按照天然药物或化学药研发途径可能开发成为新的天然药物或者化学药。

3.10.4 中药复方新药创制的技术支撑体系建设

中药复方新药创制的路线图明确了中药复方研究与开发的出口和目标，也指出了需要解决的若干关键科学问题及关键技术，有助于指导我们建立中药复方新药创制的技术支撑体系。建议在国家重大专项的引导和支持下，依托技术实力强的研究院所、大学及高技术园区等优势力量，整合优势资源，强强联合，建设中药复方创新体系的若干研究平台，加强共性关键技术研究，通过示范研究建立和完善中药复方创新药物研发的方法体系和技术支撑体系。

适应中药复方新药创制的迫切需要，以下研究平台的建设尤为必要。

1. 中药复方药物的疗效评价平台

中药复方药物疗效评价体系应该体现"系统-系统"的作用特点，坚持病证结合的原则，考虑将中医证候量化指标、西医临床病理生化指标和系统生物学评价指标相结合，整体性疗效指标与特异性病理指标相结合。

2. 中药复方药物的新药发现和评价（整体筛选）平台

如前所述，中药复方药物的新药创制应该具有自己独特的路线图，因此中药复方药物的新药发现和评价平台也具有不同于其他药物体系的特点和要求，作者认为建立一个体现中药复方药物整体筛选模式的研究平台至关重要。该平台应实现中医药理论指导下的复方或药材组分的系统制备、有序配伍、整体评价以及复方配伍的筛选优化，平台应融合中医药的配伍理论、中药组分的分离制备技术以及组效关系辨识和揭示药效物质群与人体相互作用的信息处理技术，重点发展基于中医药治法治则、经典药理学指标（包括整体动物、器官组织、细胞亚细胞、分子生物学多层次）以及系统生物学（包括基因组学、蛋白质组学及代谢组学等）相结合的中药活性整体筛选和综合评价体系。

3. 中药复方药物的质量标准和质量评价平台

该平台应形成一套体现中药复方药效物质群整体作用特点的中药质量表达模式，质量标准应体现理化指标与疗效的相关性，理化性质评价与生物效应评价相结合，指标体系上应注意宏观与微观的结合，整体性轮廓（指纹图谱）与特征性成分（药效成分、指标成分）相结合，成品质控与源头质控（药材）及生产过程质控（中间品）相结合。

当前建立适合中药复方特点的新药发现、评价等研究开发的新模式尚需要重点攻克若干共性关键技术，要重点针对中药及复方研究、开发、生产中的关键环节，解决一批制约发展的瓶颈技术。

1）中药复方药效物质群的系统分离分析技术和组学研究技术

发展基于药效导向下的中药复方有效组分、有效成分的提取分离技术及相应的分析表征方法，发展中药化学物质组[49]和系统生物学研究相关的关键技术[15]。

2）指导中药复方配伍设计与优化的理论与技术

基于中医药治法治则及传统的复方配伍理论和药性理论发展中药提取物、组分及成分配伍的新理论新方法，并结合实现有限试验寻优的数学设计原理及中药信息学技术，合理设计中药复方组分的配伍研究方案，实现低投入高产出的配伍优化目标。

3）中药复方的药代动力学研究技术

应体现中药复方作用的整体性和协同性，从化学或生物效应的动力学过程表达中药复方中各药材之间、组分之间或成分之间的相互作用关系，药物成分代谢研究与生物效价评价相结合，多成分代谢动力学与药物整体效应动力学相结合。

4）中药复方的安全性评价技术

按照 GLP 规范进行急性毒性和长期毒性评价，重点应关注中药复方中各种药材、各种组分配伍后相互作用对毒性和药效的影响，从配伍前后和不同配伍方式下毒性成分或活性成分的种类、组成、含量、形态、体内过程及生物效应的比较研究，揭示中药复方配伍减毒（或者增效）的科学合理性。

5）中药复方的质量控制技术

发展化学指纹图谱、生物效应指纹图谱、DNA 指纹图谱相结合的整体评价技术，复方药物组分与体内代谢及疗效相关性的研究技术，发展有毒有害物质（农药残留、重金属等）的多残留检测和工业化脱除技术，对中药复方注射剂等成品质控难度大的重要品种，鼓励发展过程化控制的在线质控技术，逐步建立一套全程、全面、全自动控制的现代中药质控体系。

6）中药复方药物的新型制剂技术

发展适合中药复方多组分药物特点的新型制剂技术，包括纳米载体制剂、缓控释或速释制剂等，对于药效成分基本清楚、机理基本明确、质量可控特别是疗效显著、适于作为急救药的复方中药创新药，可以考虑发展中药注射剂和大输液。

7）中药信息学与生物信息学技术

中药信息学与生物信息学技术贯穿着整个新药创制的全过程，特别是需要发展中药复方组效关系辨识、中药复方多组分相互作用关系定量计算技术、中药复方作用效应的生物网络调控模型的建模技术等。

3.10.5　小结与展望

中药复方的新药创制与西药相比在研发的目标、思路、方法及关键技术方面均具有根本性的差异，中药复方的新药创制应该遵循中医药自身的特点和发展规律，我们应该走出一条有中国特色的自主创新的道路。我们的目标不仅仅是要与国际接轨，而且要进行理论创新和体系创新，建立自主创新的符合中医药特色的中药复方药物创新体系并推动与国际的互认，在此基础上开发出中医药特色明显，配伍科学合理，药效成分基本清楚、机理基本明确、安全可控的复方中药创新药。我们相信复方中药创新药所具有的治疗学优势和科技含量及现代化水平必将使得它逐步得到国际主流医药市场的认可，并将在未来创新药物国际竞争中占据有利地位。

现阶段中药复方新药创制将在两方面大有所为，一方面是从确有疗效的经验方或科研方开发中药新药，另一方面是名优中成药的二次开发。国内拥有大品种名优中成药的中药企业通过联合有科研基础的高校和科研院所开展名优中成药的二次开发是一条又快又好的新药开发途径。我国现有的名优中成药虽然已经形成一批销量不错的大品种，但是不少产品还是存在药效物质基础不够清楚、作用机理不够明确、质量控制水平不高、科技含量较低等问题，需要进一步研究开发才能继续保持大品种的竞争力。按照中药复方新药创制的技术路线对名优中成药进行二次开发研究，不仅可以做到基本讲清名优中成药的药效物质基础，基本讲清名优中成药的作用机理，提高中成药产品质量标准，而且在原名优中成药有效物质基础基本清楚的基础上遵循中医药理论进行组分配伍并优化，得到保持原方疗效（或更优）而药效组分得到精制的组分中药，并且可以选择适宜的给药途径和现代给药剂型，从而开发成为中医药特色明显、临床疗效确切、配伍科学合理、药效成分基本清楚、机理基本明确、剂型新颖、质量稳定可控的现代中药新制剂。名优中成药经过了长期的临床应用，疗效可靠、适应证比较明确，具有扎实的理论与实践基础，因此名优中成药的二次开发研究创制新药成功率高，产出投入比高，具有重要的经济效益和社会效益。

3.11 复方药物研发创新体系展望（2008年12月发表）

2008年我国政府组织实施"重大新药创制"科技重大专项，研制一批具有自主知识产权和市场竞争力的新药，建立一批具有先进水平的技术平台，形成支撑我国药业自主发展的新药创新能力与技术体系。该专项设置了"创新药物研究开发""药物大品种技术改造""创新药物研究开发技术平台建设""企业新药物孵化基地建设"和"新药研究开发关键技术研究"五个项目，每个项目下又设若干专题。短短几个月内已有两批课题申报和评审，"重大新药创制"专项已全部启动，正朝着专项提出的"至2020年，使我国新药创制整体水平显著提高，推动医药产业由仿制为主向自主创新为主的战略性转变"的总体目标而努力。如何实现该重大专项提出研发一批具有自主知识产权的新药，很有必要对21世纪新药研发的趋势做一评判和分析。前一节"中药复方新药创制及技术支撑体系"[67]已做部分阐述，本节就复方药物研发创新体系做进一步阐述，希望能为我国建立自主创新药物研发体系提供参考。

3.11.1 创新药物研发的挑战及机遇

"重大新药创制"专项把研发新药分为三方面药物：化学药、中药和生物技术药物。国际虽已承认中药（包括植物药等）是一大类药物，但美国FDA迄今尚未批准真正意义上的中药上市。因此中药现代化、国际化尚需要继续做很多工作。从药物作用的对象来看，化学药和生物技术药物主要针对特异的作用靶点，而中药强调的是整体治疗；从药物的表达形式来看，化学药和生物技术药物主要是单一的小分子化合物或生物大分子，化学药一般是小分子化合物，生物技术药物一般为生物大分子，中药则主要是小分子化合物群（药材或组分、成分的配伍）。20世纪以化学合成药为核心的创新药物占主导地位，推动了制药科学技术和制药产业的飞速发展。30余年来世界制药工业总产值保持了年均11%的高增长率[55]，即使在金融海啸的2008年，制药产业仍是受影响最小的产业之一。但是药物创新和制药工业的瓶颈在于以先导化合物筛选为代表的化学合成药研发模式面临着严峻的挑战。虽然近几十年来发现和合成的新化合物以及确认的药物靶点都越来越多，高通量高内涵筛选技术也得到不断的发展，但是新药研发的周期和成本却一直居高不下，高风险和低成功率一直困扰着制药工业的发展，最近统计数据表明药物研发的成功率已经连续30年降低[57]。而且由于近年来国际上不断发生药物上市后出现耐药性和毒副作用被全球召回甚至巨额索赔的事件，美国FDA已经开始反思传统新药研发技术路线的缺陷。以单靶点直接对抗治疗为代表的新药研发模式面临着严峻的挑战。

在此背景下东西方医学体系及各自的药物研发创新体系通过相互学习和借鉴，扬长避短,优势互补,可能是解决各自发展中面临的挑战和瓶颈问题的一条重要途径。因此自20世纪末21世纪初以来,东西方医学融合的趋势日益明显,甚至有专家预言21世纪可能出现东西方医学融合之后的新医学体系。西药的特点和优势在于药物成分、作用靶点和途径都比较明确单一,疗效确切且特异性较强,已有一套较成熟和公认的评价体系,但是对于药物不良反应和耐药性等问题一直没有很好的解决办法。近年来很多西方科学家和国际制药公司开始向中药学习,而中药优势和特点的集中体现之一就是复方药物。复方药物不仅可以通过降低单一药物成分的有效用药剂量降低毒副作用,更重要的是通过配伍法则实现了增效减毒的协调统一,而且国际上抗疟疾药物研究表明复方药物可以显著降低耐药性[68]。以鸡尾酒疗法为代表的多联药物抗艾滋病所取得的重要成果也鼓励了人们对西药复方药物的研究兴趣。美国FDA已先后批准多个西药复方制剂上市,除抗艾滋病的二联和三联复方药物外,还有治疗2型糖尿病的复方片(格列吡嗪+盐酸二甲双胍)、治疗高血压及高血脂的复方制剂Caduet(苯磺酸氨氯地平+阿伐他汀钙)、抗哮喘复方制剂(氟替卡松+沙美特罗)、抗高血压复方制剂Exforge(血管紧张素受体拮抗剂缬沙坦+钙离子通道阻滞剂氨氯地平)以及安博诺(血管紧张素Ⅱ受体阻滞剂厄贝沙坦+利尿剂氢氯噻嗪)等。英国医生研发了一种五合一药丸"polypill",包括降胆固醇药物statin、三种降血压药物及可降低同型半胱氨酸浓度的叶酸,功效为既能降低胆固醇,又能降低血压。虽然到目前为止,FDA对复方药物的内涵和标准的认定与我们的中药复方药物还有所差别,但是这些复方药物得到美国FDA批准上市说明国际上对复方用药原则的合理性的认同已是大势所趋,复方药物在21世纪药物创新过程占据越来越重要的位置。

3.11.2 复方药物定义

复方药物是指为了实现整体最佳(而不是单靶点最佳)的疗效目标,综合多种治疗原则和多种作用机理导向下所开发的由多个化合物或化合物群配伍组成的治疗药物。

复方药物一般具有以下特点。
(1)复方药物是由多个成分(化合物)或多个组分(化合物群)所组成的化合物群。
(2)组成复方药物的多个成分或多个组分具有一定的配伍和配比关系。
(3)复方药物往往包含多种治疗原则和多种作用机理达到整体疗效最佳。

因此,复方药物的开发不是简单的多种成分或者多种组分的组合,应该遵循以下原则:第一,复方药物必须能够体现复合组方的必要性,即必须体现多成分或多组分配伍之后增效或减毒方面的综合优势;第二,复方药物的质控标准应能够保证药物质量的稳定和均一。在此原则下既可以开发中药复方药物,也可以开发西药复方药物,甚至还可能开发中、西药结合的复方药物。

3.11.3 复方药物研发创新体系的特点

创新复方药物的理念是结合中药和西药的优势和特色发展而来的,因此复方药物研发创新体系也须体现二者的优势并有明显的提升，在以下方面体现其特点。

1. 复方药物治疗的对象是患病（或亚健康状态）的人（而不只是病）

复方药物既要考虑治疗疾病（消除病灶），又要考虑治疗改善患者的整体状况。因此它需尽可能包括预防—调节（亚健康）—治疗—康复—保健等多个环节，从本质上来讲适应"生物—心理—社会—环境"综合医学模式。

2. 复方药物研发创新体系应充分体现"医生参与、医药结合"的特色

东方医学的特色就是在新药研发时临床医生起了很重要的作用。中国古代医书记载了大量临床使用的药方，而药学工作者再在此基础上进行细化综合提高，体现了"医药不分家"的综合研发。西药发展之初也是医生最早参与新药研发。随着科学发展，分工变细，更为专业，现在新药研发基本是由药学工作者独立进行，仅仅是在新药进入临床试验阶段，医生才参与研究。复方药物的研发需要医生的早期参与及全过程参与。何大一医生提出多联药物鸡尾酒疗法治疗艾滋病的过程充分说明医生从最初开始参与复方药物研发的重要性[69]。

3. 复方药物研发途径应体现"临床—动物—临床"的特点

中药复方药物研发是以具有临床疗效基础的中药复方（中药方剂，通常由中药材组方配伍而成），可以古方、经方、现代验方或名优中成药为源头而来，应重视采用临床流行病学方法对源头复方的临床疗效进行评价，再进入传统的"动物—临床"研发途径。对化学药复方药物的研发更应强调加强和借鉴临床医生联合用药的经验和实践，其源头应来自于现代临床实践和现代科学技术发展而来的新组方，再进入"动物—临床"研究途径。

4. 复方药物应具有独特的临床疗效综合评价体系

复方药物和针对病灶和靶点治疗的西药不同，它不仅体现了针对疾病的疗效，也包括了体现整体全面的综合调节。因此复方药物亟须发展能将体现人体健康状况的整体表征模式（如量化问卷表、系统生物学等）和能体现治疗疾病的特征性表征模式（微观的局部的，如现有疾病的病理、生化指标等）相互整合，组成体现复方药物疗效的综合评价体系。

5. 复方药物应具有体现其作用模式（机理）的药物综合筛选模式

西药是单一化合物作用于人的疾病，由此发展而来针对病灶和靶点的高通量高内涵筛选模式（点-点相互作用）。系统生物学提出后，发展到"点-系统"的相互作用模式，如英国帝国理工学院的 Nicolson 教授提出的用代谢组学来评价西药的安全性。但复方药物体现了药效物质群（化合物群-药物系统）作用于人体，相当于"系统-系统"的相互作用模式，需要在现有系统生物学基础上发展"系统-系统"的表征方式，从整体层次上揭示药物系统与人体（系统）相互作用的整体筛选模式。更要发展能将体现"系统-系统"的整体作用和药物系统（化合物群）对微观的病灶和靶点的特定作用整合在一起的药物综合筛选模式。

6. 复方药物应具有体现其化合物群的整体表征和局部特征的综合表达形式

化学药复方药物系由化学药组方而成，化合物成分清晰，其重点在于如何明确其构成复方化合物群内的主次关系和协同作用模式（机理）（类似中药中的君臣佐使）。中药复方药物的综合表达形式已在中药现代化过程中得到长足进展，已初步形成用指纹图谱对其作整体表征、用多指标成分定量测定体现其局部特征的共识。

3.11.4 中药复方药物的研发

中药在开发复方药物方面具有得天独厚的优势。中药复方药物的研发不等同于对原来的中药复方（中药方剂）的阐述或解释，而是在中医药理论指导和现代科学基础上对中药复方创新和再创造的过程和结果。中药复方药物一般应具有以下特色：第一，多种治疗原则的运用，体现祛邪与扶正，治标与治本，协同与拮抗的统一；第二，具有针对多靶点、多环节、多途径的多组分有序配伍的特点；第三，它的药理作用体现为系统的整合调节网络。

中药复方新药研发以中医临床有效验方和古方、经方及已有中成药为源头，临床有效验方通常来源于中医师长期临床经验积累，按照中医治则治法，经临床应用和筛选优化而成；或是遵循古方、经方，在辨证论治基础上经加减化裁形成临床常用方剂，有可能形成三类复方药物[67]，其中组分配伍中药复方新药（组分中药）已成为当前研发重点。当前创制中药复方药物的关键如下。

1. 亟待发展能体现其临床疗效的综合评价体系

中医药"望闻问切""辨证论治"等现有中医药临床诊治和疗效评价体系是该综合体系的基础。近年来适合四诊的现代诊断仪器发展很快，有望能推广普及使用。能体现人体全身生理、病理状况的红外成像仪也在和中医药结合，力图拓展能体现中医药整体治疗效果的新方法。尤其是中医证候量化指标（如证候评价量表、功能评价指标、生活质量指标等）的建立推广，体现了中医药疗效整体评价方法体系正在建立；包括生命体基本元素（基因、蛋白质、代谢物等）的系统生物学评价方法（包括基因组学、蛋白质组学、代谢组学等多种组学技术）已经应用于人体，正在成为评价疗效的整体评价方法；采用病证结合的模式，将西医原有临床病理及生化指标等用来体现疾病局部特征（如病灶、靶器官等）的治疗效果。以上三方面内容的整合就可构筑临床疗效的综合评价体系。

2. 亟待发展能体现其作用模式（机理）的复方药物综合筛选体系

复方药物综合筛选体系似应由发展中的整体筛选模式和现有的靶点式高通量高内涵

筛选模式整合而成。采用系统生物学模式从基因、蛋白质和代谢物等多个层次上对复方药物进行整体表征和筛选是新的挑战。亟须发展用系统生物学模式来体现中药复方药物的系统的整合调节网络，体现"系统–系统"的作用模式，从现有中药复方（古方、经方、临床验方和现有中成药）中去除无效组分（成分），整体筛选获得最佳组分（成分）的配伍和配比。又须结合现有的整体动物、器官组织、细胞（亚细胞）和分子生物学四个水平上的筛选模型确定其最佳组合中各组分成分的君臣佐使关系（有可能和原有药材的君臣佐使配伍相同或不同）。特别是主要成分（组分）对作用靶点的精确作用及各组分（成分）间的相互作用是以往中药研究中的弱项。陈竺院士的工作已经提供了完美的范例[58]。综合筛选模式应加强对复方药物的安全性评价研究，以避免靶点式筛选模式顾此（特定靶点的疗效）失彼（对机体整体的潜在副作用）的缺陷。

3. 亟须将中药复方药物综合表达形式规范化

中药复方药物综合表达形式国内已发展了多种模式，当前工作在于如何把其规范化，即确定其综合表达形式如何体现组分（成分）和其疗效、作用模式（机理）的相关性。

我们于 1997 年提出中药复方有效部分的概念来进行中药复方物质基础和药效相关性研究[7~9]。1999 年在王永炎和张伯礼院士领导下，中医药领域第一个 973 课题"中药方剂关键科学问题的基础研究"得以立项，五年研究结果提出了"组分中药"的理念，并获得了两项国家科技进步奖二等奖[49, 59]。国内已初步形成用指纹图谱（整体表征）结合多指标成分定量测定（局部特征）来综合表达中药复方的共识。我们采用指纹图谱结合多指标成分定量测定的模式来控制中药乃至生产过程中的质量[4, 19, 22, 70~72]。采用"化学物质组学"[49]（图 3-10）来逐层递进的揭示中药复方药效物质群；对中药复方用"自上而下"模式、对药材则用"自下而上"模式（图 3-11）来组成中药复方药物（组分中药）。采用整合化学物质组学的整体系统生物学来探索中药复方药物（组分中药）"系统–系统"相互作用模式[50, 73]（图 3-12）。例如，我们和北京中医药大学李澎涛研究组共同完成的 973 项目"中药复方清开灵研究"采用"自上而下"的模式，对由八味药材组成的清开灵注射液，鉴定了九类 40 余种有机成分及十余种无机元素，针对治疗缺血性脑中风进行了不同组分配伍的 51 种相关药理药效研究，包括细胞黏附过程、脑微血管内皮细胞功能、胶质细胞及相关功能、炎症过程、神经元抗损伤能力、细胞凋亡及细胞模型的基因与蛋白质研究，通过

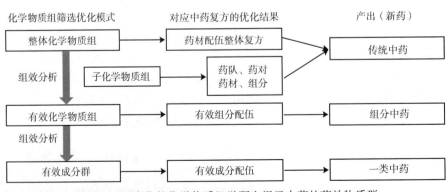

图 3-10　层次化的化学物质组学研究揭示中药的药效物质群

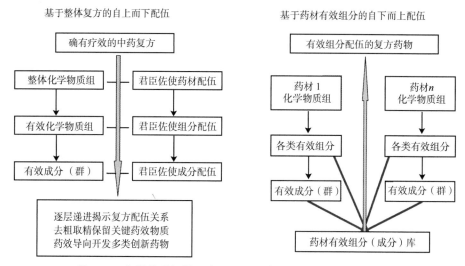

图 3-11 化学物质组学：自上而下、自下而上的两种应用模式

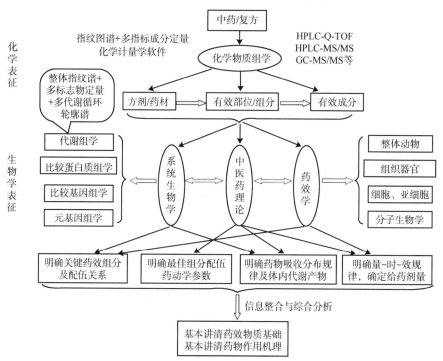

图 3-12 中药复方药物的整体研究框图

组效相关分析，获得了由其中四类组分胆酸、黄芩苷、栀子苷类和珍珠母水解氨基酸类配伍的组分中药，获得国家科技进步奖二等奖[49]。由李连达院士提出的治疗心血管疾病的"双龙方"，由人参和丹参二味药材组成。原方包含人参的皂苷部分和多糖部分、丹参的水溶性部分和脂溶性部分等四类组分，化学成分约有80余种，明确的可以控制的成分质量小于5%。我们采用"自下而上"的模式，采用多种药理药效模型，经过组效相关分析，确定了人参皂

苷部分和丹参水溶性部分两类组分为其主要组分,所开发的组分中药保留了不到十种成分而且保持了原方药效,明确的可以控制的成分质量大于90%。采用动物模型和干细胞模型对其"系统-系统"相互作用模式(机理)进行基因-蛋白质-代谢物的系统生物学研究,初步发现双龙方促进干细胞向心肌细胞定向分化的关键基因功能网络和蛋白质信号通路网络[50],代谢组学结果显示中药双龙方对大鼠心肌梗死后恢复具有明显作用,且疗效与剂量具有相关性。

3.11.5 西药复方药物(化学药复方药物)的研发

目前化学药新药研发的主流是靶点式高通量高内涵筛选模式。但从国外新药研发的历史和经验可知,新药的发现有时具有偶然性(如ED治疗药的发现),且成本高(8亿~10亿美元)、时间长(10~15年)、风险大等特点,故我国化学药绝大部分为仿制药。创新药重大专项提出要"推动医药产业由仿制为主向自主创新为主的战略性转变"的目标令人鼓舞。目前化学药创新药物的研发基本上是按国际传统新药研发路线,创新点主要是基于新靶点的发现和新化合物的筛选的途径是正确的。如果能抓住复方药物研发的先机,借鉴中医药复方药物的理念,结合现代科学技术的发展,建立起我国西药复方药物创新体系,则完全有可能如涌泉般出现一批化学药复方新药。当前创制化学药复方新药的关键在于:

1. 亟须转变观念,确立化学药复方药物也是一种新的普适模式

目前医药科学的发展越来越趋向于系统论和还原论的综合[65,73]。顺应潮流才能获得更快发展。建立我国化学药复方药物创新体系任重而道远,需要有勇于创新的精神、加快确立和完善创制复方药物的新理念、需要探索建立创新理论、需要发展更多的创新方法和技术,更需要集成创新。例如,基于对现代疾病的深入了解,依据其发病机理,将多种药物组合成复方药物是创制复方药物的一种理念,抗HIV鸡尾酒疗法就采用针对多靶点多环节的药物组合而成。中医药理论有许多理念可以借鉴,但须在现代科学研究基础上,结合对化学药的精确了解综合而成。如针对癌症治疗,可考虑用祛邪扶正原则,对杀伤癌细胞的化学药辅之以提高人体免疫机能的药物组方而成。对某些因毒性大遭淘汰的化合物,是否有可能发现降低其毒性的药物组合成复方药物而重生?对某些疗效一般的药物,是否有可能考虑综合机理互补、弱相互作用协同的药物组成疗效倍增的新的复方药物?而且复方药物还有望作为解决单成分药物较容易产生耐药性问题的一种途径。例如,抗疟疾药,chloroquine 和 sulphadoxine-pyrimethamine 曾经是最广泛使用的两个药物,但是由于其耐药性人群不断扩大,在越来越多的疟疾发生地区已经变得无效[74]。目前解决这一难题的办法,一是继续开发新的抗疟疾药物,但是其周期长,成本高,而且新的药物应用一段时间也几乎不可避免地很快会面临同样的耐药性问题;另一种可能,则是通过药物的组合来减小药物的耐药性提高抗疟疾的疗效,并且近年来开始得到了广泛的关注[75,76]。更令人兴奋的是,已有研究发现从植物青蒿中得到的一个多组分整体复方不仅具有良好的抗疟疾效果,而且可能为解决耐药性问题找到了新的希望[68]。这些新的进展表明,多组分的复方药物由于其

本身独特的优势,将可能为新药开发带来新的机遇。

当然化学药复方药物理论的提出尚需在更多的实践中总结提高而得,但化学药复方药物的创新研发则可立即提倡开展。和中药复方药物相同,也需考虑发展能体现其临床疗效的综合评价体系和能体现其作用模式(机理)的复方药物综合筛选体系。

2. 亟须由临床医生从头开始参与新药研发,建立"临床—动物—临床"研发模式

西医在临床时大量采用联合用药的方式,具有一定的经验,可以在大量临床实践基础上进行总结提高成为化学药复方药物的源头之一。也可在总结化学药临床使用中存在的问题基础上,考虑如何提出化学药复方药物研发的目标和途径。但联合用药不等于就是复方药物。化学药复方药物同样应是多个成分在一定原则指导下组方成为具有一定配伍和配比关系的化合物群,体现多种治疗原则和作用机理而达到整体疗效最佳。如果能实现化学药的"临床—动物—临床"的研发模式,有可能大大降低化学药复方药物新药研发的风险。

3. 加强中西药合用的复方药物的研究

西药通常是针对病灶和靶点发挥作用,中药通常从整体上调节机体机能和平衡。将二者目标有机结合,祛邪扶正、标本同治,实现从预防、治疗、康复到保健全过程的中西药合用的复方药物值得研发。国内临床上为了取长补短、提高疗效,将中成药和西药联合使用日趋广泛,疗效有所提高也积累了经验。但也有联合用药降低疗效或增加毒性、产生不良反应的报道。中西药复合的复方药物是一重要研究课题,有可能产生疗效更好的复方药物。

3.11.6 展　　望

中国的医药科学和医药企业正处于快速发展的大好时机。我们有中医药资源的宝库,在现代科学技术上也逐步接近发达国家水平,需要有自主创新的理念来提高自主创新能力,建设创新型国家。创新药物重大专项的实施为我国药学工作者提供了大好的机遇。钱学森先生于1988年在《中医通讯》上发表文章指出:"中医的理论和实践,我们真正理解了,总结了以后,要影响整个现代科学技术,要引起科学革命。"复方药物研发创新体系的建立,需要实现理论创新、方法创新、技术创新和集成创新,所研发的无论是中药复方药物还是化学药复方药物将逐步得到国际主流医药市场的认可,必将在未来创新药物国际竞争中占据有利地位。

(罗国安　王义明)

参 考 文 献

[1] 罗国安，王义明. 中药复方有效部分研究方法及理论初探. 中成药，1997，19（8）：44-45.
[2] 罗国安，王义明. 中药复方的化学研究体系. 世界科学技术—中医药现代化，1999，1（1）：16-19.
[3] 罗国安，王义明. 中药复方物质基础和药效相关性研究. 世界科学技术—中医药现代化，1999，1（1）：11-15.
[4] 罗国安，王义明，曹进. 多维多息特征谱及其应用. 中成药，2000，22（6）：395-397.
[5] 甘师俊，李振吉，邹健强. 中药现代化发展战略. 北京：科学技术文献出版社，1998.
[6] 国家药品监督局. 中药注射剂指纹图谱研究的技术要求（暂行）. 中成药，2000，22（10）：671-675.
[7] 任德权. 中药指纹图谱质控技术的意义与作用. 国际色谱指纹图评价中药质量研讨会学术报告论文集，广州：2001：1-5.
[8] 谢培山. 中药制剂色谱指纹图谱（图像）鉴别. 中成药，2001，22（6）：391-395.
[9] 朱立中. 中药指纹图谱对药品法规修订的影响. 世界科学技术—中医药现代化，2001，3（1）：35-36.
[10] 美国健康与人服务部，食品和药物管理局，药物评估与研究中心. 植物药产品行业指南（征集意见稿），2000.
[11] 梁逸曾，龚范，俞汝勤. 化学计量学用于中医药研究. 化学进展，1999，11（2）：208-212.
[12] 毕开顺，李玉娟，王瑞，等. 中药材指纹图谱质量控制方法研究. 国际色谱指纹图谱评价中药质量研讨会学术报告论文集（修订版）. 广州：2001：128.
[13] 曹进，饶毅，沈群，等. 中药注射剂指纹图谱分析. 世界科学技术—中医药现代化，2001，3（4）：20-24.
[14] 罗国安，王义明，饶毅，等. 中药注射剂指纹图谱建立实践分析. 国际色谱指纹图评价中药质量研讨会学术报告论文集（修订版），广州：2001：139.
[15] 谢培山. 中药色谱指纹图谱质量控制模式的研究和应用. 世界科学技术—中医药现代化，2001，3（6）：28-32.
[16] 罗国安，王义明. 中药材的质量标准. 中药研究与信息，1999，（6）：21-23.
[17] 罗国安，王义明，饶毅. 中药中成药现代化进程. 中成药，2000，22（1）：71-79.
[18] 朱世斌. 药品生产质量管理工程. 北京：化学工业出版社，2001：26-27.
[19] 罗国安，王义明，曹进，等. 建立我国现代中药质量标准体系的研究. 世界科学技术—中医药现代化，2002，4（4）：5-11.
[20] 任德权. 中药指纹图谱质控技术的意义与作用. 中药新药与临床药理，2001，12（3）：135-140.
[21] 曹进，王义明，罗国安，等. 中药指纹图谱与全面质量管理. 世界科学技术—中医药现代化，2002，4（5）：32-35.
[22] 曹进，饶毅，沈群，等. 中药指纹图谱及其建立原则. 中药新药与临床药理，2001，12（3）：200-203.
[23] 乔延江，王玺，毕开顺，等. 人工神经网络在中药蟾酥化学模式识别特征提取中的应用. 药学学报，1995，30（9）：698-701.
[24] 耿利娜，罗爱芹，傅若农，等. 神经网络法在使用裂解气相色谱鉴别中草药中的应用. 分析化学，2000，28（5）：549-553.
[25] 程翼宇，赵明洁. 一类基于模糊神经元的复杂非线性化学模式识别方法. 高等学校化学学报，2001，22（11）：1813-1818.
[26] 王梦松，陈德钊，陈亚秋. 径向基-偏最小二乘-贝叶斯方法及其在化学模式分类中的应用. 分析化学，2003，31（2）：189-193.
[27] 罗积玉，邢瑛. 经济统计分析方法及预测. 北京：清华大学出版社，1987：175.
[28] Vaid T P, Burl M C, Lewis N S. Comparison of the performance of different discriminant algorithms in analyte discrimination tasks using an array of carbon black-polymer composite vapor detectors. Anal Chem，2001，73（2）：321-331.
[29] 张晓晨，周家驹. 改进的人工神经网络算法（I）—网络结构的优化和收敛判据. 计算机与应用化学，1995，12（3）：186-191.
[30] 罗国安，王义明，饶毅，等. 中药注射剂指纹图谱建立实践分析. 中国药品标准，2000，1（4）：36-40.
[31] 王吉壮，曹小川，张金凤，等. 超声波提取技术在天然产物方面的研究进展. 第五届中药提取技术研讨会论文集. 北京：中国医药生物技术协会，2008：43-45.
[32] 邹方宁. 超声提取技术在现代中药中的应用. 中草药，2007，38（2）：315-316.
[33] 万水昌，王志祥，乐龙，等. 超声提取技术在中药及天然产物提取中的应用. 西北药学杂志，2008，23（1）：60-62.
[34] 杨晋，赵鹏，任秋霞. 超高压提取技术及其在中药提取中的应用. 第五届中药提取技术研讨会论文集. 北京：中国医药生物技术协会，2008：46-49.
[35] 陈瑞战，张守勤，刘志强. 超高压技术在中药有效成分提取中的应用. 中草药，2007，38（12）：1905-1908.
[36] 陈瑞战，张守勤，张永宏，等. 超高压提取丹参素的研究. 农业工程学报，2008，24（1）：291-295.
[37] 陈瑞战，张守勤，王长征，等. 超高压提取西洋参皂苷的工艺研究. 农业工程学报，2005，21（5）：150-154.
[38] 郭维图. 微波技术在中药提取研发与生产中的应用. 医药工程设计，2006，27（6）：50-58.
[39] 马芝玉，林翠梧，廖森，等. 微波和超声波辅助提取穿心莲内酯. 精细化工，2007，24（8）：758-760.

[40] 张国庆. 微波辅助提取黄酮和多糖类成分的新进展. 天津药学, 2007, 19（1）: 66-68.
[41] 钱国平, 杨亦文, 吴彩娟, 等. 超临界 CO_2 从黄花蒿中提取青蒿素的研究. 化工进展, 2005, 24（3）: 286-290.
[42] 张文清, 金鑫荣, 杜晨捷, 等. 絮凝法在丹参口服液制备中的应用. 华东理工大学学报, 1996, 22（1）: 108-113.
[43] 龙仲涛, 黄永兴, 陈禧翎. 壳聚糖用于金银花等絮凝澄清研究. 国际医药卫生导报, 2007, 13（23）: 81-83.
[44] 王晴, 郭立玮. 絮凝与膜分离技术联用对痛安水提液的精制. 现代中药研究与实践, 2008, 22（1）: 51-53.
[45] 许桂艳, 乔建军, 张于. 膜分离技术应用于双黄连注射液的工艺探讨. 黑龙江医药科学, 2006, 29（3）: 128.
[46] Luypaert J, Massart D L, Heyden Y V. Near-infrared spectroscopy applications in pharmaceutical analysis. Talanta, 2007, 72（3）: 865-883.
[47] 张扬, 常立农. 工程中的技术集成问题初探. 自然辩证法研究, 2007, 23（10）: 47-51.
[48] 宋剑南. 辨证论治的整体调节与中药整体效应分子组. 世界科学技术—中医药现代化, 2006, 8（3）: 54-56.
[49] 罗国安, 梁琼麟, 张荣利, 等. 化学物质组学与中药方剂研究—兼析清开灵复方物质基础研究. 世界科学技术—中医药现代化, 2006, 8（1）: 6-15.
[50] 罗国安, 梁琼麟, 刘清飞, 等. 整合化学物质组学的整体系统生物学—中药复方配伍和作用机理研究的整体方法论. 世界科学技术—中医药现代化, 2007, 9（1）: 10-15.
[51] 罗国安, 张敏, 王义明, 等. 一种集成化提取分离中药有效成分的方法及装置. 中国, CN1973941. 2007-06-06.
[52] 罗国安, 张敏, 王义明, 等. 一种集成化提取分离中药有效成分的装置. 实用新型. 中国, CN200966767. 2007-10-31.
[53] 杨友麒, 成思危. 现代过程系统工程. 北京: 化学工业出版社, 2003: 140.
[54] 杨辉华, 王勇, 吴云鸣, 等. 丹参多酚盐柱层析过程的近红外光谱在线检测及质量控制. 中成药, 2008, 30（3）: 409-412.
[55] Pharmaceutical Industry Profile 2004, Washington DC: Pharmaceutical Research and Manufacturers of America, 2004.
[56] 李扬. 流行病学模式的转变. 国外医学社会医学分册, 1998, 15（3）: 97-101.
[57] Booth B, Zemmel R. Opinion: prospects for productivity. Nat Rev Drug Disc, 2004, 3（5）, 451-456.
[58] Zhang S J, Ma L Y, Huang Q H, et al. Gain-of-function mutation of GATA-2 in acute myeloid transformation of chronic myeloid leukemia. PNAS, 2008, 105（6）: 2076-2081.
[59] 张伯礼, 高秀梅, 商洪才, 等. 复方丹参方的药效物质及作用机理研究. 世界科学技术—中医药现代化, 2003, 5（5）: 14-17.
[60] 石任兵, 刘斌, 石钺, 等. 中药复方化学与创新药物研究. 世界科学技术—中医药现代化, 2003, 5（6）: 6-12.
[61] 王忠, 刘建勋, 肖诗鹰, 等. 中药复方活性筛选形式与技术研究进展. 世界科学技术—中医药现代化, 2004, 6（5）: 51-55.
[62] 狄留庆, 蔡宝昌, 陆茵, 等. 名优中成药二次开发的研究思路探讨. 世界科学技术—中医药现代化, 2005, 7（4）: 49-53.
[63] 王阶, 郭丽丽, 杨戈, 等. 方剂配伍理论研究方法及研究前景. 世界科学技术—中医药现代化, 2006, 8（1）: 1-5.
[64] 李连达, 靖雨珍. 中医理论现代化的探索. 世界科学技术—中医药现代化, 2006, 8（4）: 7-12.
[65] 王永炎. 中医药研究中系统论与还原论的关联关系. 世界科学技术—中医药现代化, 2007, 9（1）: 70-73, 79.
[66] 屠鹏飞, 姜勇. 中药创新药物的发现与研发. 中国天然药物, 2007, 5（2）: 81-86.
[67] 梁琼麟, 罗国安, 邹健强, 等. 中药复方新药创制及技术支撑体系. 世界科学技术—中医药现代化, 2008, 10（3）: 1-7.
[68] Enserink M. A global prescription for new malaria drugs. Science, 2004, 305（5683）: 461.
[69] Ho D D, Neumann A U, Perelson A S, et al. Rapid turnover of plasma virions and CD4 lymphocytes in HIV-1 infection. Nature, 1995, 373（6510）: 123-126.
[70] 罗国安, 梁琼麟, 王义明, 等. 中药材和饮片的高效液相色谱指纹图谱鉴别. 世界科学技术—中医药现代化, 2004, 6（5）: 11-16.
[71] 罗国安, 王义明. 中药指纹图谱的分类和发展. 中国新药杂志, 2002, 11（1）: 46-51.
[72] 杨辉华, 覃锋, 王勇, 等. NIR 光谱的 LLE-PLS 非线性建模方法及应用. 光谱学与光谱分析, 2007, 27（10）: 1955-1958.
[73] 罗国安, 梁琼麟, 王义明. 生命分析化学展望. 药物分析杂志, 2004, 24（1）: 100-105.
[74] Greenwood B, Mutabingwa T. Malaria in 2002. Nature, 2002, 415（6872）: 670-672.
[75] Guerin P J, Olliaro P, Nosten F, et al. Malaria: current status of control, diagnosis, treatment, and a proposed agenda for research and development. Lancet Infect Dis, 2002, 2（9）: 564-573.
[76] Dorsey G, Vlahos J, Kamya M R, et al. Prevention of increasing rates of treatment failure by combining sulfadoxine-pyrimethamine with artesunate or amodiaquine for the sequential treatment of malaria. J Infect Dis, 2003, 188（8）: 1231-1238.

第 4 章

中药化学物质组的分离策略和高效分离方法

引 言

药物系统采用化学物质组学分层次、逐层递进、系统化的模式（第 2 章 2.4 节）表征时，中药化学物质组的分离策略和高效分离方法就成为首要问题。4.1 节从中药有效成分制备技术现状出发，提出了不同层次中药化学物质组的分离要求和策略，介绍了整体化学物质组、有效化学物质组和有效化学成分群的制备过程。并依据绿色化学 12 条原则和绿色工程技术 12 条原则，提出了中药分离工程绿色化研究思路及六项评价指标的计算过程。4.2 节研究了新的集成化扩张床技术和四项评价指标。以人参有效物质组的分离为研究实例，建立了相应的数学模型。数据表明，和传统方法相比，无论是在处理效率和产品性质，还是处理过程的绿色程度上，集成化扩张床的原位提取方法提取分离、富集人参皂苷类组分具有显著的优越性。对集成化扩张床方法提取丹参有效组分——丹酚酸 B 的研究数据表明，新方法提取效率较传统提取法提高了 36.5%，纯度提高 42.0%，回收率提高 25.9%，过程效率和能量效益分别提高 4 倍与 21 倍，但能量消耗却下降了 17 倍。4.3 节介绍了另一种中药有效成分的分离方法——高速逆流色谱技术（HSCCC）。高速逆流色谱首先必须解决两相溶剂体系的选择与优化。4.3.2 节介绍了我们研发的一套逆流色谱溶剂系统虚拟筛选方法和相应软件程序。以人参有效成分——达玛烷型人参皂苷和齐墩果酸型人参皂苷的分离制备为例，介绍了分离过程及放大制备中选择溶剂体系和操作条件的确定等，和文献方法相比，过程效率和过程绿色度均大大提高。用 HSCCC 技术分离制备丹参中有效成分丹酚酸 B 和迷迭香酸的数据，同样取得满意结果。

4.1 中药化学物质组及其分离策略

4.1.1 中药有效成分制备技术现状

中药包含的化学成分非常复杂，其中起疗效作用的有效成分种类繁多，包括无机物、有机化合物（如挥发油、香豆精类、蒽醌类、强心苷类、萜类、皂苷类、黄酮类、生物碱类、有机酸类、多糖类等)。提取分离有效部位及有效成分可以降低原药材的毒性,提高其疗效,可以进一步改善中药制剂的剂型,提高其制剂质量,对于促进中药现代化有着重要的意义。制约中药制药业的关键因素之一是对有效成分的提取和分离,传统的提取分离方法,普遍存在着有效成分提取率低、能耗高、工序多和生产周期长等缺点,直接制约了中药制药产业的发展。因此发展高效、低耗的中药有效成分提取分离技术势在必行。

中药有效成分的提取和分离过程主要包括提取、除杂、浓缩和分离等操作,这些过程直接关系到中药制剂产品的质量问题。随着国家在制药企业中实施 GMP(Good Manufacturing Practice)以来,多数中药企业对制剂车间进行了改造,但是对于提取和分离车间重视不够,存在着生产设备落后、敞开操作和间断生产等问题,这些问题将直接影响到制剂产品的质量稳定。近年来一些现代高新技术不断被应用到中药研究、开发和生产中,大大促进了中药产业的发展,使中药制药技术水平上升到一个新的高度。

1. 水醇法

水醇法是目前最为常用的中药提取分离方法,对于在水中溶解性较好的中药成分,先用水作为提取溶剂对药材进行提取,然后利用溶解度差异用高浓度的乙醇将水提液中的蛋白质、淀粉、色素和树脂等沉淀下来,而既溶于水又溶于乙醇的有效成分得到最大程度的保留。对于在醇中溶解性较好的中药成分,先用一定浓度的乙醇作为提取溶剂,然后用水将醇提液中的杂质沉淀下来。传统中药提取过程多采用水醇煎煮的方法,虽然此方法存在着一些缺点,如提取过程耗时长、有效成分提取率低以及一些热敏成分损失等,但水醇提取过程中工艺参数容易控制,并且从实验室到大规模生产放大相对简单,因此多数中药制药企业还采用水醇法对中药有效成分进行提取。

2. 半仿生、仿生提取法

半仿生提取法是从生物药剂学角度,模拟口服给药和胃肠道转运原理,为经消化道给药的中药制剂设计的一种提取工艺。具体过程为用与胃肠道 pH 值相近的酸碱水溶液对中药进行提取。张学兰等[1]对黄连解毒汤进行了研究,证明了半仿生提取法在中药提取过程中的可行性。王京龙等[2]对二黄汤进行了研究,最终得到了最优的提取工艺。

仿生提取法[3]是在半仿生提取法的基础上,在提取过程中加入了酶,综合运用化学仿生和医学仿生的原理,摆脱了植物化学中的西医西药模式,符合中医中药中整体用药的特点。目的是为了克服半仿生提取法过程中高温煎煮对有效成分破坏的缺点,最大程度保留原药中的有效成分。汤琳等[4]对左金丸进行了研究,使得对有效成分的提取率大幅提高。

半仿生提取法、仿生提取法不仅为中药有效成分的提取提供了新的途径,同时为中药有效成分的筛选提供了新的思路。罗国安等[5]从生化工程视角出发,对基于细胞培养的中药筛选中常出现的假阳性和假阴性的伪结果现象进行了深入剖析,以仿生科学的思路建立了中药筛选的生化工程解决方案。该方法中过程参数易于测定,而且既能提供药物的基本信息,又可提供药物作用机理信息的筛选指标。

3. 微波提取法

微波萃取技术作为一种新型的萃取技术，与常规提取方式比较具有选择性高、过程效率高和能耗低等特点。此项技术发展速度很快，在天然产物有效成分的提取中已有广泛的研究，如在多糖[6]、生物碱[7, 8]、黄酮[9, 10]、皂苷类[11, 12]和挥发油类[13]提取中都有实际应用。

微波提取法虽然具有以上优点，但是该技术在中药中的应用多数还停留在实验室少量样品提取。实现微波提取的工业化和产业化还需要进一步的研究。

4. 超声提取法

中药中多数有效成分包含在细胞内，提取时需要将细胞壁或细胞膜破碎，而传统的方法很难实现破碎效果，使提取效率降低。超声波振动的空化、机械粉碎、粉碎和热作用，在提取过程中使溶剂加速向细胞内渗透，实现了对中药有效成分的快速、高效提取。

超声提取技术已经在各类中药化学成分提取中有了广泛的应用，如在多糖[14]、皂苷[15, 16]、黄酮[17]和生物碱[18, 19]等提取中，并且比常规方法显示出明显的优势。但是目前超声提取技术多针对单个化学成分简单的实验室规模研究，缺少对多数中药提取过程工艺参数的广泛研究，因此其推广受到了一定的限制。

5. 超临界流体萃取法

超临界流体萃取因其同时具有液相萃取和精馏的特点，而且萃取过程中使用的溶剂容易回收。与中药有效成分的传统提取方法比较，具有独特的优点。超临界流体萃取工艺可以在常温下进行，因此适合热稳定性差和易氧化物质的分离，如挥发油成分[20, 21]，另外在其他中药成分的提取过程中也有应用，如在黄酮[22]、生物碱[23, 24]和苷类[25]等提取中。

虽然关于超临界流体萃取技术在中药有效成分提取中的应用报道较多，但是因为提取过程需要高压设备，因此在实际应用中需要考虑工程化的因素，今后需要进一步的研究。

6. 超高压提取法

超高压提取技术是一种全新的中药有效成分提取技术，是利用 100MPa 以上的流体静压力作用于中药料液上，保持一段时间后，然后迅速泄压，达到提取的目的。超高压提取技术与热作用提取有本质的不同，对有效成分的破坏作用较小，因此在热敏物质的提取中具有独特的优势，如在人参皂苷[26]、茶多酚[27]及红枣多糖[28]等的提取中。

各种新方法新技术可以提高提取的过程效率，有效成分的破坏作用也明显降低。但是在实际应用中，以上方法均存在着工业化和产业化的困难，对设备的要求较高，一些关键的工艺参数还有待进一步研究。

7. 膜分离技术

膜分离技术是 20 世纪 80 年代进入工业应用的一项新兴的分离技术，具有高效率、低能耗的技术特点。以选择性透过膜为分离介质，分离过程不发生相变化，不添加化学试剂，属于物理分离过程。

通常认为中药的有效成分主要包括无机物、有机化合物[29]（例如，挥发油、香豆精类、蒽醌类、强心苷类、萜类、皂苷类[30]、黄酮类[31]、生物碱类[32]、有机酸类和多糖类[33]等）等分子量在1000左右的小分子化合物，而非有效成分的多糖、淀粉和蛋白质等分子量均在几万以上。从理论上看，用膜微滤和超滤的技术可以将上述有效成分从提取液中分离出来。

8. 大孔树脂法吸附法

大孔吸附树脂是20世纪70年代末发展起来的一类有较好吸附性能的有机高聚物吸附剂。大孔吸附树脂是以苯乙烯或丙烯酸酯为单体，加入二乙烯苯为交联剂，甲苯、二甲苯为致孔剂，它们相互交联聚合形成了多孔骨架结构[34]的聚合物。树脂一般为白色的球状颗粒，粒度为20~60目，是一类不含离子交换基团的交联聚合物，它的理化性质稳定，不溶于酸、碱及有机溶剂，不受无机盐类及强离子低分子化合物的影响。树脂吸附作用是依靠它和被吸附的分子（吸附质）之间的范德瓦耳斯力，通过它巨大的比表面积进行物理吸附而工作的，使有机化合物根据吸附力及其分子量大小可以经一定溶剂洗脱而分开达到分离、纯化、除杂、浓缩等不同目的。从显微结构上看，大孔吸附树脂包含有许多具有微观小球的网状孔穴结构，颗粒的总表面积很大，具有一定的极性基团，使大孔吸附树脂具有较大的吸附能力；另外，这些网状孔穴的孔径有一定的范围，使得它们对通过孔径的化合物根据其分子量的不同而具有一定的选择性。通过吸附性和分子筛原理，有机化合物根据吸附力的不同及分子量的大小，在大孔吸附树脂上经一定的溶剂洗脱而达到分离的目的。

目前，在中药有效成分的提取研究方面应用最多的是黄酮类[35~37]、皂苷类[38,39]和生物碱类[40~42]，在游离蒽醌类[43]、酚类[44]和微量元素[45]等的分离方面也有报道。

9. 集成化制备技术

在中药制药过程中，分离和纯化的费用常占较大的比例，需要的设备多，工艺过程长。通常分离过程是由一系列的单元操作组成，按照分离的对象可以分为固-液分离和液-液分离。其中固-液分离操作，是将中药提取液中的固体颗粒除去，得到澄清液体。传统的方法有自然沉降法，通过静置的方法使药渣沉淀下来，此方法存在耗时长、固体去除不完全等缺点。现在制药企业中最常采用的是离心和过滤的固-液分离方法，但是当药渣尺寸较小，用传统的过滤或离心方法，很难除去。由于药材提取液体积大、浊度高、处理难、费时多，因此固-液分离常成为整个中药分离纯化过程的制约步骤。

液-液分离操作的目的是将溶液状态的中药有效成分从提取液中分离出来，得到制剂要求的纯度适合的有效成分提取物。传统的方法为溶剂萃取法、柱层析法和蒸馏法等。新型的方法有色谱法、絮凝分离法、膜分离法及双水相分离法等。这些新型的方法和技术在不同程度上提高了分离效率，提高了产品的收率，比传统方法更具有优势。其中备受关注的是色谱法。色谱技术由于具有高效性和易放大性，在实际过程中有很多应用。但是以上分离方法通常是与提取过程分段进行的间歇操作，使生产周期变长，而且多为多步操作，容易降低产品的收率。

4.1.2 不同层次中药化学物质组的分离策略

1. 不同层次中药化学物质组制备的总体要求

1）整体与部分相结合

长期以来，中医辨证施治运用的是中药的整体性功效。所谓中药的整体性功效是指组成中药整体的各有效成分产生的只存在于整体水平的新属性和功能，此种新属性和功能不同于各有效成分的属性和功能，也不同于各有效成分属性和功能的累加之和[46]。中药整体性功效与其成分功效之间具有"整体不等于部分之和"的关系，中药的整体功效不等于各成分的功效或其相加之和。当作为整体的中药被还原为有效成分时，其整体特征将不存在，因此对于中药的研究首先要把握其整体性特征。

然而由于技术的局限性，当前还不可能对作为整体的中药进行全面把握，对中药整体性的认识还是宏观的、相对精确和抽象的。当对中药整体性的认识只停留在宏观层次上时，就很难对其内部的变化规律进行阐明。因此，对于中药整体性研究的同时必须与个体特征性成分相结合，通过不同层次、不同角度对中药的整体性特征进行认识。

2）物质基础与药效、作用机理相结合

表现整体性功效的中药，其含有的众多化学成分并不都是有用和必要的，可能有些成分还是有害的。传统中药中大量非必要成分的存在增加了药物的复杂性和不确定性，同时还增加了物质基础和药效研究的难度。而大量非必要成分的存在对于用药的安全性也提出了新的挑战。因此，非常有必要对传统中药的物质基础和药效相关性进行研究，在保持疗效的前提下开发现代中药。

坚持物质基础与药效、作用机理相结合的研究思路要求在确定一定的适应证并有可行的评价模型的基础上，以保证全方确有疗效为原则，按照整体、组分和成分不同层次展开研究，阐明物质基础与药效及作用机理的相关性。

2. 面向不同层次中药化学物质组的制备策略

1）中药化学物质组层次化分类研究的策略

传统中药成分复杂，适应证也非常广泛，表征其功能主治与相应的物质基础之间的相关性就成为创制现代中药的首要任务。过去对于中药的研究常采用系统还原的方法，将整体简单地分为成分，将精力集中在对成分的研究上，然后再对研究结果进行归纳，以此得到整体的特征。然而，对于归纳后得到的结果与整体的真实特性常会产生不一致的结果，当这种不一致现象出现时会影响到对整体把握的准确性。运用化学物质组学的研究思路可以很好地解决这个问题，在整体与成分中间引入一个中间环节——有效部分，采用层次化的研究策略，即从整体到部分再到成分，反过来从成分到部分再回归到整体。

化学物质组学作为一种研究化学物质组的方法，是在复杂性科学理论的指导下，采用层次化、系统化及逐步优化的研究策略对中药方剂进行研究。整体化学物质组可以认为是一个中药复方中的多味药材，对整体化学物质组的研究要求在对其获取时要具有全面性和整体性，也就是说对中药复方的提取要保证其中最大量的化学成分得到提取。有效化学物质组是在对复方的药效和功能充分认识的基础上，对不影响疗效的化学物质组舍弃后保留下来的与整体化学物质组具有相同药效的化学物质组。有效化学成分（群）是在去除有效化学物质组中还存在的对疗效不必要的化学成分，按照一定功效筛选得到的化学成分的最小集合。

2）过程集成和技术集成的策略

中药有效成分的提取和分离过程主要包括了提取、除杂、浓缩、分离和纯化等操作步骤。然而，在实际研究或生产过程中，各个操作步骤是不连续的、阶段性的。同时由于操作周期长，产生的废弃物也将增多。以上特点与现代生产过程所倡导的高效率、低能耗和环境友好的理念是相违背的。从发展趋势来看，中药有效成分提取和分离技术研究的目的是要缩短整个过程，同时提高单项操作步骤的效率。过程集成是过程研究的重要方向，在化学工程、生物工程等学科，此项研究已经取得了显著的成果。中药有效成分提取分离过程集成化的含义为将现有的多个操作步骤进行有效组合，成为一种新的更有效的操作步骤，达到提高目标产物回收率、降低过程能耗的目的。

3. 不同层次中药化学物质组的制备方法

依据化学物质组学的研究思路对化学物质组的研究分为了不同的层次：整体化学物质组、有效化学物质组、有效成分群和有效成分。在针对不同层次的化学物质组可以采用不同提取分离策略来实现对目标物质的获取。层次化中药化学物质组制备策略如图4-1所示。

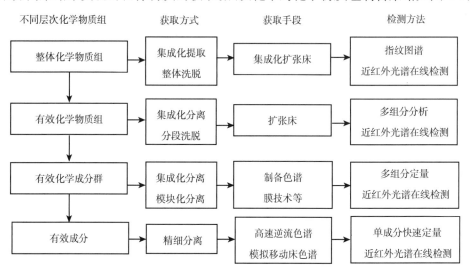

图4-1 层次化中药化学物质组制备策略

整体化学物质组可以认为是一个中药复方中的多味药材所包含的所有化学成分，对整体化学物质组的提取分离策略，可以采用集成化提取分离，而后进行整体洗脱的方法。集成化提取可以将复方中的化学成分在较短时间内高效提取至溶液中，整体洗脱是将吸附在扩张床分离介质上的化学成分全部洗脱下来，保证化学成分得到最大程度的保留。在制备过程中，采用指纹图谱结合近红外光谱技术来对整体化学物质组进行检测。

有效化学物质组是在对复方的药效和功能充分认识的基础上，对不影响疗效的化学物质组舍弃后保留下来的与整体化学物质组具有相同药效的化学物质组。对有效化学物质组的提取分离策略，可以采用集成化提取，而后进行分段洗脱的方法。集成化分离是将固-液分离和液-液分离集中到扩张床分离过程中，实现操作的简便化和过程的高效化。分段洗脱是对吸附在扩张床分离介质的化学成分采用不同极性的洗脱剂分步洗脱，同时收集含有有效化学组的洗脱液。在制备过程中，采用多组分分析结合近红外光谱技术来对有效化学物质组进行检测。

有效化学成分群是在去除有效化学物质组中还存在的对疗效不必要的化学成分，按照一定功效筛选得到的化学成分的最小集合。对有效成分群的提取分离策略，可以采用集成化提取，扩张床分段洗脱，最后再进行模块化分离的组合模式。这种模式是在有效物质组获取的基础上，采用色谱技术或膜分离技术对其进行有效分离，达到精细分离的目的。在制备过程中，采用多组分分析结合近红外光谱技术来对有效成分群进行检测。

有效成分是在有效化学成分群的基础上分离所得的单个化合物。对有效成分的提取分离策略，可以采用高速逆流色谱和模拟移动床等精细制备技术。在制备过程中，采用单成分快速定量结合近红外光谱技术来对有效成分进行检测。

1）整体化学物质组的制备

根据化学物质组学的定义，整体化学物质组为"输入生物体系的所有化学物质"，是最能体现中药方剂物质基础的物质组，是中药化学物质组"自上而下"研究对象的最上层物质组。中药整体化学物质组的获得应体现出传统中药方剂的整体性和系统性，因此对于整体化学物质组的获得应尽量遵循忠于原方的原则，最大限度地保证整体化学物质组与传统方剂药效物质基础的一致性。整体化学物质组一般是利用传统的提取方法从中药复方中提取出来而得。传统的提取方法主要是水或醇煎煮，随着现代科技水平的发展，许多新提取技术如半仿生（仿生）提取法、超临界萃取法、超声提取法、微波提取法和超高压提取法[47]等新方法不断涌现，这些新方法具有对有效成分破坏较少，过程效率高等优点。但在实际应用过程中，这些方法普遍存在着工业化和产业化难的问题，对设备的要求较高，同时一些关键的工艺参数还有待进一步研究与验证。传统的水或醇提取法，虽然具有一定的缺点，如提取耗时长，部分热敏性物质可能损失，但由于其操作简单，工艺参数易于控制，研究结果容易从实验室放大至工业生产规模，因此仍是现在绝大部分中药生产企业首选的提取方法。

2）有效化学物质组的获得

中药复方所包含的成分复杂，为便于研究，将具有相似化学性质的物质称为子化学物质组，如具有相似化学结构的酚酸类、皂苷类、黄酮类、有机酸类、生物碱类、多糖类和鞣质类等成分都称为中药复方的一个子化学物质组。而有效化学物质组顾名思义是指与整体化学物质组具有相同药效的子化学物质组。将有效化学物质组从整体化学物质组中分离制备出来，去除了无效成分，只保留中药复方整体化学物质组的药效部分，可以降低原方的毒性，提高其疗效，便于制成易于服用的现代中药剂型，对促进中药现代化有着重要的意义。目前，中药有效化学物质组的获取方法主要有水提醇沉法或醇提水沉法[48]、絮凝法[49]、膜分离法[50]和大孔吸附树脂层析法[51]等。其中，水提醇沉法或醇提水沉法是一种粗放式的分离方法，通过不同物质在水或醇中的溶解度差异来分离物质，分离效率低，有效成分损失多；絮凝是一种醇沉的替代技术，通过在提取液中加入絮凝物，让大分子物质形成胶体而沉淀出来，同醇沉法一样其并不是一种具有选择性的分离方式，有效成分损失大；膜分离法以选择性透过膜为分离介质，分离过程属于物理过程，分离条件温和，能耗低，但由于中药本身的复杂性，易造成膜面的污染和堵塞，造成膜通量的下降；大孔吸附树脂是一类具有大孔结构的高分子聚合物，具有良好的大孔网状结构和较大的比表面积，可以从水溶液中有选择地吸附小分子天然产物，是 20 世纪 60 年代发展起来的新型有机高聚物吸附剂，具有分离重复性好，树脂可重复利用，对设备的要求不高，成本低，易于线性放大等优点，因此广泛地应用于中药有效化学物质组的分离、纯化和富集研究中，并已成熟地应用于中药工业生产制备中。

3）有效化学成分群的获得

有效化学成分群是对有效化学物质组的进一步精简，保留复方药效作用的最基本化合物群，在特殊情况下其最简形式就是一个化合物。有效化学成分群的获得是一个从复杂体系到简单体系的过程，需要对前一层次的化学物质组进行精细分离得到。目前对有效成分群分离的主要手段还是 20 世纪初发明的色谱法，随着技术的发展，各种色谱法不断涌现，如高压液相制备色谱法[52]、模拟移动床色谱分离法[53]、超临界流体制备色谱法[54~56]及高速逆流色谱法等[57~59]。

高压液相制备色谱法是目前应用于有效化学成分分离制备的最广泛的方法，但其设备和载体填料价格高，对样品前处理要求严格，且存在着不可逆吸附，有机溶剂用量很大等问题。模拟移动床通过多路旋转阀对各路液料的进口、出口不断切换实现了液相与固相之间的相对移动，固定相和流动相能反复利用，克服了间歇操作的缺点，从而大大地提高了效率。但其难点在于它是一个多自由度、动态、相互关联的非线性系统，因此，对于它的预测、优化与控制是较复杂的，尤其是分离参数的优化是一个复杂的问题[60]。另外，由于不易于改变流动相，模拟移动床对多组分复杂体系的分离能力较差。超临界流体色谱分离技术是以超临界流体为流动相，使混合物在色谱柱上得到分离的技术。超临界流体不仅具有气体的动力学特性，而且具有液体的溶解能力，是一种较为理想的分离溶剂，但在实际分离中使用超临界 CO_2 的限制主要是对目标化合物的分子量、极性及溶解能力有一定的要求，而且其对仪器设备要求较高，不易于工业化生产。高速逆流色谱是一种基于液-液分配原理发展而来的新型色谱分离技术，它利用螺旋管柱在同步行星运动时产生的各向异性的离心力所建立起来的特殊的流体动力学，使得两相中的一相作为固定相保留在柱中。根据物质在两相溶剂中分配系数的不同而将物质分开。其特点在于分离过程中不使用固体载体作为固定相,因而避免了样品的不可逆吸附所导致的损失、失活等问题。同时样品的回收率高,预处理简单,适应性较强,易于工业放大。其缺点在于分离物在管柱内展开较宽,柱效相对较低,从而造成分离能力不如制备液相色谱。

4.1.3 考虑绿色化学理论的分离策略及评价方法

1. 绿色化学的提出与意义

化学科学的发展给人类带来了前所未有的便捷与舒适的同时,也给环境带来严重的污染和破坏。目前,全球每年由化学工业产生的有害废物达到 3 亿～4 亿吨,这些废物进入地球各个地方,给环境造成了极大的危害,并威胁到人类的生存。在 20 世纪 60 年代前,全球人民处于第二次世界大战后迅速恢复生产的狂热阶段,人们几乎没有"环境保护"的概念,在人类的意识中,没有人怀疑大自然只是人类征服和改造的对象。直到 1962 年,美国生物学家 Rachel Carson 出版了一本《寂静的春天》科幻小说,才使这一现象得到改变,书中通过描述农药的使用对人类环境造成的危害和破坏,使得人类开始反省自己的所作所为。

1972 年 6 月 5 日联合国在瑞典的斯德哥尔摩召开了第一届联合国人类环境会议,提出了著名的《人类环境宣言》,宣告了环境保护事业的开始。但是那时的环保主要关注的是污染后的处理,即所谓的"末端治理"(End-of-pipe treatment)[61]。末端治理虽然在一定程度上缓解了化学工业给环境造成的压力,但并未从根本上改变环境恶化的趋势。"末端治理"往往不是彻底的治理,只是污染的转移,如垃圾的填埋,有毒试剂的焚烧等。另外,"末端治理"需要用的设备投资大,维持其运行的费用和能源高,提高了生产成本,同时也带来了二次污染问题。在此基础上,1991 年,美国化学会提出了绿色化学(Green Chemistry)的概念,得到全世界的积极响应。绿色化学[62~65]又称环境友好化学(Environmentally Friendly Chemistry)或环境无害化学(Environmentally Benign Chemistry)。其目的是通过技术的发展,创造出生产单位产品污染最小,同时能源及资源消耗最少的先进工艺技术,从源头制止污染的产生。这种先进工艺技术也被称为绿色技术。绿色化学的研究内容主要包括原料的绿色化、过程的绿色化、产品的绿色化。绿色化学具有重大的社会、经济和环境效益,它为人类可持续发展提供了一条道路。同时,绿色化学是一项综合了化学、物理、环境、生物和材料等学科的新型交叉学科,它的出现推动了化学科学的发展。绿色化学在 20 世纪 90 年代中期传入我国[66, 67],虽然得到了科学界和政府的广泛支持和响应,但由于国人环保意识的薄弱,对绿色化学的内容和意义认识不够,因此造成绿色化学的研究及应用的进展比较缓慢。目前绿色化学带来的产业革命正在兴起,我们应该抓住这次发展机会,大力发展绿色化学,与世界共同推动绿色化学的发展。

绿色化学先驱 Anastas 和 Waner 提出的关于绿色化学的 12 条原则[68]为绿色化学的

研究工作奠定了基础。基于绿色化学的原则,Anastas 和 Zimmerman[69]又提出了实现绿色化学的 12 条"绿色工程原则"。绿色工程原则面向工程实际,为工程师和产品设计者实现工业绿色化提供了一套参考的依据。绿色化学是针对合成化学工业而提出来的,但并不局限于合成化学工业。随着其发展,绿色化学的概念已经发展到所有的工业生产过程。

2. 绿色化学与中药分离工程

1)中药分离工程

中药分离工程是综合利用中药化学、现代分离技术、工程学等学科技术对中药化学物质组的提取分离过程进行研究,并建立适合于工业化生产的中药提取分离方法的学科。中药有效化学物质组的提取分离有利于降低原方的毒性,提高其疗效,便于制成易于服用的现代中药剂型。中药分离工程是中药制药工程的一个组成部分,属于中药现代化生产的关键技术[70]。其在能源消耗及人力资源配给上往往占据了生产成本的很大比例,因此在对分离工程的研究中,绿色化学显得意义重大。基于绿色工程技术的定义,研究者提出了"绿色分离工程"的概念。绿色分离工程通过对传统分离过程进行改进和优化及新型分离技术的开发来实现分离过程对环境影响的最小化。

一般中药的分离过程按处理的对象可分为液-固分离和液-液分离,其中液-固分离就是利用各种手段将中药提取液中的固体颗粒残渣分离除去,得到澄清溶液。传统的液-固分离方法为静置沉淀,该方法简单且不耗能,但操作时间长,而且对于悬浮的细小颗粒无法去除。现在制药企业中最常用的液-固分离方法为过滤和离心,该两种方法虽然能够快速地完成液-固分离,但由于液-固分离所需处理的药材提取液体积大,固体颗粒细,故处理难,资源消耗大。液-固分离往往成为中药有效组分提取分离的制约步骤。

液-液分离是将溶解在提取液中的目标产物从整体化学物质组中分离出来。大孔吸附树脂层析分离技术由于其所具有的众多优点,已在中药有效组分的分离纯化中广泛地应用。传统的柱层析分离是通过固定床模式来实现的,即样品由上而下地通过树脂时被吸附上去,继而通过不同洗脱能力的溶剂将杂质和目标产物分离。

2)中药分离工程绿色化研究思路

"绿色化学十二条原则"与"绿色工程技术十二条原则"虽然是来源于合成化学工业,但其与中药分离工程的绿色化原则实际上是相通的,只是在某些概念有所差别,如中药分离工程中所涉及的目标产物的转移率及具有高度选择性的吸附剂,相当于合成化学工业所提倡的"原子经济性"和高选择性的催化试剂。

在实际的分离应用中,对分离工程的绿色化可借鉴过程工业的研究方法,以减少分离过程的资源消耗,解决分离过程的优质、节能、环保及可持续发展等问题为目标,对过程进行集成。过程集成化的研究始于 20 世纪 70 年代,起初主要关注的目标是过程能量的集成,后来又发展了过程中质量的集成[71]。目前过程集成泛指从系统工程的角度对过程进行优化和设计,对过程中的物质流、能量流和信息流综合集成。过程集成的研究分为多个层次,最高层次是以整个社会为目标建立整个社会与工业的集成,协调发展,形成生态工业。

中间层次是以一个企业为目标,构成企业级别的过程集成,而单一生产过程内的集成则是其最低的层次。目前对单一过程的集成研究较为成熟。

在对中药有效成分的制备过程中,可利用集成化设计思想对分离过程进行集成化设计,将多个单元操作集成为一个更有效的操作单元,以达到制备过程的节能环保目的。发展于生物分离工程中的扩张床技术就是一个过程集成技术,它将过滤、浓缩、吸附等多个操作单元集成为一个扩张床操作单元,从而减少了操作步骤,提高了效率。

另外,在对分离工程工艺进行重新设计和优化的同时,应该大力研究和发展新型分离技术以替代传统的分离技术。例如,超临界流体分离技术,膜分离技术以及高速逆流色谱技术等。

3)中药分离工程中的绿色化初探

对于中药有效成分的分离制备来说,一般的评价指标是最终产品的纯度(P_{produt})及产品的回收率($R_{product}$)。这种评价是针对分离产品本身来说的,未涉及分离过程中的能源和资源的消耗,显然对产品本身的质量评价已经不能满足现代分离生产工业的需求,不能全面的评价一个分离过程的好与坏。现代生产过程中,除了关注产品本身的质量以外,生产过程的绿色化,也就是生产过程对环境的影响也应该重点关注,然而实际上生产过程中的绿色化给人类和环境带来的好处很难用一般定性和定量的尺度去描述,目前对过程的绿色程度主要是从过程全局来把握,来说明绿色化学的优势。

所谓分离工程是一定时间内通过对系统外加辅助物质和能量使得原始样品中产物和杂质分离开来的过程,分离过程示意图见图 4-2。因此分离工程绿色化可从物质流和能量流的角度对其进行评价。由于能量流在过程中比较简单,可以直接通过比较在单位时间生产单位产品所消耗的能源量的大小来评价其对环境的影响程度,因此能量流的绿色化评价不是本节所讨论的重点。

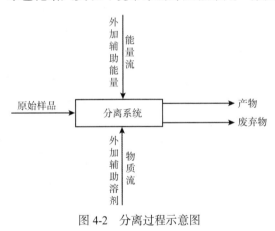

图 4-2 分离过程示意图

一般的在一个中药有效组分的分离过程中,所涉及的物质流主要有以下几种:原始样品(crude sample)、产物(product)、废弃物(waste)、辅助溶剂(assistant solvent)、总质量消耗(total mass consumption)。它们之间的关系为

$$M_{total} = M_{product} + M_{waste} = M_{solvent} + M_{crude} \quad (4-1)$$

目前对分离过程的评价主要有以下几种参数。

(1)常规的产品的回收率(recovery of product,$R_{product}$)参数。

$$R_{product} = \frac{M_{product} P_{product}}{M_{crude} P_{crude}} \quad (4-2)$$

式中,M_{crude}、$M_{product}$分别为原始样品和产物质量;P_{crude}、$P_{product}$分别为原始样品和产物中有效组分的含量。

（2）1992年荷兰有机化学教授Sheldon[72, 73]提出了环境因子（environment factor，E）度量参数来对环境影响程度进行评价，定义为生产单位质量产物所产生的废弃物的总量：

$$E = \frac{M_{\text{waste}}}{M_{\text{product}}} \tag{4-3}$$

式中，M_{waste}、M_{product}分别为废弃物的质量和产物质量。显然E因子越大，过程对环境影响越大。然而不同废弃物对环境产生的影响程度是不一样的，式（4-3）考虑的只是物质的量，并没有考虑到物质的质。例如，同体积的甲醇和乙醇，甲醇对环境产生的影响明显要大于乙醇所产生的影响。因此E并不能完全反映出不同废弃物对环境的影响程度，为了全面的评价生产过程对环境的影响，需要对上述公式进行修正，根据废弃物不同的性质，乘以一个系数Q得到修正后的环境因子，系数Q为物质的环境不友好因子，即是其所具有的对环境的破坏能力，则有：

$$E = \frac{\sum_i Q_i M_{\text{waste}_i}}{M_{\text{product}}} \tag{4-4}$$

Sheldon等按照物质的毒性LD_{50}不同来设置环境不友好因子的Q值，并规定低毒无机盐如氯化钠的$Q=1$，而重金属盐以及一些含氟中间体的Q值为100~1000。这些设置是针对合成化学中产生的物质来说的，而在中药化学物质组的分离制备过程中，根据其特点我们规定乙醇的$Q=1$，其他的物质Q值可以通过下式计算：

$$Q_{(\text{溶剂})} = \frac{LD_{50(\text{乙醇})}}{LD_{50(\text{溶剂})}} \tag{4-5}$$

水的LD_{50}值可以认为是无限大，因此其$Q=0$，认为对环境是无害的。

（3）Curzons等[74]提出了过程的质量强度（mass intensity，MI）概念。定义为生产单位质量产物所需要的所用的物质的质量：

$$\text{MI} = \frac{M_{\text{total}}}{M_{\text{product}}} \tag{4-6}$$

式中，M_{total}为总质量消耗。由联立式（4-1）、式（4-3）及式（4-6）可得：

$$E = \text{MI} - 1 \tag{4-7}$$

（4）MI的倒数即是分离质量效率（separation mass efficiency，SME）表示所有参与过程的物质量的转化效率：

$$\text{SME} = \frac{1}{\text{MI}} = \frac{M_{\text{product}}}{M_{\text{total}}} \tag{4-8}$$

上述的评价参数都是以质量为基本单位，虽然能够从一定程度上反映出分离过程的绿色程度。但没有考虑过程中另外一个重要的参数：操作时间t。操作时间除了与分离制备过程的效率有关，还与过程中的绿色化学有关。一般对于一个连续的单元操作来说，过程所消耗的能量和物质是与操作时间呈正相关。因此对过程的绿色化评价中应该引入操作时间的概念，以时间为基本单位定义评价参数对过程的绿色化进行评价。

（5）分离通量（process throughput，P_t）定义为单位时间内过程处理原始样品的质量：

$$P_t = \frac{M_{\text{crude}}}{t} \quad (4\text{-}9)$$

（6）分离效率（process efficiency，P_e）定义为单位时间内过程生产产物的质量：

$$P_e = \frac{M_{\text{product}}}{t} \quad (4\text{-}10)$$

通过全面考虑过程环境因子 E、分离质量效率 SME 和分离效率 P_e，Zhang 等[75]提出了一个绿色度（greenness）参数 G，来对过程的绿色化程度进行评价：

$$G = \frac{P_e \text{SME}}{E} \quad (4\text{-}11)$$

然而，由式（4-7）及式（4-8）可以看出 SME 与 E 并不是两个独立的变量，G 的物理意义不明确。因此本节对式（4-11）进行修正，即为

$$G = \frac{P_e}{E} = \frac{M_{\text{product}}}{t}\left(\frac{M_{\text{product}}}{M_{\text{waste}}}\right) \quad (4\text{-}12)$$

引入废弃物环境不友好因子 Q，则为

$$G = \frac{M_{\text{product}}}{t}\left(\frac{M_{\text{product}}}{\sum_i Q_i M_{\text{waste}_i}}\right) \quad (4\text{-}13)$$

一般在中药化学物质组的分离过程中，由药材本身所产生的药渣对环境基本是无害的，则其不友好因子为零。且分离过程不涉及化学反应，则废弃物主要来源于外加溶剂中，则 G 简化为

$$G = \frac{M_{\text{product}}}{t}\left(\frac{M_{\text{product}}}{\sum_i Q_i M_{\text{solvent}}}\right) \quad (4\text{-}14)$$

在连续操作过程中，假设外加溶剂加入的质量流率（mass flowrate）为 M_f，则：

$$G = \frac{M_{\text{product}}}{t}\left(\frac{M_{\text{product}}}{\sum_i Q_i M_f t}\right) = \frac{M_{\text{product}}^2}{t^2 \sum_i Q_i M_f} \quad (4\text{-}15)$$

4.2 整体化学物质组和有效化学物质组的获取方法

4.2.1 集成化扩张床技术简介

1. 扩张床技术概述

扩张床吸附技术是由英国剑桥大学 Chase 教授[76]在流化床基础上提出和发展的新技术，是一种特殊的流化床，它兼顾了流化床的较大孔隙率和固定床较高的分离效率的优点，同时又克服了流化床分离效率低和固定床易堵塞的缺点。扩张床吸附技术最初用于生物工程，由于生物样品成分复杂，黏度高和易失活等性质对后期的分离纯化带来一定困难。扩张床中吸附介质间空隙率大，生物样品能够以近似固定床中的平推流从稳定的

扩张床体下部进入，固体颗粒通过吸附基质间的空隙流出，目标成分被吸附介质吸附，实现了将液-固分离和液-液分离集成于一个操作单元中，减少了操作步骤，缩短了操作时间，提高了效率。

2. 扩张床技术研究进展

扩张床吸附技术实施的两个关键硬件部分是扩张床吸附装置和吸附介质。扩张床装置中床体下端的流体分布器十分重要，下端分布器的作用是使进入床体的流体在径向分布均匀，是流体在扩张床内能够达到近似平推流的硬件保障。下端分布器的设计多种多样，早期多采用多孔板流体分布器[77,78]，结构简单，可以减少流体的入口效应。Draeger 和 Chase[79]在多孔板分布器下添加一个起缓冲作用的半球形室减少流体的入口效应。Zhang 等[80]在床体下部加入玻璃小球从而实现流体进入床体时径向分布均匀。Feuser 和 Striffler 等[81]设计了锥形多入口流体分布器。也有研究者在床层低端添加磁力搅拌装置[82,83]和旋转式流体分布器[84]，都是为了形成均匀的流体分布，实现流体近似平推流通过扩张床体。

扩张床吸附介质选择是床体能否实现稳定的一个重要因素。与固定床不同，扩张床的吸附介质要有较大的密度[85,86]和一定范围的粒径分布[87]。较大密度的吸附介质沉降速率较大，可以防止在床体扩张时不被冲出扩张床。一定的粒径分布可以降低扩张床体轴向返混程度，增加床体的稳定性。目前，应用于扩张床的吸附基质多为 Streamline 系列基质[88~92]，主要针对生物样品设计，其成本较高。对于药用植物中有效成分吸附分离，大孔树脂为常用的吸附介质。虽然大孔树脂密度比较低，但是药用植物的提取液的黏度相对较低，无需特别高的流速就可以维持一定的扩张高度，因此大孔树脂能够应用于天然产物的扩张床分离。目前扩张床已应用于中药栀子[80]、丹参[93]和银杏[94]等有效成分的制备，将多步传统操作简化为一步，结果显示扩张床提取分离所需时间与传统固定床方式相比大大缩短。过程中水和乙醇的用量明显降低。对两种方法所得分离产物的分析显示，采用扩张床提取分离所得环烯醚萜苷、西红花苷、丹参酸 B 和银杏黄酮的回收率分别为传统提取分离方法的 1.1 倍、2.2 倍、1.2 倍和 1.4 倍。由此可见，扩张床提取分离方法比传统固定床在过程效率、溶剂消耗量及目标成分回收率上都有显著优势。

4.2.2 集成化扩张床的建立及评价

1. 集成化扩张床系统的建立

集成化扩张床系统由扩张床柱(60cm×2.6cm, I.D.)、动态提取柱(15cm×5.0cm, I.D.)、超声提取器、溶剂储罐、蠕动泵和自动收集器等部分组成。提取装置可根据提取方式而改变，加热提取方式时用加热带并连接冷凝装置，超声辅助提取时提取柱外加超声提取器。集成超声辅助提取与扩张床吸附分离系统见图 4-3。

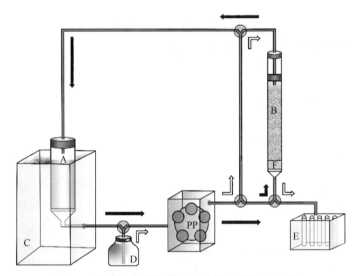

图 4-3 集成超声辅助提取与扩张床吸附分离系统

黑色箭头循环为动态提取和吸附过程,白色箭头路线为洗脱过程;A. 动态提取柱;B. 扩张床柱;
C. 超声提取器;D. 溶剂储罐;E. 自动收集器;F. 玻璃珠分布器;PP. 蠕动泵

集成化系统提取过程的操作步骤如下。

1)扩张床平衡阶段

将 HPD300 大孔树脂添加到扩张床柱内,然后在提取柱内加入适量去离子水。调节各个开关使其运行黑色箭头循环。蠕动泵将去离子水从扩张床柱底部泵入,树脂床层扩张到指定高度。循环直至扩张床床层稳定。

2)集成化提取与吸附阶段

将适量药材加入提取柱内,调节体系内提取溶剂的量。打开超声提取器开始超声辅助提取,提取液经黑色箭头循环至扩张床,被大孔树脂吸附目标成分后,流回提取柱,实现了动态提取与扩张床吸附的同时进行。

3)人参皂苷洗脱纯化阶段

提取吸附结束后,洗脱方式采用固定床模式。关闭超声提取器,调节三通开关,实行白色箭头指示的路线。蠕动泵将洗脱剂由洗脱剂储罐从扩张床柱上部泵入,洗脱液由自动收集器自动收集。

2. 集成化扩张床系统的评价

1)扩张率与流体表观流速的关系

在 HPD300 大孔树脂的扩张床初始床层高分别为 13cm 和 26cm 时,对不同扩张率对应流体表观流速的实验数据进行线性拟合,得到床体扩张率与不同的流体表观流速的关系,如图 4-4 所示。

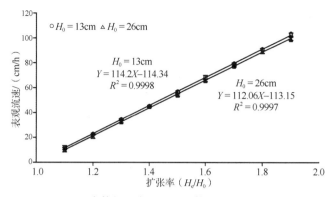

图 4-4　床体扩张率与不同流体表观流速的关系

图 4-4 中显示，在两种初始床层高度的扩张床体系中，扩张率与流体表观流速之间存在着良好的线性关系，且两条曲线基本重叠，说明扩张床床体初始高度对扩张率与流体表观流速的关系影响很小，几乎可以忽略。扩张率与流体表观流速之间显著的线性关系说明，两种初始床层高时集成化扩张床系统都是稳定的。

2）扩张率与流体黏度的关系

在 HPD300 大孔树脂的扩张床初始床层高为 13cm 时，以去离子水（30℃，ρ=1.00000g/cm³，μ=0.8007mPa·s），5%甘油（30℃，ρ=1.00735g/cm³，μ=0.900mPa·s）和 10%甘油（30℃，ρ=1.01905g/cm³，μ=1.8024mPa·s）[95]为流体形成扩张床，并测定了不同床体扩张率下的流体表观流速。对实验数据进行线性拟合，流体黏度对扩张率的影响见图 4-5，不同黏度流体的线性拟合方程如表 4-1 所示。

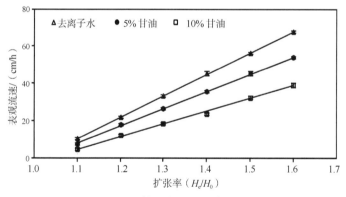

图 4-5　流体黏度对扩张率的影响

表 4-1　不同黏度流体的线性拟合方程

流体类型	去离子水	5%甘油	10%甘油
线性拟合方程	$Y=114.79X-115.77$	$Y=92.499X-93.781$	$Y=67.948X-69.933$
相关系数 R^2	0.9997	0.9996	0.9967

由图 4-5 可见，扩张率与不同黏度流体的表观流速之间都存在着良好的线性关系。说明 30℃时，在 μ=0.8007mPa·s 到 μ=1.8024mPa·s 的黏度范围内扩张床床体是稳定的。指

定床层扩张率下,不同黏度流体的表观流速随黏度增加而下降,且随着扩张率的增加,下降趋势增大。

3)Richardson-Zaki 方程对扩张床扩张性能的分析

将扩张实验数据用于 Richardson-Zaki 参数的计算。首先通过式(4-3)可以得到不同扩张率对应的扩张床孔隙率 ε。以 $\ln\mu$ 为纵坐标,$\ln\varepsilon$ 为横坐标,绘制 $\ln\mu$-$\ln\varepsilon$ 曲线,用来计算最终沉降速率和 Richardson-Zaki 参数 n。HPD300 大孔树脂两种初始床层高时的 Richardson-Zaki 曲线见图 4-6,HPD300 大孔树脂在不同黏度流体扩张床中的 Richardson-Zaki 曲线如图 4-7 所示。

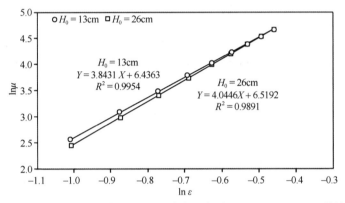

图 4-6 HPD300 大孔树脂两种初始床层高时的 Richardson-Zaki 曲线

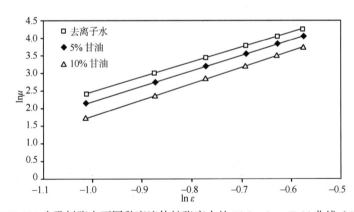

图 4-7 HPD300 大孔树脂在不同黏度流体扩张床中的 Richardson-Zaki 曲线(H_0=13cm)

不同黏度流体的 Richardson-Zaki 回归方程见表 4-2。

表 4-2 不同黏度流体的 Richardson-Zaki 回归方程

流体类型	去离子水	5%甘油	10%甘油
Richardson-Zaki 方程	$\ln\mu$=4.2136$\ln\varepsilon$+6.7018	$\ln\mu$=4.4059$\ln\varepsilon$+6.6038	$\ln\mu$=4.6202$\ln\varepsilon$+6.3943
相关系数 R^2	0.9911	0.9824	0.9823
N	4.2136	4.4059	4.6202

从图中可以发现，两种初始床层高和不同流体黏度下，扩张床系统的 $\ln\mu$-$\ln\varepsilon$ 线性关系都很显著。通过 $\ln\mu$-$\ln\varepsilon$ 关系式可以求得最终沉降速率 μ_t 和 Richardson-Zaki 参数 n。

μ_t 的理论值也可以由 Stokes 定律方程和 Allen 公式来预测，Newton 公式一般不适用于扩张床中 μ_t 的计算。在对大孔树脂在扩张床中最终沉降速率 μ_t 的计算之前，要对流体的流型进行判断。其判断方法如下：

$$\tau = d_p \sqrt[3]{\frac{\rho_l(\rho_p - \rho_l)g}{\mu^2}} \tag{4-16}$$

式中，τ 为无因次参数。

μ_t 的理论值计算公式判断依据：$\tau \leq 2.62$ 时，选用 Stokes 定律方程；$2.62 < \tau < 69.1$ 时，选用 Allen 公式；$\tau > 69.1$ 时，选用 Newton 公式。

HPD300 最终沉降速率实验值与理论值的对比见表 4-3。从表 4-3 可以看出，通过 Richardson-Zaki 公式算出的实验数据与 Stokes 公式算出的理论值相差很大。这主要是因为 Stokes 定律方程多用于密度高，体积小的吸附基质的最终沉降速率计算，因此不适用于密度低，体积大的大孔树脂最终沉降速率的计算。通过无因次参数 τ 判断可知，三种不同黏度流体扩张床中大孔树脂的沉降过程归属于 Allen 定律区，因此 Allen 公式计算的理论值比较接近实验值。Zhang 等[80]在考察大孔树脂在扩张床中沉降速率的时候，也发现其沉降过程属于 Allen 定律区，所以认为大孔树脂的最终沉降速率 μ_t 用 Allen 公式计算比较合适。

表 4-3　HPD300 最终沉降速率实验值与理论值的对比

30℃流体	无因次参数 τ	雷诺准数 Re_p	μ_t /（cm/min）		
			Richardson-Zaki 公式	Stoke 公式	Allen 公式
水	4.24	3.41	13.56	163.19	32.77
5%甘油	3.68	2.51	12.30	118.51	26.91
10%甘油	2.92	1.44	9.97	66.83	19.45

但 Allen 公式中树脂的密度和粒径使用的是产品说明书提供的数据，且大孔树脂并非均匀规则的球体，因此，该数据与实际值有一定偏差。环境温度不易控制，也使不同流体的物性不能保证恒定。且 Allen 公式的使用是以单个球体颗粒在无限大的均匀流场中自由沉降为前提的，而在扩张床柱内有限的空间内，大量的树脂颗粒之间会发生碰撞和挤压。因此，依据 Allen 公式计算的最终沉降速率只能作为参考。而 Richardson-Zaki 公式是通过实验测定值拟合获得最终沉降速率，因此，作为扩张床操作参数选择的依据更为合理。

4）扩张床柱色谱理论参数的研究

扩张床的流体混合性能考察是扩张床的稳定性和吸附分离行为研究的重要内容，而扩张床的流体混合性能最基础的评价指标就是扩张床停留时间分布。停留时间分布的测定采用丙酮作为示踪剂，因此，首先研究丙酮浓度与吸光度的关系。配制 0~0.01 体积比的丙酮水溶液，在 195nm 处测定吸光度，绘制吸光度-浓度曲线，丙酮吸光度曲线如图 4-8 所示。在所测的浓度范围内，吸光度与浓度呈现良好的线性关系。

初始床层高为 13cm 的 HPD300 大孔树脂扩张床中，丙酮示踪剂的保留时间分布曲线（重复测定 3 次）如图 4-9 所示。

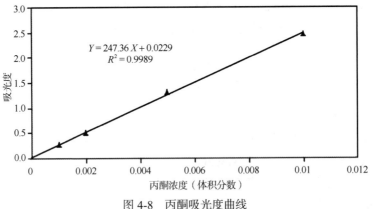

图 4-8　丙酮吸光度曲线

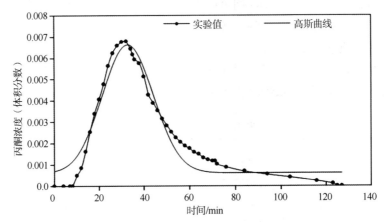

图 4-9　丙酮示踪剂的保留时间分布曲线

从图 4-9 可知，丙酮在扩张床中的保留时间分布近似高斯分布，说明丙酮在扩张床柱内没有死区间停留。利用 Origin8 软件拟合并计算得到平均停留时间 t_m、无因次标准方差及 HPD300 扩张床性能数据（表 4-4）。

表 4-4　HPD300 扩张床性能数据

树脂	H_0/cm	$\dfrac{H_1}{H_0}$	μ/(cm/h)	t_m/min	σ_m^2/min^2	Bo	D_{ax}/(m^2/s)	HETP/cm	N
HPD300	13	1.8	91.22	32.76	127.92	20.12	2.95×10^{-6}	2.79	8.39

对于扩张床体系，Bo 准数大于 40 或者轴向扩散系数 D_{ax} 值介于 1.0×10^{-6} 到 1.0×10^{-5} 之间，被认为流体近似于平推流[86]。从表 4.4 中可知，$D_{ax}=2.95\times10^{-6}$，说明本研究中扩张床流体运动近似平推流。虽然 Bo 只有 20.12，但与有关文献[96]报道的 Amberlite XAD7HP 大孔树脂为吸附基质的扩张床的 Bo=28，$D_{ax}=7.54\times10^{-6}$m^2/s 比较相近。说明 HPD300 可以用于扩张床吸附分离体系。

4.2.3 研究实例（一）——人参有效物质组的分离

人参（*Panax ginseng* C.A. Mey）为五加科（Araliaceae）人参属多年生草本植物，其成分非常复杂，研究人员认为人参皂苷为人参的主要活性成分，人参皂苷的含量高低是目前评价和衡量人参及其制剂质量好坏的重要指标。目前用于人参皂苷提取的方法有加热回流提取、渗漉提取、酶解和加热回流提取、超声辅助提取、微波辅助提取、超临界流体提取和高压微波辅助提取等。其中加热回流提取、酶解和加热回流提取、微波辅助提取和高压微波辅助提取会导致不稳定的丙二酰基人参皂苷的降解。渗漉提取所需要的时间比较长，试剂用量大。超临界流体提取适合热敏性的物质提取但其对设备有特殊要求。

人参皂苷提取物是多种成分的混合物，其中除含有人参皂苷外还有大量的色素、鞣质、多糖及蛋白质等成分，需要进行分离纯化以提高有效成分的纯度，以方便后续浓缩、干燥及制剂工艺的操作。当前人参提取液精制分离最常用的方法有萃取技术[97]、动态泡沫浮选技术[98]、层析技术和高效逆流色谱技术[99]等。层析技术又包括硅胶柱色谱[100]、反相 C_{18} 柱色谱[101]、中压制备液相色谱法[102]和大孔树脂柱色谱[103]等。其中大孔树脂凭借其成本低廉和处理量大的优势应用最为广泛。相对其他技术而言，萃取技术需要消耗大量有机试剂，时间长，效率低。动态泡沫浮选法对二醇型人参皂苷（PPD）具有高富集效率，回收率很高，而对三醇型人参皂苷（PPT）的富集效率却很低，回收率很低，因此该法只是分离纯化二醇型人参皂苷的一种简便有效的方法。层析技术和高效逆流色谱技术都需要一系列繁杂的前处理过程。因此新的提取分离技术的开发利用迫在眉睫。

1. 提取方式、扩张率和提取时间对人参皂苷提取量的影响

集成化系统中两种提取方式对人参皂苷提取量的影响见图 4-10。结果显示，超声提取 3h 得到丙二酰基人参皂苷（M-R）的量是超声 1h 加热 2h 的 1.5 倍，两种提取方式得到的三醇型人参皂苷（PPT）、齐墩果酸型人参皂苷（Ro）和二醇型人参皂苷（PPD）的量相差不大。综合操作的简便性和人参皂苷提取量等因素，提取人参皂苷的集成系统中采用超声辅助提取方式。

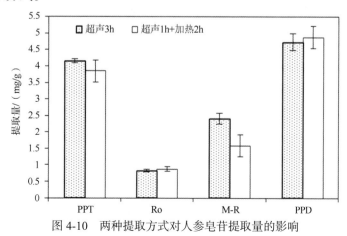

图 4-10　两种提取方式对人参皂苷提取量的影响

通过单因素试验初步优化了集成化提取分离条件的合适范围，以便于对其交互作用进一步考查。扩张率对人参皂苷提取量的影响如图 4-11 所示。

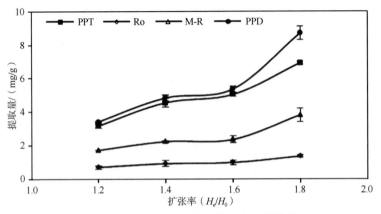

图 4-11　扩张率对人参皂苷提取量的影响

从图 4-11 可知，在扩张率为 1.2～1.8 范围内，人参皂苷的提取量随扩张率的增加而增大。扩张率在 1.6 之前人参皂苷的提取量增幅比较小，不同类型人参皂苷增幅大约在 30% 到 70%。扩张率为 1.8 时，各类型人参皂苷提取量明显增加，比扩张率为 1.6 时的提取量分别增加了 37.6%（PPT）、62.7%（M-R）和 59.4%（PPD）。但是考虑到再增大扩张率，流体表观流速会接近 u_t，会降低扩张床的稳定性，因此选择扩张率 1.4、1.6 和 1.8 进行进一步交互作用实验。

人参皂苷超声辅助提取的动态提取曲线如图 4-12 所示。

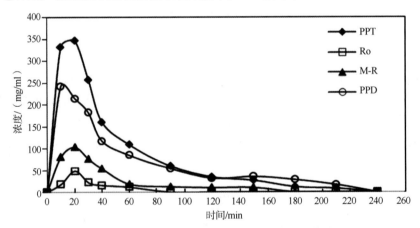

图 4-12　人参皂苷超声辅助提取的动态提取曲线

结果表明，三种类型人参皂苷的最高提取浓度都出现在 60min 之前，240min 时三种人参皂苷已提取完全。综合考虑人参皂苷的提取率和操作时间两个方面，选择 60min、120min 和 180min 进行交互作用实验。

2. 中心复合设计实验结果

中心复合设计三个变量与实验结果见表 4-5。

表 4-5 中心复合设计三个变量与实验结果

序号	X_1	X_2	X_3	$\dfrac{H_e}{H_0}$	P/W	t/min	Rg_1/(mg/g)	$m\text{-}Rb_1$/(mg/g)	Rb_1/(mg/g)
1	1	−1	1	1.8	150	180	1.84887	0.61449	1.33915
2	0	0	−1	1.6	225	60	1.28853	0.57463	1.07103
3	0	1	0	1.6	300	120	2.17185	0.80524	1.82550
4	0	−1	0	1.6	150	120	1.88889	0.67947	1.43696
5	1	1	−1	1.8	300	60	1.96390	0.56777	1.48586
6	1	−1	−1	1.8	150	60	1.25399	0.33414	0.67997
7	−1	1	1	1.4	300	180	2.43953	0.85046	2.25155
8	−1	−1	−1	1.2	150	60	1.18536	0.43747	0.93135
9	0	0	1	1.6	225	180	1.99468	1.01794	2.08692
10	−1	0	0	1.2	225	120	1.56158	0.80960	1.56156
11	1	1	1	1.8	300	180	2.47624	0.95798	2.26813
12	0	0	0	1.6	225	120	1.79682	0.88570	1.78902
13	−1	1	−1	1.2	300	60	1.33163	0.37551	0.90020
14	−1	−1	1	1.2	150	180	1.61071	0.54147	1.16196
15	1	0	0	1.8	225	120	1.82390	0.95279	1.84961
16	0	0	0	1.6	225	120	1.89076	0.87658	1.78990

不同类型人参皂苷回归模型系数和方差分析结果分别见表 4-6 和表 4-7。

表 4-6 不同类型人参皂苷回归模型系数

参数	结果		
	Rg_1	$m\text{-}Rb_1$	Rb_1
δ_0	1.82679[a]	0.901180[a]	1.69169[a]
δ_1	0.143810[b]	0.0412656	0.061610
δ_2	0.239533[a]	0.0949912[b]	0.298184[b]
δ_3	0.314662[a]	0.169283[a]	0.423930[a]
δ_{11}	−0.125542	−0.0300060	−0.026148
δ_{22}	0.212085[c]	−0.168842[b]	−0.100506
δ_{33}	−0.176673[c]	−0.114915[c]	−0.152758
δ_{12}	0.0702747	0.0412614	0.109553
δ_{13}	−0.0282544	0.0114510	−0.042563
δ_{23}	0.0500010	0.0601022[c]	0.130479
R^2	0.9651	0.9696	0.9505

注：a. 在 $P<0.001$ 显著；b. 在 $P<0.01$ 显著；c. 在 $P<0.05$ 显著。

回归模型中因素系数及其显著性结果表明，提取时间对各种人参皂苷的提取量有显著影响。

表 4-7 不同类型人参皂苷回归模型的方差分析

方差分析	p		
	Rg_1	$m\text{-}Rb_1$	Rb_1
拟合模型	0.001	0.001	0.003
线性	0.000	0.000	0.000
平方	0.039	0.001	ns[a]
交互作用	ns	ns	ns
失拟	ns	ns	ns

注：a：ns 表示差异不显著（$P>0.05$）。

从表 4-7 中可知，95%置信水平的方差分析结果说明不同类型人参皂苷提取量的二次多项式模型有显著意义，且三个因素的交互作用是不显著的。

人参皂苷 Rg_1、$m\text{-}Rb_1$ 和 Rb_1 的三维响应面曲线分别如图 4-13、图 4-14 和图 4-15 所示。每幅图代表两个因素在第三个因素的中间水平时对人参皂苷提取的交互作用。图 4-13 显示 Rg_1 的提取在扩张率和超声功率交互作用时，随二者水平的增加而增加，其他因素的两两交互作用存在同样趋势。因此以 Rg_1 为代表的 PPT 的提取最优条件是扩张率 1.8，超声功率 300W 和提取时间 180min。

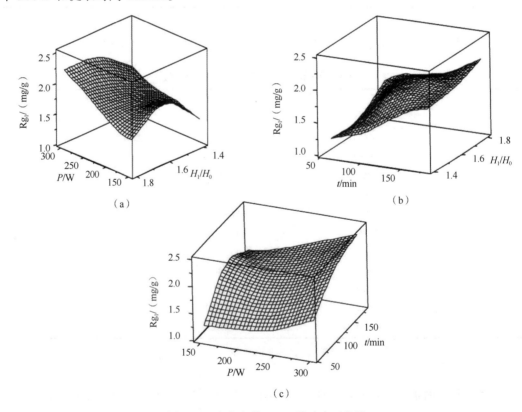

图 4-13 人参皂苷 Rg_1 三维响应面曲线
（a）扩张率与超声功率；（b）扩张率与时间；（c）超声功率与时间对 Rg_1 提取量影响的响应面曲线

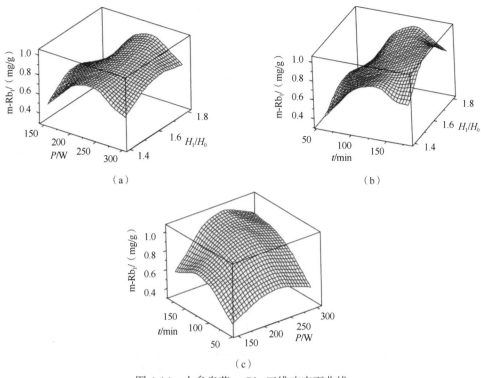

图 4-14　人参皂苷 m-Rb_1 三维响应面曲线

（a）扩张率与超声功率；（b）扩张率与时间；（c）超声功率与时间对 m-Rb_1 提取量影响的响应面曲线

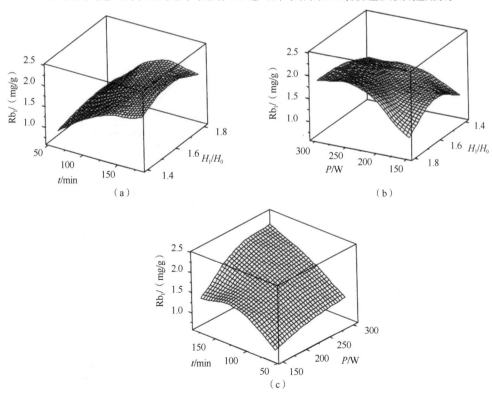

图 4-15　人参皂苷 Rb_1 三维响应面曲线

（a）扩张率与超声功率；（b）扩张率与时间；（c）超声功率与时间对 Rb_1 提取量影响的响应面曲线

图 4-14 显示，当提取条件均位于相互作用的两个因素的中间水平时，m-Rb_1 的提取量达到最大。因此以 m-Rb_1 为代表的 M-R 的提取最优条件是扩张率 1.6～1.7，超声功率 200～225W 和提取时间 100～150min。这结果可能与 M-R 的不稳定性有关系。

图 4-15 显示，在 Rb_1 提取过程中，各影响因素的交互作用与 Rg_1 类似，且提取时间与超声功率的交互作用比较明显。因此以 Rb_1 为代表的 PPD 最优提取分离条件是扩张率 1.8，超声功率 300W 和提取时间 180min。

综上所述，考虑到 PPT 和 PPD 为人参皂苷的主要成分，集成化系统最优操作条件确定为：人参药材在提取柱内以 300W 功率超声辅助提取，扩张率为 1.8 的扩张床同步吸附，时间为 180min。

3. 原位提取模型的验证

PPT、M-R 和 PPD 集成系统动态提取浓度曲线见图 4-16，浓度曲线用于液体表观体积分布的计算。提取 20min 之内各种人参皂苷的浓度迅速升高到达最大浓度，20min 之后人参皂苷的浓度开始随时间的增加而下降，120min 之后人参皂苷的浓度变化变缓。扩张率为 1.4 时，提取柱内人参皂苷的浓度普遍比扩张率为 1.6 时要高。

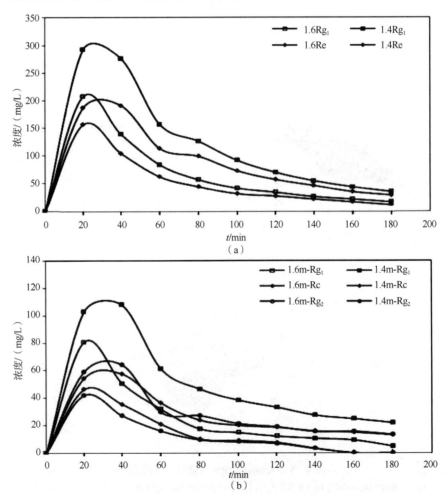

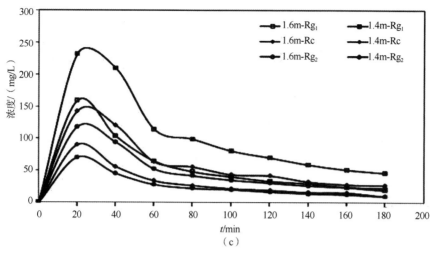

图 4-16 PPT、M-R 和 PPD 集成系统动态提取浓度曲线
(a) PPT; (b) M-R; (c) PPD

用建立的数学模型对实验数据进行拟合,可以得到 $\ln C$ 和 t 线性关系式,集成化系统提取富集人参皂苷的数学模型中的 k_1 和 $\ln \dfrac{kk_1[AUC]_0^\infty}{k-k_1}$ 的值可由线性方程斜率和截距得到。人参皂苷 $\ln C$ 和 t 关系见图 4-17。动力学参数和动力学模型的相关系数见表 4-8。

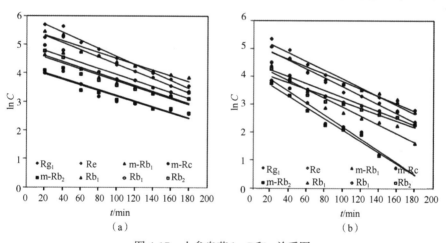

图 4-17 人参皂苷 $\ln C$ 和 t 关系图

结果显示,无论是比较高的相关系数($R^2>0.9$),还是与实验值很接近的 t_{max} 和 C_{max} 计算值都说明了该数学模型比较适合于集成化系统提取富集人参皂苷的动态过程。

表 4-8 动力学参数和动力学模型的相关系数

扩张率	人参皂苷	动态模型	R^2	$k/10^2$	$k_1/10^2$	t_{max}/min	C_{max}/(mg/L)
1.4	Rg_1	$\ln C=-0.0140t+5.9839$	0.9867	9.04	1.40	24.42	282.03
	Re	$\ln C=-0.0125t+5.5686$	0.9860	7.49	1.25	28.69	183.09
	m-Rb_1	$\ln C=-0.0105t+4.8274$	0.9450	7.63	1.05	30.15	90.99

续表

扩张率	人参皂苷	动态模型	R^2	$k/10^2$	$k_1/10^2$	t_{max}/min	C_{max}/(mg/L)
1.4	m-Rc	$\ln C=-0.0097t+4.1693$	0.9188	6.91	0.97	33.05	46.93
	m-Rb$_2$	$\ln C=-0.0099t+4.2115$	0.8964	6.50	0.99	34.15	48.11
	Rb$_1$	$\ln C=-0.0103t+5.5411$	0.9443	7.37	1.03	31.05	185.17
	Rc	$\ln C=-0.0105t+5.0028$	0.9275	8.04	1.05	29.12	109.62
	Rb$_2$	$\ln C=-0.0104t+4.7661$	0.9151	7.96	1.04	29.41	86.51
1.6	Rg$_1$	$\ln C=-0.0157t+5.4567$	0.9759	14.72	1.57	17.02	179.38
	Re	$\ln C=-0.0159t+5.1986$	0.9804	12.92	1.59	18.50	134.90
	m-Rb$_1$	$\ln C=-0.0158t+4.4620$	0.9480	14.83	1.58	16.90	66.35
	m-Rc	$\ln C=-0.0213t+4.2921$	0.9645	9.31	2.13	20.55	47.20
	m-Rb$_2$	$\ln C=-0.0201t+4.0619$	0.9709	9.05	2.01	21.37	37.80
	Rb$_1$	$\ln C=-0.0132t+5.1198$	0.9624	12.33	1.32	20.29	127.99
	Rc	$\ln C=-0.0124t+4.4643$	0.9386	14.71	1.24	18.36	69.18
	Rb$_2$	$\ln C=-0.0113t+4.2047$	0.9399	16.00	1.13	17.82	54.78

4. 扩张床的分离富集

以 91cm/h 的速度从床层底部上样人参提取液，扩张床吸附，HPD300 大孔树脂集成化扩张床的吸附能力见表 4-9。

表 4-9　HPD300 大孔树脂集成化扩张床的吸附能力

人参药材质量/g	C_l/C_0^a/%							
	Rg$_1$	Re	m-Rb$_1$	m-Rc	m-Rb$_2$	Rb$_1$	Rc	Rb$_2$
172.8	0	0	0	0	0	0	0	0
178.8	2.83	2.40	0	0	0	0	0	0
184.8	3.71	3.75	0	0	0	0	0	0
190.8	5.49	4.44	0	0	0	0	0	0
193.8	6.70	6.34	10.49	0	0	4.76	0	0
196.8	7.69	8.18	15.18	15.45	8.73	6.67	10.19	8.10

注：C_l/C_0^a. C_l 是流出液浓度，C_0 是初始浓度。

人参提取液中，Rg$_1$、Re、m-Rb$_1$、m-Rc、m-Rb$_2$、Rb$_1$、Rc 和 Rb$_2$ 的初始浓度分别是 150.6mg/L、151.7mg/L、67.7mg/L、28.1mg/L、51.6mg/L、157.7mg/L、69.4mg/L 和 62.5mg/L。从表 4-9 可知，HPD300 大孔树脂固定床对三种人参皂苷的吸附能力比较接近，大约为每毫升湿树脂能吸附 2.8g 人参药材提取液。

扩张床洗脱阶段采用固定床模式，采用两步不同浓度的乙醇溶液进行洗脱。第一步，用 20%乙醇洗脱剂将大量的糖类、色素及一些水溶性杂质除去，同时大约 20% PPT 在此阶段损失。第二步，用 75%乙醇溶液洗脱三种人参皂苷，其中仍会夹杂少量的杂质。收集第二步洗脱液，浓缩，冷冻干燥，得到产品。人参皂苷的扩张床洗脱曲线见图 4-18。由图可见，将固定床的洗脱剂浓度和洗脱剂体积用于扩张床洗脱阶段是可行的，且分离效果良好。

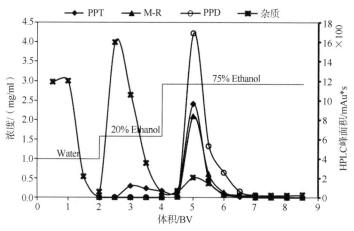

图 4-18 人参皂苷的扩张床洗脱曲线

50g 人参经集成系统提取分离产物（图 4-18 中的 75%乙醇洗脱部分）的 HPLC 图如图 4-19 所示。洗脱液浓缩干燥得到 870.3mg 的人参皂苷，产率为 1.94%。PPT、M-R 和 PPD 的回收率分别是 79.3%、64.9%和 68.9%；纯度分别是 22.3%、8.2%和 19.1%。

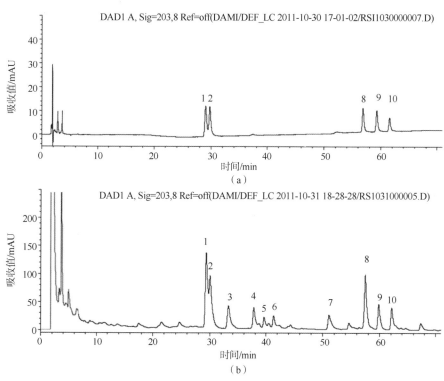

图 4-19 人参经集成系统提取分离产物的 HPLC 图
（a）5 种人参皂苷标准品混合样品；（b）集成系统分离纯化产物
1. Rg_1；2. Re；3. 未知成分；4. m-Rb_1；5. m-Rc；6. m-Rb_2；7. 未知成分；8. Rb_1；9. Rc；10. Rb

5. 原位提取分离方法的评价

采用多个指标，从过程效率和环境影响两方面对提取富集人参皂苷的集成化系统与传统方法进行对比,从而更加全面地评价两种方法。原位提取方法与传统方法的工艺流程图见图 4-20,原位提取方法与传统方法的评价参数见表 4-10。对比评价涉及两种模式的全过程,从提取分离纯化人参皂苷所用到的试剂的生产开始,到整个处理过程所消耗的能量、时间及对环境排放的污染物,最后到过程中产生废弃物的处理成本。只有从原料到产品进行全面的评价,才能更好考察不同提取过程的绿色度。除了产品回收率和纯度等常规指标,还引入了处理通量和过程效率的过程参数指标及过程中产生废液的量、环境成本、能量效益、CO_2 排放等环境影响指标,新的评价参数定义见表 4-10。原位提取方法与传统方法耗电量和 CO_2 排放量分别见表 4-11 和表 4-12。原位提取方法和传统方法提取分离人参皂苷的对比结果见表 4-13。

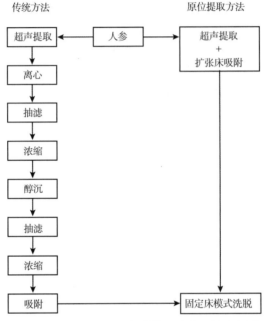

图 4-20　原位提取方法与传统方法的工艺流程图

表 4-10　原位提取方法与传统方法的评价参数

参数	定义	单位
①通量[107]	$\dfrac{样品处理量/g}{消耗时间/h}$	g/h
②过程效率[107]	$\dfrac{目标成分量/g}{消耗时间/h}$	g/h
③过程环境成本	$\dfrac{产生的废液体积/L}{目标成分量/g}$	L/g
④能量效益	$\dfrac{目标成分量/g}{消耗能量/kJ}$	g/kJ

表 4-11　原位提取方法与传统方法的耗电量

仪器	功率/kW	传统方法		原位提取方法	
		时间/h	耗电/(kW·h)	时间/h	耗电/(kW·h)
超声机	0.3	3	0.9	3	0.9
离心机	0.5	1	0.5		
真空泵	0.18	4.5	0.81		

续表

仪器	功率/kW	传统方法		原位提取方法	
		时间/h	耗电/(kW·h)	时间/h	耗电/(kW·h)
循环冷凝泵	1.4	4	5.6		
恒温水浴锅	2	4	8		
旋转蒸发仪	0.04	4	0.16		
耗电合计			15.97		0.9

表 4-12　原位提取方法与传统方法的 CO_2 的排放量

方法	原料	消耗量	消耗单位原料排放 CO_2 量	CO_2 排放总量/kg
传统	乙醇	1216.9g	1.08g/g[108]	14.6
	电	15.97kW·h	833.33g/(kW·h)[109]	
原位提取	乙醇	167.1g	1.08g/g	0.9
	电	0.9kW·h	833.33g/(kW·h)	

由表 4-13 可知，两种人参皂苷的提取分离方法的回收率和纯度差别较大，原位提取方法得到的人参皂苷的回收率和纯度高于传统方法，PPT、M-R 和 PPD 的回收率分别提高了 10.3%、7.1%和 3.5%，PPT 和 M-R 的纯度分别提高了 7.2%和 3.8%，PPD 的纯度二者一样。原因是传统方法操作繁杂耗时，且每步操作都有可能造成目标成分的损失。其中 PPD 的回收率提高不大，可能与传统方法过程中 M-R 转化成 PPD 有关。

表 4-13 显示，传统方法的操作时间、废液体积和能耗分别是原位提取方法的 2.2 倍、11.3 倍和 18 倍。而处理通量仅是原位提取方法的 45.7%，三种类型人参皂苷的过程效率不到原位提取方法的 45%。

表 4-13　原位提取方法与传统方法提取分离人参皂苷的对比结果

方法	人参皂苷	时间/h	废液体积/L	能量消耗/10^3kJ	回收率/%	纯度/%	通量/(g/h)	过程效率/(mg/h)	环境成本/(L/g)	能量效益/(μg/kJ)	单位产品 CO_2 排放/(kg/g 产品)
传统	PPT	35	3.4	57.5	71.9	20.8	1.43	5.0	19.4	3.1	83.4
	M-R				60.6	7.9		1.9	51.1	1.2	219.5
	PPD				66.6	19.1		4.6	21.1	2.8	90.7
原位提取	PPT	16	0.3	3.2	79.3	22.3	3.13	12.1	1.5	60.5	4.6
	M-R				64.9	8.2		4.5	4.2	22.5	12.5
	PPD				68.9	19.1		10.4	1.8	52.0	5.4

对环境的影响方面，原位提取方法提取分离富集 PPT、M-R 和 PPD 产生的废液环境成本分别是 1.5L/g、4.2L/g 和 1.8L/g，仅为传统方法的 7.7%、8.2%和 8.5%；过程中单位产品排放 CO_2 的量分别是传统方法的 5.5%、5.7%和 6.0%；但是能量效益分别是传统方法的 19.5 倍、18.8 倍和 18.6 倍。

上述数据表明，和传统方法相比，无论是在处理效率和产品性质，还是处理过程的绿色程度方面，原位提取方法提取分离富集人参皂苷具有显著的优越性。

4.2.4 研究实例（二）——丹参有效物质组的分离

1. 提取、吸附时间对丹酚酸 B 提取量的影响

对于从丹参药材中提取丹酚酸的过程，提取时间是有效成分在细胞内外溶液浓度达到动态平衡的过程；吸附时间是有效成分在提取液和吸附剂之间达到吸附平衡的过程。

在一定范围内，随着超声提取时间的延长，加强了有效成分的扩散过程和溶出过程。而持续加入新溶剂，就可以把植物细胞中的水溶性成分，近于大部分溶出或完全溶出。提取时间过短则提取不完全，但当达到提取平衡时，丹酚酸 B 浓度不再随时间的增加而大幅度增加，并且长时间受热不仅可能使提取物的结构受到破坏，也会增加杂质成分的溶出，给下一步分离精制增加负担。通过实验，以提取溶液中丹酚酸 B 浓度作为指标，对提取完全所需时间加以确定。

丹酚酸 B 超声辅助提取结合扩张床吸附效果如图 4-21 所示，表明随着提取过程的进行，丹酚酸 B 的提取量不断增加，120min 时是一个拐点，180min 后提取过程已基本达到平衡，提取量基本不再增加，说明此时，细胞内部的丹酚酸浓度与外部主体溶液浓度差较小，以浓度差为基础的扩散推动力降低，提出的有效成分含量下降；此时提取溶剂中丹酚酸 B 的总量仅为原药材中丹酚酸 B 总量的 1.6%，因此将超声富集提取时间选择为 180min（3h）。对于扩张床吸附过程，同样 120min 为一拐点，在 180min 时，扩张床上柱前和上柱后的丹酚酸 B 的浓度差仅为 0.025mg/ml，此时基本达到吸附平衡。继续延长时间不仅耗能且对吸附过程意义不大。故综合考虑，超声提取与吸附同时进行 180min（3h）。

2. 集成化扩张床动态提取模型的验证

丹酚酸 B 集成系统动态提取浓度-时间曲线如图 4-22 所示，曲线用于计算液体表观体积分布。提取 20min 时，丹酚酸 B 的浓度快速升高到最大浓度，20min 之后，丹酚酸 B 的浓度开始随时间的增加呈下降趋势，150min 后丹酚酸 B 的浓度变化趋缓。

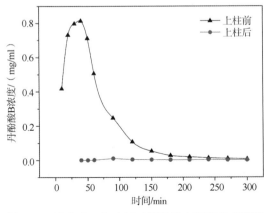

图 4-21 丹酚酸 B 超声辅助提取结合扩张床吸附效果图

上柱前提取液进入树脂床层前；上柱后提取液通过树脂床层后

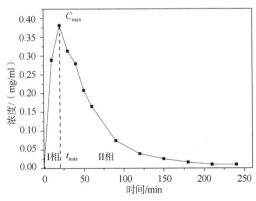

图 4-22 丹酚酸 B 集成系统动态提取浓度-时间曲线

用原位提取数学模型对实验数据进行拟合，可以得到 $\ln C$ 和 t 的线性关系式，即式（4-2），动力学模型中的 k_1 和 $\ln\dfrac{kk_1[\mathrm{AUC}]_0^\infty}{k-k_1}$ 的值可由线性方程的斜率和截距得到。丹酚酸 B 动态提取模型 $\ln C$ 与 t 关系见图 4-23。动力学模型参数和相关系数见表 4-14。

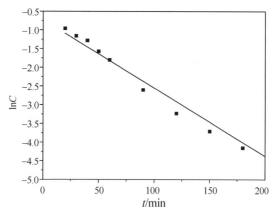

图 4-23　丹酚酸 B 动态提取模型 $\ln C$ 与 t 关系图

表 4-14　动力学模型参数和相关系数

丹酚酸 B	动态模型	R^2	$k/10^2$	$k_1/10^2$	t_{max}/min	C_{max}/（mg/ml）
$Y=-0.0182X-0.7286$	$\ln C=-0.0182t-0.7286$	0.9745	14.00	1.82	16.75	0.381

结果表明，t_{max} 与 C_{max} 值都与实际实验数据相接近，并且该动态模型的线性相关系数高于 0.9（R^2=0.9745），验证了该数学模型适合集成化扩张床系统用于从丹参中提取分离丹酚酸 B 的全过程，且可用于预测动态循环提取过程中浓度达到最大值时所需时间。

3. 丹酚酸 B 集成化扩张床系统的洗脱分离

丹酚酸 B 的集成化扩张床洗脱曲线如图 4-24 所示。共得到洗脱产物 0.4236g，产品经 HPLC 测定，计算得到丹酚酸 B 含量为 44.0%，回收率为 73.4%。集成化扩张床洗脱产物丹酚酸 B 的 HPLC 图如图 4-25 所示。

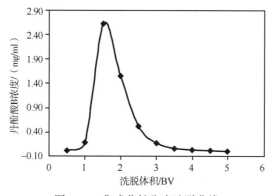

图 4-24　集成化扩张床洗脱曲线

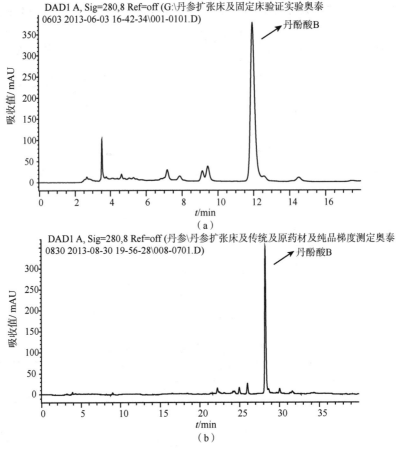

图 4-25 扩张床洗脱产物丹酚酸 B 的 HPLC 图
（a）等度条件下；（b）指纹图谱条件下

4. 传统制备法与集成化扩张床系统对比实验

传统制备法与集成化扩张床系统的工艺流程对比图如图 4-26 所示，所得产品的 HPLC 图见图 4-27。丹酚酸 B 提取分离过程的评价参数见表 4-15。传统制备法与集成化扩张床系统的耗电量列于表 4-16 中。传统制备法与集成化扩张床系统制备丹酚酸 B 的结果比较见表 4-17。

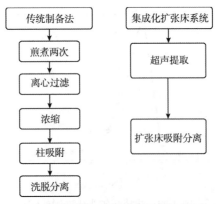

图 4-26 传统制备法与集成化扩张床系统工艺流程对比图

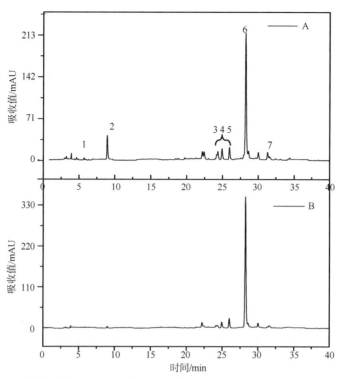

图 4-27 传统制备法（A）与集成化扩张床系统（B）所得产品的 HPLC 图
1. 丹参素；2. 原儿茶醛；3. 丹酚酸 E；4. 迷迭香酸；5. 紫草酸；6. 丹酚酸 B；7. 丹酚酸 A

表 4-15 丹酚酸 B 提取分离过程的评价参数

参数	定义	单位
处理通量[59]	$\dfrac{样品处理量/g}{消耗时间/h}$	g/h
过程效率[59]	$\dfrac{目标成分量/g}{消耗时间/h}$	g/h
能量效益	$\dfrac{目标成分量/g}{消耗能量/kJ}$	g/kJ

表 4-16 传统制备法与集成化扩张床系统的耗电量

仪器	功率/kW	传统制备法		集成化扩张床系统	
		时间/h	耗电/(kW·h)	时间/h	耗电/(kW·h)
电加热套	1	3.5	3.5	—	—
超声波清洗器	0.3	0	0.0	3	0.9
真空泵	0.18	3.4	0.6	—	—
循环冷凝泵	1.4	3.1	4.3	—	—
恒温水浴锅	2	3.1	6.2	—	—
旋转蒸发仪	0.04	3.1	0.1	—	—
离心机	0.5	0.4	0.2	—	—
耗电合计			15.0		0.9

表 4-17　传统制备法与集成化扩张床系统制备丹酚酸 B 的结果比较

方法	时间/h	消耗能量/kJ	回收率/%	纯度/%	提取率/%	通量/（g/h）	过程效率/（mg/h）	能量效益/（μg/kJ）
传统制备法	12.3	53913.6	58.3	31.0	59.1	1.0	12.0	2.7
集成化扩张床系统	7.2	3240.0	73.4	44.0	80.7	1.8	26.0	57.6

丹酚酸 B 是咖啡酸四聚物，易在持续受热的条件下降解为丹参素、原儿茶醛及咖啡酸。且提取过程中生成的中间产物紫草酸及其同分异构体，又会接着生成丹参素。从而，丹参水提液中的丹参素及原儿茶醛的含量会随着提取时间的延长而增加，而丹酚酸 B 的含量却不断下降。从图 4-27 中可以看出，丹参原药材中本来含有的原儿茶醛含量较低，而通过传统煎煮法得到的产物中，原儿茶醛的含量约为扩张床产物中的 9 倍。并且，传统提取分离所得产物，经测定，在 HPLC 指纹图谱分析中保留时间为 23min 的化合物、丹酚酸 E 及迷迭香酸的含量均高于扩张床提取产物。

首先，由表 4-17 可见，在传统制备法中，由于步骤烦琐，中间过程转移损失较大。整个过程丹酚酸 B 的提取率仅为 59.1%，回收率为 58.3%。其次，由图 4-27 可知，传统制备法所得产物的色谱图中，杂峰较多，可能由于提取过程中，长时间受热，致使溶出的杂质组分增加，且静态提取过程中提取液局部温度过高，易导致有效成分降解。丹酚酸 B 的分解也降低了其在产物中的相对含量。而在集成化扩张床系统，一方面，提取柱中溶剂不断更新，且由于扩张床中的树脂不断将提取液中的丹酚酸 B 吸附，降低了提取液中丹酚酸 B 的浓度，使提取过程一直保持较高的浓度差，浓差推动力较大，利于提取，提取效率较传统提取法提高了 36.5%；另一方面，由于超声提取温度控制在 30℃，且提取液在系统中持续循环流动，使其不致于长时间受热，对丹酚酸 B 具有保护作用，减少其分解。其降解率下降为传统制备法的 50.4%，纯度提高了 42.0%，回收率提高了 25.9%，相对含量也高于传统制备法。

从过程评价参数来看，传统制备法的通量仅为集成化扩张床系统的 33.3%，但能量消耗却是集成化扩张床系统的 17 倍。从过程效率和能量效益方面来看，集成化扩张床系统分别是传统制备的 4 倍与 21 倍。因此，无论从产品纯度、回收率或者过程效率、能量效益等过程参数，都体现了集成化扩张床系统在提取分离丹参中丹酚酸 B 时有显著的优势。

4.3　中药有效成分的分离方法

4.3.1　逆流色谱技术简介

高速逆流色谱（High Speed Countercurrent Chromatography，HSCCC）是由美国国立卫生研究院（National Institutes of Health，NIH）的 Yiochiro[104]博士在 20 世纪 80 年代间根

据 Craig[105] 发明的非连续逆流分配装置（counter-current distribution, CCD）研制出的一种高效的逆流色谱系统。高速逆流色谱是基于流体动力学平衡体系的分离设备，也称为多层螺旋管行星式离心分离仪（Multilayer Coil Planet Centrifuge, MLCPC），是一种 J 型同步行星式离心分配仪，它由一个或多个缠绕有多层螺旋管的线轴（鼓）构成，不需要旋转密封接头，同步行星式运动通过安装两个旋转轴的齿轮传动装置实现。

高速逆流色谱是基于液-液分配的一种色谱技术，而制备液相色谱是基于液-固分配的色谱技术。高速逆流色谱在天然产物有效成分制备方面具有天然的优势。

（1）无需固体载体作为固定相，因此不存在固定相载体对样品组分的不可逆吸附而造成的固定相污染、失活、拖尾等现象。样品能实现很高的回收率，节省昂贵的材料消耗和溶剂消耗（制备液相色谱的 1/10 以下），运行使用的后续投入低。

（2）溶剂极性可调，无需更换不同极性的色谱柱即可实现流动相从弱极性到强极性或相反的转化，有非常多的溶剂体系和操作模式可供选择。

（3）色谱柱无填料，柱内空间全部是有效空间，容积大，样品负载能力强，制备量大，重现性好。

（4）易于线性放大，适合工业生产。

随着高速逆流色谱技术的发展，其应用也越来越广泛，现已发现高速逆流色谱在天然产物有效成分的分离中的应用包括黄酮类、皂苷类、生物碱、萜类、酚酸类、蒽醌类、鞣酸类、天然色素类、香豆素类、芳香酮类、芪类、挥发油类、多酚类、不饱和脂肪酸类、呋喃类、菲类、苯并噁嗪类、甾体类、木脂素类、肽类、苯酞类、木质素类、苯乙醇苷类、有机酸类、色原酮类、甾醇类、呋喃酮类、多糖类、环烯醚萜类、苯乙酮类、二苯乙烯类、黄烷酮类、糖苷类和鞣质类，基本囊括了天然产物的所有类型。

4.3.2 逆流色谱溶剂系统虚拟筛选方法

高速逆流色谱应用方面有三个主要问题需要解决：两相溶剂体系的选择和优化；仪器运行参数的确定；分离实验操作步骤的确定。其中第一个问题是首要解决的问题，即选择由多元溶剂混合分层形成的溶剂体系，使样品在两相中具有合理的分配系数。多元溶剂体系的各种物理、化学参数决定了体系是否分相，上下相的体积是否合理，样品在上下相的分配情况，固定相的保留情况。这些因素都决定了逆流色谱实验体系的适用性。逆流色谱发展这么多年以来，溶剂体系的选择和优化的困难使得 HSCCC 未能普及[106]。长期以来溶剂体系的选择和优化很大程度上依靠化学工作者的经验和混合分相实验来摸索，不仅费时费力，浪费大量溶剂，而且研究因素有限，没有理论依据，缺少方法学的指导。以前溶剂体系的评价一般根据色谱图和实验结果做定性的描述，无法对溶剂体系做定量评判。因此对多元溶剂体系的定量评价至关重要。本节依据化工热力学溶液理论，在张莉[107]提出的逆流色谱溶剂体系计算模型的基础上，选用了逆流色谱常用溶剂，设计了溶剂体系选择和优化的软件，估算不同溶剂间组合的溶剂系统，给出上下相溶剂的物性参数，结合选择和优化具体的逆流色谱溶剂体系。

1. 溶剂体系选择和优化的基本要求

一般说来，选择和优化溶剂体系要考虑以下五点要求[108]。

（1）溶质在溶剂体系中不发生不可逆变化，不会造成样品的分解或变性。

（2）溶质在其中要有良好的溶解度和合适的分配系数，不同溶质间应有适当的分离度，目标样品的分配系数 K 接近于1，一般在 0.5～2.0。

（3）为了保证固定相保留值合适（不低于 50%），平衡两相混合后有适当的分相速度使之小于 30s。

（4）固定相的体积稍大于柱体容积，流动相的体积应大约为柱体体积的 2～3 倍，以免浪费溶剂。

（5）尽量采用挥发性溶剂，以方便后续处理，易于物质纯化。

以上五点要求中，第（1）点是进行溶剂选择的先决条件；第（2）点则是进行溶剂选择的关键；第（3）点同样是实现逆流色谱良好分离的重要保证；第（4）点是基于实际的需要；第（5）点为逆流分离后样品的纯化、制备、富集、转移等后续处理创造有利条件。

2. 高速逆流色谱溶剂体系选择和优化的经验总结

由于不同类型的溶剂体系在离心条件下有不同流体力学行为，根据两相溶剂在柱体中的流体力学行为特点，把常用的溶剂体系划分为三类：即疏水性溶剂体系、中等疏水性溶剂体系以及亲水性溶剂体系，如正己烷-水、氯仿-水都是广泛疏水性体系，极性范围较宽；乙酸乙酯-乙醇-水、正丁醇-水体系均是中等疏水性体系；异丁醇-水、正丁醇-乙酸-水体系是亲水性体系[109]。研究表明：疏水性溶剂体系的非水相具有很强的疏水性，其上相无论是非水相还是水相，都具有很强的首端分布趋势。亲水性溶剂体系，其非水相具有很强的亲水性，下相具有强的首端分布趋势。而介于两者之间的中等疏水性溶剂体系，它的非水相具有中等疏水性，它的上相还是下相具有首端分布趋势由逆流色谱的离心条件而定。逆流色谱的离心条件用柱体的 β 值来定量表达，β 值小，中等疏水性溶剂体系呈现出亲水性溶剂体系的流体力学趋势，而 β 值大，中等疏水性溶剂体系则呈现出疏水性溶剂体系的流体力学趋势。本节采用的 GS-20 分析型高速逆流色谱仪无法实现柱体正转，只能反转，下相适合作流动相，因此在本节中讨论的体系将限于疏水性和中等疏水性体系。

为了判断样品在上、下两相中是否具有合理的分配系数，许多化学工作者曾利用混合分层实验判断溶剂体系是否分相，再利用其他色谱技术检测样品在上下两相中的分配情况，从而确定溶剂体系的选择和优化是否合适。例如，张天佑[109]提到用试管测试法测定抗敌素在溶剂系统中的分配状况，再用纸层析法通过显色反应判断样品在两相中分配浓度，从而优化溶剂体系；谭龙泉等[106]利用薄层色谱（TLC）的斑点色度观察样品中各组分的含量差别和其在两相溶剂中的分配系数的差别，分离高乌头生物碱，充分利用了 TLC 方便快捷的特点，尤其适用于天然产物和没有紫外吸收的物质；他们[110]还利用高效毛细管电泳分析逆流色谱溶剂体系两相中样品的组成，分离高乌甲素类二萜生物碱，充分利用毛细管电泳高分辨率容易定量的特点，有利于迅速了解各组分在两相溶剂中的分配情况；

有些采用高效液相色谱分离分析上下相中样品的分配[111]，根据峰面积判断样品各组分的分配系数，充分利用了 HPLC 的分离效率高，定量简单的特点；还有通过 TLC 密度计量法，测量样品的分配情况，先通过吸量管将上下相样品进入 TLC。薄层板干后，由密度计量法扫描，通过比较峰高和峰面积得到样品分配系数。以上几种方法，其中 TLC 密度计量法是最好的方法。

确定溶剂体系后，还需要根据经验来优化溶剂体系的配比和组成，根据有关文献[111]总结的四类经典逆流色谱溶剂体系的优化经验如下。

1）正己烷、水相甲醇体系的优化

该体系上相主要为正己烷和少量甲醇，下相主要为甲醇和水。如果目标组分易溶于该体系的上相，加入少量乙腈或减少水的含量可使组分拉向下相，使分配系数合理。如果目标组分易溶于下相，加入总体积的 5%~10%的乙酸乙酯或乙醚降低下相中甲醇和水的含量，使组分拉向上相。

2）乙酸乙酯、正己烷、水相甲醇体系的优化

该体系上相主要为正己烷、乙酸乙酯和少量甲醇，下相主要为甲醇、水和少量乙酸乙酯。如果目标组分易溶于该体系的上相，用乙醚部分或全部代替乙酸乙酯，增加下相中甲醇和水的含量，降低上相中乙酸乙酯的含量。如果目标组分易溶于下相，降低该体系的甲醇或水原始比例。这些办法都为了改善样品的分配。

3）卤代烃、水相甲醇体系的优化

该体系上相主要为水，下相主要为卤代烃，甲醇在上下相的分配取决于原始体系中卤代烃和水的比例。如果卤代烃含量较大，甲醇有利于在下相分配；如果水含量较大，甲醇有利于在上相分配。该体系应用范围很宽，极性范围也很宽。如果目标组分易溶于该体系下相，用亚甲基氯化物（如二氯甲烷等）、四氯化碳、甲苯和环己烷部分或全部代替氯仿，增加甲醇比例，降低水的比例，可将样品拉向上相。如果目标组分易溶于该体系上相，降低体系中甲醇的比例，增加水的比例，可将目标样品拉向下相。

4）正丁醇、水相体系的优化

该体系上相主要为正丁醇，下相主要为水。如果目标组分易溶于该体系的上相，则加入乙醚将目标组分拉向下相。如果目标组分易溶于下相，加入三乙基乙酸铵（挥发性盐）较好，可使目标组分拉向上相。

在以上体系的优化过程中，必须注意溶剂体系的两相模式。由于加入其他溶剂会改变原始体系的组成，可能会导致溶剂体系无法分相。另外，对于含有甲醇和水的体系，在甲醇、水含量较高时，乙醚是改变有机上相的最优溶剂，四氯化碳是改变有机下相的最优溶剂。

根据逆流色谱溶剂选择和优化的五个要求和经验规律，以下两种疏水性范围很宽的体系对很多样品都比较适合：正己烷-乙酸乙酯-正丁醇-甲醇-水；氯仿-甲醇-水。对于未知样品混合物，Ito 建议一般先采用正己烷-乙酸乙酯-甲醇-水（1:1:1:1）或氯仿-甲醇-水（5：

8∶5）尝试，再根据分配系数调整溶剂组成[112]。如果目标组分的分配系数偏大，在溶剂体系中加入正己烷降低整体的分配系数；如果目标组分的分配系数偏小，加入正丁醇可以增加系统的分配系数。如果需要疏水性更强的体系，建议用乙醇代替甲醇；需要亲水性更强的体系，加入盐（乙酸铵等）或酸（三氟乙酸或乙酸）。还有人提出正丁醇-乙酸乙酯-水（3∶2∶5）适合分离极性大的物质，而正庚醇-乙酸乙酯-甲醇-水（6∶1∶6∶1）适于弱极性和非极性体系[113]。

以上溶剂体系的选择和优化方法基于改变溶剂体系的组成，改变样品的分配系数。从目标样品的角度，总结了高速逆流色谱经典溶剂体系[112]（限于分析型高速逆流色谱），见表 4-18。

表 4-18　高速逆流色谱经典溶剂体系

天然产物	溶剂体系
生物碱（alkaloids）	氯仿-甲醇-水；正丁醇-乙醚-水
	正丁醇-0.1mol/L NaCl；四氯化碳-甲醇-水
黄酮（flavonoids）	氯仿-甲醇-水
木酚素（lignans）	正己烷-乙腈-乙酸乙酯-水
多元酚（polyphenol）	环己烷-乙酸乙酯-甲醇-水；氯仿-甲醇-水
皂苷（saponin）	氯仿-甲醇-水；氯仿-甲醇-异丙醇-水
	氯仿-甲醇-异丁醇-水
香豆素（coumarin）	正己烷-乙酸乙酯-甲醇-水
鞣酸（tannin）	正丁醇-0.1mol/L NaCl
胡萝卜素类（carotenoids）	四氯化碳-甲醇-水
强心苷（cardiac glycoside）	氯仿-甲醇-甲酸-水
三萜（triterpene）	正己烷-乙酸乙酯-甲醇-乙腈
倍半萜（sesquiterpene）	异辛烷-乙酸乙酯-甲醇-水
海洋天然产物	溶剂体系
大环内酯（macrolide）	正己烷-乙酸乙酯-甲醇-水
	正己烷-异丙醇-20%甲醇水溶液；正己烷-乙酸乙酯-甲醇-水
聚醚（polyether）	正庚烷-乙腈-二氯甲烷；正庚烷-乙酸乙酯-甲醇-水
乙酸盐代谢物	二氯甲烷-氯仿-甲醇-水；正庚烷-乙腈-二氯甲烷
萜烯和类固醇	氯仿-异丙醇-甲醇-水；正庚烷-乙酸乙酯-甲醇-水
	正庚烷-乙腈-二氯甲烷
多肽	甲苯-乙酸乙酯-甲醇-水；正庚烷-乙酸乙酯-甲醇-水
	环己烷-甲苯-乙酸乙酯-甲醇-水；氯仿-甲醇-水
咪唑（imidazole）	二氯甲烷-甲醇-水；正丁醇-乙酸-水
抗生素	溶剂体系
SVD-BC	氯仿-甲醇-水
Mycinamicins	正己烷-乙酸乙酯-甲醇-8%氨水
Pristinamycins	氯仿-乙酸乙酯-甲醇-水
道诺红菌素衍生物	氯仿-氯化乙烯-正己烷-甲醇-水
蛋白	溶剂体系
黏菌素	正丁醇-0.03mol/L 三氟乙酸
短杆菌肽	氯仿-苯-甲醇-水

续表

天然产物	溶剂体系
Bacitriacin	氯仿-乙醇-水；氯仿-乙醇-甲醇-水
CCK-7	正丁醇-0.2mol/L 甲酸铵（pH 值 8.5）
11-mer	叔丁基甲基醚-正丁醇-乙腈-三氟乙酸（1%）
二肽	正丁醇-二氯乙酸-0.1mol/L 甲酸铵
稀土元素或无机离子	溶剂体系
镧、镨、镍氯化物	固定相：正庚烷（0.2mol/L DEHPA）、流动相：0.2mol/L 盐酸
十四种稀土元素	固定相：正庚烷（0.003mol/L DEHPA）、流动相：0.3mol/L 盐酸线性洗脱

以上总结了 HSCCC 用于分离各类物质的常用体系，如果已知目标化合物的结构式，或知道其属于哪一类物质，可参照以上体系选择合适的体积比，做最初的选择工作。如果条件不适合，选择待用的其他体系，根据四个基本体系的优化方法，直至找到基本适用的体系。从分析型 HSCCC 选择入手，选择和优化的时间短，效率高，如果可行，再采用同样条件从制备或半制备 HSCCC 角度验证。由于制备或半制备 HSCCC 的分离效率比较低，有可能发现制备或半制备型与分析型不一致，此时需要利用 TLC、HPLC 对某一部分进行验证。

这些方法都是在已知目标化合物的结构或类别的前提下，参照已有的体系进行选择和优化。但是如果没有目标化合物，或者对于"黑箱"复杂体系，以上的经验远远不够。根本原因在于经验规律没有揭示溶剂物性参数间的关系，没有充分利用逆流色谱溶剂体系选择多样性的优势。在以前的 HSCCC 研究中，总是针对目标组分估测其分配系数。但是在中药整体性的研究中，由于目标化合物的极度缺乏和不确定性，无法准确估测分配系数。但是，逆流色谱是一种全液相分配色谱，也遵循色谱学的基本规律和"相似相溶"的理论[114]，所以从溶剂体系的物理化学性质出发，评价溶剂体系是否适合逆流色谱实验，评价溶剂体系的极性与样品极性的差异，可以减少逆流色谱溶剂体系选择和优化的经验盲目性和局限性。

曾有人[115]尝试用 Reichard dye 作内标，标度溶剂体系上下相的极性，但无法系统地评价溶剂的适用性。仅仅评价溶剂体系的极性也是不够的。本节根据化工热力学基本原理[116]，在他人研究的基础上[107, 117]，开发了适用于 HSCCC 选择和优化溶剂体系的软件，从溶剂体系的溶液理论出发求解溶剂组成，计算溶剂体系的物理化学性质，参照样品的溶解度实验，根据 HSCCC 实验结果，估计样品在上下相的分配系数 K，配合多年的经验，从而建立选择和优化 HSCCC 溶剂体系的方法学，为逆流色谱溶剂体系的选择和优化建立了理论根据。再结合逆流色谱四大体系经验优化方法，最终达到溶剂体系优化的目的。溶剂体系选择和优化以后，逆流色谱实验参数的优化相对简单，仅需要考虑柱体转速、进样量、流动相流速三个参数的综合因素，以下做简单介绍。

3. 高速逆流色谱溶剂体系选择和优化软件

本软件根据化工热力学溶液理论，利用张莉[107]提出的模型计算工具，应用 C++ Builder 开发软件，设计了预测溶剂体系组成和关键参数的高速逆流色谱溶剂选择和优化软件，选用了逆流色谱常用溶剂，人机界面友好方便，并可进一步添加溶剂组成或完善软件内容，易于升级，并且软件大小只有 496kb，压缩为 winzip 包只有 233kb，方便复制调用。

1）热力学模型

逆流色谱溶剂体系一般由常用的三、四种溶剂混合分相而得，大多数是非电解质溶液，涉及的电解质溶液往往是在非电解质溶液的基础上加入少量的酸碱或缓冲溶液以调节溶剂体系的 pH 值，对溶剂体系的分相和相组成影响不大。因此在设计溶剂体系选择和优化软件时，选择热力学模型只考虑了非电解质溶液为基础的模型，并选用了具有广泛适用性的通用基团活度系数模型（UNIFAC）作为计算溶剂体系非理想性的热力学模型[117]。

2）溶剂体系选择和优化软件的设计和应用方法

设计软件的理论依据和具体算法请参见有关文献。软件根本目的是计算关键物化性质参数（如体积比、密度、黏度、界面张力、极性参数和介电常数），判断溶剂体系是否适合逆流色谱实验，量化各种参数，预测溶质在溶剂体系上下相的分配比。HSCCC 溶剂体系选择和优化软件设计流程图见图 4-28。

根据样品的溶解度实验和样品性质类型，使用者选择溶剂体系原始组成。应用软件评价初始溶剂体系时，首先输入溶剂体系几个组分，每个组分名称及每个组分的体积毫升数（或体积比）。通过扩散稳定性来判断溶剂体系的分相与否，溶剂体系的扩散稳定性可以根据热力学函数的变化来判断。如果此相是扩散不稳定，则溶剂混合后分相，否则就产生混溶。不分相体系可以重新输入溶剂体系组成。对于分相体系，利用活度系数关联式 UNIFAC 方程，利用解方程算法计算出上下相中每种溶剂的摩尔分数，再利用参数方程进行参数计算。最后软件以列表方式，将体系上下相组成、体积、密度、介电常数、极性参数列出，并生成数据文件，数据可复制转移调用。如果加入其他组分，在菜单"数据管理"中添加溶剂名和

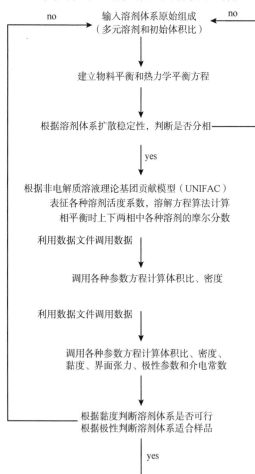

图 4-28　HSCCC 溶剂体系选择和优化软件设计流程图

相关的所有物性数据。

下面通过图示介绍该软件的应用办法：

软件共有五个文件和一个数据文件夹组成，高速逆流色谱选择和优化软件构成图见图 4-29。压缩的软件包为"逆流软件.zip"。"U.exe"为判断体系是否分相的计算程序；"Ssca.exe"为计算溶剂体系各种参数的计算程序，均由张莉等[117]编制，在本软件中作为模型计算工具调用。"Compound.dat"为所选溶剂的列表；在"Database"文件夹中是所选纯溶剂的物化性质参数，如密度、黏度、极性参数等；最后的软件计算结果存放于"Result.txt"中；"HSCCC.exe"为执行程序。

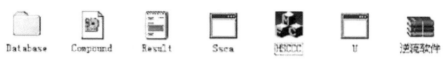

图 4-29　高速逆流色谱选择和优化软件构成图

双击"HSCCC.exe"，鼠标移至"启动"按钮，单击，立即弹出下拉菜单"进入系统、数据管理、显示结果"，选择"进入系统"，即进入软件计算。

首先选择溶剂体系组分数，如初始体系是四元体系，选择"四组分"，单击"下一步"，在"组分 1"至"组分 4"的下拉菜单中，选择所需溶剂。本例选择了"正己烷、乙酸乙酯、甲醇、水"四种溶剂构成的溶剂体系，选定后，单击"下一步"。根据实验前设计的溶剂体系的组成，输入每一组分的体积比，如输入"1"仅代表具体某组分原始体积的比例。选定溶剂初始体积比后单击"下一步"，此时软件调用"U.exe"计算，判断该体系是否分相，如果求得溶剂体系的活度顺序主子式小于零，则体系分相，弹出界面"体系分相"。如果体系不分相，要求重新输入溶剂体系和初始组成。体系分相后，利用 UNIFAC 方程，单击"下一步"，软件调用"Ssca.exe"，并调用"Database"文件夹中的数据库文件，系统经过大约 2s 的计算弹出"计算完毕"窗口。按"确定"继续。软件将显示各种参数和上下相的各种溶剂的摩尔分数等计算结果。此时显示的数据尚不可复制。在本软件的根目录下，会自动生成"Result.txt"，所需的数据以纯文本的形式显示出来，可以复制调用，方便了软件使用者。高速逆流色谱选择和优化软件的应用方法图解如图 4-30 所示。

如果软件的计算结果比较合理，需要配合逆流色谱对于具体样品实验的结果，判断溶剂体系是否最优。如果还需要进一步优化，具体步骤与上述应用方法相同，计算过程中随时跟踪所选体系的具体参数，并根据实验结果找到影响逆流色谱分离某具体样品的关键因素。如果溶剂体系不合理，建议更改原体系，使用不同类型的体系，重复上述步骤，直至溶剂体系优化至最佳。

3）高速逆流色谱溶剂体系选择和优化软件的评价

该软件的目的是预测溶剂的各种参数是否适合于逆流色谱的实验体系，相比于其他手段的检测和评价，简单快捷，避免了经验带来的偏差。尤其在优化溶剂体系时，改变溶剂体系组成中的其中一个或其他组分的量可能会很小，此时仅通过目测或经验无法满足要求，可依此做出判断。有人认为软件计算的结果可能与溶剂体系本身差距较大，尤其在溶剂体系中加入其他盐或缓冲溶液，对目标组分在溶剂体系中的分配系数如何评价，无法充分表达。确实该软件有自身的局限性，但是对于不加入电解质的溶剂体系，如用高速逆流色谱中最常用的溶剂体系正己烷–乙酸乙酯–甲醇–水（1∶1∶1∶1）作实测与软件计算的对比验证，可说明软件的合理性和准确性还是有保证的。用该软件所得的计算值与由气相色谱（GC）测得实测值吻合较好，正己烷-乙酸乙酯-甲醇-水（1∶1∶1∶1）平衡相组成计算值与实际值比较见表 4-19。由于溶剂体系的主要物性参数（如黏度、介电常数等）的测定尚缺乏有关仪器的支持，表 4-19 仅列出参数的软件计算值。从该体系上下相的相组成的实验值与软件计算值比较来看，误差较小，该软件可以作为溶剂体系预测，选择和优化的有效工具。

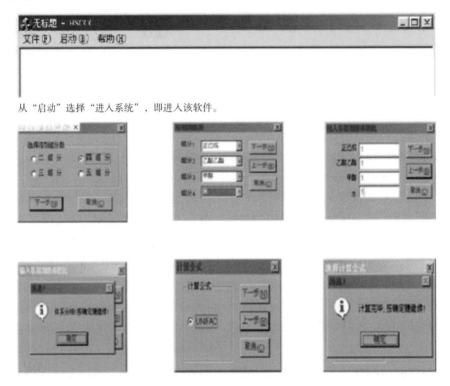

以下为计算结果，可复制调用：

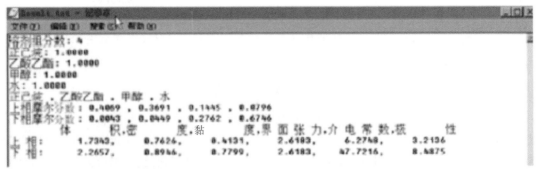

图 4-30　高速逆流色谱选择和优化软件的应用方法图解

表 4-19 正己烷-乙酸乙酯-甲醇-水（1∶1∶1∶1）平衡相组成计算值与实际值比较

		相组成 x_i				参数计算值			
		正己烷	乙酸乙酯	甲醇	水	体积/ml	黏度/(mPa·s)	介电常数	极性参数
上相	计算：	0.4069	0.3691	0.1445	0.0796	1.7343	0.4131	6.2748	3.2136
	实验：	0.5286	0.3874	0.0804	0.0036				
下相	计算：	0.0043	0.0449	0.2762	0.6746	2.2657	0.7799	47.7216	8.4875
	实验：	0.0063	0.0594	0.2791	0.6553				

Arlt 等通过对多个二元、三元、四元体系各组成的稳定性判断，结果表明，只要稍许离开临界线，稳定性的判断即可做到准确；将正丁醇-乙酸乙酯-水三元体系相平衡时组成的计算值与 Arlt 的实验值比较发现，如果以摩尔分数的均方根误差来表示计算值和实验值的误差，其平均值为 0.0157；对将苯-甲醇-水体系三元相平衡组成的相比和密度计算值与 Paul 等的实验值相比较，平均百分误差为 5.6%；界面张力的计算结果平均误差为 10%[117]。从化工热力学的角度，结果令人满意。上述体系有力论证了该软件在预测逆流色谱溶剂体系的上下相的极性、体积比、介电常数方面的合理性。由于时间关系，本软件未能做到完善，计算能力还有一定的局限性。

4. 仪器操作条件的优化

逆流色谱实验体系的选择和优化包括两方面：溶剂体系的选择和优化；高速逆流色谱仪仪器操作参数的选择和优化。溶剂体系的选择和优化一直是高速逆流色谱应用的难点。但仪器操作参数的选择和优化相对而言比较容易。本节采用的 GS-20 分析型 HSCCC，只有反转模式，因此不需要考虑溶剂体系某相作流动相的问题，只有疏水性和中等疏水性溶剂体系可用，只能采用下相作流动相。对于具体样品，在确定了溶剂体系以后，影响分离效率的主要因素有三个方面：柱体的转速、流动相的流速、样品进样量[118]。为了达到分离效果的最优化，采用三因素三水平的正交实验可快速优化仪器操作条件。经验规律表明：①转速越高，越容易产生乳化现象；②流速越大，固定相保留值越低；③进样量越大，峰形变宽，谱图信息掩盖严重。

5. 讨论

本节详细描述了模型的建立和软件的编制过程，应用热力学基本原理对溶剂体系形成过程建立了热力学模型，UNIFAC 方法计算方便且精度可满足要求。对于模型求解，计算程序均采用解方程算法求解上下两相的各组分浓度[117]。有了各组分组成，本节选用傅举孚的模型计算界面张力，立方根加和法计算黏度，忽略溶剂混合时体积变化计算密度。本节还用 Kirkwood 理论和 Oster 混合规则计算上下两相的平均介电常数，利用混合溶剂的极性参数计算方法，表征上下两相的极性。有了这些性质的计算结果，可以说对溶剂体系已经有了很好的了解。黏度、界面张力和密度是有关流体动力学行为的性质，直接影响到该体系是否可很好的保留等操作可行性。介电常数和极性参数可以较好地表征溶剂体系上下两相的极性，对于溶剂体系选择有很好的指导和预测作用。

大量研究表明，逆流色谱溶剂体系的两相在此过程中呈现的复杂流体力学行为与其中三种主要的物理性质有关，即表面张力、黏度及上下相密度差。大量的实验研究发现，在这三个物性参数中，黏度与分层时间有很强的相关性，界面张力与分层时间的相关性次之，上下相的密度差的相关性最小。说明黏度对分层时间的长短起着重要的作用。体系的黏度越小，分层时间越短，从而溶剂体系的固定相保留值越高。这对溶剂体系的适用性具有很强的预见能力。因此逆流色谱的研究工作者对于溶剂体系的这三项性质应有很好的了解。在以前的研究中，研究者都采用实验测定的方法掌握数据，但实验测定费时费力，而且由于测定方法和仪器本身的局限，实验数据的准确性很难保证。本软件热力学物性估算结果，具有较好的指导作用。

溶质在互不相溶的两相中分配不同是逆流色谱分离作用的关键。分配系数由溶质在上下相溶剂中的溶解能力所决定。"相似相溶"是衡量目标样品溶解能力的最一般的定性规律[114]，也说明了极性评价的重要性。利用逆流色谱溶剂体系选择和优化可以很精确地量化溶剂的极性，可以方便快捷地选择和优化与样品对应极性的溶剂体系。因此溶剂体系的极性在溶剂软件中是十分重要的指标参数。该软件采用了介电常数和极性参数两个参数来表征溶剂体系上下相的极性。主要原因是考虑到随着逆流色谱的应用范围的扩大，不断引入新的溶剂构成溶剂体系，极性参数比较容易表达。对于新的溶剂，可以根据结构找到相似的溶剂，利用溶剂选择三角形粗略说明新溶剂的极性；而介电常数的数据虽然精确，得到却相对困难，因此在该软件编制过程中，考虑了两种参数的互补性。在本节研究过程中，采用流动相的极性表征中药样品分离段的极性，因此分离中药的过程称为 HSCCC 极性段分离。

张莉[107]根据介电常数预测法和标准物质在溶剂体系中的分配系数法，发现它们在表征溶剂体系极性大小上有着高度的一致性。例如，标准物质分配系数法将按无序比例配制成的氯仿-甲醇-水体系排成 a、b、…k 这样一个顺序，标准物质在这些溶剂体系中的分配系数从小到大，体系上下两相极性差别减小。从介电常数预测值上看，按 a、b、…k 这个顺序，除稍有例外以外，水相介电常数渐小，油相介电常数渐大，两者极性差距减小。另外，根据软件计算发现，极性参数的排列和介电常数的大小排列具有高度的一致性，所以可以根据溶剂体系极性的变化预测待分离物的分配系数的变化。如果需要样品的分配系数变大，上下相极性差的应该变小。随着上下相极性差的减小，可能导致溶剂体系不分相，此时应根据本软件随时追踪各种参数的变化，进一步优化溶剂体系。

对于同类型的溶剂体系，如氯仿-甲醇-水体系，只是其配比不同，本节利用溶剂选择和优化软件估算上下两相的介电常数值和极性参数，比较溶剂体系两相的极性差别，为同类型溶剂体系优化时提供重要依据，节省大量实验工作。

介电常数和极性参数可以很好地表征溶剂体系的极性。通过计算溶剂体系上下两相的极性，研究者可以将同种溶剂体系按上下相的极性差别的减小和增大排列，根据一组实验结果，选择其中的目标组分反过来预测其在不同配比的同种溶剂体系中的分配系数。对于不同类型的溶剂体系，它们之间的极性表达如果一致，还必须参考其他物性参数考察其适用性。因此利用介电常数和极性参数对溶剂体系的极性进行表达为逆流色谱研究人员提供了重要的方法学依据。

本软件共计算了体积、密度、黏度、界面张力、介电常数、极性参数物性数据。由于黏度对分层时间有决定性的作用，如果黏度偏大，该体系无法保证合适的固定相的保留值，因此应将黏度因素作为首要参考条件。上下相的体积为高速逆流色谱具体实验提供理想的条件。如果已经确定溶剂体系的哪一相作流动相，流动相与固定相的体积比大约 2∶1 比较合适，以免浪费溶剂。极性参数和介电常数决定了样品的分配，对实际的分离情况有一定的预测作用。因此本节所列出的参数只选用了体积、黏度、介电常数和极性参数。

使用逆流色谱分离天然产物时，溶质在溶剂体系两相中的分配系数在 0.5~2.0 之间是能否实现良好分离的关键，因此也是溶剂体系选择的重要的标准和依据。若完全通过实验方法确定天然物质在溶剂体系的分配系数来选择溶剂体系，无疑是既费时，又费力。因此用热力学方法描述溶质在溶剂体系中的分配过程，继之对溶质在溶剂体系两相的分配系数进行估算是一件很有意义的工作。可是，用热力学方法准确估算结构复杂的溶质在溶剂体系两相中的分配系数是十分困难的，在这方面尚未见到很成功的先例。其原因体现在：①人们想利用逆流色谱分离的样品复杂，而且活性容易丧失，纯品难以获得。所以对这些物质溶解度的研究就十分不足；②被分离物质多为固体，它们的结构复杂，应用现有的 UNIFAC 方法进行理论计算时，在基团拆分上就存在着困难，很难准确拆分，常需某种替代和近似；③被分离物质多为天然产物，常有活性基团，理论计算时应考虑的因素更多，如不进行理论提高和特定参数回归，计算结果很难令人满意。因此本软件以后的研究重点应是目标样品在溶剂体系中的分配系数的估算。

长期以来，溶剂的选择凭经验摸索，研究因素有限，溶剂浪费严重。本节工作根据化工热力学溶液理论，设计了溶剂体系选择和优化软件，评价溶剂体系的关键参数，估计溶质在溶剂体系中分配的可能性，克服依据经验和混合分相试验带来的盲目性，具有较强的实用价值。同时，溶剂体系的选择和优化也强调了经验规律的重要性，两者相辅相成，缺一不可。

本软件在张莉提出的逆流色谱溶剂体系模型算法的基础上，结合 C++Builder 开发，设计了使用方便的计算软件。相比于以前的工作，主要有以下优势：

（1）该软件的溶剂数据库可以添加，软件可以升级。如果添加新的溶剂，必须按照图 4-31 所示溶剂体系数据库溶剂添加界面寻找该溶剂经过确认的参数，输入后按"增加"即可完成。

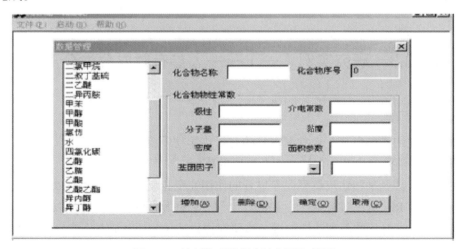

图 4-31　溶剂体系数据库溶剂添加界面

（2）引入"极性参数"，利用其与介电常数的互补性，来表征溶剂体系的极性，基本可以准确地评价溶剂体系的极性。

（3）本软件计算所得数据可以复制调用，方便使用者做后续应用。

由该软件计算得到的常用几类溶剂体系有关参数见表4-20。

表4-20　几类溶剂体系有关参数

正己烷-乙酸乙酯-甲醇-水（3:7:5:5）							
相组成（x_i）				体积	黏度	介电常数	极性参数
0.2270	0.4537	0.1761	0.1432	7.7344	0.4688	8.9038	4.3777
0.0050	0.0737	0.2662	0.6551	12.2656	0.7673	43.5812	8.3644
正己烷-乙酸乙酯-乙醇-水（6:3:2:5）							
相组成（x_i）				体积	黏度	介电常数	极性参数
0.4944	0.3061	0.1272	0.0724	9.5680	0.4403	5.6873	2.6817
0.0004	0.0078	0.0760	0.9158	6.4319	0.9320	66.2137	9.7023
正辛烷-乙酸乙酯-甲醇-水（7:3:6:4）							
相组成（x_i）				体积	黏度	介电常数	极性参数
0.6295	0.2205	0.1234	0.0267	8.6183	0.5045	3.9576	1.9348
0.0030	0.0424	0.3713	0.5833	11.3816	0.7463	44.3053	9.5623
氯仿-甲醇-水（13:7:8）							
相组成（x_i）				体积	黏度	介电常数	极性参数
0.0191	0.2182	0.7628		13.6873	0.8244	57.4414	8.9717
0.7192	0.2316	0.0492		14.3127	0.5578	9.4216	4.6317
氯仿-甲醇-异丁醇-水（7:6:3:3）							
相组成（x_i）				体积	黏度	介电常数	极性参数
0.0566	0.3115	0.0333	0.5987	4.2182	0.8141	42.9560	8.0606
0.2683	0.3540	0.0941	0.2835	14.7818	0.7874	22.2627	6.1735
正丁醇-乙醇-水（4:1:4）							
相组成（x_i）				体积	黏度	介电常数	极性参数
0.2990	0.0961	0.6049		5.8270	1.3381	33.8578	7.7493
0.0268	0.0290	0.9441		3.1730	0.9619	68.4438	9.8590

4.3.3　研究实例（一）——人参有效成分的分离

1. 达玛烷型人参皂苷分离制备

药理研究表明人参皂苷是人参中主要的有效化学物质组，达玛烷型人参皂苷具有降血糖、舒张血管、清除自由基、保护神经及抗癌的作用[106, 119~122]。然而各个人参皂苷的药理活性不尽相同，甚至某些达玛烷型人参皂苷的作用完全相反，如人参皂苷 Rg_1 促进血管生成，而人参皂苷 Rb_1 则是抑制血管的生成[107, 123~125]。对人参皂苷分离制备以获得较大量的人参皂苷，为人参皂苷的药理活性的进一步研究提供充足物质基础是人参化学物质组学研究的重要组成部分。

1) 材料与仪器

人参总皂苷（实验室自制）；人参皂苷 Rg_1、Re、Rf、Rb_1、Rc、Rb_2、Rd 标准品（供含量测定用，四川维克奇生物科技有限公司）；Millipore 纯净水（Millipore 实验室纯水系统，美国）；乙腈（色谱纯），甲酸（分析纯），乙酸（分析纯），正己烷（分析纯），甲醇（分析纯），正丁醇（分析纯），乙酸乙酯（分析纯），二氯甲烷（分析纯），异丙醇（分析纯）均购于北京现代东方精细化学品有限公司。

DE-Midi 型高速逆流色谱仪（Dynamic Extraction，英国）配分析型管柱（柱体积 33ml，内径 0.8mm，β 值 0.52~0.86）及制备型管柱（柱体积 903ml，内径 4mm，β 值 0.64~0.81），Flash-150 型二元色谱泵（Scientific Systems，美国），Alltech-2000 型蒸发光散射检测器（Alltech，美国）；Shimadzu LC-20AT 高效液相色谱（Shimadzu，日本）配 SPD-M20A 二极管阵列检测器（Shimadzu，日本）；Alltima 色谱柱（250mm×4.6mm ID，5μm，美国 Alltech 科技有限公司）；离子阱串联质谱（Agilent，美国）；XP205 型电子天平（十万分之一，瑞士 METTLER TOLEDO）；BS110S 型号天平（万分之一，Sartorius）；KQ-500E 型超声波清洗器（昆山市超声仪器有限公司，功率 500W，频率 40kHz）；R-200 型旋转蒸发仪（瑞士，BÜCHI）；SHB-Ⅲ循环水式多用真空泵及低温冷却液循环泵（郑州长城科工贸有限公司）；低温冷却循环泵（郑州豫华仪器有限公司）；B-684 型馏分收集器（瑞士 BÜCHI）；101-1AB 型电热鼓风干燥器（天津市泰斯特仪器有限公司）；miVac 自动离心浓缩仪器（Genevac，英国）。

2) 实验方法

（1）样品制备方法。

按照 4.2.3 节所建立的方法对人参总皂苷进行分离制备，得到人参总皂苷样品，作为高速逆流色谱分离纯化样品。

（2）HPLC 及离子阱串联质谱分析方法。

色谱柱为 Alltima-C_{18} 柱（4.6mm×250mm，5μm）；以乙腈为流动相 A，水为流动相 B。流速为 1.0ml/min，检测波长为 203nm。进样量为 20μl，柱温为室温，梯度洗脱见表 4-21。

表 4-21 梯度洗脱表

时间/min	流动相 A/%	流动相 B/%
0	80	20
10	76	24
25	63	37
35	53.5	46.5

后运行时间设置为 5min。

离子阱质谱分析采用负离子模式扫描，检测参数设置如下：电离电压 3500V，干燥气流速 91/min，喷雾气压 35.0psi，干燥气温 350℃，质量扫描范围：100~2200m/z。

（3）分配系数的测定。

高速逆流色谱是一种基于液-液分配原理的色谱技术，目标成分在两相溶剂中分配系数是高速逆流分离的重要参数。通过对目标成分在两相中的分配系数的测定可以帮助我们筛选出合适的溶剂体系，同时帮助我们预测目标成分的保留体积。分配系数 K_D 为

$$K_D = C_s / C_m \quad (4\text{-}17)$$

式中，C_s 为目标成分在固定相中的浓度；C_m 为目标成分在流动相中的浓度。通常利用 HPLC 法测定目标成分在两相溶剂中的分配系数。一般情况下，采用峰面积比值直接计算 K_D。

将按溶剂体系中各溶剂按一定的体积比加入具塞试管中，剧烈振荡后，静置分层。加入约 2mg 的人参总皂苷，超声使其溶解分配后，各取 1.0ml 的上下相溶剂至离心管中，离心浓缩后，各加 1ml 的 50%甲醇-水复溶，分别用 HPLC 分析测定其峰面积，计算目标成分在两相溶剂中的分配系数 K_D。

（4）两相溶剂体系及样品溶液的准备。

将所选定溶剂体系中各溶剂按比例加入分液漏斗中，剧烈振荡，静置分层后，分开两相。用前超声 30min。样品可溶解于固定相或者流动相中进样。本节实验中，样品溶于下相中，配置成一定浓度的样品溶液，待用。

（5）固定相保留率的测定。

高速逆流色谱在操作过程中应具有较为合适的固定相保留率 S_f，其值可用下式表示：

$$S_f = \frac{V_s}{V_c} = \frac{V_c - V_m}{V_c} \quad (4\text{-}18)$$

式中，V_s 为固定相在高速逆流色谱仪柱体内的体积；V_m 为流动相在高速逆流色谱仪柱体内的体积；V_c 为柱体积。一般高速逆流色谱保留不应低于 40%，过低的固定相保留率将会降低高速逆流色谱的分离能力。

首先将固定相以较大流速注满管柱。开启主机，将转速调整至设定的转速，待转速稳定后，以恒定流速将流动相从首端注入高速逆流色谱柱体，柱尾端流出液用量筒收集，待流动相从管柱出口流出时，并且无固定相流出，即表明此时柱体已经达到流体动力学平衡，记录固定相流出体积，即为流动相在高速逆流色谱仪柱体内体积 V_m，由式（4-18）计算得到固定相保留率。

（6）HSCCC 分离。

一般情况下，以上相为固定相，下相为流动相从高速逆流色谱仪柱体首端进入仪器的操作模式，其固定相保留率要高于以下相为固定相，上相为流动相从柱体尾端进入仪器的操作模式。因此本节采用上相为固定相，下相为流动相。按前述方法操作，当柱体达到流体动力学平衡后，将流出液通过分流阀接入 ELSD 采集高速逆流色谱分离色谱图，同时馏分收集器 2min 收集一个馏分。待基线平稳后，样品溶液通过定量进样环由六通阀注入色谱柱中，开始洗脱分离。

（7）EECCC 分离。

EECCC 分离操作由传统的洗脱和挤出洗脱两步组成，首先以上相为固定相，下相为流动相，按 4.3.3 节固定相保留率的测定所述方法操作，当柱体达到流体动力学平衡后，将流出液通过一个分流阀接入 ELSD 采集高速逆流色谱分离色谱图，同时馏分收集器 2min 收集一个馏分。待基线平稳后，样品溶液通过定量进样环由六通阀注入色谱柱中，开始以传统洗

脱模式洗脱。待流动相洗脱一定的体积（V_{CM}）后，切换原固定相（上相）为流动相由首端进入柱中，同时保持流速及仪器转速不变，进行挤出模式（Extrusion Mode）洗脱。

3）结果与讨论

（1）人参皂苷的初步分段分离及人参皂苷 Re 的精细制备。

由于人参皂苷成分的复杂性给分离带来一定的难度。前期研究中曾建立一种流速步进梯度直接从人参皂苷中分离人参皂苷 Rf、Re、Rb_1 及 Rd 的方法[108]。溶剂体系为：二氯甲烷-甲醇-4mmol/L 乙酸铵水溶液-异丙醇（6:2:4:3，V/V），进样浓度为 24mg/ml，进样体积为 20ml。以上相为固定相，下相为流动相进行洗脱。操作参数为仪器转速 N 为 1250r/min，流动相流速梯度为：0~66min，流速 20ml/min；66~110min，流速为 50ml/min；110~140min，流速为 100ml/min。但由于人参皂苷成分的复杂性，人参皂苷间的分离度较低，通过中心馏分切割制备人参皂苷回收率低，样品损失大，过程效率低。因此本节在实验室前期研究的基础上，首先以原分离方法为基础，同时为了增加分离通量，将样品溶液浓度增加到 72mg/ml 对人参皂苷进行分段分离，将人参皂苷分成三组有效化学成分群。典型的人参皂苷 HSCCC 初步分离色谱图如图 4-32 所示。

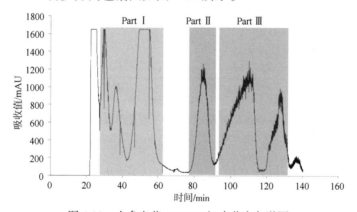

图 4-32　人参皂苷 HSCCC 初步分离色谱图

将含有相同人参皂苷成分的馏分收集合并，浓缩蒸干得到三组化学物质群：PartⅠ、PartⅡ和PartⅢ。重量分别为 171.1mg、113.2mg 和 403.0mg。人参总皂苷及初步分离所得三组化学成分群 HPLC 色谱图见图 4-33。其中 PartⅠ 主要含有人参皂苷 Rg_1、Rf 及 Rd。PartⅡ 主要含有人参皂苷 Re，PartⅢ 主要含有人参皂苷 Rb_1、Rc 及 Rb_2。

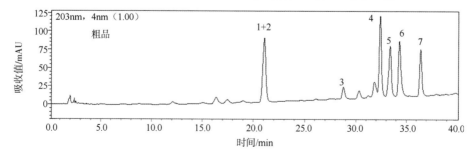

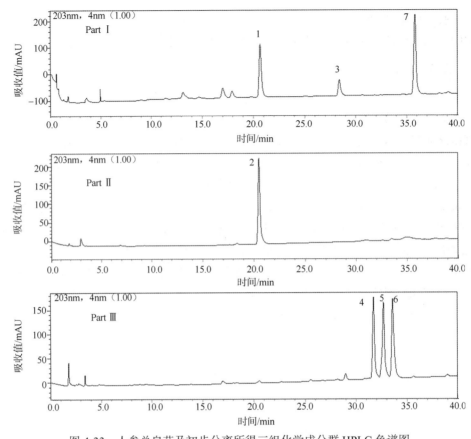

图 4-33 人参总皂苷及初步分离所得三组化学成分群 HPLC 色谱图

1. 人参皂苷 Rg_1；2. 人参皂苷 Re；3. 人参皂苷 Rf；4. 人参皂苷 Rb_1；5. 人参皂苷 Rc；6. 人参皂苷 Rb_2；7. 人参皂苷 Rd

本节所用人参皂苷的 HPLC 分析方法并不能完全将人参皂苷 Rg_1 及 Re 分开。但鉴于最终产品还需要通过离子阱质谱鉴定，因此不影响结果判断。但该方法却大大的缩短了分析时间，相对于 4.2 节所采用的人参皂苷的 HPLC 分析方法时间缩短了一半还多，有利于成分的快速鉴定分析。在所获得的三个化学成分群中，Part Ⅱ 经过甲醇重结晶后得到人参皂苷 Re，称重，并与对照品进行比对，结果如图 4-34 所示。

经过 HPLC 峰面积归一化计算得到人参皂苷的纯度为：97.5%。进一步 LC/Trap-MS^n 检测得到的纯化产物，HSCCC 纯化产物的三级质谱图如图 4-35 所示。

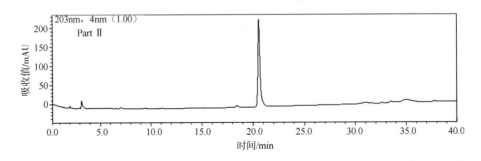

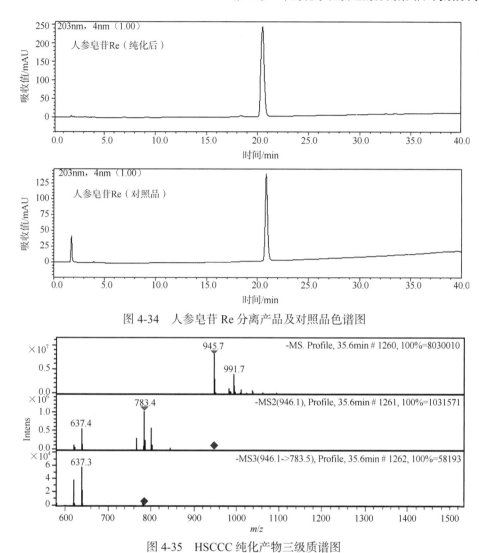

图 4-34 人参皂苷 Re 分离产品及对照品色谱图

图 4-35 HSCCC 纯化产物三级质谱图

由图 4-35 可见，纯化所得产物中主要成分一级质谱图中的分子离子峰 945.7[M–H]⁻，二级质谱图中碎片为 783.4[M–Glc–H]⁻，三级质谱质谱图中碎片为 637.3[M–Glc–Rha–H]。以上裂解符合人参皂苷 Re 的裂解规律，结合对照品可以判断产物即为人参皂苷 Re。纯化所得人参皂苷 Re 的质量为 76.1mg，纯度为 97.5%，回收率为 68.7%。

（2）人参皂苷 Rb_1、Rc 和 Rb_2 的精细制备分离。

本节主要对初步分段分离所得的 Part Ⅲ 中的人参皂苷 Rb_1、Rc 和 Rb_2 建立高速逆流色谱精制方法。

A. 溶剂体系的筛选。

溶剂体系的筛选是高速逆流色谱分离过程中非常关键的一个环节。不同溶剂体系中两相溶剂具有不同的溶剂比例，其极性、密度以及黏度等性质有着很大的不同。溶剂体系一般是根据目标物在两相溶剂中的分配系数来筛选的，目标物在两相中的分配系数 K_D 在 0.5～2 之间比较理想，分配系数相近的两个物质的分配系数相差越大越好，另外，固定相保留率以及两相分层速度也是筛选溶剂体系时所要考虑的因素。一般来说，溶剂分层速度越快越好，固定相保留越高越好。

由于人参皂苷易溶于水及正丁醇，并且水和正丁醇可以形成相互不容的两相溶剂体系。而人参皂苷在正丁醇-水两相溶剂中，主要溶解于正丁醇相，因此通过加入第三种极性较低的有机溶剂调节正丁醇-水体系的极性使人参皂苷在两相间均匀分配就可以找到合适的溶剂体系。同时为了抑制人参皂苷在两相溶剂中易产生乳化的现象，可以在水中加入一定量的甲酸。因此本节考察了人参皂苷 Rb_1、Rc 和 Rb_2 在不同溶剂比例的异丙醇-正丁醇-0.1%甲酸水、乙酸乙酯-正丁醇-0.1%甲酸水及正己烷-正丁醇-0.1%甲酸水溶剂体系中的分配系数 K_D，人参皂苷 Rb_1、Rc 和 Rb_2 在不同溶剂体系中的分配系数 K_D 见表 4-22。

表 4-22　人参皂苷 Rb_1、Rc 和 Rb_2 在不同溶剂体系中的分配系数 K_D

序号	溶剂体系	溶剂体积比	K_{D,Rb_1}	$K_{D,Rc}$	K_{D,Rb_2}	a_1	a_2
1	异丙醇-正丁醇-0.1%甲酸水	1:2:4	2.18	2.86	2.93	1.31	1.02
2	异丙醇-正丁醇-0.1%甲酸水	1:2:5	2.28	3.44	2.86	1.25	1.20
3	乙酸乙酯-正丁醇-0.1%甲酸水	2:1:4	0.25	0.45	0.44	1.76	1.02
4	乙酸乙酯-正丁醇-0.1%甲酸水	2:2:4	1.13	1.62	1.73	1.43	1.06
5	乙酸乙酯-正丁醇-0.1%甲酸水	1:2:4	2.95	4.34	4.49	1.47	1.03
6	乙酸乙酯-正丁醇-0.1%甲酸水	3:1:5	0.09	0.16	0.08	1.13	2.00
7	正己烷-正丁醇-0.1%甲酸水	1:2:3	0.11	0.32	0.23	2.09	1.39
8	正己烷-正丁醇-0.1%甲酸水	1:3:3	0.41	0.87	0.65	1.59	1.34
9	正己烷-正丁醇-0.1%甲酸水	1:3:4	0.26	0.61	0.40	1.54	1.53
10	正己烷-正丁醇-0.1%甲酸水	0.7:3:4	0.67	1.23	1.02	1.52	1.21

注：a 是相邻分配系数间两物质的分配系数比，$K_D=A_{upper}/A_{lower}$。

由表 4-22 可以看出，在异丙醇-正丁醇-0.1%甲酸水溶剂体系中人参皂苷主要溶解于上相，因此不适合作为分离的溶剂体系。需要继续降低溶剂体系的极性，在乙酸乙酯-正丁醇-0.1%甲酸水这一溶剂体系中，增加体系中的正丁醇或者减少体系中乙酸乙酯的比例都会导致人参皂苷在上相中的溶解度增大，进而增大了 K_D 值。相反的，增加 0.1%甲酸水的比例增加了人参皂苷在下相中的溶解度进而导致 K_D 值的减少。同样的，人参皂苷在正己烷-正丁醇-0.1%甲酸水溶剂体系中也有相似的趋势。通过对 K_D 值的比较，第 4 号及第 10 号溶剂体系比较适合人参皂苷的分离，但第 4 号溶剂体系的 a 较小（$a_2<1.2$）。因此第 10 号溶剂体系最终被选为分离所用溶剂体系。

B. 固定相保留率的研究。

对一个给定的溶剂体系和高速逆流色谱仪器，固定相保留率与仪器的转速 N 及流动相流速 F_m 有关。Du 等[126]在研究高速逆流色谱固定相保留率时，发现固定相保留率 S_f 与流动相流速 F_m 有着以下的关系：

$$S_f = A - B\sqrt{F_m} \tag{4-19}$$

该方程[式（4-19）]被称为 Du 氏方程，A 和 B 分别为方程的参数。随后 Sutherland[127]又表明流动相的线性流速的平方与其体积流速之间具有线性关系。在此基础上，Wood 等[128]认为螺旋管内的压降是恒定的，并假设流体流动过程中是层流状态，对 Du 的方程进一步的延伸，得到：

$$S_f = 100 - \frac{800}{d_c^2}\sqrt{\frac{2\mu_m L}{\pi \Delta p}}\sqrt{F_m} \qquad (4\text{-}20)$$

式中，d_c 为管柱的直径；Δp 为整个管路的压降；μ_m 为流动相的动态黏度；L 为柱长；F_m 为流动相流速。

Sutherland 等[129]以正庚烷-乙酸乙酯-甲醇-水不同比例的溶剂体系对此继续深入研究，得到式（4-19）中参数 B 为

$$B = \frac{1}{A_c \omega}\sqrt{\frac{\mu_m}{S_u(\rho_L - \rho_U)R}} \qquad (4\text{-}21)$$

式中，ρ_L 及 ρ_U 分别为下相及上相的密度；ω 为转动角速度。

通过上述公式可以得到在给定溶剂体系及高速逆流色谱仪器的情况下，固定相保留率 S_f 与转速 N 及流动相流速 F_m 有以下的关系：

$$S_f = A - \frac{C}{N}\sqrt{F_m} \qquad (4\text{-}22)$$

本节在分析型高速逆流色谱仪中考察不同转速 N 及流动相流速 F_m 对固定相保留率 S_f 的影响。采用 UD3.0 均匀设计软件对实验进行设计，采用 $U_5(5^2)$ 均匀实验设计表，均匀设计实验结果见表 4-23。

表 4-23 均匀设计实验结果

试验号	流速 F_m/(ml/min)	转速 N/(r/min)	保留率 S_f/%
1	0.5	1100	0.682
2	1.5	1250	0.625
3	1.0	950	0.515
4	1.25	800	0.424
5	0.75	1400	0.758

令，$X_1 = F^{1/2}$，$X_2 = 1/N$，则可得均匀设计转化表（表 4-24）所列数据。

表 4-24 均匀设计转化表

试验号	X_1	X_2	S_f
1	0.71	9.09E-04	0.682
2	1.22	8.00E-04	0.625
3	1.00	1.05E-03	0.515
4	1.12	1.25E-03	0.424
5	0.87	7.14E-04	0.758

利用 UD3.0 软件对结果进行分析，采用自选变量法，选择 X_1X_2 为自变量，保留率 S_f 为因变量，得到回归方程如下：

$$Y = 0.9666 - 390.142 X_1 X_2 \qquad (4\text{-}23)$$

即：

$$Y = 0.9666 - 390.142\frac{\sqrt{F}}{N} \qquad (4\text{-}24)$$

式（4-24）较好吻合了保留率的理论模型，相关系数 $R=0.9817$。为保留率的快速预测提供了方法。

由式（4-24）可知，固定相保留率是随着仪器的转速的增加而增加，因此为了最大限度提高固定相保留率，仪器转速设定为仪器的最高转速 1400r/min。同时固定相的保留率随着流速的增加而减少，低流速有利于固定相保留，但操作时间较长。综合考虑流动相流速采用 1.5ml/min。此条件下，通过式（4-24）计算得到固定相保留率 S_f 为 62.5%，而实测值 63.6%，两者基本吻合。

C. HSCCC 分离条件优化。

在选定流速及转速的基础上，对样品的进样量进行考察，实验以 0.8ml 定量进样环进样，样品浓度分别为 10mg/ml、20mg/ml 以及 30mg/ml。不同进样浓度的 HSCCC 色谱图见图 4-36。

由图 4-36 可以看出，随着进样浓度的增加，色谱峰提前，分离度降低。这主要是由于样品溶液会导致一定的固定相带出现象，浓度越大，带出越严重，固定相保留率越低。严重的固定相带出会影响到分离的效果。同时由于固定相保留率的降低

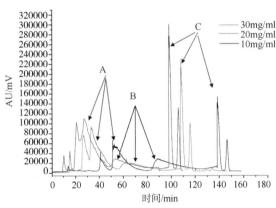

图 4-36　不同进样浓度的 HSCCC 色谱图
A. 人参皂苷 Rb_1；B. 人参皂苷 Rc；C. 人参皂苷 Rb_2

导致了出峰时间向前移动。综上所述，样品溶液的浓度定为 20mg/ml。

另外，由于高速逆流色谱的理论塔板数较低，峰展宽较为严重，分离操作时间较长，为了节省操作时间，在人参皂苷 Rb_2 全部被洗脱出来后，切换固定相为流动相，启动推挤模式洗脱，将人参皂苷 Rc 洗脱出来。

D. 人参皂苷 Rb_1、Rc 和 Rb_2 放大制备。

以上分离参数均在分析型 Midi-HSCCC 上取得，要对目标成分进行规模制备，需要在将分离条件放大至制备型 Midi-HSCCC 上，高速逆流色谱的一个优点就是易于工业放大生产，可以通过线性放大将操作参数放大至制备型 Midi-HSCCC 上[109, 130~132]。制备型高速逆流色谱仪柱体积是分析型柱体积的 27 倍左右。因此线性放大的结果为：流动相流速为 40ml/min，进样体积为 20ml，进样量为 400mg，仪器转速及进样浓度保持不变。固定相保留率为 76.4%，高于分析型高速逆流色谱仪（63.6%）。这主要是由于同样的线性速度下，管柱直径越大其保留率也就越高[117]。人参皂苷 Rb_1、Rc 和 Rb_2 制备 HSCCC 色谱图见图 4-37。

按图 4-37 收集 A、B 及 C 三个主要的馏分，减压浓缩回收溶剂后，干燥得到三份固体粉末，称重，质量分别为 137.0mg、85.1mg 及 58.8mg。对产品进行 HPLC 分

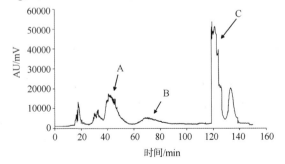

图 4-37　人参皂苷 Rb_1、Rc 和 Rb_2 制备 HSCCC 色谱图
A. 人参皂苷 Rb_1；B. 人参皂苷 Rc；C. 人参皂苷 Rb_2

析，利用峰面积归一化计算产物的纯度，并与对照品进行比对，人参皂苷分离产品及对照品色谱图见图 4-38。进一步对产品进行离子阱串联质谱分析，人参皂苷 Rb_1、Rb_2 及 Rc 的多级质谱图如图 4-39 所示。其中 A 为人参皂苷 Rb_1，其分子离子峰为 1107.8[M–H]$^-$，二级质谱图中碎片为 945.7[M–Glc–H]$^-$，三级质谱质谱图中碎片为 783.4[M–Glc–Rha–H]$^-$；B 为人参皂苷 Rb_2，其分子离子峰为 1077.9[M–H]$^-$，二级质谱图中碎片为 945.7[M–Glc–H]$^-$，三级质谱图中碎片为 783.4[M–Glc–Rha–H]$^-$。C 为人参皂苷 Rc，其分子离子峰为 1077.9[M–H]$^-$，二级质谱图中碎片为 945.6[M–Glc–H]$^-$，三级质谱图中碎片为 783.5[M–Glc–Rha–H]$^-$；以上结果符合人参皂苷人参皂苷 Rb_1、Rc 和 Rb_2 的裂解规律[133, 134]。

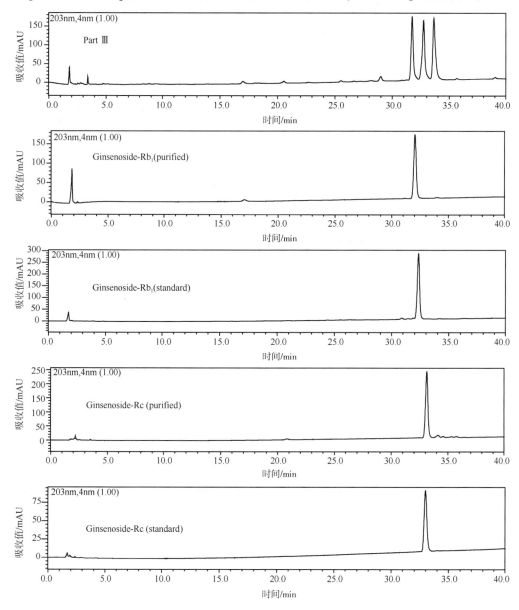

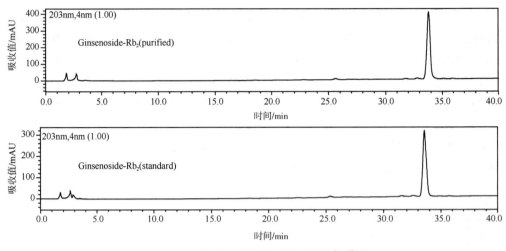

图 4-38 人参皂苷分离产品及对照品色谱图

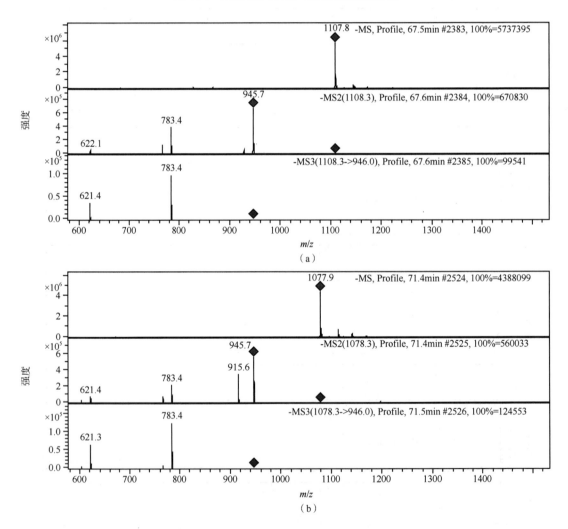

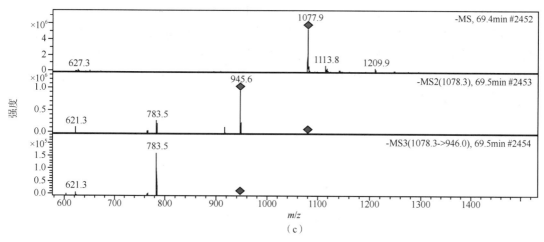

图 4-39　制备所得人参皂苷 Rb_1（a）、Rb_2（b）及 Rc（c）多级质谱图

则经过一次制备共得到人参皂苷 Rb_1、Rc 和 Rb_2 137.0mg、58.8mg 和 85.1mg，纯度分别为 94.4%、91.6% 和 92.2%，回收率分别为 65.6%、40.1% 和 46.6%。

（3）EECCC 在人参皂苷 Rg_1、Rf 和 Rd 分离制备中的应用研究。

人参皂苷 Rb_1、Rb_2 和 Rc 的分离过程中，在人参皂苷 Rb_2 洗脱完全后，启动了挤出模式洗脱，将人参皂苷 Rc 推挤出来。整个分离时间约为 140min，如按传统洗脱模式将人参皂苷 Rc 洗脱完全所需时间约为 190min。可见 EECCC 操作可显著减少操作时间，同时由于采用原固定相为流动相，充分利用所配置好的两相溶剂体系，减少了溶剂消耗。上述研究只是对 EECCC 的简单应用，并未对影响 EECCC 分离的条件具体探讨，本节即是对初步分段分离所得化学物质群 Part I 利用 EECCC 进行分离制备，并对影响 EECCC 结果的操作参数进行了系统的探讨。

A. EECCC 溶剂体系的选择。

一般来说，对于目标分离物为一个或两个物质的简单样品体系来说，通过调节溶剂体系的种类及各溶剂的比例，总是可以得到一个合适的 K_D 值，使得 K_D 的范围在 0.5~2，同时保证固定相的保留率 S_f 不低于 50%。对于目标分离物为两个以上的复杂样品体系来说，为了使目标分离物有较好的分离度，一些物质的 K_D 值必然超过理想范围。在筛选分离人参皂苷 Rg_1、Rf 及 Rd 的溶剂体系时，很难找到一个合适的溶剂体系，让其分配系数 K_D 值都处于理想范围内。而 EECCC 分离充分利用了 HSCCC 两相都是液相的特性，拓展了 HSCCC 的分离能力，使得分离分配系数 K_D 从零到无穷大的物质成为可能，这将大大减少溶剂筛选的时间，从而让我们可以将更多的精力放在分离过程中。同时 EECCC 大大地缩短了分离时间，节省了溶剂，在溶剂筛选过程中，我们发现乙酸乙酯-正丁醇-0.1%甲酸-水（2:1:3，体积分数）系统下人参皂苷 Rg_1、Rf 和 Rd 的分配系数 K_D 值分别为 1.11、5.18 和 1.91，较为适合 EECCC 的分离，因此选择该溶剂体系对人参皂苷 Rg_1、Rf 和 Rd 进行研究。

B. 操作参数对 EECCC 分离的影响。

在 EECCC 分离中，先以传统模式（Classical Mode）洗脱一定的体积（V_{CM}）后，然后切换原固定相（上相）为流动相进行推挤模式（Extrusion Mode）洗脱。理论研究表明，推挤阶段化合物的分离度只与物质的分配系数 K_D 及切换体积 V_{CM} 的平方根有关[135, 136]。因此我们考察了 60ml、90ml 和 120ml 三个不同切换体积 V_{CM} 对 EECCC 分离的影响。不同切换体积 V_{CM} 对 EECCC 分离的影响见图 4-40。

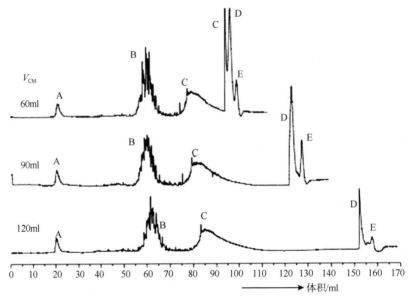

图 4-40 不同切换体积 V_{CM} 对 EECCC 分离的影响
A. 溶剂；B. Rg$_1$；C. Rd；D. Rf；E. 色素

由图 4-40 可以看出，当 V_{CM}=60ml 时，物质 C 同时经历了两种分离模式，峰被分割成两个，并与物质 D 无法很好地分离。随着切换体积 V_{CM} 的增大，各峰间分离度较高。但 V_{CM} 越大分离所用试剂及时间也就越长，综合考虑选择 V_{CM} 为 90ml。

传统 HSCCC 的分离中，操作流速 F 及仪器转速 N 是两个非常重要的参数，EECCC 中也不例外。因此我们考察了操作流速 F 及仪器转速 N 对 EECCC 分离的影响，并计算不同操作参数下固定相保留率，结果见表 4-25。不同操作流速对 EECCC 分离的影响见图 4-41，不同仪器转速对 EECCC 分离的影响见图 4-42。

表 4-25 不同操作参数下固定相保留率值

操作流速 F/(ml/min)	仪器转速 N/(r/min)	固定相保留率 S_f/%
1.0	1250	60.6
1.5	1250	48.5
2.0	1250	39.4
1.5	1100	42.4
1.5	1250	48.5
1.5	1400	59.1

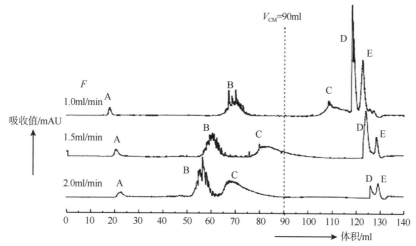

图 4-41　不同操作流速对 EECCC 分离的影响
A. 溶剂；B. Rg_1；C. Rd；D. Rf；E. 色素

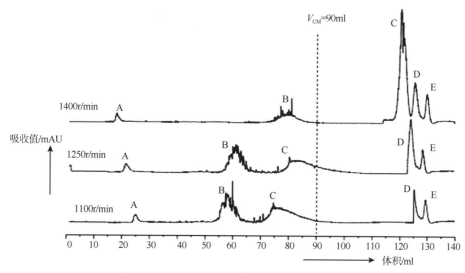

图 4-42　不同仪器转速对 EECCC 分离的影响
A. 溶剂；B. Rg_1；C. Rd；D. Rf；E. 色素

从表 4-25 可以看出，随着操作流速的增加或仪器转速的降低，固定相保留率降低。一般来说，固定相高保留有利于 HSCCC 的分离，但在 EECCC 中，结果并不一定如此，需要对结果进行综合评价。在图 4-41 和图 4-42 中，随着固定相保留率的增加，Classical 模式洗脱的物质 B 与物质 C 的分离度增大，而对于 Extrusion 模式下洗脱的物质 D 和物质 E 并无影响。但当固定相保留率为 60% 左右时，物质 C 的保留体积增大，并在 Extrusion 模式下干扰了物质 D 的分离。因此本节选择操作流速为 1.5ml/min，仪器转速为 1250r/min 为最终的操作参数。

C. 进样量对 EECCC 的影响。

在前述研究基础上，通过考察不同样品浓度和进样体积对 EECCC 分离的影响，来研究进样量对 EECCC 的影响。以流动相为溶剂，配置浓度分别 15mg/ml、10mg/ml、5mg/ml 及

2.5mg/ml 的样品溶液,以 1ml 定量进样环进样,不同进样浓度对 EECCC 分离的影响见图 4-43。

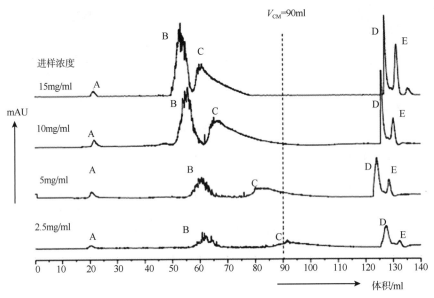

图 4-43　不同进样浓度对 EECCC 分离的影响

由图 4-43 可以看出,随着进样浓度增加,峰高增大,峰宽没什么变化。高浓度的样品增大了固定相流失程度,导致了固定相在运行过程保留减少,使得 Elution 阶段出峰时间提前,两峰间的分离度下降,而对于在 Extrusion 阶段的峰间分离没什么影响。当样品浓度为 15mg/ml 的时候,峰 B 与峰 C 没有达到基线分离。因此样品最优浓度为 10mg/ml。

配置浓度为 10mg/ml 的样品溶液,不同进样体积对 EECCC 分离的影响见图 4-44。

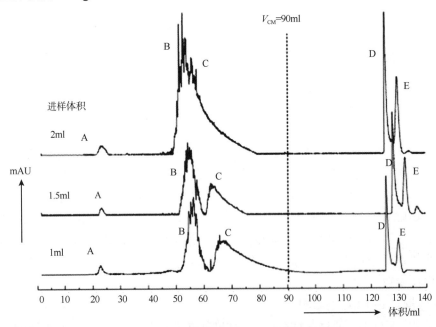

图 4-44　不同进样体积对 EECCC 分离的影响

由图 4-44 可以看出，随着进样体积 V 的增加，峰高增大，峰宽没什么变化。加大进样体积增大了固定相流失程度，导致了固定相在运行过程保留减少，使得 Elution 阶段出峰时间提前，两峰间的分离度下降，在 2ml 的进样体积下，峰 B 与峰 C 相交于一起，两峰无法正常分开。进样体积的变化同样对于在 Extrusion 阶段的峰间分离没什么影响。

综上所述，人参皂苷 Rg_1、Rf 及 Rd 的 EECCC 分离条件为流动相流速为 1.5ml/ml，仪器转速 N 为 1250r/min，样品进样浓度为 10mg/ml，进样体积为 1.5ml。

D. 人参皂苷 Rg_1、Rf 和 Rd 放大制备。

制备型管柱的体积约是分析型管柱体积的 27 倍。因此在制备分离过程中，按照相同比例将流速由 1.5ml/min 放大到 40ml/min，进样体积由 1.5ml 放大到 30ml，切换体积由 90ml 放大至 2400ml，其他条件保持不变。样品的制备 EECCC 色谱图见图 4-45。

按照 EECCC 色谱图，将 B、C、D 三个样品收集，减压浓缩干燥得到三个固体粉末样品，质量分别为 72.8mg、53.2mg 和 20.4mg。

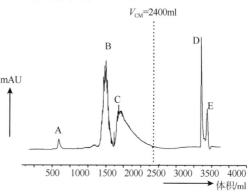

图 4-45 样品的制备 EECCC 色谱图

对分离所得样品 B、C 及 D 用 HPLC 分析，并以对照品对比，人参皂苷分离产品及对照品色谱图见图 4-46。进一步对产品进行离子阱串联质谱分析，人参皂苷 Rg_1、Rd 及 Rf 多级质谱图见图 4-47。其中，B 为人参皂苷 Rg_1，其碎片离子的质荷比为：m/z 845.6[M+COOH]$^-$；799.4[M-H]$^-$；637.4[M-H-glc]$^-$；HPLC 峰面积归一计算其纯度为 96.2%。C 为人参皂苷 Rd，其碎片离子的质荷比为：945.6[M-H]$^-$；783.5[M-H-glc]$^-$；621.3[M-H-2Glc]$^-$，HPLC 峰面积归一化计算其纯度为 95.1%。D 为人参皂苷 Rf，其碎片离子的质荷比为：m/z 835.6[M+Cl]$^-$；799.5[M-H]$^-$；637.3[M-H-glc]$^-$，HPLC 峰面积归一化计算其纯度为 94.3%，符合人参皂苷 Rg_1、Rf 及 Rd 的裂解规律[133,134]。

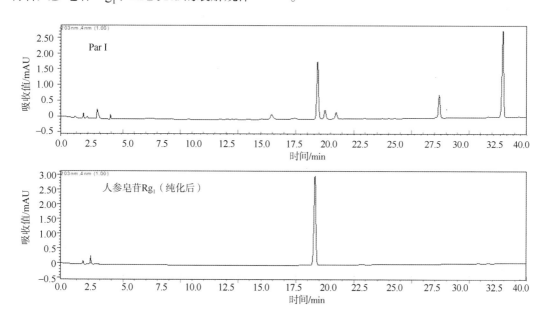

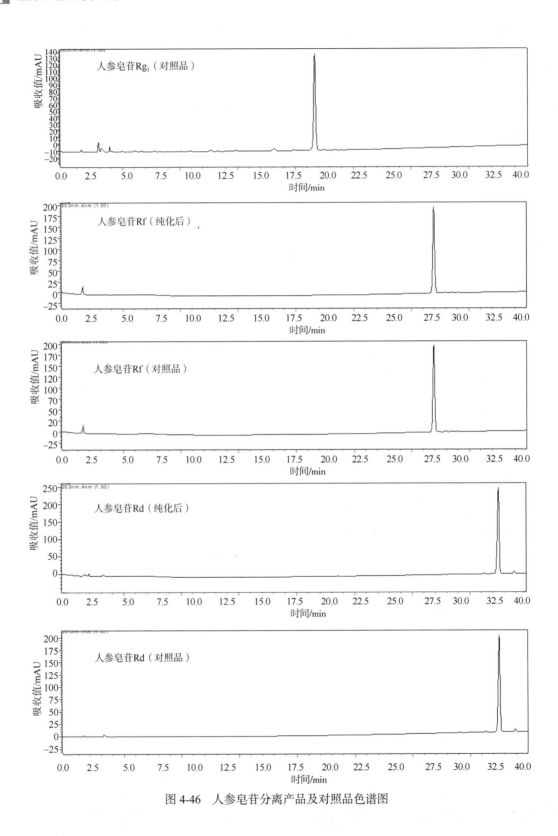

图 4-46 人参皂苷分离产品及对照品色谱图

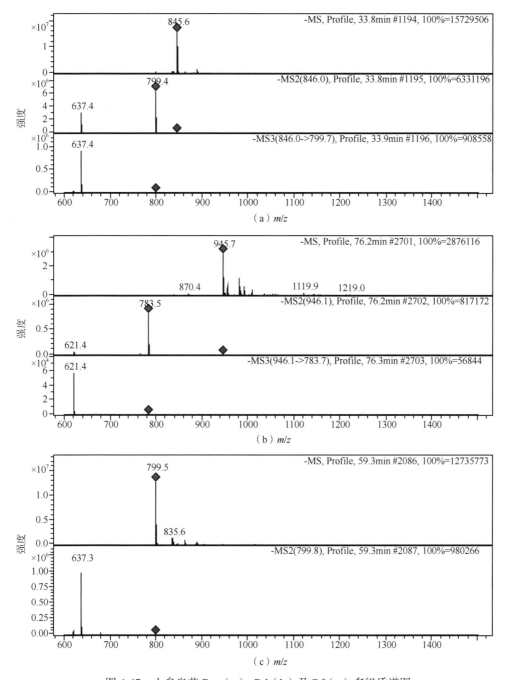

图 4-47 人参皂苷 Rg₁(a)、Rd(b) 及 Rf(c) 多级质谱图

经过一次制备共得到人参皂苷 Rg₁、Rf 和 Rd 分别为 72.8mg、20.4mg 和 53.2mg，纯度分别为 96.2%、94.3% 和 95.1%，回收率分别为 49.7%、42.3% 和 54.6%。

(4) 制备过程的评价。

为了提高高速逆流色谱的分离能力，利用两步分离法对人参皂苷有效成分进行了高效制备，两步法高速逆流色谱法制备结果见表 4-26。

表 4-26　两步法高速逆流色谱法制备结果

评价参数	Rg$_1$	Re	Rf	Rb$_1$	Rc	Rb$_2$	Rd
质量/mg	72.8	76.1	20.4	137.0	58.8	85.1	53.2
纯度/%	96.2	97.5	94.3	94.4	91.6	92.2	95.1
回收率/%	49.7	68.7	42.3	65.6	40.1	46.6	54.6

利用 4.1.3 节中所建立的分离工程评价参数对文献中的方法和本节方法进行比较，人参皂苷不同制备方法结果比较见表 4-27。

表 4-27　人参皂苷不同制备方法结果比较

评价参数	本节方法	文献方法 1[101]	文献方法 2[99]	文献方法 3[147]
$M_{product}$/mg	503.4	95.5	49	21.9
t/h	7.17	6.67	2.33	7.50
E	4.03×10^4	1.23×10^4	3.96×10^5	3.70×10^5
MI	2.78×10^4	5.60×10^3	1.72×10^5	6.85×10^5
SME	3.60×10^{-4}	1.78×10^{-4}	5.80×10^{-6}	1.46×10^{-6}
P_e/(mg/h)	70.24	14.33	21.00	2.92
G/(mg/h)	1.74×10^{-3}	1.17×10^{-3}	5.31×10^{-5}	7.90×10^{-6}

上述方法中，文献[147]中的方法为制备液相色谱方法，其他方法为高速逆流色谱方法。由表 4-27 可以看出高速逆流色谱在人参皂苷的制备过程中，无论过程效率还是过程绿色度都远远高于传统的制备液相色谱。本节所建立的两步高速逆流色谱方法制备人参皂苷的过程效率及绿色度分别是传统的制备液相色谱的 24 倍和 174 倍。在不同的高速逆流色谱质制备方法中，本节所建立的制备方法过程效率分别是其他两种方法的 4.9 倍和 3.34 倍，过程绿色度则是其他两种方法的 1.49 倍和 34.8 倍。

2. 齐墩果酸型人参皂苷 Ro 的分离制备

人参皂苷 Ro 是人参中所含有的唯一的齐墩果酸型人参皂苷，由于三七中不含有人参皂苷 Ro，因此人参皂苷 Ro 可用来鉴别三七与其他人参属植物（人参，西洋参）。一般认为人参皂苷 Ro 并不是人参主要的药效成分，对人参药效成分的研究主要集中于达玛烷型人参皂苷，对齐墩果酸型人参皂苷 Ro 的研究却相对较少。然而药理研究表明齐墩果酸型人参皂苷 Ro 具有提高免疫能力[46]，同时具有抗炎[137]、抗血小板聚集[138]和抗补体等作用[119]。因此本节主要针对人参皂苷 Ro 进行制备研究，为其进一步的药理药效研究提供物质基础。

虽然高速逆流色谱在天然产物分离制备中有着非常广泛的应用，然而由于其较低的理论塔板数，其分离能力往往不如传统的液相色谱[139]。由于人参皂苷化学成分众多，直接对其利用高速逆流色谱分离，很难达到高效分离的目的。在对达玛烷型人参皂苷的分离过程中，我们通过两步高速逆流色谱方法联用，成功地制备了 7 种人参皂苷。因此对复杂体系中的化学成分的高速逆流色谱制备过程中，多步联用是提高高速逆流色谱分离能力的一个有效途径。

人参皂苷 Ro 为酸性皂苷，其极性要高于中性的达玛烷型人参皂苷。根据其化学性质的不同考虑到传统液相色谱和高速逆流色谱间的优势互补，则可以通过两种方法联用从人参皂苷中分离制备人参皂苷 Ro。中压制备色谱相对于高压制备色谱技术来说，虽然分离能力相对较差，但对仪器要求不高，样品处理量大，比较适合样品的初步分离富集。因此本节首先利用中压制备色谱对人参皂苷 Ro 进行富集，除去大部分的达玛烷型人参皂苷，接着利用高速逆流色谱对其进行精细分离制备。

1）材料与仪器

人参总皂苷（实验室自制）；乙腈（色谱纯），甲酸（分析纯），乙酸（分析纯），正己烷（分析纯），甲醇（分析纯），正丁醇（分析纯），乙酸乙酯（分析纯），二氯甲烷（分析纯），异丙醇（分析纯）均购于北京现代东方精细化学品有限公司。柱层析硅胶（青岛海洋化工有限公司）。中压制备系统（BÜCHI，瑞士）配 B-688 泵、B-687 梯度发生器、B-686 馏分收集器、20ml 定量进样环以及中压制备柱。

2）实验方法

（1）样品制备方法。

按照 4.2.3 节所建立的方法对人参总皂苷进行分离制备，得到人参总皂苷样品，作为分离所用样品。

（2）HPLC 及离子阱串联质谱分析方法。

色谱柱为 Alltima-C_{18} 柱（4.6mm×250mm，5μm）；以乙腈为流动相 A，4mmol/L 乙酸铵水溶液为流动相 B。流速为 1.0ml/min，检测波长为 203nm。进样量为 20μl，柱温为室温，梯度洗脱见表 4-28。

表 4-28 梯度洗脱表

时间/min	流动相 A/%	流动相 B/%
0	80	20
10	76	24
25	63	37
35	53.5	46.5

后运行时间设置为 5min。

离子阱质谱分析采用负离子模式扫描，检测参数设置如下：电离电压 3500V，干燥气流速 9L/min，喷雾气压 35.0psi，干燥气温 350℃，质量扫描范围：100～2200m/z。

（3）分配系数的测定。

方法同 4.3.3 节中分配系数的测定。

（4）两相溶剂体系及样品溶液的制备。

方法同 4.3.3 节中两相溶剂体系及样品溶液的制备。

（5）固定相保留率的测定。

方法同 4.3.3 节中固定相保留率的测定。

(6)正向中压色谱富集人参皂苷 Ro。

将一定量的层析柱硅胶在 105℃下活化 2h，放冷至室温，采用干法装柱，密封后以氮气加压装实。以二氯甲烷平衡柱体，至柱中均匀且无气泡。人参皂苷样品溶解于初始洗脱液中，通过六通进样阀进样。以二氯甲烷为 A 相，甲醇为 B 相，对中压柱进行梯度洗脱。洗脱液每 3min 收集一个馏分，并分析其中的成分。

(7)HSCCC 分离。

方法同 4.3.3 节中 HSCCC 分离。

3)结果与讨论

(1)中压正向色谱富集人参皂苷 Ro。

在中压制备色谱的研究过程中，先利用一根小体积柱（100mm×26mm I.D.）对其洗脱条件进行摸索。采用不同比例的二氯甲烷-甲醇溶液（7∶3，6∶4，5∶5，4∶6 以及 3∶7，V/V）等体积洗脱柱子，每份溶剂洗脱 100ml 体积，每 50ml 收集一个馏分，共收集 10 个馏分。对每个馏分进行分析，结果表明达玛烷型人参皂苷主要集中在二氯甲烷-甲醇（6∶4）及（5∶5）体积比洗脱液中，而人参皂苷 Ro 则主要集中于二氯甲烷-甲醇（4∶6）及（3∶7）体积比的洗脱液中。

在放大富集的过程中，2.0g 人参皂苷溶解于二氯甲烷-甲醇（60∶40，V/V）溶液中，通过 20ml 六通阀进入中压制备柱（460mm×36mm，I.D.）中。采用了梯度洗脱的方式对人参皂苷 Ro 进行富集。人参皂苷 Ro 梯度洗脱见表 4-29。

表 4-29 人参皂苷 Ro 梯度洗脱表

时间/min	二氯甲烷/%	流速/(ml/min)
0	60	20
40	60	20
50	50	20
90	50	20
100	40	20
180	40	20

对收集所得馏分用 HPLC 进行分析，将所有含人参皂苷 Ro 的馏分合并、收集并于 60℃下减压蒸干，得到淡黄色粉末状样品，称重为 163mg。原始样品及经过富集的人参皂苷 Ro 色谱图，通过 HPLC 面积归一化计算得到其纯度约为 70.2%。正向中压色谱可以将达玛烷型人参皂苷同人参皂苷 Ro 分离开来，但与人参皂苷 Ro 极性相似的色素类杂质通过正向硅胶色谱并不能分开。因此我们对富集后的人参皂苷 Ro 利用高速逆流色谱进一步纯化，精细制备。

(2)溶剂体系的筛选。

溶剂体系的筛选以中极性溶剂体系二氯甲烷-甲醇-0.1%甲酸（2∶1∶1，体积分数）开始，结果发现绝大部分的人参皂苷 Ro 都分配在上相水相中。根据 Ito 博士所建立的溶剂选择策略[110]，需要增加体系的极性，使得人参皂苷 Ro 更好的分配。因此对不同溶剂体积比的二氯甲烷-正丁醇-0.1%甲酸水、乙酸乙酯-异丙醇-0.1%甲酸水以及乙酸乙酯-甲醇

-0.1%甲酸水的溶剂体系进行考察。

人参皂苷样品在二氯甲烷-正丁醇-0.1%甲酸水溶剂体系中产生了强烈的乳化现象,说明该体系不适合高速逆流色谱的分离。人参皂苷 Ro 在其他两种溶剂体系中的分配系数 K_D 值见表 4-30。

表 4-30 人参皂苷 Ro 在不同溶剂体系中的分配系数 K_D 值

序号	Solvent system	Volume ratio	K_D
1	乙酸乙酯-甲醇-0.1%甲酸水	2:1:2	0.82
2	乙酸乙酯-甲醇-0.1%甲酸水	2:1:3	0.62
3	乙酸乙酯-异丙醇-0.1%甲酸水	2:1:4	1.70
4	乙酸乙酯-异丙醇-0.1%甲酸水	3:1:4	1.55
5	乙酸乙酯-异丙醇-0.1%甲酸水	3:1:5	1.21
6	乙酸乙酯-异丙醇-0.1%甲酸水	3:2:4	1.68

注:$K_D = A_{upper}/A_{lower}$。

由表 4-30 数据可以看出人参皂苷 Ro 在所有溶剂体系中的分配系数 K_D 值均符合 0.5~2 之间的要求。但对于乙酸乙酯-甲醇-0.1%甲酸水这一溶剂体系来说,其固定相保留率很低,不足 10%,因此也不适合高速逆流色谱分离所用。

在乙酸乙酯-异丙醇-0.1%甲酸水溶剂体系中,上相溶剂主要是有乙酸乙酯和异丙醇组成,而下相溶剂主要为水相。由于人参皂苷 Ro 易溶于水、异丙醇但不溶于乙酸乙酯,因此增加下相 0.1%甲酸水的比例,可以增加了人参皂苷 Ro 在下相的溶解能力,人参皂苷 Ro 向下相分配转移,导致 K_D 值变小(见 4 号及 5 号溶剂体系)。同样增加异丙醇的比例增加了人参皂苷在上相的溶解能力,人参皂苷 Ro 向上相转移,导致 K_D 值变大(见 4 号及 6 号溶剂体系)。而增加乙酸乙酯的比例反而降低了人参皂苷 Ro 在上相的溶解能力,人参皂苷 Ro 向下相转移,导致 K_D 值变小(见 3 号和 4 号溶剂体系)。由于人参皂苷 Ro 在 5 号溶剂体系中的 K_D 值为 1.21,是高速逆流色谱分离比较理想的溶剂体系。因此最终选择 5 号溶剂体系为高速逆流色谱分离所用。

(3)HSCCC 分离条件优化。

前述研究表明对于给定的仪器和流动相体系,高速逆流色谱固定相保留率只与仪器的转速及流速有关。高转速有利于固定相更稳定地存在于柱中,同时可以减轻样品溶液所产生的固定相流失现象。因此实验中设置仪器转速为仪器的最高转速 1400r/min。同时分别考察了仪器转速为 1400r/min 流速为 0.5ml/min、0.75ml/min、1.0ml/min、1.25ml/min 以及 1.5ml/min 下的固定相保留率,固定相保留率 S_f 与流动相流速 F 间的关系见图 4-48。

由图 4-48 可以看出流速从 0.5ml/min

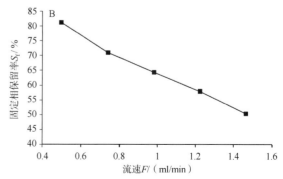

图 4-48 固定相保留率 S_f 与流动相流速 F 间的关系

升至 1.5ml/min，固定相保留率从 81.2%降低至 50.4%。低操作流速可以得到高的固定相保留率，但却需要更长的操作时间。综合考虑之后，选定流速为 1.0ml/min 为分离操作流速，此时固定相保留率为 64.4%。

在此基础上，配置浓度为 2.5mg/ml、5mg/ml 及 10mg/ml 的样品溶液，分别通过 1ml 定量进样环进入高速逆流色谱柱中进行分离。当进样浓度达到 10mg/ml 的时候，产生了强烈的乳化现象，固定相大量被带出，分离无法进行。因此样品浓度选择为 5mg/ml，样品的分析型 HSCCC 色谱图见图 4-49。

（4）人参皂苷 Ro 的放大制备。

将人参皂苷 Ro 的制备线性放大至制备型高速逆流色谱仪上。配制浓度为 5mg/ml 的样品溶液，以 20ml 定量进样环进样。流动相流速为 30ml/min，固定相保留率为 67.4%，仪器转速保持为 1400r/min 不变。在此条件下，样品的制备 HSCCC 色谱图如图 4-50 所示。

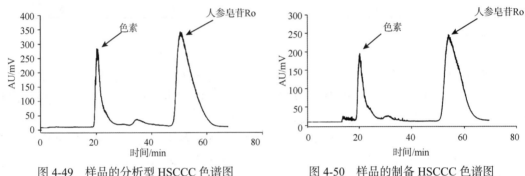

图 4-49　样品的分析型 HSCCC 色谱图　　　图 4-50　样品的制备 HSCCC 色谱图

如图 4-50 所示色谱图，收集馏分，将含有人参皂苷 Ro 的馏分合并，减压浓缩干燥得到固体粉末，称重为 63.0mg，并用 HPLC 分析，通过 HPLC 面积归一化计算得到其纯度约为 96.0%。人参皂苷 Ro 原始样品及纯化色谱图见图 4-51。

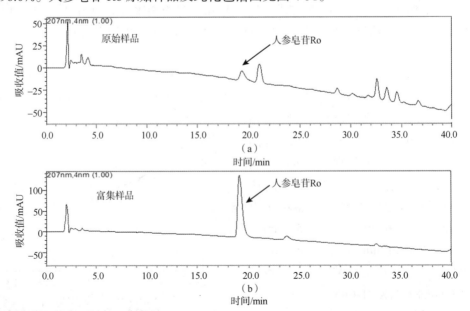

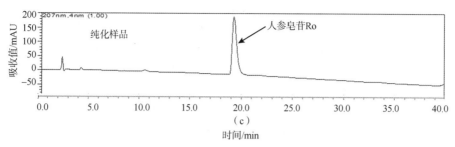

图 4-51　人参皂苷 Ro 原始样品及纯化后色谱图

对纯化后的样品进一步利用离子阱串联质谱分析，制备人参皂苷 Ro 的多级质谱图见图 4-52。

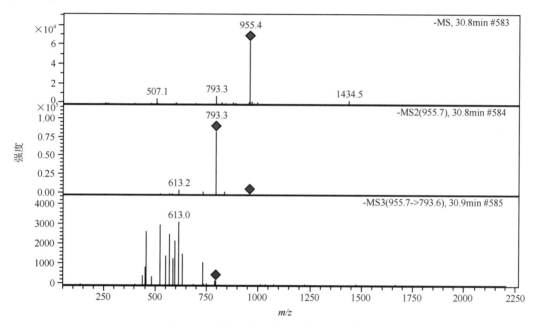

图 4-52　制备人参皂苷 Ro 的多级质谱图

结果显示制备所得产品的质谱碎片为：955.4[M−H]$^-$，793.3[M−H−Glu]$^-$，613.0[M−H−2Glu−H$_2$O]$^-$，符合人参皂苷 Ro 的裂解规律[133]。

经过一次制备共得到人参皂苷 Ro 63.0mg，纯度为 96.0%，回收率为 79.2%。

（5）分离过程的绿色化评价。

利用第 4.3 节中所建立的分离工程评价参数对人参皂苷 Ro 分离过程的评价结果见表 4-31。

表 4-31　人参皂苷 Ro 分离过程的评价

分离过程	$M_{product}$/mg	t/h	E	MI	SME	P_e/(mg/h)	G/(mg/h)
NP-MPLC	163.0	3.00	6.64E+04	2.31E+04	4.32E−05	54.33	8.19×10^4
HSCCC	61.0	1.17	1.71E+04	3.24E+04	3.09E−05	52.29	3.06×10^3
总过程	61.0	4.17	1.94E+05	9.42E+04	1.06E−05	14.64	7.53×10^5

在人参皂苷 Ro 在制备过程中，由于实验条件的限制，本节方法以层析硅胶为填料在第一步采用了正向中压液相制备色谱，以二氯甲烷-甲醇为洗脱溶剂，对人参皂苷 Ro 进行富集，由表 4-31 可以看出，正向中压制备色谱富集过程由于使用了二氯甲烷-甲醇有机溶剂作为洗脱溶剂，相对于高速逆流色谱分离过程来说，其过程绿色化程度较低，从而降低了整个过程的绿色化程度。如果在第一步富集中采用反向中压液相制备色谱，以甲醇-水为洗脱溶剂[140]，则可大大提高过程的绿色化程度。

3. 小结

本节对人参皂苷化学物质组中最基本层次——有效化学成分利用高速逆流色谱进行了精细分离制备。鉴于高速逆流色谱分离制备的特点，扬长避短，采用多步联合的分离策略，成功高效制备得到人参中的 8 种主要的人参皂苷化学成分。

首先，建立两步高速逆流色谱分离法对达玛烷型人参皂苷 Rg_1、Re、Rf、Rb_1、Rc、Rb_2 和 Rd 进行制备分离。并在第二步分离中采用了洗脱-推挤逆流色谱（EECCC）这一新型的高速逆流色谱操作模式。

其次，根据人参皂苷 Ro 的极性特征，利用正向中压制备色谱富集人参皂苷 Ro，除去了绝大部分的达玛烷型人参皂苷，进而利用高速逆流色谱法对人参皂苷 Ro 进行分离制备。

最后，以 4.1.3 节所建立的中药分离过程的绿色化评价方法，对分离过程进行了评价。并与文献所报道的方法进行比较，结果表明本节所建立的方法制备效率高，过程绿色度高。

4.3.4 研究实例（二）——丹参有效成分的分离

1. 高速逆流色谱溶剂体系的选择

由于高速逆流色谱的分离过程是通过物质在互不相溶的两相中连续液-液分配实现的，在整个 HSCCC 系统中固定相和流动相的选择，对于分离具有很大的影响，所以溶剂系统的选择工作非常关键。一般是通过目标成分在溶剂体系中的分配系数 K（Partition Coefficient K），进行判断和选择。若样品中目标组分在两相溶剂体系中的分配系数 K 在 $0.5<K<2$ 范围内，则可以在适合的出峰时间内得到较好的分离度，说明该溶剂系统适合目标物质的分离。当 $K\ll0.5$ 时，出峰时间过早，会导致组分分离度的降低；当 $K\gg2$ 时，出峰时间过晚，会使分离时间过长，消耗大量的溶剂[141]，且峰形变宽。同时，还可根据分层时间预测溶剂体系中固定相的保留率。

HSCCC 实验中采用的溶剂系统，可根据疏水性强弱、溶剂极性及相分布图的特征保留状态等差异，分为以下三类[142]。

1）疏水性系统

适用于分离弱极性的黄酮、萜类、香豆素等物质。系统包括乙酸乙酯-水、己烷-水和氯仿-水等，具有上相向螺旋管首端、下相向管柱尾端移动的趋势。适合采用上相尾到首的反向洗脱方式或下相首到尾的正向洗脱方式，均可以得到较高的固定相保留率。

2）亲水性系统

适用于极性很强的生物碱类等化合物的分离。系统包括异丁醇-水、正丁醇-乙酸-水等，具有下相向首端、上相向尾端的移动趋势。适于采用上相首到尾的洗脱方式或下相尾到首的洗脱方式，可以得到较高的固定相保留率。

3）中等疏水性溶剂系统

适用于分离多酚类、蒽醌类，以及一些极性较大的木脂素和萜类物质。系统如乙酸乙酯-乙酸-水、己烷-甲醇等。这类溶剂系统通常在溶剂系统中加入不同体积比的乙酸乙酯、甲醇、乙酸等来调节两相溶剂的极性、界面张力，其中一些类似于疏水性溶剂系统，一些类似于亲水性溶剂系统。

经过集成化扩张床提取分离后的产物中，丹酚酸 B 含量为 44.0%。丹酚酸类物质属于极性化合物，根据丹酚酸的特性，并在文献报道的基础上选用中等疏水性溶剂系统。

丹酚酸类物质在溶液中容易电离，因而往往具有质子化（—COOH）与非质子化（—COO⁻）两种分子形式，而每一种都有不同的 K 值。当部分电离时，就会造成峰的展宽。因此，通过在溶剂系统中加入有机酸，以抑制分析物的电离；并且由于质子化作用，增强了分子的疏水性，使得多元酚类物质更多地分配进入有机相[143]。并且通过调整加入的乙酸体积，来调节溶剂系统的极性和密度差等性质，以使各样品组分在上下相中均匀分配，利于分离纯化丹酚酸类物质。

在已有研究的基础上[144,145]，首先考察了丹参粗提物中几种丹酚酸在正己烷-乙酸乙酯-甲醇-乙酸-水溶剂系统中的分配系数，结果见表 4-32。

表 4-32　丹酚酸在正己烷-乙酸乙酯-甲醇-乙酸-水溶剂系统中的分配系数

序号	溶剂系统	体积比例/（体积分数）	分层时间/s	K			
				t=23min	丹酚酸 B	原儿茶醛	迷迭香酸
1		1∶6∶1.5∶1.5∶4	65	0.46	0.52	1.03	1.19
2		1∶6∶1.5∶1.5∶6	58	0.51	0.97	1.67	1.72
3	正己烷-乙酸	1∶6∶1.5∶1.5∶8	44	0.70	1.51	2.24	2.61
4	乙酯-甲醇-	1∶6∶1.5∶2.5∶8	68	0.30	0.39	0.77	0.84
5	乙酸-水	1∶6∶1.5∶1∶8	20	1.49	1.81	2.42	3.36
6		1∶5.5∶1.5∶1∶7	21	0.95	1.77	2.21	2.87
7		1∶5∶1.5∶1∶7	21	0.89	1.35	1.97	2.79

比对表 4-32 中 1 号、2 号、3 号数据可以看出，溶剂系统中水的比例越大，分层时间越短，K 值越大。在溶剂系统 3 号（1∶6∶1.5∶1.5∶8）中，丹酚酸 B 的 K 值为 1.51，要高于溶剂系统 1 号及 2 号。而分层时间越短，固定相保留率将越高，因此，从固定相保留率角度考虑，应选择水比例大的溶剂系统。

加入乙酸，用于调节下相的 pH 值，以抑制目标产物的电离。对比溶剂系统 3 号、4 号及 5 号，随着酸的比例增加，分层时间增长，且 K 值逐渐降低，导致组分间分离度降低。另外，实验发现，随着乙酸的比例增加，上下相分层后的体积比之差增大，使配制上下相过程中产生大量的溶剂浪费。因此溶剂系统中酸的比例不宜过大。

对于在该系统中，K 值会随酸比例增加而降低的原因，可根据其电离过程进行解释。丹酚酸 B 从结构上，属于二元弱酸，其在水溶液中的电离可表示为

$$H_2A \rightleftharpoons HA^- + H^+$$

在水溶液中丹酚酸 B 也是以分子和离子状态存在。丹酚酸在双相溶剂系统中的 K 值由 $[H_2A]_{organic}$、$[H_2A]_{aqueous}$ 和 $[HA^-]_{aqueous}$ 三部分贡献。当加入乙酸后上述平衡会向左移动，使分子状态的丹酚酸增加，离子状态减少。增加后的丹酚酸分子有两种可能去向，一种迁移至有机相中，一种留在水相中。

而从丹酚酸 B 的结构可看出，其含有 6-OH，2-COOH，其 log$P$ 值为 2.14[147]，具有较强极性，即使分子状态的丹酚酸 B 在有机相中也不会有很大的溶解度。因此，在加入乙酸后，分子状态的丹酚酸 B 虽然增多，但大多还留在了水相中，小部分进入有机相。同时加入乙酸后，水相的极性增强，使更多的丹酚酸 B 溶于水相（相似相溶原理），这使得 K 值不增反降。结果中不只丹酚酸 B 有这个趋势，其他的几种丹酚酸也有类似的表现。

但对于溶剂系统 5 号，原儿茶醛、迷迭香酸的 K 值均远大于 2，其中迷迭香酸的 K 值大于 3，这将使逆流分离时间过长，溶剂耗费量增大。所以应通过降低乙酸乙酯及水的比例，适当降低 K 值，以缩短分离时间。

综合考虑，最终选取的溶剂系统为 7 号即正己烷-乙酸乙酯-甲醇-乙酸-水（1:5:1.5:1:7，体积分数）。

进一步考虑到在随后的二维色谱联用实验中，扩张床的洗脱溶剂是乙醇溶液，因此将 HSCCC 所需溶剂系统中的甲醇替换成乙醇，以实现溶剂系统的匹配性，且更加绿色环保。因此选取正己烷-乙酸乙酯-乙醇-乙酸-水，丹酚酸在正己烷-乙酸乙酯-乙醇-乙酸-水溶剂系统中的分配系数见表 4-33。

表 4-33 丹酚酸在正己烷-乙酸乙酯-乙醇-乙酸-水溶剂系统中的分配系数

序号	溶剂系统	体积比例(体积分数)	分层时间/s	K			
				t=23min	丹酚酸 B	原儿茶醛	迷迭香酸
8	正己烷-乙酸乙	1:5:1.5:1:7	58	1.24	1.98	2.09	3.51
9	酯-乙醇-乙	1:5:1.75:1:7	65	1.15	1.66	1.90	2.89
10	酸-水	1:5:2:1:7	44	1.00	1.33	1.71	2.45

在表 4-33 中，选取的最优溶剂系统为正己烷-乙酸乙酯-甲醇-乙酸-水（1:5:1.5:1:7，体积分数），因此，在新的溶剂系统中直接用乙醇替换甲醇（表 4-22 中系统 8 号），但这样导致了系统的疏水性增大，经测定发现，此溶剂系统中丹酚酸 B 的 K 值接近于 2，使得色谱峰出峰较慢，分离时间延长，耗费溶剂量增大，样品的分离纯化过程效率降低。说明丹酚酸 B 在固定相中分配较多，上相的极性偏大。因此，通过增加乙醇的比例来降低乙酸乙酯、正己烷在溶剂系统中的相对比例，以使下相极性增大，使多元酚类物质更多地溶于下相，降低 K 值。结果表明，将乙醇比例增大为 2（表 4-33 中溶剂系统序号 10 号），K 值明显下降。但此时 K 值过小，组分分离度降低，影响了丹酚酸 B 的纯度。最终，将溶剂系统中乙醇浓度确定为 1.75（溶剂系统序号 9 号），即正己烷-乙酸乙酯-乙醇-乙酸-水（1:5:1.75:1:7，体积分数），用于进一步的纯化精制。

2. 高速逆流色谱转速的优化

固定相保留率（S_f）对于逆流分离过程具有指导意义，它评估了逆流过程的流体动力学稳定性。往往固定相保留率越高，色谱峰的分离度越好，柱效越高。较理想的固定相保留率为大于50%，实际实验操作中固定相的保留率一般不低于40%。对于在某系统中 K 值较大的分析物，若平衡后色谱柱中只保留有少量的固定相，如 S_f=30%，有时也仍可以得到较好的分离。若 S_f<30%，样品色谱峰的分离度较低时，可通过采取降低流动相流速，增加仪器转速或者调整溶剂系统以缩短分层时间来改善固定相保留率从而增加样品间的分离系数。要实现一个高效的分离纯化过程，首先要保证一个高的固定相保留率。

在高速逆流色谱中，当流动相流速固定时，随着转速的提高，一般可促使上相移向螺旋管的首端，从而提高固定相的保留率，色谱分离效率可以获得提高。但是随着转速的增大，螺旋管柱中两相间分配频率增高，使得当转速达到一定程度后，溶剂在螺旋管柱中容易发生乳化现象。乳化现象会导致固定相大量流失，极大地降低色谱的分离效率。且随着转速的提高，螺旋管承受的液体压力也随之升高，压力超过临界值时，螺旋管容易断裂。

本节研究在正向洗脱模式，流速为 2.0ml/min 时，固定相保留率与转速的关系见图 4-53。

由图 4-53 所示，随着转速的提高，固定相的保留率随之增大。当转速由 650r/min 提高至 850r/min，固定相的保留率由 38%提高到 46%，但当转速由 850r/min 提高到 950r/min 时，其固定相的保留率仅提高到 48%。但转速越高，对实验仪器磨损较大，所以对于本节研究，最终采用 850r/min 的转速作为分离条件之一。

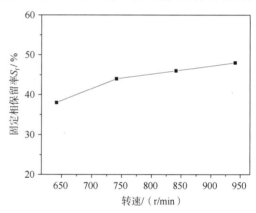

图 4-53 固定相保留率与转速的关系

3. 高速逆流色谱流动相流速的优化

流动相的流速改变会影响分层时间、固定相保留率以及峰的分离度。随着流动相流速的提高，固定相保留率 S_f 值会减小，分离时间则明显缩短。但过高的流速，一方面，会缩短两相之间传质时间，以致明显降低分离度；另一方面，常会使螺旋管柱中工作压力急剧加大，产生对两相间更剧烈的扰动，甚至在管柱中形成柱塞流，导致固定相全部流失。

Sutherland 等[129]总结得出了高速逆流色谱固定相保留率 S_f 与流动相流速 F 之间存在一定的关系，具体式（4-25）表示如下：

$$S_f = A - B\sqrt{F} \tag{4-25}$$

式中，A 为线性关系截距，代表系统中不同的溶剂组成；B 为固定相保留率变化梯度，代表同一系统中不同溶剂间的体积比例。

通过式（4-25），可预测在设定的流速下固定相的保留率，在摸索溶剂系统的流速上限

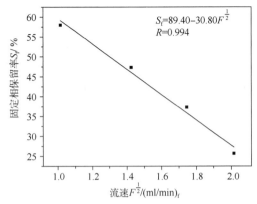

图 4-54 固定相保留率与实际流速平方根的关系

研究中具有很强的指导意义。为了保证分离过程的顺利进行,高速逆流色谱中固定相的保留率一般不低于 40%,实际流速平方根与固定相保留率的关系见图 4-54,由图中线性关系式预测可知,当流速 F 在 3ml/min 左右,初始的固定相保留率已低于 40%,这与实际实验结果相一致。由图中可以看出流动相流速 F 在 1～4ml/min 范围内,S_f 与 $F^{\frac{1}{2}}$,具有良好的线性关系。

当流速 F 为 2ml/min 时,可得到高的固定相保留率,有利于逆流分离过程。流速为 1ml/min 时,固定相保留率更高,但是由于流速过慢,使得分离时间更长,且分离效果并未出现特别显著的提高,因此不利于实际应用。综上所述,在实际应用中,选择流速 F 为 2ml/min,在该流速下,既减少了固定相在分离过程中被带出的程度,又取得了很好的分离效果,因此确定为分离条件的最优流速。

4. 高速逆流色谱分离温度的优化

温度会影响溶剂的黏度,从而对溶剂系统的固定相保留率会有一定的影响。选择适当的温度,可以提高固定相保留率,从而改善色谱峰的分离度;减小质点的传质阻力,从而增大分配效率;提高溶质的溶解度,从而加大进样量。

在 15℃、20℃、25℃和 30℃下,固定相保留率与温度的关系如图 4-55 所示。当温度由 15℃增大至 25℃时,固定相保留率不断增大,由 25℃增大至 30℃时,固定相保留率增大幅度减小,虽然较高的温度会使固定相保留率有所提高,但对柱效提高的影响是有限的,不会对最终的分离效果产生较大的影响。通过丹酚酸 B 的分配系数 K 与温度的关系曲线可以看出(图 4-56),随着温度的升高,K 值逐渐降低,在 30℃后逐渐趋于平衡。比较在 25℃和 30℃下的 K 值,结果表明,30℃时的 K 值较 25℃小,会使分离度降低,影响纯度。因此研究过程中选取 25℃为最终实验温度。

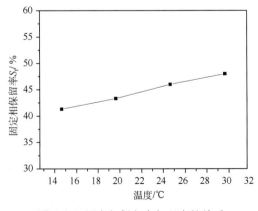

图 4-55 固定相保留率与温度的关系

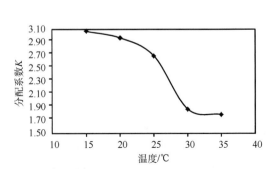

图 4-56 丹酚酸 B 的分配系数 K 与温度的关系

5. 扩张床洗脱产物高速逆流色谱分离结果

通过以上研究获得用于纯化丹酚酸的高速逆流色谱条件及相关参数为：溶剂系统即正己烷-乙酸乙酯-乙醇-乙酸-水（1∶5∶1.75∶1∶7，V/V），洗脱模式为正向洗脱，转速850r/min，流速2ml/min，色谱柱体积300ml。经扩张床洗脱、冷冻干燥后的丹参粗分离样品100mg，用流动相溶解，进样体积20ml，固定相保留率为47%。

经高速逆流色谱在上述条件下分离精制，紫外在线检测，扩张床洗脱产物高速逆流色谱图如图4-57所示，在梯度HPLC条件下，隔管检测，收集色谱峰所对应的区域中较纯组分，即得到两个峰，分别编号为峰1、峰2。将收集得到的两个组分样品经浓缩、冷冻干燥后，得固体粉末。对分离产物用HPLC进行分析，并与标准品相对比，图4-58（a）为HSCCC色谱峰1纯化产物的HPLC色谱图，图4-58（b）为丹酚酸B标准品的色谱图，图4-59（a）为HSCCC色谱峰2纯化物的HPLC色谱图，图4-59（b）为迷迭香酸标准品的色谱图，通过与标准品的保留时间进行对比，确认峰1为丹酚酸B，峰2为迷迭香酸。

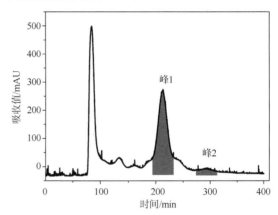

图4-57 扩张床洗脱产物高速逆流色谱图
峰1. 丹酚酸B；峰2. 迷迭香酸

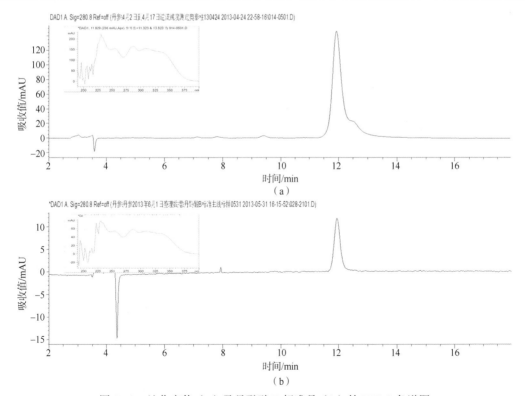

图4-58 纯化产物（a）及丹酚酸B标准品（b）的HPLC色谱图

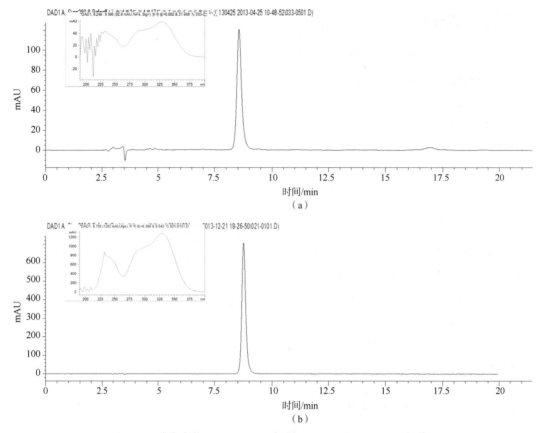

图 4-59　分离产物（a）及迷迭香酸标准品（b）的 HPLC 色谱图

扩张床提取分离后的丹参粗分离样品 100mg，经优化条件下高速逆流色谱分离，最终得到丹酚酸 B 11.2mg，按照 HPLC 色谱峰面积归一化计算，产物中丹酚酸 B 纯度达 97.7%，样品回收率为 46.4%。得到迷迭香酸 0.7mg，按照 HPLC 色谱峰面积归一化计算，迷迭香酸纯度达 94.7%。逆流分离过程时间约 400min，丹酚酸 B 在 190min 时出峰，迷迭香酸在 275min 出峰。

6. 小结

本节应用高速逆流色谱法（HSCCC），通过测定丹酚酸 B 等四种酚酸类物质在不同溶剂系统中的 K 值，筛选出适用于丹酚酸 B 分离的逆流溶剂体系为正己烷-乙酸乙酯-乙醇-乙酸-水（1∶5∶1.75∶1∶7，体积分数），用于进一步分离纯化丹酚酸。考察了影响 HSCCC 分离的主要操作参数——转速、流速及温度对分离的影响，获得了较为理想的分离条件：正转 850r/min，流动相流速 2.0ml/min，操作温度 25℃，固定相保留率（S_f）为 47%。在选定的实验条件下，HSCCC 分离纯化丹酚酸粗提物并得到丹酚酸 B 11.2mg，同时得到迷迭香酸 0.7mg。丹酚酸 B 纯度达 97.7%；迷迭香酸纯度达 94.7%，逆流分离过程时间约 400min。

（张　敏）

参 考 文 献

[1] 张学兰, 张兆旺, 王颖. 用均匀设计优选黄连解毒汤的半仿生提取法工艺条件. 中国中药杂志, 2007, 27 (7): 546-547.
[2] 王京龙, 孙秀梅, 王英姿, 等. 二黄汤半仿生提取药材组合方式的优选. 中成药, 2013, 35 (7): 1432-1437.
[3] 欧阳长庚, 林辉. 仿生提取法—中药口服药制备的重大革新. 中国中医药信息杂志, 2002, 9 (6): 34-35.
[4] 汤琳, 叶小利, 李平, 等. 仿生法提取左金丸工艺技术研究. 中成药, 2011, 33 (5): 795-799.
[5] 罗国安, 肖炘, 梁宁. 一种用于药物筛选的仿生细胞生物反应系统. 发明专利 (公开号CN1446924).
[6] 陈金娥, 李成义, 张海容. 微波法与传统工艺提取枸杞多糖的比较研究. 中成药, 2006, 28 (4): 573-576.
[7] 刘覃, 陈晓青, 蒋新宇. 微波辅助提取龙葵中总生物碱的研究. 天然产物研究与开发, 2005, 17 (1): 65-69.
[8] 郝宝成, 杨贤鹏, 王学红, 等. 茎直黄芪中生物碱苦马豆素提取方法比较研究. 中兽医医药杂志, 2013, 32 (6): 5-9.
[9] 赵二劳, 盖青青, 张海容. 微波萃取沙棘黄酮的研究. 食品工业与开发, 2004, 30 (12): 148-150.
[10] 王婷婷, 杨雯雯, 李岩, 等. 响应面法优化艾蒿黄酮的微波提取工艺的研究. 食品研究与开发, 2014, 35 (19): 31-35.
[11] Johanna S, Heli S, Kari H, et al. Extraction of iridoid glycosides and their determination by micellar electrokinetic capillary chromatography. Journal of Chromatography A, 2000, 868 (1): 73-83.
[12] 郑玉玉, 吴海华, 陈赟, 等. 微波法水提无患子皂苷的工艺. 实验室研究与探索, 2013, 32 (7): 14-16.
[13] Pare J R Jocelyn. Microwave-assisted generation of volatiles, of supercritical fluid, and apparatus therefor. United States Patent. 1996. Appl. No. 08/012, 475.
[14] 王统一, 赵兵, 王玉春. 正交试验-人工神经网络模型优化龙眼多糖的超声提取工艺. 中草药, 2006, 37 (10): 1514-1516.
[15] 周琳, 李元波, 曾英. 超声酶法提取三七总皂苷的研究. 中成药, 2006, 28 (5): 642-645.
[16] 冯务群. 响应面法优化太子参皂苷的超声提取工艺. 湖南理工学院学报 (自然科学版), 2014, 27 (2): 40-44.
[17] 袁春玲, 郭伟英. 超声循环法提取连钱草总黄酮. 中国中药杂志, 2007, 32 (5): 385-387.
[18] 谢彩娟, 张志琪. 超声提取延胡索总生物碱的研究. 西北药学杂志, 2005, 20 (4): 153-154.
[19] 付起凤, 曹琦, 吕邵娃, 等. 正交法优化苦参中苦参生物碱的超声提取工艺. 中医药信息, 2015, 32 (1): 11-13.
[20] 陈晓, 魏福祥, 瞿延ศ. 超临界CO_2流体萃取莪术挥发油的工艺研究. 时珍国医国药, 2006, 17 (4): 651-652.
[21] 陈琴华, 李鹏, 朱军, 等. 苍术超临界CO_2流体萃取脂溶性成分的GC-MS分析. 中南药学, 2012, 10 (11): 819-822.
[22] 丁彩梅, 丘泰球, 陆海勤. 双频超声强化超临界流体萃取黄酮类化合物. 化学工程, 2005, 12 (6): 67-73.
[23] 蔡建国, 张涛, 陈岚. 超临界CO_2流体萃取博落回总生物碱的研究. 中草药, 2006, 37 (6): 852-854.
[24] 李新德, 骆俊才, 骆军玉, 等. CO_2超临界流体萃取伊贝母中总生物碱工艺研究. 亚太传统医药, 2014, 10 (7): 31-33.
[25] 董文洪, 刘本. 超临界流体萃取牛蒡子中牛蒡子苷的实验研究. 中国中药杂志, 2006, 31 (15): 1240-1241.
[26] Zhang S Q, Chen R Z, Chang Z. Experiment study on ultrahigh pressure extraction of ginsenosides. Journal of Food Engineering, 2007, 79 (1): 1-5.
[27] 张格, 张玲玲, 吴华, 等. 采用超高压技术从茶叶中提取茶多酚. 茶叶科学, 2006, 26 (4): 291-294.
[28] 靳学远, 刘红, 秦霞, 等. 超高压提取红枣多糖工艺条件的优化. 江苏农业科学, 2014, (9): 256-257.
[29] 罗国安, 王义明. 中药复方的化学研究体系. 世界科学技术—中医药现代化, 1999, (1): 16-19.
[30] 易克传, 岳鹏翔, 曾其良, 等. 超滤膜纯化绞股蓝皂苷的工艺. 生物加工过程, 2012, 10 (4): 35-37.
[31] 孙工兵, 朱登超, 陈伟求, 等. 超滤纯化黄芩黄酮的工艺研究. 农产品加工: 学刊 (下), 2013, (6): 11-12.
[32] 李进, 王盛, 李祥, 等. 超滤技术分离纯化板蓝根有效成分的工艺研究. 中成药, 2013, 35 (3): 622-624.
[33] 杨婕, 徐桂香, 黄多希. 膜分离赣南黑灵芝多糖的研究. 江西中医药, 2014, 45 (12): 65-66.
[34] 钱庭宝, 刘维琳, 李金和. 吸附树脂及其应用. 北京: 化学工业出版社, 1990: 1-8.
[35] 陈冲, 罗思齐. 银杏叶提取物的生产工艺条件研究. 中草药, 1997, 28 (7): 402.
[36] 陆志科, 谢碧霞. 大孔树脂对竹叶黄酮的吸附分离特性研究. 经济林研究, 2003, 21 (3): 1-4.
[37] 张华潭, 郑文丽, 魏艳婷, 等. 大孔树脂纯化黄蜀葵花总黄酮的工艺优选. 中国实验方剂学杂志, 2015, 21 (1): 28-31.
[38] 蔡雄, 刘中秋, 王培训. 大孔吸附树脂富集纯化人参总皂苷工艺. 中成药, 2001, 23 (9): 9-12.
[39] 李朝兴, 印寿根, 王克镭. 大孔吸附树脂对绞股蓝皂苷的吸附研究. 离子交换与吸附, 1994, 10 (3): 203-207.
[40] 罗集鹏, 马红文, 许敏清. 大孔树脂用于小檗碱的富集与定量分析. 中药材, 2000, 23 (7): 413-415.
[41] 张红, 童明容, 潘继伦. 大孔吸附树脂提取喜树碱的研究. 离子交换与吸附, 1995, 11 (2): 145-150.
[42] 彭拓华, 张少俊, 钟世顺, 等. D101型大孔树脂纯化附子生物碱. 中国实验方剂学杂志, 2012, 18 (6): 16-20.

[43] 黄园, 徐雄良, 张志荣. 大黄总蒽醌纯化工艺的研究. 中成药, 2003, 25（10）: 9-11.

[44] 王志平, 范晋勇, 刘玉强, 等. D301树脂吸附丹参有效成分的研究. 中国中药杂志, 2004, 29（9）: 854-857.

[45] 叶毓琼, 黄荣. 绞股兰水煎液中微量元素铁、铜、锰、锌形态分析的研究. 光谱学与光谱分析, 1994, 14（2）: 73-78.

[46] 于君丽, 窦德强, 陈晓红, 等. 人参皂苷-Ro促进小鼠脾细胞增殖及调节小鼠脾细胞Th1/Th2细胞因子的产生（英文）. 药学学报, 2005, 40（4）: 332-333.

[47] 张延妮, 岳宣峰. 中药有效成分提取方法及其新进展. 陕西农业科学, 2006,（5）: 65-67.

[48] 何雁, 辛洪亮, 黄恺, 等. 水提醇沉法中醇沉浓度对板蓝根泡腾片制备过程的影响. 中国中药杂志, 2010, 35（3）: 288-292.

[49] 李锋涛, 潘金火. 絮凝剂在中药制剂中的应用. 时珍国医国药, 2006, 17（4）: 647-649.

[50] 樊庆英, 殷瑞华, 洪毅. 膜分离技术在现代中药制药中的应用. 中国中医药现代远程教育, 2008, 6（5）: 496-497.

[51] 孙德一, 张秀荣. 大孔吸附树脂在中药有效成分分离纯化中的应用. 吉林医药学院学报, 2010, 31（6）: 356-359.

[52] 宁德生, 梁小燕, 方宏, 等. 半制备高压液相色谱法制备罗汉果苷V标准品. 食品科学, 2010, 31（12）: 137-140.

[53] 邢艳平, 林炳昌, 周卫红, 等. 模拟移动床分离人参皂苷 Rg_1 和 Re 的稳态、暂态过程. 精细化工, 2009, 26（7）: 666-670.

[54] 金灯萍, 彭国平, 陆晓晖. 填充柱超临界流体色谱在中药中的分析与制备应用. 中医药学刊, 2006, 24（3）: 541-542.

[55] 王普善. 用于制备规模的超临界流体色谱分离对映体受到青睐. 精细与专用化学品, 2006, 14（22）: 1-4.

[56] 赵锁奇, 石铁磬, 王仁安, 等. 硅胶柱超临界流体制备色谱分离极性化合物. 西北大学学报（自然科学版）, 2001, 31（3）: 229-231.

[57] 戴德舜, 王义明, 罗国安. 高速逆流色谱研究进展. 分析化学, 2001, 29（5）: 586-591.

[58] 戴德舜, 王义明, 罗国安. 高速逆流色谱溶剂体系软件在桂枝汤A部分研究中的应用. 中成药, 2001, 23（9）: 3-6.

[59] 伍方勇, 王义明, 罗国安, 等. 高速逆流色谱与质谱联用在中药分析中的应用. 高等学校化学学报, 2002, 23（9）: 1698-1700.

[60] 林炳昌. 模拟移动床技术在中药有效成分分离中的应用. 精细化工, 2005, 22（2）: 110-112.

[61] 沈绍传, 姚克俭. 绿色化学与绿色分离工程. 林产化学与工业, 2001, 21（3）: 83-86.

[62] 闵恩泽, 傅军. 绿色化学的进展. 岩矿测试, 1999, 18（2）: 3-8.

[63] 朱清时. 绿色化学. 化学进展, 2000, 12（4）: 410-414.

[64] Misono M. Green chemistry: concept and practice. Journal of Synthetic Organic Chemistry Japan, 2003, 61（5）: 406-412.

[65] Mestres R. Green chemistry—views and strategies. Environmental Science and Pollution Research, 2005, 12（3）: 128-132.

[66] 王静康, 龚俊波, 鲍颖. 21世纪中国绿色化学与化工发展的思考. 化工学报, 2004, 55（12）: 1944-1949.

[67] 谭井坤, 韩雪冬, 李钟模. 中国绿色化学开发研究现状综述. 化工矿产地质, 2002, 24（3）: 157-161.

[68] Anastas P T, Warner J C. Green chemistry: theory and practice. Oxford: Oxford University Press, 1998.

[69] Anastas P T, Zimmerman J B. Design through the 12 principles of green engineering. Environmental Science & Technology, 2003, 37（5）: 94A-101A.

[70] 刘小平. 中药分离工程. 北京: 化学工业出版社, 2005: 171-173.

[71] 赵月红, 王韶锋, 温浩, 等. 过程集成研究进展. 过程工程学报, 2005, 5（1）: 107-112.

[72] Sheldon R A. Selective catalytic synthesis of fine chemicals: opportunities and trends. Journal of Molecular Catalysis A-Chemical, 1996, 107（1-3）: 75-83.

[73] Sheldon R A. Catalysis: the key to waste minimization. Journal of Chemical Technology and Biotechnology, 1997, 68（4）: 381-388.

[74] Curzons A D, Constable D J C, Mortimer D N, et al. So do you think your process is green, how do you know?-Using principles of sustainability to determine what is green-a corporate perspective. Green Chemistry, 2001, 3（1）: 1-6.

[75] Zhang M, Ignatova S, Luo G A, et al. Development of s strategy and process parameters for a green process in counter-current chromatography: puificaiton of tanshinone IIA and cryptotanshinonne from salvia miltrorrhiza Bunge as a case study. Journal of Chromatography A, 2011, 36（1218）: 6031-6037.

[76] Chase H A. Purification of proteins by adsorption chromatography in expanded beds. Trends in Biotechnology, 1994, 12（8）: 296-303.

[77] Thommes J, Bader A, Halfar M, et al. Isolation of monoclonal antibodies from cell containing hybridoma broth using a protein A coated adsorbent in expanded beds. Journal of Chromatography A, 1996, 752（1-2）: 111-122.

[78] Bai Y, Glatz C E. Bioprocess considerations for expanded-bed chromatography of crude canola extract: sample preparation and

adsorbent reuse. Biotechnology and Bioengineering, 2003, 81（7）: 775-782.

[79] Draeger N M, Chase H A. Liquid fluidized-bed adsorption of protein in the presence of cells. Bioseparation, 1991, 2（2）: 67-80.

[80] Zhang M, Hu P, Luo G A, et al. Direct process integration of extraction and expanded bed adsorption in the recovery of crocetin derivatives from Fructus Gardenia. Journal of Chromatography B, 2007, 858（1-2）: 220-226.

[81] Feuser J, Striffler U. EBA processing of mammalian cell culture fluid-design studies on column hardware. Germany: Garmisch-Partenkirchen, 2000.

[82] Bertrand O, Cochet S, Cartron J P. Expanded bed chromatography for one-step purification of mannose binding lectin from tulip bulbs using mannose immobilized on DEAE Streamline. Journal of Chromatography A, 1998, 822（1）: 19-28.

[83] Zafirakos E L A. Isolation of proteins from very crude raw materials. U.K: Cambridge, 1996.

[84] Hubbuch J J, Heeboll-Nielsen A, Hobley T J, et al. A new fluid distribution system for scale-flexible expanded bed adsorption. Biotechnology and Bioengineering, 2002, 78（1）: 35-43.

[85] Xia H F, Lin D Q, Yao S J. Evaluation of new high-density ion exchange adsorbents for expanded bed adsorption ahromatography. Journal of Chromatography A, 2007, 1145（1-2）: 58-66.

[86] Hubbuch J, Thommes J, Kula M R. Biochemical engineering aspects of expanded bed adsorption. Berlin: Springer-Verlag Berlin, 2005: 92, 101-123.

[87] Hassan S, Titchener-Hooker N, Willoughby N. Determining particle density distribution of expanded bed adsorbents. Biotechnology and Bioengineering, 2005, 92（5）: 629-663.

[88] Ebrahimpour M, Jahanshahi M, Hosenian A H. Adsorption strategy of plasmid DNA nanoparticulate: preparation purification by a simple custom expanded bed column. Chromatographia, 2010, 72（5-6）: 383-391.

[89] Wongchuphan R, Tey B T, Tan W S, et al. Application of dye-ligands affinity adsorbent in capturing of rabbit immunoglobulin G. Biochemical Engineering Journal, 2009, 103（6）: 1155-1163.

[90] Niu J F, Chen Z F, Wang G C, et al. Purification of phycoerythrin from Porphyrayezoensis Ueda（Bangiales, Rhodophyta） using expanded bed adsorption. Journal of Applied Phycology, 2010, 22（1）: 25-31.

[91] Pinotti L M, Fonseca L P, Prazeres D, et al. Recovery and partial purification of penicillin G acylas from E. coli homogenate and B. megaterium culture medium using an expanded bed adsorption column. Biochemical Engineering Journal, 2009, 44（2-3）: 111-118.

[92] Yap W B, Tey B T, Alitheen N, et al. Purification of His-tagged hepatitis B core antigen from unclarified bacterial omogenate using immobilized metal affinity-expanded bed adsorption chromatography. Journal of chromatography A, 2010, 1217（21）: 3473-3480.

[93] Zhang M, Hu P, Chen X, et al. In-situ extraction and separation of salvianolic acid B from Salvia miltiorrhiza Bunge by integrated expanded bed adsorption. Separation and Purification Technology, 2011, 80: 677-682.

[94] Li J, Chase H A. Use of expanded bed adsorption to purify flavonoids from Ginkgo biloba L. Journal of Chromatography A, 2009, 1216（50）: 8759-8770.

[95] 刘光启, 马连湘, 刘杰. 化学化工物性数据手册. 北京: 化学工业出版社, 2002: 3, 12, 571, 578.

[96] Jing Li, Howard A Chase. Characterization and evaluation of a macroporous adsorbent for possible use in the expanded bed adsorption of flavonoids from *Ginkgo biloba* L. Journal of Chromatography A, 2009, 1216（2009）: 8730-8740.

[97] 高彩霞, 王成章. 人参皂苷的提取和精制工艺研究. 林产化工通讯, 2005, 39（5）: 6-7.

[98] Lu Y J, Zhu X H. Solvent sublation: theory and application. Separation and Purification Methods, 2001, 30（2）: 157-189.

[99] Qi X C, Ignatova S, Luo G A, et al. Preparative isolation and purification of ginsenosides Rf, Re, Rd and Rb1 from the roots of *Panax ginseng* with a salt/containing solvent system and flow step-gradient by high performance counter-current chromatography coupled with an evaporative light scattering detector. Journal of Chromatography A, 2010, 1217（13）: 1995-2001.

[100] Tung N H, Song G Y, Nhiem N X, et al. Dammarane-type saponins from the flower buds of *Panax ginseng* and their intracellular radical scavenging capacity. Journal of Agricultural and Food Chemistry, 2010, 58（2）: 868-874.

[101] Ha Y W, Lim S S, Ha I J, et al. Preparative isolation of four ginsenosides from Korean red ginseng（steam-treated *Panax ginseng* C.A. Meyer）, by high-speed counter-current chromatography coupled with evaporative light scattering detection. Journal of Chromatography A, 2007, 1151（1-2）: 37-44.

[102] Du Q Z, Jerz G, Waibel R, et al. Isolation of dammarane saponins from Panax notoginseng by high-speed counter-current chromatography. Journal of Chromatography A, 2003, 1008（2）: 173-180.

[103] 赵瑜，陈波，罗旭彪，等.大孔吸附树脂分离纯化人参二醇类和三醇类皂苷.天然产物研究与开发，2004，16（3）: 235-238.

[104] Yiochiro I. High-speed countercurrent chromatography. Critical Reviews in Analytical Chemistry, 1986, 17（1）: 65-143.

[105] Craig L C. Identification of small amounts of organic compounds by distribution studies II. Separation by counter-current distribution. Journal of Biological Inorganic Chemistry, 1944, 155: 519-534.

[106] 谭龙泉，张所明，欧庆瑜. 薄层色谱在高速逆流色谱溶剂系统选择过程中的应用. 分析化学，1996, 24（12）: 1448-1451.

[107] 张莉. 逆流色谱溶剂体系选择的溶液理论模型. 北京：清华大学，1996.

[108] Ma Y, Ito Y. Recent advances in peptide separation by countercurrent chromatography. Anal Chim Acta, 1997, 352: 411-427.

[109] 张天佑. 逆流色谱技术. 北京：北京科学技术出版社，1991: 335.

[110] 谭龙泉，张所明，欧庆瑜. 毛细管电泳在高速逆流色谱溶剂系统选择过程中的应用. 分析化学，1997, 25（12）: 515-518.

[111] Conway W D, Petroski R J. Modern countercurrent chromatography. Washington, DC: American Chemical Society, 1995: 78-86.

[112] Ito Y, Conway W D. High-speed countercurrent chromatography. New York: J. Wiley, 1996: 45-256.

[113] Oka F, Oka H, Ito Y. Systematic search for suitable two-phase solvent systems for high-speed countercurrent chromatography. Journal of Chromatography A, 1991, 538: 885-896.

[114] 卢佩章，戴朝政. 色谱理论基础. 北京：科学出版社，1989: 116.

[115] Mnent J M, thiebaut D, Rosset R. Classification of countercurrent chromatography solvent systems on the basis of capillary wavelength. Analytical Chemistry, 1994, 66: 168-176.

[116] 童景山，高光华，刘裕品. 化工热力学. 北京：清华大学出版社，1995: 246-258.

[117] 张莉，李总成，陈健，等.逆流色谱溶剂体系选择的溶理论模型. 清华大学学报（自然科学版），1997, 37（12）: 25-28.

[118] 王新宏，范广平，安睿. 苦参生物碱的高速逆流色谱法制备研究. 中草药，2000, 31（11）: 816-818.

[119] Kim D S, Oh S R, Lee I S, et al. Anticomplementary activity of ginseng saponins and their degradation products. Phytochemistry, 1998, 47（3）: 397-399.

[120] Attele A S, Wu J A, Yuan C S. Ginseng pharmacology - Multiple constituents and multiple actions. Biochemical Pharmacology, 1999, 58（11）: 1685-1693.

[121] Gillis C N. Panax ginseng pharmacology: A nitric oxide link? Biochemical Pharmacology, 1997, 54（1）: 1-8.

[122] 张西珍，苏光悦，夏晓艳，等. 天然达玛烷型皂苷降血糖作用的研究进展. 中草药，2016, 47（15）: 2758-2763.

[123] Leung K W, Cheung L, Pon Y L, et al. Ginsenoside Rb_1 inhibits tube-like structure formation of endothelial cells by regulating pigment epithelium-derived factor through the oestrogen beta receptor. British Journal of Pharmacology, 2007, 152（2）: 207-215.

[124] Leung K W, Pon Y L, Wong R, et al. Ginsenoside-Rg1 induces vascular endothelial growth factor expression through the glucocorticoid receptor-related phosphatidylinositol 3-kinase/Akt and beta-catenin/T-cell factor-dependent pathway in human endothelial cells. Journal of Biological Chemistry, 2006, 281（47）: 36280-36288.

[125] Sengupta S, Toh S A, Sellers L A, et al. Modulating angiogenesis—the yin and the yang in ginseng. Circulation, 2004, 110（10）: 1219-1225.

[126] Du Q Z, Wu C J, Qian G J, et al. Relationship between the flow-rate of the mobile phase and retention of the stationary phase in counter-current chromatography. Journal of Chromatography A, 1999, 835（1-2）: 231-235.

[127] Sutherland I A. Relationship between retention, linear velocity and flow for counter-current chromatography. Journal of Chromatography A, 2000, 886（1-2）: 283-287.

[128] Wood P L, Hawes D, Janaway L, et al. Stationary phase retention in CCC: modelling the J-type centrifuge as a constant pressure drop pump. Journal of Liquid Chromatography & Related Technologies, 2003, 26（9-10）: 1373-1396.

[129] Sutherland I A, Du Q, Wood P. The relationship between retention, linear flow, and density difference in countercurrent chromatography. Journal of Liquid Chromatography & Related Technologies, 2001, 24（11-12）: 1669-1683.

[130] Sutherland I A. Recent progress on the industrial scale-up of counter-current chromatography. Journal of Chromatography A, 2007, 1151（1-2）: 6-13.

[131] Yuan Y, Wang B Q, Chen L J, et al. How to realize the linear scale-up process for rapid purification using high-performance

counter-current chromatography. Journal of Chromatography A, 2008, 1194(2): 192-198.

[132] Sutherland I, Hewitson P, Ignatova S. Scale-up of counter-current chromatography: demonstration of predictable isocratic and quasi-continuous operating modes from the test tube to pilot/process scale. Journal of Chromatography A, 2009, 1216(50): 8787-8792.

[133] Fuzzati N, Gabetta B, Jayakar K, et al. Liquid chromatography-electrospray mass spectrometric identification of ginsenosides in Panax ginseng roots. Journal of Chromatography A, 1999, 854(1-2): 69-79.

[134] Cui M, Song F R, Zhou Y, et al. Rapid identification of saponins in plant extracts by electrospray ionization multi-stage tandem mass spectrometry and liquid chromatography/tandem mass spectrometry. Rapid Communications In Mass Spectrometry, 2000, 14(14): 1280-1286.

[135] Berthod A, Friesen J B, Inui T, et al. Elution-extrusion countercurrent chromatography: theory and concepts in metabolic analysis. Analytical Chemistry, 2007, 79(9): 3371-3382.

[136] Berthod A, Ruiz-Angel M J, Carda-Broch S, Elution-extrusion countercurrent chromatography. Use of the liquid nature of the stationary phase to extend the hydrophobicity window. Analytical Chemistry, 2003, 75(21): 5886-5894.

[137] Hideaki M, Kei-ichi S, Michinori K. Anti-inflammatory activity of ginsenoside Ro. Planta Medica, 1990, 56(1): 19-23.

[138] Teng C M, Kuo S C, Ko F N, et al. Antiplatelet actions of panaxynol and ginsenosides isolated from ginseng. Biochimica et Biophysica Acta, 1989, 990(3): 315-320.

[139] Ito Y. Golden rules and pitfalls in selecting optimum conditions for high-speed counter-current chromatography. Journal of chromatography A, 2005, 1065(2): 145-168.

[140] 刘宏群, 刘继永, 郑培和, 等. 人参皂苷 Ro 的制备及含量测定. 特产研究, 2010, (1): 46-48.

[141] Oka H, Harada K, Ito Y, et al. Separation of antibiotics by counter-current chromatography. Journal of Chromatography A, 1998, 812(1): 35-52.

[142] 张天佑, 王晓. 高速逆流色谱技术. 北京: 化学工业出版社, 2011: 34-36.

[143] Li L, Yang Y, Hou X, et al. Bioassay-guided separation and purification of water-soluble antioxidants from Carthamus Tinctorius L. by combination of chromatographic techniques. Separation and Purification Technology, 2013(104): 200-207.

[144] Gu M, Wang X, Su Z, et al. One-step separation and purification of 3, 4-dihydroxyphenyllactic acid, salvianolic acid B and protocatechualdehyde from Salvia miltiorrhiza Bunge by high-speed counter-current chromatography. Journal of Chromatography A, 2007, 1140(1): 107-111.

[145] Zhang M, Ignatova S, Liang Q, et al. Rapid and high-throughput purification of salvianolic acid B from Salvia miltiorrhiza Bunge by high-performance counter-current chromatography. Journal of Chromatography A, 2009, 1216(18): 3869-3873.

[146] Han Q B, Wong L, Yang N Y, et al. A simple method to optimize the HSCCC two-phase solvent system by predicting the partition coefficient for target compound. Journal of separation science, 2008, 31(6-7): 1189-1194.

[147] Kanazawa H, Nagata Y, Matsushima Y, et al. Preparative high-performance liquid-chromatography on chemically modified porous-glass-isolation of acidic saponins from ginseng. Journal of Chromatography A, 1991, 537(1-2): 469-474.

第 5 章

中药与天然产物的化学生物学

引 言

化学生物学（Chemical Biology）是一门用新颖的化学方法从分子层面去探索和操纵生物系统，研究生命现象，解决生物学问题的交叉学科。本章介绍化学生物学应用于中药与天然产物所取得的最新研究成果。5.1 节从介绍化学生物学的概念出发，给出了该学科内容，其覆盖了结构生物学、生物正交化学、化学基因组学、功能基因组学、化学蛋白质组学及药物发现等学科。分别介绍了生物正交化学、点击化学、生物正交反应在体内成像分析中的应用、正电子发射断层扫描技术和质谱成像技术的最新研究进展。5.2 节介绍了天然药物的化学生物学研究。天然药物研究策略实现了"从结构到活性"的转变。天然产物"靶点确证"成为阐释天然产物核心结构的指导性策略。靶点确认发展了亲和色谱技术、靶点垂钓技术、压缩分子探针技术、酵母三杂交系统、虚拟筛选与反向对接、生物质谱解析技术、基于数据库的整合分析等新技术。靶点验证也发展了一些新技术。5.2.6 节介绍了九种天然产物小分子的化学生物学研究进展。5.3 节介绍了系统生物学与化学生物学在中药方剂现代机制研究中的应用。在介绍系统生物学与网络药理学在中药方剂研究中的进展后，着重以复方黄黛片、麝香保心丸、中药抗抑郁七个不同活性的中药方剂为例，介绍了基于靶点、通路与网络的中药方剂现代配伍规律研究进展。提出了中药方剂以系统生物学和化学生物学为主线、多维整合策略用于中药方剂作用机制研究的四方面内容。给出了治咳川贝枇杷滴丸的现代组方机制研究和清肺消炎丸抗炎平喘的现代机制研究两个成功范例。

5.1 化学生物学的概念与沿革

5.1.1 化学生物学的概念

化学生物学（Chemical Biology）是一门化学与生物学相互融合的交叉学科，是用新颖的化学方法从分子层面去探索和操纵生物系统，研究生命现象，解决生物学问题的学科[1]。

20年前，化学生物学还只是一个概念，而近10年来化学生物学得到了长足的发展，其影响已经拓宽到了更广泛的学科领域。自20世纪90年代中期开始，美国哈佛大学的Schreiber博士和Scripps研究所的Schultz博士引领了这一新兴学科的发展。目前化学生物学的学科内容已经覆盖了结构生物学（Structural Biology）、生物正交化学（Bioorthogonal Chemistry）、化学基因组学（Chemical Genomics）、功能基因组学（Functional Genomics）、化学蛋白质组学（Chemical Proteomics）及药物发现（Drug Discovery）等学科领域，化学生物学的内涵见图5-1。

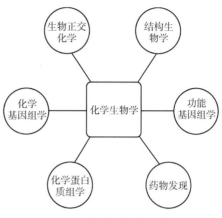

图 5-1　化学生物学的内涵

结构生物学是通过X射线晶体学、核磁共振波谱学、电镜技术等生物物理学技术来研究生物大分子的功能和结构，阐明生物大分子特定的三维空间结构、运动规律与生物学功能的学科；生物正交化学又称为生物正交反应，是指在活体细胞或组织中在不干扰生物自身生物学功能的条件下可进行的化学反应；而化学基因组学是整合了组合化学、细胞分子生物学和遗传学，以及高通量筛选的一门学科。它通过小分子探针与靶蛋白之间的特异性相互作用，在基因转录、加工和翻译水平上探讨细胞特定的生命过程，研究靶蛋白与目的基因的结构与功能的关系，发现和确认新的药物靶点及药物先导化合物的学科；功能基因组学又称为后基因组学，它是利用结构基因组提供的信息全面系统地分析基因功能，使生物学研究从单一的基因或蛋白质的研究转向对多个基因或蛋白质的系统研究；化学蛋白质组学是用化学小分子来干扰细胞或组织，进而研究基因组所表达和修饰的蛋白质组学的变化规律。总之化学生物学整合了上述学科，恰恰为大规模地寻找和发现功能基因和功能蛋白质提供了有效工具，并已经成为药物研发的有效手段。

目前化学生物学已经逐渐演变成了一个致力于诠释化学和生物学这两种重要的自然科学的相互作用热点问题的重要手段。例如，系统地研究药效分子与靶分子之间的相互作用方式及信息传递的过程，从而更深刻地理解生命现象的本质；通过对生命过程调控机制的阐释更好地理解疾病的发病机理，为新药发现和疾病治疗打下理论基础；利用化学探针和工具发现对生命过程具有调控作用的先导化合物，从而为药物研发提供创新的源泉。简而言之，化学生物学是从化学家的角度研究生命现象与过程的基础科学。更有人把这种基于研究分子构成以及功能的化学生物学上升到哲学和美学的高度，认为化学生物学是能将生命的奥妙以美的形式展现给大家的学科[2]。

5.1.2　化学生物学的发展沿革

1. 化学生物学的起源

化学生物学是一门新兴的交叉学科，它缘于化学学科的发展与成熟，以及生物医药相关知识的积累与需求。长期以来如何定义"化学生物学"一直都存在着争议。"化学生物学"这一名词的出现至少可以追溯到 1965 年，被认为是由 Konrad Bloch 提出了 "Chemical biology" 的概念[3]。从 20 世纪 90 年代开始，"化学生物学" 开始被广泛接受，目前普遍认为化学生物学是经过几十年的发展涌现出来的生物有机、生物化学、细胞生物学、结构生物学和分子药理学的复合体，每个源头学科都赋予了化学生物学特定的内涵。

生物有机化学是化学生物学的前驱，把有机合成和物理化学应用到生物学的问题中。正如 Carroira 所说："尽管分子有大有小，但生物体的最终形式为分子。"[4]因此生物有机化学家几乎合成出了所有能想到的分子，并用这一手段来研究生物系统中的化学机理。例如，通过使用"仿生酶"对酶催化理论提出了新的见解；开发了自动化的合成方法来合成寡核苷酸和多肽序列，给我们带来了生物学研究的创新理念。Cech 曾经说："化学家精通定量和计算，知道如何从结构、热力学和动力学上分析问题，而生物学研究恰恰需要这些方法。他们意识到了将化学应用到生物学中的巨大潜力，但往往忽视了与生物学家的合作。"[5]虽然化学生物学的根源在化学，但生命科学领域科学问题的驱使对化学生物学的发展有着特殊重要的意义。

生物化学是第一个致力于在化学层面阐释生物学问题的学科，并且与生物有机化学一起共同影响着现代化学生物学的发展。细胞生物学也较早地被应用到化学生物学的研究。例如，把小分子作为工具来调控细胞的代谢，或作为探针以及生化试剂用于细胞成像等研究[6]。结构生物学是以生物大分子及其复合物的三维结构为基础，以其生物学功能为主线研究生物大分子的结构与功能的关系，是揭示重要生命活动过程中的结构与功能的重要手段。而分子药理学致力于了解小分子药物如何作用于细胞以及生物体，是把化学生物学与药学联系起来的学科。出于对探索生命奥秘的渴望，在全球性跨学科研究中人们融合了更多的相关学科，用更新颖的方法来诠释和操纵生物系统，因此又产生了一个与众不同的新兴学科，这就是化学生物学。总之，这些众多学科的交互融合使得化学生物学不断向前发展，研究范围越来越广泛并最终汇聚成了一个多元化的组合科学。

2. 化学生物学的发展历程

化学生物学工具的应用使生物学的研究模式从原来简单的研究机理模式转变到现在可以直接操控复杂的生物系统[7]。Karen Allen 曾指出："今天摆在我们面前最大的一个知识鸿沟就介于原子水平和细胞水平之间，而化学生物学完全有潜力解决这一问题。"早在 20 世纪 90 年代化学生物学被描述为混沌状态，而接下来的 10 年可以被看作一个稳定发展的阶段。在此阶段关键的驱动力是人们对理解复杂生物系统的渴望，新技术的发展与应用以及学科的交叉融合，逐渐形成了今天的化学生物学的雏形。

众所周知，分子生物学对化学生物学的发展产生了革命性的作用，为化学生物学的科学问题提供了有力的生物学依据。凭借对生物大分子的结构解析以及多功能小分子工具和探针的使用，化学生物学可以帮助分子生物学家直接触及基因和蛋白质。此外，分子生物学除了为化学生物学贡献了某些理念和观点，同时也影响了化学生物学的研究方向。例如，RNA 干扰理论的发现导致了 RNAi 技术革命，改变了我们对于基因表达以及细胞中小 RNA 丰度和多样性的理解。合成小干扰 RNA（siRNA）用于哺乳动物细胞中靶基因的沉默，促成了基因敲除方法的诞生，作为分子相互作用研究必不可少的工具，RNAi 技术被认为是过去10年中最主要的化学生物学成就之一[8]。

随着技术的创新人们对蛋白质和核酸结构的研究变得更加容易，核磁共振或蛋白结晶等技术的进步以及计算能力的提高已经精简了确定三维结构的过程。这些结构生物学技术使得人们有可能获得一些复杂和精准的关于生物学机制研究原子水平的影像。例如，核糖体三维结构的解析使人们能够直观地在原子水平看到核糖体的空间结构，为开展核糖体功能方面的研究提供了直接的理论依据[9]。

同时组学技术的出现又对化学生物学的发展起着良好的推动作用，系统生物学时代的到来使化学生物学家在研究多样化的生物系统的同时更注重与多学科的交叉与合作。例如，天蓝色链霉菌基因组的成功测序揭示了许多重要生物合成相关的基因簇，激发了人们用全基因组的方法来研究细胞中次生代谢产物的结构开启了合成生物学。通过挖掘、沉默或激活相应基因发现和构建新的天然产物，已成为化学生物学家理解天然产物的生物合成的经典范例[10]。目前化学生物学与计算生物学、合成生物学、生物芯片及网络分析等共同构成了现代系统生物学与系统遗传学的重要基础。

此外，质谱技术一直被用于研究小分子，随着新的电离技术和检测方法的出现使得质谱技术可以更精密及高通量地表征生物大分子。目前，质谱技术已经成为蛋白质组学研究的主力军，而多维质谱技术作为一个有效的蛋白质鉴定技术开启了高通量蛋白质组学研究之门[11]。与此同时一批新兴的质谱技术也随之孕育而生。例如，基于活性的蛋白质指纹图谱，磷酸化、甲基化、乙酰化和糖基化等蛋白质质谱鉴定技术等大大提高了功能蛋白质组学的研究能力[12, 13]。

在过去的10年中，开发新颖的化学探针分子用于生物系统的检测已经成为化学生物学研究的热点。Hahn把早期这些化学工具分子的开发比作淘金热，似乎整个化学生物学研究领域都集中在这个方向[14]。然而现在的化学生物学研究不只是关心开发化学工具和方法，而更注重利用它们来研究更深层次的生物学问题。

随着化学反应机理研究的不断深入，有机化学家已经逐渐把关注点从试管转移到细胞内选择性的化学反应，即在不影响细胞内环境的情况下进行细胞内的化学偶联反应[15]。这种策略被称为"生物正交化学"，而由Carolyn Bertozzi等开发的"施陶丁格反应"（Azide-Staudinger reaction）已经被广泛应用到众多生物分子标记系统，并已成为生物正交化学领域的标志反应。另一个被广泛采用的是Finn和Barry Sharpless发现的"点击化学"反应（Click Chemistry）[16]，它奠定了正交反应的基础，并成为研究体外和体内的生物化学过程以及发现新蛋白调控因子的重要工具。目前为止，这两项进展被视为化学生物学研究必不可少的技术，已成为探索新的生物学功能的重要手段。

从20世纪90年代开始，人们就将非天然氨基酸插入到蛋白质的体外翻译系统中[17]。Dawson等受到蛋白质剪接的启发并开发了天然的连接方法，将合成或者表达的蛋白片段进行连接制备出了功能性的蛋白质[18]。2001年，Wang等通过操纵细胞的蛋白质翻译过程，扩增了大肠杆菌的遗传密码，并将非天然的氨基酸插入到细胞的蛋白质中，实现了蛋白质的在体修饰[19]。2008年，McGinty等报道了半合成泛素化组蛋白（uH2B）的研究，并证实了这种翻译后修饰的染色质可以激活组蛋白H3的甲基化并调控核小体内的蛋白质之间的互作[20]。Bishop等通过创立"凹凸和孔洞"学说，优化了激酶的活性中心，并成功地用来筛选激酶的抑制剂[21]。

致病因子对生命过程的干扰和破坏是疾病发生和发展的根本原因,而药物是针对病理过程干预和调控的重要工具。化学生物学在靶点发现和药物开发中起着关键作用,它通过小分子工具揭示生物学的问题,通过干扰/调节生物学过程探索深层次的机理为新药发现提供理论依据。例如,BCR-ABL激酶抑制剂伊马替尼(格列卫)的发现[22]和3-磷酸肌醇激酶(PI3K)特异性抑制剂的开发[23],这些工作不仅对本领域的研究产生了巨大影响,而且也建立了一个更普适的化学生物学与药物发现的新方法。此外,结构生物学的发展也为研究生物大分子与药物的作用模式研究提供了良好的基础。其中G蛋白偶联受体的家族成员之一—β_2肾上腺素能受体的三维结构的报道[24,25],被视为一项重大突破,对于研究生物膜蛋白信号转导有着深远影响。总之,分子生物学、结构生物学、生物信息学、系统生物学及网络药理学的理论和方法进一步开拓了化学生物学的视野,并为药物的开发指明了新的方向。

3. 化学生物学研究的最新进展

2000年以来化学生物学得到了充分发展,其影响已经拓宽到了更广泛的生物学领域。例如,化学生物学的可视化技术、化合物库和高通量筛选技术的发展使得人们有机会更便捷地使用化学探针来解决生物学问题。而系统生物学通过技术创新,采用大规模的组学技术来探测生物系统的变化,结合生物信息学数据处理手段,实现了对复杂生物系统的表征。Lamb等报告了建立药物影响健康和疾病细胞的大规模数据库,把活性化合物与不断变化的细胞过程中的数据网络相链接,共同绘制了"联系图"(Connectivity Map),借助大数据提供的帮助来揭示了药物、基因与疾病之间的联系,使得研究人员能够快速找到自己所需要的研究方向[26]。在这种趋势影响下逐渐发展形成了一些新兴的研究领域,如化学遗传学(Chemical Genetics)、化学基因组学(Chemical Genomics)、化学蛋白质组学(Chemical Proteomics)等学科相继出现。目前,分子探针技术以及小分子干预为手段的化学生物学研究方兴未艾;通过生物正交反应等外源化学的方法来认识并调控活细胞和动物的探索也日趋成熟;利用细胞化学生物学技术研究重要信号转导通路及其作用机制已经成为常态;生物大分子的高效合成,细胞重编程过程及非编码RNA体系的小分子调控,非天然生物分子类似物等一系列新技术的出现又为化学生物学开拓了新的发展方向。总之,化学生物学横跨了化学和生物学等多个学科,使得人们可以更加开放的思维从多学科的角度和视野,更好地认识并解决生命过程中所遇到的问题。

1)化学基因组学与化学遗传学

小分子被认为是我们理解生命的根本,它们构成了信号转导通路的重要组成部分,是大多数生物过程的核心。它们可被用来调节细胞膜上的化学感受器,操控细胞外的物质进入细胞,控制细胞内离子浓度和pH值,作为第二信使以浓度依赖性的方式调控着各种生物事件的进程。人们很早就有利用天然小分子的历史,今天天然活性产物及其衍生物依然是药物开发的重要来源[27]。但是直到20世纪后期,分子生物学的出现才使人们对这些小分子对细胞的调控作用机制有了较详细的理解,越来越多的复杂生物过程才被系统地揭示出来[28]。而今化学基因组学与化学遗传学的出现又推动并加深了人们对生物活性小分子对机体整体调控的认识。

化学基因组学（Chemical Genomics）是后基因组学时代发展起来的新技术，它架起了基因组学与药物发现之间的桥梁。化学基因组学技术将组合化学、基因组学、蛋白质组学、分子生物学和药学等领域的相关技术整合在一起。化学基因组学将具有生物活性的小分子配体作为探针，研究和人类疾病密切相关的基因以及蛋白质的生物功能，并且为新药的开发提供具有高度亲和性的先导化合物[29,30]。化学遗传学（Chemical Genetics）也是利用化学小分子工具在不同的时间段内采用一系列不同的剂量对生物体系进行操控，为功能基因组研究提供一个检测特定基因或蛋白质功能的手段。不论是化学基因组学还是化学遗传学，均可以对某种疾病形成过程中基因或蛋白质等生物标志物的鉴定起重要作用，同时发现特异性作用于某个基因或蛋白质的小分子化合物，也是获取先导化合物进行新药发现的重要来源。

因此，进行化学遗传学研究的必要条件之一就是要有大量可供筛选的化合物库。目前，能够获得大量小分子化合物进行化学遗传学研究的核心技术是组合化学。正向化学遗传学（Forward Chemical Genetics）是利用小分子来调节基因产物的功能，通过化合物诱导表型（基因或靶蛋白）的变化，寻找小分子作用的靶标；而反向化学遗传学（Reverse Chemical Genetics）则利用基因或蛋白质与小分子化合物的相互作用结果研究基因或蛋白质对表型的影响，进而确定所研究的生物大分子的功能，遗传学与化学遗传学的研究内容见图5-2。近年

正向遗传学（表型-基因型）

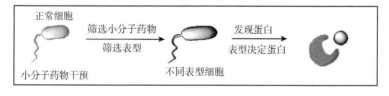

正向化学遗传学（表型-蛋白）

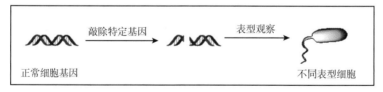

反向遗传学（基因型-表型）

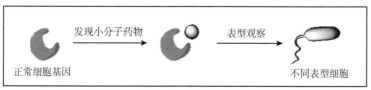

反向化学遗传学（蛋白-表型）

图 5-2　遗传学与化学遗传学的研究内容

来在化学遗传筛选方法和靶点识别等方面取得了巨大进步,除了为药物发现和生物学研究[31]提供化合物和化学探针,化学基因组学与传统遗传学相结合也可以用于发现新的治疗靶点。

化学基因组学筛选策略:经典遗传学认为一个重要的生理功能通常由多个基因共同调控,其中一个的突变并不会是致命的,但同时突变则会导致死亡[32]。通常情况下,小分子药物对基因功能的影响都是浓度依赖性的,如果能引入一个协同效应分子则可以大大提高这种协同或拮抗作用[33],这种思想恰恰与中药方剂"君臣佐使"配伍的组方原则有惊人的相似之处。如果一个小分子药物对抗肿瘤有效,它可采用亚致死浓度筛选协同致死药物,这被称为化学基因组学筛选策略。例如,乳腺癌易感性蛋白(Breast Cancer 2 Susceptibility Protein,BRCA2)和聚 ADP-核糖聚合酶(PolyADP-Ribosepolymerase,PARP)共同参与不同类型 DNA 的修复,采用 PARP 抑制剂联合拮抗 BRCA2 可以显著提高肿瘤的敏感性,特别对筛选小分子拮抗药物进行联合治疗更为有效[34, 35]。

分子相互作用的评价方法:目前用来确认分子相互作用最常用的方法是采用荧光偏振分析技术,通过考察小分子干预后荧光标记底物的荧光强度的变化来进行分析,用于筛选蛋白质与蛋白质相互作用的抑制剂。而另一种基于荧光的筛查手段就是荧光共振能量转移(Forster Resonance Energy Transfer,FRET)。当两个荧光基团(供体和受体)被适当地放置在相同或不同的分子上,激发一方的荧光基团所产生的能量可以转移或增加到另一荧光基团的激发上,该方法已被用于异源二聚体蛋白质分子的相互作用研究[36]。其次的验证方法是结合能测量,包括通过生物物理的方法检测结合事件中小分子和蛋白质之间的相互作用,获得结合常数(K_i)和热力学参数(自由能、焓、熵)[37]。此外,核磁共振(NMR)也可以用来确定热力学参数,用于评估弱的结合分子。

靶点捕获与鉴定技术:目前基于亲和力为基础的靶点捕获与鉴定技术已被广泛接受,它首先要对小分子药物进行修饰和固定化,如载玻片、微阵列、磁珠或亲和柱等。此外,小分子也可以采用氟标记或生物素标记,通过结合氟或链霉亲和素进行间接的非共价标记固定。细胞裂解物或蛋白提取物中的靶点蛋白与被固定的小分子相互作用后紧密结合而被保留,洗涤除去非结合蛋白,经解离后再通过 SDS-PAGE 电泳分离和质谱解析完成靶标鉴定的过程。该方法的缺点是经过严格的洗涤步骤,不易获得低亲和力的靶点蛋白,同时也常常带来一些非特异的结合。但可以通过增加样品量和空白吸附实验、蛋白结合对接分析以及在细胞培养过程中添加稳定同位素标记的探针分子来提高质谱的检测灵敏度来补偿[38]。

生物活性小分子调控的优势:通常使用生物大分子会受到制备条件和操控技术等困难的制约,此外其稳定性差,同一时间内只能调节单一靶标,在特定组织中同时引入多个生物大分子又存在技术上的挑战。相反,小分子可以有效传递到不同的细胞,也可以针对特定的组织,并且其作用是可逆的。利用化学生物学发现并开发具有生物活性的小分子,通过剂量控制或结构优化,可以进一步增加其效能、安全性和稳定性。因此小分子药物具有超过传统的蛋白或基因等大分子药物的优点,通过刺激多个靶点来调整所需的生物学表型和功能,在表观遗传学和再生医学领域备受重视[39]。

2)糖的代谢标记与化学生物学

很多生物分子如核酸、多糖、脂类以及各种各样的翻译后修饰和代谢产物都不能通过基因编码的标签来示踪。凝集素是非免疫来源的蛋白质，能够结合在具有特定结构的多糖分子上，但它们与其靶点低聚糖的解离常数非常小，导致结合没有特异性。与凝集素不同，抗体能够产生对抗多糖的结构，可以与抗原结合位点有较强的结合力，但它们的尺寸太大，也限制了其在细胞内的应用。而代谢标记作为一种新颖的化学生物学手段为细胞表面和细胞内的糖蛋白研究提供了非常有益的方法。

糖蛋白的代谢标记过程一般分两步进行。首先，用叠氮修饰的单糖侧链来孵育活细胞或者器官，利用细胞自身的代谢系统将其整合到生物系统中，而不干扰正常的生命活动。然后，用一个互补的生物正交反应试剂来选择性地共价连接叠氮标记的糖蛋白，并实现这种非天然标记的糖蛋白的分析，代谢标记的糖蛋白成像示意图见图5-3。与抗体和凝集素不同，体内的化学选择性链接更像是在细胞和人工合成之间的一个桥梁，能更有效精准地操控生物过程。这就使糖蛋白的自身成像、组学分析以及肿瘤靶向给药成为可能。迄今为止，有四种类型叠氮修饰的单糖侧链已经被成功地合成并应用于糖蛋白代谢工程：*N*-azidoacetylmannosamine（ManNAz），*N*-azidoacetylglucosamine（GlcNAz），*N*-azidoacetylgalactosamine（GalNaAz）和6-azidofucose（6-AzFuc）。

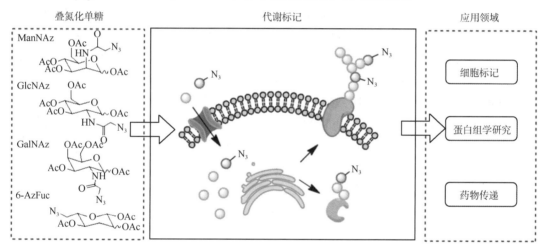

图 5-3 代谢标记的糖蛋白成像示意图

叠氮作为化学报告分子用于活体系统成像最早是探测细胞表面的唾液酸[40]。首先用 $Ac_4ManNAz$ 培养细胞进行 *N*-糖基化的代谢标记，然后通过施陶丁格反应连接生物素，随后用链霉亲和素化的 FITC 染色，用流式细胞仪进行分析[41]。研究发现 *O*-GlcNAc 乙酰化作用与磷酸化作用共同竞争丝氨酸/苏氨酸位点，并可以改变靶蛋白的功能。按照这种策略 $Ac_4GlcNAz$ 可以通过氨基己糖酶的处理，被标记在细胞核和细胞质中 *O*-GlcNAc 修饰的糖蛋白中，用来研究 *O*-糖基化蛋白的功能[42]。这种模式也可以被延伸到活体动物中，将合适剂量的叠氮类似物注射到小鼠体内，可以实现靶点糖蛋白的标记[43,44]。同样，利用不同的荧光标记物也可以进行早期斑马鱼胚胎发育中的糖蛋白检测[45~47]。

3）利用非天然氨基酸的蛋白质生物正交标记

与糖的代谢标记相比，能实现对细胞内蛋白分子的可视化标记对于诠释生命的奥秘，揭示蛋白质的结构功能以及分子间相互作用有着更重要的意义。目前绿色荧光蛋白（GFP）及其变种的荧光蛋白（FPs）已被广泛应用于体内蛋白质的标记，通过融合表达的 GFP/目标蛋白，实现对目标蛋白质的表达、转运和定位的研究[48, 49]。虽然 GFP 在蛋白质标记方面取得了巨大成功，但由于其空间位阻大、荧光灵敏度低、容易猝灭等原因也限制了其在某些研究中的应用。此外，利用化学反应也可以直接标记蛋白质，例如，利用蛋白质中赖氨酸和半胱氨酸侧链上含有的活泼氨基和巯基可进行特异性化学反应，从而达到标记蛋白质的目的[50]。另外，利用某些特定的酶也可以对目标蛋白质进行翻译后修饰，从而达到特异性标记目标蛋白质的目的，例如，SNAP 标签自标记，硫辛酸连接酶和四半胱氨酸自标记等方法[51~54]。虽然这些方法可以实现对目标蛋白质的快速标记，但又引入了额外的序列，对蛋白质的结构和功能可能产生不利的影响。而采用基因编码技术以酶参与的生物正交基团的引入和以残基定位法在蛋白质特定的位点中插入非天然氨基酸，克服了上述方法的缺点，使蛋白质的特异性生物正交标记具有可行性，为蛋白质标记提供了一个新的解决方案[55, 56]。

早在 2000 年，Wang 等通过酰氨 tRNA 合成酶将非天然氨基酸编码到对应的琥珀终止密码子或四碱基密码子上[19]。在此过程中，首先需要在体内引入外源的酰氨 tRNA 合成酶（aaRS-tRNA）。这些外源的 aaRS-tRNA 对内源 aaRS-tRNA 不会产生干扰，可以特异地识别某种非天然氨基酸并将其通过氨酰化链接到对应的同源 tRNA 上。之后这些携带有非天然氨基酸的酰氨 tRNA 进入核糖体，通过识别 mRNA 上特定的密码子，将非天然氨基酸引入到肽链中。这种在特定位点上引入携带有生物正交官能团的非天然氨基酸生物合成目标蛋白质，并通过生物正交反应与标记物结合，从而完成对其的特异标记[57]。蛋白质分子的可视化标记技术见图 5-4。Seitchik J L 等成功地将含有四嗪结构的非天然氨基酸特异性地插入到绿色荧光蛋白特定的位点中，再使用反式环辛烯衍生物分别在体外和大肠杆菌内实现了快速定量标记。当四嗪与绿色荧光蛋白相连时，GFP 的荧光被猝灭，而被反式环辛烯衍生物标记后，新的荧光又被开启，化学生物学技术可以清晰地展示这一过程[58]。

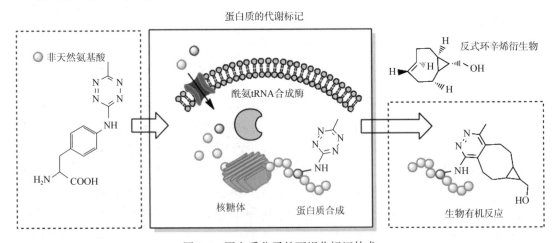

图 5-4 蛋白质分子的可视化标记技术

4. 我国化学生物学相关领域的研究进展

近年来，我国在化学生物学领域的研究有了长足进步，2014 年席真等科学家对近两年来我国化学生物学领域取得的突出进展进行了总结，认为我国的化学生物学研究主要集中在小分子探针的设计合成与应用、生物大分子的代谢标记与操纵、药物靶标的确证与先导化合物的筛选，以及基于化学分析为手段的生物学信息的获取技术等几个方面[59]。

（1）在基于小分子化合物及探针的研究方面，主要是利用有机化学手段设计合成多样化的小分子探针，并以这些探针为工具深入开展细胞水平以及病理水平的调控机理、信号转导、靶标发现以及基于金属催化的生物分子激活等方面的研究。例如，马大为和袁钧英等发现了一个涉及蛋白质去泛素化的分子机理，以及连接两个重要的肿瘤抑制基因p53和Beclin1基因以及自吞噬作用的小分子抑制剂spautin-1[60]。雷晓光和王晓东等报道了1个能抑制细胞坏死的小分子化合物necrosulfonamide，该分子通过特异识别丝氨酸-苏氨酸激酶3（RIP3）的底物蛋白激酶的结构域蛋白（MLKL），阻止了坏死信号的转导[61]。裴端卿等发现了维生素C能够诱导小鼠成纤维细胞H3K36me2/3去甲基化，并促进体细胞重编程的机理[62]。吴乔、林天伟等发现了化合物TMPA能够通过高亲和力的方式结合糖代谢调控相关的转录调控因子Nur77，并释放出与Nur77结合的LKB1，为以Nur77为靶点设计和开发治疗糖尿病的新药提供了重要理论依据[63]。陈鹏等通过将一种带有化学保护基团的非天然氨基酸（Proc-赖氨酸）取代到目标蛋白关键的活性赖氨酸位置上，使蛋白质的活性处于"关闭"状态。再利用小分子钯催化剂催化脱保护反应，使该蛋白质重新回到天然的"开启"状态，实现了原位激活[64]。

（2）以化学生物学技术为手段，针对蛋白质、核酸和多糖等生物大分子的合成进行标记，揭示这些生物大分子所参与的生命活动的机理。例如，曲晓刚等发现了一些特殊结构类型的聚金属氧酸盐以及具有锌指结构的三螺旋金属超分子化合物能够调控阿尔茨海默病相关的病变蛋白Aβ的聚集[65]。陈鹏等通过在蛋白质的定点嵌入含有光交联基团的非天然氨基酸捕获了一种酸性的分子伴侣，很好地阐释了大肠杆菌抵御胃酸的机理[66,67]。曲晓刚等发现碳纳米管可以通过稳定人端粒imotif结构来抑制端粒酶的活性，为单壁碳纳米管（SWNT）的生物医学研究提供了新的认识[68]。谭铮等鉴定得到了一个能够与端粒酶相互作用的端粒DNA结合蛋白，该蛋白能提高端粒酶延伸端粒DNA的催化活性和进程[69]。周翔等设计了可以高选择性识别DNA链中的5-甲基胞嘧啶的系列卤代铵盐衍生物，结合DNA甲基化技术可以为表观遗传学研究提供有力的研究工具[70]。梁子才、席真等发现血清中限制性内切核酸酶RNase A是造成小核酸血清不稳定性的主要因素，而对双链siRNA中热切位点的单碱基修饰可以极大提高小核酸血清稳定性。利用普适性碱基对双链siRNA进行单点突变，可以极大提高siRNA的链选择性，降低脱靶效应[71,72]。

目前蛋白质多肽以及DNA、RNA的合成技术相对比较成熟，而碳水化合物的合成长期以来一直制约着疫苗、佐剂以及新型药物输送系统等糖药物的发展[73]。叶新山等利用糖基供体预活化策略，将立体选择性糖基化合成技术应用于葡萄糖和半乳糖硫苷供体的糖基化反应中，实现了路易斯酸控制的高选择性寡糖合成，并用于伤寒Vi抗原寡糖重复片段的合成[74,75]。俞飚等对一价金催化的以糖基邻炔基苯甲酸酯为供体的糖基化反应进行了研究，并成功地用于药用分子digitoxin和皂苷类化合物的合成[76~78]。

由于大部分糖基化类型的转变都伴随着肿瘤的发生和发展，所以叠氮标记单糖策略已经成为肿瘤标志物发现和唾液酸化蛋白富集的有力工具，同时基于代谢标记和点击化学设计改进的相关技术也为糖蛋白检测和富集提供了更适宜的方法。王鹏等整合高通量基因克隆技术、无细胞蛋白表达、自组装单层糖芯片以及在线质谱分析技术，开发了一种糖基转移酶快速鉴定的新方法。该方法将 7 种糖基供体与近 100 种细胞外表达的糖基转移酶分别置于含有不同糖基受体的糖芯片上进行反应，并采用在线质谱检测技术分析结果，实现了高通量的快速筛选[79]。陈兴等通过受体介导的细胞内吞作用将包裹在靶向脂质体中的非天然糖传输到特定的细胞内，经代谢标记修饰在细胞表面的聚糖上，最后利用生物正交反应进行成像和检测[80]。白钢等合成了炔基修饰的生物素探针用来标记代谢 1，3，4，6-O-乙酰-N-叠氮乙酰甘露糖胺（Ac4ManNAz）从而实现了糖蛋白的代谢标记和成像分析。代谢标记的细胞表面糖蛋白成像与捕获分离见图 5-5。结合磁珠分离、质谱鉴定和生物信息学分析，考察了三种不同的肿瘤细胞表面糖蛋白表达的差异，为肿瘤标志物的筛选提供了依据[81]。并在此基础上进一步优化了磁性微球的捕获效率，为肿瘤细胞表面糖蛋白的捕获分离提供了有效手段[82]。

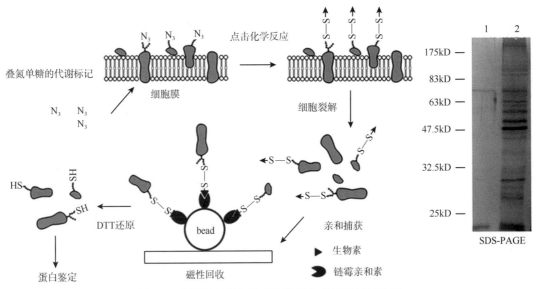

图 5-5　代谢标记的细胞表面糖蛋白成像于捕获分离

（3）以化学分析为手段，在时间与空间上对细胞以及活体动物水平的生物过程进行成像与分析，获取生物学信息的新技术方兴未艾。例如，在生物分子检测探针和生物传感器方面，已经开发了多种用于实时检测活细胞中自由基、活性氧、金属离子等重要生物活性分子的光学探针和检测传感器；建立了基于化学抗体-核酸适配体的蛋白质、核酸检测新方法，小分子药物或配体与蛋白质复合物结构的质谱分析和光学检测等新方法；在单分子分析方面，发展了能在活细胞状态监测蛋白质亚基组成和信号转导过程中动态行为的单分子荧光成像、单分子荧光光谱法，以及在模式动物水平上开发出由光调控的转录因子和含有目的报告基因的表达系统，为解决发育和神经生物学中的复杂问题提供了有力的研究工具。徐涛等利用一种光转化荧光蛋白 mEos2 的随机突变特性，获得了一系列具有光开关功能的绿色荧光蛋白，开发了超高分辨率成像技术（F）PALM/STORM，能够在纳米尺度展示生物分子的精确定位[83, 84]。杨弋等通过合成生物学方法成功开发出一种简单、稳定、易用的光调控基因表达 Light On 系统。光调控的转录因子和含有目的基因的转录单元是该系统构成要件，在蓝光下，转录因子能被迅速激活，启动目的基因的转录与表达。在小鼠活体实验中，采用该系统实现了在肝脏特定区域内红色荧光蛋白的光控表达[85]。方晓红、郭雪峰等利用具有 G4 构象的 DNA 适配体分子构建了功能化的单分子器件，实现了对凝血酶的高选择性可逆检测，并实现了对单个生物结合过程的在线检测[86]。颜晓梅等通过对噬菌体的基因改造成功构建了双砷染料-四半胱氨酸重组噬菌体体系，并将其用于细菌的特异检测[87]。陈鹏等通过将酸性分子伴侣蛋白质和荧光小分子相结合，发展了一种强酸性环境下的活细胞荧光探针，并成功地用于革兰氏阴性菌及活细胞的探测[88]。

（4）在以小分子为探针进行药物靶标预测和生物学功能分析、分子动力学模拟、化学小分子对于生物系统的作用及药物分子设计等方面都取得了一些创新性成果。在过去 10 年中计算机辅助药物设计（CADD）大大加快了早期药物研究的进度，许多功能强大的 CADD 工具已经被广泛的应用。例如，李洪林等提出一个 Web 互动通用的、用户友好并高效的在线计算机辅助药物设计平台 iDrug，可以提供实时的分子构建、编辑、转换、显示和分析的工具，并可以基于药效团和 3D 分子相似性进行结合位点的检测、虚拟筛选和药物靶标预测[89]。在系统生物学与药物设计的交叉领域，来鲁华等提出了针对疾病相关分子网络进行药物调控的观点，发展了预测生物分子网络多靶标最优调控方案的计算方法，建立了系统的多靶标药物设计方法，为解决当前新药研发所遇到的瓶颈提供了新的手段[90]。蒋华良等通过同源建模、分子对接和分子动力学模拟等手段构建了血小板活化因子受体（PAFR）的 3D 模型，并发现了 PAFR 拮抗剂结合 PAFR 触发了螺旋 VI 的结构发生变化并导致其激活的分子机理[91]。此外，蒋华良等还通过模拟铵转运体 AmtB 的功能，利用分子动力学模型对 NH_4^+/NH_3 进入细胞质的机理进行了研究，为 AmtB 介导的 NH_3 跨膜转运提供了有力支持[92]。朱维良等建立了分子动态模拟、主成分分析、分子对接、诱变和生物测定等方法，用于研究登革热病毒中 NS2B 参与介导激活 NS3 蛋白酶的分子机制，发现了辅因子 NS2B 通过促进 NS3pro 结构域的折叠，参与底物结合起着双重激活作用[93]。计算化学与计算生物学在生命科学和药学研究中的应用极大地推动了化学生物学的发展。

5.1.3　生物正交反应及点击化学

1. 生物正交反应及点击化学的由来

20 世纪是物理有机化学的一个黄金时代，化学家们通过对结构和反应活性的理解合成了各种化合物。而今在经历了被称为"文艺复兴"的化学生物学之后，化学学科的发展趋势从材料科学逐渐转到了化学生物学的生物正交反应上[94]。"点击化学"这一概念由 Kolb 提出的[95]，其命名形象地描述了点击化学通过高效率、高特异性的反应将两种分子相互连接起来的过程。"生物正交点击化学"这个词最早是由 Sletten 和 Bertozzi 定义的[50]，它所指的是能够在生物系统内部发生而又不影响自然的生物过程，同时又能在水相体系中发生的化学反应。而今把"生物正交点击化学"定义为能够在生命系统中通过高度选择性反应来引入非天然的、非干扰性的、外源性的分子探针[15]，在化学生物学研究领域得到了广泛应用。

生物正交点击化学需要一对反应基团,通常分两步来完成。首先,要把化合物的生物正交反应基团(化学报告分子)合并到底物中。然后,把这个报告分子通过点击反应共价连接到外源性的探针上,从而实现对靶点的检测和分离。点击反应需要在生理条件下快速、高度选择性的完成,而且没有生物毒性,因此对化学报告分子有着特别高的要求。一般要求在生物体内是无活性的,不与生命环境反应,分子本身要足够的小,能够修饰靶点或底物而没有功能和空间的影响。迄今为止只有少数几种生物正交化学试剂能够用于生命科学。

在生物正交反应的发展过程中,最有影响力和应用最广的生物正交点击试剂是叠氮,它不仅可以用来修饰蛋白质,而且可以修饰核苷酸、脂多糖等生物分子及其他代谢产物。叠氮基团一旦被植入到靶点底物上,就可以通过叠氮-炔环加成反应或者施陶丁格链接反应与它的互补分子结合[96]。迄今为止,叠氮不只是生物正交化学的报告分子,在糖生物学研究中,叠氮和炔的组合也广泛地应用于代谢标记和单糖标记。

2. 基于施陶丁格链接的生物正交反应

主要有两种基于叠氮的生物正交点击化学反应。一个是与炔的1,3-偶极[3+2]环加成反应,如果再进一步可以分为铜离子催化的叠氮-炔基环加成反应和无铜离子催化的环加成反应。另一个是施陶丁格链接反应[97~99],图5-6所示为基于叠氮的生物正交点击化学反应。

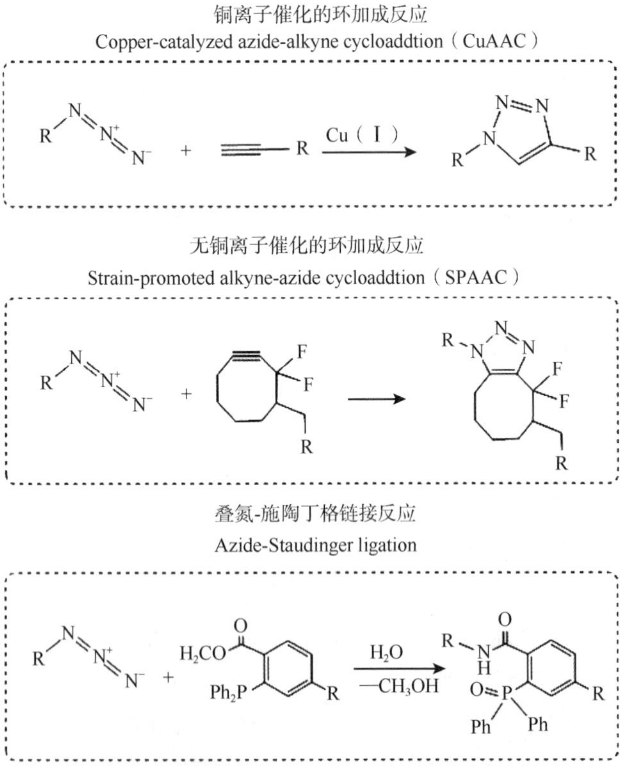

图5-6 基于叠氮的生物正交点击化学反应

叠氮-炔基环加成反应可以追溯到20世纪50~70年代，虽然当时该反应是强放热反应，反应速率慢、产率低，反应所需的高温高压影响了其在生物系统中的应用，直到Sharpless等2001年提出铜离子催化的叠氮-炔基环加成反应后才解决了这一问题[95, 100]。铜离子极大地加速了反应，使得反应可以在室温以下进行，但是游离的1价铜离子对机体的毒害依然不容忽视。除了抗坏血酸钠经常被用来还原并维持1价铜离子，一些铜离子稳定剂，如TBTA、THPTA、BTTAA和BTTES等也被用来加快反应速率[101~103]。

无铜离子催化的叠氮-炔基环加成反应也是由Bertozzi等最早实现的[104]，他们合成了一种生物素化的环辛炔，可以直接与叠氮标记的细胞反应，无需铜离子的催化，对于细胞没有任何毒害。与铜离子催化的环加成反应相比，无铜离子催化的点击反应还是受到收率低的限制，于是一批新的无铜离子催化的环加成反应相继被开发，如DIFO-FLAG、DIMAC-FLAG和ALO-FLAG等均可以直接用于活体中的叠氮标记[105]。尽管如此，对于体外的点击化学反应铜离子催化的环加成反应依然是最有效和方便的策略[106]。

叠氮-施陶丁格链接最早是由Saxon和Bertozzi在2000年发现的[40]。这个反应不需要催化剂，在水相体系中也可以获得很高的产率。反应通过叠氮的一个氮原子和三芳基膦形成一个酰胺键，该反应可以在pH值为7的条件下进行，而且有良好的生物相容性，没有毒副产物，产物在水溶液中稳定，是另一种有效的生物正交反应。因此生物素化的膦、FLAG链接的膦等一些标记探针相继被设计出来，并配合FITC-链霉亲和素和FITC-抗FLAG抗体等用来检测糖蛋白[107]。此外，Lemieux等还报道了一种荧光香豆素-膦染料[108]。虽然膦是对叠氮标记进行定量的一个重要的工具，但是膦作为一种还原剂容易被空气或代谢酶氧化生成氧化膦副产物。但与无铜催化的环加成反应相比，它表现出更好的灵敏度，因此基于叠氮-施陶丁格链接的生物正交反应在许多生物学领域中得到了广泛应用。

3. 基于Diels-Alder反应的生物正交反应

基于传统的生物正交反应标记非天然氨基酸的偶联速率较低，且铜催化的点击反应还存在着细胞毒性；非铜催化的条件下，氟代的高张力炔烃与叠氮的反应可以获得较快的速率[109]。然而，有限的反应动力学能力需要过量的试剂才能满足在活体细胞和动物的检测，限制了其应用。基因编码的腈基苯并噻唑缩合反应和光点击反应虽然具有较高的反应速率，但两种反应在细胞内均存在副反应，有时还需要短波长的紫外光来催化[110, 111]。最近的研究发现，高张力烯烃或炔烃与四嗪可以快速特异性地发生反电子需求的Diels-Alder反应生成稳定的加合物[112~114]，大大提高了生物正交反应的速率常数，为利用基因编码在蛋白中插入含有上述活性基团的非天然氨基酸的标记提供了新方法。Diels-Alder生物正交反应原理见图5-7。

总之，通过基因编码在指定的蛋白位点特异性插入高张力烯烃或炔烃，然后通过带有四嗪的荧光探针可以进行快速的标记。特别是在蛋白中插入反式环辛烯，标记反应的速率与目前常用的抗体标记方法类似。尽管反式环辛烯的非天然氨基酸的合成比较困难，对于多个位点或者多种蛋白同时使用不同的荧光标记还存在一定困难，四嗪探针在体内的稳定性还有待进一步改善[115]，但该技术在活体动物成像中的应用具有良好的应用前景[116, 117]。

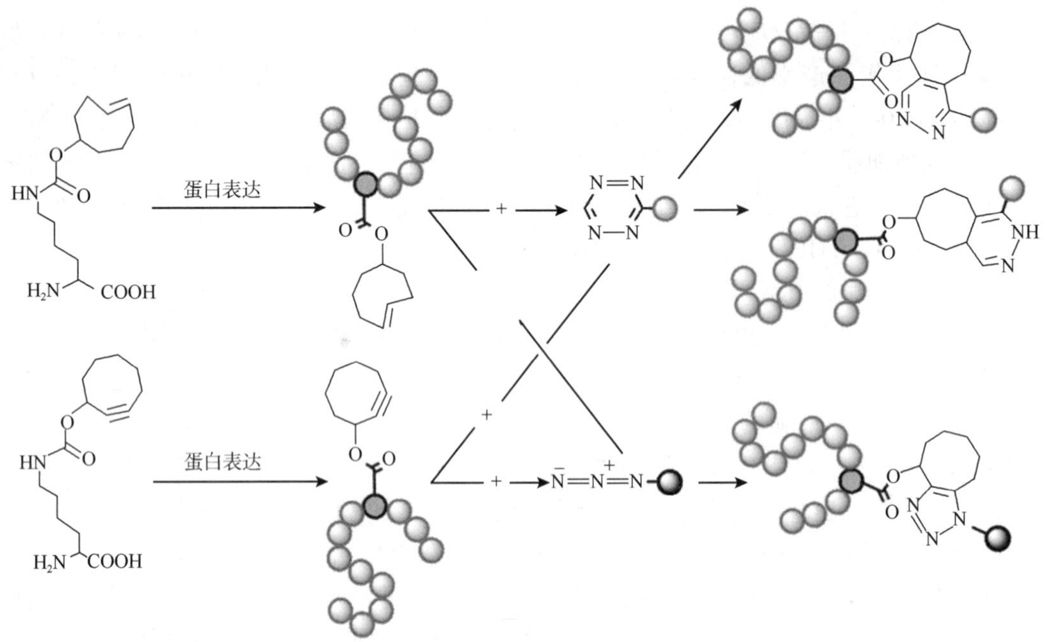

图 5-7 Diels-Alder 生物正交反应原理

4. 基于过渡金属催化的生物正交反应

钯催化的碳—碳偶联反应对现代合成化学具有革命性的意义，并于 2010 年获得了诺贝尔化学奖[118]。钯催化的生物正交反应原理见图 5-8。于是化学家们开始对其他过渡金属的催化偶联反应进行研究，希望发现新的生物正交反应。最近已经有人用钯催化的偶联反应用于蛋白质特异性的化学修饰[119]，如 Suzuki-Miyaura 偶联反应，能够兼容中性、水相、室温和细胞环境相似的温和条件[120]，这使得钯成为了一种非常令人关注的生物正交反应

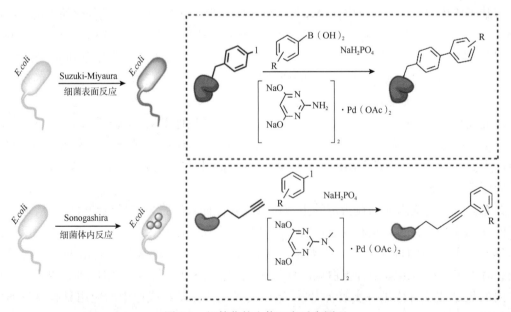

图 5-8 钯催化的生物正交反应原理

催化剂。Davis 等针对大肠杆菌重要的膜蛋白 OmpC 上利于标记的位点，采用基因密码子拓展策略分别在每个位点上插入带有碘代芳基结构的非天然氨基酸，而带有芳基硼酸官能团的荧光素染料在钯试剂 Pd（OAC）$_2$（ADHP）$_2$ 的催化下可实现细菌表面的 Suzuki-Miyaura 反应[121]（图 5-8）。此外，Lim 等在二甲基化 ADHP 配位的钯催化剂作用下在细菌体内也实现了目标蛋白上的 Sonogashira 偶联反应[122]。尽管钯催化的蛋白偶联反应在哺乳动物细胞内还尚未有成功的报道，但吡咯赖氨酸体系已经能够将非天然氨基酸成功地引入到原核和真核体系，这就为下一步将钯催化蛋白偶联反应拓展到哺乳动物细胞内提供了充分的可能性[123]。

5.1.4 生物正交反应在体内成像分析中的应用

分子探针是一类能与其他分子或者细胞结构相结合，帮助获得重要生物大分子在细胞中的定位、定量或进行功能研究的分子工具。生物标记与成像通过具有高亲和力或者生物正交化学反应的分子探针标记特定的物质，对生物过程进行细胞和分子水平的定性和定量研究。生物成像系统的发展使我们可以看到细胞的亚微结构，从而为揭示生命的奥妙提供了更好的手段，而这就对示踪和标记细胞内相互作用的分子探针提出了更高的要求[50, 124]。通常在活细胞和生物体上进行选择性的化学反应是非常困难的，一般必须删除不能满足以下条件的反应：①对水敏感的反应；②因为细胞内存在大量的硫醇和氨基，所以容易发生亲核攻击的反应；③对氧化还原敏感的化学反应；④只有在高温、高压等苛刻条件下才能进行的反应；⑤对硫酸酯酶、磷酸激酶等细胞酶类容易降解的反应；⑥对细胞有毒性的反应。因此完全符合生理条件的化学反应并不多，而无铜催化的生物正交反应是应用最多的案例。自从 Bertozzi 等在活细胞上第一个报道了施陶丁格链接反应以来，生物正交反应迅速地应用到生物影像及医学等领域[40, 43]。脊椎动物斑马鱼在生命的早期阶段是半透明的状态，通过叠氮修饰的寡糖标签，在胚胎发育的不同阶段能够见证聚糖时空分布的变化[125]。随后利用寡糖衍生物的代谢标记技术，在模式生物线虫和实验动物小鼠等不同的活体生物上也取得了成功[46, 126]。目前利用基因编码技术将具有活性基团的非天然氨基酸插入到蛋白的特定位点，再基于 Diels-Alder 生物正交反应开展蛋白质标记的技术正在兴起，成为另一个代谢标记成像研究的热点[127, 128]。图 5-9 所示为可用于体内标记成像分析的生物正交反应原理示意图[129]。

5.1.5 正电子发射断层扫描术

目前人们对于疾病的基础研究大都需要在动物模型上进行，以了解疾病的发生及发展，药物的吸收、分布、代谢和排泄规律的变化。长期以来普遍采用的方法是将造模后的动物分批、分时段处死，分离组织器官，配合适当的检测手段观察其病理状况，或者在不同时间点、不同位置分别取血，配合液-质联用技术监测血药浓度。然而，这种方法需要大

No.	目标分子标记物/分子探针组合		K_2（溶剂）	$T/°C$	$T_{1/2}/(1\mu mol/L)$
1	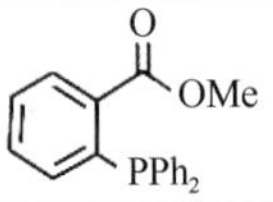 （邻位PPh$_2$甲基苯甲酸甲酯结构）	N_3—R	2×10^{-3} CD$_3$CN 5%（体积分数）H$_2$O	20~21	15.9年
2	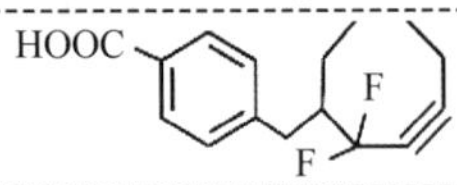 （对位HOOC-苯基-CHF$_2$-炔结构）	N_3—R	4.2×10^{-3} CD$_3$CN	室温	9.2月
3	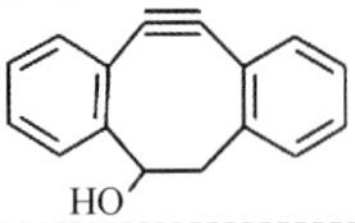 （二苯并环辛炔-OH结构）	N_3—R	5.7×10^{-2} MeOH	25	6.8月
4	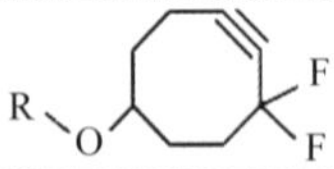 （RO-环辛烯-CF$_2$结构）	N_3—R	7.6×10^{-2} CD$_2$CN	室温	5.1月
5	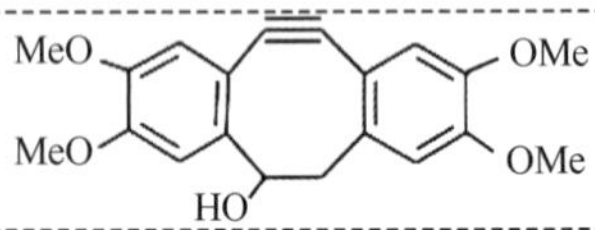 （四甲氧基二苯并环辛炔-OH结构）	N_3—R	9.4×10^{-2} MeOH	27	4.1月
6	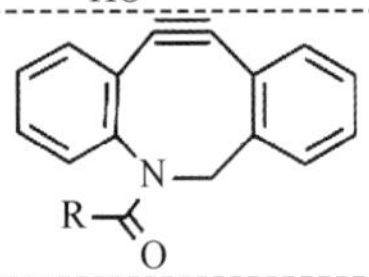 （二苯并氮杂环辛炔-N-酰基结构）	N_3—R	31 CD$_3$OD	室温	1.2月
7	（RO-双环[6.1.0]壬炔结构）	N_3—R	1.7 PBS	室温	6.8天
		（四嗪-苯基-R）	9.4×10^4 PBS	室温	34.5s
8	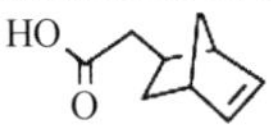 （降冰片烯乙酸结构）	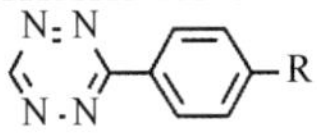 （四嗪-苯基-R）	1.9 PBS	20	6.1天
9	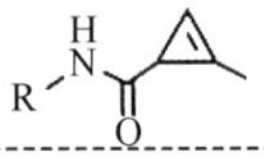 （甲基环丙烯酰胺结构）	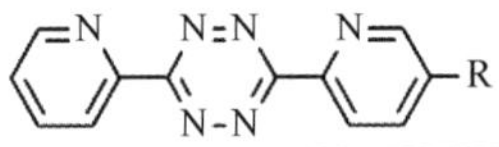 （双吡啶四嗪-R）	13 H$_2$O/DMSO 9:1	37	21.4h
10	（RO-双环戊烯结构）	（吡啶四嗪-R）	6×10^3 PBS	37	2.8min
		（双吡啶四嗪-R）	$(1.2\sim3.2)\times10^4$ PBS	37	0.5~1.3min
		（双吡啶四嗪-R）	$(1.0\sim2.7)\times10^5$ PBS	37	3.7~10.0s
11	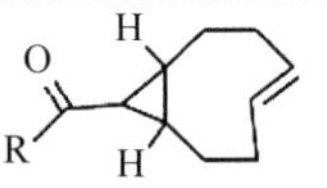 （R-酰基-双环[6.1.0]壬烯结构）	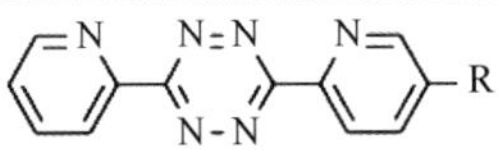 （双吡啶四嗪-R）	2.8×10^6 PBS	37	0.4s

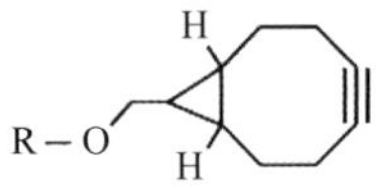

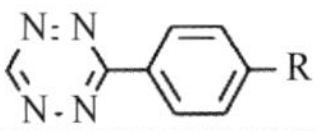

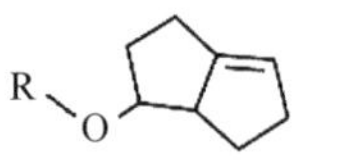

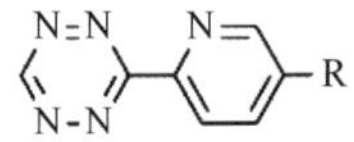

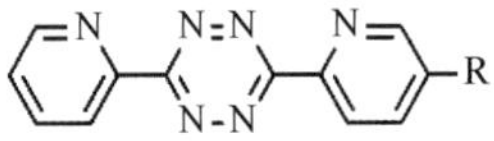

图 5-9 可用于体内标记成像分析的生物正交反应原理示意图

量的动物和多次重复实验，费时费力。同时不可避免的是动物之间存在个体差异，多次重复之间存在时间差异，离体与活体之间的时效和准确性，检测手段以及精确度等都会影响实验结果的可靠性。正电子发射断层扫描术（positron emission tomography，PET）的出现，为小动物的活体成像和药代动力学研究提供了新的检测工具[130]。PET 技术是一种非损伤的医学成像工具，现在已经广泛的应用于临床以及非临床研究，用来挖掘疾病的分子基础和治疗方案[131]。例如，PET 技术可以用来诊断肿瘤和分期[132]，评价阿尔茨海默病等神经退行性疾病[133]，还可以用于信号转导通路中蛋白-蛋白相互作用的研究[134, 135]、肿瘤细胞的转移[136,137]、治疗性干细胞的分化[138,139]、免疫系统与肿瘤细胞的相互作用[140,141]、活体动物中基因的表达[142,143]，以及体内低水平 mRNA 的检测等[144]。

由于新的分子探针标记的正电子发射核素的应用，近年来 PET 技术用于小动物成像的研究也越来越活跃，其可以对细胞内或组织内的小分子药物实现示踪和含量测定，实时地反映其变化情况[145,146]。小动物 PET 技术用于药物研究方面主要分为直接法和间接法[147]。直接法采用 ^{11}C 或 ^{18}F 等正电子核素直接标记药物小分子后注射到小动物体内，采用 PET 技术动态测定其在动物体内的分布情况，用于临床前的药物代谢动力学及药物作用机制研究。例如，曲妥珠单抗是一种抗 HER2/neu 的单克隆抗体，采用正电子核素 ^{86}Y 标记曲妥珠单抗并结合 PET 技术对卵巢癌小鼠进行动态显像，获得了 ^{86}Y-曲妥珠单抗在小鼠体内的药代动力学参数，为该药的进一步临床研究提供了重要依据[148]。直接法的主要缺点在于前期针对正电子核素标记药物分子必须进行大量工作，由于放射性危害及价格昂贵限制了它的广泛应用。而间接法不直接标记药物小分子，而是采用现有的 PET 显像剂间接地研究药物的作用机制和评价药物的疗效，包括结合型 PET 显像技术和血流灌注或代谢型 PET 显像技术。前一种方法既可以通过测定药物与 PET 显像剂竞争结合靶点进行体内显像从而筛选药物，也可以测定药物在体内的转运以及其与靶器官的亲和力，并且采用同一种显像剂就可以测试和评价多种与同一靶点相互作用的候选药物。而后一种方法采用血流灌注或 ^{13}N-氨水、FDG 和 FLT 等代谢显像剂测定葡萄糖代谢、细胞增殖及血流量等参数评估其药效。间接法不需要花费时间和经费合成正电子核素标记药物，但由于对药物改变较多，形成的空间位阻及非特异性吸附等原因，影响了药代动力学参数的测定。其次，PET 技术不但能够清晰地显示活体的功能组织，而且应用各种放射性药物还可以进行活体组织的代谢功能检测，因此在肿瘤的早期诊断、肿瘤转移和预后的判断，药物分布的检测以及肿瘤治疗效果的评价等方面比传统的 X 射线、计算机断层扫描（CT）和磁共振成像（MRI）等技术更具优势[149~152]。但是 PET 检测技术是放射源检测，对于体内的原型药物及其代谢产物不能进行有效地区分，必须借助其他分析仪器才能准确测定动物体内药物的代谢和转化程度，这是 PET 技术在药学研究中的最大障碍。

南开大学白钢课题组围绕中药桔梗"引药上行"的科学问题，开展了桔梗提取物改变甘草中主要药效分子甘草次酸体内分布的 PET 研究。他们首先对甘草次酸进行衍生化，制备可用于甲苯磺酰氯亲核取代的 ^{18}F 标记前体衍生物，并对其进行 ^{18}F 标记制备探针分子。口服桔梗总皂苷（50g/kg）后通过小鼠尾静脉注射 ^{18}F-甘草次酸衍生探针分子，利用 PET 分别对主要器官的 ^{18}F-甘草次酸衍生探针分子的载药浓度进行了活体观测。图 5-10 所示为桔梗皂苷引甘草次酸上行的 PET 示意图，从给药 7min 开始给药组肺部 ^{18}F-甘草次酸衍生探针分子的浓度较对照组明显升高，而其他器官探针分子的浓度没有明显的变化，初步验证了桔梗皂苷能够引甘草次酸上行入肺的观点[153]。

5.1.6 质谱成像技术

众所周知，影响药物分布的主要因素包括其相对于组织和血浆蛋白的结合率、pH 值的影响、膜的亲和力、转运能力和膜的渗透性。往往在血浆和组织匀浆样品中直接测定药物或药物代谢物的浓度不能正确反映其组织或器官内真实存在的状态，而上述原因通常没有可靠方法在体表征。虽然包括计算断层扫描、超声波、磁共振成像等分子成像技术能表征和量化药物在体内变化过程和分布，但不幸的是它们不能提供直接的分子信息，而依赖放射性示踪剂的 PET 技术不能区分标记药物和其代谢物。

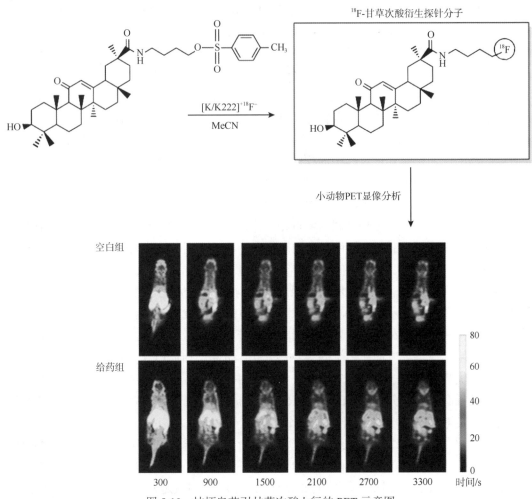

图 5-10　桔梗皂苷引甘草次酸上行的 PET 示意图

质谱成像技术（Mass Spectrometry Imaging，MSI）是一种体外成像技术，可以为其提供信息互补的成像方式，具有快速、灵敏和分子特异性的特点。并可以同时对药物及其代谢物以及内源性生物分子在组织切片和组织微结构上直接成像，无需使用特定目标分子标记试剂，可同时针对多个物质进行复杂分析[154]。质谱成像技术采取使样品分子直接从组织切片表面上离散和直接电离的方式，通过质谱检测所产生的离子信号，再结合虚拟重建的方式展示其中特定分子在组织切片上的分布状况。目前最广泛使用的样品电离方法是基质辅助激光解吸电离（Matrix-Assisted Laser Desorption Ionization，MALDI），通过二次离子质谱（Secondary Ion Mass Spectrometry，SIMS）和解吸电喷雾电离（Desorptionelectrospray

Ionization，DESI）增加其质量分析敏感性，并产生一个可被检测的分子成像系统。该技术可以针对多种分子，包括内源性小分子、脂质、小肽以及外源性药物及其代谢物，进行二维可视化检测。早期的 MSI 采用 SIMS 电离方式只能描绘元素离子在组织切片中的分布，而现在开发的 DESI 技术可以直接从 HE 染色或免疫组化染色切片样品中对特定的药物分子和内源性物质直接进行分析[155]。

随着定量质谱成像分析技术的日益完善，它可能很快就会成为药代/药动学研究的重要工具[156]。通过引入组织消光系数（Tissue Extinction Coefficient，TEC）归一化因子，可进一步提高定量成像分析的精度。例如，普萘洛尔和奥氮平在小鼠肾、肺和脑组织切片中的 MALDI-MSI 分析[157, 158]，以及氯氮平在大鼠脑组织切片中的 DESI-MSI 定量成像分析已经有了成功的案例[159]。此外，还可通过联合扫描电子显微镜技术进一步考察药物的透皮吸收问题[160, 161]。

在药物研发过程中毒理学研究的目的是评估候选药物的安全性，对受试人群呈现的风险做出预测和评估，尽早发现候选药物存在的风险。但在药物研发的早期阶段，针对相关靶器官的详细毒理学分析较少。通常的毒性评估方法是采用病理分析和 LC-MS 技术分析组织提取物中的药物浓度。而 MALDI-MSI 技术能结合上述方法的优势，对化合物在组织中的分布和存在形态提供更直观以及空间分辨率上更感兴趣的信息。它可以是药物直接或积累的影响，也可以是次级代谢物间接毒性作用的结果。例如，利用 MALDI-MSI 技术调查药物对眼睛的毒性[162]、药物晶体在肾脏和脾脏的沉积[163, 164]，以及研究药物的神经毒性等[165, 166]。此外，质谱成像分析特别是 MALDI-MSI 技术还可以用于识别不同疾病的生物标志物[167, 168]或检测治疗引起的相关生物内源分子的变化[169, 170]。整合组织学的内在信息，使 MALDI-MSI 技术更适合作为诊断工具补充组织病理学数据的不足。目前 MALDI-MSI 正在努力完善细胞内成像技术，希望能在亚细胞水平上检测出药物浓度的变化。

5.2 天然药物的化学生物学研究

5.2.1 "从结构到活性"天然产物研究策略的转变

天然产物是一个巨大而宝贵的化合物资源，丰富多样的结构类型有着各不相同的活性。在 20 世纪 80 年代之前，传统的天然产物研究就已经取得了巨大的成绩，新颖结构的发现以及天然产物全合成研究促使了有机化学中许多新理念的诞生，对有机化学的发展做出了重要的贡献。例如，扁柏酚、甾体、维生素 B_{12}、银杏内酯、沙葵毒素、鱼肉毒素及 maittotoxin[171~176]等的研究激发了人们对非苯环芳族化合物的构型分析、伍德沃德原则以及结构解析中 NOE 效应的认识[177]。但自 20 世纪 90 年代以后，传统的天然产物研究变得越来越缺乏活力，甚至有些科学家曾经对天然产物全合成的未来发展趋势产生了质疑。其主要原因是在天然产物研究中发现新颖结构的化合物已经变得越来越困难，好像这种传统的基于结构的天然产物研究已经走到了尽头。因此，天然产物研究需要引入新的策略，开展基于靶标与机制的研究，即"从结构到活性"的研究，这是 21 世纪以来天然产物研究思路的一个重要的转变。2007 年 Isobe H 提出：化学生物学中化学的重要性体现在生物学的研究结果上[178]。人们不能把重点仅放在靶点确认上，更要把重点放在从这些结果中获得的启示。在天然产物的化学生物学领域中，揭示天然药物活性调节的新机制，从而解决其多靶点的生物学问题才是核心的科学问题。它不仅能够发现生物学活性调节的新机制，同时还可以为药物的结构修饰提供参考依据。因此，未来的天然药物化学研究将会因化学生物学时代的到来发生巨大的变化。

5.2.2 天然产物靶点确认的意义

近年来，药物化学家一直在尝试压缩天然药物的结构，并保持它们独特的生物活性对其进行结构改造，试图通过去除一些多余的官能团，产生结构更简单的药物[179, 180]。这种处理的确能够提取出产生生物活性所必需的特定结构，在一定程度上减少了对不必要靶点蛋白的副作用。经过简化的天然药物在某种程度上能够保持其原有的生物活性，可以被看作候选药物的重要来源。其中最成功的范例就是 eribulin 的发现[181, 182]，它是抗肿瘤的海洋天然产物 halicondrin B 经过简化的衍生物，历经了 200 种衍生化的构效关系研究被最终确认[183]。苔藓抑素是另一个案例，它也同样经过了更漫长的衍生化探索过程[184~187]。

将活性母核从复杂的天然产物结构中"提取"出来需要大量复杂的构效关系研究，费时费力，而没有适当的方法来预测复杂天然产物的活性母核是问题的关键。为此人们非常渴望建立一套能阐释天然产物核心结构简便可行的方法，于是天然产物的"靶点确证"就提供这样一种指导性的策略。采用 NMR 饱和转移技术可以获得整个配体结合位点的三维略图，而采用 X 射线晶体技术则可以获得小分子与蛋白质相互作用的精确图谱[188, 189]。这些信息有助于天然药物核心结构的合理设计，确保"一把钥匙只打开一把锁"。例如，海螺毒素 aplysiatoxin 原本是一种蛋白激酶 C（PKC）的强效激活剂，可以导致肿瘤的增生。然而，其简化修饰的类似物 aplog-1 却能够结合在另一种靶蛋白上，对肿瘤细胞的增殖产生抑制作用，成为了反向激活剂[190~192]。

5.2.3 天然产物靶点的特点

虽然目前很多小分子药物的靶点已经被成功发现[193~195]，但是绝大部分活性天然产物的作用靶点尚未确证，其难点可以部分归咎于天然产物通常具有多个靶点[41, 43, 44]。多数的小分子天然产物在体内会产生多重的生物活性，也就是说用"一把钥匙只能特异性的打开一把锁"的概念已经不足以解释天然产物多重生物活性的原因，而"多重钥匙"的模式可能更适合解释天然产物多靶点的特性[196, 197]。

通常内源性的天然产物会根据其所处的体内环境从多重靶点中选择其中一个靶点，在这种选择中一些已知的体内机制就会发挥重要作用。例如，体内修饰的磷酸化、氧化、烷基化或者糖基化等，有些甚至能够彻底改变天然产物的生物活性及其相应的作用靶点。此外，特异性的外转运蛋白能够将天然产物作用的区域从胞浆转移到胞膜，这种作用位点的转变可能也会导致作用靶点发生彻底变化。长期以来葡糖苷类化合物一直不被认为是体内重要的活性代谢产物，而是药物合成储存或者是代谢转运的形式。然而，最新的研究结果表明，葡糖苷也具有活性激活能力。例如，Jasmonateglucoside（JAG）是 Jasmonate（JA）与葡萄糖形成的糖苷，具有与原始配基 JA 完全不同的作用方式[198]。JA 能够诱导 COI1 和 JAZ 在胞浆中形成蛋白复合物，进而诱导外界不同刺激条件下相应的应激基因的表达[199~201]。而其葡糖苷形式 JAG 不能与 COI1-JAZ 复合物结合，却能够与膜蛋白 MTJG 结合，诱导细胞发生皱缩，导致树叶发生卷曲[202]。天然药物靶点确认往往带来一些意外的发现，而化学生物学研究能够为这些新机制的发现提供宝贵的线索。这就是为什么天然产物研究的重心从结构研究转移到活性探索的重要原因。

5.2.4　靶点确认的研究方法

1. 亲和色谱技术（Affinity Chromatography）

①琼脂糖微球具有生物相容性好、非特异性吸附较小的特性，是亲和色谱理想的载体。②目前琼脂糖微球亲和色谱技术已逐渐应用到小分子药物靶标确认中[203]。此外，这种微球的尺寸比较小，表面可以链接丰富的配体，从而提高了亲和色谱的效率[204]。沙利度胺（反应停）致畸形事件是 20 世纪三大药物灾难之一，长期以来其为何具有强烈的致畸作用一直困扰着大家。采用琼脂糖微球亲和色谱方法发现其致畸作用的靶标为 cereblon，它与沙利度胺结合后形成 E3 泛素结合酶复合物，并与损坏的 DNA 结合蛋白 1（DDB1）相互作用，影响了四肢的生长发育[205]。

传统的亲和色谱技术是将天然产物偶联到载体或标签上，并用于检测和分离研究[206, 207]。生物素或者表位肽等标签通常也通过特定的桥联剂连接到天然产物上，用于靶点蛋白的捕获与分离[208]，但是由于非特异性吸附的存在，使得获得的结果很难确认。一个很重要的原因就是桥联剂会降低药物与靶点的亲和力或者是引起非特异性的结合。因此，用亲和色谱技术来确认靶标必须要有空白对照实验或竞争性抑制实验[209]，最好采用无活性的阴性小分子来作对照[210]。

为了获得更理想的结果，在亲和色谱中一般要求被固定到亲和载体上的药物分子不能改变其与靶点蛋白的结合力，所以天然产物的构效关系研究至关重要。只有确定了与活性不相关的官能团，才能将其连接到微球上。虽然确定非活性基团的构效关系比较复杂，但是对于制作亲和载体还是必不可少的。光亲和微球技术（图 5-11）是由 Kanoh N 发明的[211, 212]，其最重要的进步在于它不需要事先进行构效关系研究，小分子药物可以通过三氟甲基叠氮随机固定到微球上，它几乎包含了天然产物与靶点蛋白结合的所有理论上的可能，因此被成功地应用到天然产物的靶点确认中[213]。

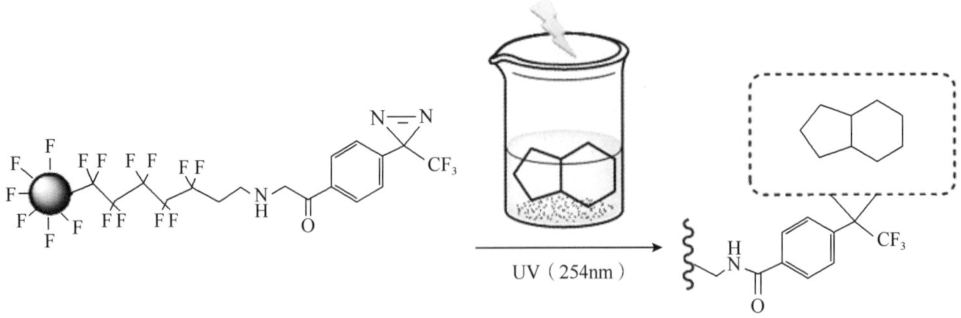

图 5-11　光亲和微球技术示意图

2. 靶点垂钓技术（Fishing-Rod Strategy）

通常不可能每个小分子药物都有其无活性异构体，所以人们还是更希望开发其他的没有非特异性结合的靶点垂钓方法。Sato S 等把着眼点放在分子探针的三维结构上，采用了一种独特的刚性聚脲氨酸桥联剂，提出了新的靶点垂钓策略，成功地确认了吲哚美辛的靶点 GLO-1，并应用核磁共振技术鉴定了吲哚美辛的不同原子与 GLO-1 的结合能力[214]。这种刚性的聚脲氨酸桥联剂通过光催化形成分子探针后，能够把桥联剂残基从药物上切下来，从而提高了靶点的亲和力，在实验中对于提高信噪比、减少非特异性结合十分有利。

3. 压缩分子探针技术（Compact Molecular Probe）

压缩分子探针技术是另一种新的靶点确认技术[215]。该方法基于天然产物本身与其靶点有着良好的亲和性，任何修饰都可能降低其本来的结合能力。亲和色谱技术与压缩分子探针技术的原理示意图见图 5-12。将亲和探针的尺寸减小，并把铜离子催化的叠氮–炔基环加成反应引入与 FLAG 表位的结合，这样能够在靶点垂钓过程中获得良好的信噪比。该方法在 isolespedezic acid 和 jasmonateglucoside 的靶点确认实验中取得了很好的应用[216]。

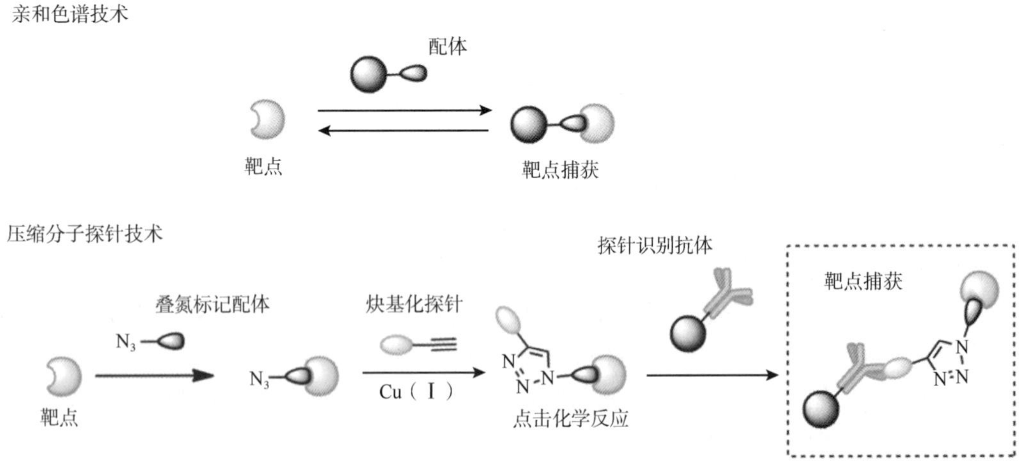

图 5-12　亲和色谱技术与压缩分子探针技术的原理示意图

4. 酵母三杂交系统

作为一种新的小分子靶点确认方法，Licitra 等在传统的酵母双杂交系统基础上开发了酵母三杂交系统[217]。Chidley 等又把 SNAP 表位技术和酵母三杂交系统结合起来拓展了其用途[218]。酵母三杂交系统原是依靠 LexA 和 Gal$_4$ 作为 DNA 结合区域（OBD），又加入了 SNAP 表位。小分子作为"诱饵"，通过 O^6-苄基鸟嘌呤可以很容易地引入到 SNAP-OBD 融合蛋白中。而来自于 cDNA 靶点的蛋白与转录激活区域融合后作为"鱼"，二者的相互作用可以通过基因表达被发现，不过酵母三杂交系统（图 5-13）只能局限于确认胞内的靶蛋白[219]。

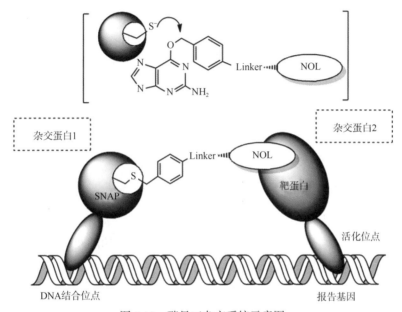

图 5-13　酵母三杂交系统示意图

5. 虚拟筛选与反向对接

计算机模拟虚拟筛选与反向对接是后基因组时代新药研究的重要策略，与实体药物筛选需要构建大规模的化合物库以及筛选必须的酶、受体、离子通道或细胞等靶标相比，虚拟药物筛选是基于"钥匙和锁"理论，通过计算机模拟药物分子与可能的酶、受体的结合情况对活性进行预测的方法，它大大降低了实验成本，缩短了研发周期。随着 X 射线晶体衍射、多维核磁共振、扫描隧道显微等技术的进步，越来越多的蛋白质、核酸和多糖等靶标的空间结构被解析，同时计算生物学的发展也极大地提高了计算和分析的速度和精度[220]。

从已知的小分子数据库中，搜寻符合靶标条件的化合物都可以称之为虚拟筛选。在药物–靶标相互关系的预测方法中，最古老的方法就是基于配体化学相似性的预测方法[221]。基于分子对接的数据库搜索是利用特定靶点的三维结构，依据两个或多个分子之间通过几何匹配和能量匹配相互识别的程度，从小分子数据库中找到能与之匹配的候选化合物[222]。自 20 世纪 90 年代起，药效团模型筛选也逐步被用于虚拟筛选[223]。尽管与分子对接技术相比，药效团筛选模型只考虑了与已知配体相仿的化合物，忽略了其他有用的配体–受体结合模式。但通过联合多种药效团模型的平行筛选方式，也可以用于确定天然产物生物学活性的作用模式。例如，通过数据库的药效团信息，研究发现中药芸香中含有较好的药效成分，虚拟预测结果与测定的 IC_{50} 值基本一致[224]。此外还可以通过定量构效关系（Quantitative Structure-Activityrelationship，QSAR）来筛选小分子药物[225]。

反向对接技术的思路与虚拟筛选恰恰相反，它是将已知的活性化合物与蛋白质数据库中的所有结合位点的三维结构进行对接，能够实现对接的蛋白质再进一步通过生化或分子生物学方法来验证其作为靶点的可能性。如果能解析出小分子化合物与靶点蛋白质形成的复合物晶体结构，在结构生物学水平上验证对接的存在是最直接的证据。例如，Zahler S 等在应用反向对接方寻找靛玉红衍生物的潜在激酶靶点时，发现了 84 个独特的蛋白激酶[226]，目前的研究已经证明靛玉红衍生物对粒细胞性白血病具有很好的治疗价值[227]。尽管反向对接可以发现与活性已知化合物产生作用的活性靶点和引起毒副作用的靶点，但目前蛋白质数据库收录的疾病相关的蛋白质信息不可能涵盖所有蛋白质，尤其是膜蛋白。此外，对接过程中对蛋白质的柔性考虑不充分，对接算法尚需要进一步改进，对接的准确性还有待提高。

6. 生物质谱解析技术

基因组学和功能基因组学技术扩展了我们对 DNA 及其编码蛋白功能的认识，然而对于许多基因的功能、表达时间、表达量、蛋白质翻译后修饰等情况以及它们在亚细胞水平的分布状况等问题仍知之甚少。因此针对靶点蛋白的表达、功能及其与小分子化合物的作用方式的研究显得非常重要，人们希望从蛋白质组学研究中找到答案。目前蛋白质组学研究主要采用的技术是双向凝胶电泳和质谱方法。而在质谱检测中首选的是基质辅助激光解吸电离–飞行时间质谱技术（MALDI-TOF-MS），其具有容量大，单电荷为主的测定分子量高达 30 万，干扰因素少，快速有效等优点，适用于蛋白质组学的大规模分析，已经在生物标志物和药物靶标的发现、生物反恐、食品安全、污染监控以及抗生素耐药菌的检测方面得到了广泛应用[228, 229]。而以电喷雾质谱技术（ESI-MS/MS）为主的液–质联用技术，更适于精细研究，可以通过检测小分子药物与靶点蛋白的结合情况，鉴定出具体结合的位置和结合方式。

藤黄酸的化学生物学研究就是一个很好的范例。环氧杂蒽酮类桥环化合物是藤黄的主要化学成分，从中分离得到的几乎所有的此类成分均表现出很强的细胞毒作用，在肿瘤动物模型上也取得了明显的抑瘤效果。藤黄酸具有极强的整体亲电性，其 9，10-位 α，β-不饱和酮基团可以与巯基等亲核性小分子发生迈克尔加成反应。结合 ESI-MS/MS 技术和整合药理学手段发现，藤黄酸能够通过与肿瘤细胞中的胞质硫氧还蛋白（TRX-1）和线粒体硫氧还蛋白（TRX-2）上的半胱氨酸残基发生迈克尔加成反应[230]，破坏其具有的还原催化活性以及肿瘤细胞的氧化还原内稳态，从而诱导肿瘤细胞中活性氧的过量聚集，最终诱导肿瘤细胞的死亡。藤黄酸与胞质硫氧还蛋白（TRX-1）和线粒体硫氧还蛋白（TRX-2）的迈克尔加成反应示意图见图 5-14。

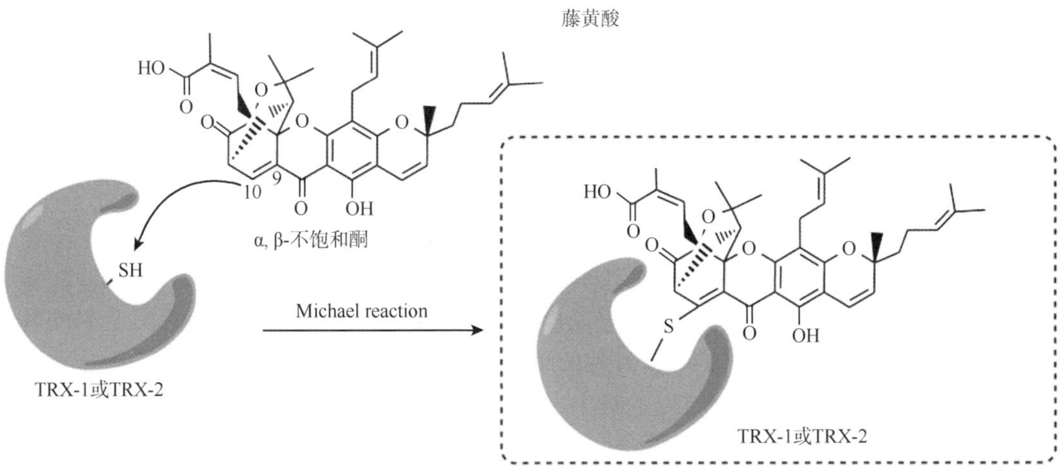

图 5-14　藤黄酸与胞质硫氧还蛋白（TRX-1）和线粒体硫氧还蛋白（TRX-2）的迈克尔加成反应示意图

又如葫芦苦素 E（cucurbitacin E）是中药瓜蒂中的有效成分，能够促使慢性肝炎患者损伤的肝细胞修复，肝功能恢复正常，对原发性肝癌也有着很好的治疗作用。Eggert 等首先证实了葫芦苦素 E 具有不可逆的抑制肌动蛋白解聚的作用，而其作用方式又与肌动蛋白解聚试剂 jasplakinolide 不同。采用 ESI-MS/MS 技术，随后阐明了葫芦素 E 能特异性与丝状肌动蛋白（F-actin）上半胱氨酸残基 Cys257 发生迈克尔加成反应，形成共价键结合影响了肌动蛋白的功能[231]。

7. 基于数据库的整合分析

基于数据库的整合分析策略是天然产物靶点发现与众不同的方法。它采用各种数据库，如 DNA 芯片（DNA Microarrays）、蛋白质组学（Proteomes），以及肿瘤细胞系敏感性（Cancer Cell Linesensitivities）[232]，定位组学（Localizomes）[233, 234]或者斑马鱼行为分型[235]等方法来筛选小分子可能作用的通路和靶点，进一步结合生物信息学分析、相关药理学实验以及分子药理学实验来综合分析，最后推断确证靶点。例如，在定位组学方法中，如果要验证天然药物与活细胞中靶点的定位，就需要荧光标记的天然药物来验证[236]。通常荧光团比较大，亲脂性和带电性等会影响配基的定位，而炔基或叠氮标签比较小，被认为对原始配基的定位影响较小，因此点击化学反应被广泛用于靶点定位研究。此外，采用基因突变的方法排除天然产物结合靶点特定的氨基酸位点的遗传学方法也被归到此验证策略中[237, 238]。现在虽然基于数据库的策略被认为是最有发展潜力的方法，但是因为这种方法对于突变株的构建和稳定性，以及特定组织的全基因组数据库有着很强的依赖性，所以其应用也受到了很大的限制。

综上所述，减少天然产物与对应靶点之间的非特异性吸附或者假阳性，同时又保持它们之间的亲和力是天然产物靶点确认中最受关注的两个问题。当靶点确认的过程中如果药物与靶点只有微弱或者中等强度的亲和力，或靶点蛋白的表达只有痕量水平时将使其研究变得更加困难。如果这两种情况能够得到有效的改进，天然产物的靶点确认就可以得到普遍解决。

5.2.5 靶点的验证

靶点的验证是指对获得的靶蛋白进行功能上的评价，这对于药物的受体确认是一个至关重要的过程，也恰恰是一个薄弱环节。因为基于亲和力分离所得到的靶点经常含有一些非特异性结合的蛋白，它们与药物或靶点是物理化学亲和，而不能参与产生预期的生物活性。靶点验证最有效的策略之一就是靶点蛋白相关的生物学信息以及反向基因组学技术，靶基因的敲除或沉默是靶点验证最有效的工具。但是这种技术只能应用到有限的靶点蛋白，对于没有合适模型的，最有效的解决办法是对所预测的靶点蛋白在有重要生理功能的器官中进行定位。此外，靶点蛋白的化学敲除方法，也取得了很大的进展。例如，Crews 等发明的蛋白水解靶向嵌合体[239~242]和 Hashimoto 等发明的蛋白敲除方法[243]都是利用蛋白降解的方法。蛋白水解靶向嵌合体的探针在靶点和 E3 连接酶之间搭了一个桥梁，机体的泛素化作用使得靶点在蛋白酶体中降解，蛋白水解靶向嵌合体技术如图 5-15 所示。

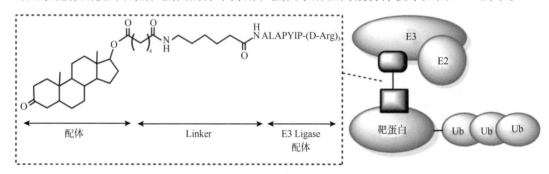

图 5-15　蛋白水解靶向嵌合体技术

此外，Toshima 等开发了一种光降解系统用于靶标蛋白的下调[244~247]。在这种系统中一个光敏的小分子如苯基喹啉，被连接到降解靶点蛋白的配基上，在光催化下引起靶标蛋白的降解[248]。虽然这些化学方法的应用是对反向基因组学技术的有益补充，但是这些最新的技术还是不如整体动物的表型研究或活细胞反应性的功能验证应用的更加广泛和有效。

5.2.6　中药与天然产物的化学生物学研究进展

植物药从最初单纯的天然制剂利用，到发现并分离活性化合物，逐渐过渡为开发潜在的药物或天然来源的药物，历经了一个发展的过程[249]。从药用植物到创新药物的发现涉及了从植物学到植物化学，从生物学到分子生物学，从药物化学到化学生物学等多学科的交叉融合和演变的过程。而如今中药与天然产物相关的生药学研究被重新定义为：探索基于成药性的结构与活性关系的分子科学[250]。虽然组合化学技术在优化结构方面已取得了巨大成功，并有许多相关药物也陆续上市。但在过去的 30 年时间里，FDA 批准上市的药物接近半数依然是天然产物来源的药物。特别在免疫抑制、抗感染以及代谢疾病治疗领域，天然产物来源的药物依然起着主要作用[227]。尽管传统天然产物在药物发现中发挥了重要作用，但在过去的几年里多数大型制药公司纷纷终止或大幅缩减了他们的天然药物产品研发业务。究其原因一方面是发现新的活性天然产物的概率越来越小，很难与其他药物发现方法竞争[251]；另一方面，天然产物药效分子多数具有多靶点的特性，特别是与靶蛋白相互作用方式非常复杂[252]。通常天然产物及其代谢产物具有结构多样性和生物活性多样性，虚拟对接带有明显的盲目性，获得有效靶点的准确性较低，靶点的探测和发现仍处于瓶颈阶段，许多天然产物的作用靶点和作用机制仍不清楚。上述原因极大地限制了其发展，而如今化学生物学技术的发展为天然药物靶点与机制的研究提供了有效的手段[253]。

1. 乙酰水杨酸

由天然产物水杨酸衍生而来的乙酰水杨酸（acetylsalicylic acid，ASA）——阿司匹林，作为医药史最经典药物之一已有百年的应用历史，如今它仍是世界上应用最广泛的非甾体类解热、镇痛和抗炎药。环氧合酶（COX）又称前列腺素 H 合成酶（PGHSs），是一类双功能酶。花生四烯酸（AA）经 COX 的环氧化作用转化为前列腺素 G2（PGG2），再由 COX 的过氧化作用转化为前列腺素 H2（PGH2）。PGH2 随后经由不同的酶催化转化为其他前列腺素和血栓素 A2。COX 具有 COX-1 和 COX-2 两种亚型，其中 COX-1 负责 PGH2 的生成，是前列腺素共同的生成起点。在 Tosco 等提出了 ASA 与 COX 反应机制的基础上[254]，最近的研究发现 ASA 可以与 COX-1 的丝氨酸残基（S530）发生乙酰化反应，ASA 的亲核反应是通过直接进攻酚酯的羰基碳完成的[255]。Toth 等利用 QM/MM（quantum mechanical/molecular mechanical）的动力学模型模拟了 ASA 不可逆抑制 COX-1 的特征反应机理，进一步证明了该反应的合理性，揭示了 ASA 的作用靶点与反应机制。

2. 白藜芦醇

白藜芦醇（resveratrol）是红酒中的重要天然成分，据报道白藜芦醇具有延长寿命、提供神经保护、抗糖尿病、抗肿瘤等一系列作用[256, 257]。在最近的研究中证实白藜芦醇可以激活人类细胞中一种进化上古老的应激反应机制。这一研究发现可以揭开有关白藜芦醇真正作用机制的谜题，消除此前的诸多争议[258]。酪氨酰转移核糖核酸合成酶（TyrRS）在应激条件下可以移动到细胞核中。而白藜芦醇具有酪氨酸相似的酚环结构，作为 TyrRS 的分子伴侣能够紧密地嵌入到 TyrRS 的酪氨酸结合口袋中，抑制了其催化活性并将其引导到细胞核中发挥功能，激活 NAD^+ 依赖的一种主要应激反应和 DNA 修复因子 PARP-1。TyrRS 激活 PARP-1 后产生了一系列的保护性基因，其中包括肿瘤抑制基因 p53 和长寿基因 FOXO3A 及 SIRT6 的活化，从而产生了相应的生物学活性。

3. 甘草次酸

甘草作为历史上应用最悠久的代表药材之一，具有调和诸药之功。甘草的主要活性成分为甘草酸，其在体内迅速被代谢为甘草次酸。2010 年，Yu 等采用生物素-链霉亲和素和化学标记的方法，将甘草的活性成分甘草次酸进行分子标记，实现了在 HeLa 细胞中的定位观察[6]。而后又应用亲和色谱技术构建了亲和树脂，并选择基于点击化学和化学标记的两种树脂来进行甘草次酸作用靶点的确认。虽然应用点击化学方法并没有富集到足够量的蛋白，但令人欣喜的是从细胞裂解液中提取了蛋白激酶C（PKC），由此确认了甘草次酸在HeLa细胞内的作用靶点为PKC。

2011年，南开大学白钢课题组开发了甘草次酸的叠氮标记分子探针技术，为甘草次酸的修饰、靶点定位以及功能研究提供了有效的方法[259]。依照点击化学原理，分别采用三唑环和Cy3来标记叠氮-甘草次酸，可以清晰地观测到甘草次酸在细胞膜的定位。叠氮-甘草次酸在HA-$β_2$AR-HEK293细胞表面的定位见图5-16。进一步的研究发现甘草次酸主要定位在细胞膜的脂筏区，它降低了胆固醇的含量，影响膜蛋白的构象发生了变化，并改变了细胞膜的流动性，从而导致Gαs亚基与GPCR的结合，增加$β_2$肾上腺素受体激动剂诱导的cAMP的产生。2013年，Yen等发现甘草次酸可以抑制氢化可的松和可的松互变的活性[260]，从另一个侧面证实了甘草次酸的功能与细胞膜脂筏区相关的结论。总之，细胞膜脂筏区锚定了众多药物受体分子，调控着许多关键的生理功能，而上市药物有近半数与GPCR相关[261]，这一发现为甘草调和诸药的作用提供了重要线索。

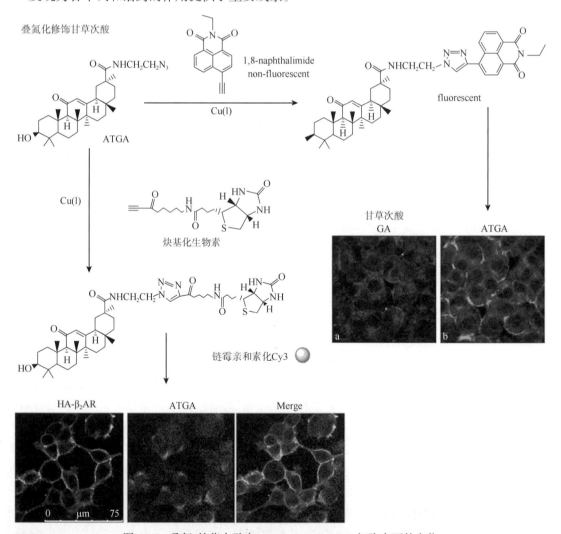

图5-16　叠氮-甘草次酸在HA-$β_2$AR-HEK293细胞表面的定位

4. 小檗碱（黄连素）

小檗碱（berberine）又称黄连素，作为一种异喹啉生物碱，在小檗科等四个科十个属的许多植物中广泛存在，是常用中药黄连、黄柏、三颗针等清热解毒药物的主要有效成分。而近来小檗碱调节糖脂代谢的生物学机制被再度关注。2004年蒋建东等发现小檗碱能够在体外不依赖固醇调节元件结合蛋白被 ERK 激活，显著上调肝细胞低密度脂蛋白受体（LDLR）的表达水平，转录后通过激活细胞的胞外信号调节激酶来发挥作用，揭示了小檗碱降低胆固醇和甘油三酯的奥秘。与目前临床常用的他汀类降胆固醇药物的作用机理完全不同，小檗碱不仅具有良好的降脂功效，而且对于肝功能障碍的患者具有较好的安全性，无他汀类药物的不良反应[262]。2014 年，研究发现小檗碱通过 AMPK、PGC-1α 途径可以增加能量的消耗，限制体重增加，提高抗寒性，提高褐色脂肪组织的利用，这对调节有机体的能量平衡，治疗肥胖具有潜在的意义[263]。此外，小檗碱还可以通过激活脂肪细胞和肌细胞的一磷酸腺苷激酶，依赖于磷脂酰肌醇 3 激酶（PI3K）增加 GLUT4 转移，减少脂肪细胞的脂质堆积，改善葡萄糖耐量[264]，这一系列研究结果为小檗碱的临床疗效提供了有力的理论依据。

5. 人参皂苷

人参是中医补气的要药，具有大补元气、复脉固脱、补脾益肺、生津安神的功效。研究发现人参皂苷（panaxoside）对心肌细胞内环磷酸腺苷（cAMP）及环磷酸鸟苷（cGMP）含量具有双向调节作用。此外，人参皂苷 Rg3 可以浓度依赖性地抑制磷酸二酯酶（PDE）活性，使 cAMP 和 cGMP 在平滑肌内含量增加，从而导致松弛血管平滑肌的作用[265]。近年来人参也有用于治疗肥胖、高脂血症等代谢性疾病的报道，但其活性成分和作用机制并不清楚。过氧化物酶体增殖剂激活受体 γ（PPARγ）激动剂为胰岛素增敏剂，是 2 型糖尿病的常用治疗药物，但 PPARγ 激动剂也会导致体重增加等副作用。黄诚和季光等发现原人参三醇为 PPARγ 拮抗剂，可以通过抑制 PPARγ 的转录活性，有效减轻高脂饲料诱导的肥胖小鼠的体重，改善该小鼠和 leptin 突变所致肥胖的 ob/ob 小鼠肝脏脂肪病变[266]。Lee 和 Kim 近期综述了人参对心血管的药理作用，认为人参通过抗氧化、减少血小板黏附、调节血管舒缩、改善血脂和影响各种离子通道等综合作用对心脏病发挥积极作用[267]。

6. 黄芪甲苷

黄芪甲苷（astragaloside）是中药黄芪的重要成分，它具有预防糖尿病肾病、糖尿病视网膜病变[268]，保护心肌细胞、增强心肌活力[269, 270]、减轻心肌缺血、抗抗力衰竭[271]，以及神经保护[272]等作用。最近研究发现，黄芪甲苷及其苷元环黄芪醇主要通过激活端粒酶发挥生物学作用，对以黄芪甲苷和环黄芪醇为基础的治疗神经系统疾病和抑郁症的新药研发起到了积极的推动作用[273]。黄芪和人参均属补气良药，人参偏重于大补元气，回阳救逆，常用于虚脱、休克等急症，效果较好。而黄芪则以补虚为主，常用于体衰日久、言语低弱、脉细无力者。药物通过抑制磷酸二酯酶（PDE）的活性，减少环磷腺苷（cAMP）

的分解，增加心肌细胞中 cAMP 的浓度，提高 Ca^{2+}-ATP 酶的活性，促进肌浆网内 Ca^{2+} 的释放，从而增强心肌细胞的兴奋收缩偶联活动，起到抗心力衰竭的作用[274]。

7. 雷公藤甲素

雷公藤甲素（triptolide）是从中国传统药用植物雷公藤中分离得到的一种结构独特的二萜三环氧化物，具有抗炎、免疫抑制、避孕和抗肿瘤活性，但是其分子作用机制长期以来一直不清楚。Titov 等通过免疫沉淀和分子印迹实验证实[275]，雷公藤甲素可以共价结合人转录因子 TFIIH 的一个亚基 XPB（也称为 ERCC3），抑制其 DNA 依赖的 ATP 酶活性，从而抑制 RNA 聚合酶 II 介导的转录和核苷酸剪切修复。XPB 作为靶标可以解释雷公藤甲素大多数已知的生物活性。这些研究结果还表明，雷公藤甲素可以作为一种新的分子探针用于转录研究，并且可以作为潜在的抑制 XPB 以及 ATP 酶活性的新型抗癌药物。

8. 腺花素

腺花香茶菜是唇形科香茶菜属植物，从腺花香茶菜中提取的腺花素（adenanthin）能够诱导白血病细胞分化。陈国强等利用化学生物学手段，通过对腺花素进行分子改造，合成生物素标记的腺花素分子，并借助蛋白质组学和生物信息学技术，以生物素标记的腺花素为"诱饵"成功地在白血病细胞中捕获了它在细胞内的靶点——过氧化还原酶（PrxI/II）。研究发现腺花素能够与过氧化还原酶 Prx I 和 Prx II 共价结合抑制其活性，该研究对腺花素抗白血病的病理研究及治疗都将起到极大的推动作用[276]。

9. 和厚朴酚

厚朴是一种芳香化湿中药，主治食积气滞、腹胀便秘、湿阻中焦、脘痞吐泻、痰壅气逆、胸满喘咳。和厚朴酚（honokiol）为厚朴中代表性的联苯类木脂素类药效成分，具有抗感染、抗肿瘤、抗焦虑、抗氧化等多重药理作用。长期以来和厚朴酚被一直被认为是一种靶点模糊的活性小分子。近期研究发现，和厚朴酚能激活一种与延缓衰老、抵抗应激和代谢调控有密切关系的保护性蛋白去乙酰化酶 3（SIRT3），通过提高 SIRT3 水平，有效阻止小鼠心脏肥大，缓解心脏肥大导致的损伤。此外，和厚朴酚还能阻止成纤维细胞生成，甚至能缓解已存在的心脏肥大，而且毒性非常小，有望在预防和治疗心力衰竭中发挥重要价值。SIRT3 主要在线粒体中起作用，对能量代谢相关蛋白去乙酰化中起到了核心作用。虽然过去研究发现热量限制和运动能提升 SIRT3 水平，但一直没有发现特异性 SIRT3 激动剂。和厚朴酚有效激活 SIRT3 可成为一种防治与心脏肥厚相关心脏疾病的新策略[277]。

总之，中药与天然产物的化学生物学将传统的基于结构的中药化学研究，引入到生物学活性研究的新层面，在分子靶标和作用机制的基础上，阐释其核心结构与靶标的作用关系。此外，中药的化学生物学可以从体内直接作用物质及其相关靶点、通路以及网络的变化水平，深层次挖掘药效成分与机体的关系以及各有效成分之间的协同关系，为新的作用机制的发现、临床疗效的提升及创新药物的研发提供更有效、更直接的依据。

5.3 系统生物学与化学生物学在中药方剂现代机制研究中的应用

5.3.1 中医药的系统生物学与网络药理学

中医药是中华民族的伟大财富，它历经数千年的发展，有着系统完整的科学体系，随着国内外对中药研究的不断深入，它以其确切的疗效和较低的毒性得到了越来越多的关注[278]。中药方剂是在中医辨证立法的基础上，依据药性理论及其组方原则，选择适当剂量的药材配伍而成。中药方剂是凝聚着中医原创思维的临床治疗载体，目前各类文献所记载的方剂总数达 40 万余，是我国医疗事业的重大战略资源[279]。不同于天然药物，中药方剂以"君、臣、佐、使"的配伍原则为指导，形成了相互关联的复杂组合，共同调节着疾病相关的不同节点，形成了综合干预的系统网络。复方配伍所形成的多成分、多靶点、多途径的特征，以及与机体复杂调控网络间的交互作用是其生物学功能的基础，同时这也给揭示中药方剂的配伍规律带来了极大的挑战。由于中药方剂的药味药性和成分之间关系的高度复杂性，致使目前方剂配伍规律研究相对阐释滞后，大多滞留在饮片层面以及利用传统中医理论诠释用药经验的水平。这种格局必将限制中医临床经验的有效继承和发展，使基于中医临床的创新药物研究难以突破。

近年来，西方医学界正逐渐认识到多成分组成的复方药物用于疾病治疗的益处，希望通过使用针对多靶点的组合药物来降低用药的风险，提高治疗效果。2003 年，Wald 和 Law 发表了以 polypill 命名的复方药物制剂用于预防心血管疾病的报道[280]。实验针对低密度脂蛋白胆固醇、高血压、血小板功能亢进和高同型半胱氨酸血症 4 种心血管危险因素，设计了由 1 种他汀类药物、3 种减半量的降压药、叶酸和阿司匹林等 6 种成分组成的 polypill，此复方可使心脏事件和中风发生率降低 80%以上，且有着良好的安全性。2009 年，Yusuf 等完成了 polycap（阿司匹林、辛伐他汀、雷米普利、阿替洛尔和氢氯噻嗪）用于治疗高血压、预防心梗和卒中的研究结果[281]，再次引发了人们对多成分复方药物降低心血管疾病风险的关注。研究发现实验用复方药物能使心血管疾病的发生风险降低 62%，中风疾病的发生风险降低 48%，耐受性与其他治疗组相近，且无明显的不良反应，服用方便，患者依从性好，能有效降低多种风险因素。复方多效药物的出现使服用一种药物控制多重危险因素的愿望得以实现，为复杂疾病的治疗提供了一种更为有效、安全、方便的选择。

中药复方同西药的多效复方药物（polypill）类似，也是由具有多种治疗作用的药物组成的药物制剂，用于治疗其中一种或多种疾病。而系统生物学能够帮助我们针对复杂的分子体系，在细胞、组织、器官、整体等各级水平，整合相关联的生物信息，通过揭示多个分子、靶点和通路的调控作用，对复方药物干预后机体的变化有更全面的了解，从而获得更好的疗效和更少的不良反应[282]。这种整体观恰恰和中医的思想体系相吻合，为我们揭示中医药理论基础，进行新药开发提供了方法学指导。中医药系统生物学与化学生物学的关系见图 5-17。

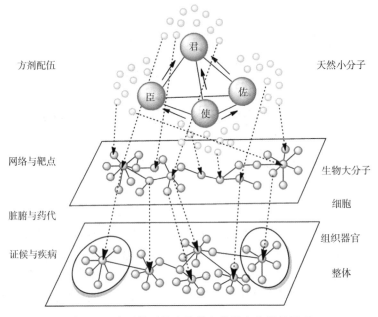

图 5-17 中医药系统生物学与化学生物学的关系

王永炎院士曾在"系统生物学与中医药的发展"一文中论述了中医药研究中系统论与还原论的关系[283],认为 21 世纪生命科学研究需要在整体论和系统论指导下进行还原分析,并要融入非线性的复杂性科学。中医从整体论的角度出发,通过"望、闻、问、切"对神色、形态、症状、体征信息的收集和总结,体现了中医思维的优势。而现代组学技术以及生物信息学技术对庞大数据信息的分析处理,应该在中医理论指导下寻求契合点,要体现"中学为体,西学为用"的思想。

罗国安等于 2007 年提出了整合化学物质组学的整体系统生物学的中药配伍和作用机理研究策略,倡导建立一个整合化学物质组学的整体系统生物学体系,用于研究中药干预与生物应答系统之间"系统-系统"的复杂相互作用模式,揭示中医方剂的药效物质基础、作用机理和方剂配伍规律,并指导复方新药研发[284]。2009 年又进一步完善和丰富了中医药系统生物学的研究体系,提出了从"点-点"、"点-系统"发展到"系统-系统"的模式。采用整体表征和局部特征相结合、定性分析和定量测定相结合、多学科技术整合的研究思路,通过层次化、整合各种组学技术和逐步优化的策略来研究"系统-系统"的相互作用模式,并对中医药个体化诊疗、中医证候、中医药生物信息学、中药复方等的中医药整体系统生物学的主要发展方向及关键技术进行了展望[285]。

网络药理学基于"表型—基因—药物"所构建的多层次的网络系统,是从整体的角度预测药物靶点的科学。网络药理学的理论体系更强调对潜在治疗前景的关注,为药物研发提供了一个新的理念[282]。中医的整体观与系统生物学以及网络生物学等的核心学术思想具有相通之处,更符合对复杂疾病进行系统性治疗的需求。2015 年,刘昌孝等在总结了系统生物学、网络生物学和网络药理学的基础上提出了:网络药理学是连接传统医学和现代研究的桥梁[286]。倡导建立中医药的网络药理学、网络毒理学和中药饮片用药规律的联动体系,为中药的安全、合理用药提供技术支持,同时也为中药研究提供了新的途径。预测网络药理学将在药物靶点预测、作用机制分析、新药发现、药代动力学研究（PK/PDP）、安全性和毒性评价、质量控制和生物信息学与网络生物学分析等多个方面有重要的应用价值。近年来中药网络药理学得到了迅速发展，如六味地黄丸[287]、四物汤[288]、芪参益气丸[289]和清络饮[290]等方剂纷纷开展了网络药理学相关研究，从系统层面和分子水平揭示了中药方剂的组方奥秘，促使中药方剂研究从"单一成分、单一靶标"的研究模式转向"多成分、网络靶标"的研究模式的转变，在揭示经典的方剂的作用机制方面起到了重要作用，为中医药从经验医学迈向循证医学提供了研究途径。

网络生物学、网络药理学及大数据科学的快速发展为解决中医药复杂机制研究提供了新的技术和手段。李梢等归纳并总结了中药网络药理学的研究进展，分析了包括基于网络的疾病基因预测、中药成分的多靶标和药理活性预测、药物–基因–疾病的共模块分析、中药方剂多成分协同作用的大规模筛选、中药方剂的配伍规律和网络调节机理分析等一系列方法[291]。范晓辉等近期也提出在文献知识总结、实验数据和计算模拟相结合构建网络药理学研究的创新模式，为中药网络药理学的研究提供了新思路[292]。与此同时，代谢组学研究方法也被用于连接西医和中医的治疗效果评价的重要手段，王喜军等提出了一个利用代谢组学进行中西医之间的沟通，促进中药先导化合物的发现和作用机制研究的新策略，强调了代谢组学在中药研究中的作用[293]。屠鹏飞等认为中药化学生物学可以更好的聚焦于阐释中药作用靶点和分子机制，发现中药调控疾病的基本规律，诠释中医药理论[294]。

总之，中医药的系统生物学、网络药理学及化学生物学的兴起，集成了化学、生命科学和药学的优势，旨在基于整合药理学和临床循证医学的基础上证明传统医学的有效性；基于"组学"网络分析的基础上揭示关键的药效分子和靶标的作用方式；在化学生物学的基础上探讨药物分子与疾病靶标的作用关系，解析药物的作用途径，为复杂疾病的治疗提供新的治疗策略。随着中医药系统生物学、网络药理学与化学生物学的普及与应用，天然药物活性成分的多个靶标作用机制的诠释，复杂疾病与方剂配伍关联性的解析，以及毒副作用的预测分析，这些成果必将促进新药研发以及中医药现代化的进程。中药配伍规律、系统生物学、网络药理学与化学生物学的关系见图5-18。

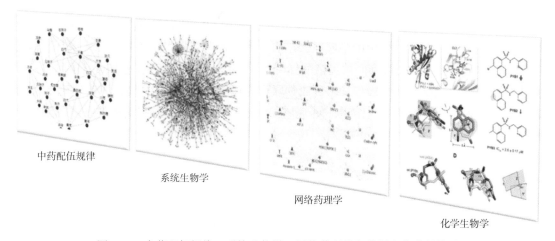

图5-18 中药配伍规律、系统生物学、网络药理学与化学生物学的关系

5.3.2 基于靶点通路与网络的中药方剂现代配伍规律研究进展

多靶点药物是复方药物的基础，更适合于复杂疾病的治疗[295]。作为复方药物的中药方剂通过多种药效物质协同互济，融合多种功效起到协同治疗作用，因此其配伍规律的研究更具困难性和挑战性。张伯礼等[296]总结并提出了当前方剂学领域面临的重大科技问题，具体包括：①如何使用高技术工具挖掘知识源泉，高效率地从文献中开发中医药宝藏；②如何将巨大的医药资源转化为临床优势，构建源于方剂的新药研发体系；③如何通过"病证结合、方证对应、理法方药一致"的途径，运用现代科技技术手段阐明中药方剂的配伍理论；④如何揭示方剂中的复杂成分与机体生物调控网络间的关系，诠释中医原创思维的科学内涵，建立创新中药的发现方法与设计理论。针对上述科学问题，随着科技的进步及全球对中医药关注度的提高，近年来中药方剂在基于靶点通路与网络的现代配伍规律研究方面也取得了一些突破性进展。

1. 复方黄黛片的配伍机制

急性早幼粒细胞白血病（APL）曾经被认为是最为凶险的白血病之一。基于中药临床发现，由雄黄、青黛、丹参、太子参组成的复方黄黛片在治疗白血病过程中有明确的疗效，其有效成分为四硫化四砷、靛玉红与丹参酮 IIA。陈竺和陈赛娟等研究发现，复方黄黛片产生了大于三个组分加和的协同效应。在复方黄黛中，硫化砷是"君"药，丹参酮是"臣"药，靛玉红是"佐"药。丹参酮能促进新生的造血细胞成熟，而靛玉红则能使细胞生长周期保持正常。此外，研究还发现，丹参酮与靛玉红还能增加转运硫化砷的通道蛋白含量，显著增加进入白血病细胞的硫化砷含量。三药联用可使硫化砷引起的对 PML-RARα 癌蛋白的降解破坏作用显著增强，是中药配伍机制研究的成功范例[297]。在基于传统砒霜（三氧化二砷）治疗 APL 的基础上，陈竺和陈赛娟等进一步采用砷剂成功治疗了全反式维甲酸耐药复发的 APL 患者，阐明了砷剂具有诱导白血病细胞分化和凋亡的双重分子机制，揭示了砷剂治疗 APL 的直接药物靶点为癌蛋白 PML-RAR。研究发现三氧化二砷可以直接与癌蛋白 PML "锌指"结构中的半胱氨酸结合，诱导蛋白质发生构象变化和多聚化，继而发生 SUMO 化、泛素化修饰而被蛋白酶体降解，最终导致白血病细胞走向分化和凋亡。临床实践也证明全反式维甲酸和三氧化二砷联合应用可使约 90% 的 APL 患者达到 5 年无病生存，且未见明显长期毒性作用，使 APL 成为第一种可以被基本治愈的急性髓细胞性白血病[298]。

2. 麝香保心丸的系统生物学研究

麝香保心丸源自宋代《太平惠民和剂局方》中的名方苏合香丸，由人工麝香、人参、人工牛黄、肉桂、苏合香、蟾酥、冰片等七味药材组成，目前临床上广泛用于治疗由冠心病引起的稳定型心绞痛、胸痛、胸闷等症状。与组成成分清晰的西药复方不同，中药的药效物质基础、体内暴露形式、药代动力学以及分子之间的相互作用等诸多问题尚不明确。在化学物质组学方面，张卫东等利用气-质和液-质联用技术首先鉴定了麝香保心丸中的 70 个非挥发性成分和 40 个挥发性成分，并在大鼠血液中又发现了 22 个原型入血成分和 8 个代谢产物，为深入开展其作用机理、临床用药和安全性研究提供了保障[299, 300]。研究发现牛黄中的胆酸类化合物既可减少胆固醇的生成，又能减少高甘油三酯血症的发生，从而降低冠心病的发生风险；肉桂中的主要成分肉桂醛可抑制 TRPV1 和 TRPA1 蛋白促进血管扩张；蟾酥中含有的甾二烯类强心物质–蟾毒灵是 Na^+、K^+-ATP 酶抑制剂，可增加心肌的收缩力，抑制心力衰竭；而人参皂苷对调节心脏功能具有公认的保护作用。综上所述，降低胆固醇、减少高甘油三酯血症及增加心肌收缩等功效可能是麝香保心丸心脏保护功能的一些途径。通过系统生物学和还原论相结合的研究策略，张卫东等进一步通过转录组学、蛋白质组学、代谢组学及生物信息学方法重点开展了广泛的体外作用机制研究，明确了复方中的药效物质和作用机制，全面揭示麝香保心丸在细胞中的作用机制和靶点[301, 302]。并希望通过严格的质量控制和二次开发为临床创造新一代的 polypill。

3. 中药抗抑郁方剂的作用机制解析

抑郁症是一种情感性精神疾病，发病机制复杂，我国抑郁症发病率高达 5%～6%。患者发病后 AC-cAMP-PKA 通路与 PLC-PKC 通路的信号转导平衡失调，其病因涉及神经、免疫、内分泌等多个系统，仅从某一方面进行治疗往往不能取得很好的疗效[303]。目前临床上主要通过增加脑组织中单胺类神经递质含量进行治疗，副作用大，患者依从性较差。中医认为人的情志活动与内脏物质基础的变化以及气血阴阳虚实的失调有着密切关系[304]。中医治疗抑郁症的主要从整体角度出发，通过疏肝理气、疏肝健脾、补气强心等方式进行治疗，虽然在临床上取得了良好的疗效[305, 306]，但其药效物质基础和作用机制目前尚不十分清楚。

2014 年，南开大学白钢课题组选取了柴胡疏肝散、甘麦大枣汤、归脾汤、温胆汤、桃红四物汤、杞菊地黄丸和六君子汤等 7 个不同治法的中药方剂，在 96 孔板中开展了对斑马鱼行为学影响的考察，从整体幼鱼行为学的角度证实了中医不同治法对机体可产生不同的影响[307]。进一步通过计算生物学分析与已发表的西药的斑马鱼行为方式进行对比[308]，发现上述中药方剂分别与调节肾上腺素受体（AR）、5-羟色胺（5-HT）、多巴胺（DA）和 γ-氨基丁酸（GABA）等不同的信号通路的药物所体现的宏观行为学趋势基本一致，并与中医的养心、疏肝、健脾的宏观聚类结果相吻合。中药抗抑郁方剂的行为学聚类与机制解析见图 5-19。例如，以六君子汤为代表的养心中药与下丘脑–垂体–肾上腺轴（HPA 轴）密切相关，可以升高血中 5-HT、肾上腺素等单胺类神经递质的浓度，改善患者的神经–内分泌功能，起到抗抑郁的功效[309]。而归脾汤的行为则与调控抑制性神经递质 GABA 等的药物非常相似。以这种模式生物的整体行为学为依据的作用机制筛选模式，为我们进行中药方剂的整体机制研究打开了新的思路。

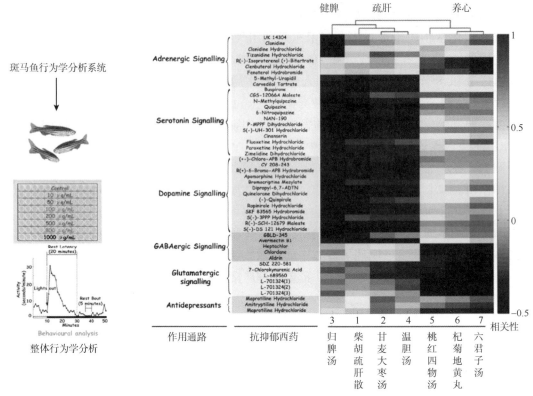

图 5-19 中药抗抑郁方剂的行为学聚类与机制解析

5.3.3 多维整合策略用于中药方剂的作用机制研究

中医药的作用特点是基于中医"证候"的基础上，这远远超出了疾病的表型，以及简单的多成分与多靶点的作用机制，更强调它们之间的联系，而不只是西医疾病的靶标。因此中医药的系统生物学、网络药理学及化学生物学研究首先应建立在中医的整体观和辨证治疗的基础上，应当运用创新思维将基于临床有效的中药方剂的作用机制研究聚焦于辨识药效物质与其生物效应的相关性，采用宏观整体与微观相结合的策略，整合生命科学、现代医学和循证医学以及中医药知识库等大数据科学，开展针对关键的功效物质与生物效应开展其化学生物学的深入研究，力求在中医继承与创新方面取得突破。

综上所述，我们提出了中药方剂的以系统生物学和化学生物学为主线的研究策略，在以下四个方面开展工作：①通过整合中医药方剂配伍规律和临床实践，以及整合药理学获得的基因组、蛋白质组和代谢组等生物信息，结合化学物质组学以及虚拟对接网络分析技术，从整体的角度评价方剂的作用效果，在网络调控层面揭示方剂的配伍规律，在化学生物学层面阐明药效成分与靶点相互作用关系；②以方剂配伍机理及药效成分为基础，结合循证医学和代谢组学等手段寻找不同中药方剂的用药特点，确定和拓展方剂的临床适应证；③在基于靶点和通路的基础上进行药效成分筛选，活性指导的分离鉴定，整合化学生物学手段研究药效分子的吸收代谢、作用靶点、分子机理以及配伍关系研究；④以药效物质为基础从药材资源加工、工艺优化与过程控制分析的角度，全面提升中药制剂的品质。多维整合策略用于中药方剂的作用机制研究与二次开发框图见图 5-20。

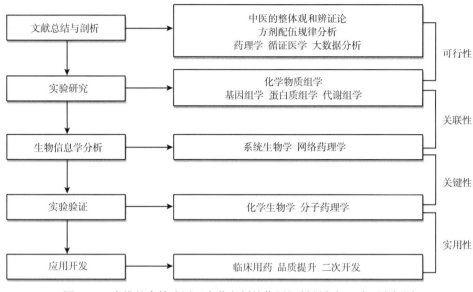

图 5-20　多维整合策略用于中药方剂的作用机制研究与二次开发框图

5.3.4　治咳川贝枇杷滴丸的现代组方机制研究

治咳川贝枇杷滴丸是天津中新药业集团第六中药厂的品种（国药准字 Z20010128），由枇杷叶、平贝母、桔梗和半夏的提取物加薄荷脑精制而成，具有宣肺降气、清热化痰的功效。其中枇杷叶清降肺气、止咳化痰为君药；平贝母润肺止咳，半夏燥湿化痰共为臣药；桔梗宣开肺气、化痰理气为佐药；薄荷脑宣通肺气为使药；诸药共奏肺气宣肃、化痰止咳之功，有升降通畅、速缓得当之妙。临床上常用于痰热郁肺所致咳嗽，症见咳嗽、咳痰、咽干、咽痛、发热、全身不适，以及感冒及支气管炎见上述证候者。

前期的实验研究证明治咳川贝枇杷滴丸对乙酰胆碱引起的豚鼠哮喘模型具有良好的镇咳、平喘的药理活性[310]；在细胞水平上能够对单纯疱疹病毒Ⅰ型具有灭活作用，并能阻断其侵入抑制其生物合成[311]。传统药理实验已经证实川贝枇杷膏在止咳、化痰、平喘、抗炎及免疫调节等方面的药效，临床研究也发现治咳川贝枇杷滴丸也能够明显改善慢性阻塞性肺疾病（COPD）急性加重期患者的临床症状[312]。在其化学物质组成方面，采用UPLC-Q-TOF-MS 方法建立了治咳川贝枇杷滴丸的指纹图谱，并对其提取物中多种化合物进行分析，从中鉴定了 35 个化合物；采用全二维气相色谱–飞行时间质谱（GC-GC-TOF-MS）对其中的挥发性成分进行定性定量分析，确定了其中的 74 个成分[313]，筛选出了一些抗炎平喘成分，并利用反向对接技术初步预测了其作用机制可能与调节 Toll 样受体、TGF-β、MAPK 等信号通路有关[314, 315]。但治咳川贝枇杷滴丸深层次的作用机制以及各味中药间的协同作用关系还是未知，因此在基于化学物质组学和系统生物学的研究策略指导下，我们开展了其镇咳、平喘、祛痰相关的网络药理学研究。

1. 化学物质组学研究与网络药理学预测

依据我们提出的实验策略,首先开展了治咳川贝枇杷滴丸的化学物质组学和网络药理学的预测研究,通过 UPLC-Q-TOF-MS 鉴定出治咳川贝枇杷滴丸(CBPP)浸膏中所包含的化学成分。经 UPLC-Q-TOF-MS 条件优化,UPLC 流出液分一部分经紫外全波长扫描用于浸膏的色谱鉴定。另一部分用于 Q-TOF-MS 质谱解析,基于 Q-TOF-MS 提供的精确分子量信息结合文献报道,共解析出了 85 个化合物。CBPP 浸膏的 UPLC-Q-TOF-MS 分析见图 5-21。

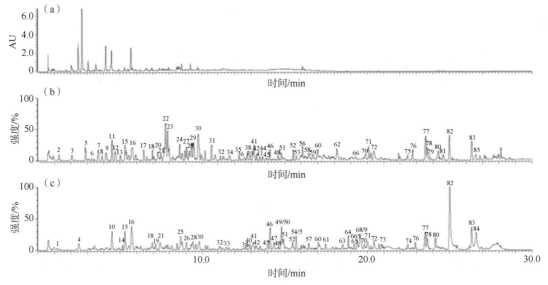

图 5-21　CBPP 浸膏的 UPLC-Q-TOF-MS 分析

(a)全波长 PDA 紫外图;(b)电喷雾离子源下正模式的总离子流 BPI 图;(c)电喷雾离子源下负模式的总离子流 BPI 图

在这 85 个化合物中有 35 个文献报道具有抗炎活性,CBPP 中抗炎活性成分结构见图 5-22。其中枇杷叶中主要包含五个熊果酸型和三个齐墩果酸型化合物[316],以及两个叶黄素衍生物和儿茶素衍生物。贝母中有四个贝母乙素的衍生物[317]。桔梗中含有六个桔梗皂苷型、四个远志皂苷型化合物[318]。半夏中的抗炎成分包含鸟苷和 β 谷甾醇[319]。另外还有一些黄酮类的抗炎活性化合物,如槲皮黄酮、山奈酚等及其糖苷。

进一步在上述 35 个活性化合物中,分别选取了枇杷叶中的熊果酸和齐墩果酸、平贝母中的贝母乙素、桔梗中的桔梗皂苷元与远志酸和半夏中的鸟苷 6 个典型的具有显著抗炎活性的化合物(包括生物碱类、黄酮类、五环三萜类、皂苷类)进行虚拟靶点筛选和通路的预测。具体操作如下:将筛选出来的结构在 chemdraw 软件中储存为 mol2 格式,投入到 PharmMapper 数据库(http://59.78.96.61/pharmmapper)进行靶点预测。通过 UniProt 数据库(http://www.uniprot.org)分析靶点功能。运用 KEGG 数据库(http://www.genome.jp/kegg)找出靶点对应的通路,运用 Cytoscape v2.6.0 软件绘制出化合物-靶点-通路关系图。

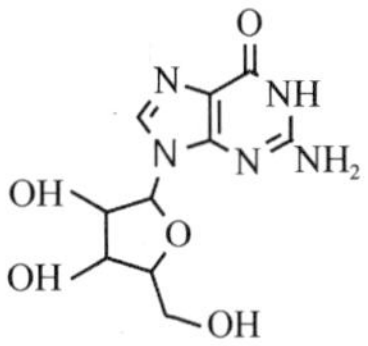

(7) guanosine

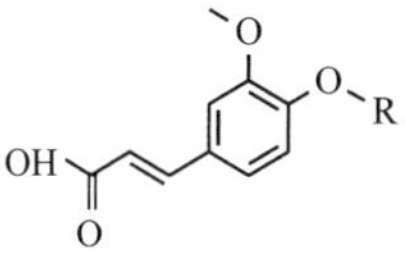

	R
(14) ferulic acid	—H
(56) coniferin	—Glc

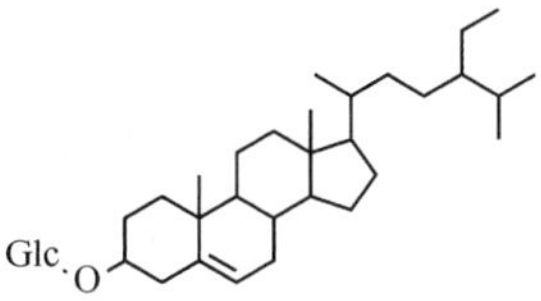

(7) β-sitosterol

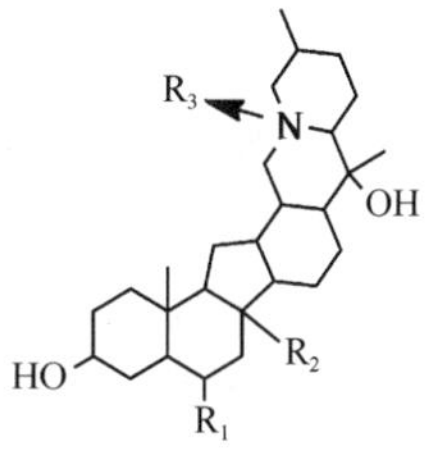

	R_1	R_2	R_3
(22) imperialine-*N*-oxide	=O	—H	=O
(23) sevedine-*N*-oxide	—OH	—OH	=O
(29) peimine	—OH	—H	—H
(30) peiminine	=O	—H	—H

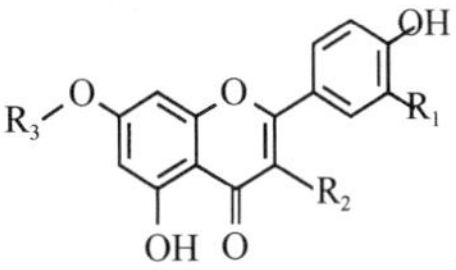

	R_1	R_2	R_3
(16) apigenin-7-*O*—glucoside	—H	—H	—Glc
(18) quercetin-7-*O*—rutinoside	—OH	—OH	—Glc-Rha
(21) quercetin-7-*O*—glucoside	—OH	—OH	—Glc
(26) kaempferol-3-*O*—glucoside	—H	—O—Glc	—H
(32) quercetin	—OH	—OH	—H

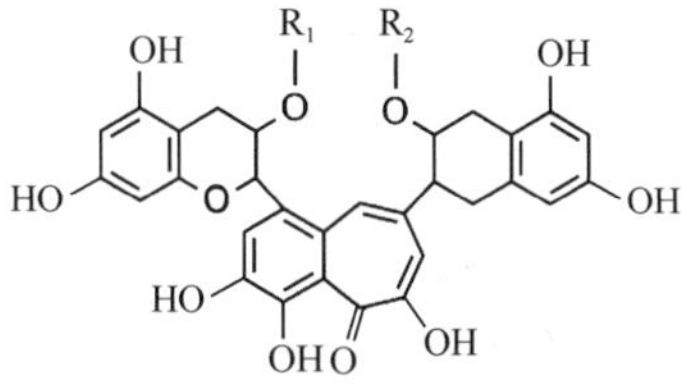

	R_1	R_2
(49) theaflavin 3	—Glc	—Glc
(74) theaflavin 1	—H	—H

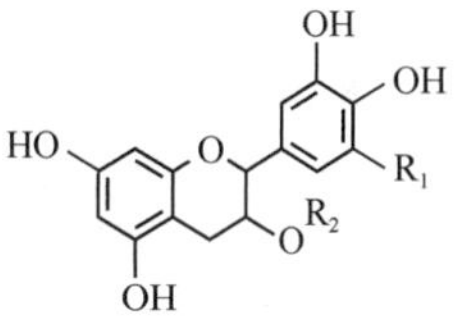

	R_1	R_2
(28) epigallocatechine-3-gallate	—OH	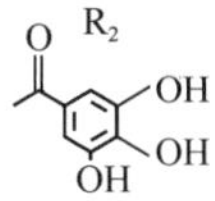
(80) catechin	—H	—H

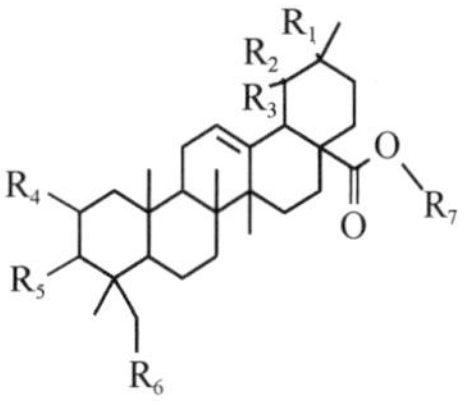

	R_1	R_2	R_3	R_4	R_5	R_6	R_7
(52) 19-hydroxyasiatic acid	—H	—H	—OH	—OH	—OH	—OH	—H
(61) mathyl maslinate	—Me	—H	—H	—OH	—OH	—H	—Me
(66) mathyl ursolate	—H	—H	—Me	—H	—OH	—H	—Me
(68) 3-coumaroylrotundic acid	—H	—Me	—OH	—H	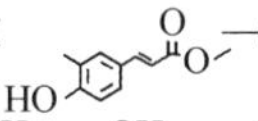	—OH	—H
(70) maslinic acid	—Me	—H	—H	—OH	—OH	—H	—H
(71) corosolic acid	—H	—H	—Me	—OH	—OH	—H	—H
(77) oleanolic acid	—Me	—H	—H	—H	—OH	—H	—H
(78) ursolic acid	—H	—H	—Me	—H	—OH	—H	—H

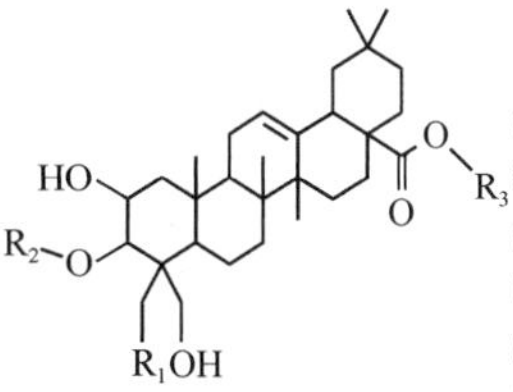

	R_1	R_2	R_3
(36) platycoside E	—OH	—Glc—Glc—Glc	—Ara—Rha—Xyl—Api
(38) deapioplatycodin D3	—OH	—Glc—Glc	—Ara—Rha—Xyl
(39) deapioplatycodin D	—OH	—Glc	—Ara—Rha—Xyl
(41) platycodin D	—OH	—Glc—Glc—Glc	—Ara—Rha—Xyl—Api
(42) platycoside C	—OH	—Glc	—Ara—(3″-*O*—Ac)—Rha—Xyl
(43) polygalacin D2	—H	—Glc—Glc	—Ara—Rha—Xyl—Api
(44) platycodin C	—OH	—Glc	—Ara—(3″-*O*—Ac)—Rha—Xyl—Api
(45) 3″-*O*—acetylpolygalacin D2	—H	—Glc—Glc	—Ara—(3″-*O*—Ac)—Rha—Xyl—Api
(46) 2″-*O*—acetylpolygalacin D2	—H	—Glc—Glc	—Ara—(2″-*O*—Ac)—Rha—Xyl—Api
(53) polygalacin D	—H	—Glc	—Ara—Rha—Xyl—Api

图 5-22 CBPP 中抗炎活性成分结构式

通过 PharmMapper 数据库进行靶点预测分析，共计预测出 64 个靶点，这些靶点再通过 KEGG 对接出 54 条通路。治咳川贝枇杷滴丸中主要药效成分的网络药理图见图 5-23。经比较与川贝枇杷滴丸主治的药理活性相关的靶点有 21 个，通路有 19 条。其中 15 条通路与免疫和炎症相关，包括 focal adhesion、MAPK、PPAR、toll-like receptor、TGF-beta、ErbB、GnRH、Wnt、NK cell-mediated cytotoxicity、VEGF、Fc epsilon RI、antigen processing and presentation、B cell receptor、T cell receptor 和 complement and coagulation cascades 信号通路。胶原不仅是炎症形成的一部分，也与黏液形成有关，在上述 15 条通路中，4 条通路与胶原蛋白的形成相关，分别为 TGF-beta、focal adhesion、VEGF 和 PPAR 信号通路。另外，还有 5 条通路与平滑肌收缩相关，分别为 adherens junction、gap junction、tight junction、actin cytoskeleton 和 focal adhesion 信号通路。

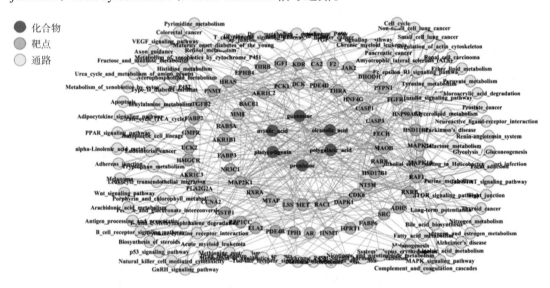

图 5-23　治咳川贝枇杷滴丸中主要药效成分的网络药理图
圈内为 6 种活性化合物，中圈为其所对应的潜在靶点蛋白，外圈为可能干预的通路

2. 整合基因组学的治咳川贝枇杷滴丸的作用机制分析

为了进一步凝练虚拟筛选的结果，我们通过治咳川贝枇杷滴丸对大鼠慢性支气管炎的保护作用药理实验，利用基因芯片技术进一步筛选并验证了主要药效分子的作用靶点和通路。首先是利用卡介苗多糖核酸注射液尾静脉注射（2.5ml/kg），一周后通过气管内滴注 LPS（1mg/kg），建立 LPS 导致的大鼠慢性支气管炎模型。经治咳川贝枇杷滴丸用药干预，再采用 RNA-Seq 转录组分析方法对肺组织表达基因进行芯片分析，找出差异表达基因。再将差异基因进行功能解析和蛋白互作网络分析，结合上述虚拟评价结果，进一步筛选"药物-靶点-通路-效应"的网络作用机制，并整合分子对接技术对药效分子进行靶点确证。

结果如图 5-24（a）所示，与空白组相比 LPS 模型组出现毛细血管充血、肺泡淋巴细胞浸润、小气道阻塞和肺泡间隔炎症细胞聚集等慢性支气管炎现象。经治咳川贝枇杷滴丸治疗干预后，气道阻塞和炎症细胞浸润状况明显好转，并呈明显剂量依赖趋势。

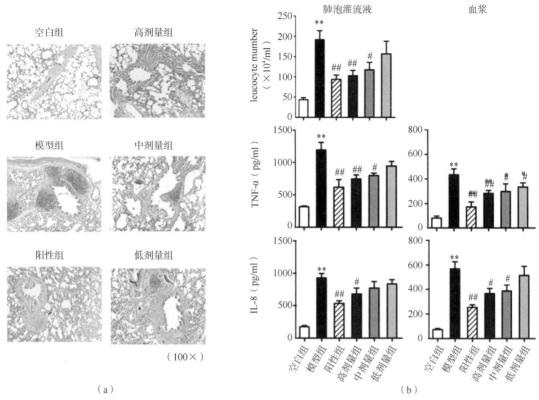

图 5-24 LPS 导致的大鼠慢性支气管炎的肺组织切片
（a）肺泡灌流液中白细胞数；（b）血浆中 TNF-α 和 IL-8 炎症因子水平的变化
$**P<0.01$，与空白组相比。$\#P<0.05$，$\#\#P<0.01$，与模型组相比（$n=10$）

肺泡灌流液中的白细胞个数是评价肺部炎症情况的重要指标。如图 5-24（b）显示，与空白组相比模型组的白细胞总量约升高了 4 倍，然而治咳川贝枇杷滴丸治疗各组都有不同程度的降低，并呈现出浓度依赖趋势。此外，造模后血浆和肺泡灌流液中的炎症因子 TNF-α 和 IL-8 的水平均有所上升，药物干预后均有不同程度地减少，该结果与上述组织切片的变化相吻合。

选取中剂量的大鼠肺组织提取总 RNA，进行 RNA-Seq 转录组分析。与对照组比较得到药物干预后差异基因的表达变化，选取差异基因的交集，用 MATLAB 2011a 软件进行聚类分析，通过 GO 软件对差异表达基因进行功能注释分析，探究其药物作用的网络机理。治咳川贝枇杷滴丸的 RNA-Seq 转录组学分析如图 5-25 所示，与对照组相比模型组有 34 条基因表达上调，6 条基因发生下调。经用药干预后，造模后引发的基因异常上调或下调均趋于正常。在 34 个上调基因中，有 28 个基因与胶原的形成、肌肉收缩、炎症或免疫调节相关。其中与胶原形成相关有 5 个基因，分别为 Col1a1、Col1a2、Col3a1、Loxl1 和 Serpinf15；与肌肉收缩相关有 7 个基因，分别为 Myh6、Myl7、Tnni、Scl4a1、Gbp4、Top2a 和 Tpx2；与炎症相关有 10 个基因，分别为 S100a8、S100a9、Ngp、Rsad2、Clqtnf6、Wif1、Sfrp2、Grm3、Adamts17 和 Serpinf1；与免疫调节相关有 12 个基因，分别为 Fcnb、Clec4d、

Cpa3、Rectnlg、Igsf10、Scn3b、S100a8、S100a9、Ngp、Top2a、Tpx2 和 Opcml。

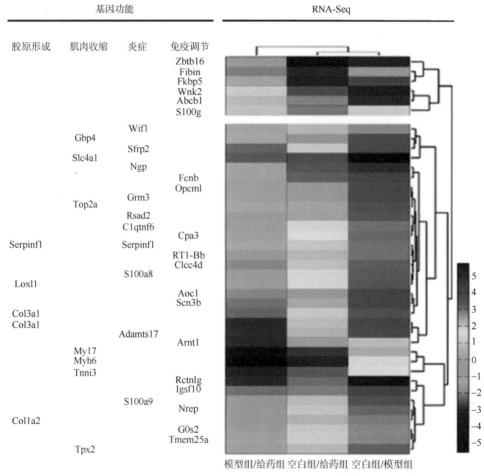

图 5-25 治咳川贝枇杷滴丸的 RNA-Seq 转录组学分析

将筛选出的上调的基因的 Gene Symbol 为依据运用 String 9.1 网站进行蛋白互作分析，共有 28 个基因所对应的蛋白显示在结果中。其中有相互作用的蛋白共有 5 组 15 个，与胶原形成相关的 Col1a1、Col1a2、Col3a1、Loxl1 和 Serpinf1，与免疫调节和抗炎相关的 S100a8、S100a9 和 Ngp，与抗炎相关的 Wif1 和 Sfrp2，与肌肉收缩相关的 Myh6、Myl7 和 Tnni，与免疫调节和肌肉收缩相关的 Top2a 和 Tpx2。将这 28 个基因依照其功能分类可以划分为四个功能区域，分别与胶原形成、肌肉收缩、炎症和免疫调节相关。

基质金属蛋白酶（MMP-8/9）和多肽/肽链内切酶会将胶原蛋白和弹性蛋白分解为脯氨酸-甘氨酸-脯氨酸（PGP）和脯氨酸-甘氨酸（PG），这些蛋白降解产物和酶是痰液形成的主要物质。PGP 和 PG 是慢性中性粒细胞炎症形成的炎症因子 IL-8 的化学引物，也在气道炎症动物模型的肺炎性细胞聚集过程中发挥重要的作用。研究发现 LPS 能够导致小鼠气道中中性粒细胞和 N-α-PGP 水平升高[320]。另外，胶原能够触发 VEGF 和 TGF-β 通路。在患有慢性阻塞性肺疾病（COPD）患者的肺基因表达谱中，已经证实 COL6A3 基因和 Serpinf1 基因与肺气肿相关[321]。Col1a1 基因、Col1a2 基因和 Col3a1 基因与一型和三型胶原的形成相关，Loxl1 基因与弹性蛋白和胶原蛋白的形成相关。在我们的研究结果当中，模型组的这些基因的表达都有明显的上调，经药物治疗后表达量均有下降。上述结果为治咳川贝枇杷滴丸消除气道炎症，降低痰液分泌提供了直接的证据。

Myh6 是肌球蛋白重链亚基，Myl7 肌球蛋白轻链亚基。Tnni 是钙敏感的肌钙蛋白亚基，能控制肌球蛋白 ATP 酶活性。当钙离子浓度升高时，肌球蛋白和肌钙蛋白的 ATP 酶活性升高，肌动蛋白和肌球蛋白活性升高，导致气管平滑肌收缩加剧，出现咳嗽症状[322]。Govindaraju 等报道了细菌感染的慢性气道炎症患者会出现咳嗽、哮喘的症状，并伴随有中性粒细胞炎症以及 IL-8 水平增高。IL-8 能够使肌球蛋白轻链磷酸化水平增高，并导致囊胞性纤维细胞增生[323]。我们的研究结果发现慢性支气管炎模型组的肺泡灌流液中中性粒细胞和细胞因子 IL-8 都有明显增多。在肌细胞中，细胞骨架及其绑定蛋白为肌肉收缩运动提供能量。Top2a 和 Tpx2 基因与细胞收缩相关，在模型组中其表达有明显增高。而药物干预后这些基因的表达均有所降低，表明了治咳川贝枇杷滴丸能够减缓肌肉收缩、缓解咳嗽症状。

另外，S100a8 和 S100a9 是钙伴侣蛋白，具有抗菌和抗病毒活性。此外，它们还能在伤口处促进微管蛋白聚合、吞噬细胞迁移以及粒细胞渗透[324]。NF-κB 能够升高这两个基因的表达。Ngp 是中性粒细胞蛋白，能够增加炎症的表达。而 Wifl 和 Sfrp2 与 Wnt 信号通路相关，与炎症发生也有密切的关系。这些基因的表达在模型组 RNA-Seq 结果中均有所升高，而治咳川贝枇杷滴丸治疗后下调了这些基因的表达，说明它具有抵抗炎症和调节免疫的功能。

3. 基于方解的治咳川贝枇杷滴丸作用机制剖析

气道炎症是一个复杂的网络体系，包含着多条信号通路。气道重塑是指慢性炎症刺激下气道壁的变化。现代研究表明，气道炎症和气道重塑的过程中 toll-like receptor、VEGF、MAPK、PPAR 和 TGF-β 信号等通路均被激活。而针对 LPS 导致的大鼠慢性支气管炎综合虚拟对接以及基因芯片检测结果，治咳川贝枇杷滴丸的多靶点干预主要涉及了五条通路，分别为与炎症和胶原形成相关的 MAPK 信号通路、与炎症相关的 TGF-β 信号通路、与胶原形成相关的 focal adhesion 信号通路，以及与肌肉收缩相关的 tight junction 和 actin cytoskeleton 信号通路。

为了更加准确地对 PharmMapper 对接出的靶点进行筛选，我们采用 AutoDock 4.0 软件将各个靶点蛋白与目标化合物分子做了分子对接研究。利用从 PDB 数据库中下载靶点蛋白的晶体结构（3EQF、3V6R、3KJF、3LDX、4KXZ、4EFL 和 3CU8），采用 SYBYL X2.0 软件对靶点蛋白进行预处理，并对目标化合物分子进行能量优化，然后使用 AutoDock 4.0 软件进行虚拟对接，计算自由结合能评价结合的强度。整合转录组学和网络药理学的治咳川贝枇杷滴丸的作用机制分析如图 5-26 所示，除了鸟苷与 HRAS 的结合能略低（-5.81kcal/mol）以外，其他化合物和靶点都表现出了较高的结合能，熊果酸（-9.46kcal/mol）、齐墩果酸（-8.92kcal/mol）和贝母乙素（-10.96kcal/mol）验证了 PharmMapper 预测的靶点的准确性。

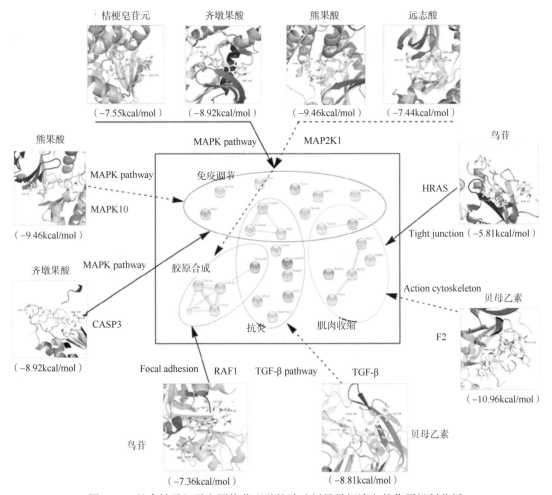

图 5-26 整合转录组学和网络药理学的治咳川贝枇杷滴丸的作用机制分析

枇杷叶中的熊果酸和齐墩果酸，桔梗中的桔梗皂苷元和远志酸是典型的五环三萜类化合物，均具有抗炎作用，在 PharmMapper 中均被预测可以和 MAP2K1 靶点结合。另外熊果酸还能够与 MAPK10 靶点结合，齐墩果酸还能与 CASP3 靶点相结合。通过 KEGG 通路分析，上述提到的靶点都参与到 MAPK 相关的 ERK，p38 和 JNK 信号通路中。文献报道，熊果酸和齐墩果酸能够下调 ERK1/2 和 p38 磷酸化，抑制 ERK 和 p38 MAPK 信号通路。Huang 等报道了在 TNF-α 导致的大鼠 C6 胶质瘤细胞中，熊果酸可以降低 MMP-9 的表达，进而降低转录因子 NF-κB 的表达[325]。熊果酸还能够减弱 p65 核转运，并抑制 TNF-α 导致的 PKC-β 激活。Chun 等报道了桔梗皂苷 D 能够通过减少 ERK、p38 和 JNK 的磷酸化，降低 MMP-9 酶的活性，抑制细胞侵袭[326]。Chung 等报道了桔梗皂苷 D 和它的甲基酯能够通过抑制 NF-κB 转录水平上的活性抑制 LPS 导致的 *iNOS* 和 *COX-2* 基因表达[327]。因此上述实例均证明枇杷叶和桔梗中的萜类化合物通过 MAPK 通路起到了抗炎和祛痰的作用。

贝母在中药传统治疗作用中认为具有镇咳作用。在 COPD 中，炎症被 IL-8，TNF-α 和 TGF-β 扩大，TGF-β 诱导炎症因子和趋化因子导致了咳嗽和气道重塑[328]。而研究的对接结果显示贝母乙素针对 F2 和 TGF-β 两个作用靶点分别参与了 actin cytoskeleton 和 TGF-β

信号通路。此外，Guo 等已经报道了贝母乙素能够降低 TGF-β、CTGF、ERK1/2 和 NF-κB 在肺组织的表达水平[329]，与本节研究的结果一致。

半夏中鸟苷的预测靶点为 HRAS 和 RAF1，它们主要通过 focal adhesion 和 MAPK 信号通路减少痰液的分泌并且减轻炎症[330]。HRAS 也参与了 tight junction 信号通路，与肌肉收缩相关[331]。文献报道鸟苷能够通过 PI3K、p38 MAPK 和 ERK 信号通路阻止缺糖损伤导致的毒性[332]。因此，鸟苷可能通过 MAPK 和 focal adhesion 信号通路起到抗炎、减少痰液分泌，也可能通过 HRAS 靶点起到镇咳作用。

综上所述，治咳川贝枇杷滴丸的君药枇杷叶中的熊果酸、齐墩果酸作用在 MAPK 中的 MAP2K1、MAPK10、FGFR 和 CASP3 不同的靶点上，起到抗炎作用；臣药贝母中的贝母乙素作用于肌球蛋白 Actin 的 F2 和 Tight junction 中的 Ras 蛋白上具有止咳抗炎作用；半夏中的鸟苷作用在 Focal adhesion 通路中 PKC 蛋白和 Ha-Ras 通路中的 Raf1 靶点蛋白上能够起到化痰作用；佐药桔梗中的桔梗皂苷可以提高药物肺组织的浓度，同时也具有抗炎作用（远志酸作用在 MAPK 通路的 MAP2K1 靶点蛋白上；另外，薄荷脑可以改善药代动力学参数，提高药效分子的吸收。现代网络药理学的分子机制研究结果与传统的方解基本吻合，既体现中医药多成分多靶点的特色，也为转化医学研究提供了有力的实验佐证。基于化学生物学的治咳川贝枇杷滴丸的方解分析见图 5-27。

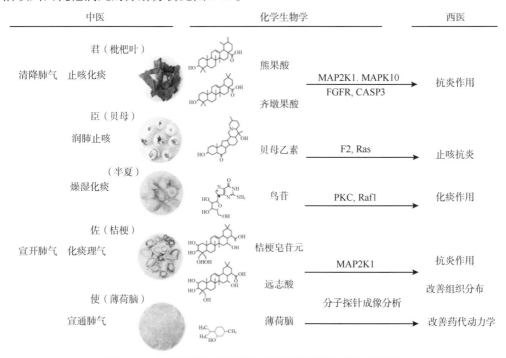

图 5-27 基于化学生物学的治咳川贝枇杷滴丸的方解分析

5.3.5 清肺消炎丸抗炎平喘的现代机制研究

清肺消炎丸为天津中新药业集团达仁堂制药厂的品种（国药准字 Z12020757），由麻黄、杏仁、牛蒡子、石膏、葶苈子、人工牛黄、地龙和羚羊角等八味中药组成。清肺消炎丸源自汉代张仲景《伤寒论》之麻杏石甘汤，是治疗表邪未解，邪热壅肺之喘咳的基础方。麻杏石甘汤始载于《伤寒论》，"汗出而喘，无大热者，可与麻黄杏仁甘草石膏汤"。其中麻黄辛温，宣肺解表而平喘，石膏辛甘大寒，清泄肺胃之热以生津，二药合用，宣肺泻热平喘为君药；杏仁苦降肺气，止咳平喘，既助石膏沉降下行，又助麻黄平喘，为臣药；佐以炙甘草顾护胃气，防石膏之大寒伤胃，并调和麻黄、石膏之寒温。纵观全方，药仅四味，配伍严谨，清宣降三法俱备，共奏辛凉宣泄，清肺平喘之功。清肺消炎丸是在此方基础上化裁而成。去除炙甘草以防甘缓滞中生胀满；加入羚羊角、牛黄用以清热解毒；葶苈子化痰泄肺平喘；牛蒡子清热解毒，兼治咽喉肿痛；地龙清热平喘，兼通血络，主治痰热壅肺之咳喘。此方既能宣通，又清内热，临床上主要用于痰热阻肺，咳嗽气喘，胸胁胀痛，吐痰黄稠；上呼吸道感染，急性支气管炎，慢性支气管炎急性发作及肺部感染，已被天津市列入治疗"热毒袭肺"证型常用中成药。

清肺消炎丸的前期研究结果显示，清肺消炎丸具有较好的抗炎平喘作用[333, 334]，并能够抑制 COPD 大鼠肺组织中 MMP-9 及 TIMP-1 的表达，改善 MMP-9/TIMP-1 比例失衡，从而防治该病气道重塑的作用[335]；清肺消炎丸对肺炎链球菌、化脓性链球菌、金黄色葡萄球菌和流感嗜血杆菌具有体外抗菌作用[336]；并且对防治甲型 H1N1 流感有一定的疗效[337]；此外，清肺消炎丸可以联合沙美特罗替卡松粉治疗支气管哮喘急性发作，联合莫西沙星治疗获得性肺炎等均有较好的疗效[338]。我们前期的网络药理学初步研究结果显示清肺消炎丸的平喘机制较为复杂，其有效成分及确切的作用机制还需进一步研究[339]。

1. 清肺消炎丸的网络药理学的初步研究

依据我们提出的从系统生物学、网络药理学到化学生物学的研究思路，首先开展了清肺消炎丸的化学物质组学研究。采用 UPLC-Q-TOF 鉴定了清肺消炎丸中的 55 种化学成分，利用 Molinspiration 网站预测它们的吸收性质，发现其中有 24 种可能被吸收。再依据 PharmMapper 和 KEGG 等靶点预测及生物信息学手段对其网络药理学轮廓进行分析，发现其中 19 种成分可能通过干预 PDPK1、HRAS 等 11 个靶点，影响了炎症相关的 9 条通路。清肺消炎丸的网络药理图见图 5-28。同时清肺消炎丸治疗组胺诱导的豚鼠哮喘实验模型的结果表明，清肺消炎丸能显著改善肺组织炎症因子浸润。进一步的基因芯片检测发现，清肺消炎丸通过影响 JAK 等基因的表达进而干预 Fc epsilon RI、黏着斑、NK 细胞介导的细胞毒、Toll 样受体以及 ERK/MAPK 等 5 条通路产生抗炎效果，初步建立了"药物–靶点–通路–网络"多维调控网络机理。

2. 清肺消炎丸的抗炎活性的谱效关系与作用机制研究

介于清肺消炎丸以抗炎、平喘为其主要作用机制，我们首先采取 UPLC-Q-TOF 结合 NF-κB 的萤光素酶报告基因检测的谱效研究体系，确定了清肺消炎丸中的抗炎成分。清肺消炎丸的 UPLC-Q-TOF-MS 及 NF-κB 抑制活性的谱效关系分析如图 5-29 所示，共筛选出八个成分对 NF-κB 有明显的抑制作用，分别为：牛蒡子苷元、胆酸、脱氧胆酸、甘氨胆酸、脱氧甘氨胆酸、芥子酸、络石苷和绿原酸，按化学结构可分为牛蒡子苷元类、胆酸类、芥子酸类和绿原酸类等四种类型。

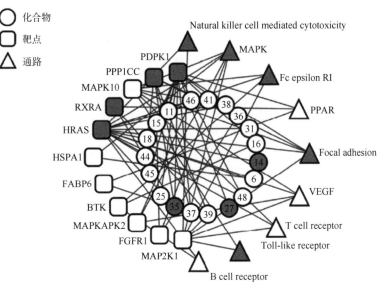

图 5-28 清肺消炎丸的网络药理图

深色标记图形为网络药理学预测结果与转录学分析一致的靶点与通路

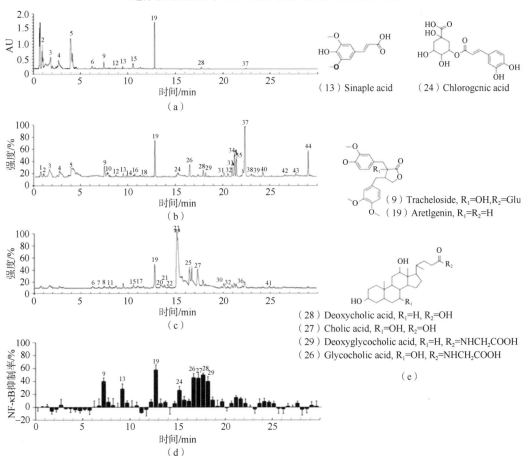

图 5-29 清肺消炎丸的 UPLC-Q-TOF-MS 及 NF-κB 抑制活性的谱效关系分析

(a) 正丁醇层 UPLC-UV (210nm) 色谱图;(b) 电喷雾离子源下正模式的总离子流 BPI 图;(c) 电喷雾离子源下负模式的总离子流 BPI 图;(d) NF-κB 抑制剂的谱效关系图;(e) NF-κB 抑制剂的化合物结构图

依据网络药理学提供的依据，我们选取主要的代表性化合物牛蒡子苷元、胆酸、绿原酸和芥子酸4种类型的化合物，分别对预测出的相关主要 PI3K/AKT 和 Ras/MAPK 通路中的关键基因 p38、JNK、ERK、FAK、PI3K、Ras、JAK2 和 PKC 的 mRNA 表达进行了验证（图 5-30）。发现牛蒡子苷元（ATG）可以下调上述所有的炎症基因；胆酸（CLA）主要调控 Ras/MAPK 通路的 ERK 和 Ras 基因；绿原酸（CGA）可以抑制 p38、JNK 和 PI3K 的表达；虽然芥子酸（SPA）针对两条通路的基因（p38、JNK、ERK、Ra、PI3K 和 FAK）也有较好的抑制作用，但其在药品中的含量较少因此不会起到主要作用。清肺消炎丸中抗炎活性成分在 TNF-α 刺激的 BEAS-2B 细胞中的基因表达见图 5-30。

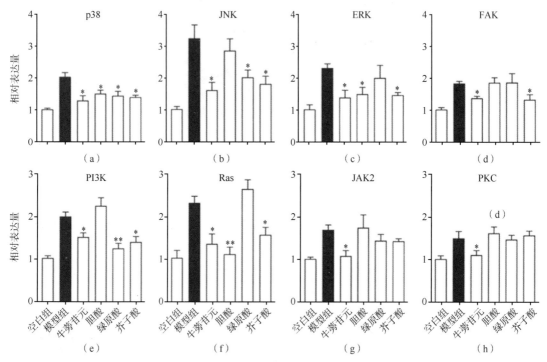

图 5-30　清肺消炎丸中抗炎活性成分在 TNF-α 刺激的 BEAS-2B 细胞中的基因表达
real-time PCR 对 p38（a）、JNK（b）、ERK（c）、FAK（d）、PI3K（e）、Ras（f）、JAK2（g）和 PKC（h）的 mRNA 表达水平定量。β-actin 作为基因相对表达水平的内参。每个独立实验结果用 mean±SD 表示，$*P<0.05$，$**P<0.01$，与模型组相比（$n=3$）

PI3K/AKT 和 Ras/MAPK 通路在炎症过程中起到重要的作用，并且两条通路之间有着复杂的交互关系[340]。例如，p38 激酶可以有效激活 AKT，同时 PI3K/AKT 也可以被小分子的 GTP/GDP 结合 GTPases，像 Ras 蛋白激活，从而调控下游的 NF-κB 的表达[341]。因此我们考察了 ATG、CLA、CGA 或 SPA 联合用药对抑制 NF-κB 的影响，发现 ATG 起到主要的作用，并且可以协同 CLA、CGA 和 SPA 增强 PI3K/AKT 通路的作用效果。清肺消炎丸中抗炎活性成分对 TNF-α 刺激的 BEAS-2B 细胞的 NF-κB 抑制活性见图 5-31。

结合反向对接虚拟筛选的结果，我们推断清肺消炎丸的抗炎网络药理图如图 5-32 中所示。以牛蒡子苷元为代表的木质素类化合物可能作用于 PDK1 和 JNK 靶点蛋白，共同调控着 PI3K/AKT 和 Ras/MAPK 通路；胆酸主要作用在 MEK 和 FGFR 靶点，以调控调控 Ras/MAPK 通路为主；而绿原酸则作用在 RAS 蛋白上调控 Ras/MAPK 通路并影响着 PI3K/AKT 通路。

清肺消炎丸分别针对炎症过程中的关键 PI3K/AKT 和 Ras/MAPK 通路,共同起到协同增效的抗炎作用[342]。

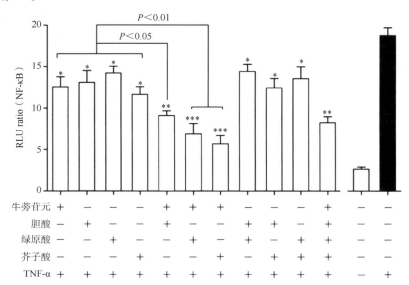

图 5-31　清肺消炎丸中抗炎活性成分对 TNF-α 刺激的 BEAS-2B 细胞的 NF-κB 抑制活性

ATG、CLA、CGA 和 SPA 单独使用时的给药剂量为 50μmol/L,两两合用时每个药物的给药剂量为 25μmol/L,四个同时给药时每个药物的剂量为 12.5μmol/L。实验结果用 $\bar{x}\pm s$ 表示,$*P<0.05$,$**P<0.01$,$***P<0.001$,与模型组相比($n=6$)。

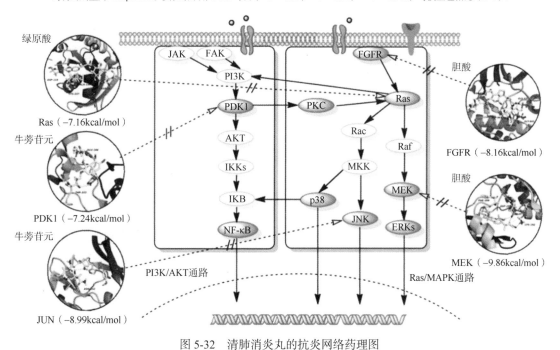

图 5-32　清肺消炎丸的抗炎网络药理图

3. 清肺消炎丸的平喘活性的谱效关系以及协同机理研究

利用 $β_2$-AR 激动剂筛选方法结合液-质联用技术,我们对清肺消炎丸中筛选出的 $β_2$-AR 激动剂主要为麻黄碱。进一步采用化学基因组学筛选策略对上述筛选方法进行改进,在上述 UPLC 分离得到的各组分流出液中，分别加入半数有效剂量的麻黄碱，再通过上述双萤光素酶报告基因体系筛选并鉴定 $β_2$-AR 激动剂的协同增效成分。清肺消炎丸的 UPLC-Q-TOF-MS 及 $β_2$-AR 激动剂的谱效关系研究策略如图 5-33 所示。研究发现牛蒡子苷、牛蒡子苷元、南葶苈子苷和南葶苈内酯 B 四种木质素结构成分可以协同麻黄碱增强 cAMP 的表达。这种协同增效的谱效筛选策略，为研究复方配伍增效物质的筛选提供了新的思路[343]。

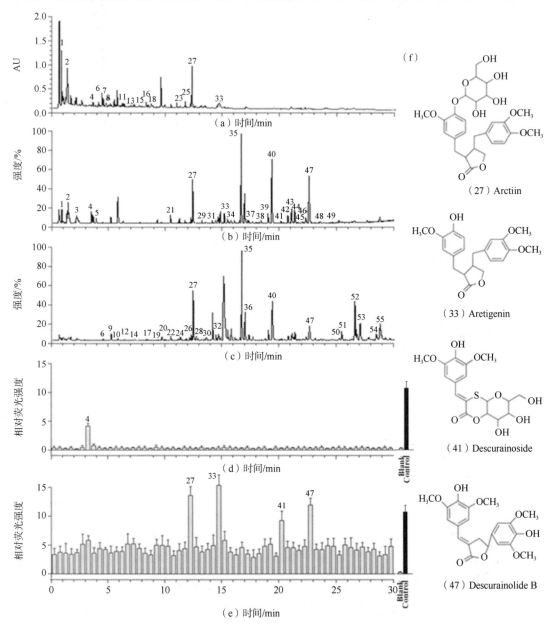

图 5-33　清肺消炎丸的 UPLC-Q-TOF-MS 及 $β_2$-AR 激动剂的谱效关系研究策略

（a）UPLC-UV（254nm）色谱图；（b）电喷雾离子源下正模式的总离子流 BPI 图；（c）电喷雾离子源下负模式的总离子流 BPI 图；（d）$β_2$-AR 激动活性筛选图；（e）协同 $β_2$-AR 增效活性图（n=4）；（f）结构式为筛选出的清肺消炎丸中协同增强 $β_2$-AR 激动活性成分的结构式

为了进一步揭示协同增效物质的靶点及作用机制,我们采用化学生物学的手段,选取上述四种木质素结构成分中的牛蒡子苷元为代表,对牛蒡子苷元进行炔基化修饰,并同叠氮化修饰的磁性微球通过点击化学进行偶联,制备靶点捕获载体,并提取人支气管平滑肌细胞中(HBSMC)的靶点蛋白。结合上述反向对接预测结果采用免疫印迹方法,利用 Anti-PDK1 抗体确证与协同平喘相关牛蒡子苷元的作用靶点为 PDK1。牛蒡子苷元的靶点捕获与 Western blot 验证见图 5-34。

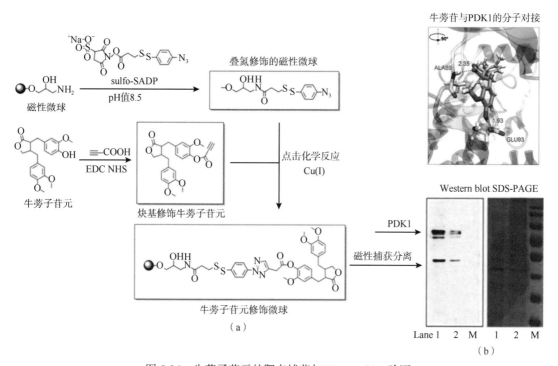

图 5-34 牛蒡子苷元的靶点捕获与 Western blot 验证
(a)牛蒡子苷元的标记和磁性捕获微球的制备;(b)捕获蛋白的 SDS-PAGE 及 Western blot 验证分析
Lane 1. 磁性捕获富集后的 HBSMC 细胞裂解液;Lane 2. HBSMC 细胞裂解液;Lane M. 蛋白 Maker

在此基础上利用 Western blot 等分子生物学研究手段,深入研究多个有效成分之间的协同增效关系及其作用通路之间的相关影响,确认了牛蒡子苷元通过抑制 PDK1 的活性,降低 AKT 的磷酸化,导致 PDE4D 的磷酸化水平下降,间接地抑制了 PDE4 的酶活,从而 cAMP 的水解速率下降,导致胞内 cAMP 累积的浓度升高,辅助 β_2-AR 激动剂提高了其平喘效果,初步揭示了清肺消炎丸多成分、多靶点、协同平喘的分子作用机理[344]。牛蒡子苷元抑制 PDK1/AKT/PDE4D 通路的分子机制见图 5-35。

综上所述,清肺消炎丸的君药麻黄中的麻黄碱为 β_2-AR 激动剂,而佐药牛蒡、葶苈子中的牛蒡子苷、葶苈子苷等木质素类成分可以通过抑制 PDK1 间接地抑制 cAMP 的水解,提高胞内 cAMP 水平起到协同平喘作用;葶苈子化痰泄肺平喘,牛蒡子与牛黄清热解毒,则其主要的作用机制是其中的木质素类成分和胆酸共同调控着 PI3K/AKT 和 Ras/MAPK 通路,起到抗炎祛痰的作用,初步揭示了传统方解的现代分子机制,为传统中医药的理论提供了现代生物学依据。当然方剂中的杏仁、石膏、地龙、羚羊角等药材的协同配伍的分子机制还有待进一步研究。

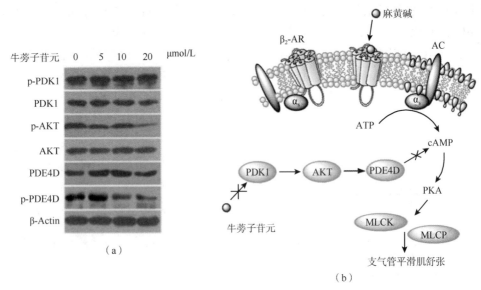

图 5-35 牛蒡子苷元抑制 PDK1/AKT/PDE4D 通路的分子机制
(a) 人支气管平滑肌细胞 p-PDK1、PDK1、p-AKT、AKT、PDE4D 和 p-PDE4D 的 Western blot 分析；(b) PDK1/AKT/PDE4D 通路的分子机理

（白　钢）

参 考 文 献

[1] Bucci M, Goodman C, Sheppard T L. A decade of chemical biology. Nat Chem Biol, 2010, 6 (12): 847.

[2] Parsons G. The aesthetics of chemical biology. Curr Opin Chem Biol, 2012, 16 (5-6): 576.

[3] Borman S. NMR of larger biomolecules. Chem Eng News, 2007, 85 (6): 27.

[4] Boyall D, Frantz D E, Carreira E M. Efficient enantioselective additions of terminal alkynes and aldehydes under operationally convenient conditions. Org Lett, 2002, 4 (15): 2605.

[5] Cech T R, Bass B L. Biological catalysis by RNA. Annu Rev Biochem, 1986, 55 (1): 599.

[6] Yu W L, Guizzunti G, Foley T L, et al. An optimized immunoaffinity fluorescent method for natural product target elucidation. J Nat Prod, 2010, 73 (10): 1659.

[7] Li Y, Lu X, Qi H, et al. Ursolic acid induces apoptosis through mitochondrial intrinsic pathway and suppression of ERK1/2 MAPK in HeLa cells. J Pharmacol Sci, 2014, 125 (2): 202.

[8] Elbashir S M, Harborth J, Lendeckel W, et al. Duplexes of 21-nucleotide RNAs mediate RNA interference in cultured mammalian cells. Nature, 2001, 411 (6836): 494.

[9] Makowski I, Frolow F, Saper M A, et al. Single crystals of large ribosomal particles from Halobacterium marismortui diffract to 6 A. J Mol Biol, 1987, 193 (4): 819.

[10] Bentley S D, Chater K F, Cerdeno-Tarraga A M, et al. Complete genome sequence of the model actinomycete Streptomyces coelicolor A3 (2). Nature, 2002, 417 (6885): 141.

[11] Washburn M P, Wolters D, Yates J R, 3rd. Large-scale analysis of the yeast proteome by multidimensional protein identification technology. Nat Biotechnol, 2001, 19 (3): 242.

[12] Dix M M, Simon G M, Wang C, et al. Functional interplay between caspase cleavage and phosphorylation sculpts the apoptotic

proteome. Cell, 2012, 150 (2): 426.

[13] Wang R, Luo M. A journey toward bioorthogonal profiling of protein methylation inside living cells. Curr Opin Chem Biol, 2013, 17 (5): 729.

[14] Hahn M E, Muir T W. Manipulating proteins with chemistry: a cross-section of chemical biology. Trends Biochem Sci, 2005, 30 (1): 26.

[15] Prescher J A, Bertozzi C R. Chemistry in living systems. Nat Chem Biol, 2005, 1 (1): 13.

[16] Lewis W G, Green L G, Grynszpan F, et al. Click chemistry in situ: acetylcholinesterase as a reaction vessel for the selective assembly of a femtomolar inhibitor from an array of building blocks. Angew Chem Int Ed Engl, 2002, 41 (6): 1053.

[17] Noren C J, Anthony-Cahill S J, Griffith M C, et al. A general method for site-specific incorporation of unnatural amino acids into proteins. Science, 1989, 244 (4901): 182.

[18] Dawson P E, Muir T W, Clark-Lewis I, et al. Synthesis of proteins by native chemical ligation. Science, 1994, 266 (5186): 776.

[19] Wang L, Brock A, Herberich B, et al. Expanding the genetic code of escherichia coli. Science, 2001, 292 (5516): 498.

[20] McGinty R K, Kim J, Chatterjee C, et al. Chemically ubiquitylated histone H2B stimulates hDot1L-mediated intranucleosomal methylation. Nature, 2008, 453 (7196): 812.

[21] Bishop A C, Ubersax J A, Petsch D T, et al. A chemical switch for inhibitor-sensitive alleles of any protein kinase. Nature, 2000, 407 (6802): 395.

[22] Druker B J, Talpaz M, Resta D J, et al. Efficacy and safety of a specific inhibitor of the BCR-ABL tyrosine kinase in chronic myeloid leukemia. N Engl J Med, 2001, 344 (14): 1031.

[23] Knight Z A, Gonzalez B, Feldman M E, et al. A pharmacological map of the PI3-K family defines a role for p110alpha in insulin signaling. Cell, 2006, 125 (4): 733.

[24] Rasmussen S G, Choi H J, Rosenbaum D M, et al. Crystal structure of the human beta2 adrenergic G-protein-coupled receptor. Nature, 2007, 450 (7168): 383.

[25] Cherezov V, Rosenbaum D M, Hanson M A, et al. High-resolution crystal structure of an engineered human beta2-adrenergic G protein-coupled receptor. Science, 2007, 318 (5854): 1258.

[26] Lamb J, Crawford E D, Peck D, et al. The connectivity map: using gene-expression signatures to connect small molecules, genes, and disease. Science, 2006, 313 (5795): 1929.

[27] Newman D J, Cragg G M. Natural products as sources of new drugs over the 30 years from 1981 to 2010. J Nat Prod, 2012, 75 (3): 311.

[28] Kornberg A. Chemistry - the lingua franca of the medical and biological sciences. Chem Biol, 1996, 3 (1): 3.

[29] Salemme F R. Chemical genomics as an emerging paradigm for postgenomic drug discovery. Pharmacogenomics, 2003, 4 (3): 257.

[30] Sehgal A. Drug discovery and development using chemical genomics. Curr Opin Drug Discov Devel, 2002, 5 (4): 526.

[31] O'Connor C J, Laraia L, Spring D R. Chemical genetics. Chem Soc Rev, 2011, 40 (8): 4332.

[32] Kaelin W G. The concept of synthetic lethality in the context of anticancer therapy. Nat Rev Cancer, 2005, 5 (9): 689.

[33] Lehar J, Stockwell B R, Giaever G, et al. Combination chemical genetics. Nat Chem Biol, 2008, 4 (11): 674.

[34] Brough R, Frankum J R, Costa-Cabral S, et al. Searching for synthetic lethality in cancer. Curr Opin Genet Dev, 2011, 21 (1): 34.

[35] Borisy A A, Elliott P J, Hurst N W, et al. Systematic discovery of multicomponent therapeutics. Proc Natl Acad Sci U S A, 2003, 100 (13): 7977.

[36] Inglese J, Johnson R L, Simeonov A, et al. High-throughput screening assays for the identification of chemical probes. Nat Chem Biol, 2007, 3 (8): 466.

[37] Renaud J P, Delsuc M A. Biophysical techniques for ligand screening and drug design. Curr Opin Pharmacol, 2009, 9 (5): 622.

[38] Ong S E, Schenone M, Margolin A A, et al. Identifying the proteins to which small-molecule probes and drugs bind in cells. Proc Natl Acad Sci U S A, 2009, 106 (12): 4617.

[39] Ao A, Hao J, Hong C C. Regenerative chemical biology: current challenges and future potential. Chem Biol, 2011, 18 (4): 413.

[40] Saxon E, Bertozzi C R. Cell surface engineering by a modified Staudinger reaction. Science, 2000, 287 (5460): 2007.

[41] Luchansky S J, Argade S, Hayes B K, et al. Metabolic functionalization of recombinant glycoproteins. Biochemistry, 2004, 43 (38): 12358.

[42] Vocadlo D J, Hang H C, Kim E J, et al. A chemical approach for identifying O-GlcNAc-modified proteins in cells. Proc Natl Acad Sci U S A, 2003, 100 (16): 9116.

[43] Prescher J A, Dube D H, Bertozzi C R. Chemical remodelling of cell surfaces in living animals. Nature, 2004, 430 (7002): 873.

[44] Dube D H, Prescher J A, Quang C N, et al. Probing mucin-type O-linked glycosylation in living animals. Proc Natl Acad Sci U S A, 2006, 103 (13): 4819.

[45] Dehnert K W, Baskin J M, Laughlin S T, et al. Imaging the sialome during zebrafish development with copper-free click chemistry. Chembiochem, 2012, 13 (3): 353.

[46] Laughlin S T, Baskin J M, Amacher S L, et al. In vivo imaging of membrane-associated glycans in developing zebrafish. Science, 2008, 320 (5876): 664.

[47] Baskin J M, Dehnert K W, Laughlin S T, et al. Visualizing enveloping layer glycans during zebrafish early embryogenesis. Proc Natl Acad Sci U S A, 2010, 107 (23): 10360.

[48] Heim R, Prasher D C, Tsien R Y. Wavelength mutations and posttranslational autoxidation of green fluorescent protein. Proc Natl Acad Sci U S A, 1994, 91 (26): 12501.

[49] Tsien R Y. Constructing and exploiting the fluorescent protein paintbox (Nobel Lecture). Angew Chem Int Ed Engl, 2009, 48 (31): 5612.

[50] Sletten E M, Bertozzi C R. Bioorthogonal chemistry: fishing for selectivity in a sea of functionality. Angew Chem Int Ed Engl, 2009, 48 (38): 6974.

[51] Keppler A, Gendreizig S, Gronemeyer T, et al. A general method for the covalent labeling of fusion proteins with small molecules in vivo. Nat Biotechnol, 2003, 21 (1): 86.

[52] Fernandez-Suarez M, Baruah H, Martinez-Hernandez L, et al. Redirecting lipoic acid ligase for cell surface protein labeling with small-molecule probes. Nat Biotechnol, 2007, 25 (12): 1483.

[53] Yao J Z, Uttamapinant C, Poloukhtine A, et al. Fluorophore targeting to cellular proteins via enzyme-mediated azide ligation and strain-promoted cycloaddition. J Am Chem Soc, 2012, 134 (8): 3720.

[54] Griffin B A, Adams S R, Tsien R Y. Specific covalent labeling of recombinant protein molecules inside live cells. Science, 1998, 281 (5374): 269.

[55] Rabuka D. Chemoenzymatic methods for site-specific protein modification. Curr Opin Chem Biol, 2010, 14 (6): 790.

[56] Hao Z, Hong S, Chen X, et al. Introducing bioorthogonal functionalities into proteins in living cells. Acc Chem Res, 2011, 44 (9): 742.

[57] Xie J, Schultz P G. An expanding genetic code. Methods, 2005, 36 (3): 227.

[58] Seitchik J L, Peeler J C, Taylor M T, et al. Genetically encoded tetrazine amino acid directs rapid site-specific in vivo bioorthogonal ligation with trans-cyclooctenes. J Am Chem Soc, 2012, 134 (6): 2898.

[59] 席真, 陈鹏, 刘磊, 等. 我国化学生物学研究新进展. 化学通报, 2014, 77 (7): 709.

[60] Liu J, Xia H, Kim M, et al. Beclin1 controls the levels of p53 by regulating the deubiquitination activity of USP10 and USP13. Cell, 2011, 147 (1): 223.

[61] Sun L, Wang H, Wang Z, et al. Mixed lineage kinase domain-like protein mediates necrosis signaling downstream of RIP3 kinase. Cell, 2012, 148 (1-2): 213.

[62] Wang T, Chen K, Zeng X, et al. The histone demethylases Jhdm1a/1b enhance somatic cell reprogramming in a vitamin-C-dependent manner. Cell Stem Cell, 2011, 9 (6): 575.

[63] Zhan Y Y, Chen Y, Zhang Q, et al. The orphan nuclear receptor Nur77 regulates LKB1 localization and activates AMPK. Nat Chem Biol, 2012, 8 (11): 897.

[64] Li J, Yu J, Zhao J, et al. Palladium-triggered deprotection chemistry for protein activation in living cells. Nat Chem, 2014, 6 (4): 352.

[65] Geng J, Li M, Ren J, et al. Polyoxometalates as inhibitors of the aggregation of amyloid beta peptides associated with Alzheimer's

disease. Angew Chem Int Ed Engl, 2011, 50（18）: 4184.

[66] Zhang M, Lin S, Song X, et al. A genetically incorporated crosslinker reveals chaperone cooperation in acid resistance. Nat Chem Biol, 2011, 7（10）: 671.

[67] Lin S, Zhang Z, Xu H, et al. Site-specific incorporation of photo-cross-linker and bioorthogonal amino acids into enteric bacterial pathogens. J Am Chem Soc, 2011, 133（50）: 20581.

[68] Chen Y, Qu K, Zhao C, et al. Insights into the biomedical effects of carboxylated single-wall carbon nanotubes on telomerase and telomeres. Nat Commun, 2012, 3: 1074.

[69] Wang F, Tang M L, Zeng Z X, et al. Telomere- and telomerase-interacting protein that unfolds telomere G-quadruplex and promotes telomere extension in mammalian cells. Proc Natl Acad Sci U S A, 2012, 109（50）: 20413.

[70] Wang T, Hong T, Tang T, et al. Application of N-halogeno-N-sodiobenzenesulfonamide reagents to the selective detection of 5-methylcytosine in DNA sequences. J Am Chem Soc, 2013, 135（4）: 1240.

[71] Hong J, Huang Y, Li J, et al. Comprehensive analysis of sequence-specific stability of siRNA. Faseb J, 2010, 24（12）: 4844.

[72] Zhang J, Zheng J, Lu C, et al. Modification of the siRNA passenger strand by 5-nitroindole dramatically reduces its off-target effects. Chem Bio Chem, 2012, 13（13）: 1940.

[73] Lepenies B, Yin J, Seeberger P H. Applications of synthetic carbohydrates to chemical biology. Curr Opin Chem Biol, 2010, 14（3）: 404.

[74] Geng Y, Qin Q, Ye X S. Lewis acids as alpha-directing additives in glycosylations by using 2, 3-O-carbonate-protected glucose and galactose thioglycoside donors based on preactivation protocol. J Org Chem, 2012, 77（12）: 5255.

[75] Yang L, Zhu J, Zheng X J, et al. A highly alpha-stereoselective synthesis of oligosaccharide fragments of the Vi antigen from Salmonella typhi and their antigenic activities. Chemistry, 2011, 17（51）: 14518.

[76] Zhu Y, Yu B. Characterization of the isochromen-4-yl-gold（Ⅰ）intermediate in the gold（Ⅰ）-catalyzed glycosidation of glycosyl ortho-alkynylbenzoates and enhancement of the catalytic efficiency thereof. Angew Chem Int Ed Engl, 2011, 50（36）: 8329.

[77] Ma Y, Li Z, Shi H, et al. Assembly of digitoxin by gold(Ⅰ)-catalyzed glycosidation of glycosyl o-alkynylbenzoates. J Org Chem, 2011, 76（23）: 9748.

[78] Li Y, Sun J, Yu B. Efficient synthesis of lupane-type saponins via gold（Ⅰ）-catalyzed glycosylation with glycosyl ortho-alkynylbenzoates as donors. Org Lett, 2011, 13（20）: 5508.

[79] Ban L, Pettit N, Li L, et al. Discovery of glycosyltransferases using carbohydrate arrays and mass spectrometry. Nat Chem Biol, 2012, 8（9）: 769.

[80] Xie R, Hong S, Feng L, et al. Cell-selective metabolic glycan labeling based on ligand-targeted liposomes. J Am Chem Soc, 2012, 134（24）: 9914.

[81] Pan P W, Zhang Q, Hou J, et al. Cell surface glycoprotein profiling of cancer cells based on bioorthogonal chemistry. Anal Bioanal Chem, 2012, 403（6）: 1661.

[82] Cui Q, Hou Y, Hou J, et al. Preparation of functionalized alkynyl magnetic microspheres for the selective enrichment of cell glycoproteins based on click chemistry. Biomacromolecules, 2013, 14（1）: 124.

[83] Chang H, Zhang M, Ji W, et al. A unique series of reversibly switchable fluorescent proteins with beneficial properties for various applications. Proc Natl Acad Sci U S A, 2012, 109（12）: 4455.

[84] Zhang M, Chang H, Zhang Y, et al. Rational design of true monomeric and bright photoactivatable fluorescent proteins. Nat Methods, 2012, 9（7）: 727.

[85] Roy S, Yang G, Tang Y, et al. A simple photoactivation and image analysis module for visualizing and analyzing axonal transport with high temporal resolution. Nature Protocols, 2010, 7（1）: 62.

[86] Liu S, Zhang X, Luo W, et al. Single-molecule detection of proteins using aptamer-functionalized molecular electronic devices. Angew Chem Int Ed Engl, 2011, 50（11）: 2496.

[87] Wu L, Huang T, Yang L, et al. Sensitive and selective bacterial detection using tetracysteine-tagged phages in conjunction with biarsenical dye. Angew Chem Int Ed Engl, 2011, 50（26）: 5873.

[88] Yang M, Song Y, Zhang M, et al. Converting a solvatochromic fluorophore into a protein-based pH indicator for extreme acidity. Angew Chem Int Ed Engl, 2012, 51（31）: 7674.

[89] Wang X, Chen H, Yang F, et al. iDrug: a web-accessible and interactive drug discovery and design platform. J Cheminform,

2014, 6（1）: 28.

[90] Pei J, Yin N, Ma X, et al. Systems biology brings new dimensions for structure-based drug design. J Am Chem Soc, 2014, 136（33）: 11556.

[91] Gui C, Zhu W, Chen G, et al. Understanding the regulation mechanisms of PAF receptor by agonists and antagonists: molecular modeling and molecular dynamics simulation studies. Proteins, 2007, 67（1）: 41.

[92] Yang H, Xu Y, Zhu W, et al. Detailed mechanism for AmtB conducting NH4+/NH3: molecular dynamics simulations. Biophys J, 2007, 92（3）: 877.

[93] Zuo Z, Liew O W, Chen G, et al. Mechanism of NS2B-mediated activation of NS3pro in dengue virus: molecular dynamics simulations and bioassays. J Virol, 2009, 83（2）: 1060.

[94] Jewett J C, Bertozzi C R. Cu-free click cycloaddition reactions in chemical biology. Chem Soc Rev, 2010, 39（4）: 1272.

[95] Kolb H C, Finn M G, Sharpless K B. Click chemistry: diverse chemical function from a few good reactions. Angew Chem Int Ed Engl, 2001, 40（11）: 2004.

[96] Zhang X, Zhang Y. Applications of azide-based bioorthogonal click chemistry in glycobiology. Molecules, 2013, 18（6）: 7145.

[97] Zeng D, Zeglis B M, Lewis J S, et al. The growing impact of bioorthogonal click chemistry on the development of radiopharmaceuticals. J Nucl Med, 2013, 54（6）: 829.

[98] Rouhanifard S H, Nordstrom L U, Zheng T, et al. Chemical probing of glycans in cells and organisms. Chem Soc Rev, 2013, 42（10）: 4284.

[99] Jeremy M, Carolyn R, Baskin M, et al. Bioorthogonal click chemistry: covalent labeling in living systems. Qsar & Combinatorial Science, 2010, 26（11-12）: 1211.

[100] Demko Z P, Sharpless K B. A click chemistry approach to tetrazoles by Huisgen 1, 3-dipolar cycloaddition: synthesis of 5-acyltetrazoles from azides and acyl cyanides. Angew Chem Int Ed Engl, 2002, 41（12）: 2113.

[101] Chan T R, Hilgraf R, Sharpless K B, et al. Polytriazoles as copper（I）-stabilizing ligands in catalysis. Org Lett, 2004, 6（17）: 2853.

[102] Hong V, Steinmetz N F, Manchester M, et al. Labeling live cells by copper-catalyzed alkyne-azide click chemistry. Bioconjugate Chem, 2015, 21（10）: 1912.

[103] Besanceney-Webler C, Jiang H, Zheng T, et al. Increasing the efficacy of bioorthogonal click reactions for bioconjugation: a comparative study. Angew Chem Int Ed Engl, 2011, 50（35）: 8051.

[104] Agard N J, Prescher J A, Bertozzi C R. A strain-promoted [3 + 2] azide-alkyne cycloaddition for covalent modification of biomolecules in living systems. J Am Chem Soc, 2004, 126（46）: 15046.

[105] Agard N J, Baskin J M, Prescher J A, et al. A comparative study of bioorthogonal reactions with azides. ACS Chem Biol, 2006, 1（10）: 644.

[106] Chang P V, Prescher J A, Sletten E M, et al. Copper-free click chemistry in living animals. Proc Natl Acad Sci U S A, 2010, 107（5）: 1821.

[107] Kiick K L, Saxon E, Tirrell D A, et al. Incorporation of azides into recombinant proteins for chemoselective modification by the Staudinger ligation. Proc Natl Acad Sci U S A, 2002, 99（1）: 19.

[108] Lemieux G A, De Graffenried C L, Bertozzi C R. A fluorogenic dye activated by the staudinger ligation. J Am Chem Soc, 2003, 125（16）: 4708.

[109] Jewett J C, Sletten E M, Bertozzi C R. Rapid Cu-free click chemistry with readily synthesized biarylazacyclooctynones. J Am Chem Soc, 2010, 132（11）: 3688.

[110] Nguyen D P, Elliott T, Holt M, et al. Genetically encoded 1, 2-aminothiols facilitate rapid and site-specific protein labeling via a bio-orthogonal cyanobenzothiazole condensation. J Am Chem Soc, 2011, 133（30）: 11418.

[111] Wang Y, Song W, Hu W J, et al. Fast alkene functionalization in vivo by Photoclick chemistry: HOMO lifting of nitrile imine dipoles. Angew Chem Int Ed Engl, 2009, 48（29）: 5330.

[112] Devaraj N K, Weissleder R, Hilderbrand S A. Tetrazine-based cycloadditions: application to pretargeted live cell imaging. Bioconjug Chem, 2008, 19（12）: 2297.

[113] Blackman M L, Royzen M, Fox J M. Tetrazine ligation: fast bioconjugation based on inverse-electron-demand Diels-Alder reactivity. J Am Chem Soc, 2008, 130（41）: 13518.

[114] Chen W, Wang D, Dai C, et al. Clicking 1, 2, 4, 5-tetrazine and cyclooctynes with tunable reaction rates. Chem Commun (Camb), 2012, 48 (12): 1736.

[115] Rossin R, Verkerk P R, van den Bosch S M, et al. In vivo chemistry for pretargeted tumor imaging in live mice. Angew Chem Int Ed Engl, 2010, 49 (19): 3375.

[116] Selvaraj R, Fox J M. Trans-Cyclooctene--a stable, voracious dienophile for bioorthogonal labeling. Curr Opin Chem Biol, 2013, 17 (5): 753.

[117] Elliott T S, Bianco A, Chin J W. Genetic code expansion and bioorthogonal labelling enables cell specific proteomics in an animal. Curr Opin Chem Biol, 2014, 21: 154.

[118] Croft L. Nobel prize 2010: Prestige for palladium. Nat Chem, 2010, 2 (12): 1009.

[119] Chalker J M, Wood C S, Davis B G. A convenient catalyst for aqueous and protein Suzuki-Miyaura cross-coupling. J Am Chem Soc, 2009, 131 (45): 16346.

[120] Yusop R M, Unciti-Broceta A, Johansson E M, et al. Palladium-mediated intracellular chemistry. Nat Chem, 2011, 3 (3): 239.

[121] Spicer C D, Triemer T, Davis B G. Palladium-mediated cell-surface labeling. J Am Chem Soc, 2012, 134 (2): 800.

[122] Li N, Lim R K, Edwardraja S, et al. Copper-free sonogashira cross-coupling for functionalization of alkyne-encoded proteins in aqueous medium and in bacterial cells. J Am Chem Soc, 2011, 133 (39): 15316.

[123] 李劼, 王杰, 陈鹏. 基于非天然氨基酸的蛋白质生物正交标记. 化学学报, 2012, 70 (13): 1439.

[124] Thompson R B, Cramer M L, Bozym R. Excitation ratiometric fluorescent biosensor for zinc ion at picomolar levels. J Biomed Opt, 2002, 7 (4): 555.

[125] Kimmel C B, Ballard W W, Kimmel S R, et al. Stages of embryonic development of the zebrafish. Dev Dyn, 1995, 203 (3): 253.

[126] Beahm B J, Dehnert K W, Derr N L, et al. A visualizable chain-terminating inhibitor of glycosaminoglycan biosynthesis in developing zebrafish. Angew Chem Int Ed Engl, 2014, 53 (13): 3347.

[127] Debets M F, van Hest J C, Rutjes F P. Bioorthogonal labelling of biomolecules: new functional handles and ligation methods. Org Biomol Chem, 2013, 11 (38): 6439.

[128] Sletten E M, Bertozzi C R. From mechanism to mouse: a tale of two bioorthogonal reactions. Acc Chem Res, 2011, 44 (9): 666.

[129] Rossin R, Robillard M S. Pretargeted imaging using bioorthogonal chemistry in mice. Curr Opin Chem Biol, 2014, 21: 161.

[130] Gaemperli O, Bengel F M, Kaufmann P A. Cardiac hybrid imaging. Eur Heart J, 2011, 32 (17): 2100.

[131] Peng B H, Levin C S. Recent development in PET instrumentation. Curr Pharm Biotechnol, 2010, 11 (6): 555.

[132] Gambhir S S. Molecular imaging of cancer with positron emission tomography. Nat Rev Cancer, 2002, 2 (9): 683.

[133] Phelps M E. Positron emission tomography provides molecular imaging of biological processes. Proc Natl Acad Sci U S A, 2000, 97 (16): 9226.

[134] Ray P, Pimenta H, Paulmurugan R, et al. Noninvasive quantitative imaging of protein-protein interactions in living subjects. Proc Natl Acad Sci U S A, 2002, 99 (5): 3105.

[135] Luker G D, Sharma V, Pica C M, et al. Noninvasive imaging of protein-protein interactions in living animals. Proc Natl Acad Sci U S A, 2002, 99 (10): 6961.

[136] Adonai N, Adonai N, Nguyen K N, et al. Ex vivo cell labeling with 64Cu-pyruvaldehyde-bis (N4-methylthiosemicarbazone) for imaging cell trafficking in mice with positron-emission tomography. Proc Natl Acad Sci U S A, 2002, 99 (5): 3030.

[137] Wang J, Maurer L. Positron emission tomography: applications in drug discovery and drug development. Curr Top Med Chem, 2005, 5 (11): 1053.

[138] Cao F, Lin S, Xie X, et al. In vivo visualization of embryonic stem cell survival, proliferation, and migration after cardiac delivery. Circulation, 2006, 113 (7): 1005.

[139] Frangioni J V, Hajjar R J. In vivo tracking of stem cells for clinical trials in cardiovascular disease. Circulation, 2004, 110 (21): 3378.

[140] Pither R. PET and the role of in vivo molecular imaging in personalized medicine. Expert Rev Mol Diagn, 2003, 3 (6): 703.

[141] Blasberg R G, Tjuvajev J G. Molecular-genetic imaging: current and future perspectives. J Clin Invest, 2003, 111 (11): 1620.

[142] Luker G D. Special conference of the American association for cancer research on molecular imaging in cancer: linking biology, function, and clinical applications in vivo. Cancer Res, 2002, 62（7）: 2195.

[143] Shah K, Jacobs A, Breakefield X O, et al. Molecular imaging of gene therapy for cancer. Gene Ther, 2004, 11（15）: 1175.

[144] Hnatowich D J. Observations on the role of nuclear medicine in molecular imaging. J Cell Biochem Suppl, 2002, 87（S39）: 18.

[145] Im H J, Kim T S, Park S Y, et al. Prediction of tumour necrosis fractions using metabolic and volumetric 18F-FDG PET/CT indices, after one course and at the completion of neoadjuvant chemotherapy, in children and young adults with osteosarcoma. Eur J Nucl Med Mol Imaging, 2012, 39（1）: 39.

[146] Tang G, Wang M, Tang X, et al. Pharmacokinetics and radiation dosimetry estimation of O-（2-[18F]fluoroethyl）-L-tyrosine as oncologic PET tracer. Appl Radiat Isot, 2003, 58（2）: 219.

[147] Cherry S R. Fundamentals of positron emission tomography and applications in preclinical drug development. J Clin Pharmacol, 2001, 41（5）: 482.

[148] Palm S, Enmon R M, Matei C, et al. Pharmacokinetics and biodistribution of（86）Y-trastuzumab for（90）Y dosimetry in an ovarian carcinoma model: correlative MicroPET and MRI. J Nucl Med, 2003, 44（7）: 1148.

[149] Shastry M, Miles K A, Win T, et al. Integrated 18F-fluorodeoxyglucose-positron emission tomography/dynamic contrast-enhanced computed tomography to phenotype non-small cell lung carcinoma. Mol Imaging, 2012, 11（5）: 353.

[150] Jung C H, Goong H J, Kim B Y, et al. Lung nodule detected by F-18 fluorodeoxyglucose positron emission tomography-computed tomography in patients with papillary thyroid cancer, negative 131I whole body scan, and undetectable serum-stimulated thyroglobulin levels: two case reports. J Med Case Rep, 2012, 6（1）: 374.

[151] Mariscal Labrador E, Garcia Burillo A, Castell-Conesa J, et al. Positron emission tomography-computed tomography with（18）F-fluorodeoxyglucose in patients with recurrent differentiated thyroid carcinoma and negative radioiodine scan. Diagnostic performance and relation with tyroglobulin levels. Rev Esp Med Nucl Imagen Mol, 2013, 32（3）: 146.

[152] Inubushi M, Saga T, Koizumi M, et al. Predictive value of 3'-deoxy-3'-[18F]fluorothymidine positron emission tomography/computed tomography for outcome of carbon ion radiotherapy in patients with head and neck mucosal malignant melanoma. Ann Nucl Med, 2013, 27（1）: 1.

[153] Cui Q, Liu Y, Zhou M, et al. An optimized microPET imaging method for the distribution and synergies of natural products. Front Pharmacol, 2018, 9: 948.

[154] Nilsson A, Goodwin R J, Shariatgorji M, et al. Mass spectrometry imaging in drug development. Anal Chem, 2015, 87（3）: 1437.

[155] Ifa D R, Wiseman J M, Song Q, et al. Development of capabilities for imaging mass spectrometry under ambient conditions with desorption electrospray ionization（DESI）. Int J Mass Spectrom, 2007, 259（1）: 8.

[156] Lietz C B, Gemperline E, Li L. Qualitative and quantitative mass spectrometry imaging of drugs and metabolites. Adv Drug Deliv Rev, 2013, 65（8）: 1074.

[157] Hamm G, Bonnel D, Legouffe R, et al. Quantitative mass spectrometry imaging of propranolol and olanzapine using tissue extinction calculation as normalization factor. J Proteomics, 2012, 75（16）: 4952.

[158] Hochart G, Hamm G, Stauber J. Label-free MS imaging from drug discovery to preclinical development. Bioanalysis, 2014, 6（20）: 2775.

[159] Vismeh R, Waldon D J, Teffera Y, et al. Localization and quantification of drugs in animal tissues by use of desorption electrospray ionization mass spectrometry imaging. Anal Chem, 2012, 84（12）: 5439.

[160] Sjovall P, Greve T M, Clausen S K, et al. Imaging of distribution of topically applied drug molecules in mouse skin by combination of time-of-flight secondary ion mass spectrometry and scanning electron microscopy. Anal Chem, 2014, 86（7）: 3443.

[161] Enthaler B, Pruns J K, Wessel S, et al. Improved sample preparation for MALDI-MSI of endogenous compounds in skin tissue sections and mapping of exogenous active compounds subsequent to ex-vivo skin penetration. Anal Bioanal Chem, 2012, 402（3）: 1159.

[162] Drexler D M, Tannehill-Gregg S H, Wang L, et al. Utility of quantitative whole-body autoradiography（QWBA）and imaging mass spectrometry（IMS）by matrix-assisted laser desorption/ionization（MALDI）in the assessment of ocular distribution of

drugs. J Pharmacol Toxicol Methods, 2011, 63(2): 205.

[163] Drexler D M, Garrett T J, Cantone J L, et al. Utility of imaging mass spectrometry (IMS) by matrix-assisted laser desorption ionization (MALDI) on an ion trap mass spectrometer in the analysis of drugs and metabolites in biological tissues. J Pharmacol Toxicol Methods, 2007, 55(3): 279.

[164] Kim C W, Yun J W, Bae I H, et al. Determination of spatial distribution of melamine-cyanuric acid crystals in rat kidney tissue by histology and imaging matrix-assisted laser desorption/ionization quadrupole time-of-flight mass spectrometry. Chem Res Toxicol, 2010, 23(1): 220.

[165] Yasunaga M, Furuta M, Ogata K, et al. The significance of microscopic mass spectrometry with high resolution in the visualisation of drug distribution. Sci Rep, 2013, 3: 3050.

[166] Castellino S, Groseclose M R, Sigafoos J, et al. Central nervous system disposition and metabolism of Fosdevirine (GSK2248761), a non-nucleoside reverse transcriptase inhibitor: an LC-MS and Matrix-assisted laser desorption/ionization imaging MS investigation into central nervous system toxicity. Chem Res Toxicol, 2013, 26(2): 241.

[167] Elsner M, Rauser S, Maier S, et al. MALDI imaging mass spectrometry reveals COX7A2, TAGLN2 and S100-A10 as novel prognostic markers in Barrett's adenocarcinoma. J Proteomics, 2012, 75(15): 4693.

[168] Hardesty W M, Kelley M C, Mi D, et al. Protein signatures for survival and recurrence in metastatic melanoma. J Proteomics, 2011, 74(7): 1002.

[169] Bauer J A, Chakravarthy A B, Rosenbluth J M, et al. Identification of markers of taxane sensitivity using proteomic and genomic analyses of breast tumors from patients receiving neoadjuvant paclitaxel and radiation. Clin Cancer Res, 2010, 16(2): 681.

[170] Sugiura Y, Taguchi R, Setou M. Visualization of spatiotemporal energy dynamics of hippocampal neurons by mass spectrometry during a kainate-induced seizure. PLoS One, 2011, 6(3): e17952.

[171] Barton H R. The conformation of the steroid nucleus. Experientia, 1950, 6(8): 316.

[172] Woodward R B. The total synthesis of vitamin B 12. Pure Appl Chem, 1973, 33(1): 145.

[173] Woods M C, Miura I, Nakadaira Y, et al. The ginkgolides. V. Some aspects of their NMR spectra. Tetrahedron Lett, 1967, 8(4): 321.

[174] Uemura D, Ueda K, Hirata Y, et al. Further studies on palytoxin. II. structure of palytoxin☆. Tetrahedron Lett, 1981, 22(29): 2781.

[175] Murata M, Legrand A M, Ishibashi Y, et al. Structures and configurations of ciguatoxin from the Moray eel, Gymnothorax-Javanicus and its likely precursor from the dinoflagellate. Cheminform, 1990, 21(38): 4380.

[176] Murata M, Naoki H, Matsunaga S, et al. Structure and partial stereochemical assignments for maitotoxin, the most toxic and largest natural non-biopolymer. J Am Chem Soc, 1994, 116(16): 7098.

[177] Woodward R B, Hoffmann R. conservation of orbital symmetry. Accounts Chem Res, 1970, 8(11): 781.

[178] Isobe H, Cho K, Solin N, et al. Synthesis of fullerene glycoconjugates via a copper-catalyzed Huisgen cycloaddition reaction. Org Lett, 2007, 9(22): 4611.

[179] Carter G T. Natural products and Pharma 2011: strategic changes spur new opportunities. Nat Prod Rep, 2011, 28(11): 1783.

[180] Wach J Y, Gademann K. Reduce to the maximum: truncated natural products as powerful modulators of biological processes. Synlett, 2012(02):163.

[181] Zheng W, Seletsky B M, Palme M H, et al. Macrocyclic ketone analogues of halichondrin B. Bioorg Med Chem Lett, 2004, 14(22): 5551.

[182] Jackson K L, Henderson J A, Phillips A J. The halichondrins and E7389. Chem Rev, 2009, 109(7): 3044.

[183] Newman D J. Natural products as leads to potential drugs: an old process or the new hope for drug discovery? J Med Chem, 2008, 51(9): 2589.

[184] Wender P A, Koehler K F, Sharkey N A, et al. Analysis of the phorbol ester pharmacophore on protein kinase C as a guide to the rational design of new classes of analogs. Proc Natl Acad Sci U S A, 1986, 83(12): 4214.

[185] Wender P A, Cribbs C M, Koehler K F, et al. Modeling of the bryostatins to the phorbol ester pharmacophore on protein kinase C. Proc Natl Acad Sci U S A, 1988, 85(19): 7197.

[186] Wender P A, DeBrabander J, Harran P G, et al. The design, computer modeling, solution structure, and biological evaluation of synthetic analogs of bryostatin 1. Proc Natl Acad Sci U S A, 1998, 95(12): 6624.

[187] Wender P A, Baryza J L, Brenner S E, et al. Design, synthesis, and evaluation of potent bryostatin analogs that modulate PKC translocation selectivity. Proc Natl Acad Sci U S A, 2011, 108（17）: 6721.

[188] Mayer M, Meyer B. Group epitope mapping by saturation transfer difference NMR to identify segments of a ligand in direct contact with a protein receptor. J Am Chem Soc, 2001, 123（25）: 6108.

[189] Fukunishi Y, Mizukoshi Y, Takeuchi K, et al. Protein-ligand docking guided by ligand pharmacophore-mapping experiment by NMR. J Mol Graph Model, 2011, 31: 20.

[190] Nakagawa Y, Yanagita R C, Hamada N, et al. A simple analogue of tumor-promoting aplysiatoxin is an antineoplastic agent rather than a tumor promoter: development of a synthetically accessible protein kinase C activator with bryostatin-like activity. J Am Chem Soc, 2009, 131（22）: 7573.

[191] Yanagita R C, Kamachi H, Tanaka K, et al. Role of the phenolic hydroxyl group in the biological activities of simplified analogue of aplysiatoxin with antiproliferative activity. Bioorg Med Chem Lett, 2010, 20（20）: 6064.

[192] Arcoleo J P, Weinstein I B. Activation of protein kinase C by tumor promoting phorbol esters, teleocidin and aplysiatoxin in the absence of added calcium. Carcinogenesis, 1985, 6（2）: 213.

[193] Wirth T, Schmuck K, Tietze L F, et al. Duocarmycin analogues target aldehyde dehydrogenase 1 in lung cancer cells. Angew Chem Int Ed Engl, 2012, 51（12）: 2874.

[194] Evans M J, Cravatt B F. Mechanism-based profiling of enzyme families. Chem Rev, 2006, 106（8）: 3279.

[195] Mal P, Schultz D, Beyeh K, et al. An unlockable-relockable iron cage by subcomponent self-assembly. Angew Chem Int Ed Engl, 2008, 47（43）: 8297.

[196] Rizvi S A, Courson D S, Keller V A, et al. The dual mode of action of bistramide A entails severing of filamentous actin and covalent protein modification. Proc Natl Acad Sci U S A, 2008, 105（11）: 4088.

[197] Clemons P A, Bodycombe N E, Carrinski H A, et al. Small molecules of different origins have distinct distributions of structural complexity that correlate with protein-binding profiles. Proc Natl Acad Sci U S A, 2010, 107（44）: 18787.

[198] Nakamura Y, Mithofer A, Kombrink E, et al. 12-hydroxyjasmonic acid glucoside is a COI1-JAZ-independent activator of leaf-closing movement in Samanea saman. Plant Physiol, 2011, 155（3）: 1226.

[199] Thines B, Katsir L, Melotto M, et al. JAZ repressor proteins are targets of the SCF(COI1)complex during jasmonate signalling. Nature, 2007, 448（7154）: 661.

[200] Chini A, Fonseca S, Fernandez G, et al. The JAZ family of repressors is the missing link in jasmonate signalling. Nature, 2007, 448（7154）: 666.

[201] Sheard L B, Tan X, Mao H, et al. Jasmonate perception by inositol-phosphate-potentiated COI1-JAZ co-receptor. Nature, 2010, 468（7322）: 400.

[202] Nakamura Y, Miyatake R, Ueda M. Enantiodifferential approach for the detection of the target membrane protein of the jasmonate glycoside that controls the leaf movement of Albizzia saman. Angew Chem Int Ed Engl, 2008, 47（38）: 7289.

[203] Nishio K, Masaike Y, Ikeda M, et al. Development of novel magnetic nano-carriers for high-performance affinity purification. Colloids Surf B Biointerfaces, 2008, 64（2）: 162.

[204] Sakamoto S, Kabe Y, Hatakeyama M, et al. Development and application of high-performance affinity beads: toward chemical biology and drug discovery. Chem Rec, 2009, 9（1）: 66.

[205] Ito T, Ando H, Suzuki T, et al. Identification of a primary target of thalidomide teratogenicity. Science, 2010, 327（5971）: 1345.

[206] Gilbert B A, Rando R R. Modular design of biotinylated photoaffinity probes: synthesis and utilization of a biotinylated pepstatin photoprobe. J Am Chem Soc, 1995, 117（31）: 8061.

[207] Hatanaka Y, Hashimoto M, Hidari I P J, et al. A carbene-generating biotinylated lactosylceramide analog as novel photoreactive substrate for GM 3 synthase. Bioorg Med Chem Lett, 1995, 5（23）: 2859.

[208] Tamura T, Terada T, Tanaka A. A quantitative analysis and chemical approach for the reduction of nonspecific binding proteins on affinity resins. Bioconjug Chem, 2003, 14（6）: 1222.

[209] Mendel C M, Mendel D B. 'Non-specific' binding. The problem, and a solution. Biochem J, 1985, 228（1）: 269.

[210] Sato S, Murata A, Orihara T, et al. Marine natural product aurilide activates the OPA1-mediated apoptosis by binding to prohibitin. Chem Biol, 2011, 18（1）: 131.

[211] Kanoh N, Kumashiro S, Simizu S, et al. Immobilization of natural products on glass slides by using a photoaffinity reaction and the detection of protein-small-molecule interactions. Angew Chem Int Ed Engl, 2003, 42（45）: 5584.

[212] Kanoh N, Honda K, Simizu S, et al. Photo-cross-linked small-molecule affinity matrix for facilitating forward and reverse chemical genetics. Angew Chem Int Ed Engl, 2005, 44（23）: 3559.

[213] Kawatani M, Okumura H, Honda K, et al. The identification of an osteoclastogenesis inhibitor through the inhibition of glyoxalase I. Proc Natl Acad Sci U S A, 2008, 105（33）: 11691.

[214] Sato S, Kwon Y, Kamisuki S, et al. Polyproline-rod approach to isolating protein targets of bioactive small molecules: isolation of a new target of indomethacin. J Am Chem Soc, 2007, 129（4）: 873.

[215] Ueda M, Manabe Y, Otsuka Y, et al. Cassia obtusifolia MetE as a cytosolic target for potassium isolespedezate, a leaf-opening factor of Cassia plants: target exploration by a compact molecular-probe strategy. Chem Asian J, 2011, 6（12）: 3286.

[216] Tornoe C W, Christensen C, Meldal M. Peptidotriazoles on solid phase: [1,2,3]-triazoles by regiospecific copper(ⅰ)-catalyzed 1,3-dipolar cycloadditions of terminal alkynes to azides. J Org Chem, 2002, 67（9）: 3057.

[217] Licitra E J, Liu J O. A three-hybrid system for detecting small ligand-protein receptor interactions. Proc Natl Acad Sci U S A, 1996, 93（23）: 12817.

[218] Chidley C, Haruki H, Pedersen M G, et al. A yeast-based screen reveals that sulfasalazine inhibits tetrahydrobiopterin biosynthesis. Nat Chem Biol, 2011, 7（6）: 375.

[219] Cottier S, Monig T, Wang Z, et al. The yeast three-hybrid system as an experimental platform to identify proteins interacting with small signaling molecules in plant cells: potential and limitations. Front Plant Sci, 2011, 2: 101.

[220] Koh J T. Making virtual screening a reality. Proc Natl Acad Sci U S A, 2003, 100（12）: 6902.

[221] van der Horst E, Peironcely J E, Ijzerman A P, et al. A novel chemogenomics analysis of G protein-coupled receptors（GPCRs） and their ligands: a potential strategy for receptor de-orphanization. BMC Bioinformatics, 2010, 11（1）: 316.

[222] Schellhammer I, Rarey M. TrixX: structure-based molecule indexing for large-scale virtual screening in sublinear time. J Comput Aided Mol Des, 2007, 21（5）: 223.

[223] Song P, Sekhon H S, Lu A, et al. M3 muscarinic receptor antagonists inhibit small cell lung carcinoma growth and mitogen-activated protein kinase phosphorylation induced by acetylcholine secretion. Cancer Res, 2007, 67（8）: 3936.

[224] Rollinger J M, Schuster D, Danzl B, et al. In silico target fishing for rationalized ligand discovery exemplified on constituents of Ruta graveolens. Planta Med, 2009, 75（3）: 195.

[225] Winkler D A. The role of quantitative structure--activity relationships（QSAR）in biomolecular discovery. Brief Bioinform, 2002, 3（1）: 73.

[226] Zahler S, Tietze S, Totzke F, et al. Inverse in silico screening for identification of kinase inhibitor targets. Chem Biol, 2007, 14（11）: 1207.

[227] MacDonald M L, Lamerdin J, Owens S, et al. Identifying off-target effects and hidden phenotypes of drugs in human cells. Nat Chem Biol, 2006, 2（6）: 329.

[228] Rodrigo M A, Zitka O, Krizkova S, et al. MALDI-TOF MS as evolving cancer diagnostic tool: a review. J Pharm Biomed Anal, 2014, 95: 245.

[229] Sandrin T R, Goldstein J E, Schumaker S. MALDI TOF MS profiling of bacteria at the strain level: a review. Mass Spectrom Rev, 2013, 32（3）: 188.

[230] Yang J, Li C, Ding L, et al. Gambogic acid deactivates cytosolic and mitochondrial thioredoxins by covalent binding to the functional domain. J Nat Prod, 2012, 75（6）: 1108.

[231] Sorensen P M, Iacob R E, Fritzsche M, et al. The natural product cucurbitacin E inhibits depolymerization of actin filaments. ACS Chem Biol, 2012, 7（9）: 1502.

[232] Burgett A W, Poulsen T B, Wangkanont K, et al. Natural products reveal cancer cell dependence on oxysterol-binding proteins. Nat Chem Biol, 2011, 7（9）: 639.

[233] Kotake Y, Sagane K, Owa T, et al. Splicing factor SF3b as a target of the antitumor natural product pladienolide. Nat Chem Biol, 2007, 3（9）: 570.

[234] Nishimura S, Arita Y, Honda M, et al. Marine antifungal theonellamides target 3beta-hydroxysterol to activate Rho1 signaling. Nat Chem Biol, 2010, 6（7）: 519.

[235] Laggner C, Kokel D, Setola V, et al. Chemical informatics and target identification in a zebrafish phenotypic screen. Nat Chem Biol, 2011, 8(2): 144.

[236] Yamakoshi H, Dodo K, Okada M, et al. Imaging of EdU, an alkyne-tagged cell proliferation probe, by Raman microscopy. J Am Chem Soc, 2011, 133(16): 6102.

[237] Santner A, Calderon-Villalobos L I, Estelle M. Plant hormones are versatile chemical regulators of plant growth. Nat Chem Biol, 2009, 5(5): 301.

[238] Santner A, Estelle M. Recent advances and emerging trends in plant hormone signalling. Nature, 2009, 459(7250): 1071.

[239] Schneekloth A R, Pucheault M, Tae H S, et al. Targeted intracellular protein degradation induced by a small molecule: en route to chemical proteomics. Bioorg Med Chem Lett, 2008, 18(22): 5904.

[240] Schneekloth J S, Crews C M. Chemical approaches to controlling intracellular protein degradation. Chembiochem, 2005, 6(1): 40.

[241] Cyrus K, Wehenkel M, Choi E Y, et al. Two-headed PROTAC: an effective new tool for targeted protein degradation. Chembiochem, 2010, 11(11): 1531.

[242] Cyrus K, Wehenkel M, Choi E Y, et al. Jostling for position: optimizing linker location in the design of estrogen receptor-targeting PROTACs. Chem Med Chem, 2010, 5(7): 979.

[243] Itoh Y, Ishikawa M, Naito M, et al. Protein knockdown using methyl bestatin-ligand hybrid molecules: design and synthesis of inducers of ubiquitination-mediated degradation of cellular retinoic acid-binding proteins. J Am Chem Soc, 2010, 132(16): 5820.

[244] Tanimoto S, Matsumura S, Toshima K. Target-selective degradation of proteins by porphyrins upon visible photo-irradiation. Chem Commun(Camb), 2008, (31): 3678.

[245] Tanimoto S, Sakai S, Matsumura S, et al. Target-selective photo-degradation of HIV-1 protease by a fullerene-sugar hybrid. Chem Commun(Camb), 2008, (44): 5767.

[246] Aoki Y, Tanimoto S, Takahashi D, et al. Photodegradation and inhibition of drug-resistant influenza virus neuraminidase using anthraquinone-sialic acid hybrids. Chem Commun(Camb), 2013, 49(12): 1169.

[247] Takahashi D, Hirono S, Hayashi C, et al. Photodegradation of target oligosaccharides by light-activated small molecules. Angew Chem Int Ed Engl, 2010, 49(52): 10096.

[248] Suzuki A, Tsumura K, Tsuzuki T, et al. Target-selective degradation of proteins by a light-activated 2-phenylquinoline-estradiol hybrid. Chem Commun(Camb), 2007, (41): 4260.

[249] Balunas M J, Kinghorn A D. Drug discovery from medicinal plants. Life Sci, 2005, 78(5): 431.

[250] Bruhn J G, Bohlin L. Molecular pharmacognosy: an explanatory model. Drug Discov Today, 1997, 2(6): 243.

[251] Butler M S. The role of natural product chemistry in drug discovery. J Nat Prod, 2004, 67(12): 2141.

[252] Carlson E E. Natural products as chemical probes. ACS Chem Biol, 2010, 5(7): 639.

[253] Bertozzi C R, Kiessling L L. Chemical glycobiology. Science, 2001, 291(5512): 2357.

[254] Tosco P, Lazzarato L. Mechanistic insights into cyclooxygenase irreversible inactivation by aspirin. Chem Med Chem, 2009, 4(6): 939.

[255] Toth L, Muszbek L, Komaromi I. Mechanism of the irreversible inhibition of human cyclooxygenase-1 by aspirin as predicted by QM/MM calculations. J Mol Graph Model, 2013, 40: 99.

[256] Baek S H, Chung H J, Lee H K, et al. Treatment of obesity with the resveratrol-enriched rice DJ-526. Sci Rep, 2014, 4: 3879.

[257] Sajish M, Zhou Q, Kishi S, et al. Trp-tRNA synthetase bridges DNA-PKcs to PARP-1 to link IFN-gamma and p53 signaling. Nat Chem Biol, 2012, 8(6): 547.

[258] Sajish M, Schimmel P. A human tRNA synthetase is a potent PARP1-activating effector target for resveratrol. Nature, 2015, 519(7543): 370.

[259] Shi Q, Hou Y, Hou J, et al. Glycyrrhetic acid synergistically enhances beta(2)-adrenergic receptor-Gs signaling by changing the location of Galphas in lipid rafts. PLoS One, 2012, 7(9): e44921.

[260] Kao T C, Wu C H, Yen G C. Bioactivity and potential health benefits of licorice. J Agric Food Chem, 2014, 62(3): 542.

[261] Tekpli X, Holme J A, Sergent O, et al. Role for membrane remodeling in cell death: implication for health and disease. Toxicology, 2013, 304: 141.

[262] Kong W, Wei J, Abidi P, et al. Berberine is a novel cholesterol-lowering drug working through a unique mechanism distinct from statins. Nat Med, 2004, 10(12): 1344.

[263] Zhang Z, Zhang H, Li B, et al. Berberine activates thermogenesis in white and brown adipose tissue. Nat Commun, 2014, 5: 5493.

[264] Lee Y S, Kim W S, Kim K H, et al. Berberine, a natural plant product, activates AMP-activated protein kinase with beneficial metabolic effects in diabetic and insulin-resistant states. Diabetes, 2006, 55(8): 2256.

[265] Kang Y J, Sohn J T, Chang K C. Relaxation of canine corporal smooth muscle relaxation by ginsenoside saponin Rg3 is independent from eNOS activation. Life Sci, 2005, 77(1): 74.

[266] Zhang Y, Yu L, Cai W, et al. Protopanaxatriol, a novel PPARgamma antagonist from Panax ginseng, alleviates steatosis in mice. Sci Rep, 2014, 4: 7375.

[267] Lee C H, Kim J H. A review on the medicinal potentials of ginseng and ginsenosides on cardiovascular diseases. J Ginseng Res, 2014, 38(3): 161.

[268] Ding Y, Yuan S, Liu X, et al. Protective effects of astragaloside IV on db/db mice with diabetic retinopathy. PLoS One, 2014, 9(11): e112207.

[269] Si J, Wang N, Wang H, et al. HIF-1alpha signaling activation by post-ischemia treatment with astragaloside IV attenuates myocardial ischemia-reperfusion injury. PLoS One, 2014, 9(9): e107832.

[270] Liu Q S, Wang H F, Sun A K, et al. A comparative study on inhibition of total astragalus saponins and astragaloside IV on TNFR1-mediated signaling pathways in arterial endothelial cells. PLoS One, 2014, 9(7): e101504.

[271] Zhao J, Yang P, Li F, et al. Therapeutic effects of astragaloside IV on myocardial injuries: multi-target identification and network analysis. PLoS One, 2012, 7(9): e44938.

[272] Sun Q, Jia N, Wang W, et al. Protective effects of astragaloside IV against amyloid beta1-42 neurotoxicity by inhibiting the mitochondrial permeability transition pore opening. PLoS One, 2014, 9(6): e98866.

[273] Ip F C, Ng Y P, An H J, et al. Cycloastragenol is a potent telomerase activator in neuronal cells: implications for depression management. Neurosignals, 2014, 22(1): 52.

[274] Xu X L, Ji H, Gu S Y, et al. Modification of alterations in cardiac function and sarcoplasmic reticulum by astragaloside IV in myocardial injury in vivo. Eur J Pharmacol, 2007, 568(1-3): 203.

[275] Titov D V, Gilman B, He Q L, et al. XPB, a subunit of TFIIH, is a target of the natural product triptolide. Nat Chem Biol, 2011, 7(3): 182.

[276] Liu C X, Yin Q Q, Zhou H C, et al. Adenanthin targets peroxiredoxin I and II to induce differentiation of leukemic cells. Nat Chem Biol, 2012, 8(5): 486.

[277] Pillai V B, Samant S, Sundaresan N R, et al. Honokiol blocks and reverses cardiac hypertrophy in mice by activating mitochondrial Sirt3. Nat Commun, 2015, 6: 6656.

[278] Normile D. Asian medicine. The new face of traditional Chinese medicine. Science, 2003, 299(5604): 188.

[279] 张家玮, 鲁兆麟. 方剂学发展溯源. 中国中医药信息杂志, 2001, 8(3): 6.

[280] Wald N J, Law M R. A strategy to reduce cardiovascular disease by more than 80%. BMJ, 2003, 326(7404): 1419.

[281] Yusuf S, Pais P, Afzal R, et al. Effects of a polypill(Polycap)on risk factors in middle-aged individuals without cardiovascular disease(TIPS): a phase II, double-blind, randomised trial. Lancet, 2009, 373(9672): 1341.

[282] Hopkins A L. Network pharmacology: the next paradigm in drug discovery. Nat Chem Biol, 2008, 4(11): 682.

[283] 王永炎. 系统生物学与中医药的发展—中医药研究中系统论与还原论的关联关系. 世界科学技术—中医药现代化, 2007, 9(1): 70.

[284] 罗国安, 梁琼麟, 刘清飞, 等. 整合化学物质组学的整体系统生物学—中药复方配伍和作用机理研究的整体方法论. 世界科学技术—中医药现代化, 2007, 9(1): 10.

[285] 罗国安, 梁琼麟, 王义明, 等. 中医药系统生物学发展及展望. 中国天然药物, 2009, 7(4): 242.

[286] Liu C X, Liu R, Fan H R, et al. Network pharmacology bridges traditional application and modern development of traditional Chinese medicine. Chinese Herbal Medicines, 2015, 7(1): 3.

[287] Liang X, Li H, Li S. A novel network pharmacology approach to analyse traditional herbal formulae: the Liu-Wei-Di-Huang pill as a case study. Mol Biosyst, 2014, 10(5): 1014.

[288] Fang Z, Lu B, Liu M, et al. Evaluating the pharmacological mechanism of Chinese medicine Si-Wu-Tang through multi-level data integration. PLoS One, 2013, 8（11）: e72334.

[289] Li X, Wu L, Liu W, et al. A network pharmacology study of Chinese medicine QiShenYiQi to reveal its underlying multi-compound, multi-target, multi-pathway mode of action. PLoS One, 2014, 9（5）: e95004.

[290] Zhang B, Wang X, Li S. An integrative platform of TCM network pharmacology and its application on a herbal formula, Qing-Luo-Yin. Evid Based Complement Alternat Med, 2013, 2013, 456747.

[291] Li S, Zhang B. Traditional Chinese medicine network pharmacology: theory, methodology and application. Chin J Nat Med, 2013, 11（2）: 110.

[292] Liu Y F, Ai N, Keys A, et al. Network pharmacology for traditional Chinese medicine research: methodologies and applications. 中草药（英文版）, 2015, 7（1）: 18-26.

[293] Cao H, Zhang A, Zhang H, et al. The application of metabolomics in traditional Chinese medicine opens up a dialogue between Chinese and Western medicine. Phytother Res, 2015, 29（2）: 159.

[294] 曾克武, 姜勇, 王晶, 等. 中药化学生物学——"中药化学"与"生物学"交叉形成的新兴学科. 中国中药杂志, 2019,（5）: 1.

[295] Schadt E E, Friend S H, Shaywitz D A. A network view of disease and compound screening. Nat Rev Drug Discov, 2009, 8（4）: 286.

[296] 范骁辉, 程翼宇, 张伯礼. 网络方剂学: 方剂现代研究的新策略. 中国中药杂志, 2015, 40（1）: 1.

[297] Wang L, Zhou G B, Liu P, et al. Dissection of mechanisms of Chinese medicinal formula Realgar-Indigo naturalis as an effective treatment for promyelocytic leukemia. Proc Natl Acad Sci U S A, 2008, 105（12）: 4826.

[298] Zhang X W, Yan X J, Zhou Z R, et al. Arsenic trioxide controls the fate of the PML-RARalpha oncoprotein by directly binding PML. Science, 2010, 328（5975）: 240.

[299] Jiang P, Liu R, Dou S, et al. Analysis of the constituents in rat plasma after oral administration of Shexiang Baoxin pill by HPLC-ESI-MS/MS. Biomed Chromatogr, 2009, 23（12）: 1333.

[300] Peng J, Dou S, Lei L, et al. Identification of Multiple Constituents in the TCM-Formula Shexiang Baoxin Pill by LC Coupled with DAD-ESI-MS-MS. Chromatographia, 2009, 70（1-2）: 133.

[301] Chang W, Han L, Huang H, et al. Simultaneous determination of four volatile compounds in rat plasma after oral administration of Shexiang Baoxin Pill（SBP）by HS-SPDE-GC-MS/MS and its application to pharmacokinetic studies. J Chromatogr B Analyt Technol Biomed Life Sci, 2014, 963: 47.

[302] Huang H, Yang Y, Lv C, et al. Pharmacokinetics and tissue distribution of five bufadienolides from the Shexiang Baoxin Pill following oral administration to mice. J Ethnopharmacol, 2015, 161: 175.

[303] Thome J, Sakai N, Shin K, et al. cAMP response element-mediated gene transcription is upregulated by chronic antidepressant treatment. J Neurosci, 2000, 20（11）: 4030.

[304] 虢周科, 富文俊. 抑郁症辨证论治探讨. 实用中医药杂志, 2007, 23（9）: 597.

[305] Wang Y, Fan R, Huang X. Meta-analysis of the clinical effectiveness of traditional Chinese medicine formula Chaihu-Shugan-San in depression. J Ethnopharmacol, 2012, 141（2）: 571.

[306] Loubinoux I, Kronenberg G, Endres M, et al. Post-stroke depression: mechanisms, translation and therapy. J Cell Mol Med, 2012, 16（9）: 1961.

[307] Wang Y N, Hou Y Y, Sun M Z, et al. Behavioural screening of zebrafish using neuroactive traditional Chinese medicine prescriptions and biological targets. Sci Rep, 2014, 4: 5311.

[308] Rihel J, Prober D A, Arvanites A, et al. Zebrafish behavioral profiling links drugs to biological targets and rest/wake regulation. Science, 2010, 327（5963）: 348.

[309] Yuan Y Z, Tao R J, Xu B, et al. Functional brain imaging in irritable bowel syndrome with rectal balloon-distention by using fMRI. World J Gastroenterol, 2003, 9（6）: 1356.

[310] 侯媛媛, 李若洁, 程彬峰. 治咳川贝枇杷滴丸镇咳平喘作用研究. 药物评价研究, 2010, 33（6）: 194.

[311] 任莹利, 明红霞, 杨延停, 等. 治咳川贝枇杷滴丸体外抗单纯疱疹病毒Ⅰ型的作用. 天津医科大学学报, 2011, 17（4）: 467.

[312] 肖凡, 李楠. 治咳川贝枇杷滴丸对慢性阻塞性肺疾病急性加重期患者的疗效观察. 现代药物与临床, 2013, 28（2）: 210.

[313] 殷玮, 齐欣, 王佳, 等. 治咳川贝枇杷滴丸的质量控制及其挥发性成分的测定. 中国医药工业杂志, 2013, 44（9）: 878.

[314] Dong L, Luo Y, Cheng B, et al. Bioactivity-integrated ultra-performance liquid chromatography/quadrupole time-of-flight mass spectrometry for the identification of nuclear factor-kappaB inhibitors and beta2 adrenergic receptor agonists in Chinese medicinal preparation Chuanbeipipa dropping pills. Biomed Chromatogr, 2013, 27（8）: 960.

[315] 杨红, 邢璐, 周梦鸽, 等. 治咳川贝枇杷滴丸挥发性成分治疗气道炎症的网络药理学研究. 中草药, 2012, 6: 1129.

[316] Wu L, Jiang X, Huang L, et al. Processing technology investigation of loquat (Eriobotrya japonica) leaf by ultra-performance liquid chromatography-quadrupole time-of-flight mass spectrometry combined with chemometrics. PLoS One, 2013, 8（5）: e64178.

[317] Sun Y G, Du Y F, Yang K, et al. A comparative study on the pharmacokinetics of a traditional Chinese herbal preparation with the single herb extracts in rats by LC-MS/MS method. J Pharm Biomed Anal, 2013, 81-82: 34.

[318] Chun J, Ha I J, Kim Y S. Antiproliferative and apoptotic activities of triterpenoid saponins from the roots of Platycodon grandiflorum and their structure-activity relationships. Planta Med, 2013, 79（8）: 639.

[319] Dal-Cim T, Ludka F K, Martins W C, et al. Guanosine controls inflammatory pathways to afford neuroprotection of hippocampal slices under oxygen and glucose deprivation conditions. J Neurochem, 2013, 126（4）: 437.

[320] Abdul Roda M, Sadik M, Gaggar A, et al. Targeting prolyl endopeptidase with valproic acid as a potential modulator of neutrophilic inflammation. PLoS One, 2014, 9（5）: e97594.

[321] Francis S M, Larsen J E, Pavey S J, et al. Expression profiling identifies genes involved in emphysema severity. Respir Res, 2009, 10（1）: 81.

[322] Salem K A, Adrian T E, Qureshi M A, et al. Shortening and intracellular Ca^{2+} in ventricular myocytes and expression of genes encoding cardiac muscle proteins in early onset type 2 diabetic Goto-Kakizaki rats. Exp Physiol, 2012, 97（12）: 1281.

[323] Govindaraju V, Michoud M C, Ferraro P, et al. The effects of interleukin-8 on airway smooth muscle contraction in cystic fibrosis. Respir Res, 2008, 9（1）: 76.

[324] Preau S, Montaigne D, Modine T, et al. Macrophage migration inhibitory factor induces contractile and mitochondria dysfunction by altering cytoskeleton network in the human heart. Crit Care Med, 2013, 41（7）: e125.

[325] Huang H C, Huang C Y, Lin-Shiau S Y, et al. Ursolic acid inhibits IL-1beta or TNF-alpha-induced C6 glioma invasion through suppressing the association ZIP/p62 with PKC-zeta and downregulating the MMP-9 expression. Mol Carcinog, 2009, 48（6）: 517.

[326] Chun J, Kim Y S. Platycodin D inhibits migration, invasion, and growth of MDA-MB-231 human breast cancer cells via suppression of EGFR-mediated Akt and MAPK pathways. Chem Biol Interact, 2013, 205（3）: 212.

[327] Chung J W, Noh E J, Zhao H L, et al. Anti-inflammatory activity of prosapogenin methyl ester of platycodin D via nuclear factor-kappaB pathway inhibition. Biol Pharm Bull, 2008, 31（11）: 2114.

[328] Lu Y X, Gu Q L, Du J, et al. Upper airway cough syndrome in children and two inflammatory factors: TRPV1 and TGF-beta2. Int J Pediatr Otorhinolaryngol, 2014, 78（3）: 445.

[329] Guo H, Ji F, Liu B, et al. Peimimine ameliorates bleomycin-induced acute lung injury in rats. Mol Med Rep, 2013, 7（4）: 1103.

[330] Broggi S, Martegani E, Colombo S. Live-cell imaging of endogenous Ras-GTP shows predominant Ras activation at the plasma membrane and in the nucleus in Saccharomyces cerevisiae. Int J Biochem Cell Biol, 2013, 45（2）: 384.

[331] Savineau J P, Marthan R. Modulation of the calcium sensitivity of the smooth muscle contractile apparatus: molecular mechanisms, pharmacological and pathophysiological implications. Fundam Clin Pharmacol, 1997, 11（4）: 289.

[332] Quincozes-Santos A, Bobermin L D, de Souza D G, et al. Gliopreventive effects of guanosine against glucose deprivation in vitro. Purinergic Signal, 2013, 9（4）: 643.

[333] 程彬峰, 侯媛媛, 姜民, 等. 基于网络药理学的清肺消炎丸抗炎机制的初步研究. 药学学报, 2013, 48（5）: 686.

[334] 侯媛媛, 李若洁, 石倩, 等. 清肺消炎丸平喘作用机制研究. 南开大学学报（自然科学版）, 2009, 42（5）: 103.

[335] 刘恩顺, 刘伟, 孙增涛, 等. 清肺消炎丸对COPD大鼠肺组织MMP-9和TIMP-1表达的影响. 世界中医药, 2013, 8（6）: 649.

[336] 白芳, 荣子丹, 白钢 等. 清肺消炎丸体外抗菌活性研究. 药物评价研究, 2012, 735（2）: 106.

[337] 时宇静, 时瀚, 刘颖, 等. 清肺消炎丸防治甲型H1N1流感药效筛选试验研究, 海拉尔: 全国中医内科肺系病学术研讨会文集, 2010.

[338] 肖凡，李楠，康桂艳，等. 沙美特罗替卡松粉吸入剂联合清肺消炎丸治疗支气管哮喘急性发作的疗效观察. 现代药物与临床，2014，(6)：631.

[339] 赵晓琴，范耀东. 清肺消炎丸联合莫西沙星治疗社区获得性肺炎的疗效观察. 现代药物与临床，2014，(11)：1279.

[340] Zhao Z, Miao Y, Pan P, et al. Qingfei Xiaoyan Wan alleviates asthma through multi-target network regulation. BMC Complement Altern Med，2013，13（1）：206.

[341] Rane M J, Coxon P Y, Powell D W, et al. p38 Kinase-dependent MAPKAPK-2 activation functions as 3-phosphoinositide-dependent kinase-2 for Akt in human neutrophils. J Biol Chem，2001，276（5）：3517.

[342] Hou Y, Nie Y, Cheng B, et al. Qingfei Xiaoyan Wan, a traditional Chinese medicine formula, ameliorates Pseudomonas aeruginosa-induced acute lung inflammation by regulation of PI3K/AKT and Ras/MAPK pathways. Acta Pharm Sin B，2016，6（3）：212.

[343] Hou Y, Cheng B, Zhou M, et al. Searching for synergistic bronchodilators and novel therapeutic regimens for chronic lung diseases from a traditional Chinese medicine，Qingfei Xiaoyan Wan. Plos One，2014，9（11）：e113104.

[344] Fang R, Cui Q, Sun J, et al. PDK1/Akt/PDE4D axis identified as a target for asthma remedy synergistic with beta2 AR agonists by a natural agent arctigenin. Allergy，2015，70（12）：1622.

第 6 章

组分新药丹参心脉胶囊药学和相关药效机制的研究

引 言

整体系统医药学的药学研究，提出了以复方新药研发为战略目标，本章介绍了如何从心脑血管疾病临床疗效显著的临床经验方——丹参心脉胶囊研发新药（组分中药）的全过程，对处方的物质基础、组分配伍、制备及制剂工艺、质量控制、药理药效、安全性及作用机制进行了系统研究，实现了从药材配伍到组分配伍再到药材配比的提升。丹参心脉胶囊由丹参、三七、人参、葛根、麦冬及川芎六味中药材构成。6.1 节概述给出了总体研究技术路线，具有普适性。6.2 节对处方中各单味药材的提取纯化工艺及有效组分的体外药效开展了有效物质组的组效关系研究，揭示了处方中各单味药材发挥药效的物质基础。在此基础上，6.3 节首先对发挥药效的九类组分进行配伍研究，得出了最佳的药材配比。在原方配伍基础上，对单味药材用量进行调整，确定了采用六味中药材一起提取和纯化的工艺，避免了单个提取组分烦琐、成本较高的缺点，使得新处方生产工艺简便、生产成本低且其疗效与原处方相近。6.3.4 节介绍了丹参心脉硬胶囊的制剂工艺。6.4 节分别介绍了丹参心脉胶囊六个单味药材的 1~3 个指标性成分质量控制和复方的系统评价和整体质量控制研究。围绕其质量控制难题，对中药化学指纹图谱方法学进行系统研究，提出了对胶囊中君药和臣药中的药效指标成分进行质量控制的途径。6.5 节介绍了丹参心脉胶囊的体外药效研究、体内药效研究、PK-PD 研究和初步安全性的毒理研究。结果理想，达到要求。6.6 节采用系统生物学模式，对丹参心脉胶囊发挥药效的作用机制进行研究。代谢组学研究发现了 16 个与心肌缺血损伤相关的内源性生物标志物和密切相关的五条通路。对主要通路进行了相关基因和蛋白的研究。综合代谢、基因和蛋白质组学的结果，较完整阐释该组分中药治疗心肌缺血损伤的作用机制。

6.1 概 述

中药是祖国医药学中的宝贵财富，蕴含着丰富的哲学思想和人文精神，几千年来积累了大量的中医中药临床实践经验，形成独特完整的中医药理论。中药应用历史悠久，其疗效经得起临床检验，至今在疾病治疗中发挥着不可替代的作用。但由于其存在成分复杂、质量难控、疗效机理很难说清等问题，制约了中药的发展。尤其是作为中药配伍主体的组方配伍多源于医生的经验积累，其配伍应用的科学性内涵与合理性使用一直未得到世人的广泛认可。从"十一五"开始到今后一段时期，科技推动中医药现代化发展的基本任务是："继承、发展、创新、国际化"。即继承传统中药理论，以现代科技进行系统研究，发展中药事业，开发机理明确的创新药物，建立与国际接轨的质量标准。而组分中药就是在这一时代背景下产生的一种中药研究的创新模式，是中药现代化发展基本任务的集中体现[1~4]。组分中药是以中医药理论为基础，遵循中药方剂的配伍理论与原则，由有效组分或有效部位配伍而成的现代中药。它具有药效物质基本明确，作用机理相对清楚，临床适应证比较确切，针对性强，安全有效，质量可控，适于产业化推广等特点。组分中药可作为新药的研发方向，以传统药材为基础，以临床疗效确切的中药经方为主要研究对象，确定其针对病症的药效物质组成及比例，剔除单味药或复方中的无效成分、毒性成分，只保留药效成分，针对病症作用性强，机理明确，让用药的安全性更加可视化、更容易被国际接受，是一种继承并发扬中医药理论的创新中药研究模式。组分中药研究以现代科学技术手段为基础，多学科广泛交叉，多技术相互融合，提升中药产品科技内涵，促进中药研究的良性循环和中药产业的可持续发展[5~14]。未来的中药是组分中药，它是中药现代化的发展方向。通过对中药药效物质与作用机理的深入研究，通过对中药质量标准的提升，实现中药研发和生产过程中的标准化，必将开发出具有国际影响力的中药精品，提高中药的品牌与国际地位，促进中药国际化、现代化的进程。

随着我国社会经济的变革、人们生活方式的变化及人口老龄化进程，心血管病发病的危险因素持续增长，其死亡人数已占总死亡人数的首位。心血管病患者的负担日益加重，严重影响人民健康和和谐社会的建设。心血管病已经成为我国重要公共卫生问题，加强其防治刻不容缓。总体上看，我国人群心血管病（心脏病）、（脑卒中）的患病率处于持续上升阶段。估计全国有2.3亿人罹患心血管病，其中高血压至少2.0亿人，脑卒中至少700万人，心肌梗死（心梗）200万人，心力衰竭（心衰）420万人，肺源性心脏病（肺心病）500万人，风湿性心脏病（风心病）250万人，先天性心脏病（先心病）200万人。每5位成年人中有1人患心血管病。世界银行关于中国心血管疾病的预测：①在40岁以上的人群中，包括心血管疾病（心梗和脑卒中）、慢性阻塞性肺疾病（慢阻肺）、糖尿病及肺癌在内的慢性非传染性疾病（慢病）患者人数未来20年内将增长2倍，甚至3倍。慢病的快速增长主要集中在未来10年；②2010年至2030年，心梗、脑卒中、糖尿病和慢阻肺的负担（生命年损失）预计将增长近50%。心血管疾病（包括心梗和脑卒中）比例将超过50%。脑卒中对患者的健康和生活造成的危害最大；③中国的心血管病死亡率高于日本和欧美发达国家，脑卒中死亡率分别是日本、美国和法国的4~6倍。中国的糖尿病死亡率也高于日本和英国；④如果不改善应对措施，2005年至2015年，心血管疾病、脑卒中和糖尿病将会给中国造成5500亿美元的经济损失[15]。综上所述，由于心脑血管疾病严重威胁人类健康，因此研制一种生产工艺高效、价格合理、疗效突出、毒副作用低的药物刻不容缓。基于此，本课题组根据临床经验方精心研制出丹参心脉胶囊，并对处方的物质基础、组分配伍、制备工艺、质量控制、药理药效、作用机制进行了系统研究，为开发治疗心脑血管疾病的新药提供理论依据。

丹参心脉胶囊由丹参、三七、人参、葛根、麦冬及川芎六味中药构成，在心脑血管疾病的临床治疗中疗效显著，丹参心脉胶囊是临床经验方，其配伍的合理性和科学性有待进一步验证，其发挥药效的物质基础也有待进一步阐明。另外，其发挥药效的作用机制有待于进一步研究。因此，本章以组分中药及系统生物学理论为指导思想，对丹参心脉胶囊组方中单味药材的物质基础、处方中药材的组分配伍研究、组方的制备工艺、组方中单味药材及处方的质量控制、组方的药效学、初步的安全性评价及丹参心脉胶囊治疗心血管疾病的初步作用机制等进行研究。通过对单味药材的物质基础研究，明确了处方中发挥治疗心血管疾病的药效物质基础，通过对发挥药效的九大组分进行配伍研究，得出了最佳的药材配比。在原方饮片配伍的基础上，以药效为导向，以物质基础为依据，通过工艺的合理优化回归到饮片配比，得到保持原方疗效、物质基础基本不变的成方简化制备工艺，实现从药材配伍到组分配伍到药材配比的提升。避免以往组分中药研究过程中单个组分提取烦琐、成本较高的缺点，使得新处方生产工艺简便、生产成本较低，且其疗效与原处方相近。进而分别对单味药材与成方的质量进行控制，保证处方的有效性。最终采用系统生物学的指导思想，对处方的药理药效及其作用机制进行研究，首先确定处方在治疗心脑血管疾病方面的药效，并对处方的安全性进行初步研究，其次通过代谢组学、相关基因及相关蛋白等现代研究手段，对处方发挥药效的作用机制进行研究。本章研究的目的是研制出一种药效物质基础明确、生产制备工艺可操作性强、治疗可控、药效突出、作用机制明确的治疗心脑血管疾病的新药。总体研究技术路线如图6-1所示。

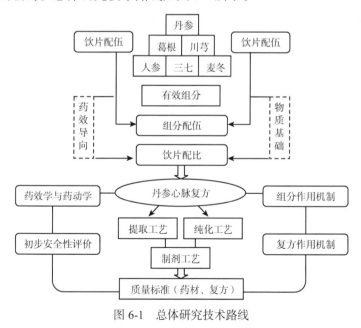

图6-1 总体研究技术路线

6.2 丹参心脉胶囊组方中单味药材的物质基础研究

丹参心脉胶囊由丹参、三七、人参、葛根、麦冬及川芎组成，为临床经验方，在治疗心血管疾病方面有着显著的疗效。然而，处方在治疗心血管疾病方面发挥药效的物质基础尚不明确。因此，本节的主要研究内容是丹参心脉胶囊组方中单味药材的物质基础。通过对处方中单味药材的提取纯化工艺及有效组分体外的药效研究，初步揭示丹参心脉胶囊组方中单味药材发挥药效的物质基础，为后续处方的组分配伍研究、作用机制研究提供依据。

6.2.1 丹参的物质基础研究

1. 丹参脂溶性化学物质组的提取工艺研究

1）HPLC法测定丹参酮ⅡA含量

色谱柱AgiLent TC-C_{18}色谱柱（4.6mm×250mm，5μm）；流动相甲醇（A）-水（B）；0～30min：25%B（75%A）；检测波长270nm；流速1ml/min；柱温30℃；进样量5μl。

精密称取丹参酮ⅡA对照品3.54mg，置50ml量瓶中，加甲醇适量，超声使溶解，再用甲醇稀释至刻度，制成0.0708mg/ml的对照品溶液，摇匀，即得对照品溶液。精密吸取丹参提取液，过0.45μm微孔滤膜，即得供试品溶液。

2）不同醇浓度的考察

取丹参粉末三份，每份3g，精密称定，分别加70%乙醇、80%乙醇、90%乙醇各30ml，水浴加热回流提取1.5h，取提取液测定丹参酮ⅡA的含量。结果表明，用80%乙醇提取时丹参中提取丹参酮ⅡA量较高。因此确定提取溶媒为80%乙醇。

3）正交试验设计

选择提取时间（0.5h、1h、1.5h）、溶媒量（1∶6、1∶8、1∶10）、提取次数（1次、2次、3次）三个因素，对主要影响因素各取三个水平，进行$L_9(3^4)$正交试验考察，优选最佳提取条件[16~18]。用加权综合评分，以丹参酮ⅡA含量为主指标（权重系数均为0.6），干膏收率（权重系数为0.4）为次指标，即综合评分作为考察指标确定丹参提取条件。结果筛选确定的最佳提取条件为10倍量80%乙醇回流提取3次，每次1h。

2. 丹参脂溶性化学物质组的纯化工艺研究

1）紫外分光光度法

精密称取丹参酮ⅡA对照品6.82mg，置25ml量瓶中，加氯仿适量，超声使溶解，再用氯仿稀释至刻度，制成0.2728mg/ml的对照品溶液，摇匀，即得对照品溶液。准确称取丹参药材粉末100g，10倍量80%乙醇回流提取3次，1h/次，过滤，浓缩，定容至500ml量瓶中，备用。

精密吸取对照品溶液1ml、1.5ml、2ml、2.5ml、3ml、3.5ml，分别置5ml容量瓶中，加氯仿至刻度，摇匀，于270nm处测定吸光度，以吸光度A为纵坐标，丹参酮ⅡA的浓度C（mg/ml）为横坐标，绘制标准曲线，回归方程为：$Y=1.9062X+0.149$，$R=0.9996$（$n=6$）。

表明丹参酮ⅡA在54.56～190.96μg范围内线性关系良好。结果见图6-2。

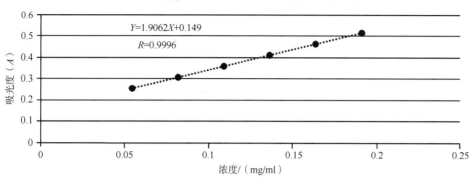

图6-2 丹参酮ⅡA标准曲线图

精密移取供试品溶液20ml，水浴上蒸干，残渣取0.1g，用适量氯仿溶解并转移至10ml容量瓶中，加氯仿至刻度，摇匀。于270nm测定供试品溶液的吸光度，代入标准曲线计算含量。计算结果表明丹参药材中总丹参酮的含量为13.2%。

准确称取丹参药材粉末100g，10倍量80%乙醇回流提取3次，1h/次，过滤，合并滤液，低温60℃下减压回收乙醇，浓缩药材量（g）与药液体积（ml）比为1∶4，浓缩液中加4倍量蒸馏水，冷藏24h，得沉淀物，将其冷冻干燥，即得总丹参酮粗提物。

2）总丹参酮纯化工艺

准确称取干膏3份，每份0.5g，分别加入2%、5%、8%的碳酸钠溶液30ml，加入50ml氯仿萃取，洗涤3次，取下层液，烘干。每份取0.1g干膏加氯仿定容到10ml容量瓶中。于270nm测定供试品溶液的吸光度，代入标准曲线计算含量。结算结果丹参药材中总丹参酮的含量分别为42.5%、51.3%、49.2%。计算结果表明5%碳酸钠纯化效果最好。精密量取供试品溶液5μl注入液相色谱仪记录色谱峰面积。计算结果表明丹参药材中丹参酮ⅡA的含量为5.32mg/g。

3. 丹参水溶性化学物质组的提取工艺研究

1）HPLC法测定丹酚酸B含量

色谱柱 AgiLentTC-C_{18}色谱柱（4.6mm×150mm，5μm）；流动相甲醇-乙腈-甲酸-水（30∶10∶1∶59）；检测波长281nm；流速1ml/min；柱温25℃；进样量10μl。

精密称取丹酚酸B对照品5.99mg，置25ml量瓶中，加甲醇适量，超声使溶解，再用甲醇稀释至刻度，制成0.2396mg/ml的对照品溶液，摇匀，即得对照品溶液。精密吸取丹参提取液，过0.45μm微孔滤膜，即得供试品溶液[19, 20]。

2）不同醇浓度的考察

取丹参粉末3份，每份3g，精密称定，分别加水、30%乙醇、50%乙醇各30ml，水浴加热回流提取1.5h，取提取液测定丹酚酸B的含量。结果表明，用30%乙醇提取时丹参中提取丹酚酸B量较高。因此确定提取溶媒为30%乙醇。

3）正交试验设计

选择提取时间（0.5h、1h、1.5h）、溶媒量（1∶6、1∶8、1∶10）、提取次数（1次、2次、3次）三个因素，对主要影响因素各取三个水平，进行 $L_9(3^4)$ 正交试验考察，优选最佳提取条件。用加权综合评分，以丹酚酸 B 含量为主指标（权重系数均为 0.6），干膏收率（权重系数为 0.4）为次指标，即综合评分作为考察指标确定丹参提取条件。结果筛选确定的最佳提取条件为 6 倍量 30%乙醇回流提取 3 次，每次 1h。

4. 丹参水溶性化学物质组的纯化工艺研究

1）紫外分光光度法

精密称取丹酚酸 B 对照品适量，加甲醇制成每 1ml 含 0.2396mg 的溶液，即得。准确称取丹参药材粉末 100g，6 倍量 30%乙醇回流提取 3 次，1h/次，过滤，浓缩，挥发到无醇味定容至 500ml 量瓶中（0.2g/ml），备用。

精密吸取对照品溶液 0.3ml、0.4ml、0.5ml、0.6ml、0.7ml、0.8ml，分别置 10ml 容量瓶中，加入 5%亚硝酸钠 0.5ml，10%硝酸铝 0.5ml，4%氢氧化钠 5ml，加甲醇至刻度，摇匀，静置 15min 后，于 500nm 处测定吸光度。以吸光度 A 为纵坐标，丹酚酸 B 的浓度 C（mg/ml）为横坐标，绘制标准曲线，回归方程为：$Y=33.31X-0.025$，$R=0.9994$（$n=6$）。表明丹酚酸 B 在 7.188～19.168μg 范围内线性关系良好。结果见图 6-3。

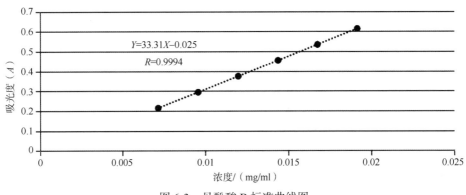

图 6-3　丹酚酸 B 标准曲线图

精密移取 1）项下制备的供试品溶液 1ml，置 10ml 容量瓶中，加入 5%亚硝酸钠 0.5ml，10%硝酸铝 0.5ml，4%氢氧化钠 5ml，加甲醇至刻度，摇匀，静置 15min 后，于 500nm 处测定吸收度，代入标准曲线计算含量。计算结果表明丹参药材中丹酚酸 B 的含量为 17%。

2）静态吸附与解吸试验

选择极性、中极性、弱极性和非极性大孔吸附树脂共 8 种，考察其对丹参的吸附作用。准确称取 HPD-300、AB-8、HPD-100、HPD-400、HPD-450、NKA-9、D101 和 ADS-7 八种树脂各 1.0g，至 50ml 锥形瓶中，加入 0.2g/ml 供试品溶液 30ml。每 10min 振摇 20s，使其充分吸附，持续 2h，然后静置过滤，取滤液用 HPLC 法测定静态吸附前后溶液中的丹酚酸 B 的含量，计算吸附量[吸附量（mg/g）=（吸附前溶液浓度−吸附后溶液浓度）×溶液体积/干树脂质量]。吸附结束后除去水相，用 30%乙醇 25ml 解吸附，测定解吸液中有效成分的含量，计算解吸率[解吸率（%）=（洗脱液的平衡浓度×洗脱液体积）/吸附量×100%]。结果各树脂的静态吸附量、解吸率相差较大，均衡考虑各树脂对药液的吸附量及解吸率，其中 HPD-100 树脂对丹酚酸 B 的吸附效果较好。

3）泄漏曲线

取处理好的湿树脂 10ml，加入 0.2g/ml 的丹参提取液，上柱流速调节为 2BV/h（每小时 2 倍树脂柱体积），收集流出液，每份 10ml，测定其中丹酚酸 B 含量。结果表明，上样至第 4 份时流出液中丹酚酸 B 含量显著增大，说明此时丹酚酸 B 开始明显泄漏，故确定数值最大上样量为第 3 份，即树脂比上柱量为 0.6g/ml（药材/湿树脂）（图 6-4）。

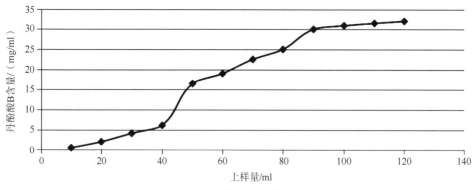

图 6-4 丹酚酸 B 泄漏曲线

4）洗脱醇浓度考察

取处理好的湿树脂 10ml，按 0.6g/ml（药材/湿树脂）比例加入 0.2g/ml 的丹参提取液，依次用 30%、50%、70%、90%乙醇洗脱，流速 2BV/h，收集流出液，每份 30ml 测定含量，结果见图 6-5。

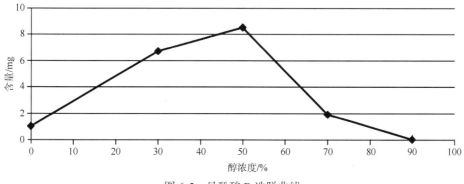

图 6-5 丹酚酸 B 洗脱曲线

实验结果表明，50%的乙醇可将近全部丹酚酸 B 洗脱下来，故确定总酚酸洗脱醇浓度为 50%的乙醇。

5）洗脱醇用量考察

取处理好的湿树脂 10ml，按 0.6g/ml（药材/湿树脂）比例加入 0.2g/ml 的丹参提取液，用 50%乙醇洗脱，流速 2BV/h，收集流出液，每份 10ml 测定含量，结果见图 6-6。

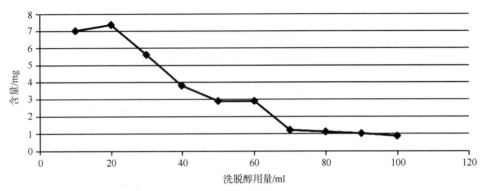

图 6-6　丹酚酸 B 洗脱醇用量曲线

实验结果表明，7 倍量 50%乙醇可将近全部丹酚酸 B 洗脱下来。

综上所述，上样量为 0.6g/ml（药材/湿树脂），7 倍量 50%乙醇洗脱。在此条件下的洗脱液烘干后计算丹酚酸 B 的平均含量为 82.99mg/g，紫外分光光度法测定丹参总酚酸为 61%。

5. 心肌细胞损伤模型的建立

1）缺氧复氧损伤模型的考察

取接种完成的 96 孔板，随机分成 6 组：①正常对照组。不进行任何处理，只加相应体积的 DMEM/F12 培养液，温度为 37℃、5%CO_2、饱和湿度的条件下常规培养；②缺氧复氧模型组 5 组。分别加入 800μmol/L、400μmol/L、200μmol/L、100μmol/L 和 50μmol/L 的 $Na_2S_2O_4$ 溶液，在温度为 37℃、5%CO_2 饱和湿度的条件下常规培养 1h 后，换成正常的 DMEM/F12 培养液，继续在温度为 37℃、5%CO_2 饱和湿度的条件下常规培养。损伤剂浓度与存活率的关系见表 6-1 和图 6-7。

表 6-1　$Na_2S_2O_4$ 损伤剂浓度与存活率的关系

浓度	OD 值（$\bar{x}+s$）	存活率/%
$Na_2S_2O_4$（800μmol/L）	0.4034±0.1312*	41.42
$Na_2S_2O_4$（400μmol/L）	0.5203±0.0888*	53.42
$Na_2S_2O_4$（200μmol/L）	0.6239±0.1040*	64.06
$Na_2S_2O_4$（100μmol/L）	0.7156±0.2008*	73.47
$Na_2S_2O_4$（50μmol/L）	0.8162±0.0832	83.80
正常对照组	0.974±0.25188	100

注：与正常对照组比较，*. $P<0.05$。

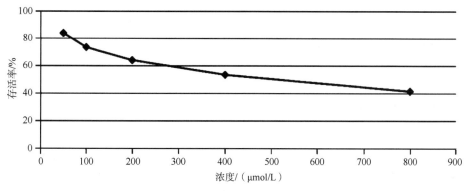

图 6-7　$Na_2S_2O_4$ 损伤剂浓度与存活率的关系

结果表明，随着损伤剂浓度的增加，细胞的存活率明显下降，为使实验满足冠心病心肌损伤的实际要求，且更加具有可信性，本节研究选择存活率在 60% 以下的剂量为最佳的剂量，因此选择 400μmol/L 的 $Na_2S_2O_4$ 作为心肌细胞缺氧复氧损伤的最佳剂量。

2）氧化损伤模型的考察

取接种完成的 96 孔板，随机分成 6 组：①正常对照组。不进行任何处理，只加相应体积的 DMEM 培养液，温度为 37℃、5%CO_2 饱和湿度的条件下常规培养；②氧化损伤模型组 5 组。分别加入 800μmol/L、400μmol/L、200μmol/L、100μmol/L 和 50μmol/L 的 H_2O_2 溶液，在温度为 37℃、5%CO_2 饱和湿度的条件下常规培养 4h。实验结果见表 6-2 和图 6-8。

表 6-2　H_2O_2 损伤剂浓度与存活率的关系

浓度	OD 值（$\bar{x}+s$）	存活率/%
H_2O_2（800μmol/L）	0.2324±0.0768*	29.52
H_2O_2（400μmol/L）	0.2445±0.0628*	31.06
H_2O_2（200μmol/L）	0.2799±0.1029*	35.56
H_2O_2（100μmol/L）	0.3817±0.1023*	48.49
H_2O_2（50μmol/L）	0.4912±0.1170*	62.40
正常对照组	0.7872±0.08630	

注：与正常对照组比较，*. $P<0.05$。

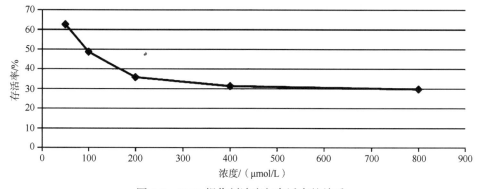

图 6-8　H_2O_2 损伤剂浓度与存活率的关系

以上实验结果可知，随着损伤剂浓度的增加，细胞的存活率明显下降，为使实验满足冠心病心肌损伤的实际要求，且更加具有可信性，本节实验选择存活率在50%左右的剂量为最佳的剂量，因此选择100μmol/L的H_2O_2作为心肌细胞氧化损伤的最佳剂量。

6. 丹参有效物质组体外药效实验研究

1）含药血浆的制备

将清洁级昆明小鼠70只（18～22g），随机分为7组，每组10只。空白对照组（给予等体积水溶液）；西药阳性对照组[0.0028g/(kg·d)]；中药阳性对照组[0.01404g/(kg·d)]；丹参酮ⅡA高剂量组[0.0156g/(kg·d)]；丹参酮ⅡA中剂量组[0.0052g/(kg·d)]；丹参酮ⅡA低剂量组[0.0017g/(kg·d)]；丹酚酸B高剂量组[0.0078g/(kg·d)]；丹酚酸B中剂量组[0.0026g/(kg·d)]；丹酚酸B低剂量组[(0.00087)g/(kg·d)]。

每日灌胃给药两次，每次间隔12h，每次0.5ml，连续3d。小鼠取血前12h禁食不禁水，末次灌胃1h后，无菌摘取小鼠眼球取血，置2ml加有30μl肝素的离心管中，静置30min，于高速离心机中，3000r/min，离心15min，无菌吸取上清液即血浆，合并同组血浆。经56℃、30min灭活处理后，0.22μm微孔滤膜过滤除菌，置−20℃保存备用。

2）15%含药血浆对SD乳鼠心肌细胞的存活率与时间剂量关系

取1）中制备的高、中、低三个剂量组的含药血浆，15%的含药血浆作用于乳鼠心肌细胞[21~23]。含药血浆对细胞的存活率与时间剂量关系，见表6-3、表6-4、图6-9和图6-10。

表6-3　15%含药（丹参酮ⅡA）血浆对SD乳鼠心肌细胞H_2O_2损伤的存活率与时间剂量关系

给药时间/h	给药剂量	OD值（$\bar{x}\pm s$）	细胞存活率/%
12	空白对照组	0.4415±0.0264	48.49
	损伤组	0.4234±0.0186*	46.50
	中药阳性对照组	0.6258±0.0365*	68.73
	西药阳性对照组	0.7780±0.0394*	85.44
	低剂量组	0.5041±0.0148*	55.36
	中剂量组	0.7971±0.0125*	87.54
	高剂量组	0.5230±0.0157*	57.44
24	空白对照组	0.4571±0.084	48.49
	损伤组	0.4466±0.0231*	47.37
	中药阳性对照组	0.651±0.0306*	69.06
	西药阳性对照组	0.8292±0.0092*	87.97
	低剂量组	0.5498±0.029*	58.32
	中剂量组	0.8301±0.0136*	88.06
	高剂量组	0.6024±0.0414*	63.90
48	空白对照组	0.4315±0.0378	48.49
	损伤组	0.4159±0.0367*	46.73
	中药阳性对照组	0.6037±0.0214*	67.84
	西药阳性对照组	0.7511±0.0405*	84.40
	低剂量组	0.4783±0.0219*	53.74
	中剂量组	0.7692±0.0263*	86.43
	高剂量组	0.5045±0.0334*	56.69

注：与空白对照组比较，*. $P<0.05$。

表 6-4 15%含药（丹酚酸 B）血浆对 SD 乳鼠心肌细胞 H_2O_2 损伤的存活率与时间剂量关系

给药时间/h	给药剂量	OD 值（$\bar{x} \pm s$）	细胞存活率/%
12	空白对照组	0.4556±0.0196	48.49
	损伤组	0.4313±0.0396*	45.90
	中药阳性对照组	0.6715±0.0188*	71.47
	西药阳性对照组	0.8266±0.0293*	87.97
	低剂量组	0.5370±0.033*	57.15
	中剂量组	0.7591±0.0455*	80.79
	高剂量组	0.5034±0.0212*	53.58
24	空白对照组	0.4643±0.0238	48.49
	损伤组	0.4432±0.0251*	46.29
	中药阳性对照组	0.7034±0.0144*	73.47
	西药阳性对照组	0.8465±0.0211*	88.41
	低剂量组	0.5641±0.0251*	58.91
	中剂量组	0.7826±0.0120*	81.74
	高剂量组	0.5446±0.0434*	56.88
48	空白对照组	0.4515±0.0299	48.49
	损伤组	0.4213±0.0346*	45.25
	中药阳性对照组	0.6546±0.0265*	70.31
	西药阳性对照组	0.8043±0.0344*	86.39
	低剂量组	0.5197±0.0289*	55.82
	中剂量组	0.7377±0.0314*	79.23
	高剂量组	0.4882±0.0571*	52.43

注：与空白对照组比较，*.$P<0.05$。

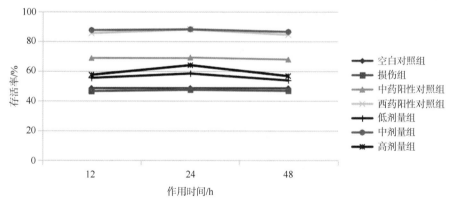

图 6-9 15%含药血浆（丹参酮ⅡA）对 SD 乳鼠心肌细胞 H_2O_2 损伤的存活率与时间剂量关系

结果表明，采用血浆药理学方法证实了丹参灌胃后的小鼠血浆对 SD 乳鼠心肌细胞 H_2O_2 损伤心肌细胞增殖有明显的促进作用，存活率表现出明显的剂量-效应关系，中剂量效果最为显著，而时间-效应关系不明显。

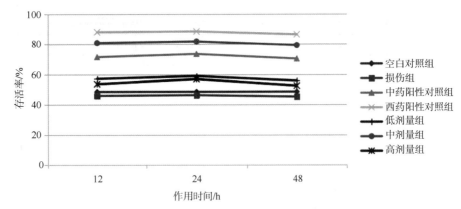

图 6-10　15%含药血浆（丹酚酸 B）对 SD 乳鼠心肌细胞 H_2O_2 损伤的存活率与时间剂量关系

3）15%含药血浆对 SD 乳鼠心肌细胞缺血/再灌注性损伤的存活率与时间剂量关系

取 6.2.1 节中制备的高、中、低三个剂量组的含药血浆，15%的含药血浆作用于乳鼠心肌细胞。结果表明，采用血浆药理学方法证实了丹参灌胃后的小鼠血浆对乳鼠心肌细胞增殖有明显的促进作用，存活率表现出明显的剂量-效应关系，中剂量效果最为显著，而时间-效应关系不明显。

6.2.2　三七的物质基础研究

1. 三七有效物质组的提取工艺研究

1）HPLC 法测定三七皂苷 R_1、人参皂苷 Rg_1、人参皂苷 Re 和人参皂苷 Rb_1 含量

色谱柱 AgiLent TC-C_{18}色谱柱（4.6mm×250mm，5μm）；流动相水（A）-乙腈（B），二元线性梯度洗脱 0～30min：22%B→23%B（78%A→77%A）；30～35min：23%B→37%B（77%A→63%A）；35～60min：37%B（63%A）；流速 1ml/min；柱温 25℃；检测波长 203nm；进样量 10μl。

精密称取三七皂苷 R_1、人参皂苷 Rg_1、人参皂苷 Re 和人参皂苷 Rb_1 对照品适量，置 5ml 容量瓶中，用甲醇溶解，制成浓度分别为 0.2161mg/ml、0.2816mg/ml、0.2522mg/ml、0.3664mg/ml 对照品溶液，摇匀，即得对照品溶液。精密吸取三七提取液，过 0.45μm 微孔滤膜，即得供试品溶液[24, 25]。

2）不同醇浓度的考察

取三七粉末（过 40 目筛）8 份，每份 2g，精密称定，分别加水 30%、40%、50%、60%、70%、80%、90%乙醇各 20ml，水浴加热回流提取二次，每次 1h，取提取液分别测定三七中三七皂苷 R_1、人参皂苷 Rg_1、人参皂苷 Re 与人参皂苷 Rb_1 的含量。结果表明，用 70%乙醇提取时三七中三七总皂苷的提取量均较高。因此确定提取溶媒为 70%乙醇。

3）正交试验设计

以提取次数（2 次、3 次、4 次），溶媒量（6 倍、8 倍、10 倍），提取时间（0.5h、1h、

1.5h)为考察因素,进行 $L_9(3^4)$ 正交试验考察,优选最佳提取条件[26, 27]。用加权综合评分,以三七总皂苷(PNS)含量为主指标(权重系数均为 0.8),干膏收率(权重系数为 0.2)为次指标,即综合评分作为考察指标确定三七提取条件。结果筛选确定的最佳提取条件为 8 倍量 70%乙醇回流提取 4 次,每次 1.5h。

2. 三七有效物质组的纯化工艺研究

1)静态吸附试验

选择极性、中极性、弱极性和非极性大孔吸附树脂共 7 种,考察其对三七的吸附作用。准确称取 HPD-100、HPD-300、HPD-400、HPD-600、NKA-9、D101、AB-8 七种树脂各 1.0g,至 100ml 锥形瓶中,加入 0.3g 生药/ml 供试品溶液 20ml。每 10min 振摇 20s,使其充分吸附,持续 3h,静止 24h 使其达到饱和吸附,抽滤,得液体供试品,测定 PNS 含量。计算吸附量[吸附量(mg/g)=(吸附前溶液浓度−吸附后溶液浓度)×溶液体积/干树脂质量]。吸附结束后除去水相,用 30%乙醇 25ml 解吸附,测定解吸液中有效成分的含量,计算解吸率[解吸率(%)=(洗脱液的平衡浓度×洗脱液体积)/吸附量×100%]。结果表明:各树脂的静态吸附量、解吸率相差较大,均衡考虑各树脂对药液的吸附量及解吸率,D101 树脂对三七总皂苷的吸附效果较好。

2)泄漏曲线考察

取处理好的湿树脂 10ml,加入 0.15g 生药/ml 的三七提取液,上柱流速调节为 2BV/h(每小时 2 倍树脂柱体积),收集流出液,每份 5ml,测定其中 PNS 含量。结果见图 6-11。结果表明,上样至第 11 份时流出液中 PNS 含量显著增大,说明此时三七有效组分开始明显泄漏,故确定数值最大上样量为 50ml,即树脂比上柱量为 1.5g/ml(药材/湿树脂)。

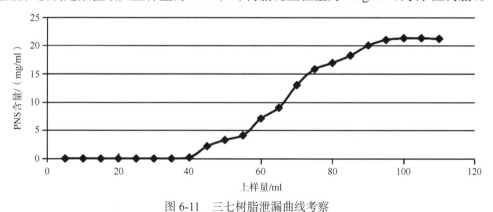

图 6-11 三七树脂泄漏曲线考察

3)解吸液浓度考察

取三七供试品溶液加于 10ml D101 树脂柱上,以 5BV(5 倍树脂柱体积)水洗脱后,依次用 30ml 30%、50%、70%、90%乙醇洗脱,流速 2BV/h,收集洗脱液,每份 30ml 测定含量,结果见图 6-12。结果表明,70%乙醇即能将 PNS 有效洗脱,故确定 70%乙醇为最佳洗脱溶剂。

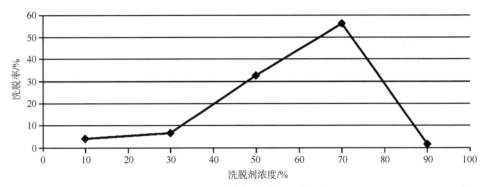

图 6-12　三七树脂醇浓度洗脱考察

4）解吸液用量考察

取三七供试品溶液，加于 10ml D101 树脂柱上，以 5BV 水洗脱后，用 70%乙醇洗脱，流速为 2BV/h，每 10ml 一管收集洗脱液，测定含量，结果表明，当洗脱液达到 5BV 时，已基本将三七中 PNS 洗脱干净，故确定解吸液用量为 5BV，结果见图 6-13。

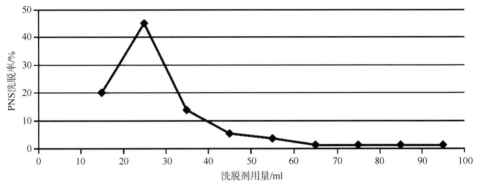

图 6-13　三七树脂乙醇洗脱用量考察

综上所述，上样提取液浓度为 0.15g 生药/ml，D101 树脂对三七有效物质有较好的吸附，用 70%乙醇，5BV 洗脱，收集洗脱液干燥，即得三七有效化学物质组[28, 29]。

3. 三七有效物质组体外药理药效实验

1）心肌细胞损伤模型的建立

同 6.2.1 节中 5. 心肌细胞损伤模型的建立。

2）含药血浆的制备

将清洁级昆明小鼠 50 只（18～22g），随机分为 5 组，每组 10 只。空白对照组（给予等体积水溶液）；西药阳性对照组[0.0028g/（kg·d）]；中药阳性对照组[0.01404g/（kg·d）]；三七总皂苷高剂量组[0.01053g/（kg·d）]；三七总皂苷中剂量组[0.00351g/（kg·d）]；三七总皂苷低剂量组[0.00117g/（kg·d）]。每日灌胃给药两次，每次间隔 12h，每次 0.5ml，连续 3 天。小鼠取血前 12h 禁食不禁水，末次灌胃 1h 后，无菌摘取小鼠眼球取血，置 2ml 加有 30μl 肝素的离心管中，静置 30min，于高速离心机中，3000r/min 离心 15min，无菌分离血浆，合并同组血浆。经56℃、30min灭活处理后，0.22μm微孔滤膜过滤除菌，置-20℃保存备用。

3）15%含药血浆对SD乳鼠心肌细胞缺血/再灌注性损伤的存活率与时间剂量关系

取含药血浆中制备的高、中、低三个剂量组的含药血浆，15%的含药血浆作用于乳鼠心肌细胞。结果表明：采用血浆药理学方法证实了三七总皂苷灌胃后的小鼠血浆对SD乳鼠心肌细胞缺血/再灌注性损伤心肌细胞增殖有明显的促进作用，存活率表现出药物剂量和作用时间呈线性关系。含药血浆低剂量组的细胞增殖存活率大于高、中剂量组。

4）15%含药血浆对SD乳鼠心肌细胞H_2O_2损伤的存活率与时间剂量关系

取含药血浆中制备的高、中、低三个剂量组的含药血浆，15%的含药血浆作用于SD乳鼠心肌细胞[30~32]。结果表明，采用血浆药理学方法证实了三七总皂苷灌胃后的小鼠血浆对SD乳鼠心肌细胞H_2O_2损伤心肌细胞增殖有明显的促进作用，存活率表现出药物剂量和作用时间呈线性关系。含药血浆高剂量组的细胞增殖存活率大于低、中剂量组。

6.2.3 人参的物质基础研究

1. 人参有效物质组的提取工艺研究

1）HPLC法测定人参皂苷Rg_1、人参皂苷Re、人参皂苷Rb_1含量

色谱柱 DikmaTechnoLogies-C_{18}色谱柱（4.6mm×150mm，5μm）；流动相水（A）-乙腈（B），二元线性梯度洗脱 0～38min：20%B（80%A）；38～45min：20%B→25%B（80%A→75%A）；45～85min：25%B→41%B（75%A→59%A）；流速1ml/min；柱温25℃；检测波长203nm；进样量15μl。

精密称取人参皂苷Rg_1对照品2.18mg，人参皂苷Re对照品2.52mg，人参皂苷Rb_1对照品3.66mg置10ml量瓶中，加甲醇适量，超声使溶解，再用甲醇稀释至刻度，制成Rg_1、Re和Rb_1分别为0.218mg/ml、0.252mg/ml和0.366mg/ml的混合对照品溶液，摇匀，即得对照品溶液。精密吸取人参提取液，过0.45μm微孔滤膜，即得供试品溶液。

2）不同醇浓度的考察

取人参药材粉末四份，每份2g，精密称定，分别加50%、60%、70%和80%乙醇各20ml，水浴加热回流提取2h，取提取液测定人参皂苷Rg_1、人参皂苷Re与人参皂苷Rb_1的含量。结果表明，用80%乙醇提取时人参皂苷Rb_1、Re和Rg_1量较高。因此确定提取溶媒为80%乙醇。

3）正交试验设计

选择提取时间（0.5h、1h、1.5h）、溶媒量（1:6、1:8、1:10）、提取次数（1次、2次、3次）三个因素，对主要影响因素各取三个水平，进行$L_9(3^4)$正交试验考察，优选最佳提取条件[33~35]。用加权综合评分，以人参总皂苷（Rg_1+Re+Rb_1）含量为主指标（权重系数均为0.6），干膏收率（权重系数为0.4）为次指标，即综合评分作为考察指标确定人参提取条件。结果筛选确定的最佳提取条件为8倍量80%乙醇回流提取3次，每次1.5h。

2. 人参有效物质组的纯化工艺研究

1）紫外分光光度法

精密称取人参皂苷 Re 对照品 3.43mg，置 10ml 量瓶中，加甲醇适量，超声使溶解，再用甲醇稀释至刻度，制成 0.343mg/ml 的对照品溶液，摇匀，即得。准确称取人参药材粉末 200g，8 倍量 80%乙醇回流提取 3 次，1.5h/次，过滤，浓缩，挥发到无醇味定容至 500ml 量瓶中（0.4g/ml），备用。

精密吸取对照品溶液 70μl、90μl、110μl、130μl、150μl、170μl，分别置 10ml 具塞试管中，60℃水浴挥干，加 5%的香草醛冰醋酸 0.2ml，再加高氯酸 0.8ml，放入 60℃水浴 15min，取出放入冷水中 2min，加冰醋酸 5ml，摇匀，于 553nm 处测定吸光度，以吸光度 A 为纵坐标，人参皂苷 Re 的浓度 C（mg/ml）为横坐标，绘制标准曲线，回归方程为：$Y=0.0242X-0.0228$，$R=0.9998$（$n=6$）。表明人参皂苷 Re 在 24.01～58.31μg 范围内线性关系良好。结果见图 6-14。

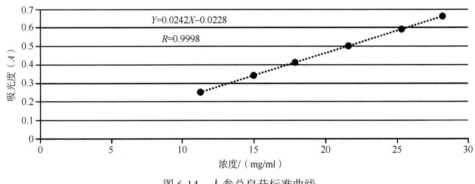

图 6-14　人参总皂苷标准曲线

精密移取 1）项制备的供试品溶液 70μl，60℃水浴挥干，加 5%的香草醛冰醋酸 0.2ml，再加高氯酸 0.8ml，放入 60℃水浴 15min，取出放入冷水中 1min，加冰醋酸 5ml，摇匀，即得供试品溶液。于 553nm 测定供试品溶液的吸光度，代入标准曲线计算含量。

2）静态饱和吸附量测定

选择极性、中极性、弱极性和非极性大孔吸附树脂共 6 种，考察其对三七的吸附作用。准确称取 HPD-300、AB-8、HPD-100、HPD-400、NKA-9 和 D101 六种树脂各 1.0g，至 50ml 锥形瓶中，加入 0.4g 生药/ml 供试品溶液 30ml。每 10min 振摇 20s，使其充分吸附，持续 2h，然后静置过滤，取滤液用 HPLC 法测定静态吸附前后溶液中的人参皂苷 Rg_1、Re 和 Rb_1 的含量。计算吸附量[吸附量（mg/g）=（吸附前溶液浓度-吸附后溶液浓度）×溶液体积/干树脂质量]。吸附结束后除去水相，用 70%乙醇 20ml 解吸附，测定解吸液中有效成分的含量，计算解吸率[解吸率（%）=（洗脱液的平衡浓度×洗脱液体积）/吸附量×100%]。结果表明，各树脂的静态吸附量、解吸率相差较大，均衡考虑各树脂对药液的吸附量及解吸率，HPD-100 树脂对人参皂苷 Rg_1、Re 和 Rb_1 的吸附效果较好。

3）泄漏曲线

取处理好的湿树脂 10ml，加入 0.4g/ml 的人参提取液，上柱流速调节为 2BV/h（每小时2倍树脂柱体积），收集流出液，每份10ml，测定其中人参总皂苷含量。结果见图6-15。图6-15表明，上样至第8份时流出液中人参总皂苷含量显著增大，说明此时人参总皂苷开始明显泄漏，故确定数值最大上样量为第7份，即树脂比上柱量为2.8g/ml（药材/湿树脂）。

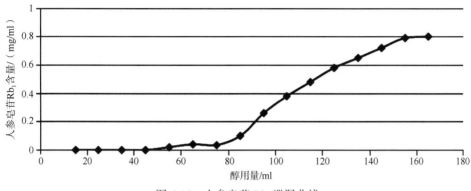

图6-15 人参皂苷Rb_1泄漏曲线

4）洗脱醇浓度考察

由图6-16可知，50%的乙醇可将近全部人参总皂苷洗脱下来，故确定人参总皂苷洗脱醇浓度为50%的乙醇。

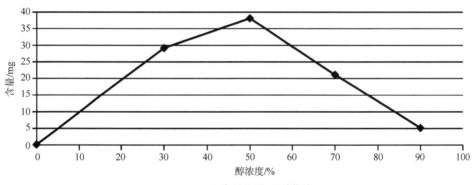

图6-16 人参总皂苷洗脱曲线

5）洗脱醇用量考察

由图6-17可知，6倍量50%乙醇可将近全部人参总皂苷洗脱下来。综上所述，HPD-100树脂对人参有效物质有较好的吸附，上样量为3BV，用50%乙醇、7BV洗脱，收集洗脱液干燥，即得人参有效化学物质组。在此条件下的洗脱液烘干后计算人参总皂苷的平均含量为36.64mg/g，紫外分光光度法测定人参总皂苷为62.9%[36~38]。

3. 人参有效物质组体外药理药效实验

1）给药方法、心肌细胞损伤模型的制备

同6.2.1节中心肌细胞损伤模型的建立。

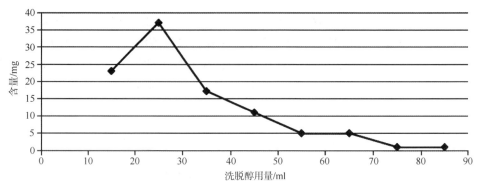

图 6-17 人参总皂苷洗脱醇用量曲线

2）含药血浆的制备

将清洁级昆明小鼠 70 只（18~22g），随机分为 7 组，每组 10 只。空白组（给予等体积水溶液）；西药阳性对照组[0.0028g/（kg·d）]；中药阳性对照组[0.01404g/（kg·d）]；人参总皂苷高剂量组[0.00351g/（kg·d）]；人参总皂苷中剂量组[0.00117g/（kg·d）]；人参总皂苷低剂量组[0.00039g/（kg·d）]。每日灌胃给药两次，每次间隔 12h，每次 0.5ml，连续 3 天。小鼠取血前 12h 禁食不禁水，末次灌胃 1h 后，无菌摘取小鼠眼球取血，置 2ml 加有 30μl 肝素的离心管中，静置 30min，于高速离心机中，3000r/min 离心 15min，无菌分离血浆，合并同组血浆。经 56℃、30min 灭活处理后，0.22μm 微孔滤膜过滤除菌，置−20℃保存备用。

3）15%含药血浆对 SD 乳鼠心肌细胞 H_2O_2 损伤的存活率与时间剂量关系

取含药血浆制备中的高、中、低三个剂量组的含药血浆，15%的含药血浆作用于乳鼠心肌细胞[39]。采用血浆药理学方法证实了人参总皂苷灌胃后的小鼠血浆对 SD 乳鼠心肌细胞 H_2O_2 损伤心肌细胞增殖有明显的促进作用，存活率表现出药物剂量和作用时间呈线性关系。含药血浆低剂量组的细胞增殖存活率大于高、中剂量组。

4）15%含药血浆对 SD 乳鼠心肌细胞缺血/再灌注性损伤的存活率与时间剂量关系

取含药血浆制备中的高、中、低三个剂量组的含药血浆，15%的含药血浆作用于 SD 乳鼠心肌细胞[40~42]。结果表明：采用血浆药理学方法证实了人参总皂苷灌胃后的小鼠血浆对 SD 乳鼠心肌细胞缺血/再灌注性损伤心肌细胞增殖有明显的促进作用，存活率表现出药物剂量和作用时间呈线性关系。含药血浆低剂量组的细胞增殖存活率大于高、中剂量组。

6.2.4 葛根的物质基础研究

1. 葛根有效物质组的提取工艺研究

1）HPLC 法测定葛根素含量

色谱柱 MetachemTC-C_{18} 色谱柱（4.6mm×150mm，5μm）；流动相 0.1%磷酸水（A）-甲醇（B），81%A（19%B），流速 1ml/min；检测波长 250nm；进样量 10μl。

精密称取葛根素对照品 2.18mg，置 25ml 容量瓶中，加甲醇适量，超声使溶解，再用甲醇稀释至刻度，制成 0.0872mg/ml 的对照品溶液，摇匀，即得供试品。精密吸取葛根提取液，过 0.45μm 微孔滤膜，即得对照品[43]。

2）不同醇浓度的考察

取葛根粉末 5 份（过 10 目筛），每份 3g，精密称定，分别加水 30%、50% 和 70%、90% 乙醇各 10ml，水浴加热回流提取 1h，取提取液测定葛根素的含量。结果表明：用 70% 乙醇提取时葛根中葛根素的提取量均较高。因此确定提取溶媒为 70% 乙醇。

3）正交试验设计

选择溶媒量（1：6、1：8、1：10）、提取时间（0.5h、1h、1.5h）、提取次数（1 次、2 次、3 次）三个因素，对主要影响因素各取三个水平，进行 $L_9(3^4)$ 正交试验考察，优选最佳提取条件[44,45]。用加权综合评分，以葛根素含量为主指标（权重系数均为 0.6），干膏收率（权重系数为 0.4）为次指标，即综合评分作为考察指标确定葛根提取条件。结果筛选确定的最佳提取条件为 8 倍量 70% 乙醇回流提取 3 次，每次 1.5h。

2. 葛根有效物质组的纯化工艺研究

1）紫外分光光度法

精密称取葛根素对照品适量，加甲醇制成每 1ml 含 0.1854mg 的溶液，即得对照品溶液。准确称取葛根药材粉末 100g，8 倍量 70% 乙醇回流提取 3 次，每次 1.5h，过滤，浓缩，挥发至无醇味定容至 500ml 量瓶中（0.2g/ml），备用。

分别吸取 1.0ml、1.5ml、2.0ml、2.5ml、3.0ml、3.5ml 和 4.0ml 芦丁对照品溶液置于 10ml 容量瓶中，并依次加入 0.5ml 的 5%$NaNO_2$ 溶液，摇匀，静置 6min，0.5ml 的 10% $Al(NO_3)_3$ 溶液，摇匀，静置 6min，5.0ml 的 4%NaOH 溶液，摇匀，静置 15min。再取甲醇定容。紫外分光光度计在 510nm 处测定对照品溶液的吸光度，对照品溶液与吸光度的线性关系为 $Y=10.128X+0.0685$，$R=0.9995$（$n=7$）。葛根中总黄酮以芦丁计在 0.1854～0.7416mg 范围内线性关系良好（图 6-18）。

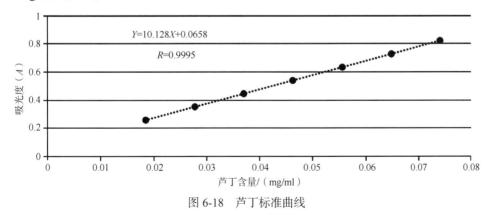

图 6-18 芦丁标准曲线

精密移取 6.2.4 节 1.1）项下制备的供试品溶液 1ml，置 10ml 容量瓶中，依次加入 0.5ml 的 5%$NaNO_2$ 溶液，摇匀，静置 6min，0.5ml 的 10% $Al(NO_3)_3$ 溶液，摇匀，静置 6min，5.0ml

的 4% NaOH 溶液，摇匀，静置 15min，于 510nm 处测定吸收度，代入标准曲线计算含量。

2）静态饱和吸附量测定

选择极性、中极性、弱极性和非极性大孔吸附树脂共 8 种，考察其对三七的吸附作用。准确称取 HPD-300、AB-8、HPD-100、HPD-400、HPD-450、NKA-9、D101 和 HPD-600 八种树脂各 1.0g，至 50ml 锥形瓶中，加入 0.2g 生药/ml 供试品溶液 30ml。每 10min 振摇 20s，使其充分吸附，持续 3h，然后静置过滤，取滤液用 HPLC 法测定静态吸附前后溶液中的葛根素的含量。计算吸附量[吸附量（mg/g）=（吸附前溶液浓度−吸附后溶液浓度）×溶液体积/干树脂质量]。吸附结束后除去水相，用 70%乙醇 25ml 解吸附，测定解吸液中有效成分的含量，计算解吸率[解吸率（%）=（洗脱液的平衡浓度×洗脱液体积）/吸附量×100%]。结果表明，各树脂的静态吸附量、解吸率相差较大，均衡考虑各树脂对药液的吸附量及解吸率，AB-8 树脂对葛根的吸附效果较好。

3）泄漏曲线

取处理好的湿树脂 10ml，加入 0.2g/ml 的葛根提取液，上柱流速调节为 2BV/h（每小时 2 倍树脂柱体积），收集流出液，每份 10ml，测定其中葛根素含量。结果见图 6-19。图 6-19 表明，上样至第 3 份时流出液中葛根素含量显著增大，说明此时葛根素开始明显泄漏，故确定数值最大上样量为第 2 份，即树脂比上柱量为 0.4g/ml（药材/湿树脂）。

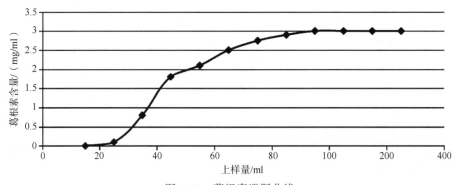

图 6-19　葛根素泄漏曲线

4）洗脱醇浓度考察

由图 6-20 可知，50%的乙醇可将葛根素洗脱下大部分。故选用 50%乙醇作为洗脱溶剂。

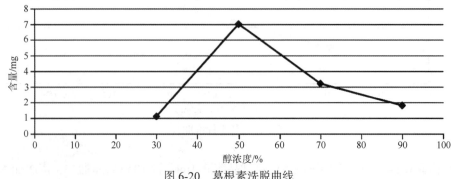

图 6-20　葛根素洗脱曲线

5)洗脱醇用量考察

由图 6-21 可知,8 倍量 50%乙醇可将近全部葛根素洗脱下来。

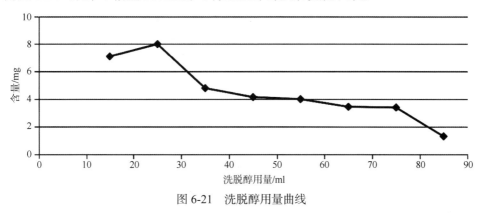

图 6-21 洗脱醇用量曲线

实验结果表明,AB-8 树脂对葛根有效物质有较好的吸附,上样量为 2BV,用 50% 乙醇、8BV 洗脱,收集洗脱液干燥,即得人参有效化学物质组。在此条件下的洗脱液 烘干后计算葛根总黄酮的平均含量为 70.75mg/g,紫外分光光度法测定葛根总黄酮为 68.37%[46~48]。

3. 葛根有效物质组体外药理药效实验

1)给药方法、心肌细胞损伤模型的制备

同 6.2.1 节中心肌细胞损伤模型的建立。

2)含药血浆的制备

将清洁级昆明小鼠 70 只(18~22g),随机分为 7 组,每组 10 只。空白组(给予等体积水溶液);西药阳性对照组[0.0028g/(kg·d)];中药阳性对照组[0.01404g/(kg·d)];葛根总黄酮高剂量组[0.01404g/(kg·d)];葛根总黄酮中剂量组[0.00468g/(kg·d)];葛根总黄酮低剂量组[0.00156g/(kg·d)]。

每日灌胃给药两次,每次间隔 12h,每次 0.5ml,连续 3 天。小鼠取血前 12h 禁食不禁水,末次灌胃 1h 后,无菌摘取小鼠眼球取血,置 2ml 加有 30μl 肝素的离心管中,静置 30min,于高速离心机中,3000r/min 离心 15min,无菌吸取上清液即血浆,合并同组血浆。经 56℃、30min 灭活处理后,0.22μm 微孔滤膜过滤除菌,置-20℃保存备用。

3)15%含药血浆对 SD 乳鼠心肌细胞 H_2O_2 损伤的存活率与时间剂量关系

取含药血浆中制备的高、中、低三个剂量组的含药血浆,15%的含药血浆作用于乳鼠心肌细胞[49, 50]。结果表明,采用血浆药理学方法证实了葛根总黄酮灌胃后的小鼠血浆对 SD 乳鼠心肌细胞 H_2O_2 损伤心肌细胞增殖有明显的促进作用,存活率表现出药物剂量和作用时间呈线性关系。含药血浆中剂量组的细胞增殖存活率大于低、高剂量组。

4）15%含药血浆对 SD 乳鼠心肌细胞缺血/再灌注性损伤的存活率与时间剂量关系

取含药血浆中制备的高中低三个剂量组的含药血浆，15%的含药血浆作用于乳鼠心肌细胞[51]。结果表明，采用血浆药理学方法证实了葛根总黄酮灌胃后的小鼠血浆对 SD 乳鼠心肌细胞缺血/再灌注性损伤心肌细胞增殖有明显的促进作用，存活率表现出药物剂量和作用时间呈线性关系。含药血浆中剂量组的细胞增殖存活率大于高、低剂量组。

6.2.5 麦冬的物质基础研究

1. 麦冬总皂苷的提取工艺研究

1）紫外分光光度法

精密称取鲁斯可皂苷元对照品 2.53mg，置 50ml 量瓶中，加甲醇稀释至刻度，制成 0.0506mg/ml 的对照品溶液，摇匀，即得对照品溶液。吸取麦冬提取液适量，正丁醇萃取 4 次，氨水萃取两次，吸取正丁醇层，挥干，定容，即得。精密吸萃取后的麦冬提取液，加入 10ml 高氯酸，热水水浴 15min，冰水冷却，即得供试品溶液[52]。

精密吸取鲁斯可皂苷元对照品 1ml、2ml、3ml、4ml、5ml、6ml 于具塞试管中，蒸干，加入 10ml 高氯酸，热水水浴 15min，冰水冷却。在 397nm 处测定吸光度，标准曲线 $Y=26.880X-0.0174$，$R=0.9998$（$n=6$），表明鲁斯可皂苷元在 50.6～303.6μg 范围内线性关系良好。结果见图 6-22。

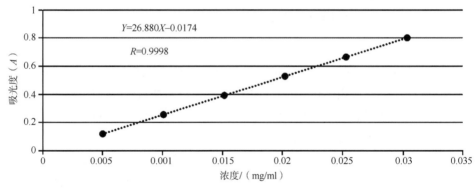

图 6-22　鲁斯可皂苷元的标准曲线

2）不同醇浓度的考察

取麦冬粉末五份，每份 10g，精密称定，分别加水、30%乙醇、50%乙醇、70%乙醇和 90%乙醇各 100ml，水浴加热回流提取两次，每次 1.5h，定容至 50ml，取提取液 25ml，萃取，取萃取后提取液测定麦冬总皂苷的含量。结果表明，用 50%乙醇提取时麦冬总皂苷含量较高。因此确定提取溶媒为 50%乙醇。

3）正交试验设计

选择溶媒量（1∶8、1∶10、1∶12）、提取时间（1h、1.5h、2h）、提取次数（1次、2

次、3次）三个因素，对主要影响因素各取三个水平，进行 $L_9(3^4)$ 正交试验考察，优选最佳提取条件。用加权综合评分，以麦冬总皂苷含量为主指标（权重系数均为0.8），干膏收率（权重系数为0.2）为次指标，即综合评分作为考察指标确定麦冬提取条件。结果筛选确定的最佳提取条件为12倍量50%乙醇回流提取3次，每次1h。

2. 麦冬总皂苷的纯化工艺研究

1）紫外分光光度法

按照6.2.5节中1.1）紫外分光光度法测定麦冬总皂苷。

精密称取麦冬药材粉末10g，12倍量50%乙醇回流提取3次，1h/次，过滤，浓缩，定容至50ml量瓶中，取25ml蒸干，用20ml水溶解，正丁醇萃取3次，氨水萃取两次，吸取正丁醇层，蒸干，用水定容至25ml容量瓶，备用。

2）静态饱和吸附量测定

选择极性、中极性、弱极性和非极性大孔吸附树脂共6种，考察其对三七的吸附作用。准确称取 HPD-300、AB-8、HPD-100、HPD-400、NKA-9 和 D101 六种树脂各1.0g，至50ml锥形瓶中，加入0.5g生药/ml供试品溶液30ml。每10min振摇20s，使其充分吸附，持续3h，然后静置过滤，取滤液用紫外可见分光光度法测定静态吸附前后溶液中的麦冬总皂苷的含量。计算吸附量[吸附量（mg/g）=（吸附前溶液浓度−吸附后溶液浓度）×溶液体积/干树脂质量]。吸附结束后除去水相，用50%乙醇25ml解吸附，测定解吸液中有效成分的含量，计算解吸率[解吸率（%）=（洗脱液的平衡浓度×洗脱液体积）/吸附量×100%]。结果表明，各树脂的静态吸附量、解吸率相差较大，均衡考虑各树脂对药液的吸附量及解吸率，AB-8树脂对麦冬总皂苷的吸附效果较好。

3）泄漏曲线

取处理好的湿树脂10ml，加入0.5g/ml的提取液，上柱流速调节为2BV/h（每小时2倍树脂柱体积），收集流出液，每份10ml，测定其中麦冬总皂苷含量。结果见图6-23，上样至第6份时流出液中麦冬总皂苷含量显著增大，说明此时麦冬总皂苷开始明显泄漏，故确定数值最大上样量为第5份，即树脂比上柱量为2.5g/ml（药材/湿树脂）。

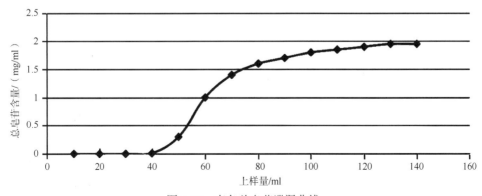

图6-23 麦冬总皂苷泄漏曲线

4)洗脱醇浓度考察

由图 6-24 可知,50%的乙醇可将麦冬总皂苷全部洗脱下来,故确定总皂苷算洗脱醇浓度为 50%的乙醇。

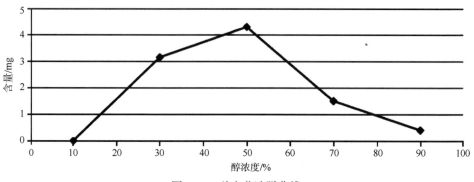

图 6-24　总皂苷洗脱曲线

5)洗脱醇用量考察

由图 6-25 可知,8 倍量 50%乙醇可将全部总皂苷洗脱下来。

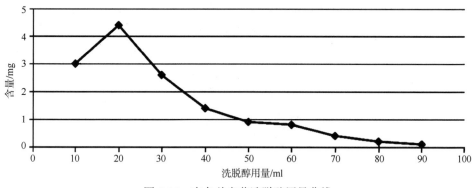

图 6-25　麦冬总皂苷洗脱醇用量曲线

实验结果表明,AB-8 树脂对麦冬总皂苷有较好的吸附,上样量为 5BV,用 50%乙醇、8BV 洗脱,收集流份干燥,即得麦冬总皂苷。在此条件下的洗脱液烘干后紫外分光光度法测定麦冬总皂苷为 56%[53]。

3. 麦冬多糖的提取工艺研究

1)紫外可见分光光度法

检测波长 488nm;显色方法苯酚-硫酸显色法。

精密称定 105℃干燥至恒重的葡萄糖 102.12mg,置于 100ml 容量瓶中,加蒸馏水溶解并定容至刻度,再从中吸取 10ml 置于 100ml 容量瓶中,加蒸馏水使溶解稀释至刻度,摇匀,即得对照品溶液,此溶液浓度为 0.10212mg/ml。准确称量麦冬粉末 10g,用 95%乙醇回流提取 1 次,每次 2h,脱脂。药渣自然挥干至无醇味,加 6 倍量水加热回流提取两次,每次 1h,合并提取液,经醇沉、减压干燥,得麦冬粗多糖。将多糖定容至 100ml 容量瓶中,吸取 1ml，定容至 25ml，即得供试品溶液。

精密量取对照品溶液 0.2ml、0.3ml、0.4ml、0.5ml、0.6ml、0.7ml、0.8ml 于 15ml 具塞试管中，加水至 1.0ml。向各管中分别加入现配置的 5%苯酚溶液 1.0ml 后，再迅速贴壁加入浓硫酸 5ml，摇匀，室温静置 30min。空白调零，在波长 488nm 处比色，测定吸光度值。以葡萄糖对照品浓度（C）为横坐标，吸光度值（A）为纵坐标，绘制标准曲线，并建立标准曲线的回归方程。回归直线方程为：$Y=8.463X-0.017$，$R=0.999$，（$n=7$）。表明葡萄糖在 20.4～81.6μg 范围内线性关系良好（图 6-26）。

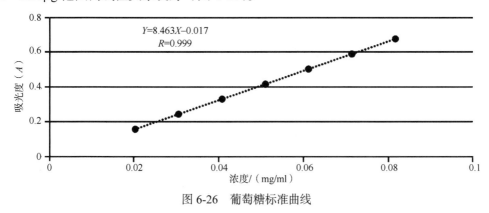

图 6-26 葡萄糖标准曲线

2）正交试验设计

选择溶媒量（1：6、1：10、1：14）、提取时间（1h、1.5h、2h）、提取次数（1 次、2 次、3 次）三个因素，对主要影响因素各取三个水平，进行 $L_9(3^4)$ 正交试验考察，优选最佳提取条件。结果筛选确定的最佳提取条件为 6 倍量水，回流提取两次，每次 1h。

4. 麦冬多糖的纯化工艺研究

1）醇沉浓度的考察

取 4 份麦冬供试品 10g，分别用 8 倍量乙醇脱脂 1 次，2h，药渣挥干至无醇味，分别加入 6 倍量的水，在 100℃水浴中提取两次，每次 1h，抽滤，浓缩。浓缩液分别用 70%、75%、80%、85%乙醇醇沉，于 4℃静置 24h，用苯酚-硫酸比色法，在 488nm 处测吸光度。结果见图 6-27。

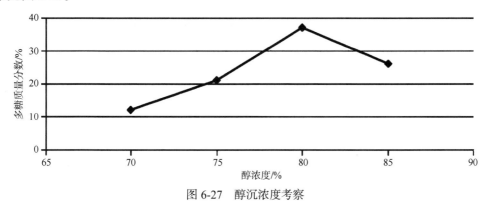

图 6-27 醇沉浓度考察

结果表明，最佳的醇沉浓度为体积分数 80%（乙醇）。

2）紫外分光光度法测定供试品中麦冬多糖含量

吸取 6.2.5 节中 3.1）供试品溶液 1ml 置于 15ml 刻度试管中，按苯酚-硫酸比色法操作，向各管中分别加入现配置的 5%苯酚溶液 1.0ml 后，再迅速贴壁加入浓硫酸 5ml，摇匀，室温静置 30min。测定吸光度值，带入标准曲线计算含量。计算结果表明麦冬药材中多糖的含量为 46%。

5. 麦冬有效物质组体外药理药效实验

1）给药方法、心肌细胞损伤模型的制备

同 6.2.1 节心肌细胞损伤模型的建立。

2）含药血浆的制备

将清洁级昆明小鼠 70 只（18～22g），随机分为 7 组，每组 10 只。空白组（给予等体积水溶液）；西药阳性对照组[0.0028g/（kg·d）]；中药阳性对照组[0.01404g/（kg·d）]；麦冬总皂苷高剂量组[0.02808g/（kg·d）]；麦冬总皂苷中剂量组 [0.00936g/（kg·d）]；麦冬总皂苷低剂量组[0.00312g/（kg·d）]。麦冬多糖高剂量组[0.0468g/（kg·d）]；麦冬多糖中剂量组[0.0156g/（kg·d）]；麦冬多糖低剂量组[0.0052g/（kg·d）]。每日灌胃给药两次，每次间隔 12h，每次 0.5ml，连续 3d。小鼠取血前 12h 禁食不禁水，末次灌胃 1h 后，无菌摘取小鼠眼球取血，置 2ml 加有 30μl 肝素的离心管中，静置 30min，于高速离心机中，3000r/min 离心 15min，无菌吸取上清液即血浆，合并同组血浆。经 56℃、30min 灭活处理后，0.22μm 微孔滤膜过滤除菌，置-20℃保存备用。

3）15%含药血浆对 SD 乳鼠心肌细胞的存活率与时间剂量关系

取含药血浆中制备的高、中、低三个剂量组的含药血浆，15%的含药血浆作用于乳鼠心肌细胞[52]。结果表明，采用血浆药理学方法证实了麦冬总皂苷灌胃后的小鼠血浆对 SD 乳鼠心肌细胞 H_2O_2 损伤心肌细胞增殖有明显的促进作用，存活率表现出药物剂量和作用时间呈线性关系。含药血浆低剂量组的细胞增殖存活率大于中、高剂量组。

4）15%含药血浆对 SD 乳鼠心肌细胞缺血/再灌注性损伤的存活率与时间剂量关系

取含药血浆中制备的高、中、低三个剂量组的含药血浆，15%的含药血浆作用于乳鼠心肌细胞[54, 55]。结果表明，采用血浆药理学方法证实了麦冬总皂苷灌胃后的小鼠血浆对 SD 乳鼠心肌细胞缺血/再灌注性损伤心肌细胞增殖有明显的促进作用，存活率表现出药物剂量和作用时间呈线性关系。含药血浆中高剂量组的细胞增殖存活率大于中、低剂量组。

5）15%含药（多糖）血浆对 SD 乳鼠心肌细胞的存活率与时间剂量关系

取含药血浆中制备的高、中、低三个剂量组的含药（多糖）血浆，15%的含药血浆作用于乳鼠心肌细胞。结果表明，采用血浆药理学方法证实了麦冬多糖灌胃后的小鼠血浆对 SD 乳鼠心肌细胞 H_2O_2 损伤心肌细胞增殖有明显的促进作用，存活率表现出药物剂量和作用时间呈线性关系。含药血浆高剂量组的细胞增殖存活率大于中、低剂量组。

6）15%含药（多糖）血浆对 SD 乳鼠心肌细胞缺血/再灌注性损伤的存活率与时间剂量关系

取含药血浆中制备的高、中、低三个剂量组的含药（多糖）血浆，15%的含药血浆作用于乳鼠心肌细胞。结果表明，采用血浆药理学方法证实了麦冬多糖灌胃后的小鼠血浆对 SD 乳鼠心肌细胞缺血/再灌注性损伤心肌细胞增殖有明显的促进作用，存活率表现出药物剂量和作用时间呈线性关系。含药血浆中低剂量组的细胞增殖存活率大于高、中剂量组。

6.2.6 川芎的物质基础研究

1. 川芎中挥发油成分的提取工艺研究

1）吸水率的考察

精称川芎药材 20.04g，加入 100ml，浸泡 1～2h，考察川芎的吸水率（烧杯的初始重量为 60.98g）。结果表明随着浸泡时间的增加，川芎的吸水率逐渐增加，足够的水分能够保证该药材提取的充分，当浸泡的时候为 6h 时，吸水率达到了最大值，之后吸水量都不明显，因此应将浸泡时间定为 6h，效果最好。

2）不同提取时间的考察

取若干份川芎药材，各 100g，加入 10 倍量的水，分别浸泡 1h、2h、3h、4h、5h、6h、7h、8h，以挥发油的含量为指标，考察吸水率。结果表明浸泡时间从 1h 升高到 5h 的时候，挥发油的含量逐渐增加，从 5h 开始，挥发油的含量不再增加，因此选择 5h，作为川芎的最佳提取时间。

3）药材粉碎粒度的考察

取 3 份川芎药材，各 100g，粉碎成不同大小，浸泡 6h，加入 10 倍量的水，使用挥发油提取器均提取 5h，比较挥发油的含量。结果表明当把川芎粉碎成粗块时，挥发油的提取量最多。

4）提取溶剂的倍量

取 3 份川芎药材，每份 100g，均粉碎成粗块，浸泡 6h，加入 10 倍量的水，挥发油提取器提取 5h，测定挥发油的含量。结果表明当溶剂量为 10 倍量时，挥发油的含量最多。取川芎的粗块，事先浸泡 6h，以 10 倍量的溶剂，提取 5h，为川芎挥发油的最佳提取工艺[56, 57]。

2. 川芎中阿魏酸的提取工艺研究

1）HPLC 法测定阿魏酸含量

色谱柱 AgiLent TC-C_{18}（4.6mm×150mm，5μm）；流动相中甲醇：1%冰醋酸=30：70；检测波长 310nm；柱温 30℃；流速 1.0ml/min；进样量 10μl。

精密称取阿魏酸对照品 5.10mg，置于 10ml 棕色容量瓶中，超声后的甲醇溶解并稀释至刻度，作为储备液。再取 1ml 至 10ml 棕色容量瓶中，超声后的甲醇定容至刻度，作为应用液，浓度为 0.051mg/ml，摇匀，即得对照品溶液。将川芎药材粉碎成粗粉，准确称取 9 份，每份 20g，采用加热回流法提取，按正交试验设计分别进行提取，提取液 100℃旋蒸浓缩至 100ml。精密吸取川芎提取液，过 0.45μm 微孔滤膜，即得供试品溶液[58, 59]。

2）提取溶剂的考察

将川芎粉碎，取 5 份，每份 5g，分别加入 6 倍的水、30%醇、50%乙醇、70%乙醇和 90%乙醇，浸泡 6h，然后分别以 10 倍的水、30%醇、50%乙醇、70%乙醇和 90%乙醇回流提取 1 次，每次 1h。以其中的阿魏酸含量为指标，筛选出最佳的提取溶剂，结果表明当使用水作为提取溶剂时，阿魏酸的提取含量最大。因此以水为最佳的提取溶剂。

3）正交试验设计

根据预实验及查阅相关文献，选择提取次数（1 次、2 次、3 次）、加水量（1∶6、1∶8、1∶10）、提取时间（0.5h、1h、1.5h）三个因素，对主要影响因素各取三个水平，进行 $L_9(3^4)$ 正交试验考察，优选最佳提取条件。用加权综合评分，以阿魏酸含量为主指标（权重系数为 0.6），出膏率（权重系数为 0.4）为次指标，即综合评分作为考察指标确定川芎中阿魏酸的提取条件。筛选确定的最佳提取条件为 6 倍量水回流提取两次，每次 1h。

3. 川芎中阿魏酸的纯化工艺研究

1）静态吸附与解吸实验

选择极性、中极性、弱极性和非极性大孔吸附树脂共 8 种，考察其对三七的吸附作用。准确称取 AB-9、NKA-9、ADS-7、D101、HPD-100、HPD-300、HPD-400 和 HPD-450 八种树脂各 1.0g，至 50ml 锥形瓶中，加入 30ml 川芎提取液。每 10min 振摇 20s，使其充分吸附，持续 2h，然后静置过滤，取滤液用 HPLC 法测定静态吸附前后溶液中阿魏酸的含量。计算吸附量[吸附量（mg/g）=（吸附前溶液浓度-吸附后溶液浓度）×溶液体积/干树脂质量]。吸附结束后除去水相，用 95%乙醇 30ml 解吸附，测定解吸液中有效成分的含量，计算解吸率[解吸率（%）=（洗脱液的平衡浓度×洗脱液体积）/吸附量×100%]。结果表明，各树脂的静态吸附量、解吸率相差较大，均衡考虑各树脂对药液的吸附量及解吸率，HPD-300 树脂对阿魏酸的吸附效果较好。

2）最佳上样液的浓度

选取筛选后的树脂 1g，置 50ml 锥形瓶中，分别加入等体积的不同浓度的川芎提取液 0.1g/ml、0.2g/ml、0.3g/ml、0.4g/ml、0.5g/ml、0.6g/ml、0.7g/ml，每隔 10min 摇匀 20s，持续 2h，静置 24h 后，抽滤，得到吸附后的滤液，结果表明对于不同浓度的上样液，阿魏酸的饱和吸附含量有所不同，当上样液的浓度为 0.5g/ml 时，阿魏酸的吸附含量最多，因此选取上样液的浓度为 0.5g/ml 作为最佳的上样液浓度。

3）泄漏曲线

取处理好的湿树脂 10ml，加入 0.5g/ml 的川芎提取液，上柱流速调节为 2BV/h（每小时 2 倍树脂柱体积），收集流出液，每份 10ml，测定其中阿魏酸含量。结果见图 6-28。图 6-28 表明，上样至第 10 份时流出液中阿魏酸含量显著增大，说明此时阿魏酸开始明显泄漏，故确定数值最大上样量为第 9 份，即树脂比上柱量为 4.5g/ml（药材/湿树脂）。

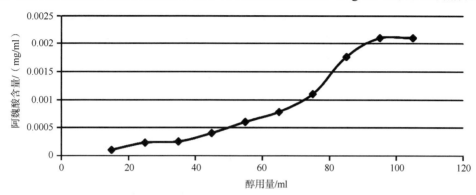

图 6-28 阿魏酸的含量泄漏曲线

4）洗脱溶剂浓度的考察

选取筛选的 HPD-300 树脂 10ml，加入 90ml 川芎提取液，分别用 5BV 的水 30%乙醇、50%乙醇、70%乙醇和 90%的乙醇洗脱，收集洗脱液，定容至 50ml 容量瓶，结果见图 6-29。

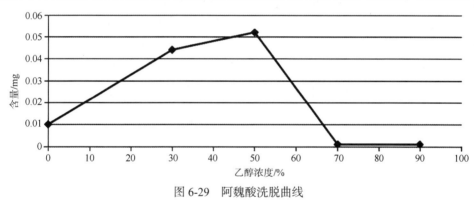

图 6-29 阿魏酸洗脱曲线

由图 6-29 可知，50%的乙醇可将阿魏酸洗脱下大部分。故选用 50%乙醇作为洗脱溶剂。

5）洗脱剂用量的考察

由图 6-30 可知，5 倍量 50%乙醇可将大部分阿魏酸洗脱下来。结果表明，HPD-300 树脂对川芎中阿魏酸有较好的吸附，9BV 的 0.5g/ml 的药液上样，用 50%乙醇，5BV 洗脱，收集洗脱液干燥，即得川芎中阿魏酸组分。在此条件下的洗脱液烘干后紫外分光光度法测定川芎中阿魏酸的纯度为 69.87%[60, 61]。

4. 川芎有效物质组体外药理药效实验

1）给药方法、心肌细胞损伤模型的制备

同 6.2.1 节心肌细胞损伤模型的建立。

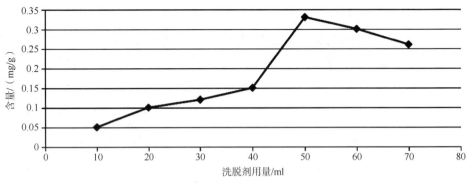

图 6-30　阿魏酸洗脱剂用量曲线

2）含药血浆的制备

将清洁级昆明小鼠 70 只（18～22g），随机分为 7 组，每组 10 只。空白组（给予等体积水溶液）；西药阳性对照组[0.0028g/（kg·d）]；中药阳性对照组[0.01404g/（kg·d）]；挥发油高剂量组[0.0045μl/（kg·d）]；挥发油中剂量组[0.0015μl/（kg·d）]；挥发油低剂量组[0.005μl/（kg·d）]；阿魏酸高剂量组[0.0078g/（kg·d）]；阿魏酸中剂量组[0.0026g/（kg·d）]；阿魏酸低剂量组[0.00087g/（kg·d）]。

每日灌胃给药两次，每次间隔 12h，每次 0.5ml，连续 3 天。小鼠取血前 12h 禁食不禁水，末次灌胃 1h 后，无菌摘取小鼠眼球取血，置 2ml 加有 30μl 肝素的离心管中，静置 30min，于高速离心机中，3000r/min 离心 15min，无菌吸取上清液即血浆，合并同组血浆。经 56℃、30min 灭活处理后，0.22μm 微孔滤膜过滤除菌，置 -20℃保存备用。

3）15%含药血浆对 SD 乳鼠心肌细胞的存活率与时间剂量关系

取含药血浆中制备的挥发油的高、中、低三个剂量组的含药血浆，15%的含药血浆作用于乳鼠心肌细胞[62]。结果表明，采用血浆药理学方法证实了川芎挥发油灌胃后的小鼠血浆对 SD 乳鼠心肌细胞 H_2O_2 损伤心肌细胞增殖有明显的促进作用，存活率表现出药物剂量和作用时间呈线性关系。含药血浆高剂量组的细胞增殖存活率大于中、低剂量组。

4）15%含药血浆对 SD 乳鼠心肌细胞缺血/再灌注性损伤的存活率与时间剂量关系

取含药血浆中制备的挥发油的高、中、低三个剂量组的含药血浆，15%的含药血浆作用于乳鼠心肌细胞[63]。结果表明，采用血浆药理学方法证实了川芎挥发油灌胃后的小鼠血浆对 SD 乳鼠心肌细胞缺血/再灌注性损伤心肌细胞增殖有明显的促进作用，存活率表现出药物剂量和作用时间呈线性关系。含药血浆低剂量组的细胞增殖存活率大于高、中剂量组。

5）15%含药血浆对 SD 乳鼠心肌细胞 H_2O_2 损伤的存活率与时间剂量关系

取含药血浆中制备的阿魏酸的高、中、低三个剂量组的含药血浆，15%的含药血浆作用于乳鼠心肌细胞。结果表明，采用血浆药理学方法证实了川芎阿魏酸灌胃后的小鼠血浆对 SD 乳鼠心肌细胞 H_2O_2 损伤心肌细胞增殖有明显的促进作用，存活率表现出药物剂量和作用时间呈线性关系。含药血浆高剂量组的细胞增殖存活率大于中、低剂量组。

6.2.7 小　　结

丹参心脉胶囊中主要的物质组分包括丹参酮ⅡA、丹酚酸B、三七总皂苷、人参总皂苷、葛根素、麦冬总皂苷、麦冬多糖、阿魏酸和川芎挥发油，体外药效实验结果证明以上各有效组分对心血管疾病有显著疗效，为丹参心脉胶囊的新药开发提供理论基础和依据。

6.3　丹参心脉胶囊制备工艺研究

在丹参心脉胶囊单味药材物质基础基本阐明的基础上，在原处方的基础上，进行有效物质组分的组分配伍研究。通过对发挥药效的九个有效组分进行配伍研究，得出了最佳的药材配比，在原方配伍的基础上，对单味药材的用量进行了调整，提取纯化工艺采用六味中药材一起提取和纯化，避免了单个提取组分烦琐、成本较高的确定，使得新处方生产工艺简便、生产成本较低，且其疗效与原处方相近。本节主要研究内容为丹参心脉胶囊有效物质组组分配伍研究以及调整后处方的提取、纯化和制备工艺研究，为丹参心脉胶囊的研发提供基础。

6.3.1　丹参心脉胶囊组分配伍研究

1. 丹参心脉胶囊中各组分的制备

按照 6.2 节丹参、三七、人参、葛根、麦冬、川芎六味中药材的提取纯化工艺提取各单味中药材中的有效物质组分。

2. 组分配伍的均匀设计——均匀设计方法

处方优化中，在因素数和水平数相同的情况下，均匀试验设计法较正交试验设计安排的试验次数减少，试验数据利用处理软件处理，方便、准确，可定量分析各因素对试验结果的影响[64,66]。故本研究采用均匀设计方法。组方中由六味中药材（九个有效组分）组成，即采用 U17（17^9）设计选择表 6-5 和表 6-6。

表 6-5　均匀设计表 U17（17^9）

水平	因素								
	1	2	3	4	5	6	7	8	9
1	1	4	5	6	9	10	14	15	16
2	2	8	10	12	1	3	11	13	15
3	3	12	15	1	10	13	8	11	14

续表

水平	因素								
	1	2	3	4	5	6	7	8	9
4	4	16	3	7	2	6	5	9	13
5	5	3	8	13	11	16	2	7	12
6	6	7	13	2	3	9	16	5	11
7	7	11	1	8	12	2	13	3	10
8	8	15	6	14	4	12	10	1	9
9	9	2	11	3	13	5	7	16	8
10	10	6	16	9	5	15	4	14	7
11	11	10	4	15	14	8	1	12	6
12	12	14	9	4	6	1	15	10	5
13	13	1	14	10	15	11	12	8	4
14	14	5	2	16	7	4	9	6	3
15	15	9	7	5	16	14	6	4	2
16	16	13	12	11	8	7	3	2	1
17	17	17	17	17	17	17	17	17	17

表 6-6　均匀设计 $U17(17^9)$ 使用表

因素数	列号
2	2，10
3	1，10，15
4	1，10，14，15
5	1，4，10，14，15
6	1，4，6，10，14，15
7	1，4，6，9，10，14，15
8	1，4,5，6，9，10，14，15
9	1，4，5，6，9，10，14，15，16

根据均匀设计表，将复方中六味药材丹参、麦冬、川芎、三七、人参和葛根中九种有效化学物质组丹参酮ⅡA、丹酚酸B、麦冬皂苷、麦冬多糖、阿魏酸、挥发油、三七皂苷、人参皂苷和葛根素按照均匀设计水平表称样，用含千分之五的吐温-80的水溶液定容于100ml容量瓶中，超声20min，即得到各配伍溶液。每100ml中供试品量见表6-7。

表 6-7　均匀设计实际药量表

试验号	列号								
	1g	2g	3g	4g	5g	6g	7g	8g	9g
1	0	0.38	1.83	0.338	0.113	65.81	0.082	0.267	1.14
2	0.245	0.856	3.96	0.717	0	14.06	0.0615	0.221	1.028
3	0.49	1.35	6.19	0	0.12	85	0.043	0.184	0.96
4	0.73	1.83	0.88	0.39	0.014	35.16	0.025	0.15	0.88
5	0.91	0.23	2.86	0.73	0.13	98.3	0.058	0.1	0.75

续表

试验号	列号								
	1g	2g	3g	4g	5g	6g	7g	8g	9g
6	1.13	0.68	4.87	0.06	0.025	51.9	0.084	0.068	0.68
7	1.43	1.19	0	0.44	0.15	6.86	0.07	0.04	0.65
8	1.68	1.68	2.16	0.83	0.04	76.1	0.054	0	0.574
9	1.9	0.12	4.3	0.13	0.16	27.5	0.035	0.26	0.5
10	2.19	0.6	6.5	0.5	0.053	96.5	0.018	0.232	0.43
11	2.32	1.05	1.25	0.87	0.17	46.86	0	0.19	0.35
12	2.47	1.5	3.23	0.18	0.062	0	0.079	0.15	0.27
13	2.52	0	4.9	0.5	0.16	60.47	0.058	0.11	0.19
14	2.73	0.42	0.38	0.84	0.069	18.15	0.042	0.078	0.126
15	2.8	0.8	2.16	0.21	0.17	74.86	0.025	0.045	0.06
16	3.22	1.29	4.25	0.57	0.084	37.125	0.011	0.0165	0
17	3.46	1.73	6.23	0.92	0.19	100	0.087	0.27	1.038

供试品量：以各味药材药效实验的最佳剂量为中间水平，上下平均浮动，得到 17 个水平。

实验结果经 CSZ 软件处理后的结果得到的方程为

$Y=0.6598-0.1546*X4+0.0320*X2*X2+0.0054*X4*X4+0.1158*X1*X2+0.1058*X1*X8-0.0067*X1*X9-0.0618*X2*X3-0.4353*X2*X5+0.0005*X2*X6-1.1178*X2*X7+0.0525*X3*X9+0.0001*X4*X6-0.7453*X4*X7+0.0104*X6*X7$

$Q=0.0000$；$S=0.0001$；$R=1$；$F_{14,3}=2063700.3224>F_{14,3}$

最佳配伍比例为：丹参：麦冬：川芎：人参：三七：葛根=11.5：1.75：5.75：1.5：1：8。

6.3.2 丹参心脉胶囊中有效物质组的提取工艺研究

1. HPLC 法测定含量

丹参酮ⅡA、丹酚酸 B、葛根素、阿魏酸色谱条件：色谱柱 AgiLent TC-C_{18} 色谱柱（4.6mm×250mm，5μm）；流速 1ml/min；柱温 25℃；进样量 15μl；其流动相及梯度同 2010 年版《中国药典》。

丹参酮ⅡA、丹酚酸 B、葛根素、人参皂苷 Rg_1、阿魏酸色谱条件：色谱柱 AgiLent TC-C_{18} 色谱柱（4.6mm×250mm，5μm）；流动相水（A）-乙腈（B），二元线性梯度洗脱 0~20min：22%B→22%B（78%A→78%A）；20~50min：22%B→23%B（78%A→77%A）；流速 1ml/min；柱温 25℃；进样量 15μl。

精密称取丹参酮ⅡA、丹酚酸 B、葛根素、人参皂苷 Rg_1 和阿魏酸对照品适量，加甲醇分别制成 0.16mg/ml、0.25mg/ml、0.084mg/ml、0.23mg/ml 和 0.232mg/ml 的混合对照品溶液。精密吸取复方提取液，过 0.45μm 微孔滤膜，即得供试品溶液。

2. 不同醇浓度的考察

取丹参心脉方中六味药材粉末 5 份，精密称定，分别加 55%乙醇、65%乙醇、75%乙醇、85%乙醇和 95%乙醇各 200ml，水浴加热回流提取 2h，滤过，滤液定容于 50ml 容量瓶中，再从中取 10ml 提取液测定丹参心脉方中丹参、葛根和川芎有效成分的含量，剩余 40ml 进行饱和正丁醇萃取，挥干后加甲醇定容于 5ml 容量瓶中，测定皂苷类成分的含量。结果表明，用 85%乙醇提取丹参心脉方中有效成分含量较高。因此确定提取溶媒为 85%乙醇。

3. 正交试验设计

选择提取时间（1h、1.5h、2h）、溶媒量（1∶6、1∶8、1∶10）、提取次数（1 次、2 次、3 次）三个因素，对主要影响因素各取三个水平，进行 $L_9(3^4)$ 正交试验考察[67~69]，优选最佳提取条件。用加权综合评分，以丹参（丹参酮ⅡA 含量+丹酚酸 B）为主指标（权重系数均为 0.5），葛根素含量（权重系数为 0.2），阿魏酸含量（权重系数为 0.2）和皂苷 Rg_1 含量（权重系数为 0.1）为次指标，即综合评分作为考察指标确定丹参提取条件。结果筛选确定的最佳提取条件为 6 倍量 85%乙醇回流提取 3 次，每次 2h。

6.3.3 丹参心脉胶囊中有效物质组的纯化工艺研究

精密称取丹参酮ⅡA、丹酚酸 B、葛根素、人参皂苷 Rg_1 和阿魏酸对照品适量，加甲醇分别制成 0.16mg/ml、0.25mg/ml、0.084mg/ml、0.23mg/ml 和 0.232mg/ml 的混合溶液，作为混合对照品溶液。准确称取丹参心脉方中六味药材粉末 118g，6 倍量 85%乙醇回流提取 3 次，2h/次，过滤，浓缩，挥发到无醇味定容至 500ml 量瓶中（0.236g/ml），备用。

1. 树脂静态吸附与解吸试验

选择 HPD-100、AB-8 和 D101 三种树脂，考察其对处方的吸附作用。准确称取 HPD-100、AB-8 和 D101 三种树脂各 1.0g，至 100ml 锥形瓶中，加入 0.236g 药材/ml 供试品溶液 30ml。每 10min 振摇 20s，使其充分吸附，持续 3h，然后静置过滤，HPLC 法测定有效成分的含量。计算吸附量[吸附量（mg/g）=（吸附前溶液浓度–吸附后溶液浓度）×溶液体积/干树脂质量]。吸附结束后除去水相，用 85%乙醇 25ml 解吸附，测定解吸液中有效成分的含量，计算解吸率[解吸率（%）=（洗脱液的平衡浓度×洗脱液体积）/吸附量×100%]。结果表明，各树脂的静态吸附量、解吸率相差较大，均衡考虑各树脂对药液的吸附量及解吸率，HPD-100、AB-8 和 D101 吸附效果较好，但 AB-8 树脂的解吸率均大于二者，综合考虑吸附和解吸两方面的因素，故本实验最终确定 AB-8 树脂为实验用树脂。

2. 影响树脂静态吸附效果的因素考察

根据预实验结果发现上样醇浓度、上样量对洗脱影响较大。因此,要对这两种因素进行一下考察。结果表明实验最终确定贴壁5%醇上样、1∶1上样量为实验用。

3. 泄漏曲线考察

取处理好的湿树脂 10ml,加入 0.236g 药材/ml 的混合提取液,上柱流速调节为 2BV/h (每小时 2 倍树脂柱体积),收集流出液,每份 10ml,测定每份丹参酮ⅡA、丹酚酸 B、葛根素、皂苷 Rg_1、阿魏酸含量。结果见图 6-31、图 6-32、图 6-33、图 6-34 和图 6-35。

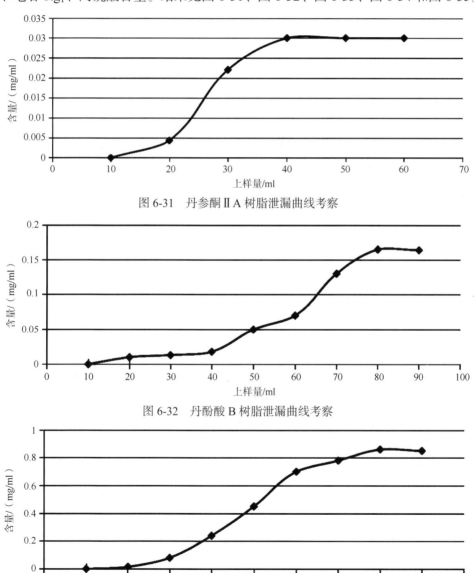

图 6-31 丹参酮ⅡA树脂泄漏曲线考察

图 6-32 丹酚酸 B 树脂泄漏曲线考察

图 6-33 葛根素树脂泄漏曲线考察

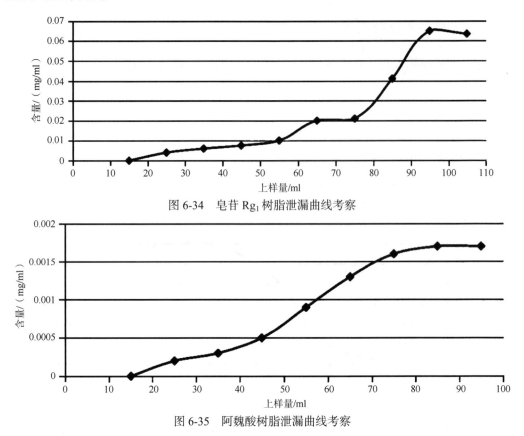

图 6-34 皂苷 Rg_1 树脂泄漏曲线考察

图 6-35 阿魏酸树脂泄漏曲线考察

结果表明，上样至流出液中丹参酮ⅡA、丹酚酸 B、葛根素、皂苷 Rg_1 和阿魏酸含量显著增大，说明此时丹参酮ⅡA、丹酚酸 B、葛根素、皂苷 Rg_1 和阿魏酸有效组分开始明显泄漏，故确定数值最大上样量分别为 20ml、40ml、30ml、50ml 和 30ml，即树脂与上柱量比为 0.236g/ml（药材/湿树脂）。

4. 解吸液浓度考察

取供试品溶液加于 10ml AB-8 树脂柱上，以 5BV（5 倍树脂柱体积）水洗脱后，依次用 30ml 30%乙醇、50%乙醇、70%乙醇和 90%乙醇洗脱，流速 2BV/h，收集洗脱液，每份 30ml 测定含量，结果见图 6-36、图 6-37、图 6-38、图 6-39 和图 6-40。

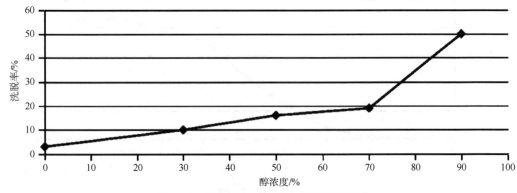

图 6-36 丹参酮ⅡA 树脂洗脱醇浓度考察

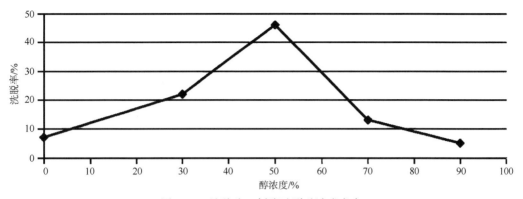

图 6-37　丹酚酸 B 树脂洗脱醇浓度考察

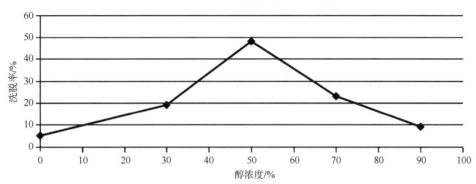

图 6-38　葛根素树脂洗脱醇浓度考察

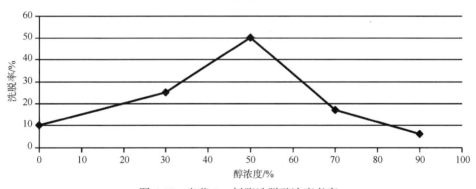

图 6-39　皂苷 Rg_1 树脂洗脱醇浓度考察

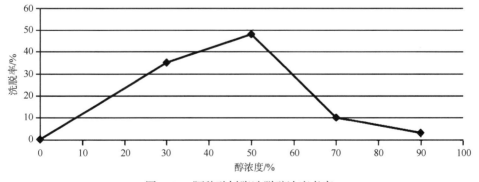

图 6-40　阿魏酸树脂洗脱醇浓度考察

结果表明,丹酚酸 B、葛根素、皂苷 Rg_1 和阿魏酸四种成分最佳洗脱乙醇浓度均为 50%,而丹参酮 ⅡA 最佳洗脱乙醇浓度为 90%,因此应该先选择 50%乙醇洗脱,然后再用 90%乙醇洗脱。

5. 解吸液用量考察

取供试品溶液,加于 AB-8 树脂柱上,以 3BV 水洗脱后,先用 50%乙醇洗脱葛根素和皂苷类成分,再用 90%乙醇洗脱丹参酮 ⅡA,流速为 2BV/h,每 10ml 收集一管洗脱液,测定含量[70],结果见图 6-41、图 6-42、图 6-43、图 6-44 和图 6-45。

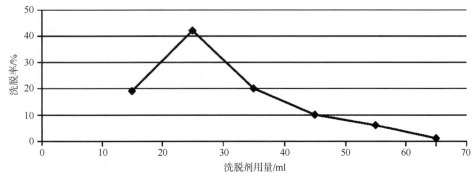

图 6-41　丹参酮 ⅡA 树脂洗脱剂乙醇用量考察

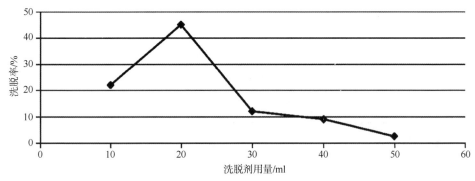

图 6-42　丹酚酸 B 树脂洗脱剂乙醇用量考察

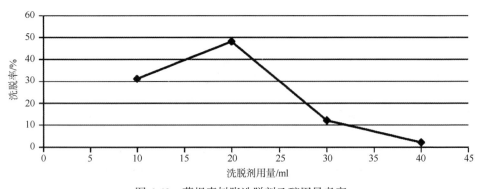

图 6-43　葛根素树脂洗脱剂乙醇用量考察

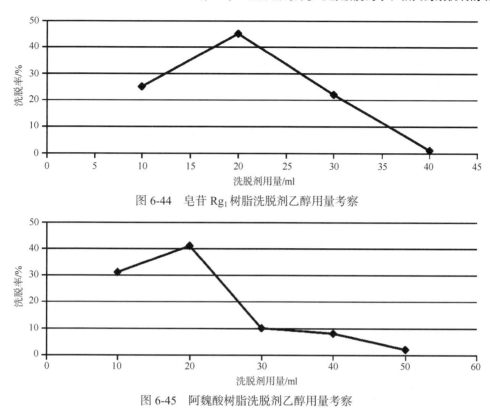

图 6-44 皂苷 Rg_1 树脂洗脱剂乙醇用量考察

图 6-45 阿魏酸树脂洗脱剂乙醇用量考察

结果表明,当洗脱液达到 5BV 时,已基本将复方有效组分洗脱干净,故确定解吸液用量为 4BV 的 50%乙醇洗脱,再用 6BV 的 90%乙醇洗脱,最终确定,上样提取液浓度为 0.2341g/ml(药材),AB-8 树脂对复方有效物质组有较好的吸附,用 50%乙醇、4BV 洗脱,再用 90%乙醇、6BV 洗脱,收集洗脱液干燥,即得复方有效化学物质组。

6.3.4 丹参心脉硬胶囊制剂工艺研究

取丹参、人参、三七、葛根、川芎和麦冬,粉碎成细粉(过 60 目筛),混匀,6 倍量 85%乙醇于 85℃水浴回流提取 3 次,每次 2h,过滤,滤液合并,85℃水浴浓缩至醇度为 5%药液,再用浓度为 5%乙醇定容至 500ml,使浓度为 0.236g/ml,作为上柱液。选用径高比为 1∶3.6 的树脂柱,相当于药材和树脂的用量比 5∶3 的提取液上柱,上柱速度为 1.5ml/min,先用 3BV 水洗脱,洗脱流速为 1ml/min,弃去水洗液,再依次用 4BV 50%乙醇、6BV 90%乙醇经 AB-8 型大孔吸附树脂富集纯化,洗脱流速为 1ml/min,将富集物减压干燥至粉末。委托秦皇岛市太极环纳米制品有限公司加工制成纳米颗粒。

1. 硬胶囊内容物配制工艺考察

根据工艺要求和提取率,制剂辅料用量以 20%为宜,结合实际本节选用淀粉、糊精、羧甲基纤维素、微晶纤维素为辅料,研究辅料分别与纳米粉混合后的吸湿性和流动性。

2. 混合粉的制备

按表 6-8 称取规定比例的纳米粉与辅料混匀,置干燥器内,其方法参考文献"莲花清瘟胶囊成型辅料的选择与工艺研究"[71]。

表 6-8　不同辅料与纳米粉的配伍比例

实验号	成分	不同辅料与纳米粉的配伍比例/%			
		1号辅料	2号辅料	3号辅料	4号辅料
1	纳米粉	10	8	8	8
2	淀粉		2	0.3	0.3
3	糊精			1.7	
4	微晶纤维素				1.7

注:每个试验均加 3% 的淀粉是为了下一步制备颗粒时作为黏合剂。

3. 吸湿率的测定

将称量瓶烘至恒重,冷却后准确称重,分别加入表 6-8 混匀后的混合粉,在底部均匀摊成厚 2mm,打开瓶盖 105℃ 烘约 5h 至恒重,取出,干燥器冷却,准确称重。另将底部盛有 NaCl 过饱和溶液的干燥器放入 25℃ 恒温培养箱内恒温 24h,此时恒温培养箱内的相对湿度为 75%,将烘至恒重的药粉瓶放入干燥器内,将称量瓶打开,放入干燥器上部,于 25℃ 恒温培养箱内保存,每隔一定时间称量一次,按下式计算各时间的吸湿率,结果见图 6-46。

吸湿率=(吸湿后药粉重−吸湿前药粉重)/吸湿前粉重×100%

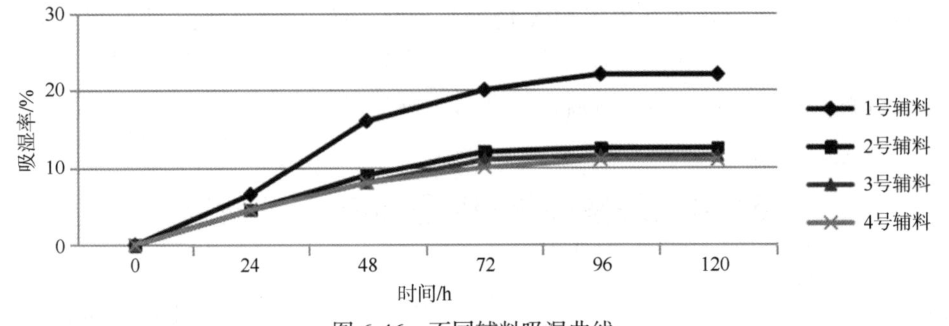

图 6-46　不同辅料吸湿曲线

4. 休止角的测定

采用固定漏斗法,将 3 只漏斗串联,最低漏斗的下口距水平放置坐标纸 1.5cm 处,将不同配伍比例的辅料和纳米粉的混合粉分别沿漏斗壁倒入最上层的漏斗中直到最下面的漏斗形成的圆锥体尖端接触到漏斗下口为止,由坐标纸测出圆锥体底部的直径(n=5 反复测 5 次),计算出休止角($\tan \alpha = H/R$),结果见表 6-9。

表 6-9　不同配伍比例辅料与纳米粉混合后的休止角(n=5)

处方号	1号辅料	2号辅料	3号辅料	4号辅料
休止角(α)	46.3	43.1	41.5	39.2

从图 6-46、表 6-9 可知，以吸湿率和流动性为指标，采用相同辅料时，以微晶纤维素最佳。

5. 硬胶囊的制备

硬胶囊主要成型材料是明胶。为增加其坚韧性与可塑性，可加入适量的甘油、山梨醇、CMC-Na、HPC、油酸酰胺磺酸钠等；为减小其流动性、增加胶冻力，可加增稠剂琼脂等；对光敏感的药物，可加遮透剂二氧化钛（2%～3%）；为增加美观，便于鉴别，可加入柠檬黄、胭脂红等食用染料做着色剂；为防止胶囊霉变，可加入防腐剂尼泊金等。必要时亦可加入芳香性矫味剂。当然，不是任一种空胶囊都必须有以上组分，而应根据目的要求选择。通过溶胶→蘸胶（制坯）→干燥→脱模→截割→（囊体与囊帽）套合，一般在空气洁净度 100 000 级，温度 10～25℃，相对湿度 35%～45%的环境条件下，由自动化生产线完成。空胶囊含水量 14%～15%为宜。

将胶囊内容物经硬胶囊机填充于胶囊壳内制成硬胶囊，制成每粒含内容物 350mg 的硬胶囊成品。制得的组分配伍之后的硬胶囊符合《中国药典》胶囊剂项下要求，经稳定性试验观察，外观和内容物稳定。

6.4 丹参心脉胶囊单味药及其复方质量控制研究

近几年来中药复方及其单味药的质量控制有了飞跃的进步，产品质量评价由单一指标成分的分析逐步向多组分化学成分分析发展，以确保产品质量稳定。通过对单味药材的多组分化学成分群在同一平面上的分析比较，为药理及临床研究提供了十分有意义的信息。丹参心脉胶囊由丹参、葛根、人参、三七、麦冬和川芎六味中药材组成，为了更好地控制丹参心脉胶囊中各个单味中药材的质量，本研究对复方中各个单味中药材的1～3个指标性成分进行了质量控制。为了更好地控制丹参心脉胶囊的整体质量，则对丹参心脉胶囊复方进行系统评价，复方指纹图谱的研究是中药现代化的关键点，能很好地体现中药制剂的均一性，将为中药复方的整体研究提供更广的思路和实际意义。本节研究以中药复方"丹参心脉胶囊"为研究对象，围绕其质量控制难题，对中药化学指纹图谱方法学进行了系统研究，对丹参心脉胶囊中君药和臣药中的药效指标性成分进行质量控制，为中药复方质量控制提供了新的技术途径。

6.4.1 丹参心脉胶囊单味药材有效物质组质量标准研究

丹参心脉胶囊单味药材有效物质组质量标准研究，包括丹参脂溶性有效成分中丹参酮ⅡA 的含量测定，丹参水溶性有效成分中丹酚酸 B 的含量测定，三七有效成分中三七皂苷 R_1、人参皂苷 Rg_1、人参皂苷 Re 和人参皂苷 Rb_1 的含量测定，人参有效成分中人参皂苷 Rg_1、人参皂苷 Re 和人参皂苷 Rb_1 的含量测定，葛根有效成分中葛根素的含量测定，麦冬有效成分中鲁斯可皂苷元和葡萄糖的含量测定，川芎有效成分中阿魏酸的含量测定。实验结果显示，丹参酮ⅡA、丹酚酸B、三七中三七皂苷R_1、人参皂苷Rg_1、人参皂苷Re、人参皂苷Rb_1、人参中人参皂苷Rg_1、人参皂苷Re、人参皂苷Rb_1、葛根素、鲁斯可皂苷元、葡萄糖和阿魏酸对照品分别在 0.1824～1.2748μg/ml、0.4792～3.3544μg/ml、0.4322～7.5635μg/ml、0.5632～9.856μg/ml、0.5044～8.827μg/ml、0.7328～12.824μg/ml、1.74～4.36μg/ml、1.62～4.04μg/ml、3.66～7.32μg/ml、0.1744～1.744μg/ml、101.2～253μg/ml、20.4～81.6μg/ml、0.10～0.60μg/ml 范围内与峰面积呈良好的线性关系，精密度的 RSD 分别为 1.37%、1.08%、0.91%、0.43%、0.56%、0.45%、0.65%、1.16%、1.46%、0.10%、0.62%、2.86%和 0.85%，重复性 RSD 分别为 1.26%、1.21%、2.75%、1.98%、2.70%、2.05%、1.21%、1.92%、1.20%、1.93%、0.87%、3.67%和 2.06%，稳定性 RSD 分别为 1.38%、0.74%、0.72%、0.68%、1.6%、0.41%、1.70%、1.39%、1.22%、0.72%、0.88%、1.84%和 0.85%，回收率分别为 95.80%、95.79%、99.89%、98.72%、97.49%、99.22%、97.48%、97.16%、96.95%、96.66%、97.95%、96.33%和 98.74%，回收率的 RSD 分别为 1.25%、2.49%、1.98%、2.43%、2.13%、1.75%、1.17%、1.20%、1.35%、1.42%、1.32%、2.21%和 1.83%。

丹参酮ⅡA、丹酚酸B、三七中三七皂苷R_1、人参皂苷Rg_1、人参皂苷Re、人参皂苷Rb_1、人参中人参皂苷Rg_1、人参皂苷Re、人参皂苷Rb_1、葛根素、鲁斯可皂苷元、葡萄糖和阿魏酸含量测定结果见表 6-10 至表 6-22。

表 6-10　丹参中丹参酮ⅡA 含量测定结果

序号	称样量/g	峰面积	含量/%	平均含量/%
1	1.02	3175	0.301	
2	1.04	3083	0.304	0.302
3	0.98	3315	0.300	

表 6-11　丹参中丹酚酸 B 含量测定结果

序号	称样量/g	峰面积	含量/%	平均含量/%
1	2.02	1334675	3.01	
2	2.04	1359892	3.04	3.02
3	1.98	1300998	3.00	

表 6-12　三七中三七皂苷 R_1 的含量测定

序号	取样量/mg	三七皂苷 R_1/%	平均含量/%	RSD/%
1	5.0034	0.8644		
2	5.0084	0.8534	0.8566	0.79
3	5.0002	0.8519		

表 6-13　三七中人参皂苷 Rg_1 的含量测定

序号	取样量/mg	人参皂苷 Rg_1/%	平均含量/%	RSD/%
1	5.0034	3.6282		
2	5.0084	3.5823	3.5913	0.93
3	5.0002	3.5635		

表 6-14 三七中人参皂苷 Re 的含量测定

序号	取样量/mg	人参皂苷 Re/%	平均含量/%	RSD/%
1	5.0034	0.6234		
2	5.0084	0.6132	0.6152	1.21
3	5.0002	0.6089		

表 6-15 三七中人参皂苷 Rb_1 的含量测定

序号	取样量/mg	人参皂苷 Rb_1/%	平均含量/%	RSD/%
1	5.0034	3.6832		
2	5.0084	3.6723	3.6755	0.18
3	5.0002	3.6709		

表 6-16 人参中人参皂苷 Rg_1 含量测定结果

序号	称样量/g	峰面积	含量/%	平均含量/%
1	2.0461	1397657	0.3401	
2	2.0744	1408472	0.3443	0.34
3	2.0289	1379398	0.3370	

表 6-17 人参中人参皂苷 Re 含量测定结果

序号	称样量/g	峰面积	含量/%	平均含量/%
1	2.0461	673729	0.2015	
2	2.0744	682732	0.2060	0.20
3	2.0289	670384	0.1978	

表 6-18 人参中人参皂苷 Rb_1 含量测定结果

序号	称样量/g	峰面积	含量/%	平均含量/%
1	2.0461	2031337	0.4534	
2	2.0744	2053722	0.4546	0.45
3	2.0289	2003383	0.4522	

表 6-19 葛根中葛根素含量测定结果

序号	称样量/g	峰面积	含量/%	平均含量/%
1	1.0089	22836278	5.19	
2	1.0082	22732494	5.17	5.183
3	1.0072	22797799	5.19	

表 6-20 麦冬中鲁斯可皂苷元含量测定结果

序号	称样量/g	吸光度	含量/%	平均含量/%
1	1.0089	0.521	0.501	
2	1.0197	0.513	0.493	0.504
3	1.0125	0.531	0.510	

表 6-21　麦冬中葡萄糖含量测定结果

序号	称样量/g	吸光度	含量/%	平均含量/%
1	1.0112	0.456	39.82	
2	1.0098	0.437	41.95	41.60
3	1.0176	0.463	40.27	

表 6-22　川芎中阿魏酸含量测定结果

序号	称样量/g	峰面积	含量/%	平均含量/%
1	5.079	1598614.25	0.491464	
2	5.092	1553656.5	0.4776	0.4805
3	5.068	1537504.5	0.472677	

丹参酮ⅡA、丹酚酸B、三七皂苷R_1、人参皂苷Rg_1、人参皂苷Re、人参皂苷Rb_1、人参皂苷Rg_1、人参皂苷Re、人参皂苷Rb_1、葛根素和阿魏酸对照品与其供试品图见图6-47至图6-52。

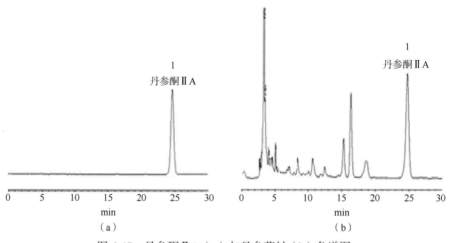

图6-47　丹参酮ⅡA（a）与丹参药材（b）色谱图

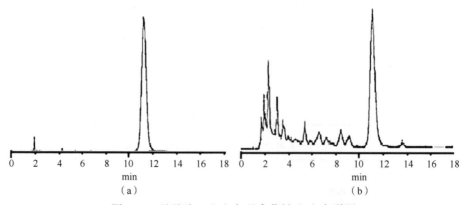

图6-48　丹酚酸B（a）与丹参药材（b）色谱图

第 6 章 组分新药丹参心脉胶囊药学和相关药效机制的研究 | 377

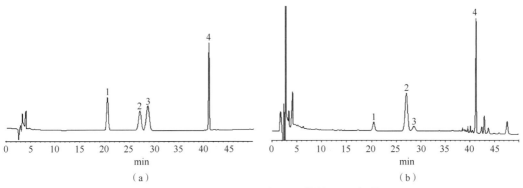

图 6-49　三七对照品（a）与三七药材（b）色谱图

1. 三七皂苷 R_1；2. 人参皂苷 Rg_1；3. 人参皂苷 Re；4. 人参皂苷 Rb_1

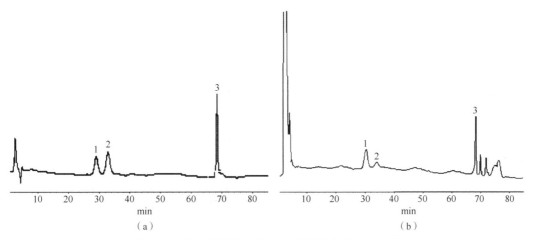

图 6-50　人参对照品（a）与人参药材（b）HPLC 图

1. 人参皂苷 Rg_1；2. 人参皂苷 Re；3. 人参皂苷 Rb_1

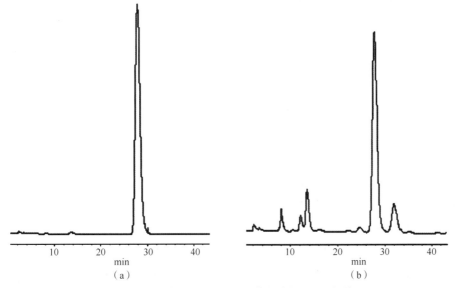

图 6-51　葛根素对照品（a）与葛根药材（b）色谱图

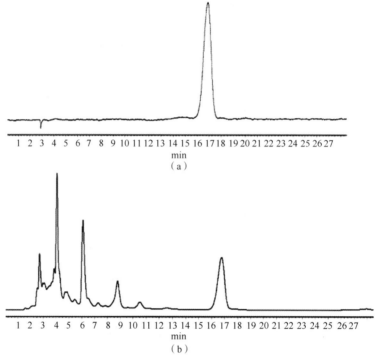

图 6-52　阿魏酸对照品（a）与川芎药材（b）色谱图

6.4.2　丹参心脉胶囊复方有效物质组质量标准研究

丹参心脉胶囊具有益气养心、行气活血的功效。其中丹参为君药，葛根为臣药。丹参中丹参酮ⅡA能抑制心肌细胞缺血缺氧，阻断自由基对心肌细胞的损伤，增强心肌功能，扩张冠脉血管，增加血流量，增强外周血液循环的能力，提高耐氧能力，进而改善局部心肌供血，降低心肌耗氧量，使心绞痛和心肌梗死的发生概率降低，显著地降低血液黏稠度，双向调节凝血系统，从而改善心血管系统[72~76]。葛根中的葛根素能有效地保护心肌，改善心肌缺血再灌注损伤，有效地抗心肌缺血、心律失常，能降低全血黏度、血小板黏附率、抑制血小板聚集，从而改善血液流变性、抑制血栓形成，扩张血管，有效地降低血压[77~81]。因此对丹参心脉胶囊中的丹参酮ⅡA和葛根素进行质量控制十分必要。

1. HPLC-MS分析丹参心脉胶囊中的有效化学成分

丹参心脉胶囊HPLC指纹图谱的构建方法，利用高效液相色谱仪，梯度洗脱，得到丹参心脉胶囊HPLC指纹图谱，采用中药色谱指纹图谱[82~86]相似度评价系统软件（2004年A版）对10批样品的指纹图谱进行匹配，得到丹参心脉胶囊HPLC标准指纹图谱，在271nm下，采用HPLC-DAD-TOF-MS串联技术对参葛舒心方HPLC标准指纹图谱进行指证，共指证出17个色谱峰的化学成分，属于丹参的指纹图谱共有3个峰，属于葛根的指纹图谱共有14个峰。分离情况良好，理论塔板数均不低于8000，与相邻峰之间分离度大于1.5，对称因子在 0.95~1.05 之间。重复性、精密度和样品稳定性考察表明，共有峰峰面积的 RSD 均小于 5%，说明此指纹图谱条件重复性好，稳定、可靠，可用于丹参心脉胶囊整体的质量控制。见图 6-53、表 6-23。

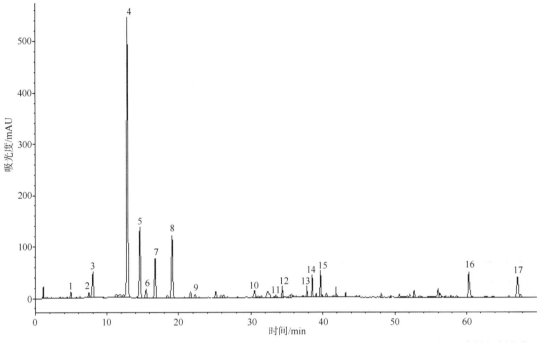

图 6-53　丹参心脉胶囊标准指纹图谱

表 6-23　丹参心脉胶囊归属药材色谱峰指认

峰号	保留时间/min	归属药材	色谱峰指认名称
1	4.92	葛根	葛根素-4′-O-D-葡萄糖苷
2	7.42	葛根	大豆苷元-4′,7-二葡萄糖苷
3	7.99	葛根	3′-羟基葛根素
4	12.88	葛根	葛根素
5	14.65	葛根	3′-甲氧基葛根素
6	15.53	葛根	葛根素-7-木糖苷
7	16.76	葛根	葛根素-木糖苷
8	19.10	葛根	大豆苷
9	22.21	葛根	4′-甲氧基葛根素
10	30.33	葛根	染料木素
11	33.45	丹参	丹酚酸 B
12	34.34	葛根	刺芒柄花素
13	37.78	葛根	kakkonein
14	38.55	葛根	香豆雌酚
15	39.72	葛根	大豆苷元
16	60.30	丹参	新隐丹参酮
17	67.26	丹参	丹参酮 II A

2. HPLC 检测丹参心脉胶囊中葛根素和丹参酮ⅡA的含量

为进一步提高对重要指标性成分的质量控制，考察了上述指纹图谱中葛根素和丹参酮ⅡA的含量进行定量测定的可行性。葛根素对照品在 0.6600～1.7600μg/ml、丹参酮ⅡA对照品在 0.026～0.156μg/ml 范围内与峰面积呈良好的线性关系，RSD 都大于 0.999，检出限较低，满足后续实验的要求。两种指标性成分重复性、稳定性、精密度考察结果显示，各峰的峰面积 RSD 均小于 3%，回收率均在 97%～105%。方法学考察结果表明该方法重复性较好，准确、可靠，可用于丹参心脉胶囊中 2 种指标成分的同时定量测定。

丹参心脉胶囊三批样品含量结果如表 6-24 和表 6-25 所示。

表 6-24　丹参心脉胶囊葛根素含量测定结果

序号	称样量/g	峰面积	含量/%	平均含量/%
1	1.0031	4866.5	5.6266	
2	1.0046	4936.2	5.6987	5.59
3	1.0025	4706.3	5.4446	

表 6-25　丹参心脉胶囊丹参酮ⅡA含量测定结果

序号	称样量/g	峰面积	含量/%	平均含量/%
1	1.0031	2635.6	0.6416	
2	1.0046	2532.1	0.6164	0.6347
3	1.0025	2653.8	0.6460	

6.5　丹参心脉胶囊药效研究及初步安全性评价

丹参心脉胶囊药效学研究包括体外药效研究、体内药效研究和 PK-PD 及初步安全性研究。体外药效研究构建了原代乳鼠心肌细胞缺氧复氧损伤及氧化损伤模型，采用血浆药理学给药方法[87]，MTT 法检测证实了丹参心脉胶囊对 H_2O_2 损伤心肌细胞增殖有明显的促进作用。体内药效研究采用冠状动脉结扎法成功建立大鼠心肌缺血损伤模型，以大鼠心肌梗死灶面积、血清中超氧化物歧化酶（SOD）、肌酸磷酸激酶（CK）及乳酸脱氢酶（LDH）含量等为主要药效观察指标，通过 TTC 染色法对丹参心脉胶囊进行药学评价。PK-PD 药效[88]研究采用血浆药理学方法，通过比较正常大鼠灌胃给药后不同时间点的含药血浆对缺血再灌注模型的大鼠乳鼠心肌细胞存活率的促进作用，绘制效应-时间曲线；同时根据测定的不同时间点血液样本中各浓度变化，绘制量-时间曲线。通过对效应-时间、量-时间曲线进行相关分析，说明丹参心脉胶囊体外药动及药效过程的相关性。同时对丹参心脉胶囊的初步安全性进行研究，根据毒理学实验观察的要求，进行相关的实验研究。

6.5.1　丹参心脉胶囊体外药效研究

按表 6-26 所示剂量，对昆明小鼠 80 只（18～22g）灌胃给药，连续 3 天后，无菌小鼠眼球取血，经 56℃、30min 灭活处理后，0.22μm 微孔滤膜过滤除菌，置 -20℃ 保存备用。

表 6-26 灌胃剂量

组别	剂量
丹参心脉纳米颗粒 A	6.5417g/kg
丹参心脉纳米颗粒 B	3.27084g/kg
丹参心脉纳米颗粒 C	1.63542g/kg
丹参心脉纳米颗粒 D	0.81772g/kg
丹参心脉纳米颗粒 E	0.40886g/kg
西药阳性对照组（CTX）	0.0028g/kg
中药阳性对照组（FFBM）	0.01404g/kg
阴性对照组	等体积生理盐水

将上述含药血浆制备成 15% 的含药血浆，15% 的含药血浆作用于乳鼠心肌细胞。含药血浆对 SD 乳鼠心肌细胞 H_2O_2 损伤的存活率与时间剂量关系，见表 6-27。

表 6-27 含药血浆对 SD 乳鼠心肌细胞 H_2O_2 损伤的存活率与时间剂量关系

给药时间/h	分组	OD 值（$\bar{x} \pm SD$）	细胞存活率/%
12	空白对照组	0.4134±0.0231	47.66
	损伤组	0.4007±0.0141*	44.73
	中药阳性对照组	0.6143±0.0274*	74.63
	西药阳性对照组	0.7361±0.0294*	87.42
	A 组	0.4159±0.0106*	47.31
	B 组	0.6891±0.0342*	57.35
	C 组	0.5014±0.0181*	78.631
	D 组	0.4757±0.0204*	60.86
	E 组	0.4000±0.0116	42.62
24	空白对照组	0.4251±0.0134	48.67
	损伤组	0.4332±0.0204*	47.53
	中药阳性对照组	0.6702±0.0139*	76.66
	西药阳性对照组	0.8006±0.0114*	88.51
	A 组	0.4493±0.0185*	51.32
	B 组	0.4636±0.0275*	56.28
	C 组	0.5362±0.0205*	80.77
	D 组	0.4857±0.0204*	61.67
	E 组	0.4101±0.0124	45.30
48	空白对照组	0.3987±0.0247	48.35
	损伤组	0.4016±0.0203*	46.29
	中药阳性对照组	0.6116±0.0159*	75.66
	西药阳性对照组	0.7712±0.0216*	83.47
	A 组	0.5650±0.0342*	60.11
	B 组	0.5837±0.0413*	62.21
	C 组	0.6596±0.0161*	78.43
	D 组	0.4197±0.0232*	*48.93
	E 组	0.4101±0.0164	44.58

注：与空白对照组比较 *. $P<0.05$。

采用血浆药理学方法证实了丹参心脉胶囊灌胃后的小鼠血浆对 SD 乳鼠心肌细胞 H_2O_2 损伤心肌细胞增殖有明显的促进作用，存活率表现出药物剂量和作用时间呈线性关系。含药血浆中丹参心脉胶囊中剂量组的细胞增殖存活率大于丹参心脉胶囊低、高剂量组。

6.5.2 丹参心脉胶囊体内药效研究

1. 大鼠局灶性心肌缺血模型制备

大鼠麻醉后进行气管插管，控制呼吸频率 90 次/min，潮气量 3~4ml。持续监测心电图变化。胸部备皮、消毒，沿左锁骨中线纵行切开皮肤，在第四肋间钝性分离肌层，打开胸腔，剪开心包，轻压右侧胸廓，挤出心脏，结扎左冠状动脉前降支主干后，迅速缝合胸壁，停止人工呼吸，清除呼吸道分泌物，缝合关闭气管。结扎 10min 后心电图 ST 段没有变化者淘汰。

2. 分组与给药

（1）假手术组。除不结扎外，其他处理与模型相同。给予与药液等量生理盐水，连续 7 天。

（2）模型组。按照模型制作方法进行造模。给予与药液等量生理盐水，连续 7 天。

（3）复方药物高、中、低剂量组：按照模型制作方法进行造模。按 1.7g/kg、0.34g/kg、0.17g/kg 灌胃给予复方药物，连续 7 天。

（4）地尔硫卓组。按照模型制作方法进行造模。按 36mg/kg 灌胃给予地尔硫卓，连续 7 天。

3. 丹参心脉胶囊对大鼠心肌梗死面积的影响

本部分研究采用 TTC 染色观察丹参心脉胶囊对大鼠心肌梗死面积的影响。正常组织呈红色，缺血组织呈白色。实验结果显示丹参心脉胶囊能够显著缩小大鼠心肌梗死面积。

4. 丹参心脉胶囊对心肌缺血大鼠 CK、LDH 及 SOD 的影响

各组大鼠连续灌胃给药 7 天后，采用摘眼球取血法取血，于 4℃静置 30min，3000r/min 离心 15min，吸取上清液，ELISA 法检测大鼠血清中超氧化物歧化酶（SOD）、肌酸磷酸激酶（CK）及乳酸脱氢酶（LDH）的含量。结果见表 6-28，图 6-54、图 6-55、图 6-56。

表 6-28　各组 CK、LDH、SOD 含量测定结果（$\bar{x} \pm s$）

组别	CK 含量/(ng/ml)	LDH 含量/(U/L)	SOD 含量/(U/L)
假手术组	16.44±5.03	121.60±26.78	143.95±34.28
模型组	131.82±35.35##	467.33±76.78##	76.05±22.62##

续表

组别	CK 含量/（ng/ml）	LDH 含量/（U/L）	SOD 含量/（U/L）
地尔硫卓组	34.95±8.50**	128.88±25.89**	158.03±26.15**
高剂量组	11.83±2.77**	131.55±37.19**	134.35±35.35**
中剂量组	24.95±5.59**	306.58±35.97**	88.63±16.98
低剂量组	44.73±2.33**	331.43±76.59**	83.55±22.27

注：与假手术组比较，##P<0.01；与模型组比较，**P<0.01。

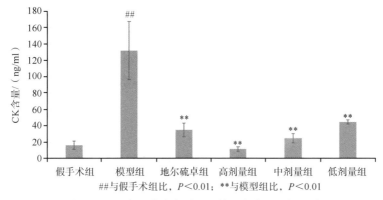

##与假手术组比，P<0.01；**与模型组比，P<0.01

图 6-54　丹参心脉胶囊对心肌缺血大鼠 CK 的影响

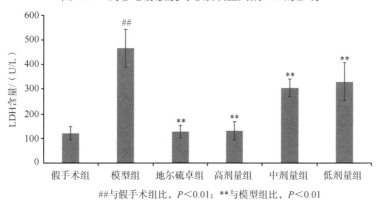

##与假手术组比，P<0.01；**与模型组比，P<0.01

图 6-55　丹参心脉胶囊对心肌缺血大鼠 LDH 的影响

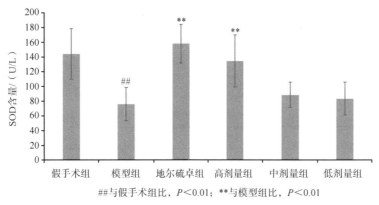

##与假手术组比，P<0.01；**与模型组比，P<0.01

图 6-56　丹参心脉胶囊对心肌缺血大鼠 SOD 的影响

5. 小结

本节研究表明，与假手术组相比，模型组大鼠血清中 SOD 含量显著减少（$P<0.01$），说明缺血造成 SOD 活性下降，堆积大量氧自由基，导致心肌细胞损伤。丹参心脉胶囊干预治疗后 SOD 含量较模型组显著增加（$P<0.01$），说明其能减少氧自由基的产生而发挥抗心肌缺血损伤的作用。与假手术组相比，模型组大鼠血清中 LDH 和 CK 含量显著增加（$P<0.01$），丹参心脉胶囊干预治疗后 LDH 和 CK 含量较模型组显著降低（$P<0.01$），说明其能抑制 LDH 和 CK 对心肌细胞的破坏而发挥抗心肌缺血损伤的作用。其中 LDH 和 CK 对细胞有较强的损伤作用，其可以损伤细胞膜及包括线粒体在内的众多细胞器，当线粒体受损时心肌细胞 ATP 供应明显减少，从而引起一系列功能、结构、代谢的异常和紊乱。心肌细胞受损会造成其细胞膜通透性增加，LDH 和 CK 大量入血，血清中 LDH 和 CK 浓度升高，进一步加重心肌损伤程度。

6.5.3 丹参心脉胶囊 PK-PD 研究

丹参心脉胶囊 PK-PD 研究路线如图 6-57 所示。

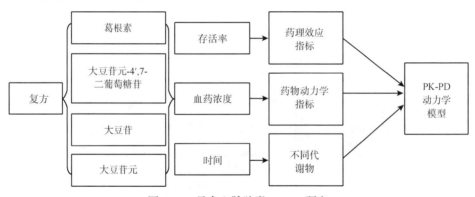

图 6-57 丹参心脉胶囊 PK-PD 研究

1. 丹参心脉胶囊有效组分药物动力学研究

丹参心脉胶囊定量称取后用水溶解制成混悬液，按 400mg/kg 给大鼠灌胃，并按表 6-29 采血时间进行采血。测定丹参心脉胶囊有效物质组各时间点血药浓度如表 6-29 所示。

表 6-29　丹参心脉胶囊有效物质组各时间点血药浓度

采血时间/min	葛根素/（μg/ml）	大豆苷/（μg/ml）	大豆苷元/（μg/ml）
0	0	0	0
5	15.28±1.78	3.39	0.37±0.87
10	18.43±1.70	4.86	1.01±0.65
20	21.32±2.52	5.95	1.62±0.96

续表

采血时间/min	葛根素/(μg/ml)	大豆苷/(μg/ml)	大豆苷元/(μg/ml)
50	17.28±0.83	3.99	1.07±0.52
90	13.21±0.37	3.49	0.82±1.34
120	10.97±0.60	2.89	0.58±0.27
180	6.42±0.42	1.69	0.53±1.21
240	4.98±0.40	1.31	0.44±1.71

将给药后不同时间血药浓度和时间数据用 DAS2.0 药代动力学软件分析，以统计矩方法计算药代动力学参数。大鼠灌胃丹参心脉胶囊药液后的血浆药物浓度-时间曲线和药代动力学参数，见表 6-30。

表 6-30　药代动力学参数

参数	葛根素	大豆苷	大豆苷元
$T_{1/2\alpha}$/min	10.515	8.122	13.075
$T_{1/2\beta}$/min	69.315	69.315	69.315
$T_{1/2k\alpha}$/min	8.154	6.867	8.545
CL/F/(L/min/kg)	0.113	430.352	1516.722
(V_1/F)/(L/kg)	13.804	39207.844	120212.988
AUC(0-t)/[mg/(L·min)]	2782.555	717.766	180.347
AUC(0-∞)/[mg/(L·min)]	3531.907	929.471	263.727
T_{max}/min	20	20	20
C_{max}/(mg/L)	21.32	5.95	1.62

2. 丹参心脉胶囊有效组分药动、药效相关性研究

大鼠血浆中有效组分时间-量曲线与含药血浆对缺血再灌注模型的大鼠乳鼠心肌细胞的促进作用时间-效曲线的相关性分析。根据大鼠灌胃给予高剂量丹参心脉胶囊后有效组分时间-量曲线及时间-效曲线进行综合分析。结果见表 6-31。

表 6-31　丹参心脉胶囊不同时间点的含药血浆对缺血再灌注模型的大鼠乳鼠心肌细胞的促进作用

采血时间/min	丹参心脉胶囊有效物质组/(μg/ml)			存活率/%
	葛根素	大豆苷	大豆苷元	
0	0	0	0	53.52
5	15.28±1.78	3.39±0.28	0.37±0.87	68.42
10	18.43±1.70	4.86±0.12	1.01±0.65	70.31
20	21.32±2.52	5.95±0.75	1.62±0.96	75.61
50	17.28±0.83	3.99±0.29	1.07±0.52	65.28
90	13.21±0.37	3.49±0.11	0.82±1.34	59.27
120	10.97±0.60	2.89±0.10	0.58±0.27	57.99
180	6.42±0.42	1.69±0.29	0.53±1.21	54.35
240	4.98±0.40	1.31±0.22	0.44±1.71	54.05

3. 小结

结果可知，丹参心脉胶囊中葛根素、大豆苷、大豆苷元的血药浓度与含药血浆对细胞存活率的促进作用之间具有良好的相关性，当葛根素、大豆苷、大豆苷元的血浆含量达到最大值时，其对细胞存活率的促进作用也达到最大值；当含药血浆对细胞存活率的促进作用达到最大值时，葛根素、大豆苷、大豆苷元的浓度接近最大，显示具有良好的相关性。

综上所述，丹参心脉胶囊含药血浆的时间-量曲线与对缺血再灌注模型的大鼠乳鼠心肌细胞存活率的促进作用的时效曲线呈正相关。

6.5.4 丹参心脉胶囊初步安全性研究

用 ICR 小鼠和 Wistar 大鼠进行了灌胃给药的急性毒性研究。丹参心脉胶囊，ICR 小鼠最大给药量为 250g/kg，Wistar 大鼠最大给药量为 125g/kg。在此剂量上 2 组实验动物 24h 内均未出现死亡。给药后密切观察实验动物中毒症状出现和持续时间、缓解时间、死亡时间等，以后每日观察动物表现，记录死亡情况，连续 14 天。实验结果发现，14 天内各组动物均未出现死亡及明显中毒症状。故认为本复方药物无急性毒性。

6.6 丹参心脉胶囊初步作用机制研究

在成功构建大鼠心肌损伤模型的基础上，开展丹参心脉胶囊的作用机制研究。主要开展丹参心脉胶囊对心肌损伤大鼠的代谢组学及相关基因、蛋白的作用机制研究。在代谢组学研究过程中，为了确保实验条件的准确性及收集信息的全面性，优化了血浆样品的制备方法及色谱-质谱测定条件。利用高效液相色谱-飞行时间质谱仪（HPLC-TOF-MS）对血浆样品进行分析，并结合 Agilent MPP 12.0 软件筛选出 Sphingosine-1-phosphate、4-hydroxyphthalic acid、D-Glucose、Tryptophan 及 Glycocholic acid 等 16 个与心肌缺血损伤相关的内源性差异标志物。通过 KEGG、Metlin 等相关数据库检索到包括鞘磷脂代谢、脂肪酸代谢、糖代谢等 5 个与上述内源性差异标志物有密切关系的信号通路。以代谢组学研究结果为指导，在差异基因水平上，对丹参心脉胶囊的作用机制进行进一步研究。本节研究以 NF-κB 信号通路为研究对象，利用 RT-PCR 对心肌组织中 NF-κB 及其上下游基因 TNF-α、ICAM-1、VCAM-1 及 iNOS 的表达情况进行检测。采用 Western Blot 技术检测丹参心脉胶囊治疗缺血损伤的大鼠心肌组织中 NF-κB 信号通路上 VEGF、HSP70 和 COX-2 蛋白的表达情况。

6.6.1 基于代谢组学的丹参心脉胶囊对心肌缺血损伤大鼠作用机制研究

前期研究通过建立大鼠心肌缺血损伤模型,并使用丹参心脉胶囊干预治疗,证实了丹参心脉胶囊对大鼠心肌缺血损伤有较好的治疗作用,但在现阶段其作用机制尚不明确。代谢组学能筛选并确定药物作用的靶点或受体,进而推断出药物的作用机制。以代谢组学作为理论基础,先对血浆样品的制备方法及色谱-质谱测定的条件进行优化,后利用超高效液相色谱-飞行时间质谱仪(HPLC-TOF-MS)分析大鼠血浆样品,结合 Agilent MPP 12.0 软件筛选并鉴定与心肌缺血损伤相关的潜在的生物标志物,从代谢组学的角度探讨丹参心脉胶囊治疗心肌缺血损伤的作用机制。

1. 潜在生物标志物的鉴定结果

使用 ID Browsers 进行代谢物的谱库匹配,从中初步筛选出发生显著性变化的代谢物。再结合相关数据库的使用做进一步的检索,最终得到代谢物的初步鉴定结果,具体见表 6-32。

表 6-32 潜在生物标志物量化信息表

序号	时间/min	精确质量/Da	分子式	代谢物	变化趋势(与模型组比)
1	1.325	204.0899	$C_{11}H_{12}N_2O_2$	Tryptophan	↑
2	1.648	75.032	$C_2H_5NO_2$	Glycine	↑
3	1.985	180.0634	$C_6H_{12}O_6$	D-Glucose	↑
4	2.1596	118.1103	$C_5H_4N_4O_3$	Propanoicacid	↓
5	3.48	182.1352	$C_8H_6O_5$	4-hydroxyphthalic acid	↓
6	3.611	117.079	$C_5H_{11}NO_2$	DL-valine	↓
7	5.881	284.2715	$C_{18}H_{36}O_2$	Octadecanoic acid	↓
8	6.304	256.2402	$C_{16}H_{32}O_2$	Hexadecanoic acid	↓
9	6.436	280.2402	$C_{18}H_{32}O_2$	(9Z,12Z)-Octadecadienoic acid	↓
10	6.681	358.5141	$C_{21}H_{42}O_4$	1-octadecanoyl-rac-glycerol	↓
11	7.275	515.2917	$C_{26}H_{45}NO_7S$	Taurocholate acid	↑
12	8.867	379.2488	$C_{18}H_{38}NO_5P$	Sphingosine-1-phosphate	↓
13	9.14	219.6037	$C_5H_{15}NO_4P$	Physphocholine	↓
14	10.923	465.309	$C_{26}H_{43}NO_6$	Glycocholic acid	↑
15	12.342	283.2875	$C_{18}H_{37}NO$	Octadecanamide	↑
16	13.078	301.2981	$C_{18}H_{39}NO_2$	Sphinganine	↑

2. 丹参心脉胶囊治疗心肌缺血损伤的相关代谢通路

丹参心脉胶囊治疗心肌缺血损伤的相关代谢通路见图 6-58。

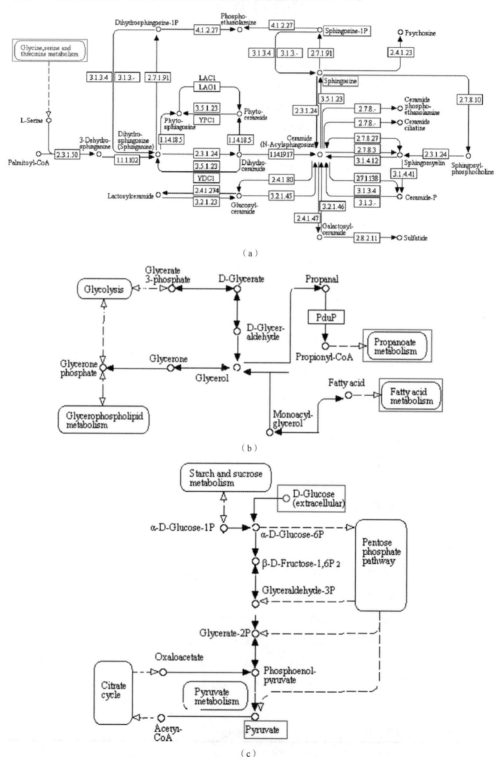

第6章 组分新药丹参心脉胶囊药学和相关药效机制的研究 | 389

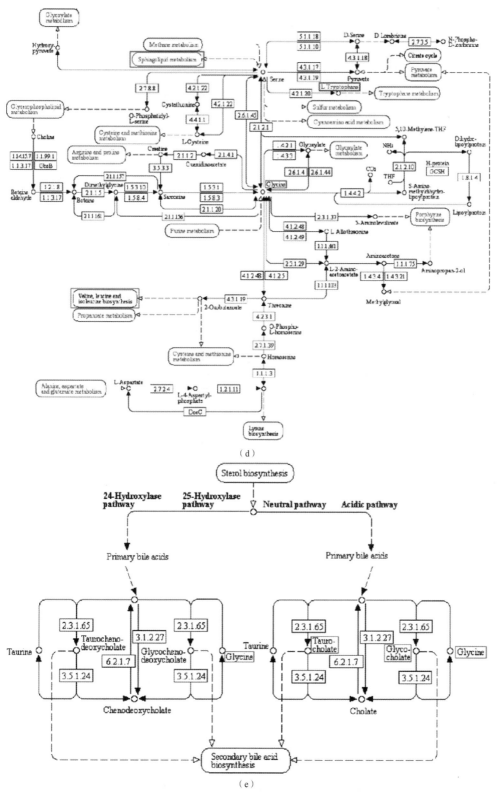

图 6-58 丹参心脉胶囊参与的相关代谢通路
（a）鞘脂代谢；（b）脂肪酸代谢；（c）糖代谢；（d）氨基酸代谢；（e）胆汁酸代谢

3. 小结

鞘脂代谢与动脉粥样硬化的发生关系密切。Sphingosine-1-phosphate（S1P）是细胞膜鞘脂的代谢产物之一，其是由 Sphingosine 磷酸化生成的。S1P 具有重要的生理活性，其可以通过自身发挥生理学作用，也可以通过其特异性受体（S1PR$_{1-5}$）影响细胞内信号转导途径而产生作用[89]。S1P 与其受体相互作用激活了 PI$_3$K-Akt 信号通路[90]，从而减小心肌梗死面积，保护缺血心肌。S1PR$_1$ 能抑制白细胞黏附聚集，减轻血管炎症反应，抑制平滑肌细胞的增殖及脂质斑块的生成从而抑制动脉粥样硬化的发生、发展[91]。S1PR$_1$ 和 S1PR$_2$ 在血管新生和发育过程中可以相互协调而发挥作用。有报道指出，冠心病患者体内循环的 S1P 水平较正常人高，因此降低 S1P 水平能有效地控制冠心病。本节研究表明，与模型组比较，丹参心脉胶囊干预治疗后能明显降低 S1P 含量，增加 Sphingosine 含量，说明其通过调节鞘脂代谢而发挥抗心肌缺血损伤的作用。同时 S1P 可以通过调节肿瘤坏死因子受体相关因子 2（TRAF2）而调控 NF-κB 信号通路，进而参与调节炎症反应。

正常的能量代谢对维持心脏功能具有重要意义。一般情况下，心肌活动所需的能量大部分由游离脂肪酸提供，而脂肪酸代谢异常是引起心血管疾病的重要因素。血浆中脂肪酸水平增高会破坏细胞线粒体功能，导致氧自由基的大量产生，从而引起一系列炎症反应，导致动脉粥样硬化。同时，脂肪酸过多会造成大量的甘油三酯沉积在动脉壁上，促进冠状动脉粥样硬化的形成及发展。高浓度的脂肪酸可导致脂质在心肌细胞内沉积，破坏心肌细胞，同时还会产生大量的细胞毒性物质，诱导心肌细胞凋亡。本研究表明，与模型组比较，丹参心脉胶囊干预治疗后能明显降低 4-hydroxyphthalic acid、Octadecanoic acid、Hexadecanoic acid 和（9Z，12Z）-Octadecadienoic acid 的含量，说明丹参心脉胶囊通过调节脂肪酸代谢而发挥其抗心肌缺血损伤的作用。

D-Glucose 的有氧氧化是心肌获取能量的主要方式之一，而当心肌缺血时 D-Glucose 代谢紊乱，Propanoicacid 因其无氧酵解供能而含量增高。糖代谢紊乱会影响心肌的能量代谢，引发并加重缺血心肌损伤[92]。本节研究表明，与模型组比较，丹参心脉胶囊干预治疗后能明显升高 D-Glucose 含量，降低 Propanoicacid 含量，说明丹参心脉胶囊能提高糖的氧化利用，改善糖代谢紊乱，进而改善心肌损伤。

氨基酸代谢和心肌损伤关系密切。Tryptophan 主要通过犬尿氨酸途径生成犬尿氨酸，吲哚胺-2,3-双加氧酶（IDO）是该过程的限速酶，IDO 受炎症介质如 TNF-α、IL-1、IL-12、IL-18 及 PGE$_2$ 等诱导产生，而心肌损伤过程会伴随产生炎症反应，由此可以看出，Tryptophan 含量降低会导致炎症反应及心血管疾病的发生。Glycine 能减轻心肌细胞内钙超载，减少心肌细胞的损伤和死亡，以此维护和改善心功能，保护心脏[93]。同时，Glycine 还能改善缺血、缺氧后心肌细胞的能量储备，从而发挥保护作用。当机体代谢紊乱而引起糖、脂肪酸代谢减弱时，外周的氨基酸如 DL-valine 等会增强代谢提供能量。本节研究表明，与模型组比较，丹参心脉胶囊干预治疗后，Tryptophan、Glycine 含量显著升高，DL-valine 含量显著降低，说明丹参心脉胶囊通过调节氨基酸代谢而发挥其抗心肌缺血损伤的作用。

胆汁酸代谢紊乱会造成大量的胆固醇在体内积聚，其是引发冠状动脉粥样硬化的重要因素，Taurocholic acid 和 Glycocholic acid 是胆汁酸代谢的产物。Taurocholic acid 和 Glycocholic acid 均能减少与炎症相关的 NO、组胺和 PGE_2 的释放，从而抑制心肌损伤[94, 95]。本节研究表明，与模型组比较，丹参心脉胶囊干预治疗后，Taurocholic acid 和 Glycocholic acid 含量显著升高，说明丹参心脉胶囊通过调节胆汁酸代谢，抑制炎性介质释放，减轻炎症反应，进而改善心肌缺血损伤。

6.6.2 基于相关基因的丹参心脉胶囊对心肌缺血损伤大鼠作用机制研究

PCR 法检测 NF-κB、TNF-α、iNOS、ICAM-1 和 VCAM-1mRNA 的表达。

与假手术组相比，模型组 NF-κB、TNF-α、iNOS、ICAM-1 和 VCAM-1 mRNA 表达显著增强（$P<0.01$）；与模型组相比，丹参心脉胶囊低、中、高剂量组及地尔硫卓组的 NF-κB、TNF-α、iNOS、ICAM-1 和 VCAM-1 mRNA 表达量显著性降低（$P<0.01$）；其中复方高剂量组的 NF-κB、TNF-α、iNOS、ICAM-1 和 VCAM-1 mRNA 表达量最低，且低于地尔硫卓组。结果见表 6-33、图 6-59。

表 6-33　各组大鼠心肌组织中 NF-κB、TNF-α、iNOS、ICAM-1 和 VCAM-1 mRNA 表达量

组别	样本量	NF-κB/β-actin	TNF-α/β-actin	iNOS/β-actin	ICAM-1/β-actin	VCAM-1/β-actin
假手术组	10	0.20±0.01	0.15±0.02	0.13±0.02	0.15±0.02	0.21±0.02
模型组	10	0.85±0.03##	0.92±0.02##	0.50±0.01##	0.66±0.02##	0.80±0.02##
地尔硫卓组	10	0.36±0.03**	0.30±0.02**	0.37±0.01**	0.37±0.02**	0.35±0.02**
丹参心脉胶囊低剂量组	10	0.46±0.02**	0.79±0.03**	0.32±0.02**	0.45±0.02**	0.51±0.02**
丹参心脉胶囊中剂量组	10	0.41±0.02**	0.60±0.02**	0.18±0.02**	0.40±0.01**	0.37±0.02**
丹参心脉胶囊高剂量组	10	0.30±0.02**	0.32±0.02**	0.14±0.01**	0.34±0.02**	0.26±0.01**

注：与假手术组比较，##.$P<0.01$；与模型组比较，**.$P<0.01$。

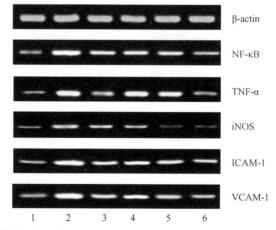

图 6-59　各组大鼠心肌组织中 NF-κB、TNF-α、iNOS、ICAM-1 和 VCAM-1 mRNA 表达
1. 假手术组；2. 模型组；3. 地尔硫卓组；4. 丹参心脉胶囊低剂量组；5. 丹参心脉胶囊中剂量组；6. 丹参心脉胶囊高剂量组

6.6.3 基于相关蛋白的丹参心脉胶囊对心肌缺血损伤大鼠作用机制研究

与假手术组相比，模型组 VEGF、HSP70 和 COX-2 蛋白表达显著增强（$P<0.01$）；与模型组比较，丹参心脉胶囊低、中、高剂量组及地尔硫卓组的 VEGF 和 HSP70 蛋白表达量显著性升高，COX-2 蛋白表达量显著性降低（$P<0.01$）；其中高剂量组的 VEGF 和 HSP70 蛋白表达量最高，且高于地尔硫卓组；COX-2 蛋白表达量最低，且低于地尔硫卓组。结果见表 6-34、图 6-60。

表 6-34　各组大鼠心肌组织中 VEGF、HSP70 和 COX-2 蛋白表达量

组别	样本量	VEGF/β-actin	HSP70/β-actin	COX-2/β-actin
假手术组	10	0.14±0.01	0.19±0.02	0.21±0.02
模型组	10	0.30±0.02##	0.35±0.02##	0.88±0.03##
地尔硫卓组	10	0.60±0.02**	0.70±0.02**	0.45±0.02**
丹参心脉胶囊低剂量组	10	0.70±0.02**	0.52±0.02**	0.50±0.01**
丹参心脉胶囊中剂量组	10	0.53±0.02**	0.61±0.02**	0.41±0.03**
丹参心脉胶囊高剂量组	10	0.82±0.02**	0.85±0.02**	0.40±0.01**

注：与假手术组比较，##.$P<0.01$；与模型组比较，**.$P<0.01$。

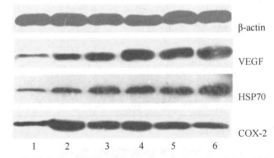

图 6-60　各组大鼠心肌组织中 VEGF、HSP70 和 COX-2 蛋白表达
1. 假手术组；2. 模型组；3. 地尔硫卓组；4. 丹参心脉胶囊低剂量组；5. 丹参心脉胶囊中剂量组；6. 丹参心脉胶囊高剂量组

以代谢组学研究结果为指导，在差异蛋白水平上，对丹参心脉胶囊的作用机制进行进一步研究。利用 RT-PCR 对心肌组织中 NF-κB 及其上下游基因 TNF-α、ICAM-1、VCAM-1 及 iNOS 的表达情况进行检测。结果表明，丹参心脉胶囊可抑制心肌组织中 NF-κB、TNF-α、ICAM-1、VCAM-1 及 iNOS 基因的表达从而抑制 NO 释放，减弱白细胞对血管内皮细胞及心肌细胞的黏附力，减少在缺血区的聚集和渗出，从而减轻心肌缺血损伤，改善心脏功能，达到治疗冠心病的目的。采用 Western Blot 技术检测丹参心脉胶囊治疗缺血损伤的大鼠心肌组织中 NF-κB 信号通路上 VEGF、HSP70 和 COX-2 蛋白的表达情况，结果表明，丹参心脉胶囊能显著增加 VEGF 和 HSP70 蛋白的表达量，降低 COX-2 蛋白的表达，说明丹参心脉胶囊可以通过调控各蛋白表达，保护血管内皮细胞，保护心肌，防止心肌缺血损伤的

进一步发展,从蛋白的角度揭示了丹参心脉胶囊的作用机制。

6.6.4 小　　结

冠心病是临床常见病,是威胁人类健康的隐形杀手,多种致病因素都可诱发冠心病的产生。中医认为,湿邪痰浊内蕴,痰瘀互阻心脉,发为"胸痹心痛"。西医认为,它的发生与多种因素的协同作用有关,包括脂质润学说、血栓形成学说、平滑肌细胞克隆学说等。多数学者支持"内皮损伤反应学说"[96],认为冠心病是一个炎症疾病[97],动脉粥样硬化是冠心病的病理基础,炎症是动脉粥样硬化的基本特征,为研究丹参心脉胶囊治疗缺血再灌注损伤大鼠的作用机制研究提供理论基础。

丹参心脉胶囊是根据传统经验方,随证加减后制成的创新中药复方,其中包括丹参、葛根等六味中药材。丹参心脉胶囊对各种原因引起的冠心病均有较好疗效。经前期实验研究发现,丹参心脉胶囊对冠心病的治疗作用是通过其中的有效组分而发挥药效,包括三七总皂苷、人参总皂苷、葛根异黄酮、挥发油和阿魏酸等多种有效物质组[98~100]。本章研究在丹参心脉胶囊制备工艺、体外药效、体内药效、药物安全性、代谢组学等研究的基础上,对其作用机制进行深入研究,为临床合理用药提供理论依据。

经前期研究发现,当心肌缺血再灌注损伤时,心肌组织中 NF-κB 被激活,因此确定 NF-κB 是心肌缺血再灌注损伤的重要转录因子之一。本章研究结果表明,当心肌组织中 NF-κB 被激活,NF-κB 会直接刺激 IL-6、IL-8、TNF-α、iNOS、ICAM-1、VCAM-1 和 COX-2 等相关炎症因子的表达。其中,炎性细胞因子 TNF-α 释放增加,也能刺激 iNOS、ICAM-1 和 VCAM-1 在缺血区的聚集和表达;IL-6 可以刺激内皮细胞中 ICAM-1 的表达,加重缺血引起心肌损伤。通过丹参心脉胶囊治疗后,IL-6 和 IL-8 含量降低,NF-κB、TNF-α、iNOS、ICAM-1 和 VCAM-1 mRNA 表达降低,COX-2 蛋白表达也明显降低。表明各给药组均能明显抑制炎症因子的表达,从而也就抑制了心肌的损伤程度。故推断丹参心脉胶囊抑制 NF-κB 信号通路下游的相关炎症因子,是其治疗冠心病的机制之一。在 NF-κB 信号通路的另一途径发现,模型组 VEGF 和 HSP70 表达较正常对照组显著升高($P<0.01$),说明 NF-κB 被激活后,心肌组织产生了自我保护意识,使血管保护因子开始表达。且通过丹参心脉胶囊的治疗后,VEGF 和 HSP70 的表达较模型组进一步明显升高,说明药物治疗后,其自我保护意识增强,过度表达还抑制了 NF-κB 的活性。这也符合 VEGF 和 HSP70 上调可以增强黏膜上皮增殖、组织修复和保护心肌细胞的作用增强,促进心肌损伤愈合的研究结果[101~105]。

综上所述,丹参心脉胶囊中多种有效物质组对心肌缺血都有治愈作用,其机制是通过作用于 NF-κB 信号通路,相关炎症因子和血管保护因子两条途径下的多种基因和蛋白靶点而对缺血心肌起到保护作用的。本章研究为丹参心脉胶囊"多成分、多途径、多靶点"治疗冠心病的临床应用提供理论依据,也渴望为心肌缺血再灌注损伤的综合治疗提供参考。

(孟宪生)

参 考 文 献

[1] 梁鑫淼，徐青，薛兴亚，等. 组分中药系统研究. 世界科学技术—中医药现代化, 2006, 8 (3): 1-7.
[2] 崔向微，张贵君. 组分中药与中药现代化. 时珍国医国药, 2009, 20 (5): 1290-1291.
[3] 张伯礼，王永炎. 方剂关键科学问题的基础研究-以组分配伍研制现代中药. 中国天然药物, 2005, 3 (5): 258-261.
[4] 罗国安，梁琼麟，刘清飞，等. 复方药物研发创新体系展望. 世界科学技术—中医药现代化, 2009, 11 (1): 3-10.
[5] 叶祖光. 中药复方与组分中药. 中国新药杂志, 2011, 20 (16): 1487-1489.
[6] 苗明三，马瑞娟，魏荣瑞，等. 组分中药配比研究方法及思考. 河南大学学报（医学版）, 2011, 30 (1): 1-5.
[7] 冯怡，林晓，沈岚，等. 组分中药应重视制剂学方面的研究. 中国中药杂志, 2013, 38 (5): 629-632.
[8] 陶丽，范方田，刘玉萍，等. 中药及其组分配伍的整合作用研究实践与进展. 中国药理学通报, 2013, 29 (2): 153-156.
[9] 盛华刚. 中药组分配伍模式的研究进展. 中国实验方剂学杂志, 2013, 19 (16): 349-352.
[10] 张贵君，罗容，王奕洁，等. 中药药效组分理论与中药组分学. 中药材, 2007, 30 (2): 125-126.
[11] 商洪才，张伯礼，李幼平，等. 中医药临床疗效评价实践中的思路与方法. 中国中西医结合杂志, 2008, 28 (3): 266-268.
[12] 肖小河，鄢丹，马丽娜，等. 中药现代化研究近十年概论. 中国现代中药, 2012, 14 (1): 7-12, 46.
[13] 罗国安，梁琼麟，张荣利，等. 化学物质组学与中药方剂研究——兼析清开灵复方物质基础研究. 世界科学技术—中医药现代化, 2006, 8 (1): 6-15.
[14] 中华人民共和国卫生部. 2011中国卫生统计年鉴. 北京：中国协和医科大学出版社, 2011.
[15] 王文，朱曼璐，王拥军，等. 心血管病已成为我国重要的公共卫生问题——《中国心血管病报告2011》概要. 中国循环杂志, 2012, 27 (6): 409-411.
[16] 王又红. 正交试验法优选丹参脂溶性成分的提取工艺. 中医研究, 2005, 18 (11): 20-21.
[17] 楼丽敏. 丹参提取工艺研究. 医学信息, 2015, (1): 326.
[18] 杨千才，柳仁民. 丹参脂溶性成分提取方法研究. 中成药, 2010, 32 (4): 585-588.
[19] 郜新莲，赵丽娜，王一硕，等. 河南产丹参水溶性提取物提取工艺研究. 中医学报, 2012, 27 (8): 979-980.
[20] 张喜武，张弘，杨明，等. 心肌炎康滴丸中丹参水溶性成分的提取工艺研究. 时珍国医国药, 2008, 19 (12): 2996-2997.
[21] 张卓然，王鲁川，李鸿珠，等. 丹参对ox-LDL孵育的乳鼠心肌细胞缺氧-复氧所致细胞凋亡的保护作用. 中医药学报, 2009, 37 (5): 19-22.
[22] 王庆高，黄政德，肖健，等. 加味丹参饮预处理对乳鼠缺氧/复氧心肌细胞的延迟保护作用及对蛋白激酶C的影响. 中西医结合心脑血管病杂志, 2007, 5 (10): 953-955.
[23] 吴爱萍，张美齐，韩芳，等. 丹参酮ⅡA对H9c2心肌细胞缺血再灌注损伤的保护机制. 中国现代医生, 2014, 52 (33): 1-3, 8.
[24] 黄忠钧，张艳，孟宪生，等. 参草通脉颗粒三七总皂苷提取工艺优化研究. 中国现代中药, 2013, 15 (5): 403-405.
[25] 索建兰，沈峰，米海林. 三七总皂苷提取工艺的研究. 药物分析杂志, 2011, 31 (6): 1197-1198.
[26] 陈慧. 正交设计优化三七总皂苷提取工艺. 基层医学论坛, 2008, 12 (25): 827-828.
[27] 郑义，陆辉. 三七总皂苷的测定及提取工艺的优化研究. 南京晓庄学院学报, 2008, (3): 56-58.
[28] 初阳，宋洪涛，李丹，等. 应用大孔吸附树脂纯化三七总皂苷. 辽宁大学学报（自然科学版）, 2008, 35 (1): 72-76.
[29] 郑明，瞿林海，楼宜嘉，等. 三七总皂苷分离纯化工艺研究. 中国现代应用药学, 2007, 24 (2): 118-120.
[30] 张如升，张馥敏，杨志键，等. 三七皂甙Rg_1对SD乳鼠心肌细胞缺血/再灌注性损伤的保护作用及其机制. 南京医科大学学报（自然科学版）, 2006, 26 (4): 242-245, 297.
[31] 陈东，于德刚，张环，等. 三七皂苷对缺氧复氧心肌细胞损伤保护作用的研究. 现代生物医学进展, 2009, 9 (20): 3871-3873.
[32] 龚婉，肖扬，张萌，等. 丹参总酚酸及三七总皂苷配伍对缺氧复氧损伤心肌细胞的保护作用研究. 中国中药杂志, 2013, 38 (7): 1046-1051.
[33] 王耀文，孟宪生，包永睿，等. 人参提取工艺的优化及其有效成分与药效学相关性分析. 中成药, 2012, 34 (11): 2240-2242.
[34] 王巍，孟宪生，包永睿，等. 正交试验优选HPCE法测定人参中4种皂苷含量的方法研究. 中药材, 2011, 34 (12): 1900-1903.
[35] 孙聪，曾鹏涛，李天一，等. 正交实验法优选人参总皂苷提取工艺的研究. 长春中医药大学学报, 2012, 28 (3): 533-534.
[36] 吴清，陈贤春，杜守颖，等. 大孔吸附树脂法富集人参叶中人参总皂苷的工艺研究. 北京中医药大学学报, 2006, 29 (5): 344-346.
[37] 谢丽玲，任理，赖县生，等. 红参中人参总皂苷的提取纯化工艺研究. 中药材, 2009, 32 (10): 1602-1605.

[38] 黄立新, 熊友文, 张启云, 等. 红参中人参总皂苷的大孔树脂纯化工艺. 中国实验方剂学杂志, 2011, 17 (6): 6-9.
[39] 许浩, 葛亚坤, 邓同乐, 等. 人参皂苷 Rb_1 对 H_2O_2 诱导新生大鼠心肌细胞凋亡的保护作用. 中国药理学通报, 2005, 21 (7): 803-806.
[40] 陈图刚, 罗伟, 程晓曙, 等. 人参总皂甙对心肌细胞缺血再灌注损伤的保护作用. 江西医学院学报, 2001, 41 (1): 10-12.
[41] 曾和松, 刘正湘, 刘晓春, 等. 人参皂甙 Re 对大鼠急性缺血再灌注心肌细胞凋亡及相关基因蛋白表达的影响. 中国临床康复, 2004, 8 (12): 2386-2388.
[42] 田建明, 郑淑秋, 郭伟芳, 等. 人参皂苷 Rg_2 对大鼠心肌缺血再灌注损伤诱发心肌细胞凋亡的保护作用. 中国药理学通报, 2004, 20 (4): 480.
[43] 蔡琳, 孟宪生, 包永睿, 等. 基于体外心肌细胞活力的葛根提取工艺优选. 中国实验方剂学杂志, 2012, 18 (18): 17-19.
[44] 刘丽华, 杨志强. 正交试验-多元回归法优化葛根的乙醇提取工艺. 现代药物与临床, 2013, 28 (3): 331-333.
[45] 孙向阳, 张永玲, 张振巍, 等. 星点设计-效应面法优化葛根素提取工艺. 中药材, 2012, 35 (6): 980-983.
[46] 臧霖, 王帅, 孟宪生, 等. 大孔吸附树脂对葛根中葛根素的分离纯化工艺研究. 亚太传统医药, 2013, 9 (2): 9-11.
[47] 朱梦良, 招丽君, 梁新丽, 等. 大孔吸附树脂分离纯化葛根总黄酮和葛根素的工艺优选. 中国实验方剂学杂志, 2013, 19 (4): 23-26.
[48] 董金香, 孙旭, 邱野, 等. 大孔树脂纯化葛根总黄酮工艺研究. 吉林中医药, 2011, 31 (9): 909-910, 924.
[49] 陆守荣, 王滨, 万鹤鸣, 等. 从氧化应激角度探讨葛根素注射液对心肌的保护作用机制. 医药导报, 2012, 31 (12): 1539-1541.
[50] 陈秀芳, 雷康福, 董敏, 等. 葛根素对糖尿病大鼠心肌损伤的影响. 中国病理生理杂志, 2010, 26 (4): 650-655.
[51] 吴利云, 罗冬娇, 童夏生, 等. 葛根素对 Rho 激酶在大鼠心肌缺血-再灌注损伤中作用的影响. 医药导报, 2011, 30 (7): 858-860.
[52] 王思思, 包永睿, 孟宪生, 等. 麦冬有效组分的提取工艺及组分与药效相关性分析. 时珍国医国药, 2013, 24 (3): 559-561.
[53] 林韵涵, 李崇明, 李晓东, 等. 湖北麦冬有效部位总皂苷的提取纯化工艺研究. 中药材, 2013, 36 (5): 803-806.
[54] 苏萍, 吕书峰, 范雪梅, 等. 参麦注射液及其有效组分对 H_2O_2 诱导心肌细胞损伤的保护作用. 中成药, 2011, 33 (12): 2150-2153.
[55] 陈艺, 严冬, 方祝元, 等. 麦贞花颗粒对 H_9C_2 心肌细胞缺氧/复氧损伤的保护作用及凋亡的影响. 中成药, 2013, 35 (5): 884-888.
[56] 巢锋敬, 郑显辉, 马麟, 等. 川芎挥发油的提取工艺研究. 临床医学工程, 2009, 16 (6): 66-67.
[57] 李琴, 文苞. 正交试验法优化藁本川芎挥发油提取工艺. 中国医院药学杂志, 2011, 31 (14): 1226-1227.
[58] 任聪, 孟宪生, 包永瑞, 等. 体外筛选川芎治疗冠心病的有效成分的提取纯化工艺研究. 中国医药导报, 2011, 8 (35): 81-83, 118.
[59] 郑琴, 伍振峰, 邱玲玲, 等. 大川芎方中川芎提取纯化工艺及其镇静镇痛作用. 中国实验方剂学杂志, 2011, 17 (15): 6-9.
[60] 洪燕龙, 徐德生, 冯怡, 等. 川芎中含阿魏酸效应组分的提取、纯化工艺研究. 中国中药杂志, 2007, 32 (17): 1740-1743.
[61] 章洪, 李振国, 张翠英, 等. 川芎中阿魏酸类效应组分的提取纯化工艺研究. 安徽农业科学, 2014, 42 (17): 5410-5412, 5415.
[62] 毛晓伏, 高美风, 周成林, 等. 复方三七川芎软胶囊对原代心肌细胞过氧化氢损伤的保护作用. 药物生物技术, 2005, 12 (4): 251-254.
[63] 王晓雨, 秦锋, 黄熙, 等. 丹参、川芎、红花合煎剂对大鼠心肌缺血模型心肌细胞凋亡的影响. 中药材, 2009, 32 (5): 725-728.
[64] 李爽, 包永睿, 王帅, 等. 基于多功效多指标药效综合评价的气滞胃痛颗粒组分配伍研究. 中国新药杂志, 2014, 23 (24): 2860-2865.
[65] 马英, 马莉, 刘洋, 等. 《复方丹参方的现代研究——组分配伍研制现代中药的理论与实践》评介. 药物评价研究, 2013, 36 (4): 319-320.
[66] 吕琳星, 范雪梅, 梁琼麟, 等. 基因芯片用于组分中药新双龙方的配伍机制研究. 高等学校化学学报, 2012, 33 (11): 2397-2404.
[67] 李伟, 陈兴. 丹参中丹参酮 ⅡA 醇提取工艺研究. 中国实用医药, 2010, 5 (6): 37-38.
[68] 张霄翔, 陈少兵, 王艳萍. 总丹参酮提取与纯化工艺研究. 中成药, 2008, 31 (3): 431-434.

[69] 龚存宏. HPLC法测定丹红粉针中丹酚酸B的含量. 中国中医药, 2010, 8 (3): 176.

[70] 陈龙浩, 邹江冰, 蒋琳兰. 西番莲叶中总黄酮的大孔树脂纯化工艺研究. 医药导报, 2010, 29 (1): 85-87.

[71] 苏平菊, 李奉勤, 姚道鲁, 等. 连花清瘟胶囊成型辅料的选择与工艺研究. 中成药, 2006, 28 (12): 1822-1824.

[72] 时立新. 丹参的临床药理研究新进展. 武警医学, 2005, 2 (10): 779-780.

[73] 杨天德, 刘桥义, 陶军. 丹参酮ⅡA对缺血再灌注心肌局部血流量的影响. 中国药理学通报, 1997, 13 (1): 45-47.

[74] 谢辉, 郑智, 龚丽娅. 丹参酮ⅡA对自发性高血压大鼠左室肥厚的影响及机制. 实用医学杂志, 2004, 20 (3): 252-254.

[75] 王新荣, 赵苏. 丹参酮ⅡA磺酸钠对肺心病患者血流变及血脂的影响. 中国生化药物杂志, 2011, 10 (3): 237-238.

[76] 杨征, 邱敏. 丹参酮ⅡA的心血管作用及机制研究进展. 中国动脉硬化杂志, 2011, 19 (4): 113-114.

[77] 尹丽红, 李艳枫, 孟繁琳. 葛根的化学成分、药理作用和临床应用. 黑龙江医药, 2010, 7 (23): 371-373.

[78] 张东华, 董强波, 彭曙光. 葛根的化学成分、药理作用和临床应用研究. 首都医药药物研究, 2007, 6 (4): 44-46.

[79] 张剑锋, 张丹参. 葛根素的临床应用. 河北北方学院学报, 2005, 22 (5): 72-73.

[80] Guo J, Massaeli H, Li W T, et al. Identification of IKr and its trafficking disruption induced by probucol in cultured neonatal rat cardiomyocytes. J Pharmacol Exp Ther, 2007, 321: 911-920.

[81] Webster K A, Discher D J, Bishopric N H. Induction and nuclear accumulation of fos and jun proto-oncogenes in hypoxic cardiac myocytes. J Biol Chem, 1993, 268 (22): 16852-16858.

[82] Xie P S. On the feasibility of application of chromatographic fingerprint identification to herbal medication. Chin Tradit Pat Med, 2000, 22 (6): 391-394.

[83] 王丽霞, 万素君. 指纹图谱在中药研究中的应用. 中国中医药, 2003, 8 (4): 35.

[84] 谢培山. 中药色谱指纹图谱. 北京: 人民卫生出版社, 2005: 23.

[85] 张礼菊. 色谱指纹图谱在中药质量标准体系中的应用. 安徽医药, 2009, 13 (11): 1414-1417.

[86] 李瑞芳, 程秀民, 毕爱莲. 山东不同产地丹参脂溶性成分的高效液相色谱指纹图谱研究. 药物研究, 2010, 19 (14): 21-22.

[87] 凌樱珊, 胡向全, 李文楷, 等. HPLC测定葛根中葛根素和大豆苷的含量. 中国民族民间医药, 2012, 9 (3): 31-33.

[88] 王淑君, 姚崇舜, 陈济民. 葛根中主要成分的药代动力学研究. 中草药, 1996, 27 (11): 696-697.

[89] Hughes J E, Srinivasan S, Lynch K R, et al. Sphingosine-1-phosphate induces an anti-inflammatory phenotype in macrophages. Circ Res, 2008, 102 (8): 950-958.

[90] Del Re DP, Miyamoto S, Brown JH. Focal adhesion kinase as a RhoA-activable signaling scaffold mediating Akt activation and cardiomyocyte protection. J Biol Chem, 2008, 283 (51): 35622-35629.

[91] Mendelson K, Zygmunt T, Torres-Vazquez J, et al. Sphingosine 1-phosphate receptor signaling regulates proper embryonic vascular patterning. J Biol Chem, 2013, 288 (4): 2143-2156.

[92] Goglia F, Skulaehev V P. A function for novel uncoupling proteins: antioxidant defense of mitochondrial matrix by translocating fatty acid peroxides from the inner to the outer membrane leaflet. FASEB J, 2003, 17 (12): 1585-1591.

[93] Zhou Y, Grayborn P K, Rrim A, et al. Lipotoxic heart disease in obese rats: implications for human obesity. Proc Natl Acad Sci USA, 2000, 97 (4): 1748-1789.

[94] 王敏, 张文斌, 周斌全, 等. 葡萄糖浓度变化时乳鼠心肌细胞的影响及其机制的探讨. 中华心血管杂志, 2008, 36 (11): 1027-1031.

[95] 李晓娟, 陆大祥, 王华东, 等. 甘氨酸对缺氧/复氧心肌细胞[Ca^{2+}]i 和 TNF-α 浓度的影响. 中国病理生理杂志, 2004, 20 (4): 571-574.

[96] Bove K E, Heubi J E, Balistreri W F, et al. Bile acid synthetic defects and liver disease: a comprehensive review. Pediatr Dev Pathol, 2004, 7 (4): 315-334.

[97] Alrethi W A, Gill R K. Bile acid transporters: structure, function, regulation and pathophysiological implications. Pharm Res, 2007, 24 (10): 1803-1823.

[98] 叶任高. 内科学. 北京: 人民卫生出版社, 2006: 264-273.

[99] 李玉东, 冯文华, 毛绍芬. C反应蛋白水平在冠心病中的意义. 中国心血管杂志, 2006, 7 (3): 198-199.

[100] Ren C, Bao Y R, Meng X S, et al. Comparison of the protective effects of ferulic acid and its drug-containing plasma on primary cultured neonatal rat cardiomyocytes with hypoxia/reoxygenation injury. Pharmacognosy Magazine, 2013, 9 (35): 202-209.

[101] Spanier A J, Mc Donough K H. Dexamethasone blocks sepsis-induced protection of the heart from ischemia reperfusion injury. Proc Soc Exp Biol Mod, 2000, 223 (2): 82-87.

[102] Ahman R. Risk faetours in coronary atheroselemsis athero-inflammation: the meeting point. Thromb J, 2003, 1 (1): 4.
[103] Rangogiannis N G, Smith C W, Entman M L. The inflammatory response in myocardial in faction. Cardiovase Res, 2002, 53 (2): 45-48.
[104] Wang Y Q, Guo X, Qiu M H. VEGF over expression enhances stria talneurogenesis in brain of adult rat after a transient middle cereral artery occlusion. J Neurosci Res, 2007, 85 (1): 73.
[105] Matsumori Y, Northington F J, Hong S M, et al. Reduction of caspase-8 and-9 cleavage is associated with increased c-FLIP and increased binding of Apaf-1 and Hsp70 after neonatal hypoxic/ischemic injury in mice over-expressing Hsp70. Stroke, 2006, 37 (2): 507-512.

第 7 章

尿毒清颗粒治疗慢性肾功能衰竭的系统生物学研究

引 言

尿毒清颗粒是广东康臣药业研发的治疗早、中期慢性肾功能衰竭的中成药，2012年启动的临床循证医学研究证实了尿毒清颗粒是延缓慢性肾脏疾病（CKD）患者肾脏功能减退的安全、有效治疗药物。本章介绍了基于"系统-系统"研究模式，开展的尿毒清颗粒治疗慢性肾功能衰竭的整体系统医药学研究，基本讲清了其药效物质基础和其治疗 CKD 的作用机制。给出了尿毒清颗粒整体系统医药学研究路线。7.1 节介绍开展尿毒清颗粒的化学物质组学研究，体内体外代谢产物研究，基于网络药理学的尿毒清颗粒靶点预测及机制研讨。7.2 节成功建立腺嘌呤诱导肾功能衰竭的大鼠模型，开展尿毒清颗粒治疗慢性肾功能衰竭经典药理学研究，证明其有效性。在此基础上开展了相应的代谢组学、基因组学、蛋白质组学研究，确定了五条信号通路和相应的基因、蛋白质和代谢的潜在生物标志物。7.3 节是尿毒清颗粒整体系统医药学研究内容的简要小结。建立了尿毒清颗粒多维指纹图谱，确定了 83 个确证化学结构的成分和 32 个可吸收入血的药效物质。综合基因组学、蛋白质组学、代谢组学和网络药理学研究结果，结合传统中医药理论，全面阐述了尿毒清颗粒治疗早、中期慢性肾功能衰竭的作用机制，证实其临床循证医学提供的良好疗效是有科学依据、真实可信的。7.4 节介绍尿毒清颗粒复方、复方中主要配伍药材、药材主要成分对细胞色素 P450 的酶活性影响，评价其在使用过程中可能存在的药物相互作用，来评估尿毒清颗粒的安全性。采用体外肝微粒体孵育法来测定尿毒清颗粒及主要配伍药材对 P450 酶活性的影响，研究了制何首乌对大鼠肝脏 P450 酶五种亚型 miRNA 表达的影响，一定程度上证明了尿毒清颗粒的安全性和配伍规律，为其临床合理应用提供参考。

慢性肾脏疾病（Chronic Kidney Disease，CKD）又称慢性肾功能不全，是指各种原因造成的慢性进行性肾实质损害。致使肾脏明显萎缩，不能维持其基本功能，临床出现以代谢产物潴留，水、电解质、酸碱平衡失调，全身各系统受累为主要表现的临床综合征，也称为尿毒症。目前，慢性肾脏病已成为威胁全球人类健康的一类重大疾病，欧美国家 CKD 的发病率在 6%～16%。由 CKD 所引起的终末期肾病（End Stage of Renal Disease，ESRD）

在全世界的发病率逐年升高，且预后差、花费高，给全球卫生财政带来沉重负担。随着中国国民经济和卫生事业的发展，人民生活水平的提高，上海、北京、广州等大城市报道CKD的发病率与发达国家相似，甚至更高。目前，中国各级医院的透析中心多人满为患，给家庭和国家财政带来沉重负担。CKD正受到包括中国学者在内的国际肾脏病领域专家、卫生行政部门和国家政策制定部门的高度重视。

我国慢性肾脏病患病率高达10%左右，但患者知晓率不足8%。慢性肾脏病逐渐进展至肾功能衰竭（尿毒症），需要透析或肾脏移植以维持生命，更重要的是在进入尿毒症前就过早死于心脑血管疾病，慢性肾脏病患者心脑血管疾病的风险显著增加（10～30倍）。尿毒症患者每年仅用于透析的费用在5万～10万元，由此给个人、家庭及社会带来的沉重负担可见一斑。但慢性肾脏病是可以早期发现、预防和治疗的。慢性肾脏病是一个临床综合征，可由各种疾病引起，在国内主要是由慢性肾小球肾炎引起。近年来，糖尿病肾病和高血压肾病所引起的慢性肾脏病也呈上升趋势。这些肾脏疾病发展到晚期，肾组织被大量破坏，身体中的代谢产物不能排泄到体外，就会引起内环境的紊乱，出现一系列的临床表现，如浮肿、气喘、乏力、恶心呕吐、皮肤瘙痒、骨痛及贫血等，这种状态均由慢性肾功能衰竭引起的。慢性肾脏病目前还没有有效的药物治疗，发达国家90%慢性肾脏病的终末期患者采用肾脏移植、血液透析等肾替代治疗（Renal Replacement Treatment，RRT），由于RRT费用昂贵，发展中国家只有少数人消费得起，不发达国家的患者几乎消费不起，即使发达国家，由于慢性肾脏病发病率逐年增加，RRT的费用成倍增加，使得卫生事业费用不堪重负。无论从哪个角度考虑，药物干预都应该提倡，因此，慢性肾脏病药物的研发已成为遏制慢性肾脏病的发病率、死亡率及巨额卫生保健费用的大问题。在此背景下，西方国家陆续投入了大量人力物力试图解析慢性肾脏病发病机理，发现慢性肾脏病是多病理因素参与的疾病，认为多靶点干预才能有效发挥其作用。目前治疗方案如血管紧张素转换酶抑制剂（angiotensin converting enzyme inhibitors，ACEI）、血管紧张素Ⅱ受体阻断剂（angiotensin II receptor blockers，ARB）联用，甚至采用与他汀类降脂药三类联用方案，就是这一观点的体现。然而，ACEI、ARB血钾、肌酐等的升高，他汀类肝脏、肌肉等副作用一直困扰着临床应用。也就是说西方医学基础研究可为研发药物奠定基础，但就药物研究而言进展不大。研制有效的、多靶点干预的、副作用小的治疗慢性肾脏病药物成为世界医药学的共同目标。

传统中医理论认为，慢性肾功能衰竭（Chronic Renal Failure，CRF）属于中医学水肿、湿浊等范畴，历代医家对有关的病因病机论述多以脏腑辨证为纲，从肺、脾、肾三脏加以阐述，强调脏腑在水液运行中所起的作用。在CRF的发展变化过程中，邪实之湿、浊、瘀、毒始终贯穿着疾病的不同阶段，是导致病情进行性恶化的主要病理环节。外感内伤皆可导致慢性肾功能衰竭，其病机主要是肺、脾、肾、三焦对水液的代谢失常，致使水精不能正常输布，停留于体内，或随热而化为湿热，或从寒而化为寒湿，日久致肺、脾、肾三脏俱衰而发为本病。慢性肾功能衰竭以脾肾气虚及脾肾阳虚居多，邪实兼证亦以水气、水湿为多，且以脾肾气虚和脾肾阳虚证兼挟湿浊最多。主要是因为病邪伤及脾肾，两脏皆与水液运化密切相关，故易出现水湿失运，饮邪内停。慢性肾功能衰竭疾病初期，往往表现为正气虚损，外邪留滞，疾病日久，耗气伤精，表现为有形之质的损耗。随着慢性肾功衰竭进程发展,脾肾气虚型分布逐渐减少,阴阳两虚型、脾肾阳虚型分布逐渐增多,说明疾病从早期肾气不足,渐及肾阴肾阳,从无形之气累及有形之精。2002 年《中药新药临床研究指导原则》以本虚为纲,标实为目将慢性肾衰分为正虚五型,包括脾肾气虚、脾肾阳虚、脾肾气阴两虚、脾肾阴虚、阴阳两虚;标实五型,包括湿浊、湿热、水气、瘀血和风动。

尿毒清颗粒是由大黄、黄芪、桑白皮、苦参、白术、茯苓、白芍、制首乌、丹参、车前草等中药材加工制成的颗粒,是广东康臣药业自主研发的独家品种,是第一个获得国家卫生部批准用于治疗早、中期慢性肾功能衰竭的纯中药制剂,具有通腑降浊、健脾利湿、活血化瘀之功效,可降低肌酐、尿素氮,稳定肾功能,延缓透析时间,对改善肾性贫血、提高血钙、降低血磷也有一定作用。基础研究表明尿毒清颗粒可通过干预慢性肾脏病多环节病理因素延缓慢性肾脏病发展进程,符合中医理论及当今治疗学观点。康臣药业自 2012 年启动开展了"评价尿毒清颗粒延缓 CKD3-4 期进展的多中心、随机、双盲、安慰剂对照的临床试验",结果表明,与安慰剂组相比,尿毒清颗粒可有效延缓慢性肾脏病患者肾功能减退速度;其对 eGFR≥30ml/min·1.72m^2 和 24h 尿蛋白定量<1.5g 的患者延缓肾功能减退作用更为显著,尿毒清颗粒是延缓 CKD 患者肾脏功能减退的安全、有效的治疗药物。

本章研究基于"系统-系统"的研究模式开展尿毒清颗粒治疗慢性肾功能衰竭的整体系统生物学研究,如图 7-1 所示,主要内容包括尿毒清颗粒化学物质组学研究,尿毒清颗粒治疗腺嘌呤诱导慢性肾功能衰竭动物模型有效性的系统生物学研究和基于肝微粒体酶的尿毒清颗粒相互作用研究。

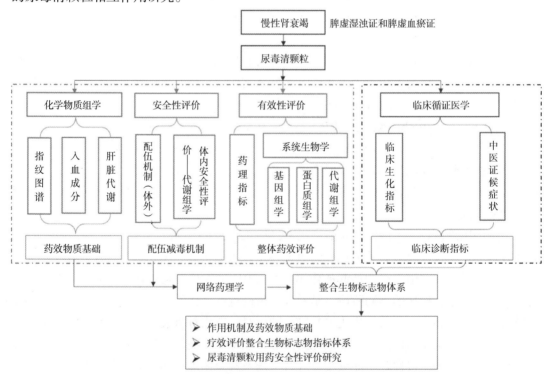

图 7-1 尿毒清颗粒治疗慢性肾功能衰竭的整体系统生物学研究路线图

中药复方是中医防病治病的主要表现形式,是一组具有化学成分非常复杂、干扰因素众多、药理作用多靶点及多层次等特点的典型复杂体系。对中药复方化学物质基础的阐明是探明中药整体功效及其作用本质奥秘的关键，是中药安全性和质量控制的基础与核心，是中药新药创制亟须解决的关键核心问题。随着色–质联用技术越来越多地应用于中药复方分析，运用液相色谱–质谱联用、气相色谱–质谱联用等色谱和光谱手段的联用技术，综合色谱的成分分离、分析和光谱的结构鉴定，获取多维指纹图谱，可体现分析对象的整体成分信息、结构信息和中药指标成分的定量信息，已成为阐明中药复方化学物质基础的重要手段之一。对于成分比较复杂，含未知成分的中药复方体系，仅采用一种质谱检测器所获得的化学信息对中药中的未知化合物进行鉴定和指认往往有很大难度，为此，我们结合两种或两种以上不同质量检测器的各自优势，如飞行时间质谱（TOF-MS）精准质量数测定和离子阱 IT-MS^n 多级质谱碎片分析，提出了多质谱信息组合分析的策略，并成功用于清开灵注射液、丹红注射液、骨通贴膏和骨刺胶囊的复方药物化学物质基础研究[1~4]。

在此基础上，我们提出了基于中药复方配伍药材提取物指纹图谱分析结果构建化学成分库，获取在相同样品前处理和色谱、质谱分析条件下，复方配伍药材提取物的化学成分质谱信息；通过对中药复方多息指纹图谱中针对性的选择离子色谱逐一比对，并结合多质谱信息组合分析的策略验证，实现了对复方复杂物质体系全息化学成分的快速辨析解明[5]。

尿毒清颗粒是用于治疗慢性肾功能衰竭（Chronic Renal Failure，CRF）的中药复方制剂，主要由大黄、黄芪、桑白皮、白术、茯苓、白芍、制何首乌、柴胡、丹参、党参、川芎、菊花、姜半夏、车前草和甘草等加工制成。其中大黄与黄芪并为君药；桑白皮、苦参、党参、白术、茯苓共为臣药；制何首乌、白芍、丹参、川芎、菊花、姜半夏为佐药；车前草、柴胡、甘草佐而兼使。方解如下：大黄性味苦寒通腑降浊，作用峻猛，今治水邪，故减其量，与大量甘温益气黄芪并为君药。二药相合，既利小便，又顾气虚，去邪而不伤正。桑白皮泄肺行气分之水，苦参去血分水湿之毒，与白术、茯苓等共为臣药，助黄芪益气利水。佐以补肾益精之制何首乌，敛阴养肝之白芍，活血养血之丹参等共奏滋肾养肝，舒筋熄风之功。车前草利小便而不伤阴，佐而兼使；全方共奏活血化瘀，健脾利湿，通腑降浊之功效；临床适用于氮质血症期和尿毒症早期的 CRF 患者，以及中医辨证属于脾虚湿浊证和脾虚血瘀证的患者。临床实践表明，尿毒清颗粒可调节蛋白尿、高血脂、高血尿酸和贫血等影响肾功能的因素，能延缓 CRF 患者的肾功能减退，减少透析次数，提高血钙、降低血磷及改善肾性贫血。苗绪红[6]等研究表明，尿毒清颗粒可从基因转录和蛋白质翻译两个水平抑制肾小球 MC 和肾小管上皮细胞 TGF-β1 及其下游基因 mRNA 的表达来发挥其改善肾功能、延缓肾小球及肾间质纤维化的作用，同时它还可以降低同型半胱氨酸，从而抑制肾小球的损伤和肾小球硬化，恢复肾功能。

7.1 尿毒清颗粒化学物质组学研究

7.1.1 尿毒清颗粒整体化学物质组学研究

液相色谱–质谱联用技术（LC-MS）在中药复杂体系化学成分快速分离和鉴定方面已

得到广泛应用。其中，液相色谱用于分离复杂成分，多种质谱联合检测用于化学成分鉴定。飞行时间质谱（TOF-MS）与离子阱质谱（IT-MS^n）联合应用是复杂样品成分鉴定的有效方法，TOF-MS 提供精确质量数，IT-MS^n 可提供化合物的碎片信息用于结构解析，在中药缺少标准品的情况下，能较准确地获得复方中的化学成分信息[7]。本研究基于 HPLC-DAD 建立了尿毒清颗粒多波长指纹图谱，通过 HPLC-DAD-TOF-MS、HPLC-DAD-Ion Trap-MS^n 质谱联用技术对尿毒清颗粒指纹图谱中主要化学成分进行分析鉴定，并采用计算机虚拟计算（*in silico*）、对尿毒清颗粒中可被机体吸收的成分进行计算预测，预测了其化学物质基础中可能的可吸收成分，为制定全面、科学、可行的质量标准奠定了基础。

1. 尿毒清颗粒指纹图谱分析方法建立

1）材料与仪器

仪器设备：Agilent 1200series 高效液相色谱仪（包括在线脱气机 G1322A，低压二元梯度泵 G1312A，自动进样器 G1329A，柱温箱 G1316A，二极管阵列检测器 G1315D，Chemstation 化学工作站，美国 Agilent 科技有限公司）；Agilent 1200 series TOF-MS 液质联用仪（美国 Agilent 科技有限公司）；Agilent 1100 series HPLC-Trap/MS^n 液质联用仪（美国 Agilent 科技有限公司）；XP205 型电子天平（d=0.01mg；瑞士梅特勒–托利多公司）；Buchi Rotavapar R-200 旋转蒸发仪，SHB-III 循环水式多用真空泵（郑州长城科工贸有限公司）；DLSB-10L/10 低温冷却液循环泵及 HH-S 型水浴锅（巩义市予华仪器有限责任公司）；RQ-250B 型超声波清洗器（昆山市超声仪器有限公司）；高速台式离心机（Hettich Zentrifugen）；涡旋振荡器（海门市其林贝尔仪器制造有限公司，QL-901）；Milli-Q Synthesis 超纯水纯化系统（Millipore，USA），0.22μm 微孔滤膜（天津津腾实验设备有限公司），注射器（常州悦康医疗器材有限公司）。

药品与试剂：甲醇（分析纯，北京化工厂），甲酸（色谱纯，Fisher），乙腈（色谱纯，Merck）；甲酸（分析纯，北京现代东方精细化学品有限公司）、Milli-Q 超纯水（自制）、甲酸铵（纯度 99%，Alfa Aesar）；水合氯醛（分析纯，国药集团化学试剂有限公司），肝素钠（效价 150U/mg，NOVON Company）。

尿毒清颗粒及组方药材，由广东康臣药业集团有限公司提供。

2）供试品溶液制备

取尿毒清颗粒粉末（过 40 目筛）0.5g，加入 25ml 80%甲醇，超声 30min，放冷，55℃下减压浓缩至干，加入 80%甲醇，超声 1min 充分溶解，80%甲醇定容至 1ml，0.22μm 滤膜过滤，即可。

3）组方药材供试品溶液制备

分别称取相当于 0.5g 尿毒清颗粒的各原药材，按尿毒清颗粒供试品溶液制备方法制备药材供试品溶液，0.22μm 微孔滤膜过滤后备用。

4）色谱分析条件的选择

尿毒清颗粒由十六味中药材组成，含有机酸、生物碱、黄酮类、环烯醚萜苷、皂苷及多糖等多种成分，尿毒清颗粒供试液中酸性与碱性成分，极性和非极性成分并存，增加了指纹图谱分析的难度。在流动相选择上，本试验分析测试了中性的乙腈-水体系，结果色谱峰拖尾较为严重；为改善拖尾问题，抑制有机酸类成分的水解，在水相中加入适量的乙酸，拖尾问题改善，基线平稳。有机相考察了甲醇和乙腈，选择乙腈作为有机相分离效果优于甲醇；最终选择了乙腈-0.2%乙酸-水溶液的流动相体系。利用 HPLC-DAD 对尿毒清颗粒样品进行紫外全波长扫描，色谱峰整体在 190～360nm 波长范围内吸收较强，230nm 下色谱峰数最多，可最大化地反映指纹有效信息，故选择 230nm 为尿毒清颗粒指纹图谱综合质量控制的指纹图谱检测波长。

5）方法学考察

精密度试验：取尿毒清颗粒样品（批号 20140616）1 份，按供试品溶液制备方法制备后，进样分析测定，连续进样 6 次，记录各色谱峰保留时间，以芍药苷色谱峰（S）的保留时间为参照，计算样品中主要色谱峰的相对保留时间，并计算对应的相对标准偏差（RSD%，$n=6$），并采用《中药色谱指纹图谱相似度评价系统》软件计算 6 次测定样品的相似度。结果表明：测得 33 个共有峰的相对保留时间 RSD 值均小于 1.0%，6 次测定结果之间相似度大于 0.985（时间窗为 0.4），与 6 次测定结果生成的对照指纹图谱相似度匹配结果大于 0.994（时间窗为 0.4），表明精密度良好，分析结果稳定、可信。

重复性试验：取尿毒清颗粒样品（批号 20140616）6 份，按供试品溶液制备方法制备后，进样分析测定，记录各色谱峰保留时间，以芍药苷色谱峰（S）的保留时间为参照，计算样品中主要色谱峰的相对保留时间，并计算对应的相对标准偏差（RSD%，$n=6$），并采用《中药色谱指纹图谱相似度评价系统》软件计算 6 次测定样品的相似度。结果表明：测得 33 个共有峰的相对保留时间 RSD 值均小于 1.0%，重复 6 次测定结果之间相似度匹配结果大于 0.83（时间窗为 0.4），与 6 次测定结果生成的对照指纹图谱相似度匹配结果大于 0.993（时间窗为 0.4），表明分析方法重复性良好，满足指纹图谱分析要求。

稳定性试验：取尿毒清颗粒样品（批号 20140616）1 份，按照供试品溶液制备方法制备后，分别于 0h、2.5h、5h、10h、15h 和 25h 进样分析测定，记录各色谱峰保留时间，以芍药苷色谱峰（S）的保留时间为参照，计算样品中主要色谱峰的相对保留时间，并计算对应的相对标准偏差（RSD%，$n=6$），并采用《中药色谱指纹图谱相似度评价系统》软件计算 6 次测定样品的相似度。结果表明：尿毒清颗粒供试品在 0h、2.5h、5h、10h、15h 和 25h 所得色谱图的 33 个共有峰的相对保留时间 RSD 值均小于 1.0%，25h 内 6 次测定结果相似度匹配结果大于 0.945（时间窗为 0.4），与 6 次测定结果生成的对照指纹图谱相似度匹配结果大于 0.967（时间窗为 0.4），表明供试品溶液在常温实验条件下稳定性较好，在 24h 时间能保证实验结果的科学可靠。

测定方法：取不同批次尿毒清颗粒 0.5g，按照供试品溶液制备方法制备供试品溶液，将对照品溶液和供试品溶液各进样 10μl，记录色谱图，图 7-2 所示为尿毒清颗粒样品的 HPLC 指纹图谱。

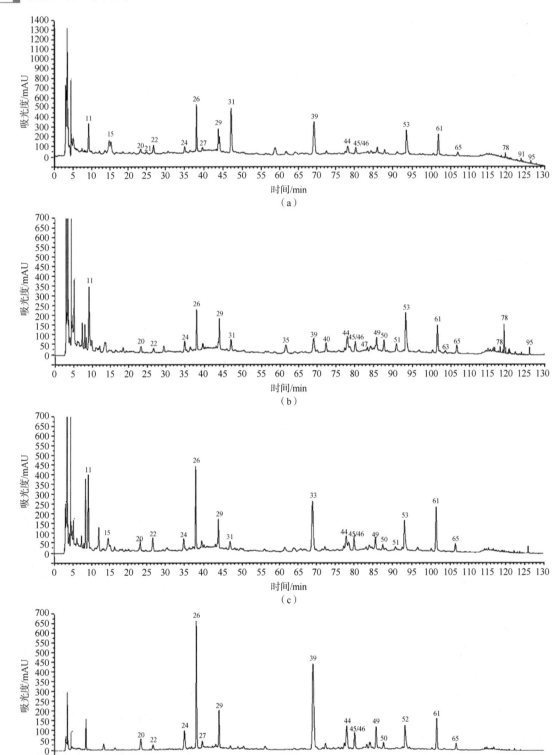

图 7-2　尿毒清颗粒样品的 HPLC 指纹图谱
(a) 230nm; (b) 254nm; (c) 280nm; (d) 330nm

2. 基于 HPLC-TOF-MS 的定性分析

图 7-3 所示为尿毒清颗粒 HPLC-TOF-MS 总离子流图（BPC），尿毒清颗粒有十六味中药材配伍，含有有机酸、生物碱、黄酮类、环烯醚萜苷、皂苷及多糖等多种成分，化学成分极其复杂，也给尿毒清颗粒中化学成分质谱鉴定带来极大困难。本节研究利用 HPLC-TOF-MS 及 HPLC-ion-trap-MS^n 对尿毒清颗粒及其配伍药材的供试品溶液进行正、负离子扫描，两种模式下的总离子流图显示各化学组分在不同扫描模式下响应强度不一，因此对正离子和负离子两种模式进行采集，使获得的化合物信息互补。根据本研究前期所建立组方药材的化学成分信息库，利用 TOF-MS 获得的精确分子量信息及 Ion-trap-MS^n 获得的多级碎片信息与库中成分进行比对，鉴定尿毒清颗粒中化学成分，同时对色谱峰进行药材归属。

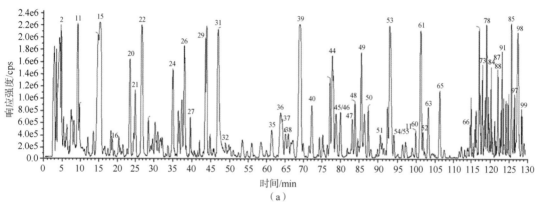

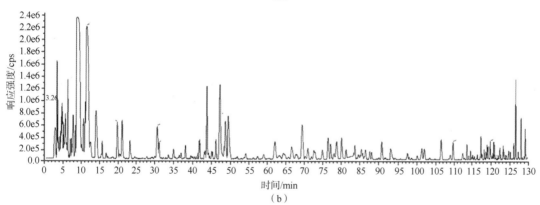

图 7-3 尿毒清颗粒 HPLC-TOF-MS 总离子流图（BPC）
(a) 负离子模式；(b) 正离子模式

通过以上方法，本研究解析了尿毒清颗粒中 93 个化学成分的结构，分别归属于大黄、黄芪、桑白皮、苦参、党参、白术、茯苓、何首乌、白芍、丹参、川芎、菊花、姜半夏、车前草、柴胡和甘草等十六味中药材。尿毒清颗粒由十六味中药材组成，对指纹图谱中全部来源药材的成分均有指认，基本讲清尿毒清颗粒的化学物质基础。

尿毒清颗粒中鉴定出来的 93 种化合物分类情况见表 7-1。

表 7-1　尿毒清颗粒中鉴定出来的 93 种化合物分类情况

药材	数目/种	化合物种类
大黄	7	鞣质类、蒽醌类
黄芪	8	三萜皂苷、黄酮
桑白皮	2	黄酮类
苦参	8	生物碱类
党参	3	苯丙素类、生物碱、核苷
白术	1	倍半萜内酯
茯苓	1	咖啡酰基奎宁酸
何首乌	8	二苯乙烯苷、蒽醌类
白芍	5	单萜苷、鞣质类
丹参	11	丹酚酸
川芎	1	γ-内酯类
菊花	11	黄酮类、咖啡酰基奎宁酸
姜半夏	4	氨基酸、核苷、生物碱
车前草	1	黄酮类
柴胡	4	三萜皂苷
甘草	18	三萜皂苷、黄酮、香豆素

表 7-2 所示为采用 HPLC-TOF-MS 鉴定的尿毒清颗粒中 93 种化合物质谱信息。

本研究采用 HPLC-TOF-MS 对尿毒清颗粒中的化学成分进行了快速鉴别，共解析鉴定了尿毒清颗粒色谱图中 93 个化学成分的结构信息，表征了尿毒清全部组方配伍药材的代表性成分，基本讲清了尿毒清颗粒的化学物质基础。但是"可行性"在指纹图谱用于中药质量控制也是一个不可忽略的因素。虽然质谱分析得到的尿毒清颗粒正、负离子总离子流图可全息表征尿毒清颗粒中所有植物来源药材中特征有机小分子化合物。但个别成分含量很低，在液相色谱图上属于微量或痕量的成分，难以采用以表征"整体性"和"特征性"的指纹图谱控制其质量，同时考虑到目前液相色谱-质谱联用仪对实验环境要求严格，在生产企业和基层药检单位普及度不高等诸多因素，本研究最终选择建立尿毒清的高效液相色谱指纹图谱，指认 20 个共有峰，表征了来源于大黄、桑白皮、白术、茯苓、何首乌、丹参、菊花和甘草八味中药材。此外，来源于黄芪、柴胡和甘草药材中的皂苷类成分属末端吸收，且含量较低，在检测波长为 205nm 时，被基线掩盖，后续研究中考虑通过优化样品前处理方法，针对上述成分建立专属性强的定性定量分析方法。

3. 基于 HPLC-IT-MS^n 主要化学成分结构的确定

根据 HPLC-IT-MS^n 获取各个化合物的质谱裂解碎片信息，对通过 HPLC-TOF-MS 鉴定的主要化合物（82 个）的结构进行确认，尿毒清颗粒中化学成分解析结果如表 7-3 所示。

表 7-2 采用 HPLC-TOF-MS 鉴定的尿毒清颗粒中 93 种化合物质谱信息

Peak No.	t_R/min	Identification	ion mode	Selection ion	Formula	Measured mass/(m/z)	Calculated mass/(m/z)	Error/mDa	Error/ppm	DBE	MS/(m/z)	MS/(pos/neg) MS^2-MS^3/(m/z)	Origin
1	3.63	酪氨酸（tyrosine）	正离子	[M+H]$^+$	$C_9H_{12}NO_3$	182.0823	182.0817	0.5815	3.1941	4.5	130.8, 174.8	130.8	Banxia
2	4.03	异柠檬酸（isocitric acid）	负离子	[M-H]$^-$	$C_6H_6O_7$	191.0149	191.0191	-4.2777	-22.3949	3.5			Dahuang
3	4.33	腺嘌呤（adenine）	正离子	[M+H]$^+$	$C_5H_6N_5$	136.0569	136.0623	-5.4202	-39.8383	5.5	135.9, 130.7	112.8, 148.7, 152.8	Banxia
4	4.49	柠檬酸（citric acid）	负离子	[M-H]$^-$	$C_6H_6O_7$	191.0149	191.0191	-4.2777	-22.3949	3.5			Dahuang/Heshouwu
5	5.33	氧化槐定碱（oxysophoridine）	正离子	[M+H]$^+$	$C_{15}H_{25}N_2O_2$	265.1786	265.1916	-13.0032	-49.0359	4.5	265, 263, 527.3	245, 263	Kushen
6	5.93	氧化苦参碱（oxymatrine）	正离子	[M+H]$^+$	$C_{15}H_{25}N_2O_2$	265.1786	265.1916	-13.0032	-49.0359	4.5	265, 263.1, 281	245, 147.9, 204.9, 263	Kushen
7	7.34	7,11-去氧苦参碱（7,11-dehydromatrine）	正离子	[M+H]$^+$	$C_{15}H_{23}N_2O$	247.1726	247.181	-8.4385	-34.1404	5.5			Kushen
8	7.9	腺苷（adenosine）	正离子	[M+H]$^+$	$C_{10}H_{14}N_5O_4$	268.1033	268.1045	-1.2791	-4.7711	6.5	88.1, 268	88	Dangshen/Banxia
9	8.55	苦参碱（matrine）	正离子	[M+H]$^+$	$C_{15}H_{25}N_2O$	249.1984	249.1966	1.7113	6.8673	4.5	249, 281	147.9, 263	Kushen
10	8.98	没食子酸（gallic acid）	负离子	[M-H]$^-$	$C_7H_5O_5$	169.0113	169.0136	-2.3984	-14.1907	5.5	124.6, 168.5, 266.6		Heshouwu/Dahuang/Baishao
11	10.7	槐定碱（sophoridine）	正离子	[M+H]$^+$	$C_{15}H_{25}N_2O$	249.1984	249.1966	1.7113	6.8673	4.5	249, 263	982, 31244.9	Kushen
12	11.07	异槐根碱（isosophocarpine）	正离子	[M+H]$^+$	$C_{15}H_{23}N_2O$	247.1726	247.181	-8.4385	-34.1404	5.5	247, 263	147.8, 135.9, 243.9	Kushen
13	13.6	党参碱（codonopsine）	负离子	[M-H]$^-$	$C_{14}H_{22}NO_4$	268.1409	268.1548	-13.9834	-52.1496	4.5			Dangshen
14	14.34	丹参素（Danshensu）	负离子	[M-H]$^-$	$C_9H_9O_5$	197.0476	197.0449	2.6014	13.202	5.5			Danshen
15	18.31	原儿茶酸（3,4-Dihydroxybenzoic acid）	负离子	[M-H]$^-$	$C_7H_5O_4$	153.0233	153.0187	4.5162	29.5134	5.5			Danshen

续表

Peak No.	t_R/min	Identification	ion mode	Selection ion	Formula	Measured mass/(m/z)	Calculated mass/(m/z)	Error/mDa	Error/ppm	DBE	MS/(m/z)	MS/(pos/neg) (m/z)	MS^2–MS^3/(m/z)	Origin
16	20.69	5,6-去氢羽扇豆碱(5,6-dehydrolupanine)	正离子	[M+H]$^+$	$C_{15}H_{23}N_2O$	247.1726	247.181	−8.4385	−34.1404	5.5	247	147.9		Kushen
17	22.9	氧化苦参碱(lamprolobine)	正离子	[M+H]$^+$	$C_{15}H_{25}N_2O_2$	265.1786	265.1916	−13.0032	−49.0359	4.5	265	247		Kushen
18	23.06	新绿原酸(5-caffeoylquinic acid)	负离子	[M−H]$^-$	$C_{16}H_{17}O_9$	353.0866	353.0872	−0.6574	−1.8619	8.5				Fuling
19	24.5	对羟基苯丙酸phloretic acid)	负离子	[M−H]$^-$	$C_9H_9O_3$	165.0576	165.0551	2.4307	14.7264	5.5	164.6, 667	120.7, 412.8, 535, 368.7		Gancao
20	26.39	原儿茶醛(protocatechu-aldehyde)	负离子	[M−H]$^-$	$C_7H_5O_3$	137.0369	137.0238	13.0208	95.0503	5.5				Danshen
21	34.73	绿原酸(chlorogenic acid)	负离子	[M−H]$^-$	$C_{16}H_{17}O_9$	353.0866	353.0872	−0.6574	−1.8619	8.5	190.6, 352.7, 707.2	92.7, 154.5, 188.4, 196, 190.6, 172.5, 126.7		Juhua
22	36.74	儿茶精(catechin)	负离子	[M−H]$^-$	$C_{15}H_{13}O_6$	289.061	289.0712	−10.2133	−35.3328	9.5	288.7			Heshouwu
23	37.76	桑皮苷A(mulberroside A)	负离子	[M−H]$^-$	$C_{26}H_{31}O_{14}$	567.1508	567.1713	−20.5811	−36.2887	11.5	567.1	242.6, 404.8, 184.5, 224.6		Sangbaipi
24	39.5	咖啡酸(Caffeic acid)	负离子	[M−H]$^-$	$C_9H_7O_4$	179.0314	179.0344	−3.0338	−16.9458	6.5				Danshen
25	41.08	liquiritigenin-7,4'-di-O-β-D-glucoside	负离子	[M−H]$^-$	$C_{27}H_{31}O_{14}$	579.1563	579.1713	−15.0811	−26.0399	12.5				Gancao
26	43.55	芍药内酯苷(albiflorin)	负离子	[M−H]$^-$	$C_{23}H_{27}O_{11}$	479.1698	479.1553	−13.5371	−28.2528	10.5	514.9, 539	396.8, 478.9		Baishao
27	47.12	芍药苷(paeoniflorin)	负离子	[M−H]$^-$	$C_{23}H_{27}O_{11}$	479.1418	479.1553	−13.5371	−28.2528	10.5	448.9, 539, 959.5	448.9		Baishao
28	50.19	(Z)-2,3,5,4'-Tetrahydroxy stilbene-2-O-β-D-glucoside	负离子	[M−H]$^-$	$C_{20}H_{21}O_9$	405.131	405.1185	12.4423	30.712	10.5	404.8	242.6		Heshouwu
29	52.24	codotubulosineB	正离子	M$^+$	$C_{18}H_{26}NO_6$	352.2047	352.176	28.6871	81.4501	6.5				Dangshen

续表

Peak No.	t_R/min	Identification	ion mode	Selection ion	Formula	Measured mass/(m/z)	Calculated mass/(m/z)	Error/mDa	Error/ppm	DBE	MS/(m/z)	MS/(pos/neg)(m/z)	MS^2–MS^3/(m/z)	Origin
30	61.37	毛蕊异黄酮苷 (calycosin-7-O-β-D-glucoside)	正离子	[M+H]$^+$	$C_{22}H_{23}O_{10}$	447.1298	447.1291	0.6776	1.5156	11.5	284.9, 447.1	284.9, 269.9, 136.8, 252.8	Huangqi
31	77.87	丹酚酸 D (Salvianolic acid D)	负离子	[M−H]$^-$	$C_{20}H_{17}O_{10}$	417.0882	417.0821	6.0279	14.4523	12.5			Danshen
32	63.99	甘草苷 (liquiritin)	负离子	[M−H]$^-$	$C_{21}H_{21}O_9$	417.135	417.1185	16.4424	39.4174	11.5	254.7, 416.9	134.5, 254.6	Gancao
33	65.04	甘草苷元-4'-芹糖葡萄糖苷 (licuraside)	负离子	[M−H]$^-$	$C_{26}H_{29}O_{13}$	549.1641	549.1608	3.2835	6.9791	12.5	549.1, 585	254.7, 548.9, 254.6	Gancao
34	69.58	(E) 2,3,5,4'-Tetrahydroxy stilbene-2-O-β-D-glucoside	负离子	[M−H]$^-$	$C_{20}H_{21}O_9$	405.1079	405.1185	−10.6576	−26.308	10.5	404.8, 811.3	242.6, 404.8	Heshouwu
35	71.96	木犀草苷 (luteolin-7-O-β-D-glucoside)	负离子	[M−H]$^-$	$C_{21}H_{19}O_{11}$	447.0926	447.0927	−0.1367	−0.3059	12.5	446.9, 895.3	284.6, 326.9, 446.8	Juhua/Cheqiancao
36	75.09	lindleyin	负离子	[M−H]$^-$	$C_{23}H_{25}O_{11}$	477.1375	477.1396	−2.187	−4.5836	11.5	713.7, 737.7	677.5	Dahuang
37	75.58	6-O-没食子酰芍药苷 (6-O-Galloyl paeoniflorin)	负离子	[M−H]$^-$	$C_{30}H_{31}O_{15}$	631.1665	631.1662	0.2041	0.3234	15.5	631.2	631.1	Baishao
38	75.81	2,3,5,4'-Tetrahydroxy stilbene-2-O-(2"-O-galloyl)-β-glucoside	负离子	[M−H]$^-$	$C_{27}H_{25}O_{13}$	557.1138	557.1295	−15.7163	−28.2102	15.5	556.9	242.6, 312.6, 404.8	Heshouwu
39	77.66	异绿原酸 A (3,5-dicaffeoyl-quinic acid)	负离子	[M−H]$^-$	$C_{25}H_{23}O_{12}$	515.1181	515.1189	−1.6532	−0.8515	14.5	514.9, 737.6	190.6, 352.7, 677.7	Juhua
40	78.35	洋川芎内酯 I (1(3H)-Isobenzofuranone, 3-butyl-4,5-dihydro-,(3S)-)	正离子	[M+Na]$^+$	$C_{12}H_{16}O_4Na$	247.1008	6.171	24.974	4.5		206.9, 246.9	253.3, 252.8	Chuanxiong

续表

Peak No.	t_R/min	Identification	ion mode	Selection ion	Formula	Measured mass/(m/z)	Calculated mass/(m/z)	Error/mDa	Error/ppm	DBE	MS/(m/z)	MS/(pos/neg) MS^2–MS^3 (m/z)	Origin
41	79.65	pentagalloyl paeoniflorin	负离子	[M–H]⁻	$C_{41}H_{31}O_{26}$	939.0888	939.1103	–21.5568	–22.9551	26.5	469, 939.2	168.6, 316.7, 392.7, 769.1	Baishao
42	79.94	1,3-二咖啡酰奎宁酸(1,3-dicaffeoyl-epi-quinic acid)	负离子	[M–H]⁻	$C_{25}H_{23}O_{12}$	515.1181	515.1189	–1.6532	–0.8515	14.5	514.9, 1031.4	190.6, 352.7, 514.9, 677.1, 867.2	Juhua
43	83.02	芹菜素-7-O-β-D-葡萄糖苷(apigenin-7-O-β-D-glucoside)	负离子		$C_{21}H_{19}O_{10}$	431.0795	431.0978	–0.3221	–0.7473	12.5	430.9	268.6	Juhua
44	83.71	迷迭香酸(rosmarinic acid)	负离子	[M–H]⁻	$C_{18}H_{15}O_{8}$	359.0755	359.0766	–1.1927	–3.3216	11.5			Danshen
45	85.3	异绿原酸 C(4,5-dicaffeoyl-quinic acid)	负离子	[M–H]⁻	$C_{25}H_{23}O_{12}$	515.1181	515.1189	–1.6532	–0.8515	14.5	826.6, 850.7	790.8	Juhua
46	87.31	丹酚酸 A(Salvianolic acid A)	负离子	[M–H]⁻	$C_{26}H_{21}O_{10}$	493.1113	493.1134	–2.1722	–4.4051	16.5			Danshen
47	90.56	芒柄花苷(ononin)	正离子	[M+H]⁺	$C_{22}H_{23}O_{9}$	431.1311	431.1342	–3.1076	–7.2082	11.5	269, 431	268.9	Huangqi
48	92.05	naringenin-7-O-(2-β-D-apiofuranosyl)-β-D-glucoside	负离子	[M–OH]⁺	$C_{26}H_{29}O_{13}$	549.1422	549.1608	–18.6164	–33.901	12.5	549.1, 585	254.7, 549.1	Gancao
49	93.01	丹酚酸 B(Salvianolic acid B)	负离子	[M–H]⁻	$C_{36}H_{9}O_{16}$	717.1349	717.1455	–10.6603	–14.8652	22.5	717.2	518.9	Danshen
50	94.16	新甘草苷(neoliquiritin)	负离子	[M–H]⁻	$C_{21}H_{21}O_{9}$	417.1116	417.1185	–6.9575	–16.6804	11.5	254.7, 416.9	254.6, 90.6, 152.6	Gancao
51	94.2	丹酚酸 D 同分异构体(Salvianolic acid D)	负离子	[M–H]⁻	$C_{20}H_{17}O_{10}$	417.1136	417.0821	31.4279	75.3461	12.5		284.8	Danshen
52	96.75	新异甘草苷(neoisoliquiritin)	负离子	[M–H]⁻	$C_{21}H_{21}O_{9}$	417.1116	417.1185	–6.9575	–16.6804	11.5	254.7, 284.8	134.5, 254.6	Gancao

续表

Peak No.	t_R/min	Identification	ion mode	Selection ion	Formula	Measured mass/(m/z)	Calculated mass/(m/z)	Error/mDa	Error/ppm	DBE	MS/(m/z)	MS/(pos/neg) MS^2–MS^3 (m/z)	Origin
53	97.6	pratensein-7-O-β-D-glucoside	正离子	[M+H]$^+$	$C_{22}H_{23}O_{11}$	463.1482	463.124	24.163	52.1712	11.5	301, 501.1	487, 526.5	Huangqi
54	98.29	licorice glycoside D2	负离子	[M-H]$^-$	$C_{35}H_{35}O_{15}$	695.1808	695.1975	-16.7959	-24.1606	18.5	695.3, 725.3	548.9, 254.6	Gancao
55	99.27	圣草酚（eriodicyol）	负离子	[M-H]$^-$	$C_{15}H_{11}O_6$	287.0669	287.0555	8.2367	28.6929	10.5	268.7, 472.9	268.6, 310.7, 472.9	Juhua
56	100.09	丹酚酸 B 同分异构体（Salvianolic acid B）	负离子	[M-H]$^-$	$C_{36}H_{29}O_{16}$	717.1655	717.1455	19.9396	27.8033	22.5	717.2	518.9	Danshen
57	101.42	丹酚酸 A（Salvianolic acid）	负离子	[M-H]$^-$	$C_{26}H_{21}O_{10}$	493.1367	493.1134	23.2277	47.102	16.5			Danshen
58	102.04	毛异黄酮（calycosin）	负离子	[M-H]$^-$	$C_{16}H_{11}O_5$	283.0625	283.0606	1.8513	6.5404	11.5	282.8, 463	300.7, 267.6	Huangqi
59	103.48	木犀草素（luteolin）	负离子	[M-H]$^-$	$C_{15}H_9O_6$	285.0493	285.0399	9.3868	32.9304	11.5	284.7, 570.9	284.6, 282	Juhua
60	106.1	大黄素-8-O-β-D-葡萄糖苷（emodin-8-O-β-D-glucoside）	负离子	[M-H]$^-$	$C_{21}H_{19}O_{10}$	431.0993	431.0978	1.4778	3.428	12.5	430.9	268.6	Heshouwu
61	106.55	芦荟大黄素-7-O-β-D-葡萄糖苷（Emodin-7-glucoside）	负离子	[M-H]$^-$	$C_{21}H_{19}O_{10}$	431.1033	431.0978	5.4778	12.7065	12.5	430.9	267.6	Dahuang
62	114.86	芹菜素（apigenin）	负离子	[M-H]$^-$	$C_{15}H_9O_5$	269.0336	269.0449	-11.3985	-42.3685	11.5	504.9, 729.2	282.7, 444.6, 487.6	Juhua
63	114.92	甘草皂苷 A（licorice saponin A）	负离子	[M-H]$^-$	$C_{48}H_{71}O_{21}$	983.4691	983.4487	-55.7852	-56.7273	13.5	825.5, 895.5, 897.6	350.7	Gancao
64	116.22	香叶木素（diosmetin）	负离子	[M-H]$^-$	$C_{16}H_{11}O_6$	299.0506	299.0555	-4.9632	-16.5967	11.5	268.7, 282.7	224.6, 267.6, 258.8, 278.8	Juhua
65	116.33	甘草皂苷 G2（licorice saponin G2 同分异构体）	负离子	[M-H]$^-$	$C_{42}H_{61}O_{17}$	837.3725	837.3908	-18.3763	-21.9452	12.5	418, 837.7	485.2, 350.7	Gancao

续表

Peak No.	t_R/min	Identification	ion mode	Selection ion	Formula	Measured mass/(m/z)	Calculated mass/(m/z)	Error/mDa	Error/ppm	DBE	MS/(m/z)	MS^2–MS^3/(m/z)	Origin
66	116.64	6-羟基芦荟大黄素(citreorosein)	负离子	[M-H]$^-$	$C_{15}H_9O_6$	285.0322	285.0399	-7.7132	-27.0608	11.5	252.7	252.6	Dahuang
67	117.7	柴胡皂苷 c (saikosaponin c/saikosaponinh/saikosaponin i)	负离子	[M-H]$^-$	$C_{48}H_{77}O_{17}$	925.5129	925.516	-3.1769	-3.4326	10.5	925.7, 961.7, 985.7	779.5, 925.7	Chaihu
68	117.85	黄芪甲苷(astragaloside IV)	负离子	[M-H]$^-$	$C_{41}H_{67}O_{14}$	783.4321	783.453	-20.9826	-26.7829	8.5	783.6	489.1, 382.9, 452.9	Huangqi
69	118.14	甘草皂苷 G2 (licorice saponin G2)	负离子	[M-H]$^-$	$C_{42}H_{61}O_{17}$	837.4016	837.3908	13.7236	16.3883	12.5	819.6, 837.6	350.7, 715.3, 192.5	Gancao
70	118.19	sophoraisoflavanone A	正离子	[M+H]$^+$	$C_{21}H_{23}O_6$	371.1336	371.1494	-15.8637	-42.744	10.5	371.1, 763.4	575.4, 268.9, 284.7	Kushen
71	118.89	刺芒柄花素(formononetin)	负离子	[M-H]$^-$	$C_{16}H_{11}O_4$	267.064	267.0657	-1.7339	-6.4928	11.5	266.7	251.5, 266.6	Kushen, Huangqi
72	119.28	乌拉尔甘草皂苷 B (uralsaponin B)	负离子	[M-H]$^-$	$C_{42}H_{61}O_{16}$	821.3696	821.3959	-26.3616	-32.0947	12.5	821.5, 941.6	350.8, 737.3	Huangqi
73	119.44	soysaponin I	正离子	[M+H]$^+$	$C_{48}H_{79}O_{18}$	943.4794	943.5266	-47.2416	-50.0717	9.5			Huangqi
74	119.59	甘草酸 (glycyrrhizic acid)	负离子	[M-H]$^-$	$C_{42}H_{61}O_{16}$	821.4078	821.3959	11.8383	14.4122	12.5	821.6	350.7, 130.6, 192.5, 288.6	Gancao
75	119.63	柴胡皂苷 A (saikosaponin a)	负离子	[M-H]$^-$	$C_{42}H_{67}O_{13}$	779.4505	779.4581	-7.6679	-9.8376	9.5	779.7, 815.5	617.4, 779.6	Chaihu
76	119.65	黄腐醇 (xanthohumol)	正离子	[M+H]$^+$	$C_{21}H_{23}O_5$	355.1412	355.1545	-13.3491	-37.5882	10.5	355.1, 731.4	298.9, 178.8, 377.1	Kushen
77	119.72	glycyrrhisoflavone	负离子	[M-H]$^-$	$C_{20}H_{17}O_6$	353.1297	353.1025	27.1864	76.9872	12.5			Gancao
78	119.86	柴胡皂苷 F (acetyl saikosaponin F)	负离子	[M-H]$^-$	$C_{50}H_{81}O_{18}$	969.4557	969.5422	71.8082	74.0585	10.5	857.7, 881.7	779.5, 812.4, 821.6	Chaihu

续表

Peak No.	t_R/min	Identification	ion mode	Selection ion	Formula	Measured mass/(m/z)	Calculated mass/(m/z)	Error/mDa	Error/ppm	DBE	MS/(m/z)	MS/(pos/neg)	MS^2–MS^3 (m/z)	Origin
79	120.44	甘草酸（uralsaponin A/glycyrrhizic acid）	负离子	[M-H]⁻	$C_{42}H_{61}O_{16}$	821.3696	821.3959	-26.3616	-32.0947	12.5	821.6		350.7	Gancao
80	120.62	saikosaponin b2/b1	负离子	[M-H]⁻	$C_{42}H_{67}O_{13}$	779.4505	779.4581	-7.6679	-9.8376	9.5				Chaihu
81	120.94	(2S, 3S, 5R)-1-甲基-5-壬基-2-苄基-3-吡咯烷醇（preussin）	正离子	[M+H]⁺	$C_{21}H_{36}NO$	318.3056	318.2796	25.9099	81.3994	4.5	302.2, 318.2		284.1, 300.1	Banxia
82	122.25	金合欢素（acacetin）	负离子	[M-H]⁻	$C_{16}H_{11}O_5$	283.0625	283.0606	1.8513	6.5404	11.5	554.2, 578.3		242.7, 278.8	Juhua
83	122.25	大黄酸（rhein）	负离子	[M-H]⁻	$C_{15}H_7O_6$	283.0226	283.0242	-1.6631	-5.8762	12.5				Dahuang
84	122.28	kuraridine	正离子	[M+H]⁺	$C_{26}H_{31}O_5$	439.2023	439.212	-9.764	-22.2313	11.5	439.2		303, 178.8	Kushen
85	122.78	licorice saponin J2/glycycoumarin	负离子	[M-H]⁻	$C_{21}H_{19}O_6$	367.1097	367.1181	-8.4636	-23.0546	12.5	336.8, 350.7		267.6, 336.7	Gancao
86	123.42	8,9-环氧白术内酯	正离子	[M+H]⁺	$C_{15}H_{19}O_3$	247.1344	247.1334	0.9803	3.9667	6.5	202.7, 246.7		186.6, 184.6	Baizhu
87	123.85	桑黄酮 G（kuwanon G）	负离子	[M-H]⁻	$C_{40}H_{35}O_{11}$	691.2306	691.2179	12.6625	18.3188	23.5	691.4		581.2, 226.5, 358.7	Sangbaipi
88	124.48	licoagrochalcone D	负离子	[M-H]⁻	$C_{21}H_{21}O_5$	353.1178	353.1388	-21.099	-59.7507	11.5	336.9, 352.8		336.8, 124.6, 352.7	Gancao
89	126.03	大黄素（emodin）	负离子	[M-H]⁻	$C_{15}H_9O_5$	269.0333	269.0449	-11.6985	-43.4836	11.5	268.7		225.2, 268.6	Heshouwu
90	126.04	芦荟大黄素（Aloe-emodin）	负离子	[M-H]⁻	$C_{15}H_9O_5$	269.0524	269.0449	7.4014	27.5092	11.5	244.7, 268.6		268.6	Dahuang
91	126.96	甘草宁 A（gancaonin A/licoisoflavone B）	负离子	[M-H]⁻	$C_{20}H_{15}O_6$	351.0657	351.0868	-21.1634	-60.2834	13.5	350.8		282.7, 350.7	Gancao
92	128.89	甘草宁 E（gancaonin E）	负离子	[M-H]⁻	$C_{25}H_{27}O_6$	423.1707	423.1807	-10.0639	-23.7821	12.5	422.9		192.6, 228.6	Gancao
93	129.08	丹参酮 IIA（Tanshinone IIA）	负离子	[M-H]⁻		295.2191								Danshen

表 7-3 尿毒清颗粒中化学成分解析结果

序号	t_R/min	Identification	Selection ion	Formula	Measured mass/(m/z)	Calculated mass/(m/z)	Error/ppm	M_w	MS/(m/z)	MS/(pos/neg) MS^2–MS^3/(m/z)	Origin
1	4.03	异柠檬酸（isocitric acid）	[M-H]$^-$	$C_6H_7O_7$	191.0149	191.0192	-22.3949	192.14	190.5[M-H]$^-$		Dahuang
2	4.33	腺嘌呤（adenine）	[M+H]$^+$	$C_5H_6N_5$	136.0547	136.0617	-51.9766	135.14	135.9[M+H]$^+$	152.8 [M+H+NH$_2$]$^+$	Banxia
3	5.33	氧化槐定碱（oxysophoridine）	[M+H]$^+$	$C_{15}H_{25}N_2O_2$	265.1786	265.1916	-49.0359	264.36	265.0[M+H]$^+$	149.9[M+H-115]$^+$	Kushen
4	5.93	氧化苦参碱（oxymatrine）	[M+H]$^+$	$C_{15}H_{25}N_2O_2$	265.1786	265.1916	-49.0359	264.36	265.0[M+H]$^+$	149.9[M+H-115]$^+$	Kushen
5	7.34	7,11-去氢苦参碱（7,11-dehydromatrine）	[M+H]$^+$	$C_{15}H_{23}N_2O$	247.1726	247.181	-34.1404	246.35	247.1[M+H]$^+$		Kushen
6	7.9	腺苷（adenosine）	[M+H]$^+$	$C_{10}H_{14}N_5O_4$	268.1033	268.1046	-4.7711	267.24	268.0[M+H]$^+$		Banxia
7	8.55	苦参碱（matrine）	[M+H]$^+$	$C_{15}H_{25}N_2O$	249.1984	249.1967	6.8673	248.36	249.0[M+H]$^+$	147.8[M+H-100]$^+$	Kushen
8	8.98	没食子酸（gallic acid）	[M-H]$^-$	$C_7H_5O_5$	169.0113	169.0137	-14.1907	170.12	168.5[M-H]$^-$		Heshouwu/Dahuang
9	10.7	槐定碱（sophoridine）	[M+H]$^+$	$C_{15}H_{25}N_2O$	249.1984	249.1967	6.8673	248.36	249.0[M+H]$^+$		Kushen
10	11.07	异槐根碱（isosophocarpine）	[M+H]$^+$	$C_{15}H_{23}N_2O$	247.1726	247.181	-34.1404	246.354	247.1[M+H]$^+$		Kushen
11	20.69	5,6-去氢羽扇豆碱 5,6-dehydrolupanine	[M+H]$^+$	$C_{15}H_{23}N_2O$	247.1726	247.181	-34.1404	246.354	247.0[M+H]$^+$	147.9[M+H-99]$^+$	Kushen
12	22.9	lamprolobine	[M+H]$^+$	$C_{15}H_{25}N_2O_2$	265.1786	265.1916	-49.0359	264.36	265.0[M+H]$^+$	246.9[M+H-H$_2$O]$^+$	Kushen
13	24.5	对羟基苯丙酸（phloretic acid）	[M+H]$^+$	$C_9H_9O_3$	165.0576	165.0552	14.7264	166.17	164.7[M+H]$^+$		Gancao
14	30.1	槐果碱（sophocarpine）	[M+H]$^+$	$C_{15}H_{23}N_2O$	247.1726	247.181	-34.1404	246.35	247.0[M+H]$^+$	147.9[M+H-99]$^+$	Kushen
15	34.73	绿原酸（chlorogenic acid）	[M-H]$^-$	$C_{16}H_{17}O_9$	353.0866	353.0873	-1.8619	354.31	352.7 [M-H]$^-$, 707.2 [2M-H]$^-$	190.6[M-H-caffeoyl]$^-$, 172.6[M-H-caffeoyl]$^-$, 126.6 [190.7−CO−2H$_2$O]$^-$	Juhua
16	36.74	儿茶精（catechin）	[M-H]$^-$	$C_{15}H_{13}O_6$	289.061	289.0712	-35.3328	290.27	288.8[M-H]$^-$		Heshouwu
17	37.76	桑皮苷 A（mulberroside A）	[M-H]$^-$	$C_{26}H_{31}O_{14}$	567.1508	567.1714	-36.2887	568.52	567.1[M-H]$^-$	242.6[M-H-2Glu]$^-$	Sangbaipi
18	41.08	甘草苷元-7,4'-二葡萄糖苷（liquiritigenin-7,4'-di-O-β-D-glucoside）	[M-H]$^-$	$C_{27}H_{31}O_{14}$	579.1563	579.1714	-26.0399	580.54	578.5[M-H]$^-$		Gancao
19	45.91	二十一烷酸（p-coumaric acid）	[M-H]$^-$	$C_{21}H_{41}O_2$	325.0947	325.3107	—	326.56	324.9[M-H]$^-$		Dangshen

续表

序号	t_R/min	Identification	Selection ion	Formula	Measured mass/(m/z)	Calculated mass/(m/z)	Error/ppm	M_w	MS/(m/z)	MS/(pos/neg) MS^2—MS^3/(m/z)	Origin
20	50.19	2,3,5,4'-四羟基芪-2-O-β-D-葡萄糖苷（(Z) 2,3,5,4'-Tetrahydroxy stilbene-2-O-β-D-glucoside）	[M-H]$^-$	C$_{20}$H$_{21}$O$_9$	405.131	405.1186	30.712	406.38	404.8[M-H]$^-$	242.7[M-H-Glu]$^-$	Heshouwu
21	52.24	codotubulosineB	M$^+$	C$_{18}$H$_{26}$NO$_6$	352.2047	352.176	81.4501	352.41	352.1M$^+$		Dangshen
22	61.37	毛蕊异黄酮苷（calycosin-7-O-β-D-glucoside）	[M+H]$^+$	C$_{22}$H$_{23}$O$_{10}$	447.1298	447.1291	1.5156	446.4	447.1[M+H]$^+$	284.9[M+H-Glu]$^+$	Huangqi
23	63.8	丹酚酸 D（salvianolic acid D）	[M-H]$^-$	C$_{20}$H$_{17}$O$_{10}$	417.135	417.0822	—	418.35	416.9[M-H]$^-$		Danshen
24	63.99	甘草苷（liquiritin）	[M-H]$^-$	C$_{21}$H$_{21}$O$_9$	417.135	417.1186	39.4174	418.396	416.9[M-H]$^-$	254.6[M-H-Glu]$^-$	Gancao
25	65.04	甘草苷元-4'-芹糖葡萄糖苷（licuraside）	[M-H]$^-$	C$_{26}$H$_{29}$O$_{13}$	549.1641	549.1608	6.9791	550.51	549.1[M-H]$^-$	254.7[M-H-94]$^-$	Gancao
26	69.58	何首乌苷（(E) 2,3,5,4'-Tetrahydroxy stilbene-2-O-β-D-glucoside）	[M-H]$^-$	C$_{20}$H$_{21}$O$_9$	405.1079	405.1186	-26.308	406.38	404.8[M-H]$^-$, 811.3[2M-H]$^-$	242.6[M-H-Glu]$^-$	Heshouwu
27	71.96	木犀草苷（luteolin-7-O-β-D-glucoside）	[M-H]$^-$	C$_{21}$H$_{19}$O$_{11}$	447.0926	447.0927	-0.3059	448.38	446.9[M-H]$^-$, 895.3[2M-H]$^-$	284.6[M-H-Glu]$^-$	Juhua
28	75.58	6-O-没食子酰芍药苷（6-O-Galloyl paeoniflorin）	[M-H]$^-$	C$_{30}$H$_{31}$O$_{15}$	631.1173	631.1663	-77.6334	632.57	631.1[M-H]$^-$	312.7[M-H-Glu-Gal]$^-$	Baishao
29	75.81	2,3,5,4'-Tetrahydroxy stilbene-2-O-(2''-O-galloyl)-β-D-glucoside	[M-H]$^-$	C$_{27}$H$_{25}$O$_{13}$	557.1138	557.1295	-28.2102	558.49	557[M-H]$^-$	312.7[M-H-244]$^-$	Heshouwu
30	77.66	异绿原酸 A（3,5-dicaffeoyl-quinic acid）	[M-H]$^-$	C$_{25}$H$_{23}$O$_{12}$	515.1047	515.119	-27.6673	516.46	514.9[M-H]$^-$	352.7[M-H-caffeoyl]$^-$ 190.6[M+H-2caffeoyl]$^-$	Juhua
31	79.65	1,2,3,4,6-五没食子酰基葡萄糖（pentagalloyl paeoniflorin）	[M-H]$^-$	C$_{41}$H$_{31}$O$_{26}$	939.0888	939.1104	—	940.11	469.0[M-H-3Gal]$^-$, 939.2[M-H]$^-$	769.2[M-H-H$_2$O-Gal]$^-$	Baishao
32	79.94	1,3-二咖啡酰奎宁酸（1,3-dicaffeoyl-epi-quimic acid）	[M-H]$^-$	C$_{25}$H$_{23}$O$_{12}$	515.1047	515.119	-27.6673	516.46	514.9[M-H]$^-$	352.7[M-H-caffeoyl]$^-$ 190.6[M+H-2caffeoyl]$^-$	Juhua

续表

序号	t_R/min	Identification	Selection ion	Formula	Measured mass/(m/z)	Calculated mass/(m/z)	Error/ppm	M_w	MS/(m/z)	MS/(pos/neg) MS^2-MS^3/(m/z)	Origin
33	83.02	芹菜素-7-O-β-D-葡萄糖苷 (apigenin-7-O-β-D-glucoside)	[M-H$_2$O-H]$^-$	C$_{21}$H$_{17}$O$_9$	413.0795	413.0867	-7.2088	432.38	430.9[M-H]$^-$	268.6[M-H-Glu]$^-$	Juhua
34	83.71	迷迭香酸 (rosmarinic acid)	[M-H]$^-$	C$_{18}$H$_{15}$O$_8$	359.0755	359.0767	-3.3216	360.33	358.8[M-H]$^-$	160.6[M-H-198]$^-$	Danshen
35	85.3	异绿原酸 C (4, 5-dicaffeoyl-quinic acid)	[M-H]$^-$	C$_{25}$H$_{23}$O$_{12}$	515.1047	515.119	-27.6673	516.46	514.9[M-H]$^-$	352.7[M-H-caffeoyl]$^-$, 172.56[M-H-2caffeoyl-H$_2$O]$^-$	Juhua
36	87.31	丹酚酸 A (Salvianolic acid A)	[M-H]$^-$	C$_{26}$H$_{21}$O$_{10}$	493.1113	493.1135	-4.4051	494.45	492.9[M-H]$^-$	294.7[M-H-198]$^-$	Danshen
37	90.56	芒柄花苷 (ononin)	[M+H]$^+$	C$_{22}$H$_{23}$O$_9$	431.1311	431.1342	-7.2082	430.4	431.1[M+H]$^+$	268.9[M+H-Glu]$^+$	Huangqi
38	92.05	naringenin-7-O-(2-β-apio-furanosyl)-β-D-glucoside	[M-OH]$^+$	C$_{26}$H$_{29}$O$_{13}$	549.1422	549.1608	-33.901	566.512	549.1[M-OH]$^+$	254.7[M-OH-294]$^-$	Gancao
39	93.01	丹酚酸 B (Salvianolic acid B)	[M-H]$^-$	C$_{36}$H$_{29}$O$_{16}$	717.1349	717.1456	-14.8652	718.62	717.2[M-H]$^-$	519.0[M-H-198]$^-$, 320.7[M-H-198-198]$^-$	Danshen
40	94.16	新甘草苷 (neoliquiritin)	[M-H]$^-$	C$_{21}$H$_{21}$O$_9$	417.1116	417.1186	-16.6804	418.39	416.9[M-H]$^-$	254.6[M-H-Glu]$^-$	Gancao
41	96.75	新异甘草苷 (neoisoliquiritin)	[M-H]$^-$	C$_{21}$H$_{21}$O$_9$	417.1116	417.1186	-16.6804	418.396	416.9[M-H]$^-$	254.6[M-H-Glu]$^-$	Gancao
42	97.6	pratensein-7-O-β-D-glucoside	[M+H]$^+$	C$_{22}$H$_{23}$O$_{11}$	463.1482	463.124	52.1712	462.41	463.1[M+H]$^+$		Huangqi
43	98.29	licorice glycoside D2	[M-H]$^-$	C$_{35}$H$_{35}$O$_{15}$	695.1808	695.1976	-24.1606	696.658	695.2[M-H]$^-$	549.0[M-H-146]$^-$, 254.6[M-H-146-294]$^-$	Gancao
44	99.27	圣草酚 (eriodicyol)	[M-H]$^-$	C$_{15}$H$_{11}$O$_6$	287.0669	287.0556	39.4915	288.25	268.7[M-H]$^-$	150.5[M-H-2H$_2$O]$^-$, 106.6[M-H-2H$_2$O-CO$_2$]$^-$	Juhua
45	100.09	丹酚酸 B 同分异构体 (Salvianolic acid B)	[M-H]$^-$	C$_{36}$H$_{29}$O$_{16}$	717.1655	717.1456	27.8033	718.62	717.2[M-H]$^-$	518.9[M-H-198]$^-$, 320.7[M-H-198-198]$^-$	Danshen
46	102.04	毛异黄酮 (calycosin)	[M-H]$^-$	C$_{16}$H$_{11}$O$_5$	283.0625	283.0606	6.5404	284.26	282.7[M-H]$^-$	267.6[M-H-CH$_3$]$^-$	Huangqi
47	103.48	木犀草素 (luteolin)	[M-H]$^-$	C$_{15}$H$_9$O$_6$	285.0515	285.0399	40.648	286.24	284.7[M-H]$^-$		Juhua
48	106.1	大黄素-8-O-β-D-葡萄糖苷 (emodin-8-O-β-D-glucoside)	[M-H]$^-$	C$_{21}$H$_{19}$O$_{10}$	431.0993	431.0978	3.428	432.41	430.9[M-H]$^-$	268.6[M-H-Glu]$^-$	Heshouwu
49	106.55	芦荟大黄素-7-O-β-D-葡萄糖苷 (Emodin-7-glucoside)	[M-H]$^-$	C$_{21}$H$_{19}$O$_{10}$	431.1033	431.0978	12.7065	432.41	430.9[M-H]$^-$	268.6[M-H-Glu]$^-$	Dahuang

续表

序号	t_R/min	Identification	Selection ion	Formula	Measured mass/(m/z)	Calculated mass/(m/z)	Error/ppm	M_w	MS/(m/z)	MS/(pos/neg) MS^2–MS^3/(m/z)	Origin
50	114.86	芹菜素（apigenin）	$[M-H]^-$	$C_{15}H_9O_5$	269.0336	269.045	-42.3685	270.24	268.7$[M-H]^-$		Juhua
51	114.92	甘草皂苷A(licorice saponin A)	$[M-H]^-$	$C_{48}H_{71}O_{21}$	983.4691	983.4488	—	985.08	983.6$[M-H]^-$	821.5$[M-H-Glu]^-$, 350.7$[M-H-Glu-475]^-$, 645.1$[M-H-Glu-176]^-$	Gancao
52	116.22	香叶木素（diosmetin）	$[M-H]^-$	$C_{16}H_{11}O_6$	299.0506	299.0558	-16.5967	300.27	298.6$[M-H]^-$	288.6$[M-H-CH_3]^-$	Juhua
53	116.33	licorice saponin G2 同分异构体（甘草皂苷 G2）	$[M-H]^-$	$C_{42}H_{61}O_{17}$	837.3725	837.3909	—	838.941	837.6$[M-H]^-$	350.7$[M-H-487]^-$	Gancao
54	116.64	6-羟基芦荟大黄素（citreorosein）	$[M-H]^-$	$C_{15}H_9O_6$	285.0322	285.0399	-27.0608	286.24	285.4$[M-H]^-$	252.6$[M-H-CH_2OH]^-$	Dahuang
55	117.7	柴胡皂苷c（saikosaponin c）	$[M-H]^-$	$C_{48}H_{77}O_{17}$	925.4803	925.5161	—	927.13	925.7$[M-H]^-$	779.5$[M-H-147]^-$	Chaihu
56	117.85	黄芪甲苷（astragaloside IV）	$[M-H]^-$	$C_{41}H_{67}O_{14}$	783.4321	783.4531	—	784.97	783.6$[M-H]^-$	489.1$[M-H-294]^-$	Huangqi
57	118.14	甘草皂苷 G2 (licorice saponin G2)	$[M-H]^-$	$C_{42}H_{61}O_{17}$	837.3725	837.3909	—	838.941	837.6$[M-H]^-$	350.7$[M-H-487]^-$	Gancao
58	118.19	sophoraisoflavanone A	$[M+H]^+$	$C_{21}H_{23}O_6$	371.1336	371.1495	-42.744	370.401	371.0$[M+H]^+$		Kushen
59	118.65	刺芒柄花素（formononetin）	$[M+H]^+$	$C_{16}H_{13}O_4$	269.0629	269.0814	-68.6979	268.27	268.9$[M+H]^+$	617.4$[M-H-Glu]^-$	Kushen
60	118.89	刺芒柄花素（formononetin）	$[M-H]^-$	$C_{16}H_{11}O_4$	267.064	267.0657	-6.4928	268.26	266.7$[M-H]^-$	251.5$[M-H-CH_3]^-$	Huangqi
61	119.28	乌拉尔甘草皂苷B(uralsaponin B)	$[M-H]^-$	$C_{42}H_{61}O_{16}$	821.3696	821.396	—	822.92	821.5$[M-H]^-$	350.8$[M-H-471]^-$	Huangqi
62	119.59	甘草酸（glycyrrhizic acid）	$[M-H]^-$	$C_{42}H_{61}O_{16}$	821.3696	821.396	—	822.93	821.6$[M-H]^-$	350.7$[M-H-471]^-$	Gancao
63	119.63	柴胡皂苷 A（saikosaponin a）	$[M-H]^-$	$C_{42}H_{69}O_{13}$	779.4285	781.4738	—	780.99	779.7$[M-H]^-$	617.4$[M-H-Glu]^-$	Chaihu
64	119.65	黄腐醇（xanthohumol）	$[M+H]^+$	$C_{21}H_{23}O_5$	355.1412	355.1545	-37.5882	354.4	355.1$[M+H]^+$	298.9$[M+H-56]^-$	Kushen
65	119.86	柴胡皂苷 F（acetyl saikosaponin f）	$[M-H]^-$	$C_{50}H_{81}O_{18}$	969.4557	969.5423	—	971.19	969.7$[M-H]^-$	909.7$[M-CH_3COO]^-$, 907.7$[M-H-CH_3-CO_2]^-$, 761.5$[M-H-CH_3-147]^-$, 821.5$[M-H-471]^-$	Chaihu
66	120.44	uralsaponin A	$[M-H]^-$	$C_{42}H_{61}O_{16}$	821.3696	821.396	—	822.93	821.6$[M-H]^-$	350.6$[M-H-471]^-$	Gancao

续表

序号	t_R/min	Identification	Selection ion	Formula	Measured mass/(m/z)	Calculated mass/(m/z)	Error/ppm	M_w	MS/(m/z)	MS/(pos/neg) MS^2—MS^3/(m/z)	Origin
67	120.62	saikosaponin b2/b1	$[M-H]^-$	$C_{42}H_{67}O_{13}$	779.4285	779.4582	—	780.99	779.7$[M-H]^-$	617.4$[M-H-Glu]^-$, 471.2$[M-H-Glu-H_2O-C_6H_7O_4]^-$	Chaihu
68	120.94	(2S, 3S, 5R)-1-甲基-5-壬基-2-苄基-3-吡咯烷醇 (preussin)	$[M+H]^+$	$C_{21}H_{35}NO$	318.2865	317.2719	—	317.52	318.2$[M+H]^+$	300.1$[M+H-H_2O]^+$, 281.5$[M+H-2H_2O]^+$	Banxia
69	122.25	金合欢素 (acacetin)	$[M-H]^-$	$C_{16}H_{11}O_5$	283.0625	283.0606	6.5404	284.27	282.7$[M-H]^-$	267.6$[M-H-CH_3]^-$	Juhua
70	122.25	大黄酸 (rhein)	$[M-H]^-$	$C_{15}H_7O_6$	283.0625	283.0243	—	284.22	282.9$[M-H]^-$		Dahuang
71	122.28	kuraridine	$[M+H]^+$	$C_{26}H_{31}O_6$	439.2023	439.2121	−22.2313	438.52	439.2$[M+H]^+$	303.0$[M+H-136]^+$	Kushen
72	122.78	licorice saponin J2/glycycoumarin	$[M-H]^-$	$C_{21}H_{19}O_6$	367.1097	367.1182	−23.0546	368.385	350.8$[M-H-H_2O]^-$		Gancao
73	123.42	8,9-环氧白木肉酯	$[M-H]^-$	$C_{15}H_{19}O_3$	247.1344	247.1334	3.9667	246.31	246.7$[M-H]^-$	202.7$[M+H-CO_2]^-$	Baizhu
74	123.85	桑黄酮 G (kuwanon G)	$[M-H]^-$	$C_{40}H_{35}O_{11}$	691.2306	691.2179	18.3188	692.71	691.4$[M-H]^-$	581.2$[M-H-110]^-$, 352.7$[M-H-110-228]^-$	Sangbaipi
75	124.48	licoagrochalcone D	$[M-H]^-$	$C_{21}H_{21}O_5$	353.0866	353.1389	—	354.4	352.8$[M-H]^-$	124.6$[M-H-228]^-$	Gancao
76	125.18	甘草西定 (licoricidin)	$[M-H]^-$	$C_{26}H_{31}O_5$	423.1707	423.2171	—	424.53	422.9$[M-H]^-$	394.9$[M-H-28]^-$	Gancao
77	126.03	大黄素 (emodin)	$[M-H]^-$	$C_{15}H_9O_5$	269.0333	269.045	−43.4836	270.24	268.7$[M-H]^-$		Heshouwu
78	126.04	芦荟大黄素 (Aloe-emodin)	$[M-H]^-$	$C_{15}H_9O_5$	269.0524	269.045	27.5092	270.23	268.6$[M-H]^-$		Dahuang
79	126.96	甘草宁 A (gancaonin A/licoisoflavone B)	$[M-H]^-$	$C_{20}H_{15}O_6$	351.0657	351.0869	−60.2834	352.34	350.8$[M-H]^-$		Gancao
80	127.91	丹参酮 I (Tanshinone I)	$[M+H]^+$	$C_{18}H_{13}O_3$	277.2135	277.0865	—	276.08	276.9$[M+H]^+$	232.8$[M+H-CO_2]^+$	Danshen
81	128.89	甘草宁 E (gancaonin E)	$[M-H]^-$	$C_{25}H_{27}O_6$	423.1707	423.1808	−23.7821	424.49	422.9$[M-H]^-$	228.6$[M-H-194]^-$	Gancao
82	129.08	丹参酮 IIA (Tanshinone IIA)	$[M+H]^+$	$C_{19}H_{19}O_3$	295.2191	295.1334	—	294.34	294.8$[M+H]^+$, 280.9$[M+H-CH_2]^+$	292.8$[M-H]^-$, 276.8$[M+H-H_2O]^+$	Danshen

注: 1ppm=10^{-6}。

4. 尿毒清整体化学物质组成分鉴定小结

尿毒清颗粒有十六味中药材配伍，含有有机酸、生物碱、黄酮类、环烯醚萜苷、皂苷及多糖等多种成分，化学成分极其复杂，也给尿毒清颗粒中化学成分质谱鉴定带来极大困难。近年来，质谱技术的迅速发展，四极杆-飞行时间质谱、轨道阱质谱技术等质谱与超高效液相色谱联用技术，以更好的分离度、更高的分辨率和更高的灵敏度，在获取化合物精确分子量和分子结构式信息的同时，可同时获取碎片离子的信息，极大地提高了解明中药复方化学物质基础的效率。超高效液相色谱-高分辨质谱联用技术（四极杆-飞行时间质谱、轨道阱质谱技术等）用于中药复杂物质体系化学成分鉴定主要策略是：①通过大量的文献检索及在线的数据库（如 Scifinder，Massbank，Web of Science 和 ChemSpider）等构建复方化学成分的数据库，用于分析复方化学成分的化学结构和质谱裂解碎片行为，以获取诊断离子信息；②然后根据质谱分析获得的诊断离子以及化合物前体离子和中性丢失等质谱信息分类别鉴定点化合物的结构，同时参照化合物色谱保留行为和紫外光谱等信息区分同分异构体。这种分析策略在中药材和简单的中药复方制剂（复方组成一般不超过六味中药材）中化学成分的分析是行之有效的。然而，对于一个组方超过十味中药材的复方来讲，构建数据库工作繁冗耗时，而鉴定结果的准确性无从考证。同时由于化学成分数据库建立是基于对某一药材植物化学研究的基础上的，有一些通过植物化学提取分离获得的单体化合物在药材中含量非常少，甚至低于质谱的检测限，这些化合物的信息即是无用信息；中药材产地、基原等对化学成分影响很大，不同色谱、质谱条件获取的化学成分质谱信息和色谱保留行为也不尽相同；由于植物化学成分研究过程中高温提取，洗脱剂、流动相的使用等不可避免得到一些人工产物，而这类成分信息的存在也会干扰我们对于质谱鉴定结果的判断；同时一些化学成分在中药材中含量很低，经过复方制备后机会微乎其微，虽然用质谱能够检测得到，但由于缺乏对照品验证，其鉴定结果的准确性无从考证，因此，单纯追求鉴定化合物的数量，而忽视鉴定结果的准确性也是不恰当的。

基于上述问题，本研究提出新的鉴定思路。

构建复方配伍药材化学成分质谱数据库：采用与中药复方相同的提取方法，在相同色谱-质谱分析条件下，获取中药复方配伍原料药材的质谱指纹图谱，对质谱指纹图谱中主要成分进行鉴定，建立每一味药材化学成分的质谱数据库，包括化合物的质量数（分子量）、分子式、保留时间、最大紫外吸收波长以及质谱裂解规律等信息；这样建立的质谱数据库，缩小了数据库备选化合物的范围，提高了所获取化合物结构信息的准确性和效率。

通过选择离子的方式，将每一味药材中每个鉴定出来的化合物的选择离子色谱与中药复方相应化合物的选择离子色谱进行比对，相同保留时间、相同分子量、相同质谱裂解规律即可判断是相同化合物；并通过加样试验、阴性实验等确认鉴定结果的准确性，可更准确地判断化合物的来源。

本研究建立了尿毒清颗粒化学物质基础研究的方法，采用 HPLC-TOF-MS 和 HPLC-IT-MS^n 联合的分析，鉴定出尿毒清颗粒中来源于十三味中药材 13 类 82 个化合物，尿毒清颗粒中各药材所含化合物归类情况如表 7-4 所示。其中，大黄 6 个、黄芪 7 个、桑白皮 2 个、苦参 13 个、党参 3 个、白术 1 个、制何首乌 7 个、白芍 2 个、丹参 7 个、菊花 11 个、姜半夏 2 个、柴胡 4 个和甘草 18 个，基本阐明了尿毒清颗粒的化学物质基础。

表 7-4　尿毒清颗粒中各药材所含化合物归类

药材	编号	化合物	类别
大黄	1	异柠檬酸	有机酸类
	8	没食子酸	鞣质类
	49	芦荟大黄素-8-O-β-D-葡萄糖苷	蒽醌类
	54	6-羟基芦荟大黄素	蒽醌类
	70	大黄酸	蒽醌类
	78	芦荟大黄素	蒽醌类
黄芪	22	毛蕊异黄酮苷	黄酮类
	37	芒柄花苷	黄酮类
	42	pratensein-7-O-β-D-glucoside	黄酮类
	46	毛异黄酮	黄酮类
	56	黄芪甲苷	三萜皂苷
	60	刺芒柄花素	黄酮类
	61	乌拉尔甘草皂苷 B	三萜皂苷
桑白皮	17	桑皮苷 A	二苯乙烯苷类
	74	桑黄酮 G	黄酮类
苦参	3	氧化槐定碱	生物碱类
	4	氧化苦参碱	生物碱类
	5	7, 11-去氢苦参碱	生物碱类
	7	苦参碱	生物碱类
	9	槐定碱	生物碱类
	10	异槐根碱	生物碱类
	11	5, 6-去氢羽扇豆碱	生物碱类
	12	lamprolobine	生物碱类
	14	槐果碱	生物碱类
	58	sophoraisoflavanone A	黄酮类
	59	刺芒柄花素	黄酮类
	64	黄腐醇	苯丙素类
	71	kuraridine	黄酮类
党参	6	腺苷	核苷类
	19	二十一烷酸	有机酸类
	21	Codotubulosine B	生物碱类
白术	73	8, 9-环氧白术内酯	倍半萜内酯
制何首乌	8	没食子酸	鞣质类
	16	儿茶精	黄酮类
	20	(Z) 2, 3, 5, 4′-Tetrahydroxy stilbene-2-O-β-D-glucoside	二苯乙烯苷类
	26	(E) 2, 3, 5, 4′-Tetrahydroxy stilbene-2-O-β-D-glucoside	二苯乙烯苷类
	29	2, 3, 5, 4′-Tetrahydroxy stilbene-2-O-(2″-O-galloyl)-β-D-glucoside	二苯乙烯苷类
	49	大黄素-8-O-β-D-葡萄糖苷	蒽醌类
	77	大黄素	蒽醌类
白芍	28	6′-O-没食子酰芍药苷	鞣质类
	31	pentagalloyl paeoniflorin	鞣质类

续表

药材	编号	化合物	类别
丹参	23	丹酚酸 D	丹酚酸
	34	迷迭香酸	丹酚酸
	36	丹酚酸 A	丹酚酸
	39	丹酚酸 B	丹酚酸
	45	丹酚酸 B 同分异构体	丹酚酸
	80	丹参酮 I	二萜醌类
	82	丹参酮 IIA	二萜醌类
菊花	15	绿原酸	咖啡酰基奎宁酸类
	27	木犀草苷	黄酮类
	30	异绿原酸 A	咖啡酰基奎宁酸类
	32	1, 3-二咖啡酰奎宁酸	咖啡酰基奎宁酸类
	33	芹菜素-7-O-β-D-葡萄糖苷	黄酮类
	35	异绿原酸 C	咖啡酰基奎宁酸类
	44	圣草酚	黄酮类
	47	木犀草素	黄酮类
	50	芹菜素	黄酮类
	52	香叶木素	黄酮类
	69	金合欢素	黄酮类
姜半夏	2	腺嘌呤	核苷
	68	preussin	生物碱类
柴胡	55	柴胡皂苷 C	三萜皂苷类
	63	柴胡皂苷 A	三萜皂苷类
	65	柴胡皂苷 F	三萜皂苷类
	67	saikosaponin b2/b1	三萜皂苷类
甘草	13	对羟基苯丙酸	黄酮类
	18	甘草苷元-7, 4′-二葡萄糖苷	黄酮类
	24	甘草苷	黄酮类
	25	甘草苷元-4′-芹糖葡萄糖苷	黄酮类
	38	naringenin-7-O-（2-β-D-apiofuranosyl）-β-D-glucoside	黄酮类
	40	新甘草苷	黄酮类
	41	新异甘草苷	黄酮类
	43	licorice glycoside D2	黄酮类
	51	甘草皂苷 A	三萜皂苷类
	53	甘草皂苷 G2 同分异构体	黄酮类
	57	甘草皂苷 G2	三萜皂苷类
	62	甘草酸	三萜皂苷类
	66	uralsaponin A	黄酮类
	72	glycycoumarin	香豆素类
	75	licoagrochalcone D	香豆素类
	76	甘草西定	香豆素类
	79	licoisoflavone B	黄酮类
	81	甘草宁 E	黄酮类

7.1.2 尿毒清颗粒体内体外代谢产物研究

血清药物化学：20 世纪 80 年代末期由日本国立京都医院田代真一教授提出，他认为含有多种已知成分或未知成分的天然药物口服后，经消化道和肠道菌群的作用发生化学变化，生成一种混合物，或直接排泄，或被选择性吸收，再经肝脏药物酶的作用，进入血液循环，血液才是含有真正有效成分的"粗药物"。以含有"粗药物"血清为材料，提取分离有效成分的研究方法称为"血清药物化学"。

中药血清药物化学：是以经典的药物化学研究手段和方法为基础，运用现代分离技术及多维联用技术，分析鉴定或表征口服中药后人/动物血清中移行成分，阐明其活性与中药传统药效相关性，确定中药药效物质基础并研究其体内过程的应用学科。中药给药后，机体血液中新出现和新产生的中药源性成分，包括中药的原型成分和代谢产物。血中移行成分产生的途径包括：中药化学成分直接吸收进入血液；中药中某些化学成分在胃肠道中被分解成次生代谢产物吸收进入血液，还有一部分吸收进入血液的成分经肝脏等酶系作用产生新的代谢产物。由此可见，体内直接作用物质应该是指中药给药后在机体内能发挥中药传统临床疗效的所有化学物质的总和，其中包括有效成分和前体药物，以及机体的靶器官（如腺体、神经末梢等）在中药成分刺激下产生的各种生理活性物质（如激素、干扰素、神经递质等）。

1. 尿毒清颗粒中主要化学成分吸收性质预测

在口服药物发展的过程中，人体小肠吸收的预测结果是候选药物设计优化和选择的一个主要方法。在新药研发中，许多候选化合物并不具有合适的吸收、分布、代谢消除（ADME）性质，采用预测化合物体内性质的计算 ADME 技术避免了不必要的耗费，也为具体的实验研究提供研究方向和基础。

正辛醇/水分配系数、分子大小形状、氢键合和分子表面性质的计算均可以作为药物吸收的预测参数。近年来，类药五原则、topological polar suiface area（TPSA）和旋转键数更多地用于药物吸收的预测。其中类药五原则（Lipinski 规则）是辉瑞公司资深药物化学家 Christopher A. Lipinski 在 1997 年提出的筛选类药分子的基本法则，符合的化合物会有更好的药代动力学性质，在生物体内代谢过程中会有更高的生物利用度，因而也更有可能成为口服药物。

对尿毒清颗粒中化合物的吸收进行计算预测，采用 Lipinski 规则、TPSA 和旋转键数的方法进行。以下对采用的方法原则进行简要介绍。

（1）类药五原则。一个药物分子具有好的吸收和穿透特性，应符合下面的原则：①连接在 N 或 O 上的氢原子数（氢键给体）小于 5；②N 和 O 的数目（氢键受体）小于 10；③相对分子质量小于 500；④脂水分配系数（lg$p$）小于 5；⑤可旋转键的数量不超过 10 个。化合物同时不符合除可旋转键的数量外其他四项原则中的任意两个，其吸收不好预测准确率可达 90%以上，若同时不符合②、③和④三项原则，预测结果就会相当可靠。

（2）TPSA 和旋转键数。TPSA 小于等于 140 Å^2 和旋转键数小于等于 10 的化合物被认为具有较好的吸收。

药物分子量由 ChemBioOffice 2010 软件（Cambridge-Soft Corporation）计算，ClogP 由 CloP 4.0 program 软件（BioByte Corporation，Claremont，CA）计算，氢键给体、氢键受体、TPSA 和旋转键数由互联网 Molinspiration Property Calculation Services 计算。尿毒清颗粒中化合物吸收参数计算结果（表 7-5）显示，尿毒清颗粒中共有 52 种物质符合五原则中的四项原则，17 种物质符合五原则中的三项原则，52 种物质符合 TPSA 和旋转键数规则，同时符合两项原则的有 44 种物质。

表 7-5　尿毒清颗粒中化合物吸收参数计算结果

序号	Compounds	MW	nON	nOHNH	milogP	TPSA	nrotb	Result
1	（E）2, 3, 5, 4′-Tetrahydroxy stilbene-2-O-β-D-glucoside（何首乌苷）	406.387	9	7	0.499	160.064	5	—
2	1, 3-dicaffeoyl-epi-quinic acid	516.455	12	7	1.424	211.277	9	—
3	2, 3, 5, 4′-Tetrahydroxy stilbene-2-O-（2″-O-galloyl）-β-D-glucoside）	558.492	13	9	1.667	226.825	8	—
4	3, 5-dicaffeoyl-quinic acid（异绿原酸 A）	516.455	12	7	1.424	211.277	9	—
5	4, 5-dicaffeoyl-quinic acid（异绿原酸 C）	516.455	12	7	1.206	211.277	9	—
6	5, 6-dehydrolupanine（5, 6-去氢羽扇豆碱）	246.354	3	0	2.59	23.547	0	√
7	5-caffeoylquinic acid（新绿原酸）	354.311	9	6	−0.453	164.744	5	—
8	6′-O-Galloyl paeoniflorin（6′-O-没食子酰芍药苷）	632.571	15	7	1.212	231.142	10	—
9	7, 11-dehydromatrine（7, 11-去氢苦参碱）	262.353	4	0	2.15	37.38	0	√
10	8, 9-环氧白术内酯	246.306	3	0	2.95	35.539	0	√
11	acacetin（金合欢素）	284.267	5	2	2.999	79.901	2	√
12	acetyl radicamine A	297.307	7	4	−0.351	108.25	5	√
13	acetyl saikosaponin f（柴胡皂苷 F）	971.188	18	10	2.306	283.989	11	—
14	adenine（腺嘌呤）	135.13	5	3	0.235	80.49	0	√
15	adenosine（腺苷）	267.245	9	5	−0.854	139.551	2	—
16	albiflorin（芍药内酯苷）	480.466	11	5	−1.636	172.218	7	—
17	apigenin（芹菜素）	270.24	5	3	2.463	90.895	1	√
18	apigenin-7-O-β-D-glucoside	434.397	10	6	0.329	166.141	4	—
19	astragaloside IV（黄芪甲苷）	784.981	14	9	1.205	228.222	5	—
20	calycosin（毛异黄酮）	284.267	5	2	2.377	79.901	2	√
21	calycosin-7-O-β-D-glucoside（毛蕊异黄酮苷）	446.408	10	5	0.59	159.053	5	—
22	catechin（儿茶精）	290.271	6	5	1.369	110.374	1	—
23	Chlorogenic acid（绿原酸）	354.311	9	6	−0.453	164.744	5	—
24	citreorosein（6-羟基芦荟大黄素）	286.239	6	4	1.897	115.054	1	√
25	citric acid（柠檬酸）	192.123	7	4	−1.983	132.125	5	√
26	codonopsine（党参碱）	267.325	5	2	0.473	62.162	3	√
27	Codotubulisine B	352.407	7	1	−2.661	82.072	7	—
28	diosmetin（香叶木素）	300.266	6	3	2.282	100.129	2	√
29	emodin（大黄素）	270.24	5	3	3.008	94.826	0	√

续表

序号	Compounds	MW	nON	nOHNH	milogP	TPSA	nrotb	Result
30	emodin-8-O-β-D-glucoside	432.381	10	6	0.96	173.978	3	—
31	eriodicyol（圣草酚）	288.255	6	4	1.628	107.217	1	√
32	formononetin（刺芒柄花素）	268.268	4	1	3.095	59.673	2	√
33	gancaonin A/licoisoflavone B（甘草宁 A）	352.342	6	3	3.658	100.129	1	√
34	gancaonin E（甘草宁 E）	424.493	6	4	5.891	107.217	5	—
35	glycyrrhisoflavone	354.358	6	4	3.791	111.123	3	√
36	glycyrrhizic acid（甘草酸）	822.942	16	8	1.967	267.044	7	—
37	isocitric acid（异柠檬酸）	192.123	7	4	−1.954	132.125	5	√
38	isosophocarpine（异槐根碱）	246.354	3	0	1.726	23.547	0	√
39	kuraridine	438.52	6	4	6.367	107.217	9	—
40	kuwanon G（桑黄酮 G）	692.717	11	8	8.38	209.106	7	—
41	lamprolobine（氧化苦参碱）	264.369	4	0	1.59	40.618	2	√
42	licoagrochalcone D	354.402	5	2	3.327	75.995	5	√
43	licorice glycoside D2	696.658	15	7	1.364	231.142	11	—
44	licorice saponin A（甘草皂苷 A）	985.083	21	11	0.26	346.196	10	—
45	licorice saponin G2（甘草皂苷 G2）	838.941	17	9	0.79	287.272	8	—
46	licorice saponin J2/glycycoumarin	368.385	6	3	4.699	100.129	4	√
47	licoricidin（甘草西定）	424.537	5	3	6.794	79.152	6	—
48	licuraside（甘草苷元-4′-芹糖葡萄糖苷）	550.513	13	7	−1.002	204.837	7	—
49	lindleyin	478.45	11	6	1.082	183.212	9	—
50	liquiritigenin-7, 4′-di-O-β-D-glucoside（甘草苷元-7, 4′-二葡萄糖苷）	580.539	14	8	−1.374	225.065	7	—
51	liquiritin（甘草苷）	418.398	9	5	0.413	145.913	4	—
52	luteolin（木犀草素）	286.239	6	4	1.974	111.123	1	√
53	luteolin-7-O-β-D-glucoside（木犀草苷）	448.38	11	7	0.187	190.275	4	—
54	matrine（苦参碱）	248.37	3	0	1.983	23.547	0	√
55	mulberroside A（桑皮苷 A）	568.528	14	10	−0.852	239.216	8	—
56	naringenin-7-O-（2-β-D-apiofuranosyl）-β-D-glucoside	566.512	14	8	−1.046	225.065	7	—
57	neoisoliquiritin（新异甘草苷）	418.398	9	6	0.982	156.907	6	—
58	neoliquiritin（新甘草苷）	418.398	9	5	0.413	145.913	4	—
59	ononin（芒柄花苷）	430.409	9	4	1.307	138.825	5	√
60	oxymatrine（氧化苦参碱）	264.369	4	0	1.942	37.38	0	√
61	oxysophoridine（氧化槐定碱）	264.369	4	0	1.942	37.38	0	√
62	paeoniflorin（芍药苷）	480.466	11	5	0.044	164.381	7	—
63	p-coumaric acid（二十一烷酸）	326.565	2	1	8.95	37.299	19	—
64	pentagalloyl paeoniflorin（1, 2, 3, 4, 6-五没食子酰基葡萄糖）	940.681	26	15	2.761	444.179	16	—
65	phloretic acid（对羟基苯丙酸）	166.176	3	2	1.401	57.527	3	√
66	pratensein-7-O-β-D-glucoside	462.407	11	6	0.299	179.281	5	—
67	preussin	317.517	2	1	6.077	23.466	10	—
68	rhein（大黄酸）	284.223	6	3	2.997	111.897	1	√
69	saikosaponin a/b2/b1（柴胡皂苷 A）	780.993	13	8	1.975	207.994	6	—
70	saikosaponin c/saikosaponin h/saikosaponin i（柴胡皂苷）	927.135	17	10	1.445	266.918	8	—

续表

序号	Compounds	MW	nON	nOHNH	milogP	TPSA	nrotb	Result
71	sophocarpine(槐果碱)	246.354	3	0	1.726	23.547	0	√
72	sophoraisoflavanone A	370.401	6	3	4.095	96.223	4	√
73	sophoridine(槐定碱)	248.37	3	0	1.983	23.547	0	√
74	soysaponin I	943.134	18	11	1.698	294.983	9	—
75	tryptophan(色氨酸)	204.229	4	4	−1.08	79.113	3	√
76	tyrosine(酪氨酸)	181.191	4	4	−1.71	83.55	3	√
77	uralsaponin A/glycyrrhizic acid(甘草酸) uralsaponin B(乌拉尔甘草皂苷B)	822.942	16	8	1.967	267.044	7	—
78	xanthohumol(黄腐醇)	354.402	5	3	4.797	86.989	6	√
79	丹酚酸A(Salvianolic acid)	494.452	10	7	3.014	184.972	9	—
80	丹酚酸B(Salvianolic acid B)	718.62	16	9	1.615	278.038	14	—
81	丹酚酸D(Salvianolic acid D)	418.354	10	6	1.029	181.815	9	—
82	丹参素(Danshensu)	198.174	5	4	−0.251	97.983	3	√
83	丹参酮I(Tanshinone I)	276.291	3	0	3.833	47.282	0	√
84	丹参酮IIA(Tanshinone IIA)	294.35	3	0	4.158	47.282	0	√
85	咖啡酸(Caffeic acid)	180.159	4	3	0.941	77.755	2	√
86	芦荟大黄素(Aloe-emodin)	270.24	5	3	2.424	94.826	1	√
87	芦荟大黄素-7-O-β-D-葡萄糖苷	432.381	10	7	0.036	184.972	3	—
88	没食子酸(gallic acid)	170.12	5	4	0.589	97.983	1	√
89	迷迭香酸(rosmarinic acid)	360.318	8	5	1.626	144.516	7	—
90	洋川芎内酯A	192.258	2	0	3.521	26.305	3	√
91	原儿茶醛(Protocatechualdehyde)	138.122	3	2	0.759	57.527	1	√
92	原儿茶酸(3,4-Dihydroxybenzoic acid)	154.121	4	3	0.88	77.755	1	√
93	紫草酸(丹酚酸A)	538.461	12	7	1.57	211.277	9	—

根据molinspiration预测结果，尿毒清颗粒中鉴定出来的93个化合物中，来源于十一味中药材，十一大类共计44个化合物可能会吸收入血，提示它们可能是尿毒清颗粒的药效物质基础。各味中药材中可能吸收入血的化合物数目见表7-6。

表7-6 各味中药材中可能吸收入血的化合物的数目

药材	化合物数目/个	化合物种类
白术	1	倍半萜内酯类
半夏	3	氨基酸类
川芎	1	γ-内酯类
大黄	6	有机酸类、蒽醌类
何首乌	3	有机酸类、蒽醌类
丹参	6	丹酚酸类、二萜醌类
党参	2	生物碱类
甘草	3	香豆素类、黄酮类
黄芪	5	黄酮类、皂苷类
菊花	5	黄酮类
苦参	11	生物碱类、黄酮类

由预测结果看，丹参的小分子酚酸类化合物是可以被吸收的，一些分子量较大的酚酸因为具有较大的分子量和复杂的空间结构被预测为吸收差，如丹酚酸 B，但这又与其表现出较强的临床药效作用相矛盾。丹酚酸 B 有较强的药理作用，也可能是因为丹酚酸 B 被代谢为同样具有较强活性的丹参素而起效的。黄芪中的黄酮化合物预测具有较好吸收，苷类吸收不好可能是由于糖基的存在导致其分子量和立体结构增大的原因。苦参中的生物碱类成分预测具有较好的吸收。

2. 尿毒清颗粒血中移行成分研究

本节研究采用 HPLC-TOF-MS 及 HPLC-ion-trap-MS^n 两种质谱信息组合分析的策略对大鼠灌胃给服尿毒清颗粒后血中移行成分进行鉴别，同时测定尿毒清颗粒经肝脏体外代谢的产物，以期初步阐明尿毒清颗粒的药效物质基础。

利用 HPLC-TOF-MS 及 HPLC-ion-trap-MS^n 对尿毒清颗粒供试品溶液进行正、负离子扫描，两种模式下的总离子流图显示各化学组分在不同扫描模式下响应强度不一，因此对正离子和负离子两种模式进行采集，使获得的化合物信息互补。根据文献建立组方药材的化学成分信息库，利用 TOF-MS 获得的精确分子量信息及 Ion-trap-MS^n 获得的多级碎片信息与库中成分进行比对。

表 7-7 所示为在大鼠血清中尿毒清颗粒入血成分分析定性鉴定结果，表 7-7 中显示尿毒清颗粒中鉴定出来的 93 个化合物中，来源于十味中药材，十一大类共计 35 个化合物可以原型吸收入血，提示它们可能是尿毒清颗粒的药效物质基础，为质量标准研究指标成分选择提供依据。其中白术、党参和川芎中的成分由于含量较低，在实测入血成分中没有找到。表 7-8 所示为大鼠血清中尿毒清颗粒入血成分分类。

表 7-7　大鼠血清中尿毒清颗粒入血成分分析定性鉴定结果

序号	药材	保留时间/min	离子模式	化合物名称	质荷比（m/z）
1	姜半夏	3.63	正离子	tyrosine	182.0823
2	大黄	4.03	负离子	isocitric acid	191.0149
3	姜半夏	4.33	正离子	adenine	136.0547
4	姜半夏	4.43	正离子	tryptophan	205.1243
5	何首乌	4.61	负离子	citric acid	191.0134
6	苦参	5.33	正离子	oxysophoridine	265.1786
7	苦参	5.93	正离子	oxymatrine	265.1786
8	苦参	7.34	正离子	7, 11-dehydromatrine	247.1726
9	苦参	8.55	正离子	matrine	249.1984
10	苦参	10.7	正离子	sophoridine	249.1984
11	苦参	11.07	正离子	isosophocarpine	247.1726
12	苦参	20.69	正离子	5, 6-dehydrolupanine	247.1726
13	茯苓	23.06	负离子	5-caffeoylquinic acid	353.0866
14	丹参	26.39	负离子	原儿茶醛	137.0369
15	苦参	30.1	正离子	sophocarpine	247.1365
16	菊花	37.02	负离子	chlorogenic acid	353.0866

续表

序号	药材	保留时间/min	离子模式	化合物名称	质荷比（m/z）
17	菊花	40.03	负离子	isochlorogenic acid	353.0866
18	白芍	43.55	负离子	albiflorin	479.1418
19	黄芪	61.37	正离子	calycosin-7-O-β-D-glucoside	447.1298
20	黄芪	90.56	正离子	ononin	431.1311
21	甘草	94.16	负离子	neoliquiritin	417.1116
22	丹参	94.2	负离子	丹酚酸 D 同分异构体	417.1136
23	甘草	96.75	负离子	neoisoliquiritin	417.1116
24	甘草	116.33	负离子	licorice saponin G2 同分异构体	837.3725
25	黄芪	117.85	负离子	astragaloside IV	783.4321
26	甘草	118.14	负离子	licorice saponin G2	837.3725
27	黄芪	118.89	负离子	formononetin	267.064
28	姜半夏	120.94	正离子	preussin	318.2865
29	菊花	122.25	负离子	acacetin	283.0625
30	大黄	122.25	负离子	rhein	283.0625
31	苦参	122.28	正离子	kuraridine	439.2023
32	甘草	125.18	负离子	licoricidin	423.1707
33	大黄	126.04	负离子	芦荟大黄素	269.0524
34	丹参	127.91	负离子	丹参酮 I	277.2135
35	丹参	129.08	负离子	丹参酮 IIA	295.2191

表 7-8　大鼠血清中尿毒清颗粒入血成分分类表

药材	化合物数目/个	化合物种类
白芍	1	单萜苷类成分
姜半夏	1	生物碱
大黄	2	有机酸类、蒽醌类
何首乌	1	蒽醌类
丹参	2	二萜醌类
甘草	2	异黄酮类
黄芪	1	皂苷类
菊花	1	黄酮类
苦参	8	生物碱类

3. 尿毒清颗粒经肝脏体外代谢产物研究

药物代谢的研究方法可分为体内法和体外法两种。体内法是研究动物或人体在服药后对其血液、尿液、胆汁等生物样品进行不同时间点的收集进而分析，观察这些生物样品中药物代谢的情况。传统的体内代谢研究方法工作量庞大、烦琐，因而体外代谢法应运而生。

肝微粒体孵育法是一种较为常见的体外代谢研究法。它采用从肝脏中提取的肝微粒体,并加入还原型辅酶 II(NADPH)再生系统,在体外模拟生理环境下进行代谢反应,然后采用高效液相色谱(HPLC)、高效液相色谱–质谱联用法(HPLC-MS)等测定方法对原型药及代谢产物进行测定。肝微粒体体外孵育法制备技术简单、快速,重现性好,易大量操作,较易收集大量样品供结构研究。可用于药物代谢研究初期的高通量筛选。

利用 HPLC-TOF-MS 对尿毒清颗粒供试品溶液进行正、负离子扫描。根据已建立的尿毒清颗粒的化学成分信息库,将 TOF-MS 获得的精确分子量信息与库中成分进行比对,鉴定出尿毒清颗粒孵育样品色谱已知共有化合物共 25 个,详见表 7-9。

表 7-9 尿毒清颗粒孵育样品色谱已知共有化合物

序号	化合物名称	保留时间/min	离子模式	质荷比(m/z)
2	异柠檬酸(isocitric acid)	4.66	负离子	191.0149
10	苦参碱(matrine)	8.89	正离子	249.1984
11	没食子酸(gallic acid)	9.86	负离子	169.0113
13	异槐根碱(isosophocarpine)	11.58	正离子	247.1726
15	丹参素(Danshensu)	15.88	负离子	197.0476
20	新绿原酸(5-caffeoylquinic acid)	25.07	负离子	353.0866
21	对羟基苯丙酸(phloretic acid)	26.96	负离子	165.0576
22	原儿茶醛(Protocatechualdehyde)	28.29	负离子	137.0369
23	槐果碱(sophocarpine)	32.10	正离子	247.1365
24	绿原酸(Chlorogenic acid)	36.87	负离子	353.0866
26	桑皮苷 A(mulberroside A)	39.19	负离子	567.1508
32	2,3,5,4′-四羟基芪-2-O-β-D-葡萄糖苷[(Z)2,3,5,4′-Tetrahydroxy stilbene-2-O-β-D-glucoside]	52.77	负离子	405.131
35	毛蕊异黄酮苷(calycosin-7-O-β-D-glucoside)	65.55	正离子	447.1298
36	丹酚酸 D(Salvianolic acid D)	67.93	负离子	417.135
39	何首乌苷[(E)2,3,5,4′-Tetrahydroxy stilbene-2-O-β-D-glucoside]	72.95	负离子	405.1079
40	木犀草苷(luteolin-7-O-β-D-glucoside)	75.16	负离子	447.0926
44	异绿原酸 A(3,5-dicaffeoyl-quinic acid)	80.90	负离子	515.1047
49	迷迭香酸(rosmarinic acid)	86.73	负离子	359.0755
50	异绿原酸 C(4,5-dicaffeoyl-quinic acid)	88.19	负离子	515.1047
51	紫草酸(丹酚酸 A)	90.31	负离子	493.1113
54	丹酚酸 B(Salvianolic acid B)	96.78	负离子	717.1349
62	丹酚酸 A(Salvianolic acid)	103.93	负离子	493.1367
64	木犀草素(luteolin)	106.34	负离子	285.0515
65	emodin-8-O-β-D-glucoside	108.06	负离子	431.0993
78	乌拉尔甘草皂苷 B(uralsaponin B)	119.63	负离子	821.3696

研究表明,从尿毒清颗粒的肝微粒体孵育样品质谱图中,已鉴定出的代谢产物共有 25 种,其中有 14 种化合物是尿毒清颗粒肝微粒体孵育过程中不同时间点共有且质谱响应度较好的,分别是没食子酸、丹参素、原儿茶醛、2,3,5,4′-四羟基芪-2-O-β-D-葡萄糖苷、何首乌苷、迷迭香酸、木犀草苷、绿原酸 A、绿原酸 C、丹酚酸 A、苦参碱、异槐根碱、槐果碱和毛蕊异黄酮苷。

4. 小结与讨论

血清药物化学研究目的是为了明确尿毒清颗粒中哪些成分可以吸收入血,因此能在血清中尽可能多的检出更多种类、更多数目的化合物是研究中重点考虑的关键问题;由于尿毒清颗粒含有50%左右的辅料,尿毒清提取物中含有大量多糖,中等极性和非极性化合物在尿毒清颗粒中含量较低,在预试验中曾尝试以尿毒清颗粒或尿毒清提取物给药,都未能在大鼠血清中检测鉴定出尿毒清颗粒中主要化学成分的原型及其代谢产物。因此,在正式实验中为提高给药剂量,将给药样品进行80%甲醇前处理。本节研究采用经80%甲醇处理的尿毒清样品给药,给药前对尿毒清颗粒与经80%甲醇处理的尿毒清样品的指纹图谱进行比较,两种样品在各个不同波长下,指纹图谱中各色谱峰的数量和峰高比基本相同。根据molinspiration预测结果,来源于十一味中药材,十一大类共计44个化合物可能会吸收入血,可能是尿毒清颗粒的药效物质基础,同时也是入血成分研究和网络药理学研究应重点关注的成分。

根据入血成分分析结果,尿毒清颗粒中鉴定出来的93个化合物中,来源于十味中药材,十一大类共计35个化合物可以原型吸收入血,提示它们可能是尿毒清颗粒的药效物质基础,为质量标准研究指标成分选择提供依据。

7.1.3 基于网络药理学的尿毒清复方化学成分靶点预测及机制探讨

尿毒清[8]的主要成分有大黄、黄芪、甘草、茯苓、白术、制何首乌、川芎、菊花、丹参及姜半夏等多味中药材,成分复杂。目前,对于中药复方多组分、多靶点机制的物质基础,尚缺乏适当的技术和方法来阐明[9]。网络药理学方法用于理论上预测中药作用靶标与疾病之间的联系,为中药复方多组分、多靶点的治疗机制探索提供了可行性。例如,Xiang等[10]采用网络药理学方法对大黄抗肾间质纤维化的机制进行探究,通过构建大黄有效成分及靶标和疾病之间的网络关系,结果显示大黄酸、大黄素、儿茶素和表儿茶素等均为大黄的主要活性成分,这些活性成分通过调节细胞外基质的异常蓄积,控制炎症因子的释放和保持凝血和纤维蛋白溶解的平衡,发挥协同治疗功效。再如,Liang等[11]采用网络药理学方法对六味地黄丸有效成分的核心生物靶标和药理作用进行了治疗适应证(肾病)的推测,该方法为研究中药复方的作用机制提供了新的思路。此外,网络药理学还可用于抗癌药物的研究[12]、中药治疗糖尿病的机制探讨[13]、治疗肝病的中药复方的研究[14]和治疗失眠的天然产物的研究[15]等。

7.1.1节中建立了尿毒清颗粒的指纹图谱,并鉴定了来源于不同药材的93个中药成分,其中83个成分有确定的化合物结构式。通过血清药物化学研究,鉴定了32个入血成分。在此基础上采用网络药理学的研究方法预测尿毒清颗粒中的83个中药成分和32个入血成分的潜在作用靶点和通路,筛选尿毒清治疗慢性肾衰竭的活性成分、药效作用靶点并阐释其可能的作用机制。尿毒清网络药理学研究框架图如图7-4所示。

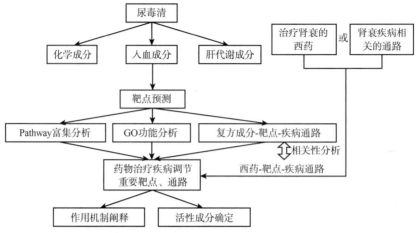

图 7-4　尿毒清网络药理学研究框架图

1. 尿毒清指纹图谱鉴定复方成分网络药理学分析结果与讨论

1）83 个中药成分的预测靶点分析结果

尿毒清指纹图谱鉴定了 93 个成分，但其中有 83 个中药成分可以确定 3D 结构式，可以进行网络药理学分析。83 个中药成分基本信息见表 7-10。

表 7-10　83 个中药成分基本信息

序号	中药成分	序号	中药成分
1	酪氨酸（tyrosine）	20	原儿茶醛（Protocatechualdehyde）
2	异柠檬酸（isocitric acid）	21	槐果碱（sophocarpine）
3	腺嘌呤（adenine）	22	绿原酸（Chlorogenic acid）
4	色氨酸（tryptophan）	23	儿茶精（catechin）
5	柠檬酸（citric acid）	24	桑皮苷 A（mulberroside A）
6	氧化槐定碱（oxysophoridine）	25	咖啡酸（Caffeic acid）
7	氧化苦参碱（oxymatrine）	26	甘草苷元-7, 4′-二葡萄糖苷（liquiritigenin-7, 4′-di-O-β-D-glucoside）
8	7, 11-去氢苦参碱（7, 11-dehydromatrine）	27	芍药内酯苷（albiflorin）
9	腺苷（adenosine）	28	二十一烷酸（p-coumaric acid）
10	苦参碱（matrine）	29	芍药苷（paeoniflorin）
11	没食子酸（gallic acid）	30	毛蕊异黄酮苷（calycosin-7-O-β-D-glucoside）
12	槐定碱（sophoridine）	31	甘草苷（liquiritin）
13	党参碱（codonopsine）	32	甘草苷元-4′-芹糖葡萄糖苷（licuraside）
14	丹参素（Danshensu）	33	（E）2, 3, 5, 4′-Tetrahydroxy stilbene-2-O-β-D-glucoside 何首乌苷
15	原儿茶酸（3, 4-Dihydroxybenzoic acid）	34	木犀草苷（luteolin-7-O-β-D-glucoside）
16	5, 6-去氢羽扇豆碱（5, 6-dehydrolupanine）	35	lindleyin
17	氧化苦参碱（lamprolobine）	36	6′-没食子酰芍药苷（6′-O-Galloyl paeoniflorin）
18	新绿原酸（5-caffeoylquinic acid）	37	异绿原酸 A（3, 5-dicaffeoyl-quinic acid）
19	对羟基苯丙酸（phloretic acid）	38	1,2,3,4,6-五没食子酰基葡萄糖（pentagalloyl paeoniflorin）

续表

序号	中药成分	序号	中药成分
39	迷迭香酸（rosmarinic acid）	62	乌拉尔甘草皂苷 B（uralsaponin B）
40	异绿原酸 C（4,5-dicaffeoyl-quinic acid）	63	甘草酸（glycyrrhizic acid）
41	紫草酸（丹酚酸 A）Lithospermic acid	64	柴胡皂苷 A（saikosaponin a）
42	芒柄花苷（ononin）	65	黄腐醇（xanthohumol）
43	丹酚酸 B（Salvianolic acid B）	66	glycyrrhisoflavone
44	新甘草苷（neoliquiritin）	67	柴胡皂苷 F（acetyl saikosaponin f）
45	新异甘草苷（neoisoliquiritin）	68	甘草酸（uralsaponin A/glycyrrhizic acid）
46	圣草酚（eriodicyol）	69	preussin
47	丹酚酸 B 同分异构体（Salvianolic acid B）	70	金合欢素（acacetin）
48	丹酚酸 A（Salvianolic acid A）	71	大黄酸（rhein）
49	毛异黄酮（calycosin）	72	kuraridine
50	木犀草素（luteolin）	73	licorice saponin J2/glycycoumarin
51	emodin-8-O-β-D-glucoside	74	8,9-环氧白术内酯
52	Aloeemodin-7-O-β-D-glucoside	75	桑黄酮 G（kuwanon G）
53	芹菜素（apigenin）	76	licoagrochalcone D
54	甘草皂苷 A（licorice saponin A）	77	甘草西定（licoricidin）
55	香叶木素（diosmetin）	78	大黄素（emodin）
56	6-羟基芦荟大黄素（citreorosein）	79	芦荟大黄素（Aloe-emodin）
57	柴胡皂苷（saikosaponin c/saikosaponin h/saikosaponin i）	80	甘草宁 A（gancaonin A/licoisoflavone B）
58	黄芪甲苷（astragaloside IV）	81	丹参酮 I（Tanshinone I）
59	甘草皂苷 G2（licorice saponin G2）	82	甘草宁 E（gancaonin E）
60	sophoraisoflavanone A	83	丹参酮 IIA（Tanshinone IIA）
61	刺芒柄花素（formononetin）		

基于上述 83 个中药成分进行靶点预测，经合并、去重等整合预测得到蛋白质所对应的 230 个基因靶点。提示它们可能通过调节这些靶点来发挥药效作用。

图 7-5 所示为 230 个预测基因靶点 GO 分析饼状图（在某一功能层次上统计靶点的数目），图 7-5 表明 83 个中药成分的基因通路主要与生物过程有关。

2）"中药成分-基因靶点"网络图及"中药成分-靶点-通路"网络图的构建

对 83 个中药成分预测得到 230 个基因靶点采用 Cytoscape 软件进行"中药成分-基因靶点"网络图的构建，见图 7-6。

对 83 个中药成分预测得到的 230 个基因靶点进行通路富集，其中 71 个基因靶点可以注释到 53 条通路上（$N>2$，$P<0.05$），基于此，构建"中药成分-靶点-通路"网络图，见图 7-7。

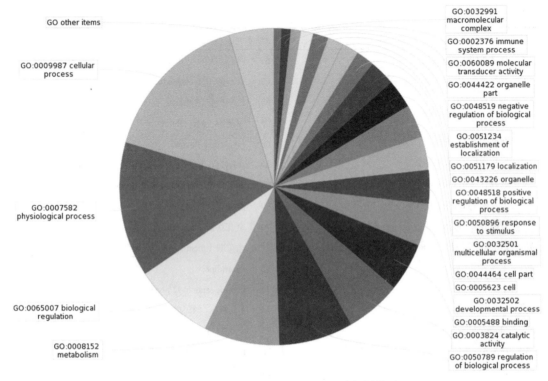

图 7-5　230 个预测基因靶点的 GO 分析饼状图

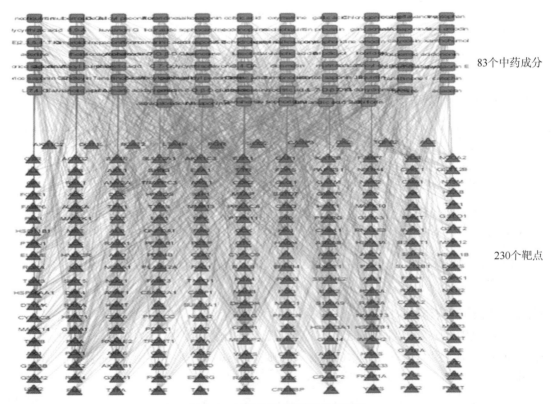

图 7-6　中药成分-基因靶点网络图

第 7 章 尿毒清颗粒治疗慢性肾功能衰竭的系统生物学研究 | 433

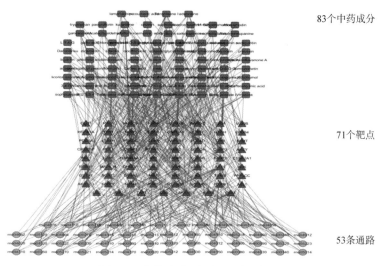

图 7-7 中药成分-靶点-通路网络图

3)"CRF 疾病-基因"网络图及"CRF 疾病-基因-通路"网络图的构建

通过 SEPID 预测模型预测的 CRF 相关的基因,共得到 950 个(基因)靶点参与 CRF 的发生和发展过程。

对 CRF 疾病预测分析得到的 950 个基因采用 Cytoscape 软件进行"CRF 疾病-基因"网络图的构建,见图 7-8。

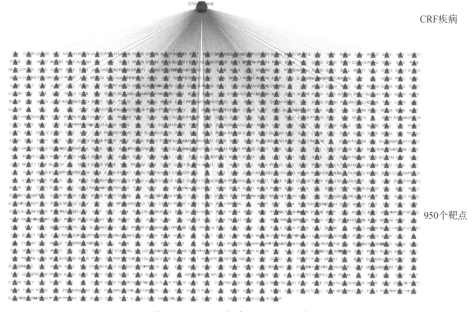

图 7-8 "CRF 疾病-基因"网络图

对与 CRF 疾病发生发展相关的 950 个(基因)靶点进行通路富集分析,其中,451 个(基因)靶点可以注释到 68 条通路中($N>2$, $P<0.05$)。根据通路富集分析结果构建的"CRF 疾病-基因-通路"网络图,如图 7-9 所示。

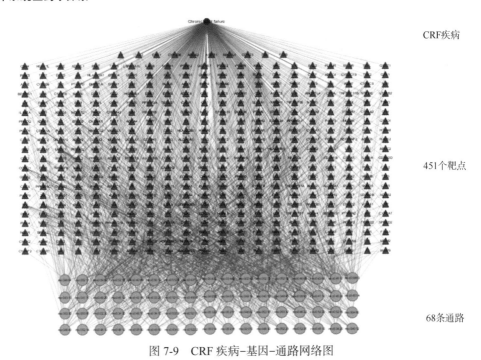

图 7-9　CRF 疾病–基因–通路网络图

4）治疗 CRF 的"西药–靶点"网络图及"西药–靶点–通路"网络图的构建

通过 Drugbank 数据库可以得到治疗 CRF 疾病的西药主要有 31 个，同时提取其治疗靶点信息。治疗 CRF 的 31 个西药经整理后共有 57 个作用靶点，其中 34 个作用靶点可以富集在 19 条通路上（$N>2$，$P<0.05$）。分别构建治疗 CRF 的"西药–靶点"网络图和"西药–靶点–通路"网络图，见图 7-10 和图 7-11 所示。

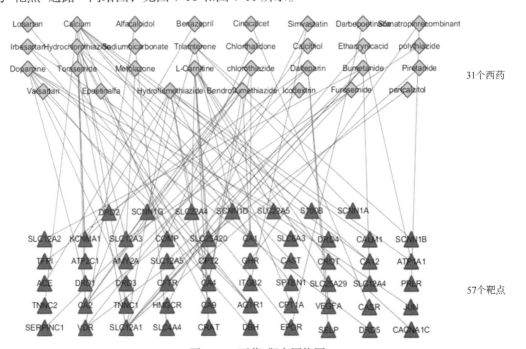

图 7-10　西药–靶点网络图

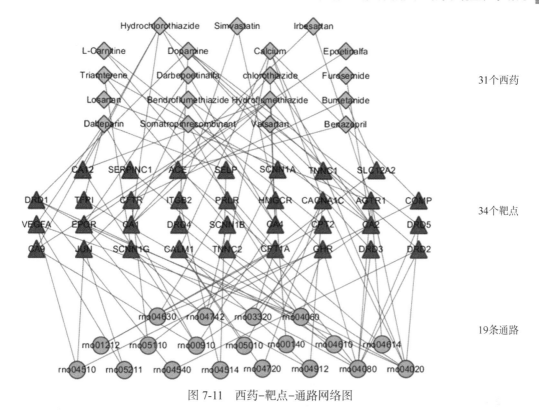

图 7-11 西药–靶点–通路网络图

5）83 个中药成分预测靶点与 CRF 疾病相关的基因的相关性分析

对中药成分预测得到的 230 个基因靶点与 CRF 疾病发生发展相关的 950 个基因进行相关性分析，并采用 Cytoscape 软件构建 "CRF 疾病–靶点–中药成分" 网络图，如图 7-12 所示。其中有 62 个基因靶点是共同的，既是中药成分预测作用的靶点，也是 CRF 疾病发生发展相关的基因。并且在 62 个基因靶点中，AKR1B1、GSTA1 和 ESR1 是多数中药成分及 CRF 疾病共同的靶点，其可能在尿毒清治疗 CRF 过程中发挥着重要作用。

AKR1B1，其全称为 aldo-keto reductase family 1，member B1，别名 aldose reductase（醛糖还原酶），该基因编码醛/酮还原酶家族。有研究[16]表明慢性肾衰竭患者红细胞醛糖还原酶含量增加，这可能导致尿毒症症状的发展。

GSTA1，其全称为 glutathione S-transferase alpha 1，该基因编码的谷胱甘肽 S-转移酶属于 α 类，该类酶表现出过氧化物酶的活性。有研究[17]表明肾衰竭致使机体过氧化物酶活性降低，这与 GSTA1 的调控密切相关。

ESR1，其全称为 estrogen receptor 1，该基因编码一种雌激素受体。有研究[18]表明 ESR1 对慢性肾衰竭引起的肾性骨病具有调节作用。

6）83 个中药成分预测靶点与治疗 CRF 的西药靶点的相关性分析

对中药成分预测得到的 230 个基因靶点与 31 个治疗 CRF 疾病西药对应的 57 个靶点进行相关性分析，并采用 Cytoscape 软件构建 "西药–靶点–中药成分" 网络图，如图 7-13 所示。

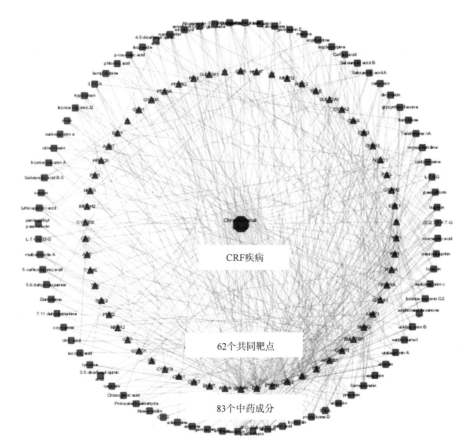

图 7-12 CRF 疾病-靶点-中药成分网络图

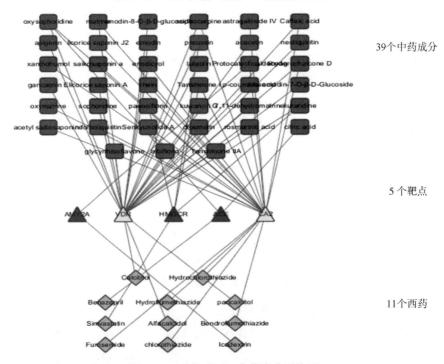

图 7-13 西药-靶点-中药成分网络图

83个中药成分预测得到的靶点与治疗CRF西药的靶点共有五个是相同的，为VDR、CA2、ACE、AMY2A和HMGCR。

VDR：VDR激活剂有较好的治疗肾脏疾病的作用，来源于苦参、菊花等八味药材中的25个成分作用于该靶点。

CA2：该基因编码碳酸酐酶骨硬化和肾小管性酸中毒有关，来源于苦参、菊花等七味药材中的17个成分作用于该靶点。

ACE：ACE减少肾病患者蛋白尿的产生和提供肾脏保护，来源于三味药材的2个成分作用于该靶点。

AMY2A：该基因编码血淀粉酶与尿素氮和肌酐水平密切相关，来源于丹参的原儿茶醛作用于该靶点。

HMGCR：HMGCR参与肾损伤小鼠肾脏胆固醇的积累，其能够增加肾皮质胆固醇的含量，来源于四味药材的四个成分作用于该靶点。

其中，靶点CA2和VDR是多数中药成分及西药的作用靶点，其可能为中药复方作用的重要靶点。

CA2，其全称为carbonic anhydrase II，该基因编码的蛋白质是碳酸酐酶，该酶的缺陷与骨硬化和肾小管性酸中毒有关。有研究[19]表明慢性肾衰竭患者体内CA2酶显著升高，表明该靶点参与CRF的进展，是重要的作用靶点。

VDR，其全称为vitamin D receptor，该基因编码核激素受体维生素D。有研究[20]表明慢性肾衰竭与维生素D缺乏存在相关关系，VDR激活剂有较好的治疗肾脏疾病的作用。

上述靶点均是基于药物和疾病作用靶点进行的网络药理学分析，发现了尿毒清复方作用的5个重要靶点：AKR1B1、GSTA1、ESR1、CA2和VDR。在此基础上，本节研究基于靶基因富集的通路也对疾病、治疗西药及中药成分的相关性进行了进一步分析。

7）"中药成分-靶点-通路-靶点-疾病"网络图的构建

83个中药成分预测得到230个靶基因，并通过通路富集得到53条作用通路；CRF疾病通过数据库分析得到950个疾病发生发展相关的基因，通过通路富集可以得到68条作用通路。通过Cytoscape对83个中药成分靶基因富集得到的53条作用通路与CRF疾病基因富集得到的68条作用通路进行相关性分析，并构建"中药成分-靶点-通路-靶点-疾病"网络图，如图7-14所示。

从图7-14分析结果可知，83个中药成分预测得到的通路与CRF疾病相关通路共有41条是相同的。其中多数中药成分及CRF疾病均作用于通路rno04060，该结果预示通路rno04060的调节在中药复方治疗CRF过程中可能发挥着重要作用。

8）"中药成分-靶点-通路-靶点-西药"网络图的构建

83个中药成分预测得到230个靶基因，并通过通路富集得到53条作用通路；31种治疗CRF的西药对应的靶基因可以富集得到19条相关作用通路。通过Cytoscape对83个中药成分靶基因富集得到的53条作用通路与31种治疗CRF的西药对应治疗靶点富集得到的19条作用通路进行相关性分析，并构建"中药成分-靶点-通路-靶点-西药"网络图，如图7-15所示。

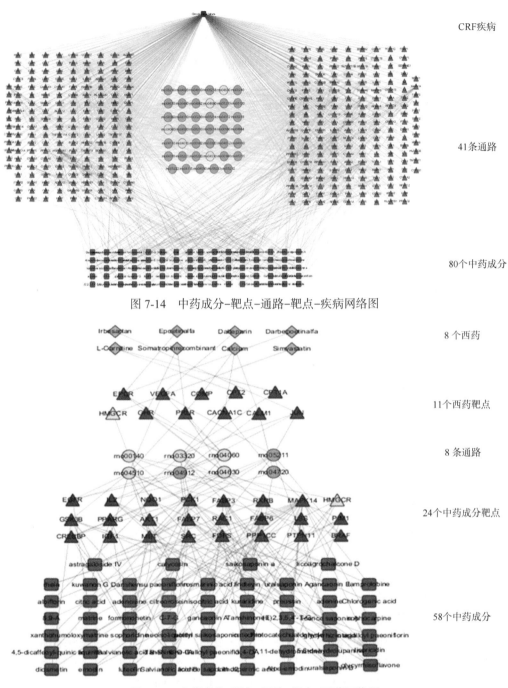

图 7-14 中药成分-靶点-通路-靶点-疾病网络图

图 7-15 中药成分-靶点-通路-靶点-西药网络图

从图 7-15 分析结果可知,中药成分预测的通路与 CRF 疾病相关基因富集通路共有八条是相同的,而 83 个中药成分预测得到的通路与 CRF 疾病相关通路共有 41 条是相同的。将两者整合得到五条共同的作用通路为 PPAR signaling pathway(rno03320)、Renal cell carcinoma(rno05211)和 Focal adhesion(rno04510)、Cytokine-cytokine receptor interaction(rno04060)和 Jak-STAT signaling pathway(rno04630),它们可能是治疗 CRF 相关的重

要通路。其中通路 rno04510 的富集程度最高，推测其可能是尿毒清作用相关的重要调节通路。

PPAR signaling pathway（rno03320）：PPARs 由 PPARα、PPARβ 和 PPARγ 3 种亚型组成。有研究[21]表明肾切除功能失调线粒体的积累可能改变 PPARγ 和 PGC1α 的蛋白水平，从而引起慢性肾脏疾病的进展。PPAR signaling pathway（rno03320）与六个中药成分靶点相关，即 FABP3、FABP6、FABP7、PCK1 和 PPARG、RXRB。这六个靶点是 19 个中药成分的预测作用靶点，来源于七味中药材。

与 PPAR signaling pathway 相关的六个中药成分靶点所对应的中药材成分可以看出黄芪、苦参和甘草中的多数小分子作用于该通路，说明药物在该通路发挥药效以这三类成分为主，组方其他各成分为辅。

PPAR signaling pathway（rno03320）与六个慢性肾衰竭疾病靶点相关，即 FABP3、FABP6、FABP7、PCK1、PPARG 和 RXRB。

PPAR signaling pathway（rno03320）与两个西药成分靶点相关，即 CPT2 和 CPT1A，这两个靶点均归属于一个西药成分 L-Carnitine。

Focal adhesion（rno04510）：细胞-基质黏连起到重要的生物过程作用，包括细胞运动、细胞增殖、细胞分化、基因表达和细胞存活的调节。有研究[22]表明肾小管上皮细胞增殖，抑制纤维细胞活化和基质的生产，降低了上皮间质转变和下调肾素-血管紧张素系统的基因，这是引起慢性肾衰竭发展的关键步骤。

Focal adhesion（rno04510）与 9 个中药成分靶点相关，即 AKT1、BRAF、EGFR、GSK3B、IGF1、MET、PPP1CC、RAC1 和 SRC。这九个靶点分别为尿毒清中 31 个中药成分的预测作用靶点，来源于九味药材。

与 Focal adhesion（rno04510）相关的九个中药成分靶点所对应的中药材成分可以看出大黄、丹参、何首乌、苦参和甘草中的多数中药小分子作用于该通路，说明药物在该通路发挥药效以这五类成分为主。

Focal adhesion（rno04510）与 IGF1R、BCL2 和 PAK7 等 33 个慢性肾衰竭疾病靶点相关。Focal adhesion（rno04510）与三个西药成分靶点相关，即 COMP、JUN 和 VEGFA。三个靶点归属于三个不同的西药成分，即 Calcium、Irbesartan 和 Dalteparin。

Cytokine-cytokine receptor interaction（rno04060）：是细胞因子和细胞因子受体的相互作用通路。细胞因子（CK）是介导和调节免疫、炎症反应的小分子多肽，可以由多种细胞分泌，如淋巴细胞、肥大细胞、成纤维细胞、上皮细胞及肿瘤细胞等，许多 CK 参与了肾间质纤维化病理的过程[23, 24]。该通路与三个中药成分预测靶点相关，其为 EGFR、IL2 和 MET。这三个靶点分别为尿毒清中八个中药成分的预测靶点，来源于四味中药材。

与 Cytokine-cytokine receptor interaction 相关的中药材成分可以看出黄芪、苦参和甘草中的多数中药小分子作用于该通路，说明中药通过该通路对疾病的治疗效果是以这 3 类中药材为主，组方其他成分起到辅助治疗作用。

除此之外，Cytokine-cytokine receptor interaction 与 TNF、PDGFRB、CNTF 及 HGF 等 66 个慢性肾衰竭疾病靶点相关。并与四个西药成分靶点相关，即 EPOR、GHR、PRLR 和 VEGFA。这四个靶点是四种不同西药的作用靶点，即 Darbepoetinalfa、Epoetinalfa、

Somatropinre combinant 和 Dalteparin。

Jak-STAT signaling pathway（rno04630）：该通路能够在 AMI 大鼠心肌细胞中激活，并且在细胞保护机制中起到了关键作用。研究表明[25, 26]在不同慢性肾脏疾病的动物模型中，Jak-STAT 的表达异常。其中 JAK1、JAK2 和 STAT3 的上调会促进糖尿病肾病、慢性梗阻性肾病等的发展。Jak-STAT pathway 在慢性肾病的发展中起到了一定的作用。

Jak-STAT signaling pathway 与五个中药成分靶点相关，即 AKT1、CREBBP、IL2、PIM1 和 PTPN11 这五个靶点分别为尿毒清中 12 个中药成分的预测靶点，来源于六味中药材，即大黄、丹参、甘草、苦参、黄芪和柴胡。

与 Jak-STAT signaling pathway 相关的中药材成分可以看出丹参、大黄、苦参、甘草中的多数中药小分子作用于该通路，说明中药通过该通路对疾病的治疗效果是以这四类中药材为主，组方其他成分起到辅助治疗作用。

此外，Jak-STAT signaling pathway 与 CNTF、IFNG、MYC 和 IL13 等 38 个慢性肾衰竭疾病靶点相关。并与 4 个西药成分靶点相关，即 EPOR、GHR 和 PRLR。这三个靶点归属于四种不同的西药成分，其分别为 Darbepoetinalfa、Calcium、Epoetinalfa 和 Somatropinre combinant。

Renal cell carcinoma（rno05211）：肾细胞癌为泌尿系统中恶性度较高的肿瘤，也是最常见的肿瘤之一，是起源于肾实质泌尿小管上皮系统的恶性肿瘤。研究表明[27, 28]慢性肾衰竭（CRF）患者容易发生囊性肾脏疾病，这可能随后导致肾细胞癌（RCC）的发展。并且慢性肾衰竭患者其年龄、肿瘤最大径和 eGFR 水平与肾癌密切相关。

Renal cell carcinoma 与六个中药成分靶点相关，即 AKT1、BRAF、CREBBP、MET、PTPN11 和 RAC1，这六个靶点分别为尿毒清中 14 个成分的作用靶点，来源于八味中药材，为黄芪、苦参、丹参、何首乌、甘草、姜半夏、党参和柴胡。

Renal cell carcinoma（rno05211）相关的 14 个中药成分靶点所对应的中药材成分可以看出苦参、丹参、黄芪、何首乌和甘草中的多数中药小分子作用于该通路，说明药物在该通路发挥药效以这 5 类成分为主。

此外，Renal cell carcinoma 与 MAPK1、KRAS、JUN 及 HIF1A 等十个慢性肾衰竭疾病靶点相关。并与两个西药成分靶点相关，即 JUN 和 VEGFA。这两个靶点归属于两种不同的西药成分，即 Irbesartan 和 Dalteparin。

9）作用于重点通路的中药成分及药材总结

基于上述研究，对作用于五条重要通路[PPAR signaling pathway（rno03320）、Renal cell carcinoma（rno05211）、Focal adhesion（rno04510）、Cytokine-cytokine receptor interaction（rno04060）和 JAK-STAT signaling pathway（rno04630）]的中药成分及药材进行总结，结果见表 7-11。

表 7-11　作用于五条重要通路的中药成分及药材

药材	rno03320	rno04510	rno04060	rno04630	rno05211	中药成分总计
甘草	4	7	3	4	4	22
苦参	4	5	2	4	3	18
黄芪	4	2	3	1	2	12

续表

药材	rno03320	rno04510	rno04060	rno04630	rno05211	中药成分总计
丹参	1	4	1	4	2	12
大黄	1	4		2		7
柴胡	2	2		1	1	6
何首乌		4			2	6
姜半夏	1	2				3
菊花	1	2				3
白芍	1	1				2
党参			1		1	2
姜半夏					1	1
桑白皮		1				1
CRF 相关基因	15	33	66	38	10	
西药	L-Carnitine	Calcium Irbesartan Dalteparin	Darbepoetinalfa Epoetinalfa Somatropinre combinant Dalteparin	Darbepoetinalfa Epoetinalfa Somatropinre combinant	Dalteparin Irbesartan	

由表 7-11 可知，尿毒清颗粒复方中十二味中药材中的成分可以预测到治疗慢性肾衰竭的靶点并富集到五条重要的信号通路，根据可预测的到作用靶点的中药成分数量，其来源依次为甘草、苦参、黄芪、丹参、大黄、柴胡和何首乌，由此推测，这七味中药材在复方药效的发挥过程中发挥重要作用，为尿毒清治疗慢性肾衰竭的主要药味，这不仅为尿毒清的作用机制研究提供一定的研究基础，并可为尿毒清复方药物的二次开发提供新的依据。

2. 尿毒清入血成分网络药理学分析结果与讨论

1）32 个入血成分的预测靶点分析结果

尿毒清入血成分指纹图谱鉴定了 35 个成分，但其中有 32 个入血中药成分可以确定 3D 结构式，可以进行网络药理学分析。32 个入血成分基本信息见表 7-12。

表 7-12 32 个入血成分基本信息

序号	中药成分	序号	中药成分
1	酪氨酸（tyrosine）	15	原儿茶酸（3, 4-Dihydroxybenzoic acid）
2	异柠檬酸（isocitric acid）	16	5, 6-去氢羽扇豆碱（5, 6-dehydrolupanine）
3	腺嘌呤（adenine）	18	新绿原酸（5-caffeoylquinic acid）
4	色氨酸（tryptophan）	21	槐果碱（sophocarpine）
5	柠檬酸（citric acid）	22	绿原酸（Chlorogenic acid）
6	氧化槐定碱（oxysophoridine）	27	芍药内酯苷（albiflorin）
7	氧化苦参碱（oxymatrine）	30	毛蕊异黄酮苷（calycosin-7-O-β-D-glucoside）
8	7, 11-去氢苦参碱（7, 11-dehydromatrine）	37	异绿原酸 A（3, 5-dicaffeoyl-quinic acid）
10	苦参碱（matrine）	42	芒柄花苷（ononin）
12	槐定碱（sophoridine）	44	新甘草苷（neoliquiritin）

续表

序号	中药成分	序号	中药成分
45	新异甘草苷（neoisoliquiritin）	71	大黄酸（rhein）
58	黄芪甲苷（astragaloside IV）	72	kuraridine
59	甘草皂苷 G2（licorice saponin G2）	77	甘草西定（licoricidin）
61	刺芒柄花素（formononetin）	79	芦荟大黄素（Aloe-emodin）
69	preussin	81	丹参酮 I（Tanshinone I）
70	金合欢素（acacetin）	83	丹参酮 IIA（Tanshinone IIA）

基于上述 32 个入血成分进行靶点预测，经合并、去重等整合预测得到蛋白所对应的 165 个基因靶点。预示这 32 个入血成分可能通过调节这些靶点来发挥药效作用。

对 165 个预测基因靶点进行 GO 分析（在某一功能层次上统计靶点的数目），结果见图 7-16，表明 32 个入血成分的基因通路主要与生物过程有关。

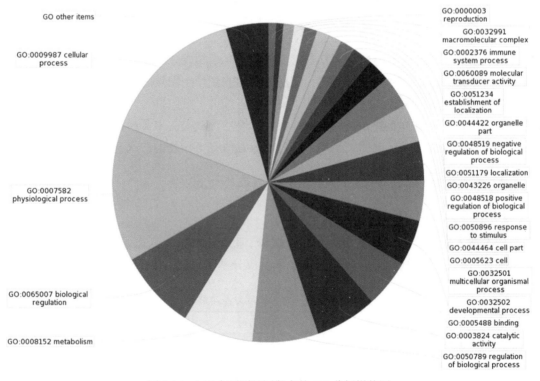

图 7-16　165 个预测基因靶点的 GO 分析饼状图

2）"入血成分-基因靶点"网络图及"入血成分-靶点-通路"网络图的构建

对 32 个入血成分预测得到 165 个基因靶点采用 Cytoscape 软件构建尿毒清"入血成分-基因靶点"网络图，如图 7-17 所示。

对 32 个入血成分预测得到的 165 个基因靶点进行通路富集，其中 56 个基因靶点可以注释到 39 条通路上（$N>2$，$P<0.05$），基于此，构建尿毒清"入血成分-靶点-通路"网络图，如图 7-18 所示。

第 7 章 尿毒清颗粒治疗慢性肾功能衰竭的系统生物学研究

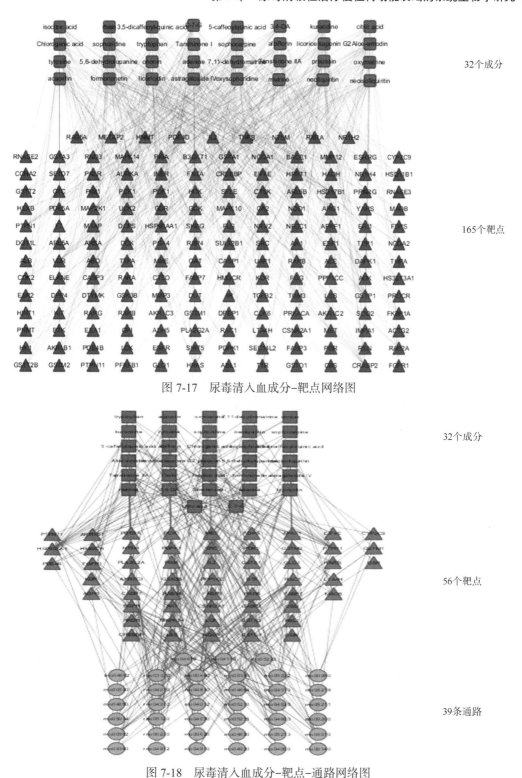

图 7-17 尿毒清入血成分–靶点网络图

图 7-18 尿毒清入血成分–靶点–通路网络图

3）32 个中药入血成分预测靶点与 CRF 疾病相关的基因的相关性分析

对中药入血成分预测得到的 165 个基因靶点与 CRF 疾病发生发展相关的 950 个基因

进行相关性分析,并采用 Cytoscape 软件构建"CRF 疾病-靶点-中药成分"网络图,如图 7-19 所示。其中有 45 个基因靶点是共同的,既是中药入血成分预测作用的靶点,也是 CRF 疾病发生发展相关的基因。并且在 62 个基因靶点中,AKR1B1 和 GSTA1 是多数中药成分及 CRF 疾病共同的靶点,其可能在尿毒清治疗 CRF 过程中发挥着重要作用。

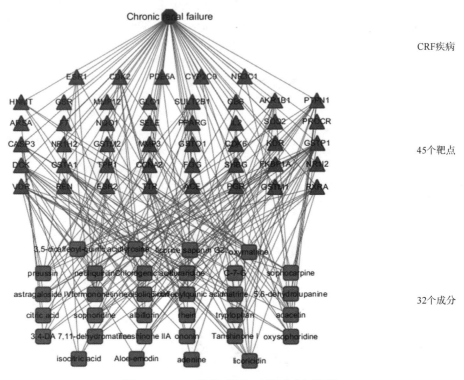

图 7-19　CRF 疾病-靶点-中药成分网络图

靶点 AKR1B1 和 GSTA1 是中药入血成分与疾病共有的重要作用靶点。将两靶点与之前"中药成分-疾病"的共有重要作用靶点对比发现靶点是一致的,说明这两个靶点在中药复方治疗疾病中具有重要意义,并且这两个靶点是在入血成分中检测得到,因而有更大的可能性说明其是尿毒清作用靶点。

4)32 个入血成分预测靶点与治疗 CRF 的西药靶点的相关性分析

对入血成分预测得到的 165 个基因靶点与 31 种治疗 CRF 疾病西药对应的 57 个靶点进行相关性分析,并采用 Cytoscape 软件构建"西药-靶点-入血成分"网络图,如图 7-20 所示。

32 个入血成分预测的靶点与治疗 CRF 西药的靶点共有四个是相同的。同样,靶点 CA2 和 VDR 也是入血成分与西药共有的重要作用靶点。这与之前"中药成分-西药"得到的结果具有高度一致,靶点 CA2 和 VDR 在肾衰中的意义前面章节已经叙述,在此讨论靶点 HMGCR 和 ACE。

第 7 章 尿毒清颗粒治疗慢性肾功能衰竭的系统生物学研究 | 445

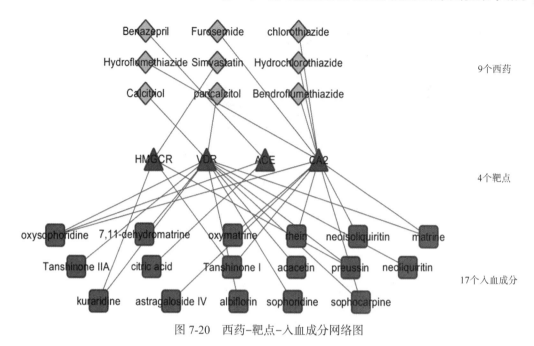

图 7-20 西药-靶点-入血成分网络图

HMGCR，其全称为 3-hydroxy-3-methylglutaryl-CoA reductase，为胆固醇合成的限速酶，通过从甲羟戊酸通过还原酶催化反应的产物衍生的固醇和非甾醇代谢物产生机制调节作用。有研究[29]表明 HMGCR 参与肾损伤小鼠肾脏胆固醇的积累，增加肾皮质胆固醇的含量。

ACE，其全称为 angiotensin I converting enzyme，该基因为血管紧张素转换酶，可将血管紧张素 I 特异性转换为血管紧张素 II。有研究[30]表明血管紧张素转换酶（ACE）抑制减少蛋白尿和提供肾脏保护。这表明，ACE 活性可能在蛋白尿性肾结构损坏的发展中具有调节作用。

这四个靶点被"中药成分-西药"共同靶点完全包含，仅仅缺少 AMY2A。可见尿毒清复方中的入血成分作用靶点与所有中药成分作用靶点极其类似，而被吸收进入血液的成分更有可能产生药效作用。因此说入血所包含的中药成分极有可能是尿毒清产生作用的关键成分。

5）"入血成分-靶点-通路-靶点-疾病"网络图的构建

32 个入血成分预测得到 165 个靶基因，并通过通路富集得到 39 条作用通路；CRF 疾病通过数据库分析得到 950 个疾病发生发展相关的基因，通过通路富集可以得到 68 条作用通路。通过 Cytoscape 对 32 个入血成分靶基因富集得到的 39 条作用通路与 CRF 疾病基因富集得到的 68 条作用通路进行相关性分析，并构建"入血成分-靶点-通路-靶点-疾病"网络图，如图 7-21 所示。

从图 7-21 分析结果可知，中药入血成分预测的通路与 CRF 疾病的通路共有 20 条是相同的。其中通路 rno04510 是多数中药入血成分及 CRF 疾病共同通路，其可能是重要通路。

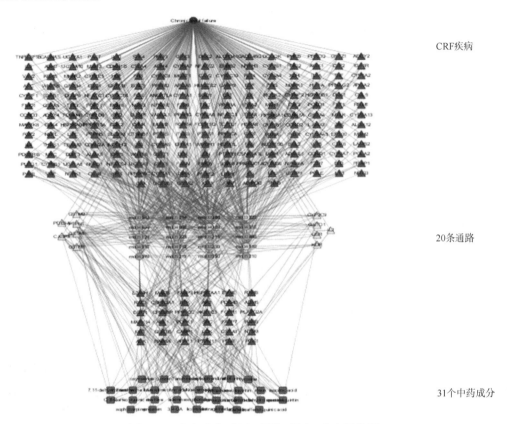

图 7-21　入血成分-靶点-通路-靶点-疾病网络图

6)"入血成分-靶点-通路-靶点-西药"网络图的构建

32个入血成分预测得到 165 个靶基因,并通过通路富集得到 39 条作用通路;31 种治疗 CRF 的西药对应的靶基因可以富集得到 19 条相关作用通路。通过 Cytoscape 对 32 个入血成分靶基因富集得到的 39 条作用通路与 31 种治疗 CRF 的西药对应治疗靶点富集得到的 19 条作用通路进行相关性分析,并构建"入血成分-靶点-通路-靶点-西药"网络图,如图 7-22 所示。

中药入血成分预测的通路与西药通路共有 8 条是相同的。其中通路 rno03320 和 rno04510 是多数中药入血成分与西药共同通路,其可能是重要通路。

中药入血成分预测得到的通路与 CRF 疾病有 20 条是相同的,其中 Focal adhesion (rno04510) 是多数中药入血成分及 CRF 疾病共同通路;中药入血成分预测得到的通路与治疗 CRF 疾病的西药有 8 条是相同的,其中 PPAR signaling pathway (rno03320) 和 Focal adhesion (rno04510) 可能是治疗 CRF 相关的重要通路。

入血成分预测得到的 PPAR signaling pathway (rno03320) 与 Focal adhesion (rno04510) 与中药成分所得重点通路同样一致,具体信息不再赘述,发现入血成分所得 MAPK signaling pathway (rno04010) 与 Cytokine-cytokine receptor interaction (rno04060) 对疾病治疗可能具有重大意义。

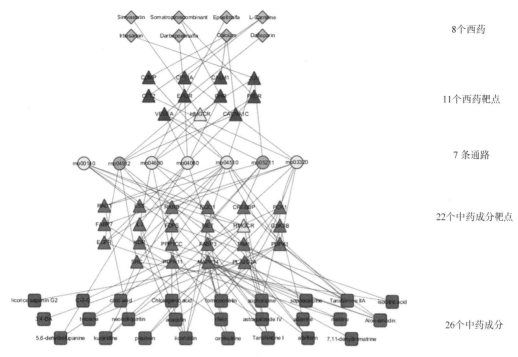

图 7-22 入血成分-靶点-通路-靶点-西药网络图

MAPK signaling pathway（rno04010）：是蛋白激酶信号转导信号通路，是细胞对损伤和胞外刺激产生反应的主要信号通路，参与细胞增殖分化、凋亡、迁移等一系列病理生理过程。研究[31, 32]表明 MAPK 信号通路是通过介导存活细胞的基因转录和修饰以及促进死亡细胞凋亡的双重机制促进细胞存活，并在下游炎症介质的合成和激活炎性细胞中起重要作用。其中通过调节 p38-MAPK 信号通路，改善降低肾小球和肾间质炎症伤害[33~35]，表明慢性肾衰模型组造模对肾细胞内 MAPK 信号通路的调节抑制，会影响肾细胞导致肾损伤。

Cytokine-cytokine receptor interaction（rno04060）：是细胞因子和细胞因子受体的相互作用。细胞因子（CK）是介导和调节免疫、炎症反应的小分子多肽，可以由多种细胞分泌，如淋巴细胞、肥大细胞、成纤维细胞、上皮细胞及肿瘤细胞等，许多 CK 参与了肾间质纤维化病理的过程。

3. 尿毒清肝代谢成分网络药理学分析结果与讨论

1）13 个肝代谢成分的预测靶点分析结果

尿毒清指纹图谱鉴定得到了 13 个肝代谢成分，并确定了 13 个肝代谢成分的 3D 结构式，从而进行网络药理学分析。13 个肝代谢成分基本信息见表 7-13。

基于上述 13 个入血成分进行靶点预测，经合并、去重等整合预测得到蛋白靶点所对应的 105 个基因靶点。预示这 13 个肝代谢成分可能通过调节这些靶点来发挥药效作用。

表 7-13　13 个肝代谢成分的基本信息

序号	名称
10	苦参碱（matrine）
11	没食子酸（gallic acid）
15	丹参素（Danshensu）
22	原儿茶醛（Protocatechualdehyde）
23	槐果碱（sophocarpine）
28	甘草苷元-7, 4′-二葡萄糖苷（liquiritigenin-7, 4′-di-O-β-D-glucoside）
35	毛蕊异黄酮苷（calycosin-7-O-β-D-glucoside）
39	何首乌苷[(E) 2, 3, 5, 4′-Tetrahydroxy stilbene-2-O-β-D-glucoside]
40	木犀草苷（luteolin-7-O-β-D-glucoside）
44	异绿原酸 A（3, 5-dicaffeoyl-quinic acid）
48	迷迭香酸（rosmarinic acid）
49	异绿原酸 C（4, 5-dicaffeoyl-quinic acid）
61	丹酚酸 A（Salvianolic acid）

对 105 个预测基因靶点进行 GO 分析（在某一功能层次上统计靶点的数目），结果见图 7-23，表明 13 个肝代谢成分的基因通路主要与生物过程有关。

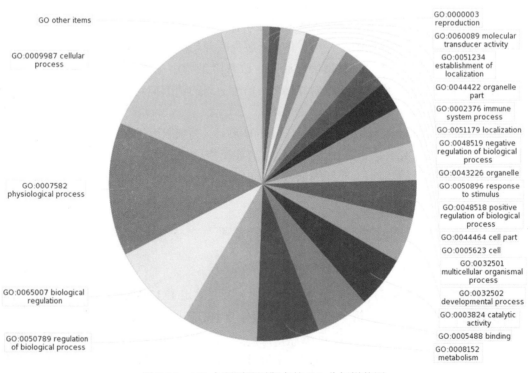

图 7-23　105 个预测基因靶点的 GO 分析饼状图

2）"肝代谢成分-基因靶点"网络图及"肝代谢成分-靶点-通路"网络图的构建

对13个肝代谢成分预测得到105个基因靶点采用Cytoscape软件进行"肝代谢成分-基因靶点"网络图的构建，见图7-24。

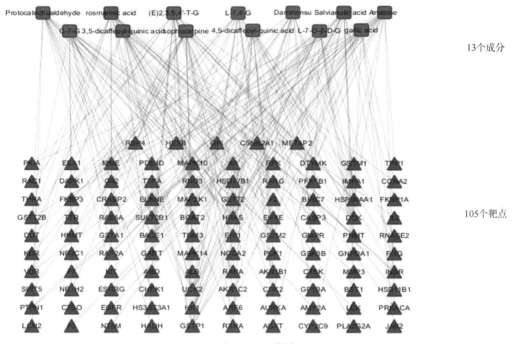

图7-24　肝代谢成分-基因靶点网络图

对13个肝代谢成分预测得到的105个基因靶点进行通路富集，其中31个基因靶点可以注释到30条通路上（$N>2$，$P<0.05$），基于此，构建"肝代谢成分-靶点-通路"网络图，如图7-25所示。

3）13个肝代谢成分预测靶点与CRF疾病相关的基因的相关性分析

对肝代谢成分预测得到的105个基因靶点与CRF疾病发生发展相关的950个基因进行相关性分析，并采用Cytoscape软件构建"CRF疾病-靶点-肝代谢成分"网络图，见图7-26。其中有30个基因靶点是共同的，既是肝代谢成分预测作用的靶点，也是CRF疾病发生发展相关的基因。并且在62个基因靶点中，AKR1B1和GSTA1是多数肝代谢成分及CRF疾病共同的靶点，其可能在尿毒清治疗CRF过程中发挥着重要作用。

中药肝代谢成分预测的靶点与CRF疾病相关的靶点共有30个是相同的，见图7-26。其中靶点AKR1B1和GSTA1是多数中药肝代谢成分及CRF疾病共同的靶点，其可能参与CRF疾病进展。

靶点AKR1B1和GSTA1是中药肝代谢成分与疾病共有的重要作用靶点。将两靶点与之前"中药成分-疾病"、"入血成分-疾病"的共有重要作用靶点对比发现靶点是一致的，说明这两个靶点在中药复方治疗疾病中具有重要意义，并且这三种不同层次预测这两个靶点均有较多成分关联，因而有更大的可能性说明其是尿毒清作用靶点。

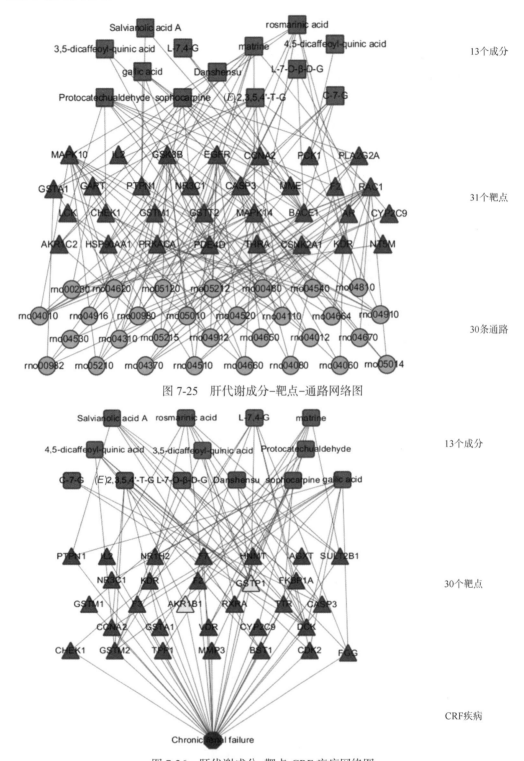

图 7-25 肝代谢成分−靶点−通路网络图

图 7-26 肝代谢成分−靶点-CRF 疾病网络图

4）13 个肝代谢成分预测靶点与治疗 CRF 的西药靶点的相关性分析

对肝代谢成分预测得到的 105 个基因靶点与 31 种治疗 CRF 疾病西药对应的 57 个靶

点进行相关性分析,并采用 Cytoscape 软件构建"西药-靶点-肝代谢成分"网络图,如图 7-27 所示。

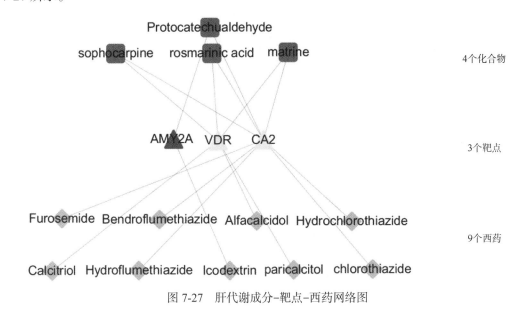

图 7-27 肝代谢成分-靶点-西药网络图

13 个肝代谢成分预测的靶点与治疗 CRF 西药的靶点共有 3 个是相同的。同样,靶点 CA2 和 VDR 也是入血成分与西药共有的重要作用靶点。这与之前"中药成分-西药"得到的结果具有高度一致,而靶点 AMY2A 之前在入血成分中丢失却出现在肝代谢成分中,同时肝代谢成分与中药成分、入血成分相比丢失 HMGCR 和 ACE。

5)"肝代谢成分-靶点-通路-靶点-疾病"网络图的构建

13 个肝代谢成分预测得到 105 个靶基因,并通过通路富集得到 30 条作用通路;CRF 疾病通过数据库分析得到 950 个疾病发生发展相关的基因,通过通路富集可以得到 68 条作用通路。通过 Cytoscape 对 13 个肝代谢成分靶基因富集得到的 30 条作用通路与 CRF 疾病基因富集得到的 68 条作用通路进行相关性分析,并构建"肝代谢成分-靶点-通路-靶点-疾病"网络图,如图 7-28 所示。

中药肝代谢成分预测的通路与 CRF 疾病的通路共有 26 条是相同的,其中通路 rno04510 和 rno04060 是多数中药肝代谢成分及 CRF 疾病共同通路,其可能是重要通路。

6)"肝代谢成分-靶点-通路-靶点-西药"网络图的构建

13 个肝代谢成分预测得到 105 个靶基因,并通过通路富集得到 30 条作用通路;31 种治疗 CRF 的西药对应的靶基因可以富集得到 19 条相关作用通路。通过 Cytoscape 对 13 个肝代谢成分靶基因富集得到的 30 条作用通路与 31 种治疗 CRF 的西药对应治疗靶点富集得到的 19 条作用通路进行相关性分析,并构建"肝代谢成分-靶点-通路-靶点-西药"网络图,如图 7-29 所示。

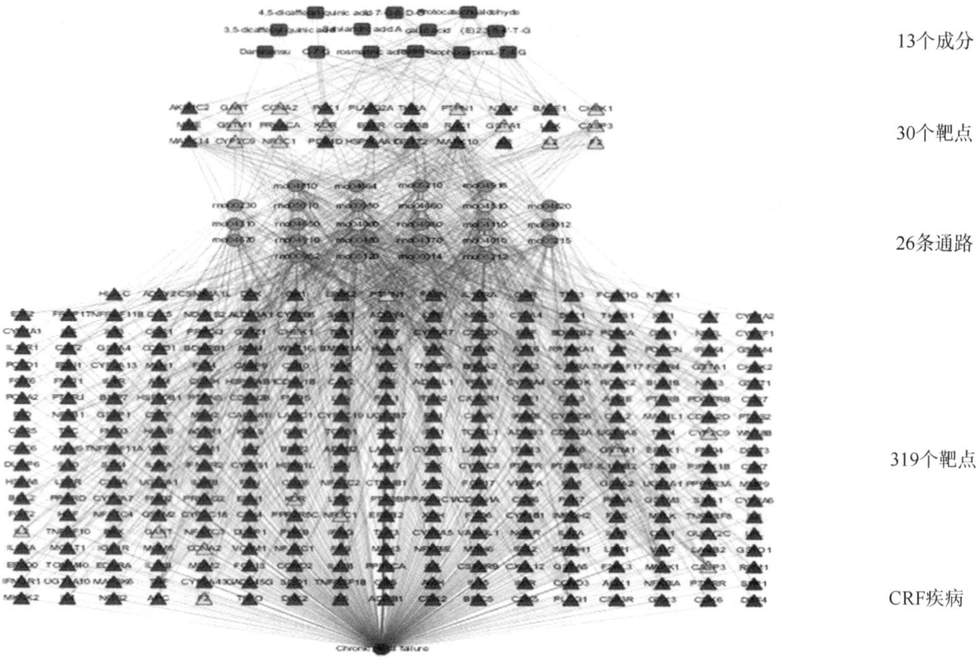

图 7-28 肝代谢成分-靶点-通路-靶点-疾病网络图

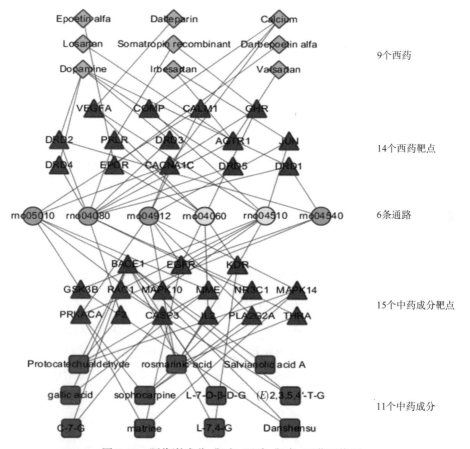

图 7-29 肝代谢成分-靶点-通路-靶点-西药网络图

中药肝代谢成分预测的通路与 CRF 疾病的通路共有 6 条是相同的,其中通路 rno04510 和 rno03320 等是多数中药肝代谢成分及西药共同通路,其可能是重要通路,结果与中药成分、入血成分所得结果一致。

7.1.4 研 究 小 结

本节研究建立了尿毒清颗粒化学物质基础研究的方法,采用 HPLC-TOF-MS 和 HPLC-IT-MS^n 联合的分析,鉴定出尿毒清颗粒中来源于十三味中药材 13 类 82 个化合物。其中,大黄 6 个、黄芪 7 个、桑白皮 2 个、苦参 13 个、党参 3 个、白术 1 个、制何首乌 7 个、白芍 2 个、丹参 7 个、菊花 11 个、姜半夏 2 个、柴胡 4 个和甘草 18 个,基本阐明了尿毒清颗粒的化学物质基础。根据 molinspiration 预测结果,来源于十一味中药材,十一大类共计 44 个化合物可能会吸收入血,可能是尿毒清颗粒的药效物质基础,同时也是入血成分研究和网络药理学研究应重点关注的成分;根据入血成分分析结果,尿毒清颗粒中鉴定出来的 93 个化合物中,来源于十味中药材,十一大类共计 35 个化合物可以原型吸收入血,提示它们可能是尿毒清颗粒的药效物质基础,为质量标准研究指标成分选择提供依据。

采用网络药理学方法对尿毒清 83 个中药成分进行了预测和分析,并得出以下结论。

18 个中药成分(例如色氨酸、芒柄花苷和金合欢素等)与 CRF 疾病有共同的靶点 AKR1B1。13 个中药成分(例如氧化苦参碱和柴胡皂苷 C 等)与 CRF 疾病有共同的靶点 GSTA1。7 个中药成分(例如芒柄花黄素等)与 CRF 疾病有共同的靶点 ESR1,这些靶点可能与 CRF 疾病密切相关。

20 个中药成分与 3 个西药有共同的靶点 VDR。16 个中药成分与 5 个西药有共同的靶点 CA2。这些靶点是参与调节 CRF 疾病的重要靶点。

中药成分–西药通路与中药成分–疾病通路进行整合得到 5 条共同的作用通路,分别为 PPAR、Focal adhesion、Cytokine-cytokine receptor interaction、Jak-STAT 和 Renal cell carcinoma 信号通路。

其中,Focal adhesion(rno04510)、Cytokine-cytokine receptor interaction(rno04060)和 Jak-STAT signaling pathway(rno04630)为多数药物、疾病、西药共同作用通路。

尿毒清颗粒复方中甘草、苦参、黄芪、丹参、大黄、柴胡和何首乌为作用重点通路的主要中药材,复方的药效作用可能主要由以上这七味中药材产生,这为尿毒清复方药物缩减、二次开发提供了新的依据。

采用网络药理学方法对尿毒清入血 32 个中药成分进行了预测和分析,并得出以下结论。

12 个中药成分与 3 个西药有共同的靶点 VDR。9 个中药成分与 5 个西药有共同的靶点 CA2,这些靶点是参与调节 CRF 疾病的重要靶点。

尿毒清入血成分靶点分别与 CRF 疾病基因和治疗 CRF 西药的靶点之间的相关性分析,对于阐释中药成分机制具有重要意义。

采用网络药理学方法对尿毒清肝代谢 13 个中药成分进行了预测和分析,并得出以下结论。

AKR1B1 是 2 个中药成分与 CRF 疾病共同的靶点。GSTA1 是 3 个中药成分与 CRF 疾病共同的靶点。

3 个中药成分与 3 个西药有共同的靶点 VDR。4 个中药成分与 5 个西药有共同的靶点 CA2。这些靶点是参与调节 CRF 疾病的重要靶点。

尿毒清肝代谢成分分别与 CRF 疾病基因和治疗 CRF 西药的靶点之间的相关性分析，对于阐释中药成分机制具有重要意义。

综上所述，本节研究将尿毒清指纹图谱 83 个中药成分、入血 32 个中药成分、肝代谢 13 个中药成分进行靶点预测和分析，预测得到尿毒清治疗 CRF 的主要作用成分和主要调控靶点，为尿毒清复方作用机制探索、有效成分筛选及中药二次开发提供了理论依据。

7.2 尿毒清颗粒治疗慢性肾功能衰竭动物模型有效性的系统生物学研究

慢性肾功能衰竭（Chronic Renal Failure，CRF）是一种常见的临床综合征，它由各种原因引起肾脏实质损害并进行性恶化、造成肾单位严重破坏、肾实质不可逆性逆转的损害，肾功能接近正常 10% 左右时，致使机体在排泄代谢产物和调节水电解质及酸碱平衡等方面发生紊乱，并形成尿毒症。慢性肾功能衰竭是各种原发和继发性慢性肾脏疾病持续发展的归宿，一般认为这种趋势是进行性的、不可逆的。临床上主要以代谢产物潴留，水、电解质、酸碱平衡失调以及全身各系统受累为表现症状。发病率大约占人群总数的万分之三至万分之五，且呈增长趋势，患病死亡率高达 67.6%，占人群总死亡率的 10%，只有 20% 的患者在排除可逆因素后获得缓解。尿毒清颗粒具有通腑降浊、健脾利湿、活血化瘀之功效，可降低肌酐、尿素氮，稳定肾功能，延缓透析时间，对改善肾性贫血，提高血钙，降低血磷也有一定作用。基础研究表明尿毒清颗粒通过干预慢性肾病多环节病理因素延缓慢性肾病，是治疗慢性肾功能衰竭的有效制剂。本节研究在前期采用多种质谱组合应用策略对尿毒清颗粒化学物质基础及体内作用成分进行解析的基础上，通过经典药理学与系统生物学研究相结合，探讨尿毒清颗粒干预腺嘌呤诱导慢性肾功能衰竭大鼠模型的作用机制。

7.2.1 尿毒清颗粒治疗慢性肾功能衰竭有效性经典药理学研究

慢性肾功能衰竭是以肾脏的排泄功能、内分泌功能、免疫功能、代谢功能等发生一系列病理改变，机体内环境紊乱为特征的临床综合征。研究治疗的中、西药物一直是中、西医学界研究的热点[36, 37]，因此提供类似人体的动物模型，对研究其发病机理、探讨肾脏组织形态学变化、了解生化指标与临床症状关系、筛选适当的中西医治疗药物及阐明其疗效机制，均具重要意义。

目前，CRF动物模型已有多种方法诱导成功[38]，主要有物理方法、生物方法和化学方法。物理方法主要有肾大部分切除法、冷冻加切除法和热透加切除法。大部分物理方法操作比较复杂，容易发生出血，死亡率较高，且个体差异大。生物学方法多是利用免疫学的方法致肾脏损伤，该模型造模时间一般较长，动物存活率低。化学方法利用化学物质尤其是肾毒性药物致肾脏损伤，常见的有腺嘌呤模型、阿霉素模型、柔红霉素模型、氯化镉模型和消痔灵模型，这类方法操作简便，易于控制。

肾功能衰竭的动物模型主要有以下几种。

物理方法。

肾大部分切除法：较常用方法为大鼠5/6肾切除法，大鼠5/6肾切除后残余肾单位的血流动力学改变，引起残余肾单位的高滤过蛋白尿，导致以肾小球硬化为主要特点。肾切除模型符合肾小球高度滤过致肾衰学说即残余肾单位出现高灌注、高滤过和高压力，进而导致肾小球硬化和残余肾单位进一步破坏，因而比较接近临床实际，适用范围广。此模型以肾小球肥大、硬化等为主要特点，因此具有减轻肾组织灌注、高滤过及抑制系膜细胞增殖和抗氧化作用的药物适用于此模型，但该模型在建立过程易出血，大鼠死亡率较高。

冷冻加切除法：此模型是针对5/6肾切除模型对切除技术要求高和易出血的缺点而设计的。在应用过程中发现冷冻的制作虽较肾切除术简单，但肾脏冷冻损伤的程度包括冷刀在液氮中时间和冷刀在肾表面四个部位放置的范围和接触面的大小会造成该模型病变程度明显的差异。

热透加切除法：本模型造成大部分肾小球、肾小管组织结构破坏，最终形成肾小球硬化。但透热程度掌握不佳，亦可导致动物死亡。

肾动脉分支结扎法：可制备不同程度肾损害模型，与临床病变情况相似，主要适用于药物作用于不同程度肾衰时，药物摄入剂量及治疗效果的评定。

化学方法。

腺嘌呤模型：以肾小管破坏为主要病变特征，不同的腺嘌呤给药剂量及疗程会导致不同程度的肾功能减退，出现不同的并发症，可运用于对一些恢复肾小管功能的新药研究。

阿霉素模型：该模型主要是针对肾小管上皮细胞的病理损伤，即使管腔内的蛋白质和其他细胞成分构成管型，堵塞管腔，而引起肾小管内压增高，可用于药物研究，研究降低肾小管压力，改善蛋白尿、低蛋白血症以及减轻肾小管上皮细胞损伤等机制。

柔红霉素模型：制作周期较短，稳定性较好，也可以观察到自早期的微小病变到后期的局灶阶段性肾小球硬化和慢性肾功能不全。

庆大霉素模型：氨基糖苷类诱导的肾毒性是急性肾损伤（AKI）的普遍原因之一。肾小管细胞氧化应激介导的凋亡是已知肾损伤的主要机制。庆大霉素诱导肾组织细胞凋亡和氧化应激。

氯化镉模型：镉致肾损伤模型的研究大多数是使用单次大剂量染毒造模方法。但是，一次性注射镉造成的肾损伤是可逆性的，且无法全面地对镉所致慢性肾损伤进行系统研究。人类与环境中的镉的接触是多次、重复的过程。因此，单次大剂量注射镉模型并非是模拟人群接触镉的最优模型，蔡婷峰等设计从染毒剂量、染毒次数及处理时间三因素考虑，通过延长处理时间，观察染镉后，镉转移至肾及损伤肾指标的变化情况，复制出肾功能性损伤、但未见病理性改变的镉致大鼠肾损伤模型，实验只观察到染毒后35天动物的情况；延长观察时间动物肾镉毒性如何，尚有待进一步研究。

消痔灵模型：简便易行，无感染，造模创伤小，成功率高，并可通过控制注射剂量来制作轻、中、重不同程度的CRF模型。但该方法所需的注射技术给造模造成难度，且仍不能避免坏死组织存留体内所产生的干扰因素。

其他肾损伤模型如生物学方法，阳离子化牛血清白蛋白模型等。

腺嘌呤诱导大鼠肾损伤模型是以肾小管破坏为主要病变特征，不同的腺嘌呤给药剂量及疗程会导致不同程度的肾功能减退，可运用于一些恢复肾小管功能的新药的研究。腺嘌呤是核酸的主要组成成分之一，当机体摄入大剂量腺嘌呤时，异常高浓度的腺嘌呤在黄嘌呤氧化酶的作用下转变成极难溶解于水的2，8-二羟基腺嘌呤，2，8-二羟基腺嘌呤沉积于肾小球与肾间质部位，形成异物肉芽肿性炎症，并堵塞肾小管腔引起相应的肾小管腔囊状扩张或萎缩，间质水肿、淋巴细胞浸润及间质显微组织增生等[39]。随病程进展，肾单位大量丧失，导致氮质血症，毒素蓄积及电解质和氨基酸代谢紊乱，进而肾功能衰竭，特征与人类肾功能衰竭相似[40]。腺嘌呤灌胃致大鼠慢性肾功能不全模型具有操作方便，指标灵敏，病程稳定，成功率高等优点。研究表明[41]腺嘌呤诱导慢性肾功能衰竭的机制为：降低肌酐清除率，增加血浆中肌酐、尿素、中性粒细胞明胶酶相关脂质运载蛋白和vanin-1的浓度。此外，它能升高血浆中尿毒症毒素吲哚酚硫酸盐、磷酸盐和尿酸浓度。肾脏形态遭到严重破坏，特别是增加了炎症和纤维化病理标志物。肾组织匀浆中对抗氧化指数，包括超氧化物歧化酶和过氧化氢酶的活性，总抗氧化能力和还原型谷胱甘肽活动造成不利影响。腺嘌呤制备慢性肾功能衰竭大鼠模型的一半生理状态符合临床上肾阳虚证的描述：体重减轻，活动减少，反应迟钝，肢尾湿冷，卷曲拱背，毛松便稀，动物耳郭苍白，目色淡红，眯眼，眼睑周围浮肿等[41]。

肾功能衰竭模型评价指标：血尿素氮（BUN）、血肌酐（Scr）、尿酸（UA）、内生肌酐清除率（Ccr）、尿蛋白、尿N-乙酰-β-D-氨基葡萄糖苷酶（NAG）、血白蛋白（ALB）等；电解质指标：血钾、磷水平；血常规指标：红细胞数（RBC）、血红蛋白（HGB）、红细胞压积（HCT）、肾重指数、病理组织学观察。其中血肌酐是检测肾功能常用的指标，肾小球滤过率下降到正常人的1/3时，血肌酐会出现明显上升。尿素氮也是检测肾功能的主要指标，它是人体蛋白质代谢的主要终末产物。当肾小球滤过率下降到正常的50%以下时，血尿素氮的浓度才会迅速升高。尿酸是嘌呤的代谢最终产物，体内2/3尿酸经肾脏随尿液排出体外，当肾功能损伤时，体内尿酸排泄受到阻碍，致使尿中尿酸含量减少。尿蛋白也是检测肾病的一个指标，一般临床用尿蛋白含量的多少来反映肾脏病变程度。然而，需要特别指出的是，肾小球病变到了晚期，由于大量肾单位废损，使蛋白滤出减少，尿蛋白检查反而减少或消失。另外根据文献报道在肾功能损伤过程中还会出现总胆固醇、甘油三酯升高，总蛋白、白蛋白降低，红细胞总数、血红蛋白量及血细胞比积（Hct）降低，还会出现低钙，高磷、高钾及低钠现象[42]。

Yokozawa于1986年首先报道长期给大鼠喂食腺嘌呤可诱导大鼠肾损伤，此种损伤与人类慢性肾功能衰竭相似，建议用长期喂食腺嘌呤的方法建立慢性肾功能衰竭研究的模型[43]。随后，用加入0.75%腺嘌呤（Wt/Wt）的饲料[相当于腺嘌呤剂量约300mg/（kg·d）]饲喂

Wistar 大鼠，制作肾损伤模型，研究发现腺嘌呤饲喂的模型大鼠尿量显著增加，尿中尿素氮、肌酐含量显著下降，肾小球滤过率、肾血流量明显下降，血中激素水平变化导致肾性高血压，胍类化合物在体内的分布改变[44~46]。骆言等用5%腺嘌呤饲料，造模21天，大鼠肾功能损伤[47]。由于腺嘌呤饲喂法无法确切得知每只大鼠摄入腺嘌呤的剂量，有人采用改良方法（腺嘌呤灌胃法），以精确控制腺嘌呤的给药量。崔佳丽等采用腺嘌呤 200mg/（kg·d），灌胃 5 周后，模型组 SD 大鼠，肾功能损伤，脂代谢紊乱[48]。也有人用腺嘌呤 250mg/（kg·d），前 2 周每天灌胃，以后 2 周隔天灌胃，大鼠肾功能损伤，成功制备了慢性肾衰模型用来研究药物对肾脏的作用效果[49]。

关于腺嘌呤诱导慢性肾功能衰竭大鼠模型的剂量、周期与可逆性研究综述如下。

剂量和周期。

Yang Xihua 等用腺嘌呤 100mg/（kg·d）给 SD 大鼠灌胃 30 天，大鼠出现了血肌酐、尿素氮、尿酸显著升高，内生肌酐清除率下降等慢性肾衰的一般特征，同时也出现贫血特征[50]。

刘洪彦等研究发现雄性 Wistar 大鼠 150mg/（kg·d）腺嘌呤灌胃 12 周构建了具备高血压、贫血、脂代谢及钙磷代谢紊乱多种常见并发症的 CRF 大鼠模型，并发现肾功能损伤为不可逆转的慢性进展；而用 300mg/（kg·d）腺嘌呤灌胃的大鼠则出现急性肾损害，未出现慢性肾衰竭的多种并发症[51]。

王英萍等用腺嘌呤 200mg/（kg·d），给大鼠灌胃 30 天，造模大鼠出现慢性肾衰竭的一般症状，也出现了贫血症状[52~54]。傅小晴等用200mg/（kg·d），给大鼠灌胃 24 天，除慢性肾衰竭的一般症状外，造模大鼠血磷升高，血钙无显著变化[42]。洪春兰等用 200mg/（kg·d），给大鼠灌胃 21 天，造模大鼠表现出慢性肾衰竭的一般症状[55]。

Zhi Xuan 等按腺嘌呤 250mg/（kg·d）连续灌胃 2 周后，再改为隔天给药 2 周，雄性 Wistar 大鼠模型可出现血肌酐、尿素氮和肾脏指数显著升高，肾组织活力降低，判断慢性肾衰竭模型成功[49]。

尹鸿萍等用腺嘌呤每天 300mg/（kg·d），给 SD 大鼠灌胃 21 天，造模大鼠表现出慢性肾衰竭的基本症状[56]。马玲等用300mg/（kg·d）的腺嘌呤，给大鼠灌胃 42 天，大鼠出现慢性肾衰的一般症状，也出现了血钙降低，血磷升高[57]。在大鼠饲料中用加入 0.75%（W/W）的腺嘌呤（相当于腺嘌呤剂量约300mg/（kg·d）），饲喂 4 周后，大鼠除表现出血肌酐、尿素氮升高，内生肌酐清除率降低等慢性肾衰的一般特征外，还有发现造模大鼠氧化基因损伤，提示可能存在致癌作用；钙磷代谢紊乱，血管钙化加速，血浆中硫酸吲哚酚和血清甲状腺旁素增多[58~64]。饲喂 5 周，模型大鼠血脂异常，血管紧张素转化酶活性异常，出现高血压、心肌重构、氧化应激增加心血管病的发病概率[65]。

模型大鼠自身恢复情况研究。

有人采用0.75%（W/W）的腺嘌呤饲料，饲喂大鼠造模 2 周、4 周和 6 周后正常喂养观察 4 周。造模 2 周的大鼠，观察结束后肌酐含量基本恢复正常，贫血症状仍存在；造模 4 周的大鼠，观察结束后肌酐含量降低很小，即恢复程度较小，贫血症状严重；造模 6 周的大鼠肌酐含量有升高趋势，贫血症状严重，血浆蛋白含量降低，动物死亡率接近 70%。得出 0.75%（W/W）的腺嘌呤饲喂 4 周最符合临床 CRF 发病特征，且可逆程度合适[66]。

以上研究表明，腺嘌呤诱导大鼠 CRF 模型需要连续 4 周以上才能出现多项并发症并进行性恶化。连续高剂量摄入腺嘌呤可使大鼠肾功能急剧恶化，但死亡率高，也不符合临床 CRF 发病特点，小剂量摄入腺嘌呤，肾功能恶化缓慢，临床相似度较高，但需要较长的造模时间。由于该模型属于梗阻导致的慢性肾衰，停止腺嘌呤摄入后，肾脏代偿能力使肾功能好转，损伤程度轻，肾功能甚至会恢复达到正常水平[67]。综合以上研究，250mg/（kg·d）腺嘌呤灌胃可能是较为合适的造模剂量。由于复方中药一般用药期较长，要求所用动物模型在造模剂量明确的情况下，选择合适的造模时间，既可成功制备疾病动物模型，又需确保模型动物在用药期内较低的死亡率。

1. 腺嘌呤致大鼠慢性肾功能衰竭模型的建立

近年来，文献中关于 CRF 的研究多采用的是腺嘌呤诱导 CRF 大鼠模型，但是对于腺嘌呤的使用剂量和造模时间不能统一。研究表明[67]，连续高剂量摄入腺嘌呤可使大鼠肾功能急剧恶化，但是死亡率较高，不符合临床 CRF 发病特点，小剂量摄入腺嘌呤，肾功能恶化缓慢，临床相似度较高，但需要较长的造模时间。因此，本节研究采用 250mg/（kg·d）腺嘌呤灌胃制备大鼠慢性肾功能衰竭模型，确定模型达到 CRF 疾病发生所需要的最佳时间，同时对造模成功后模型大鼠的自身恢复程度进行考察。

采用 250mg/（kg·d）腺嘌呤灌胃制备大鼠慢性肾功能衰竭模型，在此剂量下考察造模各个时间点大鼠的一般症状、生化指标和肾组织切片的变化，确定模型达到 CRF 疾病发生所需要的最佳时间。研究选择的主要评价指标包括血清指标尿素氮（BUN）、血肌酐（Scr）、尿酸（UA）、内生肌酐清除率（Ccr）、总蛋白（TP）、白蛋白（ALB）、总胆固醇（TC）、甘油三酯（TG）、钙（Ca）、磷（P），血常规指标红细胞总数（RBC）、血红蛋白浓度（HGB）及红细胞比积（HCT）等，尿液指标 24h 尿蛋白定量（UPr）、尿酸（UA）和尿肌酐（UScr）[68~71]。

1）实验动物

SPF 级雄性 SD 大鼠 54 只，体质量（180±20）g，由清华大学实验动物平台统一采购，大鼠饲养及观察在清华大学动物实验中心（SPF）进行。实验动物许可证编号：SCXK（京）2012—0001。

2）动物分组与造模方法

根据实验设计，适应性喂养 3 天后，称重。将大鼠随机分为空白对照组 6 只、对照组 24 只、模型组 24 只。造模开始时将空白对照组大鼠麻醉，肝门静脉取血，取肝肾组织。模型组大鼠按照腺嘌呤 250mg/（kg·d）的剂量灌胃。实验 3 周时随机选取 12 只对照组大鼠（记为对照 1 组）、12 只模型组大鼠（记为模型 1 组），麻醉，肝门静脉取血，取肝肾组织。剩下的大鼠记为对照 2 组和模型 2 组，实验 6 周时将对照 2 组和模型 2 组的大鼠麻醉，肝门静脉取血，取肝肾组织。

在整个实验过程中大鼠均是自由摄食和饮水，饲料由清华大学动物实验中心提供。室温控制在（22±2）℃，相对湿度维持在 40%～55%，昼夜节律为 10h/14h。

3）生物样本的采集

尿液 于实验后每周收集大鼠 24h 尿液，−20℃冰箱保存，用于尿中指标测定。

血液样本 于实验进行第 0 周、第 2 周、第 3 周、第 4 周、第 6 周，断尾取血，将所取血液一部分放入抗凝管中，送去清华大学校医院做全血常规分析。另一部分放入 1.5mlPV 管中，室温下放 30min 后，4500r/min，4℃，离心 15min，吸取上清液，−80℃冰箱保存，用于血清中指标测定。

肾脏组织 于实验进行第 0 周（空白对照组）、第 3 周（对照 1 组+模型 1 组）、第 6 周（对照 2 组+模型 2 组），将大鼠麻醉，肝门静脉取血之后，取肾组织。将所取肾组织用福尔马林液固定，石蜡切片，HE 染色做组织切片，做光镜检查。

4）模型大鼠基本生理状态

对照组大鼠体重增加，体形丰满，眼睛有神，大鼠机警，对声音刺激敏感，毛色光亮，反应灵敏，进食饮水及二便均正常，垫料干燥。

模型组大鼠腺嘌呤灌胃 1 周后体重有所下降，随着实验进程，腺嘌呤灌胃的模型组大鼠日渐消瘦，造模 1 周，垫料潮湿；造模 2 周，毛色发黄，毛质粗糙；造模 3 周，精神不振，反应迟钝，活动量减少，并出现嗜睡；造模 4 周，尾巴湿冷，有竖发现象；造模 6 周，个别大鼠出现蜷缩、颤抖症状。

实验过程中每日观察造模大鼠的存活情况，如表 7-14 所示。

表 7-14 造模大鼠存活情况 （单位：%）

分组	0周	1周	2周	3周	4周	5周	6周
空白对照组（6只）	100	—	—	—	—	—	—
对照1组（12只）	100	100	100	100	100	100	100
对照2组（12只）	100	100	100	100	100	100	100
模型1组（12只）	100	92	92	92	—	—	—
模型2组（12只）	100	100	100	100	100	92	67

整个造模过程中，空白对照组、对照 1 组和对照 2 组大鼠存活率为 100%。模型 1 组在造模第 4 天出现 1 只大鼠死亡，属于操作不当死亡。模型 2 组在造模第 31 天死亡 1 只，第 36 天死亡 1 只，第 37 天死亡 2 只，死亡原因可能是造模时间久，腺嘌呤诱导肾损伤程度严重而导致的死亡。当造模时间小于 4 周时由造模药物导致的死亡率为 0，存活率可为 100%；当造模时间为 5 周时，存活率为 92%；造模时间为 6 周时，存活率为 67%。

实验过程中，每天灌胃前称量每只大鼠的重量，做好记录，计算大鼠每周的平均体重，如表 7-15 所示。

表 7-15 大鼠每周的平均体重 （单位：g，$\bar{x}\pm s$）

分组	0周	1周	2周	3周	4周	5周	6周
对照组	244.5±7.0	276.3±19.8	326.5±13.3	366.5±9.0	401.0±10.6	426.1±7.7	449.7±6.5
模型组	244.4±8.0	262.7±11.8	294.6±5.4**	303.1±4.3**	311.4±4.1**	294.3±14.1**	291.5±7.0**

注：与对照组比较，*$P<0.05$，**$P<0.01$。

对照组大鼠体重一直呈增长趋势，模型组大鼠体重从造模 0 周到造模 6 周，体重增长缓慢，造模 4 周以后体重出现下降趋势。

于实验开始后每周统计大鼠的平均饮食量和饮水量，如表 7-16 和表 7-17 所示。

表 7-16　大鼠平均饮食量　　　　　　　　　　　　　　（单位：g，$\bar{x}\pm s$）

分组	0 周	1 周	2 周	3 周	4 周	5 周	6 周
对照组	22.7±4.9	25.2±1.7	26.6±2.7	26.8±2.1	28.1±3.7	28.8±4.9	28.4±4.2
模型组	21.2±2.2	24.3±3.6	25.1±4.8	21.3±3.3**	20.4±1.6**	10.1±1.7**	15.1±3.1**

注：与对照组比较，*P＜0.05，**P＜0.01。

表 7-17　大鼠平均饮水量　　　　　　　　　　　　　　（单位：ml，$\bar{x}\pm s$）

分组	0 周	1 周	2 周	3 周	4 周	5 周	6 周
对照组	37.0±8.2	38.3±7.5	38.0±9.8	42.0±7.6	40.0±7.7	43.3±9.8	35.0±7.7
模型组	30.0±8.6	75.8±12.1**	80.0±16.9**	78.0±14.7**	85.0±19.5**	76.7±11.5*	76.7±15.3*

注：与对照组比较，*P＜0.05，**P＜0.01。

由表 7-16 和表 7-17 可知：造模 3 周开始，饮食量显著下降，造模 5 周达到最低。造模 1 周开始模型组饮水量显著增高，造模 4 周时模型组饮水量达到最高，造模 5 周、6 周饮水量较 4 周有所降低，基本达到稳定。说明腺嘌呤造模使大鼠饮食量减少，饮水量增加。

于实验开始后，每周的第一天收集大鼠 24h 平均尿量，如表 7-18 所示。

表 7-18　大鼠 24h 平均尿量　　　　　　　　　　　　　（单位：ml，$\bar{x}\pm s$）

分组	0 周	1 周	2 周	3 周	4 周	5 周	6 周
对照组	18.7±2.0	18.0±2.4	18.7±2.0	16.0±3.8	21.0±1.3	21.5±6.2	21.2±5.3
模型组	18.2±1.8	55.4±5.0**	61.1±9.2**	66.7±6.9**	71.7±12.1**	54.0±4.6**	56.0±7.0**

注：与对照组比较，*P＜0.05，**P＜0.01。

由表 7-18 可知：从造模 1 周开始模型组尿量显著增高，造模 4 周时模型组尿量达到最高，造模 5 周、6 周尿量较 4 周有所降低，基本达到稳态。说明腺嘌呤造模使大鼠 24h 尿量增加。

小结：由以上大鼠基本状态观察结果可知，腺嘌呤诱导慢性肾功能衰竭过程中，对照组大鼠一切正常；模型组大鼠日渐消瘦，精神不振，反应迟钝，活动量减少，并出现嗜睡，毛色发黄，毛质粗糙，有竖发现象，饮食量减少，饮水量增加，尿量增加，垫料严重潮湿。模型大鼠体重与正常大鼠有显著差异，饮食显著降低，出现多饮多尿现象。

5）血清生化指标

尿素氮是人体蛋白质代谢的终末产物。主要经肾小球滤过随尿排出，正常情况下 30%～40% 被肾小球重吸收，当肾实质受损时，当肾小球滤过率下降到正常的 50% 以下（肾功能不全期）时，血尿素氮的浓度会迅速升高。因此，尿素氮是观察肾小球滤过功能的重要指标。

按照尿素氮试剂盒说明书,测定造模3周和6周大鼠血清中尿素氮含量变化,如图7-30和图7-31所示。

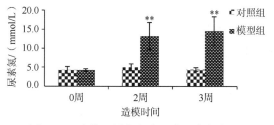

图 7-30　造模 3 周大鼠中血清尿素氮含量
与对照 1 组比较,*$P<0.05$,**$P<0.01$

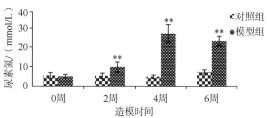

图 7-31　造模 6 周大鼠血清中尿素氮含量
与对照 2 组比较,*$P<0.05$,**$P<0.01$

如图 7-31 所示,在造模期间,正常组大鼠血清尿素氮水平基本没有改变,模型组大鼠血清中尿素氮含量较对照组显著升高;在造模 0~4 周内,模型组大鼠血清中尿素氮水平逐渐升高,提示腺嘌呤灌胃可使大鼠肾功能发生持续性实质损害;而造模 6 周时尿素氮含量明显低于造模 4 周。根据慢性肾脏病临床分期,在肾病发生过程中由肾功能不全代偿期到肾功能不全失代偿期(即氮质血症期),血尿素氮逐渐升高,而发展到肾功能衰竭期时,血清尿毒氮水平会有所下降,由此可见,造模 4 周时,模型大鼠应处于肾功能不全的失代偿期(氮质血症期),而造模 6 周时,模型大鼠肾功能已发生实质性损害,是否发展为终末期肾病(尿毒症)还需同时观察其他生化指标的改变。

血肌酐反映肾小球滤过功能,当肾实质损害,肾小球滤过率(GFR)降低至临界点后(降低到正常人的 1/3),血肌酐浓度会明显上升,故测定血肌酐浓度可作为肾功能受损的重要指标。

按肌酐试剂盒说明书操作要求,测定造模 3 周和 6 周大鼠血清中血肌酐含量变化情况,结果如图 7-32 和图 7-33 所示。

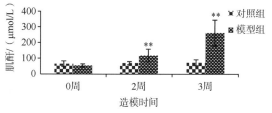

图 7-32　造模 3 周大鼠血清中血肌酐含量
与对照 1 组比较,*$P<0.05$,**$P<0.01$

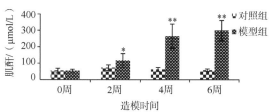

图 7-33　造模 6 周大鼠血清中血肌酐含量
与对照 2 组比较,*$P<0.05$,**$P<0.01$

由图 7-32 和图 7-33 可见,在造模期间,正常对照组大鼠血清血肌酐水平基本没有改变,从造模 2 周起模型组大鼠血清血肌酐水平显著高于对照组大鼠,而随着造模时间延长(从第 2 周到第 6 周),模型组大鼠血清血肌酐含量逐渐增加,提示腺嘌呤灌胃可造成模型组大鼠肾功能发生持续性损伤。

血钙以离子钙和结合钙两种形式存在,各占约 50%。血浆钙中只有离子钙才直接起生理作用。血浆中的不扩散钙,虽没有直接的生理效应,但它与离子钙之间处于一种动态平衡,并受血液 pH 值的影响。根据文献报道,腺嘌呤诱导慢性肾功能衰竭过程中血钙含量会有所降低。在造模 2 周时，模型组大鼠血清血钙水平低于对照组大鼠，而从造模 3 周期，模型大鼠血清中血钙水平明显高于对照组大鼠，提示腺嘌呤灌胃可导致模型大鼠钙代谢紊乱。

胆固醇是临床生化检查的一个重要指标，在正常情况下，机体在肝脏中合成和从食物中摄取的胆固醇，将转化为甾体激素或成为细胞膜的组分，并使血液中胆固醇的浓度保持恒定。当肝脏发生严重病变时，胆固醇浓度会降低。而在黄疸性梗阻和肾病综合征患者体内，胆固醇浓度往往会升高。对照组大鼠在实验前 3 周时间，血清胆固醇水平无显著变化，到第 4 周开始，血清胆固醇水平开始出现下降趋势；而从造模开始，模型组大鼠血清中胆固醇水平显著高于对照组大鼠，从第 2 周到第 6 周，模型组大鼠血清胆固醇含量逐渐增加，提示腺嘌呤灌胃造成模型大鼠肾脏功能发生改变。而造模 6 周时，大鼠血清中胆固醇含量比造模 4 周时有一定水平的下降，提示腺嘌呤灌胃造模 6 周时，大鼠开始出现肝脏功能的损伤。

甘油三酯是体内脂动员过程中的重要物质，测定血清甘油三酯水平主要用于了解机体内甘油三酯代谢状况、高甘油三酯血症诊断和评价冠心病危险、代谢综合征的诊断及应用。有研究表明[43]在腺嘌呤诱导慢性肾功能衰竭过程中，甘油三酯含量会有所升高。模型 1 组和模型 2 组大鼠血清中甘油三酯含量与对照组相比呈先降低后升高趋势，但均无显著性差异，提示在腺嘌呤灌胃造模周期（6 周）时间内，模型大鼠脂代谢紊乱的症状不显著。

表 7-19 和表 7-20 所示为造模 3 周和 6 周各组大鼠血清生化指标测定结果。

表 7-19 造模 3 周各组大鼠血清生化指标（$\bar{x} \pm s$）

项目	0 周		2 周		3 周	
	模型 1 组	对照 1 组	模型 1 组	对照 1 组	模型 1 组	对照 1 组
尿素氮/（mmol/L）	4.26±0.32	4.26±0.89	13.23±3.58**	4.97±0.94	14.51±3.81**	4.39±0.50
肌酐/（μmol/L）	54.66±9.20	65.11±17.92	118.22±40.40**	69.34±10.46	260.87±82.14**	72.21±18.83
血钙/（mmol/L）	1.48±0.07	1.55±0.13	1.49±0.12	1.61±0.14	1.29±0.05	1.23±0.09
胆固醇/（mmol/L）	2.31±0.57	2.44±0.44	3.10±0.70*	2.52±0.37	3.38±0.82**	2.47±0.51
甘油三酯/（mmol/L）	1.12±0.22	1.29±0.31	1.01±0.48	1.29±0.47	1.21±0.48	1.17±0.36

注：与对照 1 组比较，*$P<0.05$，**$P<0.01$。

实验期间，与正常组对比，模型组血清中血肌酐持续显著升高；血尿素氮水平造模 4 周时间内持续显著上升，在造模 6 周有回降趋势；血钙和胆固醇均出现不同程度的改变。说明腺嘌呤灌胃造模使大鼠肾小球滤过功能出现异常。造模 4 周时，模型大鼠应处于肾功能不全的失代偿期（氮质血症期），而造模 6 周时，模型大鼠肾功能已发生实质性损害，是否发展为终末期肾病（尿毒症）还需同时观察其他生化指标的改变。由血清生化指标测定结果提示，造模时间应大于 4 周，小于 6 周。

6）尿液生化指标

24h 尿蛋白定量是判定肾病有无的可靠指标，在正常情况下，肾小球滤过膜只能通过分子量较小的物质。肾脏损伤，使肾小球滤过率降低，24h 尿蛋白定量会增高。一般临床用 24h 尿蛋白定量的多少来反映肾脏病变程度。

表 7-20 造模 6 周各组大鼠血清生化指标（$\bar{x}\pm s$）

项目	0周		2周		4周		6周	
	模型2组	对照2组	模型2组	对照2组	模型2组	对照2组	模型2组	对照2组
尿素氮/(mmol/L)	4.68±0.96	5.06±1.41	9.14±2.40**	4.91±1.31	24.91±4.22**	4.50±0.80	21.49±2.23**	6.79±1.00
肌酐/(μmol/L)	54.66±9.20	55.39±14.45	116.83±41.89*	72.97±16.33	264.35±73.06**	62.10±12.2430	299.19±61.13**	57.93±6.91
血钙/(mmol/L)	1.61±0.22	1.59±0.15	1.50±0.05*	1.62±0.13	1.30±0.08*	1.23±0.08	1.45±0.10	1.36±0.06
胆固醇/(mmol/L)	2.23±0.26	2.21±0.51	2.59±0.32	2.23±0.48	2.88±0.93**	1.87±0.24	2.45±0.46**	1.43±0.26
甘油三酯/(mmol/L)	1.39±0.65	1.22±0.34	1.03±0.25	1.28±0.42	1.47±0.76	1.14±0.30	1.25±0.35	1.23±0.28

注：与对照2组比较，*$P<0.05$，**$P<0.01$。

按照尿蛋白定量测试盒说明书，测得造模 6 周大鼠每周 24h 尿液中尿蛋白含量，结果如表 7-21 所示。

表 7-21　造模 6 周大鼠每周 24h 尿液中尿蛋白含量（单位：mg，$\bar{x}\pm s$）

分组	0 周	1 周	2 周	3 周	4 周	5 周	6 周
对照组	13.0±3.9	11.5±1.2	12.5±4.3	15.2±4.0	12.9±3.1	16.6±6.8	17.6±4.6
模型组	12.6±4.6	16.3±3.8*	31.2±10.3*	37.0±6.7**	40.7±8.3**	50.5±5.7**	19.6±3.0

注：与对照组比较，*$P<0.05$，**$P<0.01$。

在实验过程中，对照组大鼠尿液 24h 尿蛋白含量未发生显著变化。从造模 1 周开始模型组大鼠 24h 尿蛋白含量显著增高，造模 2 周、3 周、4 周和 5 周模型组尿蛋白含量是相应对照组的 2.5 倍、2.4 倍、3.2 倍和 3 倍，提示在腺嘌呤灌胃造模期间，模型大鼠肾功能发生持续性肾功能损害，而在造模 6 周时，模型组大鼠 24h 尿蛋白含量显著低于造模 5 周时的 24h 尿蛋白含量，与对照组无显著性差异，推测可能是由于造模 6 周时大鼠已发展为终末期肾病。

尿肌酐主要来自血液，经由肾小球过滤后随尿液排出体外，肾小管基本不吸收且排出很少。当机体饥饿，发热，急慢性消耗性疾病或剧烈运动后尿肌酐会升高；当机体肾功能衰竭，肌萎缩，贫血，白血病等时，尿肌酐降低。

按照肌酐测试盒说明书，测得造模 6 周大鼠每周 24h 尿液中尿肌酐水平，结果如表 7-22 所示。

表 7-22　造模 6 周大鼠每周 24h 尿液中尿肌酐含量（单位：μmol，$\bar{x}\pm s$）

分组	0 周（$n=12$）	2 周（$n=12$）	3 周（$n=12$）	4 周（$n=12$）	6 周（$n=9$）
对照组	114.17±49.48	154.24±33.74	106.19±38.52	185.07±26.26	168.99±17.39
模型组	114.80±47.94	98.63±27.91**	85.92±34.03	106.56±29.88**	67.77±25.44**

注：与对照组比较，*$P<0.05$，**$P<0.01$。

在造模过程中，模型大鼠 24h 尿肌酐显著降低，提示腺嘌呤灌胃可引起模型大鼠肾功能损伤。

临床也有用尿蛋白与尿肌酐水平的比值来替代 24h 尿蛋白量用于监测尿蛋白的排出情况。由 24h 尿蛋白量与尿肌酐量计算 24h 大鼠尿蛋白/尿肌酐值，如表 7-23 所示。

表 7-23　24h 大鼠尿蛋白/尿肌酐值（单位：mg/μmol，$\bar{x}\pm s$）

分组	0 周（$n=12$）	2 周（$n=12$）	3 周（$n=12$）	4 周（$n=12$）	6 周（$n=9$）
对照组	0.14±0.09	0.08±0.03	0.15±0.04	0.07±0.02	0.10±0.03
模型组	0.11±0.04	0.32±0.11**	0.51±0.22**	0.40±0.10**	0.32±0.13

注：与对照组比较，*$P<0.05$，**$P<0.01$。

造模开始后，模型大鼠 24h 尿液中尿蛋白/尿肌酐值显著高于对照组大鼠，提示腺嘌呤灌胃可引起模型大鼠肾功能损伤。

综上所述，造模 1~5 周模型组大鼠 24h 尿蛋白含量高于对照组（$P<0.05$），且呈进行

性增加，造模 5 周模型组尿蛋白含量最高；造模 6 周模型组尿蛋白含量降低，推测造模 6 周肾脏病变到了晚期。尿蛋白/尿肌酐值在造模 1~5 周模型组大鼠高于正常对照组（$P<0.01$），造模 6 周模型组尿蛋白/尿肌酐值高于正常对照组，但差异不显著。尿中指标提示，造模周期最好为 5 周。

内生肌酐清除率（Ccr）是肾单位时间内，把多少毫升血浆中的内生肌酐全部清除出去。在尿量固定的情况下，它不仅反映了肾小球的滤过功能，还提示了肾小管的浓缩功能。内生肌酐清除率计算公式如下：

$$内生肌酐清除率（Ccr）=U\times V/P（ml/min）$$

式中，V 为每分钟尿量（ml/min）=全部尿量（ml）÷（24h×60）min；U 为尿液中肌酐含量，μmol/L；P 为血清肌酐含量，μmol/L。

造模 6 周大鼠内生肌酐清除率变化见表 7-24。

表 7-24　造模 6 周大鼠内生肌酐清除率变化（单位：ml/min，$\bar{x}\pm s$）

分组	0 周（n=18）	2 周（n=18）	3 周（n=12）	4 周（n=12）	6 周（n=9）
对照组	0.06±0.02	0.07±0.02	0.05±0.02	0.09±0.01	0.09±0.01
模型组	0.06±0.03	0.02±0.01**	0.012±0.01**	0.01±0.01**	0.01±0.004**

注：与对照组比较，*$P<0.05$，**$P<0.01$。

造模过程中内生肌酐清除率逐渐下降，模型组大鼠内生肌酐清除率显著低于对照组大鼠，造模 2 周、3 周、4 周和 6 周模型组内生肌酐清除率分别为相应对照组的 34%、31%、14% 和 8%，说明造模过程中模型组肾小球的滤过功能进行性降低，到造模第 6 周时，损伤最为严重。

实验期间，各组大鼠造模 3 周和造模 6 周全血指标比较如表 7-25 和表 7-26 所示。

表 7-25　造模 3 周全血指标比较（$\bar{x}\pm s$）

项目	0 周		2 周		3 周	
	模型 1 组	对照 1 组	模型 1 组	对照 1 组	模型 1 组	对照 1 组
红细胞数/（×10^{12}/L）	6.18±0.28	6.67±0.36	7.53±0.76	7.81±0.66	6.73±0.62*	7.64±1.24
红细胞比积/%	41.61±1.36**	44.11±2.02	45.81±4.03	48.88±3.78	40.27±4.31*	45.99±6.54
血红蛋白/（g/L）	135.29±2.93**	145.70±8.31	153.20±15.00	161.93±12.19	134.10±13.95**	156.13±20.70
红细胞体积分布宽度/%	14.13±0.75	14.59±0.87	14.58±1.68	15.34±1.49	13.12±0.61**	15.19±1.64
白细胞数/（×10^9/L）	15.46±1.32	16.64±5.42	26.48±5.45**	15.56±3.80	36.02±5.41**	13.56±4.38
血小板/（×10^9/L）	863±115	967±226	944±409*	532±321	1154±195**	699±420
血小板分布宽度/fL	8.88±0.36	9.03±0.63	8.28±0.52**	9.41±0.49	7.55±0.38**	9.11±0.43
平均血小板体积/fL	8.67±0.19	8.76±0.42	8.22±0.29**	8.81±0.35	7.72±0.27**	8.72±0.32
大血小板比率/%	13.99±1.52	14.86±3.08	11.12±2.15**	15.63±2.90	7.58±1.56**	14.51±2.46

注：与对照 1 组比较，*$P<0.05$，**$P<0.01$。

血常规检测各项指标中，红细胞系统包括：红细胞计数（RBC）、红细胞比积（HCT）、平均红细胞体积（MCV）、红细胞分布宽度（RDW-SD）、红细胞体积分布宽度（RDW-CV）、血红蛋白浓度（HGB）、平均红细胞血红蛋白含量（MCH）、平均红细胞血红蛋白浓度（MCHC）。

表 7-26　造模 6 周全血指标比较（$\bar{x}\pm s$）

项目	0 周		2 周		4 周		6 周	
	模型 2 组	对照 2 组	模型 2 组	对照 2 组	模型 2 组	对照 2 组	模型 2 组	对照 2 组
红细胞数/(10^{12}/L)	6.48±0.52	6.46±0.51	7.43±0.46**	8.33±0.83	6.99±0.94**	8.84±0.62	6.32±0.81**	9.18±0.61
红细胞比积/%	43.09±2.61	43.73±1.7	44.67±2.72**	51.91±3.30	39.46±5.53**	51.30±2.32	34.40±4.45**	50.69±2.38
血红蛋白/(g/L)	127.54±43.56	142.10±6.45	148.58±9.05**	172.71±15.17	133.55±17.00**	174.64±9.93	118.77±15.78**	173.47±5.40
红细胞体积分布宽度/%	14.30±0.65	14.49±0.89	14.20±1.03**	16.54±1.56	14.08±1.73**	16.67±1.63	15.93±2.17	17.87±1.56
白细胞数/(10^9/L)	13.67±2.81	14.75±2.95	31.81±9.65**	15.16±3.02	36.48±11.10**	15.73±4.41	26.31±9.52*	16.56±3.32
血小板数/(10^9/L)	956±331	965±109	1032±413*	671±291	1169±427**	680±256	990±289	1009±144
血小板分布宽度/fL	8.66±0.60	8.82±0.65	8.24±0.39**	9.17±0.59	7.59±0.48**	8.82±0.33	7.17±0.60**	8.40±0.32
平均血小板体积/fL	8.52±0.37	8.62±0.43	8.17±0.26**	8.70±0.45	7.75±0.29**	8.56±0.28	7.46±0.36**	8.12±0.26
大血小板比率/%	13.15±3.32	13.72±3.29	10.36±1.78**	14.49±3.12	8.22±1.66**	13.37±1.70	7.05±2.76**	10.35±1.77

注：与对照 2 组比较，*$P<0.05$，**$P<0.01$。

临床上，红细胞系统主要用来反映有无贫血。若出现红细胞、血红蛋白、红细胞比积均降低，则提示可能存在贫血症。红细胞系统结果提示：在腺嘌呤灌胃使模型大鼠均出现了贫血症状，造模6周时，模型大鼠贫血症状最为严重。

白细胞系统包括白细胞数（WBC）、单核细胞计数（MONO）、单核细胞比例（MONO%）、中性粒细胞计数（NEUT）、中性粒细胞比例（NEUT%）、淋巴细胞计数（LY）、淋巴细胞比例（LY%）。白细胞在血常规中显示增高降低都不正常。它的总数是局限在正常范围内的，随年龄增长，正常值会逐渐降低。超过高值则疑有炎症存在，多为细菌感染，少于低值，可能是病毒感染，或药物作用。模型1组从造模2周开始白细胞数显著升高；模型2组造模前4周，白细胞数持续显著升高，造模4周以后，增长趋势减少。与血清和尿液中多数指标变化趋势相似。

血小板系统包括血小板计数（PLT）、血小板体积分布宽度（PDW）、血小板分布宽度、平均血小板体积（MPV）、大血小板比率（P-LCR）、血小板压积（PCT）。

血小板是哺乳动物血液中的有形成分之一，是从骨髓成熟的巨核细胞质裂解脱落下来的具有生物活性的小块包质，主要功能是凝血和止血，修补破损的血管，如低于正常值可能有出血倾向。对血小板系统包括血小板计数（PLT）、血小板体积分布宽度（PDW）、血小板分布宽度、平均血小板体积（MPV）、大血小板比率（P-LCR）、血小板压积（PCT）在内的测定结果显示，腺嘌呤灌胃可使模型大鼠出现血瘀等症状。

综上所述，由造模期间，实验动物全血常规检测结果来看，腺嘌呤灌胃造模可使模型动物出现贫血、炎症反应和血瘀等症状，符合慢性肾功能衰竭疾病的发展过程，且提示腺嘌呤造模周期应大于4周小于6周。

7) 肾组织病理变化

大鼠肾脏外观如图7-34所示，与正常对照组相比，模型组大鼠肾脏水肿严重，呈苍白色，表面弥漫的小米粒大小的白色颗粒，后期表面凹凸不平，被膜紧张。造模6周较造模3周大鼠肾脏体积增大更加显著，说明造模6周肾脏水肿更加严重，推测损伤也更严重。

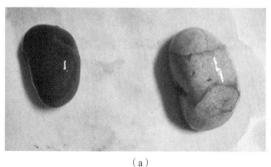
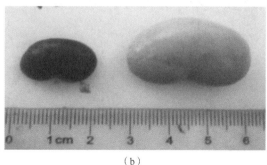

(a) (b)

图7-34 大鼠肾脏外观

(a) 3周时模型与正常对照组大鼠的肾脏；(b) 6周时模型与正常对照大鼠的肾脏

肾脏指数=肾重（mg）/体重（g），腺嘌呤造肾损伤模型过程中，肾脏出现水肿增生，肾脏指数应显著性增高，造模过程中的肾脏指数见表7-27。

表 7-27 造模过程中的肾脏指数（$\bar{x}\pm s$）

分组	0 周（$n=6$）	3 周（$n=6$）	6 周（$n=6$）
对照组	7.7±0.25	7.74±0.82	6.67±0.48
模型组	7.8±0.12	30.23±6.3**	47.85±9.17**

注：与对照组比较，*$P<0.05$，**$P<0.01$。

腺嘌呤造模过程中，随着造模时间的延长，肾脏水肿增生情况逐渐增重。大鼠肾组织切片见图 7-35。

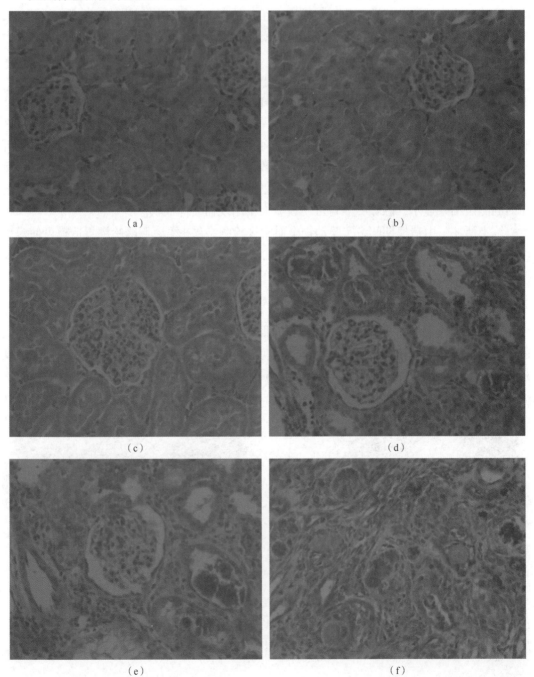

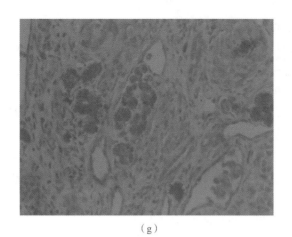

(g)

图 7-35 大鼠肾组织切片

(a)、(b)、(c) 分别为造模 0 周、3 周、6 周对照组大鼠肾组织切片×400；(d)、(e) 为造模 3 周模型组大鼠肾组织切片×400；(f)、(g) 为造模 6 周模型组大鼠肾组织切片×400

HE 染色切片在光镜下观察结果：对照组肾脏肾小管排列整齐，皮髓分界清楚，肾间质无异常改变，无纤维组织增生；肾小球形态正常。

造模 3 周，肾组织出现明显病变，肾小球形态完整，但球囊间隙增大，周围残存少数混浊肿胀的近曲小管，远曲小管管腔明显扩张，管腔和间质内可见明显褐色结晶沉淀物团块。肾小管膜上皮细胞变性、坏死、崩解灶状萎缩，散在囊性扩张成空泡，肾间质纤维化程度较轻。

造模 6 周，肾组织病变加重，肾小球内充斥着褐色结晶沉淀物，很难找到完整的肾小球和肾小管形状。空泡增大，炎细胞浸润，间质纤维化程度加重。

从肾脏外观和肾脏指数看模型 2 组较模型 1 组肾脏水肿等症状严重，肾脏指数更高；从肾脏切片观察知，模型 1 组肾小球损伤较轻，肾间质纤维化程度较轻，模型 2 组，肾小球损伤和肾间质纤维化情况严重。

肾脏病理组织变化提示造模周期应大于 3 周，小于 6 周。

综上所述，本节研究确定以 250mg/（kg·d）腺嘌呤对大鼠进行灌胃的方法，观察大鼠一般状态，从第 2 周开始，大鼠出现了体重下降，日渐消瘦，精神不振，反应迟钝，活动量减少，并出现嗜睡，毛色发黄，毛质粗糙，饮食量减少，尿量增加，垫料严重潮湿，尾巴潮湿等症状，符合慢性肾功能衰竭的一般症状。基于血清、尿液及全血生化指标测定结果及肾组织病理切片观察，腺嘌呤诱导 2 周时模型大鼠血清生化指标已经显著变化，肾功能开始损伤，4~5 周时模型大鼠肾功能重度损伤，造模 6 周时模型大鼠已进入终末期的尿毒症期。综合考虑血清、尿液和全血指标分析结果，以及模型大鼠的存活率等因素，250mg/（kg·d）腺嘌呤灌胃 5 周可成功构建慢性肾功能衰竭大鼠模型，是慢性肾衰进展机制及其并发症防治研究的理想动物模型。

腺嘌呤诱导慢性肾功能衰竭大鼠模型是由日本学者 Yokozawa 创立，通过腺嘌呤饲养或灌胃等方式引起肾小管梗阻，肾单位大量丧失，从而使剩余肾单位出现高代偿，并走向肾小球硬化和肾间质纤维化，导致氮质血症，毒素蓄积及电解质和氨基酸代谢紊乱，进而引起肾功能衰竭。因此，腺嘌呤复合物作为始动因素，其刺激量及持续时间决定了该模型处于代偿期还是失代偿期。大鼠造模需要连续摄入腺嘌呤 4 周以上才会出现慢性肾功能衰竭的多项并发症并进行性恶化，此模型可用于后续长期观察，如果造模时间少于 4 周，则易出现肾功能恢复；连续高剂量摄入腺嘌呤，虽可使大鼠快速出现肌酐、尿素氮等反映肾功能的指标急剧升高，但不符合慢性肾衰的病情特点，且死亡率较高；小剂量摄入腺嘌呤对肾脏的损害相对较轻，肾功能进行性恶化的速度较缓慢，临床相似度高，但需要较长的造模时间。由于该模型是由于不溶于水的腺嘌呤复合物在肾小管及肾间质的沉积堵塞所引发的一系列反应，类似于肾后梗阻导致的慢性肾衰，当停止腺嘌呤摄入后，使梗阻加重的压力得以消除，同时肾脏代偿能力尚存，健存的肾单位尚可进行代偿性改变，氮质化合物的排泄得到加强，肾功能得以好转。如果肾单位损伤比率小，损伤程度轻，肾功能甚至可以恢复接近或达到正常水平。同时考虑到本研究需为尿毒清颗粒治疗腺嘌呤所致慢性肾功能模型大鼠的系统生物学提供生物样本，如损伤过轻，模型动物和基因组学和蛋白质组改变不明显或不改变，将影响蛋白质组学和基因组学的研究结果的客观、准确。

8）基于系统生物学的腺嘌呤诱导慢性肾功能衰竭动物模型评价

（1）代谢组学。

图 7-36 为模型组时间变化轴聚类分析图，为模型组大鼠造模及观察期间内源性代谢物整体代谢轮廓的转归情况。

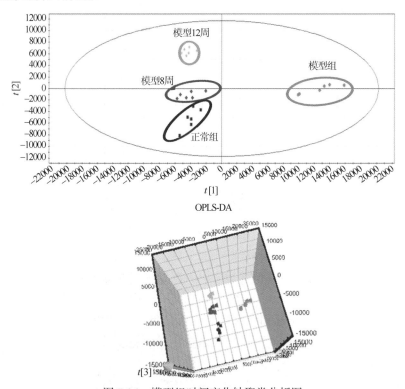

图 7-36　模型组时间变化轴聚类分析图

从整体效应角度证实腺嘌呤灌胃可造成大鼠内源性代谢物紊乱，造模组肾损伤后，停止造模后肾功能具有自我修复作用，但仍不能达到正常状态。

（2）基因组学。

对 30 个显著差异 miRNAs 的表达结果进行层次聚类分析，30 个差异基因的聚类分析结果如图 7-37 所示。

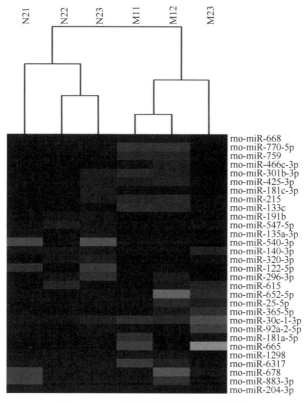

图 7-37　30 个差异基因的聚类分析图

如图 7-37 中模型组与正常对照组对比的 30 个差异 miRNAs 的表达结果的层次聚类分析结果可知，正常组和模型组各聚为一类，造模后这些 miRNA 发生了明显的改变，说明造模成功。本节实验通过对正常组与模型组进行分析，共获得符合大于 1.5 倍为上调，小于 0.66 倍为下调的差异表达 miRNA 共 11 个：rno-miR-540-3p、rno-miR-770-5p、rno-miR-301b-3p、rno-miR-425-3p、rno-miR-133c（5 个上调）；rno-miR-296-3p、rno-miR-665、rno-miR-883-3p、rno-miR-652-5p、rno-miR-678 和 rno-miR-30c-1-3p（6 个下调）。这 11 个差异基因组涉及免疫功能、炎症功能、细胞周期中细胞的生长和凋亡、生长免疫功能、炎症功能、细胞凋亡等方面的功能。

结合靶基因通路功能以及 GO 分析，得到 5 条和肾病相关的重要通路（含有 11 个显著差异重点 miRNA）：分别为 MAPK signaling pathway、T cell receptor signaling pathway、Cytokine-cytokine receptor interaction、TGF-beta signaling pathway 和 Jak-STAT signaling pathway。

（3）蛋白质组学。

选取芯片信号大于 500 的蛋白质，按照差异倍数大于 1.5 的为上调，小于 0.66 的为下调，共筛选出 25 个差异蛋白质。其中 2 个蛋白质下调，23 个蛋白质上调。将数据导入 SIMCA-P

进行 PLS-DA 聚类分析。5 周正常组、模型组的 PLS-DA 分析 Scores 图如图 7-38 所示。

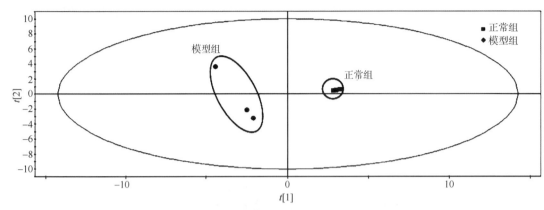

图 7-38 5 周正常组、模型组的 PLS-DA 分析 Scores 图

5 周正常组和模型组能完全分开，说明造模后，模型组大鼠血浆蛋白质表达发生明显异常，造模成功。

通过 MAS 3.0 对差异蛋白质进行 pathway，共发现 25 个差异蛋白质中有 16 个差异蛋白质可富集到 8 条信号通路。网络分析发现 8 条通路中以 Cytokine-cytokine receptor interaction、Cell adhesion molecules(CAMs)、Jak-STAT signaling pathway 和 Toll-like receptor signaling pathway 四条通路的富集因子最多，分别为富集到 9 个、4 个、3 个和 3 个蛋白。差异蛋白质 IL6 同时可富集到四条通路，说明炎症因子在慢性肾衰的发病过程发挥重要作用。

9）小结与讨论

以 250mg/(kg·d) 腺嘌呤对大鼠灌胃 5 周后，大鼠出现肾阳虚的典型症状，观察 2 周后，这些症状逐渐改善，恢复至正常。从血清、尿液和全血指标的分析结果可知，停止造模后，肾功能有所恢复，但并未恢复至正常，贫血和脂代谢紊乱等临床 CRF 的常见并发症基本无改善；肾脏切片观察结果显示，肾小球肾小管形态和肾间质纤维化未恢复正常。基于血清、尿液和全血生化指标，肾脏组织病理切片及基于血浆代谢组学、基因组学和蛋白质组学研究结果，确定 250mg/(kg·d) 腺嘌呤灌胃 5 周可成功构建慢性肾功能衰竭大鼠模型，是慢性肾衰进展机制及其并发症防治系统生物学研究的理想动物模型。

关于腺嘌呤诱导大鼠 CRF 机制的研究有：肾小管梗阻、炎性反应和氧化应激等。早在 20 世纪 50 年代，就有研究指出[72,73]体内高浓度的腺嘌呤通过黄嘌呤氧化酶的作用在肝内形成极难溶于水的 2，8-二羟基腺嘌呤，而 2，8-二羟基腺嘌呤经肾小球滤过，沉积在肾小管中，堵塞肾小管腔引起肾小管腔呈囊状扩张。肾小管堵塞，影响了氮质化合物的排泄，而导致氮质血症。由于毒素蓄积以及电解质代谢紊乱最终导致 CRF。有学者[74]研究表明，尿酸盐结晶主要沉积在肾皮质和髓质交界区的肾小管与间质部位，肾小管上皮细胞受结晶压迫，开始萎缩或消失，肾间质出现炎症细胞浸润，大量的单核细胞和个别多核细胞构成微小肉芽肿。造模时间越长，结晶分布越广泛，大量肉芽肿形成，周边出现肾间质纤维化。腺嘌呤与黄嘌呤氧化酶的作用产生大量的氧自由基。由于在 2，8-二羟基腺嘌呤和尿酸结晶复合物的作用下，部分肾单位功能缺失。残余的肾单位代谢率增高和氧耗量增加，导致肾单位氧化受损[72]。

基于血清、尿液及全血生化指标测定结果，腺嘌呤诱导 2 周时模型大鼠血清生化指标已经显著变化，肾功能开始损伤，4～5 周时模型大鼠肾功能重度损伤，造模 6 周时模型大鼠已进入终末期的尿毒症期，存活率降低。选定造模时间为 5 周后，观察模型大鼠在之后 12 周期间恢复情况。结果表明随着时间变化，模型大鼠肾功能可自行部分恢复，但不能恢复至正常，脂代谢紊乱和贫血症状进一步恶化，肾间质纤维化症状和肾小球肾小管形态未恢复。从病理变化方面，CRF 引起的肾脏变化包括肾脏体积缩小、肾小球硬化、肾小管萎缩或扩张和肾间质纤维化等，同时，研究发现此模型的肾脏体积变大，与文献报道一致[74]。根据上述致病机理认为，该模型为肾后梗阻型模型，临床上同属这一类机理的梗阻性肾病，其肾脏体积增大和水肿，表面不平整。所以，认为腺嘌呤模型的肾脏体积变化与此一致。因此，本节研究认为以腺嘌呤 250mg/（kg·d）对大鼠进行灌胃 5 周，使肾脏损伤程度达到 CRF 的标准。后续的模型大鼠自身恢复情况证明，此模型在停止造模后的较长时间内肾功能损伤、贫血和脂代谢紊乱等情况有所恢复，并未能恢复正常，说明此模型可作为中药治疗 CRF 有效性研究的理想模型[75]。

2. 尿毒清颗粒干预腺嘌呤诱导慢性肾功能衰竭大鼠有效性评价

临床研究结果表明，尿毒清颗粒可通过减少蛋白尿、改善脂类紊乱、抑制微炎症状态，发挥改善患者肾功能及减少心血管事件、贫血、营养不良等并发症的作用[76]。尿毒清颗粒改善肾功能衰竭模型大鼠的肾功能不全和肾间质纤维化，保护肾脏。其潜在机制是通过促进细胞外基质降解和调节肾脏 TGF-β1/Smad 通路中的 MMP-2/TIMP-1 平衡或调节信号分子活性发挥治疗作用等[77]。严家荣等[78]通过实验观察尿毒清颗粒对慢性肾衰竭大鼠模型（腺嘌呤诱导）的防治作用。说明尿毒清颗粒确实可以延缓慢性肾衰的发生，其机制可能与促进毒素排泄，增加肾小球滤过率，保护和改善残存肾单位有关。本节研究采用腺嘌呤诱导肾损伤大鼠模型对尿毒清颗粒治疗作用及其作用机制进行研究。

1）材料与方法

实验动物 SPF 级雄性 SD 大鼠 130 只，质量（180±20）g，由清华大学实验动物平台统一采购，实验动物许可证编号：SCXK（京）2012—0001。实验动物饲养及观察在清华大学动物实验中心（SPF）进行。

仪器及试剂：紫外分光光度计，型号 UV-1100，北京科丰恒业仪器仪表有限公司；酶标仪，型号 Elx800，美国伯腾仪器有限公司；电子天平，梅特勒-托利多电子分析天平，型号 PB303-N，上海方瑞仪器有限公司；Milli-Q 超纯水系统，Millipore 公司生产；药匙，灌胃器，注射器，烧杯，量筒，代谢笼，玻璃皿等。生理盐水，福尔马林，尿蛋白定量试剂盒（南京建成生物工程研究所，批号：20150619），尿酸测试盒（南京建成生物工程研究所，批号：20150923），肌酐（Cr）测试盒（南京建成生物工程研究所，批号：20150817），以上试剂盒的储存于 4～8℃；抗凝剂，1%肝素钠；麻醉剂，10%水合氯醛，麻醉剂量 0.3ml/100g；腺嘌呤（Sigma 公司产品，批号：V900471-100G），尿毒清中间体（广东康臣药业有限公司提供），氯沙坦钾（南京康满林生物医药科技有限公司，批号：20150416）。

2）动物分组及造模方法

取雄性大鼠130只，适应4d喂养后，随机分组，分为正常对照组（$n=24$），模型组（$n=26$），阳性药组（$n=20$），尿毒清组（$n=20$）。编号并称重。造模期间（-5周至0周）模型组、阳性药3组、4组，尿毒清3组、4组，灌胃给予250mg/（kg·d）的腺嘌呤，合称为造模组。

分别于造模开始和造模结束（造模5周）时将正常对照1组和正常对照2组、模型1组麻醉，肝门静脉取血，取肝肾组织。于造模0周、3周、5周时断尾取血（全血和血清），每周收集各组大鼠24h尿液。

尿毒清组和阳性药组分别于给药8周和12周时，麻醉，肝门静脉取血，取肝肾组织。并在给药0周、4周、8周和12周断尾取血（全血和血清），每周收集各组大鼠24h尿液。

尿毒清有效性实验分组情况如表7-28所示。

表7-28 尿毒清有效性实验分组情况

分组		采样时间	说明
正常对照组	对照-1	6月2日（$n=6$）	实验起点，造模0天
	对照-2	7月7日（$n=6$）	给水5周
	对照-3	9月1日（$n=6$）	给水5周后给水8周
	对照-4	9月29日（$n=6$）	给水5周后给水12周
模型组	模型-2	7月7日（$n=6$）	造模5周
	模型-3	9月11日（$n=10$）	造模5周后给水8周
	模型-4	9月29日（$n=10$）	造模5周后给水12周
阳性药组	阳性药-3	9月2日（$n=10$）	从造模成功时给药，给药8周
	阳性药-4	9月30日（$n=10$）	从造模成功时给药，给药12周
尿毒清组	尿毒清-3	9月2日（$n=10$）	从造模成功时给药，给药8周
	尿毒清-4	9月30日（$n=10$）	从造模成功时给药，给药12周

在整个实验过程中大鼠均是自由摄食和饮水，饲料由清华大学动物实验中心提供。室温控制在（20±2）℃，相对湿度维持在40%～55%。

3）实验结果

（1）大鼠存活率。

统计实验期间各组大鼠存活率情况，造模期间（-5～0周）各组大鼠存活率如表7-29所示，给药期间（0～12周）各组大鼠存活率如表7-30所示。

表7-29 造模期间（-5～0周）各组大鼠存活率统计表 （单位：%）

分组	-5周	-4周	-3周	-2周	-1周	0周
正常对照组	100	100	100	100	100	100
模型组	100	100	98.48	98.48	95.45	86.36

注：-5周为造模开始，-5到0周为造模期，0周为造模结束，0周后为给药期。

模型组:造模 2 周的第 5 天死 1 只;造模 4 周的第 1 天和第 7 天各死 1 只;造模 5 周的第 2 天、3 天、4 天、7 天各死 1 只,第 5 天死 2 只。

由表 7-29 可见:造模期间,模型组大鼠自造模 2 周(-3 周)开始出现死亡,死亡量逐渐升高,存活率逐渐降低,至造模 5 周(0 周)存活率为 86.36%。提示:造模时间合适。

表 7-30　给药期间(0~12 周)各组大鼠存活率统计表

分组	0 周	1 周	2 周	3 周	4 周	5 周	6 周	7 周	8 周	9 周	10 周	11 周	12 周
正常对照组	100	100	91.67	91.67	91.67	91.67	91.67	91.67	91.67	91.67	91.67	91.67	91.67
模型组	100	100	87.50	81.25	81.25	81.25	81.25	81.25	81.25	81.25	81.25	81.25	81.25
尿毒清组	100	100	100	100	100	100	100	100	100	100	100	100	100
阳性药组	100	100	100	94.44	94.44	94.44	88.89	88.89	88.89	88.89	88.89	88.89	88.89

注:-5 周为造模开始,-5 周到 0 周为造模期,0 周为造模结束,0 周后为给药期。

正常对照组:给药 2 周的第 7 天死 1 只(不当操作死亡);模型组:给药 2 周的第 1 天、第 4 天各死 1 只,给药 3 周的第 3 天死 1 只;尿毒清组给药期间无死亡;阳性药组:给药 3 周的第 4 天死 1 只,给药 6 周的第 5 天死 1 只。

由表 7-30 可见:给药期间,尿毒清组存活率为 100%,而模型组和阳性药组分别于给药 2 周、给药 3 周开始出现死亡,12 周时,模型组存活率为 81.25%,阳性药组存活率为 88.89%。提示尿毒清可以使腺嘌呤诱导的慢性肾功能衰竭大鼠存活率升高。

(2)大鼠体征状况。

实验期间,正常对照组大鼠体重增加,体形丰满,眼睛有神,大鼠机警,对声音刺激敏感,毛色光亮,反应灵敏,进食饮水及二便均正常,垫料干燥。

模型组大鼠腺嘌呤灌胃开始后体重增长缓慢,随实验进程,造模大鼠日渐消瘦,造模 1 周(-4 周),垫料严重潮湿,造模 2 周(-3 周),毛色发黄,毛质粗糙,造模 3 周(-2 周),精神不振,反应迟钝,活动量减少,并出现嗜睡,造模 4 周(-1 周),尾巴湿冷,出现蜷缩,有竖发现象,造模组大鼠灌胃给予腺嘌呤后的生理状态发生改变,与文献中对肾阳虚肾功能损伤大鼠生理状态描述一致,与预实验结果基本一致,说明造模成功。给药 1 周,毛色改善,体形逐渐丰满,给药 2 周至 12 周,大鼠活动量增多,精神状态较好。给药后,模型组大鼠一般状态改善,说明停止造模损伤后,肾损伤大鼠有一定的自愈能力。

阳性药组大鼠造模期间(-5 周至 0 周),一般症状表现同模型组,给药 1 周,大鼠活动量明显增多,精神状态较好,毛质光滑,毛色改善,体形迅速丰满,给药 3 周和给药 6 周,分别有 1 只大鼠出现死亡,其他大鼠健康状态良好,给药 7 周,大鼠健康状态良好,给药 8 周,解剖时没有出现腹腔积水现象。给药 9 周至 12 周,大鼠健康状态良好。

尿毒清组大鼠造模期间(-5 周至 0 周),一般症状表现同模型组,给药 1 周,体形更加丰满,精神状态好,毛质光滑,毛色改善等,给药 3 周和给药 6 周时,大鼠健康状态良好,给药 7 周,部分大鼠身体松软,活动量减少,毛色暗淡,其中 1 只大鼠腹部肿胀严重,给药 8 周,解剖发现有 1 只大鼠腹腔积水严重,还有 1 只大鼠腹腔少量积水,肾上有少量淤血点，给药9周至给药12周大鼠状态较稳定。

腺嘌呤诱导大鼠肾衰模型过程中，造模大鼠出现的生理状态的改变与文献中对肾阳虚肾功能损伤大鼠生理状态描述一致，大鼠模型成功。给药之后，尿毒清组大鼠病态状态得到改善，说明尿毒清可改善肾衰大鼠的一般状况。

（3）大鼠体重变化情况。

实验过程中，每天灌胃前称量每只大鼠的重量，做好记录，正常对照组、模型组和给药组（氯沙坦组、尿毒清组）大鼠每周平均体重变化如图7-39所示。

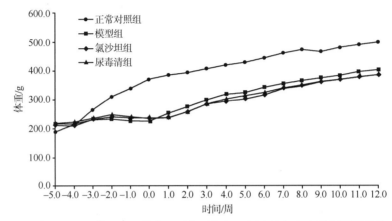

图7-39 正常对照组、模型组和给药组（氯沙坦组、尿毒清组）大鼠每周平均体重变化

由图7-39可知，造模期间（-5周至0周），造模大鼠的体重增长较正常对照组大鼠慢，且差距日益拉大，提示造模大鼠肾脏受到一定程度损伤，且损伤日益加重。给药后（0周开始），阳性药组、尿毒清组大鼠开始出现增长趋势，虽仍低于正常对照组大鼠体重，但差距逐渐缩小，这一定程度上体现了药物的治疗作用。另外，模型组大鼠体重也呈上升趋势，可能是停止造模后大鼠肾功能具有一定的自愈能力。

（4）大鼠进食量、饮水量和24h尿量变化情况。

饮水量与尿量：实验期间，正常对照组大鼠尿量和饮水量基本稳定不变；造模1周（-4周）后，除正常对照组外各组尿量和饮水量显著增加；给药2周内，模型组、阳性药组和尿毒清组尿量和饮水量无显著差异；给药3周后，模型组尿量和饮水量逐渐高于尿毒清组，尿毒清组高于阳性药组。推测阳性药和尿毒清均能减少肾损伤大鼠尿量和饮水量，阳性药可能在这方面作用稍强。

饮水量-尿量比例 造模1周（-4周）后各组大鼠饮水量-尿量比例趋于稳定，且比例较正常对照组稍低；给药开始（0周）以后，趋势保持不变，并且基本稳定。说明肾损伤后使饮水量-尿量比例降低，尿毒清也没能改善这种趋势。

进食量：造模过程中（-5周至0周），大鼠模型组、阳性药组和尿毒清组大鼠进食量较正常对照组有所下降；说明造模使大鼠食欲变差。

给药期间（0周以后），大鼠饮食量与模型组对比，阳性药组和尿毒清组大鼠进食量有升有降，变化趋势无显著规律。

综上所述，从大鼠基本情况（一般状态、存活率、体重、进食、饮水、尿量）来看，造模期间（-5周至0周），造模大鼠出现精神不振、食欲减少、尿多等症状，与临床上慢性肾功能衰竭，肾功能不全期的患者食欲不振、夜尿多等症状相符。说明灌胃给予腺嘌呤可造成大鼠慢性肾功能损伤模型，造模成功。给药期间（0周以后），大鼠的病态症状有所缓解，说明尿毒清颗粒对肾衰大鼠有一定的治疗作用。

（5）血清生化指标评价——肾衰评价指标。

血清生化指标中与肾功能衰竭相关的生化指标包括：血肌酐、尿素氮。

尿毒清对大鼠血清中血肌酐水平的影响如表7-31所示。

表7-31 尿毒清对大鼠血清中血肌酐水平的影响　　　　　　（单位：μmol/L）

分组	-5周	-2周	0周	4周	8周	12周
正常对照组	25±4	27.17±2.14	24.83±2.40	27.33±6.41	25.66±1.50	24.5±6.19
模型组	22.33±4.68	167.00±27.70##	225.8±16.01##	120.33±37.77##	91.33±25.90##	95.17±28.48##
阳性药组	23.5±2.07	167.83±16.27##,**	226.67±49.11##	77.17±11.94##,**	61.33±9.73##,**	62.83±5.53##,**
尿毒清组	21.33±1.97	156.33±23.44##	224.43±38.54##	92.17±9.79##,*	74.33±10.57##,*	59.8±6.76##,*

注：与模型组比较，*$P<0.05$，**$P<0.01$；与正常对照组比较，#$P<0.05$，##$P<0.01$。

如表7-31所示，从治疗第4周开始，给药组（分别给予阳性药和尿毒清），血清中血肌酐水平显著低于模型组，随着治疗时间延长，疗效更加显著。治疗第12周，给药组（分别给予阳性药和尿毒清），血清中血肌酐水平显著低于模型组，阳性药和尿毒清提取物均显示良好疗效，且尿毒清提取物的疗效略优于阳性药。

尿毒清对大鼠血清中尿素氮水平的影响如表7-32所示，从治疗第4周开始，给药组（分别给予阳性药和尿毒清）血清中尿素氮水平显著低于模型组，随着治疗时间延长，疗效更佳显著。治疗第12周，给药组（分别给予阳性药和尿毒清），血清中尿素氮水平显著低于模型组，阳性药和尿毒清提取物均显示良好疗效，且尿毒清提取物的疗效略优于阳性药。

表7-32 尿毒清对大鼠血清中尿素氮水平的影响　　　　　　（单位：mmol/L）

分组	-5周	-2周	0周	4周	8周	12周
正常对照组	5.80±0.48	6.24±0.53	7.00±0.64	6.32±0.39	6.68±0.21	5.88±0.39
模型组	5.49±0.40	38.63±5.28##	52.59±8.44##	31.25±6.67##	27.97±7.19##	26.79±7.93##
阳性药组	5.51±0.45	39.89±6.84##	47.82±10.66##	25.21±4.77##	21.51±3.51##,**	19.44±3.16##,*
尿毒清组	5.58±1.10	40.90±2.34##	51.46±8.34##	28.92±1.91##	22.91±4.32##,*	18.57±0.86##,*

注：与模型组比较，*$P<0.05$，**$P<0.01$；与正常对照组比较，#$P<0.05$，##$P<0.01$。

（6）血常规测定。

由全血红细胞系统指标分析结果知：造模期间，与正常对照组对比，红细胞数、血红蛋白、红细胞比积和红细胞体积分布宽度均显著降低。提示：造模过程中大鼠出现了贫血症状。给药以后，大鼠红细胞数、血红蛋白含量、红细胞比积等均出现增高，提示尿毒清可使肾衰大鼠贫血症状得到一定的改善。

造模期间，造模大鼠白细胞数显著上升。提示：可能是由于组织损伤等原因引起炎症使大鼠白细胞数有所增加；给药后，给药大鼠的白细胞数有所下降，且数值与正常对照组大鼠相近。提示尿毒清可使大鼠的炎症状况有所缓解。

由全血血小板系统指标分析结果知：造模期间，与正常对照组对比，血小板数升高，血小板分布宽度、平均血小板体积、大小血板比率显著降低；提示大鼠凝血功能受到影响，体内可能存在瘀血现象。给药以后，与自身相比大鼠血小板数降低，血小板分布宽度、平均血小板体积和大小血板比率升高提示尿毒清可改善肾衰大鼠的瘀血现象。

（7）肾脏病理切片测定结果。

如图 7-40（a）所示，造模开始（-5 周），正常对照组大鼠肾脏呈暗红色，表面光滑。如图 7-40（b）所示，正常对照组大鼠肾小管排列整齐，皮髓分界清楚，肾间质无异常改变，无纤维组织增生；肾小球肾小管形态正常。

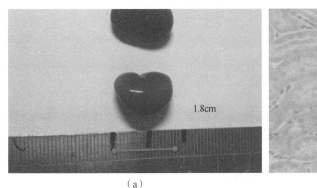 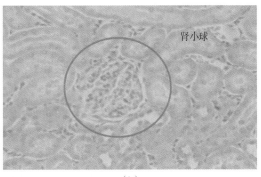

（a） （b）

图 7-40　-5 周正常对照组肾脏外观及 HE 染色切片

(a) -5 周正常对照组肾脏外观；(b) -5 周正常对照组肾脏切片×400

如图 7-41（a）所示，造模 5 周（0 周）后，正常对照组大鼠肾脏外观没有变化，直径增长了 1mm。模型组大鼠肾脏体积明显增大，表面呈苍白色，凹凸不平，被膜紧张。如图 7-41（b）所示，造模 5 周（0 周）后，模型组肾脏切片观察，肾间质纤维化严重，肾小球肿胀破裂，看不到完整的肾小球形态，球囊隙增大，管腔和间质内可见沉淀物团块。

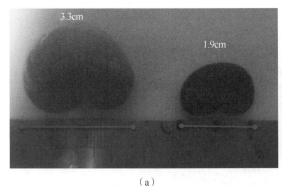 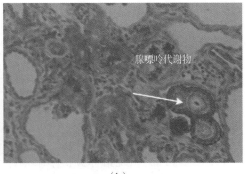

（a） （b）

图 7-41　造模 5 周（0 周）正常对照组与模型组肾脏外观及 HE 染色切片

(a) 造模 5 周（0 周）模型组与正常对照组肾脏外观；(b) 造模 5 周（0 周）模型组肾切片×400

如图 7-42（a）所示，给药 8 周后，正常对照组大鼠肾脏较造模 5 周肾脏直径长 1mm，形态、色泽基本不变。模型组大鼠，肾脏体积较 0 周缩小，表面多褐色斑点，质地松软。

如图 7-42（b）所示，尿毒清组大鼠，肾脏体积较 0 周缩小，表面褐色斑点较模型组少，质地松软。

如图 7-42（c）所示，阳性药组大鼠，肾脏体积较 0 周缩小，表面多褐色斑点，质地松软，外观和模型组肾脏相似。

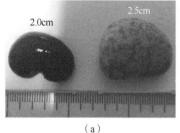 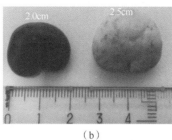 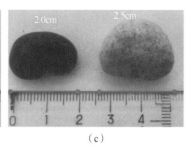

（a）　　　　　　　　　　　（b）　　　　　　　　　　　（c）

图 7-42　给药 8 周正常对照组与模型组肾脏外观及 HE 染色切片
（a）8 周模型组；（b）8 周尿毒清组；（c）8 周阳性药组

由图 7-43（a）知，8 周时正常对照组大鼠肾小管排列整齐，皮髓分界清楚，肾间质无异常改变，无纤维组织增生；肾小球肾小管形态正常。

由图 7-43（b）知，8 周时模型组未见完整肾小管形态，肾间质纤维化，有完整的肾小球存在，部分肾小球或肾间质内有少量腺嘌呤代谢物团块。

由图 7-43（c）知，8 周时阳性药组未见完整肾小管形态，肾间质纤维化，有完整的肾小球存在，肾小球固缩，球囊隙增大，肾间质内有少量零碎的腺嘌呤代谢物团块。

由图 7-43（d）知，8 周时尿毒清组未见完整肾小管形态，肾间质纤维化，有完整的肾小球存在，肾小球固缩，球囊隙增大，未发现腺嘌呤代谢物团块。

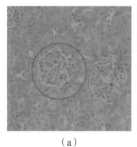 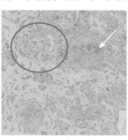 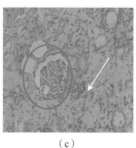 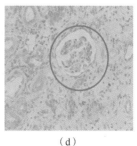

（a）　　　　　　　（b）　　　　　　　（c）　　　　　　　（d）

图 7-43　给药 8 周各组动物肾脏切片（×400）
（a）正常对照组；（b）模型组；（c）阳性药组；（d）尿毒清组

如 7-44（a）所示，给药 12 周后，正常对照组大鼠肾脏较给药 8 周大鼠体积相同，形态、色泽基本不变。模型组大鼠，肾脏直径较 8 周缩小，表面多褐色斑点，质地松软。

如 7-44（b）所示，尿毒清组大鼠，肾脏直径较 8 周缩小，表面多褐色斑点，质地松软，个别肾脏皮内有气泡点，总体较阳性药组气泡少。

如 7-44（c）所示，阳性药组大鼠，肾脏直径较 8 周缩小，表面多褐色斑点，质地较模型组更为松软，皮内多见气泡点，个别肾脏气泡较大。

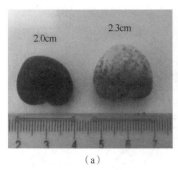 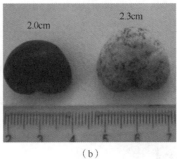 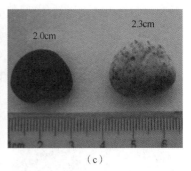

图 7-44 给药 12 周正常对照组与模型组肾脏外观及 HE 染色切片
(a) 12 周模型组；(b) 12 周尿毒清组；(c) 12 周阳性药组

由图 7-45（a）知，12 周时正常对照组大鼠肾小管排列整齐，皮髓分界清楚，肾间质无异常改变，无纤维组织增生；肾小球肾小管形态正常。

由图 7-45（b）知，12 周时模型组未见完整肾小管形态，肾间质纤维化，部分肾小球或肾间质内有少量腺嘌呤代谢物团块。

由图 7-45（c）知，12 周时阳性药组未见完整肾小管形态，肾间质纤维化，有完整的肾小球存在，肾小球固缩，球囊隙增大，肾间质内有少量零碎的腺嘌呤代谢物团块。

由图 7-45（d）知，12 周时尿毒清组未见完整肾小管形态，肾间质纤维化，有完整的肾小球存在，肾小球固缩，球囊隙增大，间质内有少量的腺嘌呤代谢物团块。

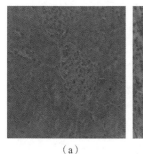 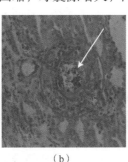 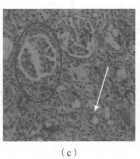 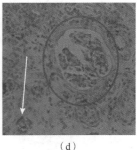

图 7-45 给药 12 周各组动物肾脏切片（×400）
(a) 正常对照组；(b) 模型组；(c) 阳性药组；(d) 尿毒清组

肾脏指数=肾重（mg）/体重（g），腺嘌呤造肾损伤模型过程中，肾脏出现水肿增生，肾脏指数应显著性增高，表 7-33 所示为实验过程中各组的肾脏指数变化情况。

造模 5 周（0 周）后，模型组大鼠肾脏指数约为正常组的 7.1 倍，说明模型组大鼠肾脏出现了严重的水肿增生。8 周后，模型组、阳性药和尿毒清组大鼠肾脏指数约为正常对照组的 2.1 倍、2.6 倍和 2.9 倍；给药 12 周后分别为正常对照组的 2.0 倍、1.8 倍和 2.0 倍。说明了给药后肾脏水肿增生情况改善，单从肾脏指数上看，两种药物疗效相似。

表 7-33　实验过程中各组的肾脏指数变化

分组	肾脏指数			
	−5 周	0 周	8 周	12 周
正常对照组	9.9±0.7	7.4±0.5	7.0±0.4	6.3±0.6
模型组	—	52.4±6.0	14.5±2.7	12.5±1.8
阳性药组	—	—	17.4±3.0	11.7±1.9
尿毒清组	—	—	19.5±3.1*	12.6±2.8

注：与模型组比较，*$P<0.05$，**$P<0.01$。

肾脏变化小结：各组大鼠肾脏组织病理比较如表 7-34 所示。从外观方面，0 周时造模大鼠肾脏水肿严重，呈苍白色，被膜紧张，提示造模成功；给药后模型组、阳性药组和尿毒清组大鼠肾脏体积均缩小，表面出现褐色斑点，仅在外形上看不出各组模型组、阳性药组和尿毒清组的疗效差异。从病理切片方面，0 周时造模大鼠几乎看不到完整的肾小球形态，肾脏组织内有大量的腺嘌呤代谢物团块；给药后，模型组、阳性药组和尿毒清组均可发现完整的肾小球结构，不同之处在于模型组肾小球内依然存在腺嘌呤代谢物团块，阳性药和尿毒清组沉淀物较少，或基本没有；提示尿毒清有一定的治疗作用。

表 7-34　各组大鼠肾组织病理比较

性状体征分组		外观			病理切片	
		颜色	水肿程度	被膜	肾小球形态	沉淀
0 周	模型组	苍白	++	紧张	不完整	有
	阳性药	苍白	++	紧张	不完整	有
	尿毒清	苍白	++	紧张	不完整	有
8 周	模型组	苍白	+	紧张	完整	有
	阳性药	苍白	+	紧张	完整	少量或无
	尿毒清	苍白	+	紧张	完整	少量或无
12 周	模型组	苍白	+	紧张	完整	有
	阳性药	苍白	+	紧张	完整	少量或无
	尿毒清	苍白	+	紧张	完整	少量或无

3. 小结

血清指标测试结果可知，腺嘌呤灌胃可使大鼠肾小球滤过功能减退、代谢性酸中毒、尿酸代谢紊乱，脂代谢异常，电解质平衡失调，提示造模成功。给药后，尿毒清颗粒使腺嘌呤所致慢性肾功能衰竭大鼠血肌酐和尿素氮水平具有显著改善。从肾脏外观、肾脏指数及病理切片观察可知，造模大鼠肾脏有一定程度的损伤，造模成功；给药期间，大鼠肾脏损伤有所减轻，且尿毒清的治疗作用较阳性药好。

尿毒清颗粒干预腺嘌呤诱导慢性肾功能衰竭大鼠的有效性研究从大鼠一般状态、血清生化指标及肾脏病理切片等角度证实尿毒清颗粒延缓慢性肾功能衰竭模型大鼠肾脏损伤的作用，同时为尿毒清颗粒干预腺嘌呤诱导慢性肾功能衰竭大鼠系统生物学研究提供了血清、尿液和肾脏组织等生物样本，用于后续研究。

7.2.2 尿毒清颗粒治疗慢性肾功能衰竭的代谢组学研究

代谢组学具有"整体性"、"动态性"的特点，能对机体的整体代谢物的变化情况有全面的反映。中药复方具有"多成分"、"多靶点"、"多层次"、"多代谢途径"的特点，与代谢组学"整体性"、"系统性"、"综合性"的优势相符合。采用代谢组学方法，不仅能对机体的代谢物动态变化进行检测，还可以对作用结果进行系统分析，获得关于中药复方作用机制的深入理解。代谢组学的出现无疑将成为适合中药复方研究的重要技术手段之一。

1. 实验动物、实验仪器及试剂

1）实验动物

Sprague Dawley（SD）大鼠 40 只，SPF 洁净级，全部为雄性大鼠，体重均在 185～210g，适应性喂养一周后随机分为四个组，分别为正常对照组、模型组、氯沙坦给药组（50mg/kg）、尿毒清给药组（1.8g/kg），其中模型组和给药组大鼠每日灌胃给予腺嘌呤[250mg/（kg·d）]，造模 5 周后分别给药，给药 12 周，正常对照组大鼠按体质量每天灌胃给予饮用水[250mg/（kg·d）]。分别于实验开始时、造模 5 周（即给药 0 周）、给药 8 周及给药 12 周，麻醉，肝门静脉取血，用于生化指标、药理和系统生物学分析。

2）实验试剂

乙腈（色谱纯，Merck），甲醇（色谱纯，Merck），甲酸（色谱纯，Fisher）；Milli-Q 超纯水（自制）。

3）实验仪器

Agilent 1290series 高效液相色谱仪（包括超高压二元梯度泵 G4220A，自动进样器 G4226A，柱温箱 G1316C，二极管阵列检测器 G4212A，MassHunter Acquisition 工作站，美国 Agilent 科技有限公司）；Agilent 6530series QTOF-MS 液质联用仪（美国 Agilent 科技有限公司）；XP205 型电子天平（d=0.01mg；瑞士梅特勒-托利多公司）；高速台式离心机（Hettich Zentrifugen）；涡旋振荡器（海门市其林贝尔仪器制造有限公司，QL-901）；Milli-Q Synthesis 超纯水纯化系统（Millipore，USA），0.22μm 微孔滤头（天津津腾实验设备有限公司），注射器（常州悦康医疗器材有限公司）。

2. 实验方法

1）血浆样本制备

处死实验成功后的大鼠，肝门静脉取血，用 EDTA 抗凝管（紫头）收集大鼠全血，收集约 3ml 血液，倒转混合均匀后，离心进行血浆与红细胞分离（4500r/min，离心 15min），收集上层血浆至 PV 管中，并编号。收集的血浆可存放至 -80℃冰箱中保存。

2）质控样本制备

将各组所有待测大鼠血浆样本取出等量部分混合均匀后，按样品处理方法处理。

3）生物样本前处理

将保存的血浆样本室温下冻融后，振荡混合均匀，吸取100μl置于1.5ml的EP管，加入甲醇300μl，涡旋2min，4℃下13000r/min离心15min，取上清液8000r/min离心10min后进样分析。

4）LC-MS测定

色谱分离采用Waters公司BEH C_{18}分析柱（2.1mm×100mm，1.7μm），柱温45℃，流速0.5ml/min，每次进样5μl。流动相：A为0.1%乙酸水溶液，B为乙腈，梯度洗脱（0～1min，5%B；1～9min，5%～50%B；9～12min，50%～60%B；12～15min，60%～95%B；15～16min，95%B；16～17min，95%～5%B）。

电喷雾离子源（ESI）；采用正、负两种离子模式采集数据；质量扫描范围为50～1000m/z，扫描速率2.0spectra/s；干燥气温度（Gas Temp）325℃，干燥气流速（Drying Gas）6L/min；雾化气压力（Nebulizer）50psig；鞘气温度（Sheath Gas Temp）350℃；鞘气流速（Sheath Gas Flow）11L/min；毛细管电压（Vcap）3500V；Fragmentor电压130V；Nozzle voltage（V）1000V；Skimmer165V；八极杆电压（Octopole RF）750V。每天测定样品之前，使用校正液校准质量轴，以保证质量精度误差小于5ppm。在样品进样分析过程中，采用dual-nebulizer ESI源通过调谐液自动传输系统（CDS-Calibrant Delivery System）进行实时校正，参比液由TFANH4、Purine、HP-0921配制而成，配制方法参照G1969-85001 ES-TOF Reference Mass Solution Kit（美国Agilent科技有限公司）。实验数据采用MassHunter LC/MS Data Acquisition Version B.05.01采集，并进行前处理。

3. 代谢组学数据处理方法

血浆样品经色谱分离、质谱采集后生成原始质谱数据文件（*.d），采用MassHunter LC/MS Data Acquisition软件将其转化为（*.mzData）格式文件，采用XCMS（http://metlin.scripps.edu/）进行滤噪峰检测和峰匹配，生成包含保留时间、质荷比、峰面积的三维数据矩阵，用于后期的多元变量统计分析和特征指标聚焦分析。血浆样本的BPI图如图7-46所示。

采用SIMCA-P 12.0（Umetrics，Umea，Sweden）软件进行多元统计分析。为了更有效地找出各组间差异，在对样本采用正交信号校正结合偏最小二乘聚类分析方法（OSC-PLS-DA）对数据进行分析，分析过程中为避免模型过度拟合，采用了7次循环交互验证（7-fold cross-validation）和响应置换检验（response permutation testing，RPT）用于模型检验。根据OPLS-DA模型中得到的变量权重值（variable important in projection，VIP）来选择贡献较大的差异变量，并独立样本t检验，获得显示保留时间、质荷比以及响应强度等信息的代谢物列表。

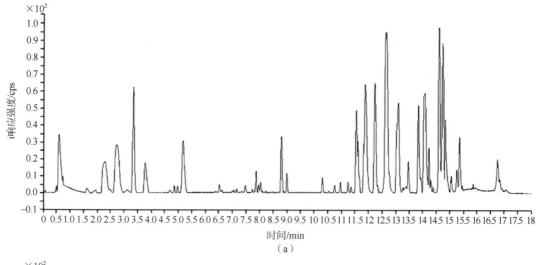

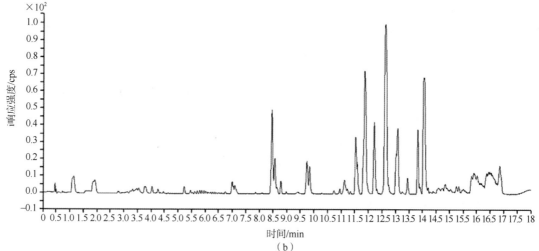

图 7-46　血浆样本 BPI 图
（a）负离子模式；（b）正离子模式

使用 MassHunter 软件中的元素匹配（i-Fit）功能，对所筛选的化合物进行判别，观察其质谱峰强度，质谱峰形（无前延、无拖尾、不分叉、峰尖而窄、对称性好）推断其可能结构。并综合考虑与实际化学式的质量偏差（用 mDa 或者 ppm 表示），合理的双键数（DBE）以及 i-Fit 值来评判其为标志物可能性的大小，计算其可能的分子式。

根据差异代谢物 m/z，查找数据库得到该质荷比下可能代谢物的分子式，通过 MassHunter 查找代谢轮廓谱，观察质谱图中能否查找到该分子式的质谱峰，若有，再对比该质谱峰出峰时间能否与差异化合物出峰时间对应，同位素差异的一致性等从而确定化合物。

根据可能的分子式结合质荷比，通过 HMDB（http：//www.hmdb.ca/）、KEGG LIGAND（www.genome.jp/kegg/ligand.html）、MassBank（http：//www.massbank.jp）、Metlin library（http：//metlin.scripps.edu/）进行检索鉴定，最终得到与尿毒清代谢相关的潜在生物标志物。

4. 实验结果

1）代谢数据聚类分析

OPLS-DA 分析是结合了正交（OSC）与 PLS-DA 两种方法，从而使模式聚类分析可以集中在与类别判别相关的变量上，可提高分型判别的准确性。图 7-47 为尿毒清给药组与正常对照组、模型组 OPLS-DA 分析结果，所建立模型，其 Q_2 为 0.873（R^2X=0.784，R^2Y=0.971）。通过对响应置换检验 R^2=0.783，Q^2=−0.494，Q^2<0 说明数据建模成功，未出现过拟合情况。

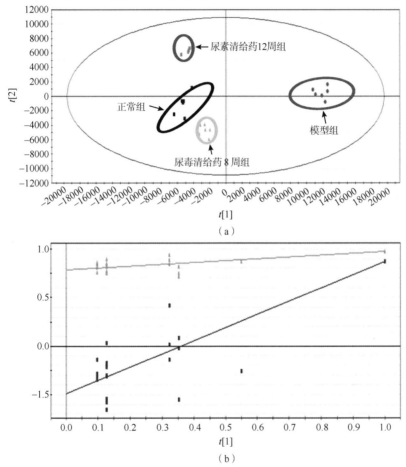

图 7-47 尿毒清给药组与正常对照组、模型组 OPLS-DA 分析结果
(a) 尿毒清给药组时间变化轴 OPLS-DA 聚类分析；(b) 模型响应置换检验结果

尿毒清治疗 8 周，其内源性代谢物整体状态接近正常对照组，从整体效应角度证实尿毒清可改善模型大鼠的病理状态，且具有良好的治疗效果。

图 7-48 为 8 周尿毒清给药组与正常对照组、模型组、阳性药组 OPLS-DA 分析结果，所建立模型，其 Q^2 为 0.603（R^2X=0.602，R^2Y=0.823）。通过对响应置换检验 R^2=0.3，Q^2=−0.217，Q^2<0 说明数据建模成功，未出现过拟合情况，分析结果可靠。

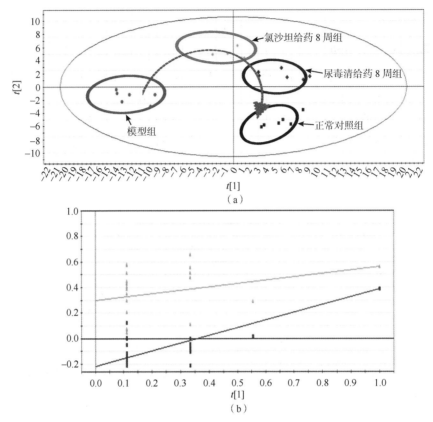

图 7-48　8 周尿毒清给药组与正常对照组、模型组、阳性药组 OPLS-DA 分析结果
(a) OPLS-DA 聚类分析图；(b) 模型响应置换检验结果

给药治疗 8 周后，各组代谢状态发生改变，尿毒清和氯沙坦给药组有向正常接近的趋势，体现了药物的治疗作用。

2）潜在代谢标志物的鉴定与筛选

根据 OPLS-DA 的载荷图分析，那些距离原点远的变量对各组的分类起到显著的作用。对比正常对照组与模型组，筛选 VIP 值大于 1 的差异代谢物。得到 229 个初步筛选的差异标志物。对 229 个初步代谢差异物以峰面积为指标，分别进行正常对照组–模型组、尿毒清组–模型组显著性检验，最终鉴定了对于样品分类起决定性作用的 14 个特征代谢物及在各组的含量变化（表 7-35），其可作为大鼠慢性肾衰竭发生及尿毒清治疗的潜在代谢标志物。尿毒清代谢标志物鉴定结果见表 7-35。

表 7-35　尿毒清代谢标志物鉴定结果

序号	质荷比	化合物分子式	Adduct	英文名称	中文名称	尿毒清组 vs.模型组	代谢途径
1	255.2323	$C_{16}H_{32}O_2$	M−H	Palmitic acid	棕榈酸	↓	脂肪酸代谢
2	267.1226	$C_{14}H_{20}O_5$	M−H	Furanoid fatty acids	呋喃脂肪酸	↓	脂肪酸代谢
3	277.1429	$C_{16}H_{22}O_4$	M−H	Alpha-CEHC	维生素 E 代谢物	↓	维生素代谢

续表

序号	质荷比	化合物分子式	Adduct	英文名称	中文名称	尿毒清组 vs.模型组	代谢途径
4	279.2323	$C_{18}H_{32}O_2$	M–H	Linoleic acid	亚油酸	↓	亚油酸代谢
5	285.2060	$C_{16}H_{30}O_4$	M–H	Hexadecanedioic acid	十六碳二酸	↓	脂肪酸代谢
6	301.2165	$C_{20}H_{30}O_2$	M–H	Eicosapentaenoic acid	二十碳五烯酸	↓	不饱和脂肪酸代谢
7	305.0805	$C_9H_{14}N_3O_6$	M+COOH	Glutamyl-Asparagine	谷氨酸-天冬酰胺	↑	氨基酸代谢
8	317.2057	$C_{14}H_{28}N_2O_3$	M+COOH	N6-（Octanoyl）lysine	N6-赖氨酸	↓	硫辛酸代谢
9	325.2368	$C_{18}H_{32}O_2$	M+COOH	Bovinic acid	十八碳二烯酸	↓	亚油酸代谢
10	334.9002	$C_6H_{12}N_2O_4Se_2$	M–H	Selenocystine	硒代胱氨酸	↑	谷胱甘肽代谢
11	377.1406	$C_{16}H_{20}N_4O_4$	M+COOH	Tryptophyl-Glutamine	色氨酸-谷氨酸盐	↓	氨基酸代谢
12	559.4693	$C_{28}H_{56}N_{12}$	M–H	DG（14：0/18：4（6Z，9Z，12Z，15Z）/0：0）	甘油二酯（14：0/18：4）	↓	甘油磷脂代谢
13	612.3271	$C_{30}H_{50}NO_7P$	M+COOH	LyPC（22：6）	溶血磷脂	↑	甘油磷脂代谢
14	622.2856	$C_{30}H_{45}N_3O_9S$	M–H	Leukotriene C5	白三烯 C5	↓	白三烯代谢

最终鉴定了对不同实验组样本分类起决定性作用的 14 个特征代谢物中高达 6 个属于脂肪酸代谢途径，其可能为尿毒清作用重要代谢途径。图 7-49 所示为脂肪酸代谢通路。

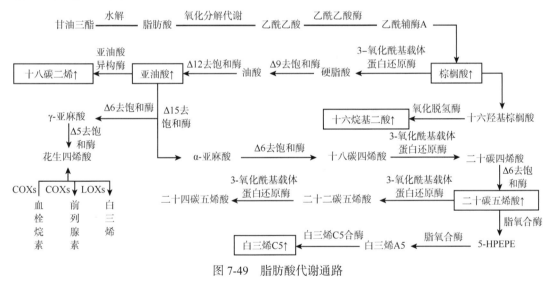

图 7-49　脂肪酸代谢通路

方框中为脂肪酸类生物标志物在代谢通路中的位置，标志物均在模型组呈现下降趋势

5. 结果与讨论

脂质代谢紊乱是慢性肾脏疾病发生发展的关键环节，当机体处于代谢综合征状态下，可以引起肾脏内脂质沉积和肾损伤[79]。"脂质肾毒性学说"认为，体内长期保持高游离脂肪酸水平，可以诱导肾细胞凋亡及促使糖尿病的发生，同时肾脏损害又可以导致脂质代谢紊乱[80~83]。

慢性肾脏疾病随着肾衰竭进行性加重常表现出以单核巨噬细胞激活，伴随 TNF-α、

IL-6 和 C-反应蛋白（CRP）等促炎症因子释放的慢性炎症过程[84, 85]。炎症因子可以促进肾系膜细胞增殖，诱导炎症细胞向肾脏组织浸润，加重肾脏病变。研究人员通过大量体外实验证实炎症不仅可以改变脂质代谢平衡，而且还是脂质诱导肾脏损害的中间环节与关键因素[86, 87]。

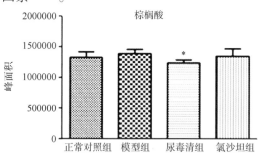

图 7-50　给药 8 周各组大鼠血浆中棕榈酸含量变化
*表示与模型组相比，$P<0.05$

有研究显示棕榈酸可激活糖诱导的 JNK 和 ERK1/2 磷酸化途径[88]，IL-1β 和 TNF-α 等炎症因子也可诱导氧自由基和反应性一氧化氮（NO）生成增加，产生不可逆性的毒性作用[89]。本节研究中发现大鼠发生慢性肾衰竭后，血浆中棕榈酸含量增加，而尿毒清给药可显著改善这一现象，氯沙坦对棕榈酸含量异常无明显调节作用，给药 8 周各组大鼠血浆中棕榈酸含量变化如图 7-50 所示。

促分裂素原活化蛋白激酶（mitogen-activated protein kinases，MAP 激酶，MAPK）是真核生物信号传递网络中的重要途径之一，在基因表达调控和细胞质功能活动中发挥关键作用，其中细胞外信号调节蛋白激酶（ERK）为 MAPK 家族重要成员。ERK1/2 信号途径对细胞的分裂、迁移和凋亡等起到调控作用。

已有研究表明，游离脂肪酸（FFA）升高可以通过溶酶体途径使 TNF-α 表达增加，而 TNF-α 又可刺激脂肪细胞的分解及 FFA 释放，导致高 FFA 血症[90]。推测这个过程可能为：FFA 导致 Bax（一种 Bcl-2 家族的前凋亡蛋白）易位于溶酶体，组织蛋白酶（ctsb，一种溶酶体半胱氨酸蛋白酶）从溶酶体易位于胞浆，最后溶酶体破裂，IκB 降解，释放出 NF-κB，定位到核内，激活 TNF-α 基因的转录，使 TNF-α 表达增加。而 TNF-α 水平增高促进胰岛素抵抗，通过与脂质代谢中的代谢酶作用又使 FFA 更为升高；同时 TNF-α 还可以进一步加速溶酶体破裂，这就形成一个自我反馈的恶性循环[90~92]。转录因子 κB（nuclear factor-kappaB，NF-κB）是一种可被多种炎性因子或外界刺激激活的具有多向调节作用的转录因子，能调节下游多种炎症反应及免疫应答相关分子基因的表达，参与炎症反应过程。

本节研究中发现的 14 个潜在代谢标志物有 6 个属于脂肪酸代谢：棕榈酸、亚油酸、十六碳二酸、二十碳五烯酸、十八碳二烯酸和白三烯 C5。图 7-51 所示为这 6 个脂肪酸相关代谢物在给药 8 周后大鼠血浆中的含量变化。从图中可以看出尿毒清对模型大鼠血浆中 6 个脂肪酸相关代谢物含量的异常均具有明显的调节作用，表明尿毒清在治疗慢性肾衰竭的过程中，可以有效调节体内脂肪酸代谢的异常。

$N6$-（辛酰基）赖氨酸为硫辛酸代谢循环中的代谢产物。实验中模型组该代谢物的血浆水平高于正常对照组。硫辛酸代谢产物较多，则参与机体代谢的硫辛酸含量降低，即在模型组中参与机体代谢反应的硫辛酸低于正常对照组与给药组。尿毒清给药后其含量显著降低，接近正常对照组，虽然阳性药氯沙坦也可下调血浆中 $N6$-赖氨酸的含量，但该变化没有显著性差异。图 7-52 所示为给药 8 周各组大鼠血浆 $N6$-赖氨酸含量变化。

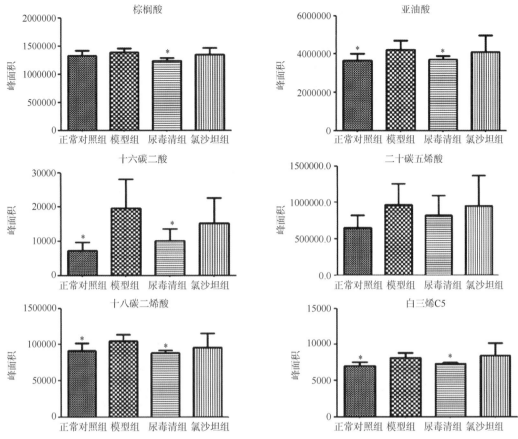

图 7-51　给药 8 周各组大鼠血浆中 6 个脂肪酸相关代谢物含量变化

*表示与模型组相比，$P<0.05$

硫辛酸属于维生素 B 类化合物，其具有氧化型（α-lipoic acid，LA）和还原型（dihydrolipoic acid，DHLA）。硫辛酸既具水溶性又具脂溶性，由于 LA 具有硫、碳原子构成的封闭环状分子结构，电子密度很高，因此它具有抗氧化性。

而硫辛酸的重要药理作用是抗氧化应激，能够直接清除氧自由基并减轻肾小球小动脉内皮细胞、肾小球基底细胞受到的氧化损伤[93]。α-硫辛酸（ALA，氧化型）在体内

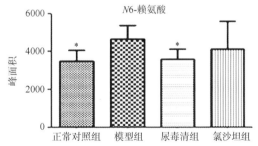

图 7-52　给药 8 周各组大鼠血浆中 N6-赖氨酸含量变化

*表示与模型组相比，$P<0.05$

可以转变为二氢硫辛酸（DHLA，还原型），LA 和 DHLA 都具有很强的抗氧化性，它们在体内协同作用，是已知天然抗氧剂中效果最强的一种，被誉为"万能抗氧剂"[94]。

硫辛酸的功能主要表现出清除对机体有害的活性氧，重新激活机体内在或外在的抗氧化物质，如维生素 C、谷胱甘肽（GSH）、辅酶 Q（泛醌）、维生素 E 等各种抗氧化剂，共同参与清除生物体内过量活性氧[95]。Busse[96]等报道，在培养神经细胞瘤及黑素瘤的介质

中添加硫辛酸，细胞内的 GSH 含量和未添加 LA 的对照组相比增加了 30%～70%，并且增加量会随着添加剂量的增加而增加。

柴雪妍等[97]对早期糖尿病肾病患者血清中炎性介质含量的分析可知：α-硫辛酸联合治疗患者的血清 hs-CRP、TNF-α、HMGB1 和 CCL2 含量低于常规治疗组。说明 α-硫辛酸联合常规治疗能够更为有效地保护肾功能、减轻炎性反应和氧化反应，在早期糖尿病肾病的治疗中展现出积极价值。

慢性肾衰竭患者中存在着严重的脂质过氧化异常。维生素 E 是重要的脂溶性抗氧化剂，对许多脂溶性自由基有高度的反应性，其可以改善氧化应激状态，使过氧化氢酶和总抗氧化能力增加[98]。慢性肾衰竭患者在治疗前血浆中维生素 E 含量明显低于健康对照者，在治疗 8 周后维生素 E 治疗组与对照组比较发现，维生素 E 治疗组在治疗后维生素 E 含量显著升高（$P<0.05$）[99]。Alpha-CEHC 是维生素 E 的代谢产物。实验中模型组代谢产物高于正常对照组及给药组。维生素 E 的代谢产物较多，说明产生作用参与机体代谢的维生素 E 减少，即在模型组中参与机体代谢反应的维生素 E 低于正常对照组与给药组，其在给药 8 周各组大鼠血浆中维生素 E 代谢物含量变化见图 7-53。

硒代胱氨酸（selenocystine，SeC）是一种含硒的氨基酸，具有抗氧化、免疫调节、抗炎等硒化合物一般特性，有研究表明，硒代胱氨酸能抑制多种肿瘤细胞的增殖[100]。硒代半胱氨酸和硒代胱氨酸是生物体内重要的含硒氨基酸，是半胱氨酸和胱氨酸的硒代类似物。硒代半胱氨酸极易氧化为它的二硒物硒代胱氨酸[101]。图 7-54 所示为给药 8 周各组大鼠血浆中硒代胱氨酸含量变化，从图中可以看出，模型组大鼠血浆的硒代胱氨酸含量相较于正常对照组显著增加，而尿毒清给药后硒代胱氨酸增加幅度更大，说明机体或药物通过增加硒代胱氨酸的含量来发挥免疫调节和抗炎等作用，减轻或延缓大鼠的肾损伤进程。

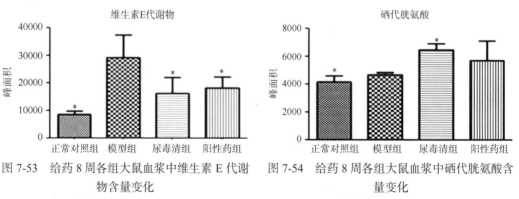

图 7-53　给药 8 周各组大鼠血浆中维生素 E 代谢物含量变化

*表示与模型组相比，$P<0.05$

图 7-54　给药 8 周各组大鼠血浆中硒代胱氨酸含量变化

*表示与模型组相比，$P<0.05$

谷胱甘肽过氧化物酶（GPX）以硒代半胱氨酸（Sec）的形式发挥作用，以谷胱甘肽（GSH）为还原剂分解体内的脂质过氧化物[102]，它是生物机体内重要的抗氧化酶之一，它可以消除机体内的过氧化氢及脂质过氧化物，阻断活性氧自由基对机体的进一步损伤，是生物体内重要的活性氧自由基清除剂，从而防止细胞膜和其他生物组织免受过氧化损伤。有研究表明谷胱甘肽（GSH）水平的降低直接抑制 NF-κB 活性。细胞内 GSH 损耗过多时，氧化还原反应转变及细胞内 ROS 产生增多均能抑制 NF-κB 激活[103]。

6. 小结

慢性肾衰竭导致机体游离脂肪酸增加，从而刺激 TNF-α、IL-6 等促炎症因子释放导致慢性炎症，棕榈酸可激活糖诱导的 JNK 和 ERK1/2 磷酸化途径，IL-1β 和 TNF-α 等炎症因子也可诱导活性氧生成增加。而细胞外信号调节蛋白激酶（ERK）为 MAPK 信号通路的组成部分，ERK1/2 信号途径对细胞的分裂、迁移和凋亡等起到调控作用。

硫辛酸的功能主要表现出清除对机体有害的活性氧，同时其会激活机体内在或外在的抗氧化物质维生素 E、谷胱甘肽（GSH），共同参与清除生物体内过量活性氧。而炎症反应过程中机体会快速释放大量 TNF-α、IL-1 和 IL-6 等细胞因子和炎症介质，并导致组织耗氧增加和呼吸爆发，在短时间内生成大量活性氧，导致细胞衰老、凋亡。研究表明硫辛酸联合治疗肾病患者的血清 hs-CRP、TNF-α、HMGB1 和 CCL2 含量低于常规治疗组，说明其能减轻炎性反应和氧化反应。

维生素 E 是重要的脂溶性抗氧化剂，它通过和脂质竞争减少脂质过氧化。谷胱甘肽（GSH）水平的降低直接抑制转录因子 κB（NF-κB）活性，细胞内 GSH 损耗过多时，氧化还原反应转变及细胞内 ROS 产生增多均能抑制 NF-κB 激活。而 NF-κB 是一种可被多种炎性因子或外界刺激激活的具有多向调节作用的转录因子，能调节下游多种炎症反应及免疫应答相关分子基因的表达，参与炎症反应过程。

TNF-α、IL 类炎症因子也在蛋白质组学中表现出明显差异，并且存在于后期蛋白验证的 7 个差异蛋白中。通过 KEGG 数据库得到 TNF-α 参与 MAPK、Cytokine-cytokine receptor interaction、TGF-beta 和 T cell receptor 四条通路的调节过程。IL 类因子主要参与 Cytokine-cytokine receptor interaction、JAK-STAT 和 MAPK 信号通路的调节。通过上述研究构建了尿毒清治疗慢性肾功能衰竭过程中，潜在代谢标志物的体内调控网络图如图 7-55 所示。

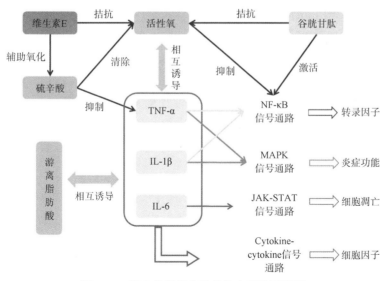

图 7-55 潜在代谢标志物的体内调控网络图

代谢组学筛选得到的潜在代谢物参与调控信号通路与本研究所进行的蛋白质组学和基因组学的研究结果基本一致，均参与 MAPK 信号通路、JAK-STAT 信号通路及 Cytokine-cytokine 信号通路的调控作用。尿毒清颗粒治疗慢性肾功能衰竭的代谢组学研究筛选得到了尿毒清治疗慢性肾衰竭相关的潜在代谢物标志物，为尿毒清治疗慢性肾衰竭整合标志物体系建立提供了代谢数据，并对其代谢调控机制进行了初步阐释。

7.2.3 基于基因组学的尿毒清颗粒治疗慢性肾功能衰竭有效性研究

近年来，有不少有关慢性肾功能衰竭的生物标志物研究，包括蛋白质、mRNA 和 miRNA，一般分布在组织、血浆、血清、尿液等体液中。其中肾脏、尿液和血浆蛋白质组密切相关，蛋白质和代谢废物由肾脏过滤并通过尿液排泄，肾脏蛋白质可以分泌到循环或释放到尿液中，而血浆是取材容易、应用广泛、富含蛋白质的研究样品，其中血浆蛋白质是肾脏的输入蛋白质，一些蛋白质仅存在血浆中，不能通过尿液代谢，血浆蛋白质水平的变化与多种疾病有关[104, 105]。陈大鹏[106]和陈香美研究提出血浆中 miR-192 的低水平表达和肾小管间质纤维化和损伤的 eGFR 有相关性，其中 TGF-β 诱导过表达 miR-192，从而激活 I 型胶原 a2 基因，使 I 型胶原蛋白的表达增加，拮抗了 TGF-β 介导作用；另外 miR-34 抑制表达可以引起肾小管细胞凋亡增加，从而使细胞存活减少，加重慢性肾衰。近几年研究[107]也表明 miR-143、miR-145 和 miR-125b 等在慢性肾衰模型小鼠中相对正常对照组中的表达水平具有显著性差异。由此可知，这些 miRNAs 对细胞损伤、细胞生长因子等调节功能有关，可能在肾衰中具有血管重塑等作用，所以在慢性肾衰中 miRNA 也作为一类很重要的标志物之一。

因此本节研究运用 miRNA 表达芯片技术，对慢性肾衰大鼠模型及尿毒清干预后大鼠血浆进行 miRNA 表达研究，从而筛选出与慢性肾衰竭疾病及尿毒清治疗效果密切相关的潜在的 miRNA 标志物，从血浆 miRNA 表达层面探索尿毒清颗粒有效性的作用机制，为临床诊断及药物疗效评价提供新的指标及依据。

本节研究拟通过对尿毒清干预腺嘌呤致慢性肾衰大鼠模型血浆 microRNA 基因芯片研究，筛选与慢性肾衰发生、发展及尿毒清治疗相关的血浆 miRNAs 标志物；通过血浆 miRNAs 标志物评价尿毒清治疗 CRF 的有效性，并进行机制探讨。尿毒清基因组学研究流程如图 7-56 所示。

1. 大鼠血浆 miRNA 表达谱数据分析结果

首先，对给药 0 周（即腺嘌呤造模 5 周大鼠）和 8 周的大鼠血浆样本进行 miRNA 芯片表达检测，建立了大鼠血浆 miRNA 的表达谱，通过不同实验组 miRNA 表达谱的比较分析，筛选差异表达 miRNAs。

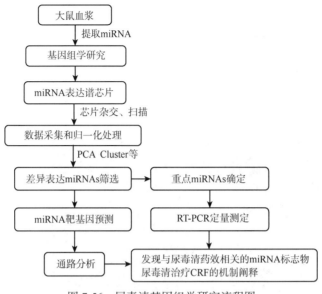

图 7-56 尿毒清基因组学研究流程图

1) 给药 0 周大鼠血浆 miRNA 表达谱的建立及差异基因筛选

通过对 SD 大鼠血浆样本（正常对照组及模型组，各三个生物学重复）提取 miRNA 后，进行全基因芯片扫描，728 个 miRNAs 中可检出 457 个 miRNAs 表达，根据荧光信号强度归一化后 Ratio 值（模型组/正常对照组）大于 1.2 倍数为上调，小于 0.8 倍的为下调，筛选出符合条件的差异 miRNA 有 30 个，这 30 个差异 miRNA 的差异倍数（大于 1.5 倍和小于 0.66 倍；大于 1.2 倍、小于 0.8 倍）分类结果见表 7-36。

表 7-36　30 个差异 miRNA 的差异倍数分类

差异倍数	表达关系（模型/正常）	基因名称
大于 1.5	上调（5 个）	rno-miR-540-3p、rno-miR-770-5p、rno-miR-301b-3p、rno-miR-425-3p、rno-miR-133c
小于 0.66	下调（6 个）	rno-miR-296-3p、rno-miR-665、rno-miR-883-3p、rno-miR-652-5p、rno-miR-678、rno-miR-30c-1-3p
大于 1.2	上调（8 个）	rno-miR-215、rno-miR-759、rno-miR-547-5p、rno-miR-466c-3p、rno-miR-191b、rno-miR-135a-3p、rno-miR-181c-3p、rno-miR-668
小于 0.8	下调（11 个）	rno-miR-6317、rno-miR-181a-5p、rno-miR-204-3p、rno-miR-140-3p、rno-miR-1298、rno-miR-365-5p、rno-miR-122-5p、rno-miR-615、rno-miR-320-3p、rno-miR-92a-2-5p、rno-miR-25-5p

表 7-36 中，根据聚类分析筛选出的 30 个差异 miRNA 按照变化大于 1.5 倍为上调的有 5 个；按照变化小于 0.66 倍为下调的有 6 个。因为这 11 个差异 miRNA 的差异倍数较大，将为重点研究的基因。

2) 给药 0 周大鼠血浆差异表达 miRNAs 聚类分析

采用了层次聚类和主成分分析（PCA）两种聚类分析方法对差异表达 miRNAs 进行分析，表 7-36 中的 30 个差异 miRNA 的层次聚类分析结果如图 7-57 所示。

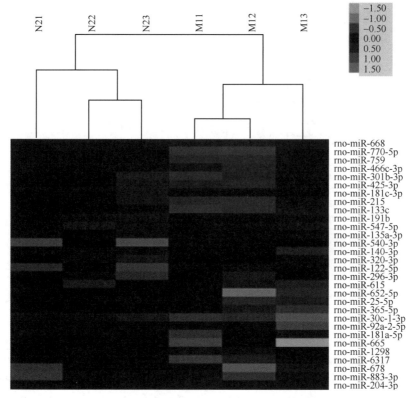

图 7-57　30 个差异 miRNA 的层次聚类分析图

N 表示正常对照组，M 表示模型组

从如图 7-57 中可以看出，根据 30 个差异 miRNAs 的表达情况，正常对照组和模型组各聚为一大类，说明腺嘌呤造模后大鼠血浆 miRNAs 表达发生了明显的改变。

对表 7-36 中的 30 个差异表达 miRNAs 进行 PCA 聚类分析，正常对照组和模型组的聚类分析结果如图 7-58 所示。

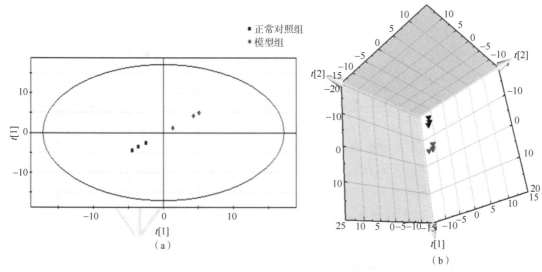

图 7-58　正常对照组和模型组的聚类分析结果

（a）2D 图；（b）3D 图

从图 7-58 可看出，根据 30 个差异表达 miRNAs 对样本测定结果进行 PCA 聚类分析，6 个样本可明显地分为两类，正常对照组和模型组完全分开，两组间具有明显的差异，与 Cluster 3.0 层次聚类的结果一致，说明腺嘌呤造模引起了大鼠血浆 miRNA 的异常表达，从 miRNA 表达层面说明造模成功。

3）给药 0 周大鼠血浆差异 miRNAs 对应的靶基因的预测

用数据库 miRDB、targetscan 分别预测表 7-36 中显著性差异的 miRNA 对应的靶基因，并将两个数据库预测出的靶基因按照相关性最高的进行整合，miRNA 预测的对应靶基因见表 7-37（由于靶基因较多，这里列举 3 个 miRNA 的预测结果）。

表 7-37　miRNA 预测的对应靶基因

序号	差异表达 miRNA	预测出的对应靶基因
1	rno-miR-540-3p	Ldlrap1、Sox8、Myo1a、Cyp26b1、Gtpbp10、Arl3、Ell2、Fnbp4、Errfi1、Esf1、Pde6d、Slc25a5、Hmg20a、Enah、Shank1、Dctn2、Magi3、Smndc1、Pou3f1、LOC499746、Mettl6、Jam2、Smim15、Ndrg2、LOC100360218、RSA-14-44、Sidt1、Timm22、C1ql1、Pcdhac2、Gpi、Kmt2e、RGD1304694、Vim、Gnai1、Camta1、Syne3、Atp2a3、Ap3m1、Gmip、Zfp46、Myof、RGD1306746、Fchsd2、B3galt2、Larp1、Kcnn4、Il13ra1、Kdm5c、Tshz1、Tfb1m、Cirbp、Chd1、RGD1310429、Rims2、Snx30、Lipt2、Tmem245、Spata1、Phf19、Arf3、Tceal6、RGD1562310、LOC102557544、Hspb6、Atg16l1、Ndn、Tceal3、Cnbp、Ipp（70 个）
2	rno-miR-770-5p	Hoxd10、Scn1a、Zbtb34、Scn2a1、Zfp644、Golga1、Tor1b、Mier3、Zmym4、Vash1、Dazap2、Rnf165、Nxn、Frmd5、Ipo7、Rnf215、Osbpl11、Adam17、Narf、Nrsn1、Col6a2、Sumf1、Gosr1、Fbxw7、Timm13、Camta1、Rab6b、Mga、Mafk、Slc9a6、Gtdc1、Zdhhc11、Rgs8、Nr4a3、Nat8l、Slc20a2、Cisd1、Atp6v1a、Ctr9、RGD1309747、Rlim、Ccnyl1、Nfatc3、LOC100910224、Mpl、Olr1271、Celsr3、Zfp346、Krt71、Zmym2、Sgk1、H2afy、Jakmip3、Usp42、Fam19a5、Ppic、Lgalsl、Csnk1d、Klhl24、Acat1（60 个）
3	rno-miR-301b-3p	Kbtbd7、Cdk19、St18、Usp32、Acsl4、RGD621098、Tfcp2l1、Jade1、Wasl、Enpp5、Slc9a2、Gmnc、Tbc1d8、Csmd1、Smoc2、Kdm2a、Sgcb、Mier1、Zbtb4、Mphosph9、Sybu、Mybl1、Fbxo48、Endod1、Dsel、Pan3、Kcna4、Mmgt1、Sh3d19、Clcn3、Appl1、Fmr1、Rfx7、Ulk2、Ddx6、Atp11a、Vps29、Mier3、Snx2、RGD1560263、Lclat1、Naa30、Enpp4、Pxk、Lcorl、Psap、Map3k12、Atg16l1、Lgalsl、Spire1、Pparg、Daam1、Emx2、Chd5、Ccdc126、Rap2c、Rnf216、Cnot7（63 个）

4）尿毒清给药 8 周大鼠血浆 miRNA 表达谱的建立及差异基因筛选

通过对给药 0 周的芯片结果分析，0 周造模引起了大鼠血浆 miRNAs 表达的显著差异表达，说明造模成功。在此基础上，进一步建立了尿毒清给药 8 周后的大鼠血浆 miRNA 表达谱，通过不同处理组的比较分析，考察尿毒清对 CRF 大鼠血浆 miRNA 表达的调节情况，筛选与尿毒清药效相关的 miRNA 标志物。

通过对 SD 大鼠血浆样本（正常对照组、模型组、尿毒清组和氯沙坦组，各组选取 3 个生物学重复）提取 miRNA 后，进行全基因芯片扫描，根据荧光信号强度归一化后 Ratio 值进行差异基因筛选，大于 1.5 和 1.2 倍为上调，小于 0.66 和 0.8 倍的为下调的条件进行分析，得到差异表达基因个数见表 7-38。

表 7-38　差异表达基因个数

对比组	差异表达的基因
给药 8 周模型组/给药 8 周正常对照组（体现模型大鼠的 miRNA 表达变化）	上调 1.5 倍：0 个 上调 1.2 倍：3 个 下调 0.66 倍：2 个 下调 0.8 倍：1 个
给药 8 周尿毒清组/给药 8 周模型组（体现尿毒清的疗效）	上调 1.5 倍：0 个 上调 1.2 倍：13 个 下调 0.66 倍：4 个 下调 0.8 倍：13 个
给药 8 周氯沙坦组/给药 8 周模型组（体现阳性对照氯沙坦的疗效）	上调 1.5 倍：6 个 上调 1.2 倍：11 个 下调 0.66 倍：4 个 下调 0.8 倍：2 个
给药 8 周尿毒清组/给药 8 周氯沙坦组（比较给药后尿毒清与氯沙坦的疗效差异）	上调 1.5 倍：3 个 上调 1.2 倍：3 个 下调 0.66 倍：8 个 下调 0.8 倍：6 个

给药 8 周各差异基因在各组中的表达见表 7-39。同时列出了这 6 个差异 miRNA 在给药 0 周模型组、给药 8 周模型组及氯沙坦组、尿毒清组的表达情况。

表 7-39　给药 8 周各差异基因在各组中的表达

序号	基因名	模型组（给 0 周）	模型组（给药 8 周）	尿毒清组	氯沙坦组
1	rno-miR-30c-1-3p	下调（0.47 倍）	上调（1.3 倍）	下调（0.57 倍）	下调（0.63 倍）
2	rno-miR-21-5p	无变化（0.98 倍）	上调（1.3 倍）	下调（0.7 倍）	下调（0.69 倍）
3	rno-miR-204-3p	下调（0.76 倍）	上调（1.4 倍）	下调（0.47）	下调（0.57 倍）
4	rno-miR-494-3p	下调（0.74 倍）	下调（0.6 倍）	无变化（0.97 倍）	上调（1.32 倍）
5	rno-miR-92a-2-5p	下调（0.70 倍）	下调（0.66 倍）	下调（0.8 倍）	上调（1.45 倍）
6	rno-miR-6315	下调（0.7 倍）	下调（0.7 倍）	下调（0.5 倍）	上调（1.6 倍）

注：上调和下调的倍数是相对于同一时间点的正常对照组进行计算的。

由表 7-39 可知，给药 8 周后，模型组相较于正常对照组，6 个基因表达发生显著改变，尿毒清和氯沙坦给药后，其异常表达情况得到一定程度的改善。

以下对给药 8 周时，尿毒清组、氯沙坦组与模型组差异表达 miRNA，尿毒清组与氯沙坦组比较，显著差异表达的 miRNA 进行了筛选。表 7-40 至表 7-42 分别列举了给药 8 周时尿毒清组与模型组对比的差异基因、氯沙坦组与模型组对比的差异基因及尿毒清组与氯沙坦组对比的差异基因。

表 7-40　给药 8 周时尿毒清组与模型组对比的差异基因列表

序号	基因名	表达变化情况	倍数
1	rno-miR-299a-3p	上调	1.200351
2	rno-miR-539-5p	上调	1.367608
3	rno-miR-346	上调	1.22213
4	rno-miR-7a-1-3p	上调	1.218039

续表

序号	基因名	表达变化情况	倍数
5	rno-miR-150-5p	上调	1.248205
6	rno-miR-743b-3p	上调	1.209501
7	rno-miR-185-3p	上调	1.251347
8	rno-miR-1912-5p	上调	1.280856
9	rno-miR-3572	上调	1.218043
10	rno-miR-3596b	上调	1.317166
11	rno-miR-466c-3p	上调	1.272996
12	rno-miR-702-3p	上调	1.215888
13	rno-miR-1306-5p	上调	1.223094
14	rno-miR-1224	下调	0.609819
15	rno-miR-30c-1-3p	下调	0.573426
16	rno-miR-204-3p	下调	0.477505
17	rno-miR-3562	下调	0.655541
18	rno-miR-23a-5p	下调	0.675466
19	rno-miR-363-5p	下调	0.725548
20	rno-miR-877	下调	0.763356
21	rno-miR-214-3p	下调	0.781635
22	rno-miR-320-3p	下调	0.777477
23	rno-miR-666-5p	下调	0.755855
24	rno-miR-678	下调	0.769016
25	rno-miR-208a-5p	下调	0.718001
26	rno-miR-32-3p	下调	0.714243
27	rno-miR-326-5p	下调	0.793388
28	rno-miR-328a-5p	下调	0.710212
29	rno-miR-3473	下调	0.74816
30	rno-miR-6216	下调	0.780916

表 7-41　给药 8 周时氯沙坦组与模型组对比的差异基因列表

序号	基因名	表达变化情况	倍数
1	rno-miR-883-3p	上调	2.285671
2	rno-miR-455-5p	上调	2.060242
3	rno-miR-30c-5p	上调	1.87058
4	rno-miR-130a-5p	上调	2.196134
5	rno-miR-207	上调	1.762779
6	rno-miR-6315	上调	1.688163
7	rno-miR-539-5p	上调	1.435988
8	rno-miR-326-3p	上调	1.351135
9	rno-miR-128-1-5p	上调	1.214769
10	rno-miR-324-3p	上调	1.206023
11	rno-miR-336-5p	上调	1.263514
12	rno-miR-337-5p	上调	1.258961
13	rno-miR-3573-3p	上调	1.326642
14	rno-miR-3583-3p	上调	1.227046
15	rno-miR-455-3p	上调	1.316443

续表

序号	基因名	表达变化情况	倍数
16	rno-miR-487b-5p	上调	1.497337
17	rno-miR-672-3p	上调	1.257456
18	rno-miR-874-5p	下调	0.594824
19	rno-miR-31b	下调	0.618076
20	rno-miR-30c-1-3p	下调	0.636266
21	rno-miR-204-3p	下调	0.578505
22	rno-miR-378a-3p	下调	0.769712
23	rno-miR-3562	下调	0.696182

表 7-42　给药 8 周时尿毒清组与氯沙坦组对比的差异基因列表

序号	基因名	表达变化情况	倍数
1	rno-miR-664-3p	上调	1.505467
2	rno-miR-874-5p	上调	1.687008
3	rno-miR-31b	上调	1.578214
4	rno-miR-664-3p	上调	1.505467
5	rno-miR-874-5p	上调	1.687008
6	rno-miR-31b	上调	1.578214
7	rno-miR-883-3p	下调	0.466081
8	rno-miR-455-5p	下调	0.494058
9	rno-miR-30c-5p	下调	0.574195
10	rno-miR-130a-5p	下调	0.458064
11	rno-miR-207	下调	0.616298
12	rno-miR-451-3p	下调	0.65053
13	rno-miR-92a-2-5p	下调	0.582489
14	rno-miR-6315	下调	0.520032
15	rno-miR-326-3p	下调	0.739272
16	rno-miR-30c-2-3p	下调	0.773604
17	rno-miR-128-1-5p	下调	0.75285
18	rno-miR-128-2-5p	下调	0.746014
19	rno-miR-487b-5p	下调	0.759784
20	rno-miR-672-3p	下调	0.787537

综上所述，在此基础上，进一步建立了尿毒清给药 8 周后的大鼠血浆 miRNA 表达谱，通过不同处理组的比较分析，考察尿毒清对 CRF 大鼠血浆 miRNA 表达的调节情况，筛选与尿毒清药效相关的 miRNAs 标志物。

5）尿毒清给药 8 周大鼠血浆差异表达 miRNAs 聚类分析

采用层次聚类和 PCA 聚类分析两种方法对各实验组之间的差异表达 miRNAs 进行聚类分析，分析结果如下。

应用 Cluster3.0，得到给药 8 周时模型组与正常对照组间的层次聚类分析结果，如图 7-59 所示。

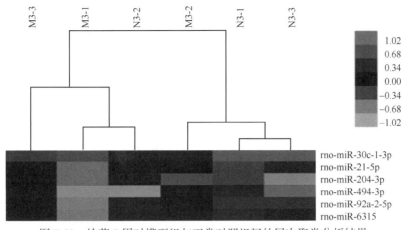

图 7-59　给药 8 周时模型组与正常对照组间的层次聚类分析结果

N 表示正常对照组，M 表示模型组

从图 7-59 中模型组和正常对照组筛选出的 6 个具有显著性差异的 miRNA 进行分析，发现 8 周模型组与 8 周正常对照组具有明显的变化，表明在造模后，这些基因在模型组中发生了显著变化。但是正常对照组有一个样本（N3-2）聚类到模型组，模型组有一个样本（M3-2）聚到了正常对照组，并且从图 7-59 中可以看出两只大鼠的基因表达与同组样本存在比较明显的差异，可能是由于大鼠的个体差异所导致的。

图 7-60 为给药 8 周时氯沙坦组与模型组层次聚类分析结果。从图中可以看出，氯沙坦治疗组和模型组样本聚为两大类，表明造模后大鼠血浆差异表达的 miRNAs，在氯沙坦作用后发生了显著表达变化，整体具有反向调节的作用，从 miRNA 表达层面说明氯沙坦对腺嘌呤导致的慢性肾衰竭大鼠具有显著疗效。

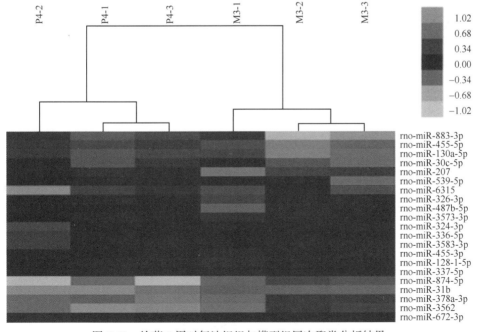

图 7-60　给药 8 周时氯沙坦组与模型组层次聚类分析结果

P 表示氯沙坦组；M 表示模型组

图 7-61 所示为给药 8 周时尿毒清组与模型组的层次聚类分析结果。从图中可以看出，6 个样本明显聚为两大类，但是尿毒清组有一个样本（Y4-3）聚类到模型组，模型组有一个样本（M3-2）聚到了尿毒清作用组，并且从图上可以看出两只大鼠的基因表达与同组样本存在比较明显的差异，可能是由于大鼠的个体差异所致。而两组中其余两个样本的 miRNA 趋势相反，说明尿毒清给药可以一定程度上改善腺嘌呤造模导致的大鼠血浆 miRNAs 表达异常，体现了尿毒清对慢性肾衰竭的治疗作用。

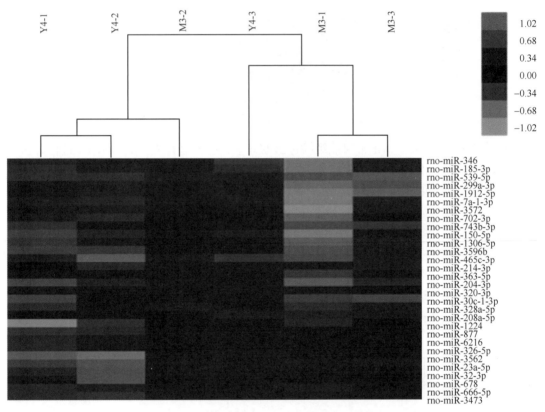

图 7-61 给药 8 周时尿毒清组与模型组的层次聚类分析结果

Y 表示尿毒清组，M 表示模型组

在给药组分别与模型组进行比较分析的基础上，研究中对两个给药组的疗效也进行了比较分析，发现两组间存在显著差异表达的 21 个 miRNAs。并且通过层次聚类分析（图 7-62）发现，基于 21 个差异表达 miRNAs，尿毒清组和氯沙坦组样本可以明显分为两大类，且基因表达趋势明显不同，氯沙坦组上调的部分基因在尿毒清组反而下调。该结果表明，虽然尿毒清和氯沙坦对于腺嘌呤导致的大鼠慢性肾衰竭均具有治疗作用，但其疗效和作用机制存在差异。给药 8 周时尿毒清组与氯沙坦组的层次聚类分析结果如图 7-62 所示。

应用 SIMCA-P 11.5 对给药 8 周 4 个组所有表达 miRNAs 进行 PCA 聚类分析，结果如图 7-63 所示。

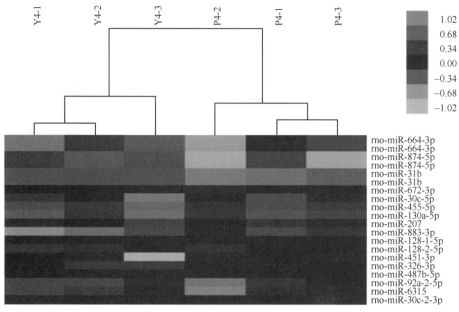

图 7-62 给药 8 周时尿毒清组与氯沙坦组的层次聚类分析结果

Y 表示尿毒清组，P 表示氯沙坦组

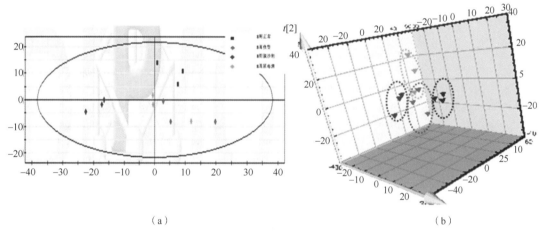

（a）　　　　　　　　　　　　　　　（b）

图 7-63 给药 8 周 4 个组所有表达 miRNAs 的 PCA 聚类分析结果

（a）2D 图；（b）3D 图

通过 PCA 分析发现给药 8 周时 4 个实验组基本可以进行区分，只有尿毒清组和模型组略有交叉，此结果与基于差异表达 miRNAs 的层次聚类结果一致。从 miRNAs 整体表达说明，给药 8 周时，模型组血浆 miRNA 表达发生显著改变，尿毒清和氯沙坦治疗均对 miRNAs 的异常表达具有一定的调节作用，具有治疗大鼠慢性肾功能衰竭的作用。

6）给药 8 周时差异 miRNA 对应的靶基因预测

用数据库 miRDB、targetscan 分别预测表 7-39 中模型组和正常对照组的 6 个中显著性差异的 miRNA 对应的靶基因，并将两个数据库预测出的靶基因按照相关性最高的进行整合，得到模型组和正常对照组间差异 miRNA 预测的对应靶基因如表 7-43 所示。

表 7-43 模型组和正常对照组间差异 miRNA 预测的对应靶基因

序号	差异表达的 miRNA	预测出的相关靶基因
1	rno-miR-30c-1-3p	Ccnt2、Pcdhac2、Traf3、Nfib、Tpp2、Pcdha3、Pcdha2、Pcdha7、Pcdhac1、Pcdha6、Pcdha1、Pcdha5、Pcdha10、Pcdha13、Pcdha12、Pcdha4、Mtmr4、Bai2、Lcorl、Jag2、Fbln5、Nat8l、Rab9b、Sox21、Slc1a4、Bcl11b、Map3k14、Cltc、Rc3h1、Fam131b、Pafah1b1
2	rno-miR-21-5p	Igf1r、Pbx3、Rap1a、Rap1a、Klhl23、Gxylt1、Spopl、Armc1、Arl8b、Cers6、Fam117b、RGD1565459、Ankrd13a、Fam160b1、Ebf2、Cdk13、Pcdhac2、Rai2、Ppm1b、Ipo5Pdzrn3、Bnc1、Naa30、Stat4、Arhgap44、Tmem2、Tmem108、Ywhah、Klf5、Psmb11、Fam49b、Arhgef26、Tmem47、Fzd6、Ell2、Ptgfrn、Tada2b、Banp、Vps37b、Icmt、Dio2、Zfp652、Pak7、Cdkl5Sowaha、Thbd、Pdzd8、Gspt1、Thsd4、Pik3ca
3	rno-miR-204-3p	Ctdsp1、Emp1、Rbfox1、Hnrnpul2、Gabarapl1、Tnpo3、Znf740、Ilk、Tcf20、Usp5、Ilk、Atxn11、Cbx1、Asb7、Dusp9、Atp2b2、Slc37a1、Has3、Shf、Has3、Shf、Has3、Shf、Samd4a、Dgkg、Fam131b、Lmx1a、Tnpo1、Nsd1、Ylpm1、Dnajb1、Tle3、Sorbs3、Cdh2、Slc2a4、Elavl3、Usp28、Vav2、Tnrc6b、Ube2i、KCNA7、SLC32A1、LRP6、YWHAG、AQP1、RDH16、IGLON5、DLG4（48个）
4	rno-miR-494-3p	Il1a、Xrn1、Lrp8、Golga3、Tnrc6a、Mier3、Nova1、Eif5、Fzd8、Hmgb2ll、Pitx2、Dmrta2、Zfand5、Dclre1b、Klhl14、Wdr26、Has2、Usp33、Strbp、Rmnd5a、LOC100363428Ccser2、Arid2、Fopnl、Zfp462、Scn2a1、Tbc1d16、Clmp、RGD1563510、Paip1、LOC100360457、Ppp1cbCc2d2b、Tenm3、Slc41a2、Capza1、Cln8、Adcyap1r1、Rnd3、Bmpr1a、Fzd4、Angel2、Zc3h15、RGD1305254、Clcn3、Wee1、Camk1d、Dkk1、Tatdn2、Steap2、RGD1564400、Sema7a、Hmgb2、Rps6kb1、Ccdc141、U2surp、Fam8a1、Ncald、Tmem74、Pou4f2、Cacna1b、Enox2、Prickle2、Rbm3、RGD1563666、Yipf5、Mob1b、RGD1307235、Gpr64、Jph3、Apba1、Rab31、Trub1、LOC100909849、Ddx10、RGD1562608、Pkhd1、Sidt1、Pdcd10、Cd19、Ccdc3、Edil3、Gabra2、Mapk14、Cdkl5、Nrg3、Tmem208、Nt5dc1、Osbp、RGD1307752、Dixdc1、LOC100909476、Tle3、Dag1
5	rno-miR-92a-2-5p	Syn1、Slitrk4、Acsl3、Arid4b、Mpz、Bai3、Fam189a1、Ryr1、Wsb1、Ptprc、Akirin1、Thrb、Med20、Nampt、Cnot6l、Ptprd、Arhgap36、Mapk6、Ccdc41、Gmppb、Mrvi1、Tspyl5、Tfap2b、Cacna1d、Canx、Thrap3、Slc9a9、Onecut1、Plekhg6、Atxn7l2、Smg5（32个）
6	rno-miR-6315	Tmem245、Mtch2、Tshz3、Cyb561a3、10-Mar、Clic5、Pbx1、Pcdhac2、Rnf39、Fam189a1、Peli1、Atp6v0c、Ophn1、Casp9、Grip2、Anapc7、Psd3、Spire1、Add2、Vgll3、Map4k1、R3hdm2、Arid4a、Leprel2、Sesn2、Atp1b4、MmeCux1、Map3k3、Pcdha3、Pcdha10、Tor4a、Flot2、Pcdhac1、Znrf3、Pcdha2、Stim2、Pcdha4、Slc7a8、Atg13、Pcdha12、Pcdha13、Pcdha7、Pcdha6、Pcdha1、Pcdha5、Cpsf2、RGD1562310、Ebag9、Irf1、Capn12、Tspan18、Foxj2（54个）

对于尿毒清组和模型组，氯沙坦组和模型组，尿毒清组和氯沙坦组之间筛选得到的差异表达 miRNAs 均采用上述方法进行了靶点预测。尿毒清组和模型组之间的差异表达 miRNAs 预测得到了 1242 个靶基因；氯沙坦组和模型组之间的差异表达 miRNAs 预测得到了 1597 个靶基因；尿毒清组和氯沙坦组之间的差异表达 miRNAs 预测得到了 1320 个靶基因。基于 miRNA 调节的靶基因，进一步进行了通路富集分析，考察尿毒清治疗大鼠慢性肾衰竭调节的信号通路。

7）差异表达 miRNAs 调节靶基因通路分析

采用 MAS3.0 分别对给药 0 周和 8 周得到的差异 miRNAs 预测得到的对应靶基因进行

pathway 分析，探索信号通路在尿毒清治疗慢性肾衰竭过程中的作用，并尝试阐释尿毒清治疗的作用机制。

（1）给药 0 周模型组和正常对照组间差异 miRNA 对应靶基因的通路分析。

给药 0 周模型组和正常对照组间 30 个差异 miRNA 对应靶基因采用 MAS3.0 进行通路富集分析，按照富集基因≥3，$P<0.05$ 的条件筛选，得到 30 个差异 miRNA 对应靶基因的通路分析结果，见表 7-44。

表 7-44 30 个差异 miRNA 对应靶基因的通路分析结果

序号	信号通路名称	通路中文名	富集到通路的基因数	P
1	MAPK signaling pathway	MAPK 信号通路	42	3.61E-23
2	Wnt signaling pathway	Wnt 信号通路	30	1.47E-20
3	Focal adhesion	黏着	26	3.19E-13
4	Axon guidance	轴突导向	24	1.71E-15
5	Cytokine-cytokine receptor interaction	细胞因子，细胞因子受体的相互作用	24	2.17E-09

（2）给药 8 周各组间差异 miRNA 的通路分析。

给药 8 周模型组和正常对照组间 6 个差异 miRNA 对应靶基因采用 MAS3.0 进行通路富集分析，按照富集基因数≥3，$P<0.05$ 的条件筛选出 18 条通路，模型组和正常对照组差异基因的通路分析结果见表 7-45。

表 7-45 模型组和正常对照组差异基因的通路分析结果

序号	信号通路名称	通路中文名	富集到通路的基因数	P
1	Regulation of actin cytoskeleton	肌动蛋白骨架的调节	8	9.02E-07
2	MAPK signaling pathway	MAPK 信号通路	8	5.26E-06
3	Focal adhesion	黏着	7	6.04E-06
4	Axon guidance	轴突导向	6	7.04E-06
5	Cytokine-cytokine receptor interaction	细胞因子–细胞因子受体相互作用	6	2.49E-04
6	Leukocyte transendothelial migration	白细胞跨内皮迁移	5	6.78E-05
7	Neuroactive ligand-receptor interaction	神经活性配体–受体相互作用	5	0.004946
8	Small cell lung cancer	小细胞肺癌	4	4.09E-04
9	Endometrial cancer	子宫内膜癌	3	0.001012
10	Amyotrophic lateral sclerosis（ALS）	肌萎缩性侧索硬化症（ALS）	3	0.002321
11	Adherens junction	黏着连接	3	0.002321
12	Pancreatic cancer	胰腺癌	3	0.002415
13	Fc epsilon RI signaling pathway	FC 小量 RI 信号通路	3	0.002415
14	TGF-beta signaling pathway	TGF-β 的信号转导途径	3	0.002915
15	Toll-like receptor signaling pathway	Toll 样受体信号转导途径	3	0.00478
16	Apoptosis	细胞凋亡	3	3.005529
17	Jak-STAT signaling pathway	Jak-STAT 信号通路	3	0.014579
18	Natural killer cell mediated cytotoxicity	自然杀伤细胞介导的细胞毒作用	3	0.015138

采用上述同样的方法对尿毒清组和模型组，氯沙坦组和模型组，尿毒清组和氯沙坦组之间筛选得到的差异表达 miRNAs 对应的靶基因进行通路富集分析。尿毒清组和模型组共富集得到 139 条通路；氯沙坦组和模型组共富集得到 150 条通路；尿毒清组和氯沙坦组共富集得到 72 条通路。

本节研究同时进行了大鼠血浆的蛋白质组学研究，因此结合基因组学和蛋白质组学的研究结果及通路富集情况，整合得到 5 条共同的通路，其在各个实验组是 miRNAs 对应靶基因的调节通路，并均与慢性肾病相关，这 5 条通路为：MAPK-信号通路，T cell receptor signaling pathway（T 细胞受体信号通路），Cytokine-cytokine receptor interaction（细胞因子–细胞因子受体相互作用），TGF-beta signaling pathway（TGF-β 信号转导途径），Jak-STAT signaling pathway（JAK-STAT 信号通路）。

8) 重点差异表达 miRNAs 的确定

通过整合比较各组间的差异表达 miRNAs 的表达变化情况、表达倍数变化及生物信息学分析结果，最终确定了 15 个与大鼠慢性肾衰竭发病及药物治疗密切相关的差异表达 miRNAs 进行进一步 RT-PCR 的定量分析。表 7-46 所示为确定进行定量分析差异表达 miRNAs 及其在各组中的表达情况。

表 7-46　确定进行定量分析差异表达 miRNAs 及其在各组中的表达情况

序号	miRNA 名	给药 8 周模型组/正常对照组	给药 8 周尿毒清组/模型组	给药 8 周氯沙坦组/模型组
1	rno-miR-30c-1-3p	上调（1.3 倍）	下调（0.63 倍）	下调（0.57 倍）
2	rno-miR-21-5p	上调（1.3 倍）	下调（0.69 倍）	下调（0.7 倍）
3	rno-miR-204-3p	上调（1.4 倍）	下调（0.47 倍）	下调（0.47 倍）
4	rno-miR-494-3p	下调（0.6 倍）	上调（1.32 倍）	下调（0.97 倍）
5	rno-miR-92a-2-5p	下调（0.66 倍）	上调（1.45 倍）	下调（0.8 倍）
6	rno-miR-6315	下调（0.7 倍）	上调（1.6 倍）	下调（0.5 倍）
7	rno-miR-483-5p	无变化（1.09 倍）	下调（0.82 倍）	下调（0.74 倍）
8	rno-miR-301b-3p	上调（0.97 倍）	下调（0.94 倍）	下调（0.88 倍）
9	rno-miR-883-3p	上调（1.14 倍）	无变化（1.06 倍）	上调（2.28 倍）
10	rno-miR-539-5p	下调（0.81 倍）	上调（1.3 倍）	上调（1.4 倍）
11	rno-miR-665	下调（0.86 倍）	下调（0.84 倍）	无变化（1.06 倍）
12	rno-miR-320-3p	上调（1.14 倍）	下调（0.77 倍）	下调（0.76 倍）
13	rno-miR-759	无变化（1.04 倍）	无变化（0.98 倍）	下调（0.88 倍）
14	rno-miR-547-5p	无变化（0.97 倍）	上调（1.41 倍）	无变化（0.93 倍）
15	rno-miR-540-3p	无变化（0.94 倍）	（无变化）0.94	1.13（无变化）

对表 7-46 中的 15 个差异表达 miRNAs 在各组中的表达情况进行归类分析，发现根据其在不同处理组的表达变化情况，可以分为以下 4 类情况：药效相似；尿毒清药效较好；氯沙坦药效较好；氯沙坦和尿毒清均不能体现药效。15 个差异表达 miRNAs 所能代表的药效分类见表 7-47。

表 7-47   15 个差异表达 miRNAs 所能代表的药效分类

分类	8 周模型	8 周尿毒清	8 周氯沙坦	差异基因个数
药效相似	上调	下调	下调	5 个
	下调	上调	上调	1 个
尿毒清药效较好	下调	上调	下调	3 个
	下调	上调	下调	2 个
氯沙坦药效较好	上调	上调	下调	2 个
氯沙坦和尿毒清均不能体现药效	无变化	上调	无变化	2 个

9）尿毒清治疗慢性肾衰调节差异表达 miRNA 的调控网络

从表 7-47 中基因变化情况和变化数据来看，尿毒清和氯沙坦对慢性肾衰均具有治疗效果（对 5 个基因调节作用一致）；尿毒清的调节作用优于氯沙坦（表明尿毒清药效较优差异基因：5 个；表明氯沙坦药效优于尿毒清的差异基因：2 个）。通过生物信息学分析，并结合蛋白质组学的研究结果，构建了尿毒清治疗慢性肾衰调节差异表达 miRNA 和蛋白质的调控网络，见图 7-64。

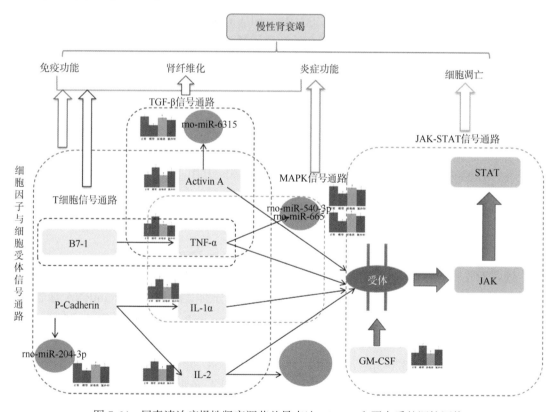

图 7-64   尿毒清治疗慢性肾衰调节差异表达 miRNA 和蛋白质的调控网络

尿毒清主要通过调节 5 条重要的信号通路，通过调控机体的免疫功能、炎症反应、肾纤维化及细胞凋亡等功能，发挥其治疗慢性肾衰竭的作用。5 条尿毒清调节的主要信号通路均与慢性肾病关系密切。

MAPK signaling pathway：蛋白激酶信号转导信号通路，相关研究[31~34]表明MAPK信号通路是细胞对损伤和胞外刺激产生反应的主要信号通路，参与细胞增殖分化、凋亡及迁移等一系列病理生理过程。通过介导存活细胞的基因转录和修饰以及促进死亡细胞凋亡的双机制促进细胞存活，并在下游炎症介质的合成和激活炎性细胞中起重要作用。其中通过调节p38-MAPK信号通路，改善降低肾小球和肾间质炎症伤害，这表明腺嘌呤造模对肾细胞内的MAPK信号通路调节抑制，从而影响肾细胞导致肾损伤。

T cell receptor signaling pathway：T细胞受体信号通路，是T细胞表面与表面抗原受体结合的抗原信号传递至细胞内的重要途径，可以提高T细胞的活化。T细胞已被证明可以调节肾脏缺血再灌注损伤（IRI），其中T细胞受体缺乏可以导致肾脏中TNF-α和IL-6蛋白的表达下调，直接调节肾脏缺血再灌注损伤[108]。

Cytokine-cytokine receptor interaction：细胞因子–细胞因子受体的相互作用，细胞因子（CK）是介导和调节免疫、炎症反应的小分子多肽，可以由多种细胞分泌，如淋巴细胞、肥大细胞、成纤维细胞、上皮细胞及肿瘤细胞等，许多CK参与了肾间质纤维化病理的过程[109, 24]。

TGF-beta signaling pathway：转化生长因子β1（TGF-β1）已经被确立为肾纤维化的中心，TGF-β1可通过抑制丝氨酸蛋白酶和纤溶酶原激活物的活性，并增强PAI-1的活性及TIMPs的活性，抑制细胞外基质的降，还可通过自分泌和旁分泌方式作用于单核细胞和成纤维细胞，促进其细胞因子和细胞外基质的表达和分泌，从而促进纤维化，加重慢性肾衰竭的进程[110]。

JAK-STAT signaling pathway，JAK-STAT信号通路：研究表明JAK/STAT signaling pathway能够在AMI大鼠心肌细胞中激活，并且在细胞保护机制中起到了关键作用，在不同慢性肾脏疾病的动物模型中，Jak-STAT的表达异常。其中JAK1、JAK2和STAT3的上调会促进糖尿病肾病、慢性梗阻性肾病等的发展。JAK-STAT pathway在慢性肾病的发展中起到了一定的作用[25, 111]。

10）研究小结

通过对正常对照组、模型组、尿毒清治疗组和氯沙坦治疗组中各基因的表达结果进行分析，对筛选出的差异基因对应靶基因进行通路分析，分别得到15个差异miRNA标志物：rno-miR-30c-1-3p、rno-miR-21-5p、rno-miR-204-3p、rno-miR-494-3p、rno-miR-92a-2-5p、rno-miR-6315、rno-miR-483-5p、rno-miR-301b-3p、rno-miR-883-3p、rno-miR-539-5p、rno-miR-665、rno-miR-320-3p、rno-miR-759、rno-miR-547-5p、rno-miR-540-3p，主要涉及免疫功能、炎症功能细胞周期中细胞的生长和凋亡、生长免疫功能、炎症功能、细胞凋亡等方面的功能。

结合基因和蛋白质组学通路功能以及GO分析，得到5条和肾病相关的重要通路：分别为MAPK-信号通路，T cell receptor signaling pathway（细胞受体信号通路），Cytokine-cytokine receptor interaction（细胞因子–细胞因子受体相互作用信号通路），TGF-beta signaling pathway（TGF-β信号转导途径），JAK-STAT signaling pathway（JAK-STAT信号通路）。

2. 尿毒清调节重点差异 miRNA RT-PCR 定量测定结果

对 miRNA 表达谱研究中确定的 15 个重点差异 miRNA 进行了 RT-PCR 定量分析，除了验证其在给药 0 周和给药 8 周时的表达量，并对其在给药 12 周时各组大鼠血浆含量进行了测定。

首先，在 15 个差异表达 miRNA 中随机挑选 5 个基因进行 RT-PCR 验证，评价 miRNA 芯片表达的准确性。表 7-48 所示为这 5 个 miRNA 在给药 8 周各组大鼠血浆的 miRNA 芯片测定结果和 RT-PCR 定量测定结果。

表 7-48　给药 8 周各组大鼠血浆的 miRNA 芯片测定结果和 RT-PCR 定量测定结果

序号	基因	给药 8 周模型组/正常对照组		8 周尿毒清组/模型组		8 周氯沙坦组/模型组	
		芯片	RT-PCR	芯片	RT-PCR	芯片	RT-PCR
1	rno-miR-21-5p	上调	上调	下调	下调	下调	无变化
2	rno-miR-494-3p	下调	下调	上调	上调	无变化	无变化
3	rno-miR-6315	下调	下调	上调	上调	下调	无变化
4	rno-miR-539-5p	下调	下调	上调	上调	上调	上调
5	rno-miR-759	无变化	无变化	无变化	上调	下调	下调

从表 7-48 可以看出，5 个 miRNA 在总计 15 次比对中，只有 3 次比对存在差异，为 rno-miR-21-5p 的 8 周氯沙坦/模型，芯片测定为下调，而 RT-PCR 测定为无变化；rno-miR-6315 的 8 周氯沙坦/模型，芯片测定为下调，而 RT-PCR 测定为无变化；rno-miR-759 的 8 周尿毒清/模型，芯片测定为无变化，而 RT-PCR 测定为上调。造成这种差异的结果是两种方法的测定准确率不同，miRNA 芯片与 RT-PCR 方法比较，miRNA 芯片的测定通量高，但测定准确率不如 RT-PCR，适用于差异表达 miRNA 标志的初筛。通过上述测定结果比较 miRNA 芯片表达谱的测定准确率达到 80%（计算公式：（15-3）/15×100%=80%），满足高差异表达 miRNA 标志物的初筛要求。

在此基础上，本研究对 miRNA 表达谱芯片筛选得到的 15 个差异表达 miRNA 标志物在各取样点大鼠血浆中的含量均进行了 RT-PCR 的定量测定。根据给药后尿毒清对 miRNA 表达的调节作用，15 个 miRNA 在整个治疗过程中的表达变化趋势可分为以下两类：

尿毒清作用后，造模导致的 miRNA 异常表达得到明显改善，此类 miRNAs 标志物共有 13 个，分别为：rno-miR-21-5p、rno-miR-494-3p、rno-miR-6315、rno-miR-301b-3p、rno-miR-539-5p、rno-miR-759、rno-miR-30c-1-3p、rno-miR-204-3p、rno-miR-92a-2-5p、rno-miR-883-3p、rno-miR-665、rno-miR-320-3p 和 rno-miR-547-5p。

尿毒清作用后，造模导致的 miRNA 异常表达未得到改善，此类 miRNAs 标志物共有 2 个，分别为：rno-miR-483-5p、rno-miR-540-3p。

尿毒清具有明显调节改善作用的 miRNAs。

rno-miR-21-5p：图 7-65 为 rno-miR-21-5p 表达柱形图，rno-miR-21-5p 在 8 周给药时各组的芯片结果和定量结果一致，在模型组表达均下调，给药治疗后表达上调，说明尿毒清和氯沙坦对该基因的异常均有调节作用，且尿毒清的调节作用更为显著。

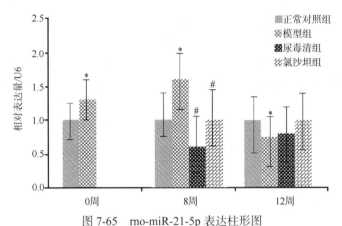

图 7-65　rno-miR-21-5p 表达柱形图

*与同一时间点的正常对照组比较，$P<0.05$；#与同一时间点的模型组比较，$P<0.05$

rno-miR-494-3p：图 7-66 为 rno-miR-494-3p 的表达柱形图，rno-miR-494-3p 在模型组表达下调，经过尿毒清和氯沙坦治疗后表达均具有上调的趋势，给药 8 周时尿毒清的调节作用优于氯沙坦，而给药 12 周时尿毒清和氯沙坦对 rno-miR-494-3p 的调节作用更为显著，且尿毒清的调节作用更佳。

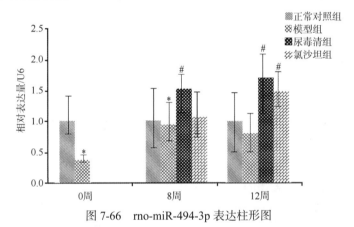

图 7-66　rno-miR-494-3p 表达柱形图

*与同一时间点的正常对照组比较，$P<0.05$；#与同一时间点的模型组比较，$P<0.05$

rno-miR-6315：图 7-67 为 rno-miR-6315 的表达柱形图，rno-miR-6315 在模型组表达下调，经过尿毒清给药治疗后具有上调的趋势，在给药 8 周和给药 12 周，尿毒清均具有显著的调节作用，明显改善该基因的异常表达，而氯沙坦对该 miRNA 的表达异常未表现出调节作用，说明尿毒清对 rno-miR-6315 的异常具有调节作用，尿毒清的疗效优于氯沙坦。

rno-miR-301b-3p：图 7-68 为 rno-miR-301b-3p 的表达柱形图。rno-miR-301b-3p 在给药 0 周时，相较于正常对照组，模型组的 rno-miR-301b-3p 表达显著下降；而在给药 8 周和 12 周时，相较于正常对照组，模型组的表达反而上调。尿毒清和氯沙坦给药后该基因的表达有较大幅度的降低，其表达水平接近正常对照组的表达水平，说明尿毒清和氯沙坦对该基因的表达异常均具有很好的调节作用。

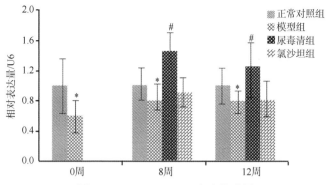

图 7-67　rno-miR-6315 表达柱形图

*与同一时间点的正常对照组比较，$P<0.05$；#与同一时间点的模型组比较，$P<0.05$

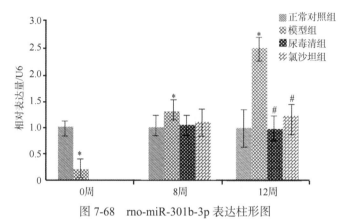

图 7-68　rno-miR-301b-3p 表达柱形图

*与同一时间点的正常对照组比较，$P<0.05$；#与同一时间点的模型组比较，$P<0.05$

rno-miR-539-5p：图 7-69 为 rno-miR-539-5p 的表达柱形图，rno-miR-539-5p 在模型组表达下调，尿毒清和氯沙坦给药后其表达均显著上调，在给药 8 周和给药 12 周，尿毒清与氯沙坦的作用相当，说明尿毒清和氯沙坦给药均对 rno-miR-539-5p 的异常具有调节作用，具有类似的疗效。

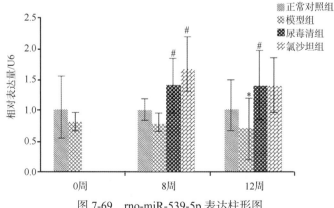

图 7-69　rno-miR-539-5p 表达柱形图

*与同一时间点的正常对照组比较，$P<0.05$；#与同一时间点的模型组比较，$P<0.05$

rno-miR-759：图 7-70 为 rno-miR-759 表达柱形图，rno-miR-759 在三个时间点模型组中表达都上调，与芯片结果一致，其中 8 周给药组中，尿毒清组无明显变化，氯沙坦组表达下调，与芯片结果一致；从 12 周可以得到尿毒清的疗效优于氯沙坦的疗效。

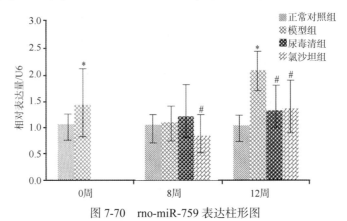

图 7-70　rno-miR-759 表达柱形图

*与同一时间点的正常对照组比较，$P<0.05$；#与同一时间点的模型组比较，$P<0.05$

rno-miR-30c-1-3p：图 7-71 为 rno-miR-30c-1-3p 的表达柱形图，rno-miR-30c-1-3p 在模型组表达上调，经过尿毒清和氯沙坦治疗后表达均具有下调的趋势，且给药 8 周尿毒清和氯沙坦的调节作用相当，给药 12 周尿毒清的负调节作用更为明显，说明尿毒清和氯沙坦对该基因的异常均有调节作用，且尿毒清的调节作用更为显著。

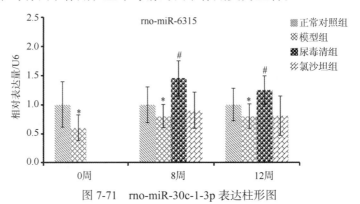

图 7-71　rno-miR-30c-1-3p 表达柱形图

*与同一时间点的正常对照组比较，$P<0.05$；#与同一时间点的模型组比较，$P<0.05$

rno-miR-204-3p：图 7-72 为 rno-miR-204-3p 的表达柱形图，rno-miR-204-3p 在模型组表达上调，经过尿毒清和氯沙坦治疗后表达均具有下调的趋势，且给药 8 周和给药 12 周均显示尿毒清的调节作用优于氯沙坦，说明尿毒清和氯沙坦对该 miRNAs 的异常表达均有调节作用，且尿毒清的调节作用更为显著。

rno-miR-92a-2-5p：图 7-73 所示为 rno-miR-92a-2-5p 的表达柱形图，这个 miRNAs 在模型组的表达均发生显著异常，尿毒清和氯沙坦给药 8 周后其表达均显著上调，尿毒清与氯沙坦的作用相当，在给药 12 周后，尿毒清组相对于模型组表达下调，说明尿毒清给药对 rno-miR-92a-2-5 的表达异常具有调节作用。

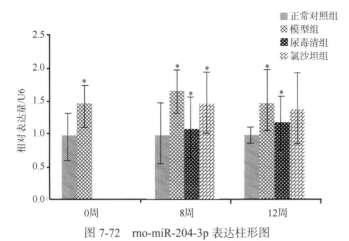

图 7-72　rno-miR-204-3p 表达柱形图

*与同一时间点的正常对照组比较，$P<0.05$；#与同一时间点的模型组比较，$P<0.05$

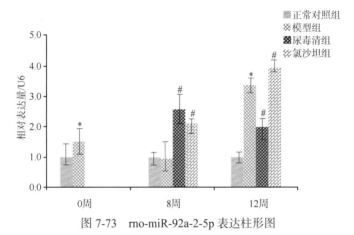

图 7-73　rno-miR-92a-2-5p 表达柱形图

*与同一时间点的正常对照组比较，$P<0.05$；#与同一时间点的模型组比较，$P<0.05$

rno-miR-883-3p：图 7-74 所示为 rno-miR-883-3p 的表达柱形图，这个 miRNAs 在模型组中表达均上调，尿毒清给药后其表达显著上调，而氯沙坦给药后其表达下调；12 周给药后，尿毒清表达下调，而氯沙坦无明显变化。说明尿毒清给药后对 rno-miR-883-3p 具有异常的调节。

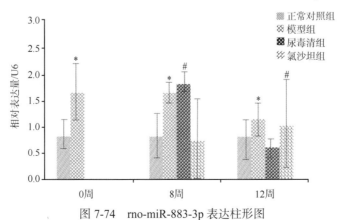

图 7-74　rno-miR-883-3p 表达柱形图

*与同一时间点的正常对照组比较，$P<0.05$；#与同一时间点的模型组比较，$P<0.05$

rno-miR-665：图 7-75 所示为 rno-miR-665 表达柱形图，rno-miR-665 在 5 周造模组中表达下调，在 8 周造模组中表达明显上调，尿毒清组和氯沙坦组相对模型组表达均下调。测定结果表明尿毒清和氯沙坦均对该 miRNA 的异常有调节作用，给药 8 周尿毒清的作用显著优于氯沙坦，给药 12 周时两者作用相当。

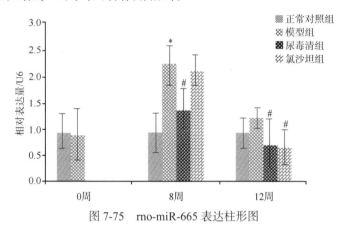

图 7-75　rno-miR-665 表达柱形图

*与同一时间点的正常对照组比较，$P<0.05$；#与同一时间点的模型组比较，$P<0.05$

rno-miR-320-3p：图 7-76 所示为 rno-miR-320-3p 表达柱形图，基因 rno-miR-320-3p 在三个时间点模型组中表达下调，尿毒清组均表达上调，具有显著的调节作用；氯沙坦组给药 8 周未对 rno-miR-320-3p 的表达异常起到调节作用，给药 12 周虽然有显著调节恢复作用，但其作用弱于尿毒清组。

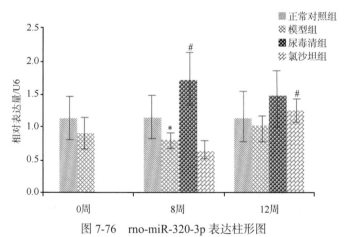

图 7-76　rno-miR-320-3p 表达柱形图

*与同一时间点的正常对照组比较，$P<0.05$；#与同一时间点的模型组比较，$P<0.05$

rno-miR-547-5p：图 7-77 所示为 rno-miR-547-5p 表达柱形图，基因 rno-miR-547-5p 在三个时间点模型组中表达均下调，腺嘌呤给药造成了大鼠血浆中 rno-miR-547-5p 基因表达的异常；尿毒清和氯沙坦给药后均能改善造模导致的表达异常，说明尿毒清和氯沙坦对腺嘌呤导致的慢性肾损伤具有调节作用。

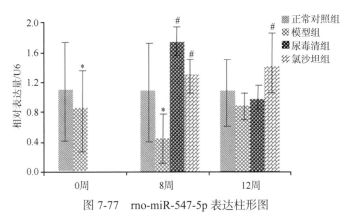

图 7-77　rno-miR-547-5p 表达柱形图

*与同一时间点的正常对照组比较，$P<0.05$；#与同一时间点的模型组比较，$P<0.05$

上述 13 个 miRNAs 的定量结果均显示尿毒清给药对腺嘌呤造模导致的大鼠血浆中 miRNAs 的表达异常均有明显的改善作用，并且这种作用要优于阳性对照药氯沙坦的调节作用。该结果从血浆 miRNAs 表达的角度说明了尿毒清颗粒治疗慢性肾功能衰竭的有效性。

尿毒清未发挥明显调节改善作用的 miRNAs。

rno-miR-483-5p：图 7-78 为 rno-miR-483-5p 的表达柱形图。rno-miR-483-5p 在给药 0 周时，相较于正常对照组，模型组的 rno-miR-483-5p 表达下调；而在给药 8 周和 12 周时，相较于正常对照组，模型组的表达反而上调，尿毒清给药后其上调趋势增加。氯沙坦给药后该基因的表达降低，但其表达水平远远小于正常对照组的表达水平。通过 rno-miR-483-5p 随造模时间的表达变化，分析该基因可能在疾病的发生过程中起到负调节的作用，其增高可能一定程度上起到抵抗肾损伤的作用。通过通路分析也发现，rno-miR-483-5p 主要通过调控靶基因 ERK1 的表达实现对 MAPK 信号通路的调控，从而参与调控细胞损伤、炎症和免疫等机体内反应过程。

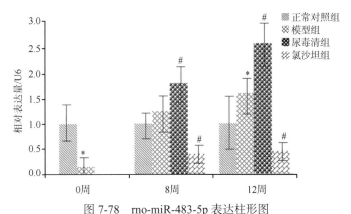

图 7-78　rno-miR-483-5p 表达柱形图

*与同一时间点的正常对照组比较，$P<0.05$；#与同一时间点的模型组比较，$P<0.05$

rno-miR-540-3p：图 7-79 为 rno-miR-540-3p 表达柱形图，基因 rno-miR-540-3p 在三个时间点模型组中表达都上调，说明造模导致了该基因的表达异常；尿毒清给药 8 周后该基因的表达持续升高，并且与模型组有显著性差异，而氯沙坦给药则可以显著降低该基因表达的异常升高；给药12周时，则尿毒清和氯沙坦的作用相似，各组表达均没有显著差异。上述结果表明，在给药早期，对于该基因的调节氯沙坦的作用优于尿毒清。

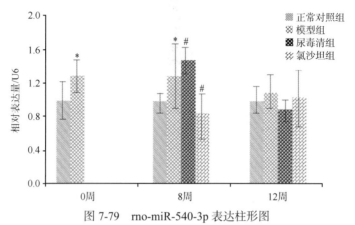

图 7-79 rno-miR-540-3p 表达柱形图

*与同一时间点的正常对照组比较，$P<0.05$；#与同一时间点的模型组比较，$P<0.05$

3. 讨论

慢性肾衰竭是指各种原因造成慢性进行性肾实质损害，致使肾脏明显萎缩，不能维持基本功能，临床出现以代谢产物潴留，水、电解质、酸碱平衡失调，全身各系统受累为主要表现的临床综合征。由于 CRF 发病分子机制较为复杂，目前国内关于发病机制尚未清楚，但是随着分子生物和分子遗传学研究的不断进展以及小分子 RNA 检测方法的改进以及基因芯片技术的发展，小分子 RNA 的功能也不断被发现，越来越多研究表明 miRNA 在各种疾病中的发展以及药物作用机制研究中发挥着重要的作用。例如，乳腺癌、结肠癌及非小细胞肺癌等[112~116]。已有研究[117]表明慢性肾衰模型大鼠血液中 miR-29a、miR-29c 和 miR-125b 表达上调，通过生物信息学分析发现这些 miRNAs 可能与慢性肾衰的肾间质纤维化有关，并可作为肾纤维化的生物标志物。miR-23a、miR-300-3P 在肾病中高表达，主要参与肾病足细胞损伤及大鼠输尿管梗阻和间充质上皮转化的发生。miR24、mo-miR-30c 在肾病中低表达，可能通过抵抗肾细胞的凋亡发挥肾保护作用[118, 119]。张晶晶等研究[120]发现 miRNA 芯片可能作为筛选糖尿病肾病生物标志物的重要手段，研究表明血浆 miR-146a 和 miR-27a 通过细胞因子–细胞受体作用信号通路和胰岛信号通路作用参与了糖尿病肾病慢性肾衰竭并发症的发生，并有望成为诊断糖尿肾病生物标志物。

在本节研究中发现了 15 个与大鼠慢性肾衰竭发生发展及尿毒清治疗密切相关的 miRNAs 标志物。

其中，rno-miR-540-3p 在模型组表达上调，且调控的靶基因最多，其调节通路主要集中在 MAPK、TGF-β 信号通路上。生物信息学分析发现，rno-miR-540-3p 通过调节 Map3k12、Prkcb、fbr1、Nras、Map4k1 及 Map3k3 等的表达实现对 MAPK 和 TGF-β 信号通路的调控，从而参与调控细胞损伤、炎症和免疫等机体内反应过程。

rno-miR-301b-3p 调节的靶基因主要作用的通路为细胞因子和细胞因子受体、TGF-β 信号通路。目前研究已经表明 TGF-β1 是肾纤维化的中心，rno-miR-301b-3p 通过调节靶基因 TGF-β1，从而影响丝氨酸蛋白酶和纤溶酶原激活物的活性以及细胞外基质的降解，促进单核细胞和成纤维细胞的生长，从而加重肾的纤维化，促进慢性肾衰疾病的发展。

rno-miR-665 调控的靶基因通路较多，主要参与了 MAPK、JAK-STAT 和 T 细胞受体信号转导途径信号通路，参与细胞的增殖分化、凋亡、迁移等一系列病理生理过程，在模型组下调可能与轴突导向通路的调节抑制了血管因子合成，从而导致肾组织缺血有关。

rno-miR-92a 在细胞因子–细胞因子受体作用信号通路、胰岛素信号通路、脂肪酸信号通路和代谢途径中发挥作用的可能性大。Fang[121]的研究证明，在动脉粥样硬化患者的内皮细胞中，表达上调 miR-92a 能通过抑制靶基因 KLF-4 和 KLF-2 表达而间接增加炎症相关的细胞因子分泌，促进动脉粥样硬化过程。因此，根据本章研究结果及既往的研究分析，miR-92a 可能在糖尿病及糖尿病大血管并发症的发生发展中都有重要的作用。

rno-miR-320 在糖尿病患者血浆中表达水平较低。

miRNA-21 可以抑制肾小管上皮细胞的增生，它通过与靶目标 Smad7 结合抑制 Smad7 的表达从而参与了 TGF-β/Smad 信号通路的调节过程[122]。

rno-miR-483-5p 通过靶基因 ERK1 的表达实现对 MAPK 信号通路的调控，从而参与调控细胞损伤、炎症和免疫等机体内反应过程[123]。

4. 小结

本节研究通过 miRNAs 表达芯片，建立了尿毒清药效试验中给药 8 周的正常对照组、模型组、尿毒清组和氯沙坦组大鼠血浆的 miRNAs 表达谱，并通过组间比较分析、生物信息学分析、结合蛋白质组学的生物信息学分析结果，给药 8 周的正常对照组、模型组、尿毒清组和氯沙坦组组间差异表达 miRNAs 富集得到 5 条和肾病相关的重要通路，分别为：MAPK-信号通路、T cell receptor signaling pathway、Cytokine-cytokine receptor interaction、TGF-beta signaling pathway 和 JAK-STAT signaling pathway。

通过整合基因组学与同样本蛋白质组学的研究结果，最终筛选得到 15 个显著差异表达的 miRNA 标志物。这 15 个差异表达 miRNA 标志物主要通过参与 5 条重要信号通路的调控功能发挥作用，主要功能涉及免疫功能、炎症功能细胞周期中细胞的生长和凋亡、生长免疫功能、炎症功能和细胞凋亡等方面。

综上所述，本节研究对尿毒清干预腺嘌呤致大鼠慢性肾衰竭模型的有效性进行研究，发现尿毒清主要通过调节 5 条信号通路及 15 个重点 miRNAs 的表达发挥治疗作用，并构建了尿毒清通过调控 miRNAs 标志物与重点通路的调控网络，从 miRNAs 表达层面初步阐释了尿毒清的作用机制，可为尿毒清作用机制的深入阐释及临床治疗提供科学依据。

7.2.4 尿毒清颗粒治疗慢性肾功能衰竭蛋白质组学研究

蛋白质组学是在细胞的整体蛋白质水平上进行研究，从蛋白质整体活动的角度来认识生命活动规律的一门新学科，包括蛋白质的表达水平、翻译后修饰、蛋白质与蛋白质相互作用等，由此获得蛋白质水平上的关于疾病发生、细胞代谢等过程的整体而全面的认识。运用蛋白质组学技术和策略可能对阐释复杂的中医证候学说和方药体系研究带来了曙光，能够深化证候的内在本质及中药复方的组成与作用机理研究，并为深刻系统地理解中医药作用机制的物质基础提供良好的契机。目前蛋白质组学在肾病学方面的研究主要集中在尿液[124, 125]、血浆[126~128]和肾脏[129~131]三个方面。肾脏、尿液和血浆蛋白质组密切相关，蛋白质和代谢废物由肾脏过滤并通过尿液排泄，而肾脏蛋白可以分泌到循环或释放到尿液中，而血浆是取材容易、应用广泛、富含蛋白质的研究样品，其中血浆蛋白质是肾脏的输入蛋白，一些蛋白质仅存在血浆中，不能通过尿液代谢，血浆蛋白质水平的变化与多种疾病有关[132, 133]。因此血浆组织蛋白质组学可以在整体水平上研究血浆蛋白质的表达水平、翻译后修饰及相互作用等，并由此在血浆蛋白质水平获得疾病过程和药物干预过程的外在、综合的认识。

与传统的蛋白质组学技术相比，蛋白质芯片技术具有高通量、快速、平行分析生物样品、高信噪比和所需样本量少等优点，该技术将蛋白质的分离和鉴定在一步同时完成，利用蛋白质芯片技术能同时从微量样品中检测多种蛋白质或多肽，用于分析差异表达的蛋白质及药物靶标的鉴定[134, 135]。因此本节研究运用蛋白质芯片技术，对慢性肾衰进行血浆蛋白质组学研究，从而筛选出与慢性肾衰竭疾病及尿毒清治疗效果密切相关的潜在蛋白质标志物，从蛋白质表达层面探索尿毒清颗粒有效性的作用机制，为临床诊断及药物疗效评价提供新的依据。

本节研究通过对尿毒清干预腺嘌呤致慢性肾衰大鼠模型血浆蛋白质芯片研究，筛选与慢性肾衰发生、发展及尿毒清治疗相关的血浆蛋白质标志物。尿毒清干预腺嘌呤致慢性肾衰大鼠模型蛋白质组学研究框架图如图 7-80 所示。

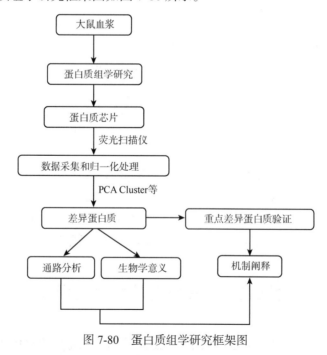

图 7-80 蛋白质组学研究框架图

1. 蛋白质芯片结果分析与讨论

1)大鼠血浆蛋白质芯片分析及差异蛋白质筛选

对给药 0 周和 8 周的大鼠血浆样本进行芯片检测,建立蛋白质芯片的表达谱,通过组间比较分析,筛选差异表达蛋白质,分析模型组与正常对照组、给药组与模型组的血浆蛋白质表达情况变化,筛选与慢性肾衰竭、尿毒清治疗相关的血浆潜在蛋白质标志物。

给药 0 周大鼠血浆蛋白质芯片数据处理通过对 SD 大鼠血浆样本(正常对照组及模型组,各 3 个生物学重复)进行 67 个细胞因子蛋白质芯片扫描,共检测到 67 个蛋白质,运行扫描仪配套的软件读取荧光信号值,根据每个阵列上的 POS 值做归一化,采用扣除背景的已做归一化的值做分析比较,然后组间比较,相对倍数变化值差异大于 1.5 倍或者小于 0.66 倍认为具有差异(为避免差异蛋白质的漏筛,在筛选差异蛋白质的时候,上调倍数接近 1.5 和下调倍数接近 0.66 也认为有差异),共筛选出 25 个差异蛋白质,其中 2 个蛋白质下调,23 个蛋白质上调。给药 0 周模型组与正常对照组差异表达蛋白质见表 7-49。

表 7-49 给药 0 周模型组与正常对照组差异表达蛋白质

序号	蛋白质名称	中文名称	变化倍数(模型组/正常对照组)
1	RANTES	趋化因子	下调 0.606
2	IL-22	白细胞介素 22	下调 0.63
3	IL-1a	白细胞介素 1a	上调 1.427
4	Gas 1	生长停滞特异性蛋白 1	上调 1.452
5	Flt-3L	Flt-3 受体	上调 1.498
6	B7-2	CD86 抗原	上调 1.852
7	EphA5	肝配蛋白 A 型受体 5	上调 1.58
8	PDGF-AA	血小板衍生生长因子	上调 1.646
9	CINC-2	趋化因子	上调 1.732
10	b-NGF	β-神经生长因子	上调 1.746
11	L-Selectin	白细胞黏附分子-1	上调 1.838
12	TWEAK R	肿瘤坏死因子受体超家族	上调 1.874
13	Galectin-3	半乳糖凝集素	上调 1.967
14	JAM-A	连接黏附分子	上调 1.983
15	TIMP-1	金属蛋白酶抑制剂 1	上调 2.072
16	Prolactin R	催乳素受体	上调 2.286
17	ICAM-1	细胞间黏附分子 1	上调 2.654
18	CINC-3	趋化因子	上调 3.407
19	MCP-1	单核细胞趋化蛋白-1	上调 3.564
20	IL-6	白细胞介素 6	上调 3.96
21	Activin A	抑制素	上调 4.273
22	IL-1 ra	白细胞介素 1ra	上调 5.562
23	Neuropilin-1	神经黏蛋白-1	上调 6.424
24	CNTF	睫状神经营养因子	上调 7.791
25	TIM-1	T-细胞膜蛋白 1	上调 29.611

2）给药 0 周大鼠血浆差异蛋白质聚类分析

PCA 分析法为一种非监督的多元统计分析方法，可以将多维数据降维处理，以坐标图的形式表示样本的分类信息和代谢变化趋势。为评价正常对照组、模型组之间的蛋白质差异，对模型组与正常对照组之间筛选得到的 22 个差异蛋白质进行 PCA 分析，模型组与正常对照组血浆差异表达蛋白质 PCA 分析 Scores 图如图 7-81 所示。

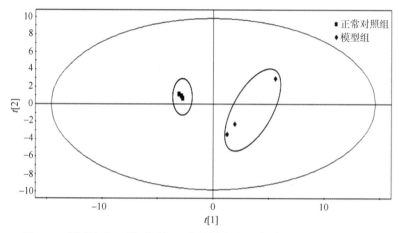

图 7-81　模型组与正常对照组血浆差异表达蛋白质 PCA 分析 Scores 图

由图 7-81 可知模型组和正常对照组样本聚为两类，能完全分开，表明腺嘌呤造模 5 周后，大鼠血浆蛋白质表达水平发生显著改变，从蛋白质表达水平说明腺嘌呤致大鼠慢性肾功能衰竭模型造模成功。

在 PCA 聚类的基础上，进一步采用 PLS-DA 进行聚类分析，模型组与正常对照组血浆差异表达蛋白质 PLS-DA 分析 Scores 图如图 7-82 所示。

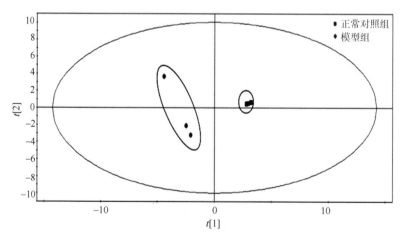

图 7-82　模型组与正常对照组血浆差异表达蛋白质 PLS-DA 分析 Scores 图

由图 7-82 可知基于 22 个差异表达蛋白质，模型组和正常对照组能完全分开为两大类，其结果与 PCA 聚类分析一致，说明造模成功后，模型大鼠体内蛋白质表达发生明显异常。

3）给药 8 周大鼠血浆蛋白质芯片数据处理

通过对给药 0 周的芯片结果进行分析，造模引起了大鼠血浆蛋白质的差异表达，说明造模成功，接下来考察给药 8 周，药物对大鼠蛋白质表达的影响。给药 8 周有 4 个实验组：正常对照组、模型组、尿毒清给药组及阳性对照氯沙坦组。在本节中，对两组之间（模型组与正常对照组、给药组与模型组、尿毒清组与氯沙坦组）的差异表达蛋白质进行了分析筛选。

首先，对给药 8 周模型组和正常对照组的蛋白质芯片数据进行分析，对芯片结果按照差异倍数大于 1.5 为上调，小于 0.66 的为下调的条件进行分析（为避免差异蛋白质的漏筛，在筛选差异蛋白质的时候，上调倍数接近 1.5 和下调倍数接近 0.66 也认为有差异），共筛选出 40 个差异蛋白质，给药 8 周模型组与正常对照组之间的差异表达蛋白质见表 7-50。

表 7-50 给药 8 周模型组与正常对照组之间的差异表达蛋白质

序号	蛋白质	表达	倍数	P 值	序号	蛋白质	表达	倍数	P 值
1	Activin A	上调	9.92	0.24	21	L-Selectin	上调	2.09	0.16
2	TIM-1	上调	6.68	0.31	22	IL-2 Ra	上调	2.05	0.12
3	EphA5	上调	6.21	0.32	23	MCP-1	上调	1.93	0.04
4	IL-1 ra	上调	6.15	0.06	24	Galectin-3	上调	1.91	0.32
5	gp130	上调	5.4	0.15	25	SCF	上调	1.88	0.15
6	IL-7	上调	5.16	0.11	26	LIX	上调	1.77	0.27
7	P-Cadherin	上调	5.01	0.18	27	TREM-1	上调	1.76	0.14
8	IL-22	上调	4.59	0.22	28	4-1BB	上调	1.73	0.24
9	RANTES	上调	4.31	0.14	29	TWEAK R	上调	1.7	0.01
10	JAM-A	上调	3.63	0.02	30	IL-2	上调	1.62	0.29
11	CD48	上调	3.53	0.1	31	GM-CSF	上调	1.62	0.27
12	B7-1	上调	3.5	0.3	32	Neuropilin-1	上调	1.6	0.13
13	TIMP-1	上调	3.46	0.03	33	Nope	上调	1.58	0.07
14	Flt-3L	上调	2.77	0.1	34	Eotaxin	上调	1.55	0.06
15	IL-1a	上调	2.69	0.28	35	Prolactin R	上调	1.54	0.2
16	IL-17F	上调	2.64	0.03	36	B7-2	上调	1.54	0.4
17	Decorin	上调	2.5	0.02	37	RAGE	上调	1.51	0.02
18	HGF	上调	2.24	0.45	38	Neuropilin-2	上调	1.44	0.01
19	Fractalkine	上调	2.2	0.3	39	TNFa	上调	1.44	0.40
20	b-NGF	上调	2.16	0.24	40	GFR alpha-1	下调	0.51	0.52

为了考察慢性肾功能衰竭大鼠模型造模成功后，随着时间延长，大鼠血浆蛋白质的表达变化情况，对给药 0 周模型组（即造模成功时大鼠）和给药 8 周模型组（即造模成功后继续饲养 8 周）蛋白质芯片数据进行分析，结合给药 0 周模型组与正常对照组（25 个差异蛋白质）和给药 8 周模型组与正常对照组（40 个差异蛋白质）的差异蛋白质进行整合，共筛选出 18 个差异蛋白质，给药 0 周模型组和给药 8 周模型组的共有的差异蛋白质见表 7-51。

表 7-51　给药 0 周模型组和给药 8 周模型组的共有的差异蛋白质

序号	蛋白质	给药 0 周模型	给药 8 周模型
1	IL-22	下调 0.63	上调 4.59
2	RANTES	下调 0.61	上调 4.31
3	IL-1a	上调 1.427	上调 2.69
4	Activin A	上调 4.27	上调 9.92
5	B7-2	上调 1.85	上调 1.54
6	IL-1 ra	上调 5.56	上调 6.16
7	Flt-3L	上调 2.77	上调 1.50
8	Neuropilin-1	上调 6.42	上调 1.60
9	MCP-1	上调 3.56	上调 1.93
10	TWEAK R	上调 1.87	上调 1.70
11	L-Selectin	上调 1.84	上调 2.09
12	TIMP-1	上调 2.07	上调 3.46
13	Prolactin R	上调 2.29	上调 1.54
14	JAM-A	上调 1.98	上调 3.63
15	b-NGF	上调 1.75	上调 2.16
16	Galectin-3	上调 1.97	上调 1.91
17	EphA5	上调 1.58	上调 6.21
18	TIM-1	上调 29.61	上调 6.68

从表 7-51 可以看出，在给药 0 周和给药 8 周模型组共同存在的 18 个差异表达蛋白质中，除 IL-22 和 RANTES 两个蛋白质表达趋势发生改变外，其余 16 个蛋白质差异表达情况一致，说明模型成功后，在实验过程中，模型维持比较稳定。

对给药 8 周尿毒清组和模型组的蛋白质芯片数据进行分析，对芯片结果按照差异倍数大于 1.5 为上调，小于 0.66 的为下调的条件进行分析（为避免差异蛋白质的漏筛，在筛选差异蛋白质的时候，上调倍数接近 1.5 和下调倍数接近 0.66 也认为有差异），共筛选出 25 个差异蛋白质，给药 8 周尿毒清组和模型组之间的差异表达蛋白质见表 7-52。

表 7-52　给药 8 周尿毒清组和模型组之间的差异表达蛋白质

序号	蛋白质	表达	倍数	P 值	序号	蛋白质	表达	倍数	P 值
1	CD48	上调	1.53	0.57	14	Galectin-3	下调	0.5	0.31
2	Neuropilin-2	上调	1.51	0.42	15	IL-17F	下调	0.5	0.07
3	P-Cadherin	下调	0.68	0.54	16	LIX	下调	0.33	0.12
4	RAGE	下调	0.67	0.04	17	HGF	下调	0.33	0.32
5	Nope	下调	0.67	0.04	18	IL-7	下调	0.29	0.17
6	IL-2	下调	0.66	0.29	19	IL-1a	下调	0.28	0.28
7	TNFa	下调	0.65	0.34	20	gp130	下调	0.16	0.21
8	GM-CSF	下调	0.59	0.26	21	EphA5	下调	0.16	0.32
9	TIMP-1	下调	0.59	0.11	22	RANTES	下调	0.15	0.06
10	Prolactin R	下调	0.57	0.17	23	TIM-1	下调	0.15	0.31
11	JAM-A	下调	0.57	0.11	24	B7-1	下调	0.13	0.21
12	b-NGF	下调	0.57	0.36	25	Activin A	下调	0.09	0.23
13	Decorin	下调	0.56	0.03					

对给药 8 周氯沙坦组和模型组的蛋白质芯片数据进行分析，对芯片结果按照差异倍数大于 1.5 为上调，小于 0.66 的为下调的条件进行分析（为避免差异蛋白质的漏筛，在筛选差异蛋白质的时候，上调倍数接近 1.5 和下调倍数接近 0.66 也认为有差异），共筛选出 20 个差异蛋白质，给药 8 周氯沙坦组和模型组之间的差异表达蛋白质见表 7-53。

表 7-53 给药 8 周氯沙坦组和模型组之间的差异表达蛋白质

序号	蛋白质	表达	倍数	P 值	序号	蛋白质	表达	倍数	P 值
1	GFR alpha-1	上调	3.15	0.28	11	RANTES	下调	0.25	0.31
2	Neuropilin-1	上调	2.3	0	12	TIM-1	下调	0.21	0.36
3	CD48	上调	1.64	0.94	13	Gp130	下调	0.2	0.68
4	HGF	下调	0.61	0.39	14	EphA5	下调	0.18	0.79
5	Prolactin R	下调	0.68	0.124	15	Activin A	下调	0.12	0.57
6	IL-2	下调	0.66	0.81	16	B7-1	下调	0.001	0.33
7	GM-CSF	下调	0.6	0.95	17	RAGE	下调	0.68	0.973
8	LIX	下调	0.52	0.18	18	L-Selectin	下调	0.68	0.408
9	TIMP-1	下调	0.42	0.25	19	Flt-3L	下调	0.69	0.564
10	IL-1a	下调	0.33	0.19	20	IL-22	下调	0.69	0.858

对给药 8 周尿毒清组和氯沙坦组的蛋白质芯片数据进行比较分析，对芯片结果按照差异倍数大于 1.5 为上调，小于 0.66 的为下调的条件进行分析（为避免差异蛋白质的漏筛，在筛选差异蛋白质的时候，上调倍数接近 1.5 和下调倍数接近 0.66 也认为有差异），共筛选出 16 个差异蛋白质，给药 8 周尿毒清组和氯沙坦组之间的差异表达蛋白质见表 7-54。

表 7-54 给药 8 周尿毒清组和氯沙坦组之间的差异表达蛋白质

序号	蛋白质	表达	倍数	P 值	序号	蛋白质	表达	倍数	P 值
1	B7-1	上调	129.61	0.33	9	RANTES	下调	0.59	0.31
2	Neuropilin-2	上调	1.53	0.37	10	P-Cadherin	下调	0.57	0.6
3	b-NGF	下调	0.66	0.54	11	HGF	下调	0.54	0.39
4	Galectin-3	下调	0.66	0.23	12	IL-17F	下调	0.53	0.46
5	LIX	下调	0.64	0.18	13	JAM-A	下调	0.44	0.46
6	Decorin	下调	0.63	0.2	14	Neuropilin-1	下调	0.37	0
7	IL-2 Ra	下调	0.61	0.31	15	GFR alpha-1	下调	0.32	0.28
8	4-1BB	下调	0.6	0.54	16	IL-7	下调	0.28	0.46

4）给药 8 周大鼠血浆差异蛋白质聚类分析

对给药 8 周的正常对照组、模型组、尿毒清组和氯沙坦组的芯片数据进行 PCA 分析，给药 8 周各组血浆差异表达蛋白质 PCA 分析 Scores 图如图 7-83 所示。

如图 7-83 所示，正常对照组、模型组、尿毒清组和氯沙坦组可以完全区分，并且模型组、尿毒清组和氯沙坦组相较于正常组的样本分布比较散。聚类结果表明模型组大鼠血浆中蛋白质表达异常，而经尿毒清或氯沙坦治疗后，对于模型组异常表达的蛋白质具有一定改善作用，并且相对于正常、造模和给药后大鼠的血浆蛋白质变化比较大。

在 PCA 聚类的基础上,进一步采用 PLS-DA 进行聚类分析,给药 8 周各组血浆差异表达蛋白质 PLS-DA 分析 Scores 图如图 7-84 所示。

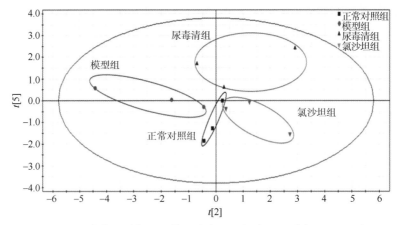

图 7-83　给药 8 周各组血浆差异表达蛋白质 PCA 分析 Scores 图

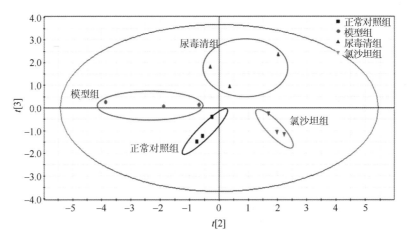

图 7-84　给药 8 周各组血浆差异表达蛋白质 PLS-DA 分析 Scores 图

由图 7-84 可知,正常对照组、模型组、尿毒清组和氯沙坦组可以完全区分,而且尿毒清组和氯沙坦组都远离模型组。PLS-DA 聚类结果与 PCA 聚类结果一致。

2. 给药 0 周和给药 8 周差异蛋白质整理

对给药 0 周和给药 8 周的芯片处理数据进行综合整理统计,各比对组间差异蛋白质筛选情况如表 7-55 所示。

表 7-55　各比对组间的差异蛋白质筛选

比对组	差异蛋白质
给药 0 周模型组/给药组 0 周正常	上调 1.5 倍:23 个
(考察造模 5 周后蛋白质的表达变化)	下调 0.66 倍:2 个
药 8 周模型组/给药组 8 周正常	上调 1.5 倍:39 个
(考察给药 8 周模型组与正常对照组蛋白质的表达变化)	下调 0.66 倍:1 个

续表

比对组	差异蛋白质
给药8周模型组/给药0周模型组 （考察模型组随周期延长对蛋白质的表达变化）	共有差异蛋白质：18个 仅在给药8周模型组中显著变化的差异蛋白质：22个
给药8周尿毒清组/给药8周模型组 （考察给药8周后尿毒清的疗效）	上调1.5倍：2个 下调0.66倍：23个
给药8周氯沙坦组/给药8周模型组 （考察给药8周后氯沙坦的疗效）	上调1.5倍：3个 下调0.66倍：17个
给药8周尿毒清组/给药8周氯沙坦组 （考察给药8周后尿毒清与氯沙坦的疗效的对比）	上调1.5倍：2个 下调0.66倍：14个

3. 差异表达蛋白质的生物信息学分析

给药0周及给药8周的芯片数据分析筛选得到了与疾病发生、药物疗效密切相关的差异表达蛋白质，在此基础上对得到的差异表达蛋白质进行进一步生物信息学分析。对各组差异蛋白质进行通路分析（通过蛋白质对应靶基因进行分析），并通过比较分析，对重点通路进行通路阐释，寻找通路与疾病之间的关系，尝试阐释尿毒清的作用机制。

1）给药0周差异蛋白质通路富集分析

通过 MAS 3.0 对 22 个差异蛋白质进行通路分析，共富集出 8 条通路，给药 0 周模型组与正常对照组差异表达蛋白质富集通路如表 7-56 所示。

表 7-56　给药 0 周模型组与正常对照组差异表达蛋白质富集通路

序号	通路	因子数	P 值	q 值
1	Cytokine-cytokine receptor interaction	9	2.71E-15	5.41E-15
2	Cell adhesion molecules（CAMs）	4	1.20E-06	2.68E-07
3	JAK-STAT signaling pathway	3	5.80E-05	8.29E-06
4	Toll-like receptor signaling pathway	3	1.71E-05	2.63E-06
5	Graft-versus-host disease	2	4.68E-04	5.20E-05
6	Leukocyte transendothelial migration	2	0.001792	1.75E-04
7	Axon guidance	2	0.002108	1.92E-04
8	MAPK signaling pathway	2	0.008632	6.17E-04

2）给药 8 周差异蛋白质通路富集分析

通过 MAS 3.0 对给药 8 周模型组对正常对照组、尿毒清组对模型组、氯沙坦组对模型组的差异表达蛋白质进行通路富集分析，并对两组间的分析结果进行整合。

首先，给药 8 周模型组相对正常对照组的 40 个差异表达蛋白质可以富集到 17 条信号通路中，给药 8 周模型组与正常对照组差异表达蛋白质富集通路见表 7-57。

表 7-57　给药 8 周模型组与正常对照组差异表达蛋白质富集通路

序号	通路	通路中文名	因子数	P 值
1	Cytokine-cytokine receptor interaction	细胞因子-细胞因子受体相互作用	17	7.30E-29
2	Hematopoietic cell lineage	造血细胞系	6	7.98E-11

续表

序号	通路	通路中文名	因子数	P 值
3	JAK-STAT signaling pathway	JAK-STAT 信号通路	5	1.86E-07
4	Cell adhesion molecules（CAMs）	细胞黏附分子	5	2.62E-07
5	Graft-versus-host disease	移植物抗宿主病	4	2.63E-07
6	Type I diabetes mellitus	1 型糖尿病	4	4.68E-07
7	Toll-like receptor signaling pathway	Toll 样受体信号转导途径	4	1.65E-06
8	Allograft rejection	移植排斥反应	3	2.48E-05
9	TGF-beta signaling pathway	TGF-β 的信号转导途径	3	5.18E-05
10	Apoptosis	细胞凋亡	3	1.02E-04
11	Systemic lupus erythematosus	系统性红斑狼疮	3	2.99E-04
12	Natural killer cell mediated cytotoxicity	自然杀伤细胞介导的细胞毒作用	3	3.05E-04
13	MAPK signaling pathway	MAPK 信号通路	3	0.001757
14	Autoimmune thyroid disease	自身免疫性甲状腺疾病	2	0.001857
15	Fc epsilon RI signaling pathway	FC 小量 RI 信号通路	2	0.002076
16	T cell receptor signaling pathway	T 细胞受体信号转导途径	2	0.004801
17	Axon guidance	轴突导向	2	0.006034

其次，通过 MAS 3.0 给药 8 周尿毒清组相对模型组的 25 个差异表达蛋白质可以富集到 17 条信号通路中，给药 8 周尿毒清组与模型组差异蛋白质的通路分析如表 7-58 所示。

表 7-58　给药 8 周尿毒清组与模型组差异蛋白质的通路分析

序号	通路	通路中文名称	因子数	P 值
1	Cytokine-cytokine receptor interaction	细胞因子-细胞因子受体相互作用	11	4.39E-19
2	Graft-versus-host disease	移植物抗宿主病	4	4.21E-08
3	Type I diabetes mellitus	1 型糖尿病	4	7.50E-08
4	Hematopoietic cell lineage	造血细胞系	4	1.18E-07
5	JAK-STAT signaling pathway	JAK-STAT 信号转导途径	4	1.37E-06
6	Allograft rejection	移植排斥反应	3	6.46E-06
7	TGF-beta signaling pathway	TGF-beta 信号通路	3	1.36E-05
8	Toll-like receptor signaling pathway	Toll 样受体信号通路	3	2.30E-05
9	T cell receptor signaling pathway	T 细胞受体信号通路	3	4.01E-05
10	Apoptosis	细胞凋亡	3	2.69E-05
11	Natural killer cell mediated cytotoxicity	自然杀伤细胞介导的细胞毒作用	3	8.13E-05
12	MAPK signaling pathway	MAPK 信号通路	3	4.81E-04
13	Autoimmune thyroid disease	自身免疫性甲状腺疾病	2	7.76E-04
14	Fc epsilon RI signaling pathway	Fc epsilon RI 信号通路	2	8.68E-04
15	Axon guidance	轴突导向	2	0.002552
16	Systemic lupus erythematosus	系统性红斑狼疮	2	0.003181
17	Cell adhesion molecules（CAMs）	细胞黏附分子	2	0.00359

然后，通过 MAS 3.0，给药 8 周氯沙坦组相对模型组的 20 个差异表达蛋白质可以富集到 11 条信号通路中，给药 8 周氯沙坦组与模型组差异蛋白质的通路分析如表 7-59 所示。

表 7-59　给药 8 周氯沙坦组与模型组差异蛋白质的通路分析

序号	通路	通路中文名称	因子数	P 值
1	Cytokine-cytokine receptor interaction	细胞因子–细胞因子受体相互作用	9	1.89E-16
2	JAK-STAT signaling pathway	JAK-STAT 信号通路	4	3.48E-07
3	Graft-versus-host disease	移植物抗宿主病	3	2.14E-06
4	Type I diabetes mellitus	1 型糖尿病	3	3.29E-06
5	Allograft rejection	移植排斥反应	2	3.17E-04
6	Autoimmune thyroid disease	自身免疫性甲状腺疾病	2	4.06E-04
7	Hematopoietic cell lineage	造血细胞系	2	4.92E-04
8	Toll-like receptor signaling pathway	Toll 样受体信号通路	2	7.36E-04
9	T cell receptor signaling pathway	T 细胞受体信号通路	2	0.001064
10	Axon guidance	轴突导向	2	0.001344
11	Natural killer cell mediated cytotoxicity	自然杀伤细胞介导的细胞毒作用	2	0.001701

3）差异表达蛋白质富集通路整合分析

通过对给药 0 周和给药 8 周各实验组之间差异表达蛋白质富集通路的整合分析，并结合同一样本的基因组学研究结果，发现 5 条通路与肾病的发生发展、药物的治疗作用密切相关。5 条重要信号通路为：Cytokine-cytokine receptor interaction（细胞因子–细胞因子受体相互作用）、JAK-STAT signaling pathway（JAK-STAT 信号通路）、T cell receptor signaling pathway（T 细胞受体信号通路）、TGF-beta signaling pathway（TGF-β 信号转导通路）、MAPK signaling pathway（MAPK 信号通路）。

Cytokine-cytokine receptor interaction：是细胞因子和细胞因子受体的相互作用，细胞因子（CK）是介导和调节免疫、炎症反应的小分子多肽，可以由多种细胞分泌，如淋巴细胞、肥大细胞、成纤维细胞及上皮细胞及肿瘤细胞等，许多 CK 参与了肾间质纤维化病理的过程[24]。

JAK-STAT signaling pathway：在不同慢性肾脏疾病的动物模型中，JAK-STAT 的表达异常。其中 JAK1、JAK2 和 STAT3 的上调会促进糖尿病肾病、慢性梗阻性肾病等的发展。JAK-STAT pathway 在慢性肾病的发展中起到了一定的作用[136, 137]。

T cell receptor signaling pathway：T 细胞已被证明可以调节肾脏缺血再灌注损伤（IRI），其中 T 细胞受体缺乏可以导致肾脏中 TNF-α 和 IL-6 蛋白的表达下调，直接调节肾脏缺血再灌注损伤[35]。

TGF-beta signaling pathway：TGF-β 信号通路，转化生长因子 β1（TGF-β1）是已经被确立为肾纤维化的中心，TGF-β1 可通过抑制丝氨酸蛋白酶和纤溶酶原激活物的活性，并增强 PAI-1 的活性及 TIMPs 的活性，抑制细胞外基质的降解，还可通过自分泌和旁分泌方式作用于单核细胞和成纤维细胞，促进其细胞因子和细胞外基质的表达和分泌，从而促进纤维化的进程[138]。

MAPK signaling pathway：p38 促分裂原活化蛋白激酶（MAPK）信号转导途径在调节多个核转录因子的表达和生物活性，下游炎症介质的合成和激活炎性细胞中起重要作用，研究表明可通过调节 p38MAPK 信号通路，改善降低肾小球和肾间质炎症伤害[139]。

4. 蛋白质组学差异表达蛋白质与基因组学差异表达 miRNAs 相关性分析

由于本节研究中同一大鼠的血浆样本同时进行了蛋白质组学和基因组学研究，因此对蛋白质组学差异表达蛋白质与基因组学差异表达 miRNAs 的相关性进行了分析。

1) 给药 0 周蛋白质组学与基因组学研究结果相关性分析

通过 miRDB 数据库将蛋白质和 miRNA 双向查找，发现给药 0 周筛选得到的差异表达蛋白质中有 6 个差异表达蛋白质可以预测到对应的差异 miRNAs，给药 0 周相关的差异表达蛋白质和 miRNAs 见表 7-60。

表 7-60　给药 0 周相关的差异表达蛋白质和 miRNAs

差异蛋白质	名称	变化倍数	差异 miRNAs
Epha5	肝配蛋白 A 型受体 5	上调 1.58	rno-miR-547-5p，造模后上调
			rno-miR-296-3p，造模后下调
			rno-miR-30c-1-3p，造模后下调
ICAM-1	细胞间黏附分子-1	上调 2.65	rno-miR-320-3p，造模后上调
			rno-miR-92a-2-5p，造模后下调
TNFa	肿瘤坏死因子 α	上调 1.27	rno-miR-540-3p，造模后上调
			rno-miR-665，造模后下调
IL6	白细胞介素 6	上调 3.96	rno-miR-547-5p，造模后上调
IL-1 ra	白细胞介素 1ra	上调 5.56	rno-miR-759，造模后上调
			rno-miR-320-3p，造模后上调
			rno-miR-92a-2-5p，造模后下调
Flt-3L	Flt3 配体	上调 1.5	rno-miR-665，造模后下调

2) 给药 8 周蛋白质组学与基因组学研究结果相关性分析

通过 miRDB 数据库将蛋白质和 miRNA 双向查找，发现给药 8 周筛选得到的差异表达蛋白质中有 8 个差异表达蛋白质可以预测到对应的差异 miRNAs，给药 8 周相关的差异表达蛋白质和 miRNAs 见表 7-61。

表 7-61　给药 8 周相关的差异表达蛋白质和 miRNAs

序号	蛋白质	各组的表达情况			对应差异表达 miRNA
		模型组/正常对照组	氯沙坦组/模型组	尿毒清组/模型组	
1	Activin A	上调 9.92	下调 0.12	下调 0.09	rno-miR-6315
2	EphA5	上调 6.21	下调 0.18	下调 0.16	rno-miR-320-3p、miR-92a-2-5p、rno-miR-759、rno-miR-547-5p
3	IL-1a	上调 2.69	下调 0.33	下调 0.28	rno-miR-320-3p、miR-92a-2-5p、rno-miR-759、rno-miR-547-5p
4	IL-2	上调 1.62	下调 0.68	下调 0.66	rno-miR-320-3p、miR-92a-2-5p、rno-miR-759、rno-miR-547-5p
5	Prolactin R	上调 1.54	下调 0.68	下调 0.57	rno-miR-204-3p
6	TNFa	上调 1.44	下调 0.79	下调 0.65	rno-miR-540-3p、rno-miR-665
7	IL-1 ra	上调 6.15	上调 1.34	下调 0.91	rno-miR-320-3p、miR-92a-2-5p、rno-miR-759、rno-miR-547-5p
8	P-Cadherin	上调 5.01	上调 1.18	下调 0.68	rno-miR-204-3p

3）5 条重要通路中差异表达蛋白质和差异表达 miRNAs 相关性分析

将 5 条重要通路中差异蛋白质各组表达情况及基因组学差异 miRNA 进行相关性分析，发现 5 条重点通路中共有 10 个差异蛋白可以找到对应的差异 miRNA，重点通路差异蛋白质的蛋白质组学与基因组学整合分析如表 7-62 所示。

表 7-62　重点通路差异蛋白质的蛋白质组学与基因组学整合分析

序号	通路	差异表达蛋白质	表达变化趋势			差异 miRNAs
			模型组/正常对照组	氯沙坦组/模型组	尿毒清组/模型组	
1	Cytokine-cytokine receptor interaction	Activin A	上调 9.92	下调 0.12	下调 0.09	rno-miR-6315
		IL-1a	上调 2.69	下调 0.33	下调 0.28	rno-miR-320-3p、miR-92a-2-5p、rno-miR-759、rno-miR-547-5p
		HGF	上调 2.24	下调 0.61	下调 0.33	无
		Fractalkine	上调 2.2	下调 0.86	下调 0.99	无
		IL-2	上调 1.62	下调 0.68	下调 0.66	rno-miR-320-3p、miR-92a-2-5p、rno-miR-759、rno-miR-547-5p
		Prolactin R	上调 1.54	下调 0.68	下调 0.57	rno-miR-204-3p
		TNFa	上调 1.44	下调 0.79	下调 0.65	rno-miR-540-3p、rno-miR-665
2	JAK-STAT signaling pathway	Prolactin R	上调 1.54	下调 0.68	下调 0.57	rno-miR-204-3p
3	T cell receptor signaling pathway	TNFa	上调 1.44	下调 0.79	下调 0.65	rno-miR-540-3p、rno-miR-665
4	TGF-beta signaling pathway	TNFa	上调 1.44	下调 0.79	下调 0.65	rno-miR-540-3p、rno-miR-665
5	MAPK signaling pathway	IL-1a	上调 2.69	下调 0.33	下调 0.28	rno-miR-320-3p、miR-92a-2-5p、rno-miR-759、rno-miR-547-5p
		TNFa	上调 1.44	下调 0.79	下调 0.65	rno-miR-540-3p、rno-miR-665

5. 重点差异表达蛋白质的筛选及生物学意义

通过对给药 0 周的大鼠血浆蛋白质芯片数据及给药 8 周各组大鼠血浆的蛋白质芯片数据分析结果，进行差异蛋白质的筛选及通路分析，对重点通路进行阐释，结合基因组学分析，筛选得到 7 个与疾病发生和药物治疗密切相关重点差异表达蛋白质，既可以体现疾病的发生，也可以体现药物的治疗效果，筛选得到的 7 个重点差异表达蛋白质如表 7-63 所示。

表 7-63　筛选得到的 7 个重点差异表达蛋白质

序号	蛋白质	表达变化趋势			对应的差异 miRNA
		模型组/正常对照组	氯沙坦组/模型组	尿毒清组/模型组	
1	Activin A	上调 9.92	下调 0.12	下调 0.09	rno-miR-6315
2	IL-1a	上调 2.69	下调 0.33	下调 0.28	rno-miR-320-3p、miR-92a-2-5p、rno-miR-759、rno-miR-547-5p
3	GM-CSF	上调 1.62	下调 0.6	下调 0.59	无
4	IL-2	上调 1.62	下调 0.68	下调 0.66	rno-miR-320-3p、miR-92a-2-5p、rno-miR-759、rno-miR-547-5p
5	TNFa	上调 1.44	下调 0.79	下调 0.65	rno-miR-540-3p、rno-miR-665
6	B7-1	上调 3.5	下调 0.001	下调 0.13	无
7	P-Cadherin	上调 5.01	上调 1.18	下调 0.68	rno-miR-204-3p

重点差异表达蛋白质的生物学意义。

（1）TNF-α 主要来源于肾小球系膜细胞。TNF-α 能促进活性氧的产生以及前列腺素等物质的合成，加重肾小球系膜细胞的增殖与损伤，同时可诱导肾小管上皮-间质转化，最终加剧肾炎和肾间质纤维化的发展[140, 141]。相关性分析发现可溶性的 TNF-α 与慢性肾衰患者的血肌酐含量呈正相关[142]。

（2）IL-1α（白介素 1α）属于 IL-1 因子一类。慢性肾衰的主要特征是炎性的积累，IL1 基因多态性与慢性肾衰相关[143]。同时，肾小管上皮细胞转变是肾间质纤维化的一个重要过程，而白细胞介素 1α（IL-1α）是肾小管上皮细胞转变的关键诱导物[144]。

（3）IL-2（白细胞介素 2）是一种炎症因子，研究发现 IL-2/IL-2AB 复合物可促进 T 细胞的扩增，来降低肾病大鼠血清 IL-6 的表达和肾组织中 IL-6 和 IL-17 的表达，改善肾病大鼠的炎症反应，防治慢性肾衰的尿蛋白升高[145, 146]。

（4）GM-CSF 是粒–巨噬细胞集落刺激因子，相关学者研究发现在红斑狼疮性肾炎患者的血清和慢性肾衰患者的尿液中 GM-CSF 表达水平均明显升高，并发现 GM-CSF 的表达与肾损伤、尿蛋白、血肌酐呈正相关[147, 148]。

（5）Activin A（激活素 A）是肾脏发展和损伤相关的重要调节因子[149]。

（6）B7-1（CD80，共刺激分子），表达于活化 B 淋巴细胞、活化 T 淋巴细胞、巨噬细胞、外周血单核细胞及树突状细胞。B7-1 与肾脏足细胞损伤相关[150]。

（7）P-Cadherin（P-黏钙蛋白），是与肾脏足细胞损伤相关的因子，同时是肾细胞癌的预后因子[151]。

6. 重点差异表达蛋白质的定量测定结果

对筛选出的 7 个重要蛋白质进行了样本验证，与蛋白质芯片结果对比，发现定量测定验证结果与蛋白质芯片的吻合，表明蛋白质芯片数据准确可靠。相比于正常对照组，给药 0 周模型组中 IL-2 和 Activin A、GM-CSF、IL-1α 及 TNF-α 均上调，在 8 周和 12 周也出现上调的情况，说明造模后期肾脏炎症和肾损伤继续加重。在分别给予尿毒清和氯沙坦治疗 8 周后，7 个蛋白质均有所下调（除 P 钙黏蛋白在给药 8 周时比模型组高之外），其中 IL-2 在尿毒清组显著下调（$P<0.05$），效果优于氯沙坦；分别给予尿毒清和氯沙坦治疗 12 周后，IL-2、Activin A、GM-CSF、IL-1α 四个蛋白质在尿毒清组继续下调，且效果优于氯沙坦组并向正常对照组靠近，其中 Activin A 显著下调（$P<0.05$），而 TNF-α 在氯沙坦组和尿毒清组均下调，其中以氯沙坦组下调显著（$P<0.05$）。

IL-2、IL-1α 两个蛋白质属于炎症因子，TNF-α 是与肾炎和肾衰相关的关键因子，Activin A 是与肾损伤呈正相关的重要因子，且 TNF-α 和 GM-SCF 与尿蛋白、血肌酐均呈正相关。P 钙黏蛋白是与胰岛素抵抗有关的隔膜蛋白，P 蛋白的表达异常会导致肾脏脂毒性，造成肾小球损伤。因此表明，腺嘌呤造模可通过上调 GM-SCF、TNF-α 及 P 钙黏蛋白的表达导致大鼠尿蛋白增加，同时可上调 IL-2、IL-1α、TNF-α、Activin A 及 P 钙黏蛋白导致大鼠的肾脏炎症的发生，促进肾纤维化的发展，继而导致慢性肾衰。因而综合 IL-2、Activin A、GM-CSF、IL-1α 及 P 钙黏蛋白 5 个重点蛋白质的结果，说明尿毒清的总体疗效优于氯沙坦。

以下为 7 个蛋白质在各实验组大鼠血浆样本中的表达情况。

1）TNF-α 的测定结果

对各实验组大鼠血浆样本的 TNF-α 的含量进行 Elisa 定量测定，各实验组大鼠血浆中 TNF-α 含量柱状图如图 7-85 所示。

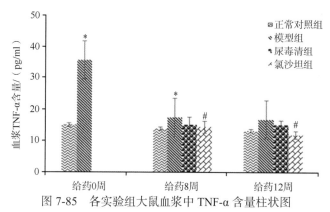

图 7-85　各实验组大鼠血浆中 TNF-α 含量柱状图

*与同一时间点的正常对照组比较，$P<0.05$；#与同一时间点的模型组比较，$P<0.05$

与蛋白质芯片结果对比，发现 Elisa 试剂盒验证结果与蛋白质芯片的结果吻合。

由图 7-85 可以看出，相较正常对照组，给药 0 周模型组中 TNF-α 显著性上调了 2.419 倍。而 TNF-α 是肾纤维化和肾炎的重要标志物之一，因此进一步验证了本次腺嘌呤造模导致了大鼠严重的肾损伤。

随着实验周期延长，8 周和 12 周模型中 TNF-α 分别上调了 1.265 倍 1.289 倍，而给药治疗后，8 周氯沙坦和尿毒清均可导致 TNF-α 的表达下调，且下调倍数相近，分别为 0.821 倍和 0.877 倍。给药 12 周后，氯沙坦治疗效果稍优于尿毒清。

2）IL-2 的测定结果

对各实验组大鼠血浆样本的 IL-2 的含量进行 Elisa 定量测定，各实验组大鼠血浆样本中 IL-2 的含量柱状图见图 7-86。

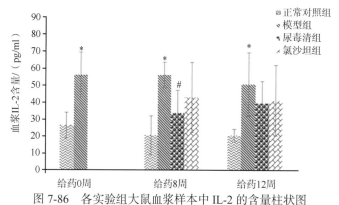

图 7-86　各实验组大鼠血浆样本中 IL-2 的含量柱状图

*与同一时间点的正常对照组比较，$P<0.05$；#与同一时间点的模型组比较，$P<0.05$

与蛋白质芯片结果比对，Elisa 试剂盒测定结果与蛋白质芯片的结果吻合。

由图 7-86 可以看出，相较于正常对照组，给药 0 周模型组中 IL-2 显著性上调了 2.094 倍。IL-2 是肾炎的重要标志物之一，因此说明本次腺嘌呤造模造成了大鼠肾脏炎症。

随着实验周期延长，给药 8 周和给药 12 周模型中 IL-2 的表达持续上调，表明实验过程中炎症反应一直存在。而尿毒清和氯沙坦治疗均可使 IL-2 的水平下调，其中尿毒清组下调更明显，特别是在给药 8 周时，尿毒清组 IL-2 表达水平相较于正常对照组显著下调。上述结果表明尿毒清和氯沙坦可以缓解慢性肾衰大鼠的肾炎反应，并且尿毒清的疗效优于氯沙坦。

3）Activin A 的测定结果

对各实验组大鼠血浆样本的 Activin A 的含量进行 Elisa 定量测定，各实验组大鼠血浆样本中 ActivinA 的含量柱状图见图 7-87。

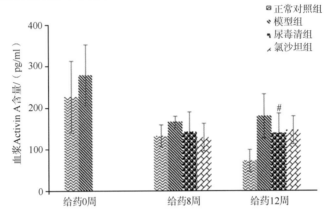

图 7-87　各实验组大鼠血浆样本中 Activin A 的含量柱状图

*与同一时间点的正常对照组比较，$P<0.05$；#与同一时间点的模型组比较，$P<0.05$

与蛋白质芯片结果对比，发现 Elisa 试剂盒测定结果与蛋白质芯片测定的变化趋势吻合。

由图 7-87 可看出，相比于正常对照组，造模后，给药 0 周、8 周和 12 周模型组中 Activin A 表达均上调，且上调倍数相近。蛋白 Activin A 是肾小球上皮细胞纤维化和肾损伤的重要因子，说明本次腺嘌呤造模促进了大鼠肾脏纤维化的发展。分别给予尿毒清和氯沙坦 8 周、12 周的治疗后大鼠血浆 Activin A 表达量均下调，在给药 12 周时尿毒清的治疗效果最佳，下调了 0.655 倍（$P<0.05$）。说明经过长期治疗，尿毒清对 Activin A 的调节作用更好。上述测定结果表明尿毒清和氯沙坦均可以缓解慢性肾衰大鼠肾纤维化的发展，且尿毒清的药效优于氯沙坦。

4）GM-CSF 的测定结果

对各实验组大鼠血浆样本中 GM-CSF 的含量进行 Elisa 定量测定，各实验组大鼠血浆样本中 GM-CSF 的含量柱状图见图 7-88。

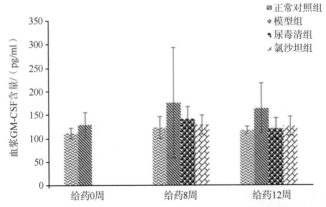

图 7-88　各实验组大鼠血浆样本中 GM-CSF 的含量柱状图

*与同一时间点的正常对照组比较，$P<0.05$；#与同一时间点的模型组比较，$P<0.05$

与蛋白质芯片结果对比，发现 Elisa 试剂盒测定结果与蛋白质芯片测定的变化趋势吻合。由图 7-88 可看出，相比于正常对照组，给药 0 周、8 周和 12 周模型组中 GM-CSF 表达均上调，其中以 8 周上调最多，上调了 1.423 倍。GM-CSF 是肾病尿蛋白相关的重要标志物之一，GM-CSF 测定结果表明腺嘌呤造模成功后，随着周期延长，大鼠肾脏的肾病持续发展。

分别给予尿毒清和氯沙坦治疗 8 周、12 周后，大鼠血浆的 GM-CSF 表达均下调，在 8 周时氯沙坦治疗效果略优，而 12 周时以尿毒清的治疗效果较好，但两个给药组不存在显著性差异。上述测定结果表明尿毒清和氯沙坦均可以缓解慢性肾衰大鼠的肾病发展，疗效相当。

5）IL-1α 的测定结果

对各实验组大鼠血浆样本的 IL-1α 的含量进行 Elisa 定量测定，各实验组大鼠血浆样本中 IL-1α 的含量柱状图见图 7-89。

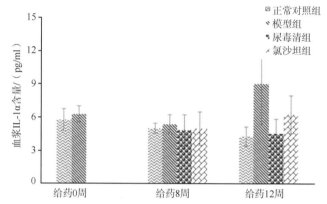

图 7-89　各实验组大鼠血浆样本中 IL-1α 的含量柱状图
*与同一时间点正常对照组比较，$P<0.05$；#与同一时间点的模型组比较，$P<0.05$

与蛋白质芯片测定结果比对，Elisa 试剂盒测定结果与蛋白质芯片的结果吻合。

由图 7-89 可看出，相较于同一取样点的正常对照组，给药 0 周、8 周和 12 周模型组中 IL-1α 均显著上调。IL-1α 是肾炎的重要标志物之一，该结果说明本次腺嘌呤造模成功后，大鼠肾脏发生炎症，并且持续整个实验过程。分别给予尿毒清和氯沙坦治疗 8 周及 12 周后，大鼠血浆中 IL-1α 含量降低，且给药 8 周时，尿毒清的作用最为显著，相较于模型组，其含量下调了 0.501 倍。说明尿毒清和氯沙坦给药均可以一定程度上降低大鼠肾脏炎症，缓解大鼠慢性肾功能衰竭的进程。

6）P-Cadherin 的测定结果

对各实验组大鼠血浆样本的 P-Cadherin 的含量进行 Elisa 定量测定，各实验组大鼠血浆样本中 P-Cadherin 的含量柱状图见图 7-90。

与蛋白质芯片测定结果比对，Elisa 试剂盒测定结果与蛋白质芯片的结果一致。

由图 7-90 可看出，相较于正常对照组，给药 0 周模型组大鼠血浆中 P-Cadherin 含量变化不大，但随着实验周期的增加，模型组中大鼠血浆中 P-Cadherin 表达显著上调。蛋白 P-Cadherin 是与肾脏足细胞损伤相关的因子，因此说明本次腺嘌呤造模促进了大鼠肾脏的损伤，但在模型早期损伤较轻，随着模型时间的增加，损伤加重。给予尿毒清和氯沙坦治疗 8 周后，尿毒清给药组大鼠的血浆 P-Cadherin 表达水平下调，而氯沙坦没有明显的调节作用；给药 12 周后，尿毒清和氯沙坦均可以调节血浆 P-Cadherin 表达水平的异常。上述测定结果表明，尿毒清和氯沙坦均可以缓解慢性肾衰大鼠的肾脏损伤，且尿毒清的疗效略优于氯沙坦。

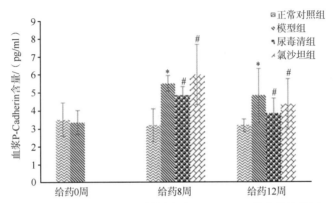

图 7-90　各实验组大鼠血浆样本中 P-Cadherin 的含量柱状图

*与同一时间点正常对照组比较，$P<0.05$；#与同一时间点的模型组比较，$P<0.05$

7）B7-1 的测定结果

对各实验组大鼠血浆样本的 B7-1 的含量进行 Elisa 定量测定，各实验组大鼠血浆样本中 B7-1 的含量柱状图见图 7-91。

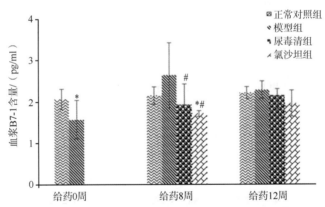

图 7-91　各实验组大鼠血浆样本中 B7-1 的含量柱状图

*与同一时间点正常对照组比较，$P<0.05$；#与同一时间点的模型组比较，$P<0.05$

与蛋白质芯片测定结果比对，Elisa 试剂盒测定结果与蛋白质芯片测定的变化趋势一致。蛋白 B7-1 与 P-Cadherin 的作用类似，均与肾足细胞损伤相关，并且其在各个时间点的变化趋势也与 P-Cadherin 含量变化类似。在造模成功时（即给药 0 周），B7-1 的含量略有降低，而随着实验时间的增加，模型组中大鼠血浆中 B7-1 表达显著上调。该结果说明腺嘌呤造模导致了大鼠肾脏的损伤，但在模型早期损伤较轻，随着模型时间的增加，损伤加重。给予尿毒清和氯沙坦治疗后，B7-1 表达水平明显降低，两组给药组间差别不显著，说明尿毒清与氯沙坦均可以通过调节 B7-1 异常延缓模型大鼠的肾脏损伤，且药效作用相似。

7. 小结

在本节研究中，采用细胞因子蛋白质芯片对各实验组血浆中的蛋白质表达进行研究，发现腺嘌呤造模 5 周（及给药 0 周），可通过上调 MCP-1、IL-1α、IL-22、IL-2、IL-1α、GM-CSF、β-NGF、TGF-α 及 P 钙黏蛋白等蛋白质的表达水平而导致肾组织的炎症、肾足细胞损伤和免疫应激等反应，加速肾脏的损伤和衰竭，且随着实验周期延长，从蛋白质表达水平来看，肾损伤程度稳定持续，未得到自我恢复。对筛选得到的重点蛋白质进行 Elisa 定量测定，样本测定结果与蛋白质芯片测定结果一致，说明芯片筛选数据可靠。对比蛋白质芯片结果发现，腺嘌呤造模后大鼠血浆中 Activin A、IL-1α、GM-CSF、IL-2、TNF-α、B7-1 及 P-Cadherin 表达明显上调，IL-2、IL-1α 两个蛋白属于炎症因子，TNF-α 是与肾炎和肾衰相关的关键因子，Activin A 是与肾损伤呈正相关的重要因子，TNF-α 和 GM-SCF 与尿蛋白、血肌酐均呈正相关，P-Cadherin、B7-1 与肾足细胞损伤有关，其中 B7-1 还参与了 T 淋巴细胞、B 淋巴细胞及巨噬细胞等细胞的活化。研究结果表明，腺嘌呤造模可通过上调 GM-SCF、TNF-α、IL-2、IL-1α 及 Activin A 导致大鼠肾脏炎症的发生，促进肾纤维化的发展。经过尿毒清和氯沙坦治疗后，Activin A、IL-1α、GM-CSF、IL-2、TNF-α、B7-1 及 P-Cadherin 7 个差异蛋白质的异常上调均得到一定程度的恢复，并且尿毒清对 IL-2、IL-1α、GM-SCF、Activin A 及 P-Cadherin 这 5 个蛋白质调节作用更为明显，预示着尿毒清的总体疗效优于氯沙坦。并且通过生物信息学分析发现，尿毒清主要通过调控 Cytokine-cytokine receptor interaction、JAK-STAT signaling pathway、T cell receptor signaling pathway、TGF-beta signaling pathway 和 MAPK signaling pathway 的作用，参与肾脏炎症、肾足细胞损伤及肾纤维化的调节来缓解大鼠慢性肾衰的发展。综上所述，本节研究从血浆蛋白质表达的角度证明了尿毒清治疗慢性肾功能衰竭有效性研究，并且发现 Activin A、IL-1α、GM-CSF、IL-2、TNF-α、B7-1 和 P-Cadherin 可以作为慢性肾衰竭发生及药物治疗效果评价的潜在血浆蛋白质标志物。

7.3 尿毒清整体系统生物学研究

尿毒清整体系统生物学研究包括尿毒清入血成分网络药理学和基因组学、蛋白质组学整合分析。

中药复方体现了中医学的整体观念和辨证论治思想，对药物的合理选择体现了君臣佐使等配伍理论，通过综合调节机体的机能和平衡，祛邪扶正、标本同治等发挥作用。中药复方药效成分群与人体之间存在非线性的复杂作用关系。中药复方作用机理和配伍评价的研究必须牢牢把握中药复方作用的整体性特征，这种整体性本质上体现为中药与人体两个复杂系统的相互作用并形成一个更高级的系统整体。只有在中医药理论指导下结合现代科学技术深刻地揭示两个系统间的相互作用关系才能全面深入地阐明中药复方配伍理论、作用机理及其药效物质基础。要达到这一目标，需要两方面结合：一方面是生物机体（应答系统）在中药干预过程中的系统特征的整体刻画（系统生物学解决的问题），另一方面是中药复方（干预系统）化学物质系统内在关系的系统提示（需要我们所提出的化学物质组学解决的问题），将两个关系关联起来才能从整体层次上揭示其相互作用。中药复方的研究要求建立与其特点相适应的"系统–系统"的研究方法[152]。

2007 年清华大学罗国安教授提出在系统生物学基础上发展整合化学物质组学的整体系统生物学。所建立的整体系统生物学通过化学物质组学表征药物干预系统的组成及相互关系，通过系统生物学刻画生物系统的应答过程，进一步整合分析两个系统间的交互关系，即系统揭示化学物质组的变化与生物系统时空应答的相关性（实现方–证信息的关联）。同时，对生物系统的刻画不仅包括分子层次的系统生物学（如基因组学、蛋白质组学、代谢组学等）信息，还要加上动物实验、器官组织、细胞亚细胞等多层次的药理药效及安全性评价（药理学）研究的信息[153]。

本节研究基于"系统–系统"的研究模式开展尿毒清颗粒治疗慢性肾功能衰竭的整体系统生物学研究，从化学物质基础、有效性、安全性等多角度对尿毒清颗粒治疗慢性肾功能衰竭的药效物质基础、作用机制等进行系统研究。

7.3.1 尿毒清颗粒化学物质组学研究

化学物质组学（Chemomics）是指研究化学物质组的组成及其相互关系的一种方法，而化学物质组（chemome）是指一定条件下作用于生物系统的外部干预系统的所有化学物质和（或）化学成分的集合[154]。化学物质组学的研究思路是在中药复方配伍理论指导下采取从整体到部分（自上而下）、逐层递进的策略，通过不同层次化学物质组的化学信息流与多参数生命信息流的相关分析，从复方的整体化学物质组中逐步发现和确认有效化学物质组的组成，辨识关键药效成分，从药材、组分乃至成分层次逐步深入地揭示中药复方的配伍关系，进而阐明其作用机理。

尿毒清颗粒是用于治疗慢性肾功能衰竭（chronic renal failure，CRF）的中药复方制剂，主要由大黄、黄芪、桑白皮、白术、茯苓、白芍、制何首乌、柴胡、丹参、党参、车前草和甘草等加工制成。其中大黄与黄芪并为君药；桑白皮、苦参、党参、白术、茯苓共为臣药；制何首乌、白芍、丹参、川芎、菊花、姜半夏为佐药；车前草、柴胡、甘草佐而兼使。十六味中药材配伍，含有有机酸、生物碱、黄酮类、环烯醚萜苷、皂苷、多糖等多种成分，化学成分极其复杂。本研究通过构建复方配伍药材（子化学物质组）化学成分质谱数据库：采用与中药复方相同的提取方法，在相同色谱–质谱分析条件下，获取中药复方配伍原料药材（子化学物质组）的质谱指纹图谱，对质谱指纹图谱中主要成分进行鉴定，建立每一味中药材化学成分的质谱数据库，包括化合物的质量数（分子量）、分子式、保留时间、最大紫外吸收波长以及质谱裂解规律等信息；这样建立的质谱数据库，缩小了数据库备选化合物的范围，提高了所获取化合物结构信息的准确性和效率；通过选择离子的方式，将每一味药材中每个鉴定出来的化合物的选择离子色谱与中药复方相应化合物的选择离子色谱进行比对，相同保留时间、相同分子量、相同质谱裂解规律即可判断是相同化合物；

并通过加样试验、阴性试验等确认鉴定结果的准确性，可更准确地判断化合物的来源。通过以上方法，本试验解析了尿毒清颗粒中 93 个化学成分的结构，分别归属于大黄、黄芪、桑白皮、苦参、党参、白术、茯苓、何首乌、白芍、丹参、川芎、菊花、半夏、车前草、柴胡和甘草等十六味中药材。尿毒清颗粒由十六味中药材组成，对指纹图谱中全部来源药材的成分均有指认，基本讲清尿毒清颗粒的化学物质基础。同时采用 HPLC-IT-MS^n 进行多级质谱分析，鉴定分子离子、碎片离子，分析质谱裂解规律，确证了其中 82 个化合物的具体结构，其中大黄 6 个、黄芪 7 个、桑白皮 2 个、苦参 9 个、党参 3 个、白术 1 个、制何首乌 7 个、白芍 2 个、丹参 7 个、菊花 11 个、姜半夏 2 个、柴胡 4 个和甘草 18 个，基本阐明了尿毒清颗粒的化学物质基础。

中药血清药物化学是以经典的药物化学研究手段和方法为基础，运用现代分离技术及多维联用技术，分析鉴定或表征口服中药后人/动物血清中移行成分，阐明其活性与中药传统药效相关性，确定中药药效物质基础并研究其体内过程的应用学科。本节研究根据 molinspiration 预测结果，来源于十一味中药材，11 大类共计 44 个化合物可能会吸收入血，可能是尿毒清颗粒的药效物质基础，同时也是入血成分研究和网络药理学研究应重点关注的成分；根据入血成分分析结果，尿毒清颗粒中鉴定出来的 93 个化合物中，来源于十味中药材，11 大类共计 35 个化合物可以原型吸收入血，提示它们可能是尿毒清颗粒的药效物质基础，为质量标准研究指标成分选择提供依据。

7.3.2　基于网络药理学的尿毒清颗粒干预慢性肾功能衰竭疾病作用机理预测

网络药理学方法用于理论上预测中药作用靶标与疾病之间的联系，为中药复方多组分、多靶点的治疗机制探索提供了可行性。例如，Xiang 等[155]采用网络药理学方法对大黄抗肾间质纤维化的机制进行探究，通过构建大黄有效成分及靶标和疾病之间的网络关系，结果显示大黄酸、大黄素、儿茶素和表儿茶素等均为大黄的主要活性成分，这些活性成分通过调节细胞外基质的异常蓄积，控制炎症因子的释放和保持凝血和纤维蛋白溶解的平衡，发挥协同治疗功效。再如，Liang 等[11]采用网络药理学方法对六味地黄丸有效成分的核心生物靶标和药理作用进行了治疗适应证（肾病）的推测，该方法为研究中药复方的作用机制提供了新的思路。此外，网络药理学还可用于抗癌药物的研究[12]、中药治疗糖尿病的机制探讨[13]、治疗肝病的中药复方的研究[14]和治疗失眠的天然产物的研究[15]等。

本节研究在前期采用多种质谱联用技术建立了尿毒清颗粒的多维指纹图谱，明确其化学物质基础（83 个确证化学结构的成分）和药效物质基础（32 个可吸收入血的成分）的基础上，采用网络药理学的研究方法进行了网络药理学靶点和作用通路预测，筛选尿毒清治疗慢性肾衰竭的活性成分、药效作用靶点并阐释其可能的作用机制。基于药物和疾病作用靶点进行的网络药理学分析，发现了尿毒清复方作用的 5 个重要靶点：AKR1B1、GSTA1、ESR1、CA2 和 VDR。在此基础上，本节研究基于靶基因富集的通路也对疾病、治疗西药及中药成分的相关性进行了进一步分析，发现 5 条与尿毒清颗粒治疗 CRF 相关的重要通路：PPAR signaling pathway（rno03320）、Renal cell carcinoma（rno05211）和 Focal adhesion（rno04510）、Cytokine-cytokine receptor interaction（rno04060）和 JAK-STAT signaling pathway（rno04630）。其中通路 rno04510 的富集程度最高，推测其可能是尿毒清作用相关的重要调节通路。在此基础上，本节研究基于入血成分预测得到靶基因富集的通路有 PPAR signaling pathway（rno03320）、Focal adhesion（rno04510）和 Cytokine-cytokine receptor interaction（rno04060）与中药成分所得重点通路同样一致，此外，还发现入血成分所得 MAPK signaling pathway（rno04010）对疾病治疗可能具有重大意义。

（1）PPAR signaling pathway（rno03320）：PPARs 由 PPARα、PPARβ 和 PPARγ 3 种亚型组成。有研究[21]表明肾切除功能失调线粒体的积累可能改变 PPARγ 和 PGC1α 的蛋白水平，从而引起慢性肾脏疾病的进展。来源于甘草、苦参和黄芪的成分作用于该通路。

（2）Focal adhesion（rno04510）：细胞-基质黏连起到重要的生物过程作用，包括细胞运动、细胞增殖、细胞分化、基因表达和细胞存活的调节。有研究[22]表明肾小管上皮细胞增殖，抑制纤维细胞活化和基质的生产，降低了上皮间质转变和下调肾素-血管紧张素系统的基因，这是引起慢性肾脏衰竭发展的关键步骤。来源于甘草、苦参、丹参、大黄和何首乌的成分作用于该通路。

（3）Cytokine-cytokine receptor interaction（rno04060）：是细胞因子-细胞因子受体的相互作用。细胞因子（CK）是介导和调节免疫、炎症反应的小分子多肽，可以由多种细胞分泌，如淋巴细胞、肥大细胞、成纤维细胞、上皮细胞及肿瘤细胞等，许多 CK 参与了肾间质纤维化病理的过程[23, 24]。来源于甘草、苦参和黄芪的成分作用于该通路。

（4）JAK-STAT signaling pathway（rno04630）：该通路能够在 AMI 大鼠心肌细胞中激活，并且在细胞保护机制中起到了关键作用。研究表明[25, 26]在不同慢性肾脏疾病的动物模型中，JAK-STAT 的表达异常。其中 JAK1，JAK2，STAT3 的上调会促进糖尿病肾病、慢性梗阻性肾病等的发展。JAK-STAT pathway 在慢性肾病的发展中起到了一定的作用。来源于甘草、苦参、丹参的成分作用于该通路。

（5）Renal cell carcinoma（rno05211）：肾细胞癌为泌尿系统中恶性度较高的肿瘤，也是最常见的肿瘤之一，是起源于肾实质泌尿小管上皮系统的恶性肿瘤。研究表明[27, 28]慢性肾衰竭（CRF）患者容易发生囊性肾脏疾病，这可能随后导致肾细胞癌（RCC）的发展。并且慢性肾衰竭患者其年龄、肿瘤最大径和 eGFR 水平与肾癌密切相关。来源于甘草和苦参的成分作用于该通路。

（6）MAPK signaling pathway（rno04010）：是蛋白激酶信号转导通路，细胞对损伤和胞外刺激产生反应的主要信号通路，参与细胞增殖分化、凋亡及迁移等一系列病理生理过程。研究[31, 32]表明 MAPK 信号通路是通过介导的存活细胞的基因转录和修饰以及促进死亡细胞凋亡的双机制促进细胞的存活，并在下游炎症介质的合成和激活炎性细胞中起重要作用。其中通过调节 p38-MAPK 信号通路，改善降低肾小球和肾间质炎症伤害[33, 34]，这表明慢性肾衰模型组造模对肾细胞内的 MAPK 信号通路调节抑制，从而影响肾细胞导致肾损伤。

尿毒清颗粒由十六味中药材配伍而成，其中大黄与黄芪并为君药；桑白皮、苦参、党参、白术、茯苓共为臣药；制何首乌、白芍、丹参、川芎、菊花、半夏为佐药；车前草、柴胡、甘草佐而兼使。方解如下：大黄性味苦寒通腑降浊，作用峻猛，今治水邪，故减其量，与大量甘温益气黄芪并为君药。二药相合，既利小便，又顾气虚，去邪而不伤正。桑白皮泄肺行气分之水，苦参去血分水湿之毒，与白术、茯苓等共为臣药，助黄芪益气利水。佐以补肾益精之制何首乌，敛阴养肝之白芍，活血养血之丹参等共奏滋肾养肝，舒筋息风之功。车前草利小便而不伤阴，佐而兼使。通过对尿毒清颗粒网络药理学预测分析，黄芪、大黄、苦参、丹参、何首乌和甘草等六味中药材分别作用于 PPAR signaling pathway（rno03320）、Renal cell carcinoma（rno05211）和 Focal adhesion（rno04510）、Cytokine-cytokine receptor interaction（rno04060）和 JAK-STAT signaling pathway（rno04630）5 条通路，各司其职，协同配伍，是尿毒清颗粒治疗慢性肾功能衰竭过程中调节的关键通路。

7.3.3 采用整体系统生物学模式探讨尿毒清颗粒干预慢性肾功能衰竭疾病作用机理

本研究采用每日灌胃 250mg/（kg·d）腺嘌呤，连续 5 周，制备慢性肾功能衰竭大鼠模型，模型大鼠出现肾小球滤过功能减退、代谢性酸中毒、尿酸代谢紊乱、脂代谢异常及电解质平衡失调等，提示造模成功；同时采用代谢组学、基因组学和蛋白质组学从系统水平评价模型大鼠生理状态的改变。

1. 经典药理学评价

给药后，尿毒清颗粒使腺嘌呤所致慢性肾功能衰竭大鼠血肌酐和尿素氮水平具有显著改善。从肾脏外观、肾脏指数及病理切片观察可知，模型大鼠肾脏有一定程度的损伤，造模成功；给药期间，大鼠肾脏损伤有所减轻，且尿毒清的治疗作用较阳性药氯沙坦好。尿毒清颗粒干预腺嘌呤诱导慢性肾功能衰竭大鼠的有效性研究从大鼠一般状态、血清生化指标及肾脏病理切片等角度证实尿毒清颗粒延缓慢性肾功能衰竭模型大鼠肾脏损伤的作用。尿毒清可改善肾功能及肾小球滤过功能的损伤、缓解肾后梗阻且其治疗效果优于氯沙坦。

2. 代谢组学研究

慢性肾衰竭导致机体游离脂肪酸增加，研究表明脂质代谢紊乱是慢性肾脏疾病发生发展的关键环节，当机体处于代谢综合征状态下，可引起肾脏内脂质沉积和肾损伤[78]。"脂质肾毒性学说"认为，体内长期保持高游离脂肪酸水平，可以诱导肾细胞凋亡及促使糖尿病的发生[81~83]。研究人员通过大量体外实验证实慢性肾衰脂质代谢平衡的破坏主要由炎症因子引起，具体还是脂质诱导肾脏损害的中间环节与关键因素[86,87]。慢性肾脏疾病随着肾衰竭进行性加重常表现出以单核巨噬细胞激活，促进肾系膜细胞增殖，诱导炎症细胞向肾脏组织浸润，加重肾脏病变，并且伴随 TNF-α、IL-6 和 C 反应蛋白（CRP）等促炎症因子的增加[84,85]可刺激脂肪细胞的分解及游离脂肪酸（FFA）释放，导致高游离脂肪酸的过程[90]。而机体炎症反应过程会快速释放大量 TNF-α、IL-1 和 IL-6 等细胞因子和炎症介质，并导致组织耗氧增加和呼吸爆发，在短时间内生成大量活性氧，导致细胞衰老、凋亡。硫辛酸具有清除对机体有害的活性氧的功能,可重新激活体内或体外的抗氧化物质维生素C、谷胱甘肽(GSH)、辅酶Q(泛醌)、维生素E等各种抗氧化剂,共同参与清除生物体内过量活性氧[95]。以硒代半胱氨酸为中心的谷胱甘肽降低直接抑制转录因子κB(NF-κB)活性,细胞内GSH损耗过多时,氧化还原反应转变及细胞内ROS产生增多均能抑制NF-κB激活。而NF-κB是一种可被多种炎性因子或外界刺激激活的具有多向调节作用的转录因子,能调节下游多种炎症反应及免疫应答相关分子基因的表达,参与炎症反应过程。

本节研究对尿毒清颗粒治疗慢性肾功能衰竭的代谢组学研究发现了可作为大鼠慢性肾衰竭发生及尿毒清治疗的14个潜在代谢标志物,分别来源于脂肪酸代谢、维生素代谢、亚油酸代谢、氨基酸代谢、硫辛酸代谢、谷胱甘肽代谢、甘油磷脂代谢和白三烯代谢等代谢循环。尿毒清颗粒治疗8周对模型大鼠血浆中棕榈酸、亚油酸、十六碳二酸、二十碳五烯酸、十八碳二烯酸和白三烯C5等6个脂肪酸相关代谢物含量的异常均有明显调节作用,表明尿毒清在治疗慢性肾功能衰竭的过程中,可有效地调节体内脂肪酸代谢的异常,缓解腺嘌呤造模引起的炎症反应。通过上述研究构建了尿毒清治疗慢性肾功能衰竭过程中,潜在代谢标志物的体内调控网络图。

代谢组学筛选得到的潜在代谢物参与调控信号通路与本研究所进行的蛋白质组学和基因组学的研究结果基本一致,均参与MAPK信号通路、JAK-STAT信号通路及Cytokine-cytokine信号通路的调控作用。尿毒清颗粒治疗慢性肾功能衰竭的代谢组学研究筛选得到了尿毒清治疗慢性肾衰竭相关的潜在代谢物标志物,为尿毒清治疗慢性肾衰竭整合标志物体系建立提供了代谢数据,并对其代谢调控机制进行了初步阐释。

3. 基因组学研究

本节研究通过miRNAs表达芯片,建立了尿毒清药效试验中给药8周的正常组、模型组、尿毒清组和氯沙坦组大鼠血浆的miRNAs表达谱,发现了15个与大鼠慢性肾衰竭发生发展及尿毒清治疗密切相关的miRNAs标志物。其中,rno-miR-540-3p在模型组表达上调,且调控的靶基因最多,其调节通路主要集中在MAPK、TGF-β信号通路上。生物信息学分析发现,rno-miR-540-3p通过调节Map3k12、Prkcb、fbr1、Nras、Map4k1及Map3k3等基因的表达实现对MAPK和TGF-β信号通路的调控,从而参与调控细胞损伤、炎症和免疫等机体内反应过程。rno-miR-301b-3p调节的靶基因主要作用于细胞因子和细胞因子受体和TGF-β信号通路。目前研究已经表明TGF-β1是肾纤维化的中心,rno-miR-301b-3p通过调节靶基因TGF-β1,从影响丝氨酸蛋白酶和纤溶酶原激活物的活性以及细胞外基质的降解,促进单核细胞和成纤维细胞的生长,从而加重肾的纤维化,促进慢性肾衰疾病的发展。rno-miR-665调控的靶基因通路较多,主要参与了MAPK、Jak-STAT和T细胞受体信号转导途径,参与细胞的增殖分化、凋亡及迁移等一系列病理生理过程,在模型组下调可能与轴突导向通路的调节抑制了血管因子合成有关,从而导致肾组织缺血。rno-miR-92a在细胞因子-细胞因子受体作用信号通路、胰岛素信号通路、脂肪酸信号通路和代谢途径中发挥作用的可能性大。Fang[121]的研究证明在动脉粥样硬化患者的内皮细胞中表达上调miR-92a能通过抑制靶基因KLF-4和KLF-2表达而间接增加炎症相关的细胞因子分泌促进动脉粥样硬化过程。因此,根据本节研究结果及既往的研究分析,miR-92a可能在糖尿病及糖尿病大血管并发症的发生发展中都有重要的作用。rno-miR-320 在糖尿病患者血浆中表达水平较低。miRNA-21 可以抑制肾小管上皮细胞的增生，它通过与靶目标 Smad7 结合抑制 Smad7 的表达从而参与了 TGF-β/Smad 信号通路的调节过程[122]。rno-miR-483-5p 通过靶基因 ERK1 的表达实现对 MAPK 信号通路的调控，从而参与调控细胞损伤、炎症和免疫等机体内反应过程[123]。

通过组间比较分析、生物信息学分析及结合蛋白质组学的生物信息学分析结果，给药 8 周的正常组、模型组、尿毒清组和氯沙坦组组间差异表达 miRNAs 富集得到 5 条和肾病相关的重要通路，分别为：MAPK-信号通路、T cell receptor signaling pathway、Cytokine-cytokine receptor interaction、TGF-beta signaling pathway 和 JAK-STAT signaling pathway。

4. 蛋白质组学研究

在本节研究中，采用细胞因子蛋白质芯片对各实验组血浆中的蛋白质表达进行研究，发现腺嘌呤造模 5 周（及给药 0 周），可通过上调 MCP-1、IL-1α、IL-22、IL-2、IL-1α、GM-CSF、β-NGF、TGF-α 及 P 钙黏蛋白等蛋白质的表达水平而导致了肾组织的炎症、肾足细胞损伤和免疫应激等反应，加速肾脏的损伤和衰竭，且随着实验周期延长，从蛋白质表达水平来看，肾损伤程度稳定持续，未得到自我恢复。对筛选得到的重点蛋白质进行 Elisa 定量测定，样本测定结果与蛋白质芯片测定结果一致。腺嘌呤造模后大鼠血浆中 Activin A、IL-1α、GM-CSF、IL-2、TNF-α、B7-1 及 P-Cadherin 表达明显上调，IL-2、IL-1α 两个蛋白质属于炎症因子，TNF-α 是与肾炎和肾衰相关的关键因子，Activin A 是与肾损伤呈正相关的重要因子，TNF-α 和 GM-SCF 与尿蛋白、血肌酐均呈正相关，P-Cadherin、B7-1 与肾足细胞损伤有关，其中 B7-1 还参与了 T 淋巴细胞、B 淋巴细胞及巨噬细胞等细胞的活化。研究结果表明，腺嘌呤造模可通过上调 GM-SCF、TNF-α、IL-2、IL-1α 和 Activin A 导致大鼠的肾脏炎症的发生，促进肾纤维化的发展。经过尿毒清和氯沙坦治疗后，Activin A、IL-1α、GM-CSF、IL-2、TNF-α、B7-1 及 P-Cadherin 7 个差异蛋白质的异常上调均得到一定程度的恢复，并且尿毒清对 IL-2、IL-1α、GM-SCF、Activin A 及 P-Cadherin 5 个蛋白质调节作用更为明显，预示着尿毒清的总体疗效优于氯沙坦。

通过生物信息学分析发现，尿毒清主要通过调控 Cytokine-cytokine receptor interaction、JAK-STAT signaling pathway、T cell receptor signaling pathway、TGF-beta signaling pathway 及 MAPK signaling pathway 通路的作用，参与肾脏炎症、肾足细胞损伤及肾纤维化的调节来缓解大鼠慢性肾衰的发展。综上所述，本节研究从血浆蛋白表达的角度证明了尿毒清治疗慢性肾功能衰竭有效性研究，并且发现 Activin A、IL-1α、GM-CSF、IL-2、TNF-α、B7-1 及 P-Cadherin 可以作为慢性肾衰竭发生及药物治疗效果评价的潜在血浆蛋白质标志物。

5. 尿毒清入血成分网络药理学与代谢组学、基因组学、蛋白质组学整合分析

尿毒清基因组学，利用数据库 miRDB、targetscan 分别预测模型组和尿毒清组中的 30 个显著性差异的 miRNA 对应的靶基因，并将两个数据库预测出的靶基因按照相关性最高的进行整合，进行 pathway 分析、GO 功能富集分析，按照参与通路的因子大于 5，$P<0.05$

的条件筛选出31条通路；尿毒清蛋白质组学，通过模型组和尿毒清组中的26个显著性差异蛋白质，进行pathway分析、GO功能富集分析，筛选出17条通路；通过网络药理学对尿毒清入血成分作用靶点进行预测得到的39条通路；其中MAPK signaling pathway、Cytokine-cytokine receptor interaction、T cell receptor signaling pathway和JAK-STAT signaling pathway为4条尿毒清颗粒参与调节的关键通路。

MAPK信号通路（MAPK signaling pathway）：丝裂原激活蛋白激酶（mitogen—activated protein kinase, MAPK）是广泛存在于动植物细胞中的一类丝氨酸/苏氨酸蛋白激酶。作用主要是将细胞外刺激信号转导至细胞及其核内，并引起细胞的生物化学反应（增殖、分化、凋亡、应激等）。MAPK signaling pathway与6个中药成分靶点相关，即CASP3、EGFR、FGFR1、MAPK14、PLA2G2A和RAC1。

来源于大黄、丹参、甘草、黄芪和苦参中的药材小分子作用于MAPK signaling pathway，说明尿毒清颗粒通过MAPK信号通路发挥药效作用主要是通过以上5类中药材中的活性成分，组方其他药材成分可能会起到辅助作用。

细胞因子-细胞因子受体相互作用通路（Cytokine-cytokine receptor interaction）：细胞因子由各种细胞在体内释放时，通常是在响应激活刺激，并且它们通过靶细胞的细胞表面上的结合到特定的受体诱导的反应。Cytokine-cytokine receptor interaction与4个中药成分靶点相关，其分别对应一味中药材，分别为苦参、黄芪、甘草和大黄，说明中药复方成分的多成分、多靶点特性。

T细胞受体信号通路（T cell receptor signaling pathway）：T细胞是淋巴细胞的一个亚群，在免疫应答中发挥了重要作用。T细胞受体是一种内在膜蛋白复合物，慢性肾衰竭患者在肾脏的缺血再灌注损伤过程中被激活[28]。并可引发正性（信号增强）和负性（信号减弱）级联反应，最终导致细胞增殖、分化、细胞因子生成和（或）激活诱导性细胞死亡。

T cell receptor signaling pathway与6个中药成分靶点相关，其分别为GSK3B、IL2、LCK、MAPK14和PDK1。苦参、半夏、大黄、丹参、甘草、黄芪中的药材小分子作用于该通路，其中苦参中的多数成分均作用于该通路，说明该通路是苦参发挥作用的重要通路，同时该通路参与免疫反应，也从网络药理学的层面证明了苦参的抗炎免疫机制。

JAK-STAT信号通路（JAK-STAT signaling pathway）：在哺乳动物中，JAK/STAT通路是多种细胞因子和生长因子的主要信号机制，参与细胞的增殖、分化、凋亡以及免疫调节等许多重要的生物学过程。该信号通路传递过程相对简单，它主要由三个成分组成，即酪氨酸激酶相关受体、酪氨酸激酶Jak和转录因子STAT。JAK-STAT signaling pathway与4个中药成分靶点相关，其分别为CREBBP、IL2、PIM1和PTPN11。苦参、大黄、丹参、甘草中的药材小分子作用于该通路，各药材的比例基本均匀稳定，说明各药材通过协同作用在该通路发挥药效，体现了中医思想的配伍原则协同增效的特点。

综上所述，尿毒清颗粒通过提高机体免疫功能，调节肾脏炎症、肾足细胞损伤、肾纤维化的调节来缓解大鼠慢性肾功能衰竭的发展。

7.4 基于肝微粒体酶的尿毒清颗粒治疗慢性肾功能衰竭安全性研究

中药作为中华民族的瑰宝其使用历史已达数千年。因其具有资源丰富、疗效独特、毒副作用少等优势，吸引了国内外众多人群的关注。与西药相比，中药通常被认为具有使用安全、不良反应少等特点，在治疗疾病等方面具有独特的疗效和优势。但近年来，国内外时有中药安全性问题的报道，如千里光、柴胡的肝毒性，马兜铃所致的肾毒性等。国家药品不良反应检测中心 2014 年收到的 132.8 万份不良反应报告中，中药不良反应报告高达 17.3%[156]。中药安全性问题已不容忽视，明确中药不良反应发生的原因，在中药发挥药效的同时将不良反应减至最小，是正确认识传统中药，合理使用中药，使传统中药走向国际的关键。引发中药不良反应的因素很多，除中药本身所含毒性成分或因炮制不规范、用量不当等原因产生一定的毒副作用外，复方配伍不当以及中、西药在临床上不合理的联合使用也是引发不良反应的重要因素[157]。

中药复方中各配伍药材，有效组分/成分通过君臣佐使的有序配伍，增效减毒，协同作用，整体调节是中医药防病治病的重要特色之一。《神农本草经·序例》中的七情配伍的理论，便是复方中配伍药材的相互关系的体现。而各配伍药材间七情和合的配伍关系在微观上也体现为各药物成分间的相互作用。

此外，在疾病防治过程中，西药为主用以缓解临床症状，中药为辅以实现标本兼治成为主要的临床用药模式，中、西药联合应用愈渐广泛。这在一定程度上提高了疾病的治疗效果，但因中、西药不合理的配伍应用也带来了一定的安全风险，引发一些药源性疾病。例如，含有朱砂的安神丸可起到安神的作用，西药溴化钠也有镇静安神的功效，但二者合用，肠道内的溴化物可将朱砂的主要成分硫化汞还原为对肠道有刺激性的溴化汞，引起药源性肠炎[158]。无论是复方配伍还是中、西药合用引起的增效、减毒、减效、增毒，本质上均是药物与药物之间相互作用的结果。中药成分与中药成分之间，中药成分与西药成分之间均会产生药物相互作用。

药物进入体内，经由机体吸收、分布、代谢、排泄等一系列的体内过程，都可能产生药物相互作用。其中，由代谢环节引起的代谢性药物-药物相互作用造成的影响最大。代谢性药物相互作用的定义为：两种及以上药物同时使用或者前后序贯使用时，在代谢环节上药物之间产生了相互干扰，致使药物疗效增强或者减弱甚至出现治疗失败的现象[159]。据统计，在所有的代谢性药物相互作用中，96%都是由于细胞色素 P450（cytochromoP450，CYP450）酶活性发生变化引起的[160]。药物与细胞色素 P450 酶相互作用，引起细胞色素 P450 活性的升高或降低，从而影响药物在体内的代谢消除，结果或使药物疗效增强，或产生不良反应，甚至毒副作用。药物对细胞色素 P450 酶（以下简称 CYP450 酶）的作用结果主要表现为 CYP450 酶抑制和 CYP450 酶诱导这两方面，其中 70%的药物-药物相互作用由 CYP450 酶活性抑制导致，23%的药物相互作用由 CYP450 酶活性诱导引起，其他因素占 7%[161~163]。因此，从 CYP450 酶的角度，通过研究中药引起 CYP450 酶活性变化可用于评估中药复方配伍及中、西药联合应用的合理性。CYP450酶研究在中药复方中的应用主要体现在药物相互作用研究、复方配伍研究以及毒性研究这三方面。

张红曦等[164]采用探针药物法考察了参麦注射液、红参注射液及麦冬注射液对大鼠肝脏CYP450酶活性的影响。结果表明三种注射液均明显诱导CYP2C9活性；红参注射液和麦冬注射液显著诱导CYP2B6活性；红参注射液诱导CYP1A2活性，抑制CYP3A4活性，而参麦注射液对这两种酶活性的影响不大。说明由红参和麦冬配伍而成的参麦注射液对CYP450酶的影响小于单一红参注射液，可减少由于酶活性变化而导致的药物相互作用，一定程度上表现出了参麦注射液组方配伍的合理性。人体内CYP2C9含量约为细胞色素P450酶总量的20%，参与了双氯芬酸、布洛芬等非甾体消炎药，氯沙坦、厄贝沙坦等血管紧张素Ⅱ受体阻滞剂，甲苯磺丁脲、格列本脲等口服降糖药等多数药物的代谢。CYP2B6参与了氯胺酮、依法韦仑等7%左右的临床药物的代谢，在体内的主要作用为：催化代谢外源性毒物，生成无活性且易排泄的产物，从而降低药物毒性。参麦注射液显著诱导CYP2B6和CYP2C9活性，当与这两种酶的底物合用时，可能会加快相关药物的代谢，或降低药物的生物利用度，或降低由于毒性物质积蓄而引发的不良反应。

梁淼[165,166]以四物汤为研究对象，研究四物汤复方、组成复方的四味单药熟地、当归、白芍、川芎以及单药两两配伍对大鼠肝脏P450酶活性的影响。结果发现，四物汤显著抑制CYP2B6活性，显著诱导CYP1A2活性，对CYP2C9、CYP2C19、CYP2D6及CYP3A4的影响不存在显著性差异。临床上超过90%的药物由CYP2C9、CYP2C19、CYP2D6及CYP3A4这四种CYP亚酶催化代谢，说明四物汤与临床大多数药物合用时较少发生药物间相互作用。但在与经CYP1A2代谢的药物（咖啡因、茶碱、氯氮平等）以及经CYP2B6（他莫昔芬、地西泮等）代谢的药物合用时，应调整用药剂量，避免出现因酶活性升高加速药物代谢导致药效降低的情况或因酶活性降低使药物在体内蓄积引起的不良反应。

四物汤单药两两配伍的结果显示，君药熟地和臣药当归诱导CYP1A2活性，但熟地-白芍配伍和当归-白芍配伍均使CYP1A2活性明显下降，可见白芍在与熟地、当归的配伍中呈现出对CYP1A2调节的反佐作用。四物汤、熟地、当归、白芍、川芎均对CYP2C19影响不大，但两两配伍的熟地+白芍、当归+白芍、当归+川芎、白芍+川芎却显著抑制CYP2C19活性，一定程度上说明了四物汤组方配伍的合理性。

代方国等[167,168]研究了甘遂、甘草以及二者合用对大鼠肝脏CYP2E1、CYP3A4的mRNA水平、蛋白表达及酶活性方面的调控作用。结果显示，无论是甘遂、甘草单用，还是甘遂-甘草合用，均对大鼠肝脏中的CYP2E1表达与活性表现出显著的诱导作用，且甘草单用以及甘遂-甘草合用对CYP2E1的诱导程度明显大于甘遂单用。CYP2E1主要参与了前致癌物和前毒物的转化，生成对机体具有毒性的致癌物质和毒性物质。甘遂-甘草合用对CYP2E1的诱导程度显著大于甘遂组，提示甘遂-甘草合用可能通过上调肝脏中CYP2E1表达与活性，导致致癌物质和毒性物质的生成量增多，从而对机体产生毒性。与甘遂单用对CYP3A4的影响相比，甘遂-甘草合用可下调大鼠CYP3A4的mRNA表达和CYP3A4的蛋白质表达以及抑制CYP3A4活性。CYP3A4参与了大多数药物的代谢，氧化外源性毒素使其及时从体内移除。甘遂-甘草合用对CYP3A4的抑制作用，将减慢甘遂中所含的毒性成分的代谢消除，易导致有毒物质在体内积累，增大了毒性反应引发的概率。

由此上述结果可知，甘遂-甘草合用可能通过诱导 CYP2E1、抑制 CYP3A4 加大对机体的毒性，存在配伍禁忌。

尿毒清颗粒是延缓慢性肾功能衰竭患者肾脏功能减退的安全、有效的治疗药物。慢性肾脏病作为一个复杂的全身系统疾病，尿毒清颗粒会与其余治疗慢性肾病的西药同时应用，且尿毒清颗粒的服用周期较长，其是否影响机体对其他药物的代谢和吸收？为此，本节研究以尿毒清颗粒为研究对象，通过探究尿毒清颗粒复方、复方中主要配伍药材、药材主要成分对 CYP450 酶活性影响，来评价尿毒清颗粒在使用过程中可能潜在的药物相互作用。

7.4.1 基于 HPLC-TOF-MS 的 Cocktail 探针药物法的建立

混合探针药物法（"Coaktail"）是在单一探针法的基础上发展起来的，是指同时加入多种特异性探针药物，后采用不同的分离分析方法同时测定多种 CYP 亚酶底物或代谢产物方法。具有省时、经济、高效及个体间差异较小的特点，是目前研究 CYP 亚酶活性的用得较多的一种方法[169]。

本节采用混合探针药物法，以主要参与临床药物代谢五种 CYP 亚酶（CYP1A2、CYP2C9、CYP2D6、CYP2E1 和 CYP3A4）为对象，于肝微粒体孵育体系中加入这五种 CYP 亚酶的特异性混合探针底物，经孵育反应后，通过 HPLC-TOF-MS 同时测定五种底物经酶代谢后代谢产物的含量，建立酶活性的分析方法。本节内容主要由两部分组成：①采用 HPLC-TOF-MS 技术，建立一种可以同时检测、定量 5 种代谢产物的方法；②考察了在探针底物和 CYP 亚酶共孵育过程中影响代谢产物生成的因素，如蛋白质浓度、孵育时间、反应终止剂及底物浓度等，以确定适宜的反应条件。并通过测定各 CYP 亚酶特异性阳性抑制剂对酶的抑制程度来验证孵育体系是否可用于酶活性的研究。

五种 CYP 亚酶的特异性底物和抑制剂的选择采用 FDA《关于药物相互作用研究的指南》中优先推荐使用的酶底物及抑制剂，五种 CYP 亚酶对应的底物、代谢产物和阳性抑制剂见表 7-64。各底物经 CYP 亚酶催化的反应式见图 7-92。

表 7-64 五种 CYP 亚酶对应的底物、代谢产物和阳性抑制剂

CYP 亚酶	底物	代谢产物	阳性抑制剂
CYP1A2	非那西丁	对乙酰氨基酚	呋喃茶碱
CYP2C9	甲苯磺丁脲	4-羟基甲苯磺丁脲	磺胺苯并唑
CYP2D6	右美沙芬	右啡烷	奎尼丁
CYP2E1	氯唑沙宗	6-羟基氯唑沙宗	二烯丙基二硫醚
CYP3A4	睾酮	6β-羟基睾酮	酮康唑

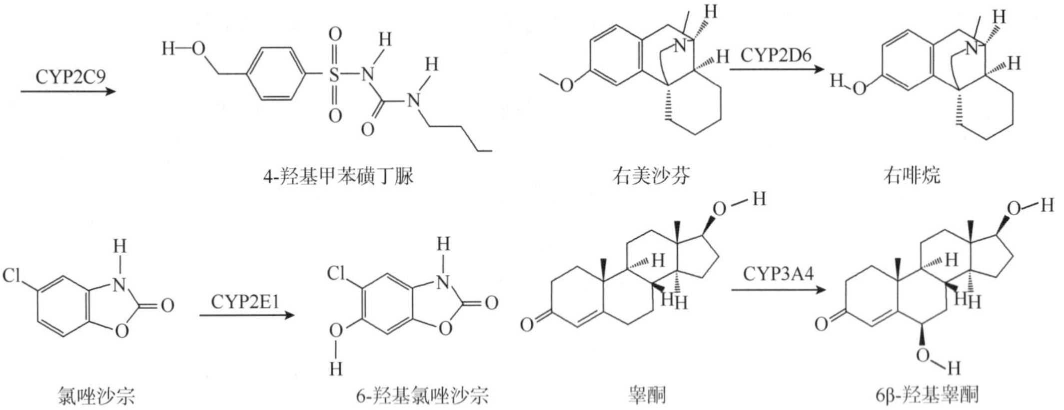

图 7-92　各底物经 CYP 亚酶催化的反应式

1. 实验材料

1）仪器

Agilent 1200series 高效液相色谱仪（包括在线脱气机 G1322A，低压二元梯度泵 G1312A，自动进样器 G1329A，柱温箱 G1316A，二极管阵列检测器 G1315D，Chemstation 化学工作站，美国 Agilent 科技有限公司）；Agilent 1200series TOF-MS 液质联用仪（美国 Agilent 科技有限公司）；XP205 型电子天平（d=0.01mg；瑞士梅特勒-托利多公司）；电动玻璃匀浆机（宁波新芝，DY89-Ⅱ）；DLSB-10L/10 低温冷却液循环泵及 HH-S 型水浴锅（巩义市予华仪器有限责任公司）；高速台式离心机（Hettich Zentrifugen）；UV-1100 紫外-可见光度计（北京科丰仪器仪表有限公司）；Milli-Q Synthesis 超纯水纯化系统（Millipore，USA）。

2）实验药品、试剂

甲醇（色谱纯，Merck），甲酸（色谱纯，Fisher），乙腈（色谱纯，Merck）；Milli-Q 超纯水（自制）。

$NADPNa_2$（氧化型辅酶Ⅱ二钠），索莱宝（Solarbio）科技有限公司（批号：718B0223）；G-6-PDH（6-磷酸葡萄糖脱氢酶），索莱宝（Solarbio）科技有限公司（批号：423A0312）；人肝微粒体，Prime Tox™ 公司（批号：M10001.2016001）；商品大鼠肝细胞微粒体，CHI SCIENTIFIC 公司（批号：NO20150812）；华法林，SIGMA 公司（批号：SLBN024V）；非那西丁，萨恩化学技术（上海）有限公司（批号：CL300089）；甲苯磺丁脲，阿拉丁试剂（上海）有限公司（批号：H1401054）；S-美芬妥英，Cyman Chemical Company（批号：0451419-26）；右美沙芬，索莱宝科技有限公司（批号：20151104）；氯唑沙宗，百灵威科技有限公司（J&K）（批号：LQ20P10）；睾酮，华中海威（北京）基因科技有限公司（批号：50908B121）；对乙酰氨基酚，北京华威锐科化工有限公司（批号：P1130493）；4-羟基甲苯磺丁脲，Cyman Chemical Company（批号：0464852-3）；4-羟基美芬妥英，Cyman Chemical Company（批号：0461117-2）；右啡烷，美国 BD 公司（批号：5146006）；6-羟基氯唑沙宗，百灵威科技有限公司（J&K）（批号：LKB0o88）；6β-羟基睾酮，SIGMA 公司（批号：MKBR7484V）；考马斯亮蓝 G-250，Amresco 公司（批号：20130315796）；牛血清白蛋白，美国 BD 公司（批号：bw-a0005-2）。

2. 方法

1）试剂配制

Tris-HCl 储存液配制（0.1mol/L）：称取 Tris-base12.11g，加入二次水 500ml，浓盐酸调节 pH 值为 7.4，再加水定容至 1000ml，储存于 4℃的冰箱中备用。

磷酸盐缓冲液（0.1mol/L）：称取磷酸二氢钾 6.8g，溶于 50ml 纯水中，为 A 液；磷酸氢二钾 22.8g，溶于 100ml 纯水中，为 B 液；取 19.8mlA 液与 80.2mlB 液混合，加入二次水 900ml，混合均匀。用 pH 计测定所得的磷酸缓冲液，pH 值为 7.4 左右则配制正确。

NADPH 再生体系（10mmol/L）：13mmol/L 氧化型辅酶 II 二钠（NADPNa$_2$），33mmol/L 6-磷酸葡萄糖（G-6-P），4U/ml 6-磷酸葡萄糖脱氢酶（G-6-PDH），33mmol/L 氯化镁（MgCl$_2$）。

内标溶液配制：称取定量华法林（内标）标准品适量，用甲醇溶解、定容，配制成内标标准溶液。将内标标准溶液用甲醇吸收，配制成最终含内标浓度为 0.21μmol/L 的终止剂，储存于 4℃的冰箱中备用。

考马斯亮蓝溶液配制：称取考马斯亮蓝溶液 100mg，加入 50ml 95%乙醇，超声 30min，充分溶解。加入 120ml 磷酸，混匀，用二次水定容至 1000ml，混合均匀，抽滤除去沉淀。

牛血清蛋白溶液配制：精密称取牛血清蛋白 2.33mg，用二次水定容至 10ml，摇匀，得浓度为 0.233mg/ml 的牛血清蛋白溶液。

底物、代谢物标准溶液的配制：称取定量非那西丁、甲苯磺丁脲、右美沙芬、氯唑沙宗、对乙酰氨基酚、4-羟基甲苯磺丁脲、右啡烷、6-羟基氯唑沙宗，溶解于二甲基亚砜中，睾酮、6β-羟基睾酮溶解于甲醇中，配制成标准溶液密封保存于 4℃冰箱中。使用时吸取定量的母液，用磷酸盐缓冲液稀释。

阳性抑制剂标准溶液配制：定量称取一定量的阳性抑制剂，用合适的溶剂溶解，配制成标准溶液，密封保存于 4℃冰箱中。使用时吸取定量的母液，用磷酸盐缓冲液稀释，各阳性抑制剂的溶解溶剂为：呋喃茶碱（二甲基亚砜）、磺胺苯吡唑（丙酮）、奎尼丁（乙醇）、二烯丙基二硫醚（二甲基亚砜）、酮康唑（甲醇）。

标准曲线和质控样品：取各代谢物适量，与 60℃失活 15min 的肝微粒体蛋白 30μl，加磷酸盐缓冲液至 200μl，加 200μl 含华法林 0.2μmol/L 的甲醇溶液，混合均匀，18000×g，4℃，离心 10min，取上清液进样分析。

本研究共选用 4 个不同浓度的质控样品，分别为最低定量限浓度（LLOQ）、低浓度（L）、中浓度（M）、高浓度（H）。其中，低浓度为 LLOQ 的 3 倍，中浓度为线性范围最大量 50%，高浓度为线性范围最大量的 75%，不同浓度的质控样品中各代谢产物的浓度见表 7-65。

表 7-65 不同浓度的质控样品中各代谢产物的浓度

代谢产物	质控样品浓度/（μmol/L）			
	LLOQ	L	M	H
对乙酰氨基酚	0.0988	2.96	4.94	7.41
4-羟基甲苯磺丁脲	0.0476	0.143	2.86	4.28

续表

代谢产物	质控样品浓度/ (μmol/L)			
	LLOQ	L	M	H
右啡烷	0.0258	0.0774	1.29	1.94
6-羟基氯唑沙宗	0.259	0.777	15.6	23.3
6β-羟基睾酮	0.616	1.85	30.8	46.2

2）肝微粒体制备及蛋白含量测定

（1）肝微粒体制备。

用冰冷生理盐水清洗离体肝脏至土黄色，用滤纸吸干水分，称重；剪碎肝组织，加入4倍量冰冻过的Tris-HCl缓冲液（pH值为7.4），800r/min匀浆3次，每次30s，制成肝匀浆；第一次离心：4℃，9000r/min，离心20min，吸取去除上层脂肪后的上清液，进行第二次离心：4℃，105000r/min，离心60min，取沉淀，即得肝微粒体；沉淀加入少量Tris-HCl缓冲液重悬，用一次性滴管吹打使混匀，加4倍量Tris-HCl混匀，分装冻存于–80℃冰箱。

（2）蛋白含量测定。

蛋白含量评价是肝微粒体CYP450酶活性的重要指标。酶活性通常用单位蛋白催化能力表示。蛋白含量测定结果的准确性关系着后续酶动力学研究以及药物对CYP450酶影响的正确评价。

蛋白含量的测定方法主要有凯氏定氮法、Foline-酚法、二喹啉甲酸（BCA）法和考马斯亮蓝法等。凯氏定氮法、BCA法定量准确，但此法操作烦琐、耗时。考马斯亮蓝法受钙离子和蔗糖溶液的影响大于Foline-酚法，而硫柳汞对Foline-酚法的测定结果干扰较大[170, 171]。考虑到Foline-酚法需反应40min左右，而考马斯亮蓝法只需10min就可完成反应，故选择考马斯亮蓝法测定肝微粒体中的蛋白含量。

标准曲线制作：精密吸取牛血清蛋白0.7ml、0.4ml、0.2ml、0.1ml、0.05ml和0ml，加二次水至1ml，加入5ml考马斯亮蓝溶液，涡旋2min，静置10min，用紫外分光光度法595nm进行测定。将牛血清蛋白浓度和吸光度值分别设为横、纵坐标，作标准曲线。

样品测定：将大鼠肝微粒体适当稀释，使其吸光度在线性范围内，加考马斯亮蓝溶液5ml，涡旋2min，静置10min，紫外分光光度法595nm波长下测定吸光度值。根据标准曲线，计算蛋白浓度。

3）分析条件

（1）色谱条件。

Agilent 1200series 高效液相色谱仪（包括在线脱气机G1322A，低压二元梯度泵G1312A，自动进样器G1329A，柱温箱G1316A，二极管阵列检测器G1315D，Chemstation化学工作站，美国Agilent科技有限公司）。Agilent TC C_{18} 柱（4.6mm×250mm，5μm）；流动相A相为0.1%甲酸水溶液，B相为0.1%甲酸乙腈溶液；梯度洗脱（0~5min 10%~30%，5~13min 30%~90%，13~20min 90%~90%）；进样体积10μl；流速1.0ml/min；柱温30℃。

（2）质谱条件。

电喷雾离子源（ESI）；采用正、负两种离子模式采集数据；质量扫描范围为50~

2200m/z；干燥气流速为 9L/min；干燥气温度为 350℃；雾化气压为 35psi；毛细管电压在正模式下为 3500V，负模式下为 3500V；碎裂电压 150V；Skimmer 电压 60V；八级杆 DC1 电压–38.0V；八级杆射频电压 250V；试验数据采用 Analyst QS 软件处理。测定样品之前，使用校正液校准质量轴，控制质量精度误差小于 10ppm。

4）肝微粒体孵育方法及优化

（1）孵育方法。

孵育体系总体积 200μl，其中，取各探针底物适量，大鼠肝微粒体适量（蛋白浓度约为 0.8mg/ml），加磷酸缓冲液（0.1mol/L，pH 值为 7.4）补足体系至 180μl。在 37℃水浴条件下预孵育 10min，加入同时预孵育 10min 的 NADPH 体系 20μl（NADPNa$_2$ 1.3mmol/L，6-磷酸葡萄糖 3.3mmol/L，G-6-PDH 0.4U/ml，MgCl$_2$ 3.3mmol/L）启动反应，37℃水浴孵育 90min，加入 200μl 冰冷的终止剂，终止反应，涡旋混匀后，18000r/min，4℃离心 10min，取上清液进样检测。

（2）孵育体系优化。

在肝微粒体体系的组成中，涉及的影响酶活性测定的变量有：探针底物浓度、肝微粒体蛋白浓度、孵育时间和终止剂。针对这些因素，本小节分别考察了：①不同肝微粒体蛋白浓度（0.1mg/ml，0.2mg/ml，0.4mg/ml，0.6mg/ml，0.8mg/ml，1mg/ml，1.5mg/ml，2mg/ml）；②不同孵育时间（30min，60min，90min，120min，180min）；③不同的终止剂（①冰甲醇；②冰乙腈；③冰甲醇：冰乙腈=1：1；④冰甲醇：冰乙腈=1：4）对酶催化能力的影响。

酶动力学分析：对于"探针底物浓度"这个变量因素，对各底物进行酶动力学分析，测出最适底物浓度。

酶动力学分析中的 K_m 值为酶的特异性常数，表示底物-酶二者之间的结合强度。K_m 附近药物代谢较稳定，故底物浓度一般选择在 K_m 附近[172]。

研究方法：通过测定不同浓度底物溶液在肝微粒体酶孵育体系中生成相应代谢产物的含量，使用 GraphPad Prism5.0 软件，以底物浓度为横坐标，代谢产物生成速率为纵坐标，拟合肝微粒体酶促动力学曲线，即可求出相应酶亚型的动力学常数 K_m、V_{max}。

$$代谢产物生成速率 = \frac{代谢产物生成量}{蛋白含量 \times 孵育时间}$$

肝微粒体孵育体系验证：大多数探针底物法采用人肝微粒体进行孵育，常会出现抑制剂和底物跟微粒体存在非特异性结合的现象，这将造成在预测药物相互作用时出现负误差的结果[173]。为保证测定结果的准确性，需对所建立的孵育体系进行验证。

特异性阳性抑制剂是已明确可抑制某一 CYP 亚酶的药物，其对 CYP 亚酶抑制程度通常以酶活性为 50%时，阳性抑制剂的浓度来表示，即 IC_{50} 值。通过比较阳性抑制剂在所建立的孵育体系中对酶的抑制程度与抑制剂实际对酶的抑制程度，可用于验证所建立的孵育体系是否准确可靠。

研究方法：在孵育体系中加入各 CYP 亚酶的特异性阳性抑制剂，测定不同浓度的阳性抑制剂引起的酶活性变化。使用 GraphPad Prism5.0 软件，以阳性抑制剂浓度对数值为横坐标，酶活性为纵坐标，绘制曲线，求得阳性抑制剂的 IC_{50} 值。

3. 结果与分析

1) HPLC-TOF/MS 方法学验证

（1）选择性。

将经 60℃加热失活后的人肝微粒体样品加入由磷酸盐缓冲液组成的孵育体系，为空白孵育样品。将空白孵育样品与加入代谢产物以及内标标准品的肝微粒体孵育样品进行图谱比较（图 7-93），评价所建立方法能否区分目标物质与基质成分。结果表明，肝微粒体基质对实验所需分析的代谢产物以及内标的测定均不产生干扰。代谢产物提取离子流图见图 7-93。

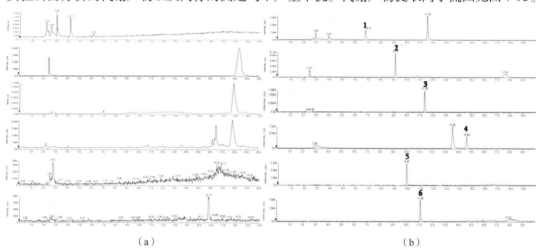

图 7-93 代谢产物提取离子流图

(a) 空白微粒体样品；(b) 加标微粒体样品。1. 对乙酰氨基酚；2. 右啡烷；3. 6β-羟基睾酮；4. 华法林（内标）；5. 6-羟基氯唑沙宗；6. 4-羟基甲苯磺丁脲

（2）最低定量限（LLOQ）。

依据信噪比不小于 10/1 的标准，测定基质样品中各代谢产物的最低定量限，结果为：对乙酰氨基酚 0.0988μmol/L，4-羟基甲苯磺丁脲 0.0476μmol/L，右啡烷 0.0258μmol/L，6-羟基氯唑沙宗 0.259μmol/L，6β-羟基睾酮 0.616μmol/L。

（3）标准曲线。

以各代谢产物的浓度为横坐标，相对峰面积为纵坐标，4-羟基甲苯磺丁脲和 6-羟基氯唑沙宗、作 $1/X$ 加权回归，对乙酰氨基酚、右啡烷、6β-羟基睾酮作 $1/Y$ 加权回归。各物质标准曲线图见图 7-94，各物质标准曲线方程及线性范围见表 7-66，各物质在标准曲线范围内线性良好。

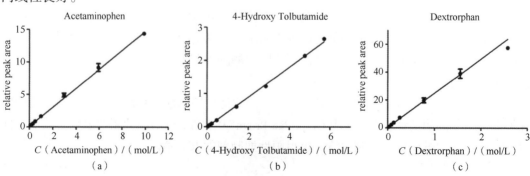

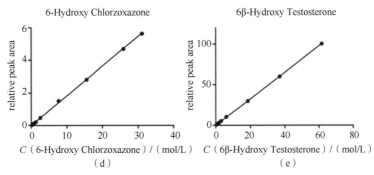

图 7-94 各物质标准曲线图

(a) 对乙酰氨基酚；(b) 4-羟基甲苯磺丁脲 (c) 右啡烷；(d) 6-羟基氯唑沙宗；(e) 6β-羟基睾酮

表 7-66 各物质标准曲线方程及线性范围

CYP 亚酶	代谢产物	回归方程	线性范围/(μmol/L)	R
CYP1A2	对乙酰氨基酚	$Y=1.459X+0.09903$	0.0988～9.88	0.9998
CYP2C9	4-羟基甲苯磺丁脲	$Y=0.4305X-0.008092$	0.0476～5.71	0.9985
CYP2D6	右啡烷	$Y=24.58X+0.2955$	0.0258～2.58	0.9930
CYP2E1	6-羟基氯唑沙宗	$Y=0.1818X-0.00545$	0.259～31.1	0.9998
CYP3A4	6β-羟基睾酮	$Y=1.626X+0.09944$	0.616～61.6	0.9998

（4）准确度和精密度。

通过考察 5 个代谢产物质谱响应与内标物质谱响应比值的相对标准偏差（RSD），评价方法的精密度。在 1 天时间内，分别平行制备和测定 6 份 LLOQ、低、中、高浓度的质控样品，计算各浓度样品测定值的 RSD%，得到日内精密度；连续 5 日测定 LLOQ、低、中、高浓度的平行 6 份质控样品，计算各浓度样品测定值的 RSD%，获得日间精密度。准确度=测得值÷真实值×100%。

如表 7-67 所示，五种待测物质的精密度及准确度均较好，可满足定量下限 RSD% 不超过 20%，其余浓度 RSD% 不超过 15% 的要求；准确度在 ±15% 之内。所建立分析方法获得数据准确可靠。

表 7-67 五种待测物质精密度及准确度

化合物	加入浓度/μmol/L	平均测定浓度/μmol/L	日内精密度/(RSD%)	准确度/%	日间精密度/(RSD%)
对乙酰氨基酚	0.0988	0.0952	7.5	96.4	9.5
	2.96	3.34	4.7	112.8	7.4
	4.94	5.61	7.2	113.6	7.3
	7.41	7.83	3.0	105.7	7.4
4-羟基甲苯磺丁脲	0.0476	0.0442	5.0	92.9	17.1
	0.143	0.122	5.6	85.3	13.4
	2.86	2.59	7.3	90.6	11.4
	4.28	4.51	4.1	105.4	10.3

续表

化合物	加入浓度/μmol/L	平均测定浓度/μmol/L	日内精密度/（RSD%）	准确度/%	日间精密度/（RSD%）
右啡烷	0.0258	0.0284	6.1	110.1	8.0
	0.0774	0.0838	3.7	108.3	8.0
	1.29	1.48	6.7	114.7	9.1
	1.94	2.16	9.7	111.3	13.3
6-羟基氯唑沙宗	0.259	0.243	5.5	93.8	14.8
	0.777	0.667	4.1	85.8	11.0
	15.6	16.5	7.2	105.8	11.6
	23.3	25.0	3.8	107.3	8.5
6β-羟基睾酮	0.616	0.631	4.0	102.4	5.7
	1.85	2.06	3.8	111.4	5.1
	30.8	26.4	8.5	85.7	8.8
	46.2	50.2	9.1	108.7	9.3

（5）稳定性。

制备低、中、高以及最低定量限浓度质控样品 6 份，考察待测物在以下实验条件下的稳定性：①经处理后的质控样品在室温下 24h 内（0h，24h）重复进样；②各浓度混合样本经反复冻融 3 次后测定，五种待测物质稳定性考察结果如表 7-68 所示。

表 7-68 五种待测物质稳定性考察结果

化合物	加入浓度/（μmol/L）	24h 稳定性/（RSD%）	冻融稳定性/（RSD%）
对乙酰氨基酚	0.0988	8.0	10.5
	2.96	6.8	7.9
	4.94	7.3	4.2
	7.41	5.2	5.5
4-羟基甲苯磺丁脲	0.0476	13.3	8.3
	0.143	13.5	9.0
	2.86	9.4	12.2
	4.28	11.1	9.8
右啡烷	0.0258	5.2	8.0
	0.0774	7.0	4.4
	1.29	9.0	4.0
	1.94	9.3	6.8
6-羟基氯唑沙宗	0.259	8.7	7.8
	0.777	9.5	12.7
	15.6	8.1	5.5
	23.3	10.1	6.2
6β-羟基睾酮	0.616	4.4	5.8
	1.85	5.0	5.5
	30.8	9.9	6.1
	46.2	10.0	9.1

经处理后的质控样品在室温下 24h 内各待测物质含量 RSD 均小于 15%，说明供试品溶液在室温下放置 24h 稳定性良好。各浓度混合样本经反复冻融 3 次后，各待测物质含量 RSD 均小于 15%，说明各浓度混合样本反复冻融稳定性良好。

（6）基质效应。

考察除分析物外的其他组分（基质）对分析物的测定是否有显著干扰。

A：取低、中、高浓度混合代谢产物溶液，加磷酸盐缓冲液至 200μl，加 200μl 含华法林 0.2μmol/L 的甲醇溶液，混合均匀，18000r/min，4℃，离心 10min 后，取上清液进样分析。

B：取低、中、高浓度混合代谢产物溶液，分别加入 60℃失活 15min 的肝微粒体蛋白 30μl，加磷酸盐缓冲液至 200μl，加 200μl 含华法林 0.2μmol/L 的甲醇溶液，混合均匀，18000r/min，4℃，离心 10min 后，取上清液进样分析。

基质效应（ME）的计算为将质控样品的相对峰面积（B）与同浓度标准溶液的相对峰面积（A）的比值。五种待测物质基质效应考察结果见表 7-69。表 7-69 显示肝微粒体基质对五种待测物质的基质效应在 86.0%～115.0% 之间，均在 ±15% 范围内，表明无明显基质效应。

表 7-69 五种待测物质基质效应考察结果

CYP 亚酶	代谢产物	基质效应/%（$n=6$）		
		低浓度	中浓度	高浓度
CYP1A2	对乙酰氨基酚	106.7	113.7	113.3
CYP2C9	4-羟基甲苯磺丁脲	86.0	89.8	86.3
CYP2D6	右啡烷	112.2	110.6	113.6
CYP2E1	6-羟基氯唑沙宗	87.2	95.6	90.5
CYP3A4	6β-羟基睾酮	110.0	112.3	115.0

2）孵育体系优化结果

（1）蛋白浓度考察。

采用考马斯亮蓝法，测得蛋白质含量标准曲线线性回归方程为 $Y=5.228X+0.038$，相关系数 $R=0.998$，线性范围为 0～0.875mg/ml。蛋白质含量测定标准曲线图如图 7-95 所示。

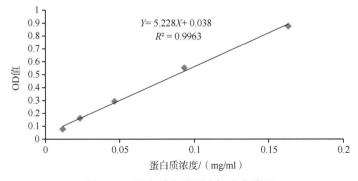

图 7-95 蛋白质含量测定标准曲线图

考察正常大鼠肝微粒体孵育体系中蛋白质浓度分别为 0.1mg/ml、0.2mg/ml、0.4mg/ml、0.6mg/ml、0.8mg/ml、1mg/ml、1.5mg/ml 和 2mg/ml 时,代谢产物的生成量。以蛋白质浓度为横坐标,各 CYP 亚酶催化底物所生成的代谢产物含量为纵坐标,绘制曲线,五种待测物质在不同蛋白质浓度下的生成曲线见图 7-96。对乙酰氨基酚、4-羟基甲苯磺丁脲、右啡烷、6-羟基氯唑沙宗、6β-羟基睾酮在蛋白质浓度分别为 0.6mg/ml、0.8mg/ml、0.4mg/ml、0.8mg/ml 和 0.6mg/ml 时,生成量最大。

综合考虑,选择 0.8mg/ml 作为孵育体系中的蛋白质浓度。

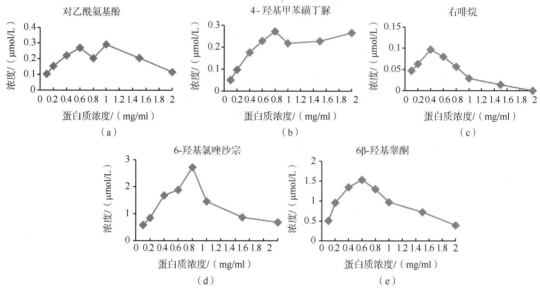

图 7-96　五种待测物质在不同蛋白质浓度下的生成量曲线图
(a) 对乙酰氨基酚;(b) 4-羟基甲苯磺丁脲;(c) 右啡烷;(d) 6-羟基氯唑沙宗;(e) 6β-羟基睾酮

(2) 孵育时间考察。

考察正常大鼠肝微粒体孵育体系,孵育时间分别 30min、60min、90min、120min 和 180min 时,代谢产物的生成量。将孵育时间作为横坐标,将代谢产物生成浓度作为纵坐标,绘制五种物质在不同孵育时间下的生成量曲线图 (图 7-97)。如图 7-97 所示,对乙酰氨基酚、4-羟基甲苯磺丁脲、右啡烷、6-羟基氯唑沙宗、6β-羟基睾酮在孵育时间分别为 180min、120min、90min、120min 和 180min 时,生成量最大。考虑到右啡烷在 120min、180min 时生成量远小于 90min,而其他代谢产物在 90min、120min 和 180min 时生成量差别相对较小,故孵育时间确定为 90min。

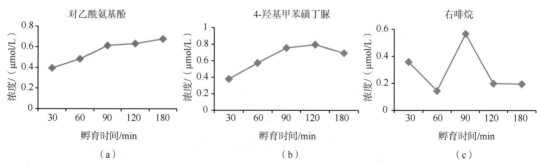

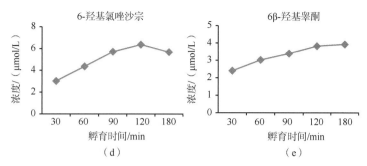

图 7-97　五种物质在不同孵育时间下的生成量曲线图
(a) 对乙酰氨基酚；(b) 4-羟基甲苯磺丁脲；(c) 右啡烷；(d) 6-羟基氯唑沙宗；(e) 6β-羟基睾酮

（3）终止剂考察。

考察正常大鼠肝微粒体孵育体系四种：①冰甲醇；②冰乙腈；③冰甲醇：冰乙腈=1：1；④冰甲醇：冰乙腈=1：4 终止剂对代谢产物质谱图及含量的影响。以分离度高及所产生代谢产物含量高为标准。五种物质在不同终止剂下的生成量曲线见图 7-98。

如图 7-98 所示，对乙酰氨基酚、4-羟基甲苯磺丁脲、右啡烷、6-羟基氯唑沙宗、6β-羟基睾酮在终止剂分别为甲醇、乙腈、甲醇、甲醇：乙腈=1：4、甲醇时，生成量最大，综合考虑最终确定终止剂为甲醇。

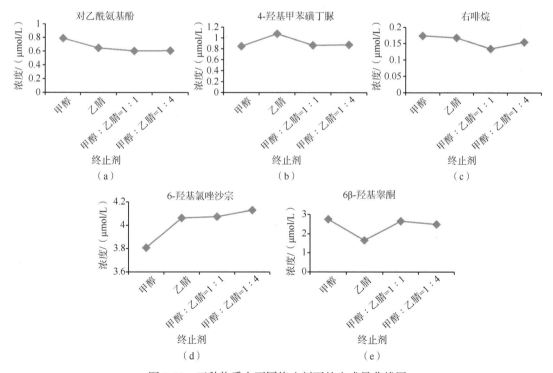

图 7-98　五种物质在不同终止剂下的生成量曲线图
(a) 对乙酰氨基酚；(b) 4-羟基甲苯磺丁脲；(c) 右啡烷；(d) 6-羟基氯唑沙宗；(e) 6β-羟基睾酮

（4）酶动力学分析。

使用 GraphPad Prism5.0 软件，将底物浓度作为横坐标，将代谢产物生成速率作为纵坐标，绘制酶动力学曲线，同时拟合可得出各底物的 K_m 值。正常大鼠肝微粒体孵育体系各底物酶动力学曲线如图 7-99 所示，正常人肝微粒体孵育体系各底物酶动力学曲线如图 7-100 所示。

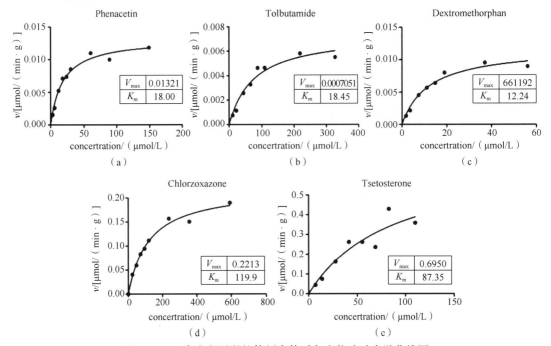

图 7-99　正常大鼠肝微粒体孵育体系各底物酶动力学曲线图
(a) 对乙酰氨基酚；(b) 4-羟基甲苯磺丁脲；(c) 右啡烷；(d) 6-羟基氯唑沙宗；(e) 6β-羟基睾酮

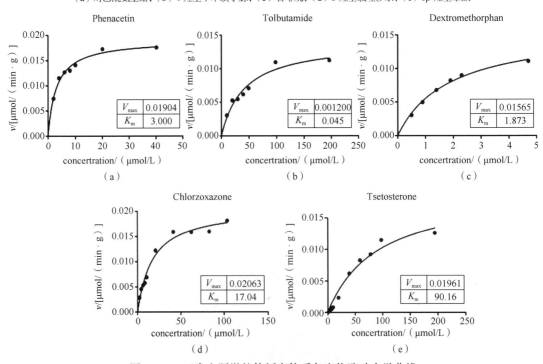

图 7-100　正常人肝微粒体孵育体系各底物酶动力学曲线
(a) 对乙酰氨基酚；(b) 4-羟基甲苯磺丁脲；(c) 右啡烷；(d) 6-羟基氯唑沙宗；(e) 6β-羟基睾酮

实验测得,正常大鼠肝微粒体体系中,非那西丁、甲苯磺丁脲、右美沙芬、氯唑沙宗和睾酮的酶动力学常数 K_m 分别为 18.00μmol/L、18.45μmol/L、12.24μmol/L、119.9μmol/L 和 87.35μmol/L。人肝微粒体体系中,非那西丁、甲苯磺丁脲、右美沙芬、氯唑沙宗和睾酮的酶动力学常数 K_m 分别为:3.06μmol/L、8.945μmol/L、1.873μmol/L、17.04μmol/L 和 90.16μmol/L。大鼠肝微粒体体系各底物的 K_m 值即为本节研究所用大鼠肝微粒体孵育体系中各探针底物的浓度。

(5)肝微粒体孵育体系验证。

为验证所建立的孵育体系是否可用于药物对酶活性作用分析,实验测定了各 CYP 亚酶的特异性阳性抑制剂在人肝微粒体体系中的 IC_{50} 值。阳性抑制剂的 IC_{50} 见表 7-70,酶活性抑制曲线见图 7-101。

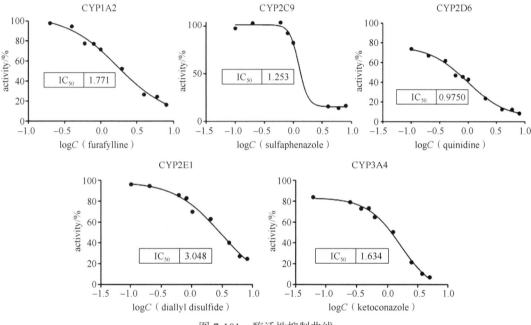

图 7-101 酶活性抑制曲线

由表 7-70 可知,实验所测得人肝微粒体孵育体系抑制剂的 IC_{50} 值,结果均在文献范围内,说明 CYP 亚酶特异性阳性抑制剂对该孵育体系的抑制程度与文献所报道的阳性抑制剂对酶的抑制程度相当,即本研究所用的孵育体系符合 CYP 亚酶抑制活性评价的要求。

表 7-70 阳性抑制剂的 IC_{50} 值

CYP 亚酶	阳性抑制剂	实验测得 IC_{50} 值/(μmol/L)	文献 IC_{50} 值[104, 105]/(μmol/L)
CYP1A2	呋喃茶碱	1.771	1.5~1.8
CYP2C9	磺胺苯吡唑	1.253	0.2~1.52
CYP2D6	奎尼丁	0.9750	0.00253~1.78
CYP2E1	二烯丙基二硫醚	3.048	—
CYP3A4	酮康唑	1.634	0.008~1.8

4. 小结

本研究建立了一种基于 HPLC-TOF-MS 高通量同时快速测定五种 CYP 亚酶代谢产物的方法。经方法学考察证明，该方法稳定可靠，可用于对 CYP 亚酶活性的研究。优化后的孵育体系为：孵育体系总体积 200μl，各探针底物浓度在其 K_m 值附近（非那西丁 18.00μmol/L，甲苯磺丁脲 18.45μmol/L，右美沙芬 12.24μmol/L，氯唑沙宗 119.9μmol/L，睾酮 87.35μmol/L），大鼠肝微粒体适量（蛋白浓度 0.8mg/ml），加磷酸缓冲液（0.1mol/L，pH 值为 7.4）补足体系至 180μl。在 37℃水浴条件下预孵育 10min，加入同时预孵育 10min 的 NADPH 体系 20μl（NADPNa$_2$ 1.3mmol/L，6-磷酸葡萄糖 3.3mmol/L，G-6-PDH 0.4U/ml，MgCl$_2$ 3.3mmol/L）启动反应，37℃水浴孵育 90min，加入 200μl 冰冷的终止剂，终止反应，涡旋混匀后，18000r/min，4℃离心 10min，取上清液进样检测。

7.4.2　慢性肾功能衰竭引起的 CYP 亚酶活性变化

CYP 亚酶活性的表达受多种因素的影响，除环境、性别、年龄、药物外，疾病也是重要影响因素之一。健康状态和疾病状态下，酶活性的表达会有所不同。谭志荣[174]研究表明，肝硬化患者 CYP1A2、CYP2C19、CYP3A4 活性下降，导致经 CYP1A2 代谢的咖啡因，经 CYP2C19 代谢的美芬妥因和经 CYP3A4 代谢的利多卡因、尼非地平等药物在肝硬化患者中的代谢率降低。酶活性降低引起的药物代谢率下降易造成药物在体内蓄积，增加不良反应发生的概率，在对肝硬化患者进行药物治疗时，需根据患者肝功能状态进行给药剂量的调整。

Dowling 等[175]采用红霉素呼吸实验，考察 12 例终末期肾病患者和 12 位健康受试者肝脏 CYP3A 的活性，结果发现与健康受试者相比，终末期肾病患者 CYP3A 活性显著下降。CYP3A 是许多内源和外源物质的代谢和解毒过程的关键代谢亚酶，参与超过 200 种常用药物的代谢，终末期肾病患者 CYP3A 活性降低可能会引起药物毒性风险增加。

抑郁症是一种常见的精神疾病，30%左右的抑郁症患者服用抗抑郁药会出现疗效不佳或治疗无效的现象。CYP 亚酶活性的个体差异可能是导致药物治疗失败的重要因素[176]。何书芬等[177]研究发现氢化可的松诱导的肾阳虚抑郁症状态大鼠体内的 CYP1A2、CYP2C6 和 CYP2E1 活性显著升高。酶活性的显著升高会加快经这三种 CYP 亚酶代谢的抗抑郁药在体内的代谢速率，降低其生物利用度，影响药物疗效。提示临床治疗肾阳虚抑郁症时应特别关注 CYP1A2、CYP2C6 和 CYP2E1 参与代谢的药物疗效及其不良反应。

肝病、肾病、抑郁症等疾病均影响患者体内细胞色素 P450 酶活性，改变经 CYP 亚酶代谢药物的药物动力学特征，一方面会提高药物的生物利用度，增加药物暴露量可能会提高药物疗效，也可能会导致"超剂量"用药而造成不良反应发生的风险；另一方面会降低药物的生物利用度，增加其在体内蓄积，也可能引起治疗失败，增加不良反应的风险。CYP 亚酶活性的改变是导致药效增强或治疗无效甚至发生不良反应的重要因素。因此，了解疾病状态下患者药物代谢能力的变化，关乎患者健康，对药物的有效性和安全性具有重要意义。

慢性肾功能衰竭是指在各种原因作用下，造成了肾脏的实质性损害，致使肾脏明显萎缩，不能维持其基本功能，全身各系统受累为主要表现的临床综合征。慢性肾功能衰竭会影响到各个系统和器官，也会引起药物代谢酶活性的改变[178~180]。

目前，慢性肾功能衰竭模型的建立方法主要包括物理法、生物法和化学法。其中，由日本学者 Yokozawa 提出的腺嘌呤诱导慢性肾功能衰竭大鼠模型，通过腺嘌呤饲养或灌胃等方式引起肾小管梗阻，肾单位大量丧失，导致氮质血症，毒素蓄积及电解质和氨基酸代谢紊乱，进而引起肾功能衰竭[43,44]。该模型所致大鼠慢性肾功能衰竭模型与人类肾功能衰竭病理过程类似，具有操作方便、指标灵敏、病程稳定及成功率高等优点，已广泛用于慢性肾病慢性肾功能衰竭及其主要病理变化——肾间质纤维化的研究中[36,53]。

本课题组前期开展了中药复方治疗腺嘌呤诱导的慢性肾功能衰竭大鼠模型的整体系统生物学研究。本节研究在此基础上，采用"coaktail"探针药物法测定正常大鼠与腺嘌呤诱导的慢性肾功能衰竭大鼠五种肝 CYP 亚酶活性，比较正常与疾病状态下各 CYP 亚酶活性的异同，从 CYP 亚酶代谢的角度探讨中药复方治疗慢性肾功能衰竭过程中可能引起的药物相互作用。

1. 材料

紫外分光光度计：型号 UV-1100，北京科丰恒业仪器仪表有限公司。

电子天平：梅特勒-托利多电子分析天平，型号 PB303-N，上海方瑞仪器有限公司；Milli-Q 超纯水系统，Millipore 公司生产。

药匙，灌胃器，注射器，烧杯，量筒，玻璃皿等。

生理盐水，麻醉剂：10%水合氯醛，麻醉剂量 0.3ml/100g。腺嘌呤（Sigma 公司产品，纯度≥99%，批号 V900471-100G）。

2. 方法

1）试剂配制，孵育方法及分析条件

见"7.4.1 节中 2 方法"项。

2）动物模型的建立

实验动物：SPF 级雄性 SD 大鼠 12 只，质量（180±20）g，由清华大学实验动物平台统一采购，实验动物许可证编号：SCXK（京）2012—0001。实验动物饲养及观察在清华大学动物实验中心（SPF）进行。温度 21.5～24.5℃，相对湿度维持在 40%～55%，昼夜节律为 10h/14h 明暗自动切换。动物自由摄食，饮水。

本研究采用腺嘌呤诱导的方法，建立慢性肾衰竭大鼠模型。取雄性大鼠 12 只，适应 4 天喂养后，随机分组，分为正常对照组（$n=6$），模型组（$n=6$），编号并称重。模型组每日给 250mg/kg 腺嘌呤，连续灌胃 5 周；正常对照组每日给 2ml 水，连续灌胃 5 周。喂养结束后，麻醉，肝门静脉取血，取肝组织。按照 7.4.1 节中方法制备肝微粒体及测定蛋白质含量。

3. 结果与分析

连琦等通过比较腺嘌呤造模大鼠和正常对照组大鼠的一般体征、生化指标和肾脏病理组织切片发现,从一般体征来看,腺嘌呤造模大鼠体重下降、精神萎靡、反应迟钝、嗜睡、毛色发黄、毛质粗糙及尿量增加,符合中医肾阳虚的症状。从生化指标来看,与正常对照组对比,腺嘌呤造模大鼠血清中的尿素氮、血肌酐含量显著升高,尿液中的尿蛋白显著升高,尿素氮、血肌酐和尿蛋白均为反映肾小球滤过功能的指标,这三者含量显著增加说明模型组大鼠肾小球滤过功能明显减退。由肾脏病理组织以及切片可知,腺嘌呤造模大鼠肾脏组织严重水肿、苍白,肾组织切片难以观察到完整肾小球和肾小管,炎细胞浸润,间质纤维化严重,出现了严重的肾损伤。以上特征表明腺嘌呤 250mg/kg 灌胃五周可成功构建慢性肾功能衰竭大鼠模型[190]。

本节研究采用 cocktail 探针药物法,比较了腺嘌呤诱导五周致肾损伤模型组大鼠和正常对照组大鼠 CYP1A2、CYP2C9、CYP2D6、CYP2E1 及 CYP3A4 五种 CYP 亚酶的活性变化,各组大鼠酶活性测定结果见表 7-71,各组大鼠 CYP 亚酶活性比较见图 7-102。

表 7-71　各组大鼠酶活性测定结果(n=6)

CYP 亚酶	酶活性/[pmol/(min·mg protein)]	
	正常对照组	模型组
CYP1A2	33.1±4.0	71.9±7.0**
CYP2C9	16.6±0.84	3.41±0.42**
CYP2D6	54.8±7.6	39.9±5.3**
CYP2E1	152±6.6	76.7±5.1**
CYP3A4	57.4±9.0	43.7±4.0*

注:与正常对照组对比,*P<0.05,**P<0.01。

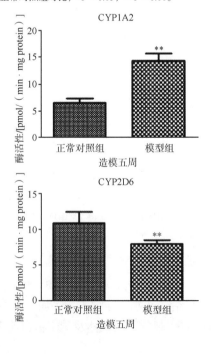
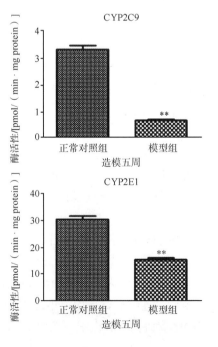

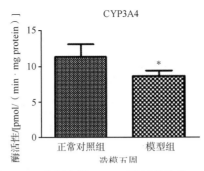

图 7-102 各组大鼠 CYP 亚酶活性比较

与正常对照组对比，*P<0.05，**P<0.01

1）CYP1A2

与正常对照组相比，模型组大鼠 CYP1A2 活性显著上升。CYP1A2 可将花生四烯酸代谢为 19-羟基二十烷四烯酸（19-HETE），19-HETE 具有收缩动脉、升高血压、促进炎症反应及刺激各种类型的肿瘤细胞的生长作用。模型组大鼠 CYP1A2 活性升高，可将更多的花生四烯酸代谢为 19-HETE，加重炎症反应。连琦等[181]研究发现，采用腺嘌呤诱导肾损伤大鼠模型，从腺嘌呤灌胃两周开始，腺嘌呤诱导的模型大鼠体内的白细胞数和单核白细胞等炎症相关指标均显著低于正常对照组，模型组大鼠体内出现了明显的炎症反应。本节研究从 CYP1A2 活性变化的角度证实了腺嘌呤诱导的慢性肾功能衰竭大鼠机体炎症反应的状态。同时，CYP1A2 活性升高，可能会导致 CYP1A2 底物茶碱、氨苯蝶啶等药物的代谢加快，降低上述药物的生物利用度。氨苯蝶啶属于留钾利尿药，用于治疗各类水肿，如心力衰竭、肝硬化及慢性肾炎引起的水肿和腹水，以及糖皮质激素治疗过程中发生的水钠潴留，是治疗慢性肾功能衰竭的临床基础药物。肾功能损伤状态对氨苯蝶啶代谢的影响使药物疗效降低。

2）CYP2C9

与正常对照组相比，模型组大鼠 CYP2C9 活性显著下降。CYP2C9 具有环氧化物酶的活性，可将各种多不饱和脂肪酸转变为作用更为广泛的生物活性物质。CYP2C9 参与了花生四烯酸合成环氧二十碳三烯酸（EETs）的代谢。经 CYP 亚酶催化生成的 EETs 可直接抑制环氧合酶-2 介导的炎症反应或减少 NF-κB 介导的环氧合酶-2 的表达，从而抑制炎症反应[182]。本节研究中腺嘌呤诱导的慢性肾功能衰竭模型组大鼠 CYP2C9 活性显著下降，可能会导致 EETs 含量减少，引起机体炎症反应。Dreisbach 等[183, 184]分析患者临床血液透析结果数据显示，终末期肾病患者 CYP2C9 活性减少 50%，与本节研究结果一致。

CYP2C9 活性下降，会减慢华法林等经 CYP2C9 代谢药物的代谢速率，药物在体内血药浓度升高，增加不良反应的风险。华法林在体内蓄积过量容易造成各种出血，由此提示在慢性肾功能衰竭的治疗中，如需使用华法林，应调整华法林的用量，避免发生不良反应。

3）CYP2D6

模型大鼠 CYP2D6 活性显著低于正常对照组。CYP2D6 在肝脏中的含量大约只占总量的 2%，但在临床上却参与了 30% 左右的常用药物的代谢活动，如 β 受体阻滞剂卡维地洛、丙胺苯丙酮，抗抑郁药阿米替林、度洛西汀，抗精神病药利培酮、氟哌啶醇等。CYP2D6除代谢外源性药物外，还参与了一些内源性物质的代谢，如血液中的复合胺和神经甾体。

Balant 等[185]比较了丁呋洛尔在健康志愿者和肾功能不全患者中代谢情况，正常对照组为 6 名健康志愿者，口服 20mg 丁呋洛尔；患者组为肾功能不全患者，口服 20mg 丁呋洛尔。用 GC-MS 测定了实验人群血浆中丁呋洛尔及其代谢产物 1′-羟基丁呋洛尔。结果表明，患者组血浆中的丁呋洛尔含量高于正常对照组，1′-羟基丁呋洛尔含量低于正常对照组，即肾功能不全患者清除丁呋洛尔能力下降。丁呋洛尔为 CYP2D6 的特异性底物，其经 CYP2D6 代谢为 1′-羟基丁呋洛尔。肾功能不全患者血浆中的 1′-羟基丁呋洛尔较正常对照组高，从侧面说明了肾功能不全患者 CYP2D6 活性下降。另外，临床数据显示，经 CYP2D6 代谢的甲氧氯普胺在肾功能不全患者中的清除率下降[186]，同样可从侧面反映肾功能不全患者 CYP2D6 活性下降。CYP2D6 代谢了 30%左右的临床药物，给肾功能不全患者服用抗高血压药卡维地洛、抗郁抑症药帕罗西汀等 CYP2D6 底物时，应调整给药剂量。

4）CYP2E1

肾损伤模型大鼠 CYP2E1 活性显著低于正常对照组。CYP2E1 的底物大部分为前致癌物和前毒物，在药物和毒物的活性转化中具有重要作用。CYP2E1 过表达增加氧自由基的产生，加重肝细胞生物膜的脂质过氧化程度，损伤细胞和细胞器生理功能，增大肝脏损伤的可能性。CYP2E1 活性下降，一方面，可抑制前癌物和前毒物的转化；另一方面，可能会影响经 CYP2E1 代谢的药物在体内的及时消除，增大药物不良反应的风险。

5）CYP3A4

肾损伤模型大鼠 CYP3A4 活性显著低于正常对照组。CYP3A4 主要存在于肝脏和肠道中，目的是氧化外源性有机小分子，如一些毒素或药物，以便将其从体内移除。其参与了临床 50%以上的药物代谢，是造成药物间相互作用的重要因素。其活性下降，增大了药物间相互作用的发生概率。

Feere 等[187]研究了红细胞生成素对腺嘌呤诱导的肾衰模型大鼠细胞色素 P450 酶表达的影响。该研究通过测定睾酮经 CYP3A 的代谢产物 6β-羟基睾酮的变化来评估了大鼠肝微粒体 CYP3A 的表达，结果表明，腺嘌呤灌胃 4 周后的大鼠 CYP3A 表达显著下降。Hashimoto 等[188]采用腺嘌呤诱导致肾损伤模型，研究腺嘌呤大鼠肝微粒体对药物代谢酶的影响，结果发现，给腺嘌呤 5 周大鼠 CYP3A 活性下降，与本节研究结果一致。CYP3A4 参与临床大部分药物的代谢，其酶活性的抑制是引起药物不良反应的主要因素。提示，慢性肾功能衰竭患者用药时应密切关注患者对药物的反应，及时调整用药剂量。

4. 小结

本节研究采用"coaktail"探针药物法测定正常大鼠与腺嘌呤诱导的慢性肾功能衰竭大鼠五种肝脏 CYP 亚酶活性。结果显示，与正常对照组相比，腺嘌呤诱导 5 周致慢性肾衰竭模型大鼠 CYP1A2 活性显著上升，CYP2C9、CYP2D6、CYP2E1 及 CYP3A4 活性显著下降。CYP1A2 活性显著上升，CYP2C9 活性显著下降与腺嘌呤诱导的模型大鼠体内炎症反应状态相关。腺嘌呤灌胃诱导的慢性肾衰竭模型大鼠肝微粒体中 CYP2D6、CYP2E1 和

CYP3A4 等与外源性药物代谢密切相关的 CYP 亚酶活性显著低于正常对照组大鼠。药物代谢酶活性抑制易造成药物在体内蓄积，增加发生药物不良反应的风险，提示慢性肾衰竭患者用药尤需注意调整经 CYP2C9、CYP2D6、CYP2E1 及 CYP3A4 代谢的药物的用药剂量。比较正常与疾病状态下各亚酶活性的异同，为从 CYP 亚酶代谢的角度探讨中药复方治疗慢性肾功能衰竭过程中可能引起的药物相互作用提供研究基础。

7.4.3 尿毒清颗粒灌胃给药对腺嘌呤诱导慢性肾功能衰竭大鼠肝微粒体酶活性的影响

尿毒清颗粒可通过降低血肌酐和尿素氮水平，稳定肾功能，是延缓慢性肾功能衰竭疾病患者肾脏功能减退的安全、有效的治疗药物。

前文采用"coaktail"探针药物法测定正常对照组大鼠与腺嘌呤诱导的慢性肾功能衰竭大鼠五种肝 CYP 亚酶活性，结果表明，模型组大鼠体内的 CYP 亚酶活性较正常对照组发生显著变化，CYP1A2 活性显著上升，CYP2C9、CYP2D6、CYP2E1 及 CYP3A4 活性显著下降。

慢性肾脏病作为一个复杂的全身系统疾病，临床通常将其与西那卡塞、氯沙坦及骨化三醇等治疗慢性肾衰竭的西药（表 7-72）联合使用，尿毒清颗粒对 CYP 亚酶的抑制或诱导作用可能会影响与其联合使用的药物的疗效。因此探究尿毒清颗粒用于治疗肾损伤过程中对 CYP 亚酶的影响，有助于为临床安全用药提供参考。治疗肾损伤相关的西药与相应的 CYP 亚酶见表 7-72。

表 7-72 治疗肾损伤相关的西药与相应的 CYP 亚酶

治疗肾损伤相关的西药	药物代谢酶
西那卡塞（Cinacalcet），氨苯蝶啶（Triamterene）	CYP1A2
盐酸多巴胺注射液（Dopamine），厄贝沙坦（Irbesartan），氯沙坦（Losartan），托拉塞米（Torasemide），缬沙坦（Valsartan）	CYP2C9
西那卡塞（Cinacalcet）、卡维地洛（Carvedilol）、盐酸多巴胺注射液（Dopamine）	CYP2D6
—	CYP2E1
骨化三醇（Calcitriol）、西那卡塞（Cinacalcet）、辛伐他汀（Simvastatin）	CYP3A4

本节采用"coaktail"探针药物法测定尿毒清颗粒灌胃干预 12 周后对腺嘌呤诱导的慢性肾功能衰竭模型大鼠肝微粒体酶活性，从 CYP 亚酶活性角度评价尿毒清颗粒治疗对药物相互作用的影响，以期为尿毒清颗粒的安全合理有效应用提供科学依据。

1. 材料与方法

1）实验材料、试剂配制，孵育方法及分析条件

见"7.4.1 节中 2 方法"项。

2）动物模型的建立

实验动物：SPF 级雄性 SD 大鼠 18 只，体重为（180±20）g，购自北京维通利华实验动物技术有限公司，实验动物许可证编号：SCXK（京）2012—0001。实验动物饲养及观察在清华大学动物实验平台（SPF）。温度21.5～24.5℃，相对湿度维持在40%～55%，昼夜节律为10h/14h明暗自动切换。动物自由摄食，饮水。

本节研究首先采用腺嘌呤灌胃5周诱导慢性肾功能衰竭大鼠模型，然后使用尿毒清颗粒灌胃治疗12周，探究尿毒清颗粒治疗对CYP亚酶活性的影响。取雄性大鼠18只，适应性饲养4天后，随机分为3组：正常对照组（n=6），模型组（n=6），给药组（n=6）。正常对照组每日灌胃给予2ml饮用水，连续灌胃17周；模型组每日灌胃腺嘌呤250mg/kg，连续灌胃5周，之后每日灌胃给水2ml，连续12周；给药组大鼠前5周每日灌胃腺嘌呤250mg/kg，后12周每日灌喂尿毒清颗粒1.8g/kg。喂养结束后，麻醉，肝门静脉取血，取肝组织。按照"7.4.1节"中方法制备肝微粒体、测定蛋白含量。

2. 结果与分析

采用"coaktail"探针药物法测定了正常对照组（水17周）、模型组（腺嘌呤5周+水12周）以及给药组（腺嘌呤5周+尿毒清颗粒12周）大鼠的CYP亚酶活性水平，探讨尿毒清颗粒干预慢性肾功能衰竭大鼠12周对大鼠CYP亚酶活性的影响。尿毒清颗粒干预12周各组大鼠酶活性测定结果见表7-73和图7-103。

表7-73 尿毒清颗粒干预12周各组大鼠酶活性测定结果（n=6）

CYP亚酶	干预12周各组大鼠酶活性/[pmol/(min·mg protein)]			模型组/正常对照组	给药组/正常对照组
	正常对照组	模型组	给药组		
CYP1A2	29.1±3.8	78.6±8.6**	47.8±7.0**##	2.70	1.64
CYP2C9	16.0±1.7	21.9±9.8**	21.4±1.5**##	1.37	1.33
CYP2D6	65.3±3.6	85.4±7.0**	66.1±3.7##	1.31	1.01
CYP2E1	217±11	149±73**	190±9.3**	0.818	0.876
CYP3A4	163±7.2	79.3±5.0**	116±6.7**##	0.486	0.710

注：与正常对照组对比，*P＜0.05，**P＜0.01；与模型组对比，#P＜0.05，##P＜0.05。

1）CYP1A2

模型组大鼠CYP1A2活性显著高于正常对照组；给药组大鼠CYP1A2活性显著低于模型组，显著高于正常对照组。

CYP1A2活性升高可将花生四烯酸代谢为19-HETE，19-HETE具有收缩动脉、升高血压及促进炎症反应等作用，与模型大鼠的炎症反应状态相关。本节研究中尿毒清颗粒灌胃干预12周后，大鼠肝微粒体中CYP1A2活性显著下降，推测与尿毒清颗粒对模型大鼠炎症损伤状态的改善相关。临床研究结果表明，尿毒清颗粒治疗慢性肾功能衰竭患者可降低TNF-α和IL-6等炎症因子，具有抗炎作用[189]。此外，CYP1A2参与了一些前致癌物和前毒物的体内活化过程[190]，其活性升高可促使毒性物质生成，产生毒性。尿毒清颗粒下调由慢性肾功能损伤引起的CYP1A2活性升高，可抑制炎症反应发生以及抑制有毒物质的产生，减少由CYP1A2活性诱导引起的药物间相互作用。

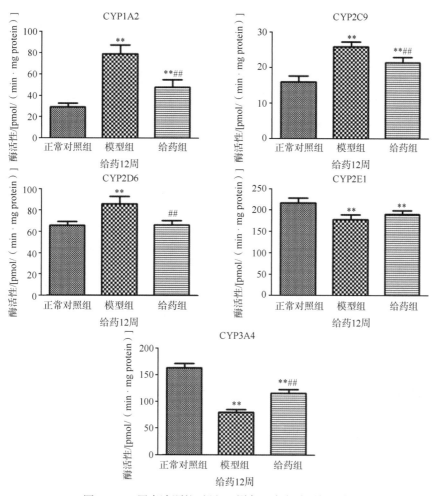

图 7-103　尿毒清颗粒干预 12 周各组大鼠酶活性比较

与正常对照组对比，*$P<0.05$，**$P<0.01$；与模型组对比，#$P<0.05$，##$P<0.05$

2）CYP2C9

模型组大鼠 CYP2C9 活性显著高于正常对照组；给药组大鼠 CYP2C9 活性显著低于模型组，显著高于正常组。

CYP2C9 活性升高可促进花生四烯酸转化为环氧二十碳三烯酸（EETs）。EETs 能舒张血管、调节炎症反应及抗纤维化，对急性肾功能损伤和慢性肾功能衰竭等肾脏疾病具有一定的保护作用。尿毒清颗粒可改善由肾功能损伤引起的 CYP2C9 活性升高，使 CYP2C9 活性更接近于正常水平，调节肾损伤大鼠的炎症状况，减少因 CYP2C9 活性上升引起的药物间相互作用。CYP2C9 参与了临床上约 10% 的药物代谢，其中慢性肾功能衰竭常用的治疗药物氯沙坦就是经 CYP2C9 代谢的西药[191]。氯沙坦属于非肽类的血管紧张素 II 受体拮抗剂，可有效降低血压，减少蛋白尿，降低血肌酐和尿素氮水平，强化肾小球滤过功能，是慢性肾功能衰竭临床一线用药，常与尿毒清颗粒联合应用。本节研究结果表明，模型组大鼠肝微粒体 CYP2C9 活性显著高于正常对照组大鼠，提示处于疾病状态下的模型组大鼠对氯沙坦的代谢显著强于正常对照组大鼠。而尿毒清颗粒干预后，可降低模型动物肝微粒体

CYP2C9活性，可能在一定程度上会影响氯沙坦的生物利用度，还有待通过进一步的药物代谢动力学研究验证这一结论。

3）CYP2D6

模型组大鼠CYP2D6活性显著高于正常对照组；给药组大鼠CYP2D6活性显著低于模型组，与正常对照组大鼠CYP2D6活性水平相近。

CYP2D6在人体肝脏中只占CYP亚酶总量的2%，但却参与了临床上30%常用药物的代谢活动，如抗精神病药氟哌啶醇、抗心律失常药美托洛尔等。尿毒清颗粒可使模型组大鼠CYP2D6活性恢复至正常水平，减少因CYP2D6活性改变而引发的药物间相互作用。

4）CYP2E1

模型组大鼠和给药组大鼠CYP2E1活性均显著低于正常对照组；给药组大鼠CYP2E1活性与模型组相比有上升趋势，但不存在显著性差异。

CYP2E1主要参与临床约2%左右的药物代谢，包括恩氟烷、异氟烷等麻醉剂及乙醇、苯胺等。在使用尿毒清颗粒治疗慢性肾功能衰竭过程中，如需使用异氟烷等麻醉剂，应注意由CYP2E1活性下降引起的药物生物利用度变化。

5）CYP3A4

模型组大鼠CYP3A4活性显著低于正常对照组；给药组大鼠CYP3A4活性显著高于模型组，显著低于正常对照组。

CYP3A4是人体中重要的CYP亚酶，主要存在于肝脏和肠道中，通过氧化外源性有机小分子，如一些毒素或药物，将其从体内移除。CYP3A4参与了临床一半以上的药物代谢，是影响药物间相互作用的重要因素。尿毒清颗粒可减轻由肾损伤引起的CYP3A4活性下降。用于治疗甲状旁腺功能低下症及血液透析患者的肾性营养不良治疗的骨化三醇（calcitriol），用于治疗肾性骨营养不良的西那卡塞（cinacalcet），非肽类血管紧张素II受体拮抗剂氯沙坦（losartan）和预防心血管疾病的辛伐他汀（simvastatin）等在慢性肾功能衰竭中常与尿毒清颗粒联合应用的药物均是经CYP3A4代谢的药物。模型组大鼠肝微粒体CYP3A4活性显著低于正常组动物，提示处于疾病状态下的模型组大鼠对它们的代谢显著低于正常对照组的大鼠。而尿毒清颗粒干预后，可在一定程度上增强模型动物肝微粒体CYP3A4活性，增加联合使用的上述西药的生物利用度，具有一定协同作用。还有待通过进一步的药物代谢动力学研究验证这一结论。

3. 小结

本节研究采用"coaktail"探针药物法测定尿毒清颗粒灌胃干预12周对腺嘌呤诱导的慢性肾功能衰竭模型大鼠五种肝CYP亚酶活性。结果显示，与正常对照组相比，腺嘌呤诱导五周致慢性肾衰竭模型大鼠CYP1A2活性显著上升，CYP2C9、CYP2D6、CYP2E1和CYP3A4活性显著下降。尿毒清颗粒灌胃干预12周后，可显著改善由慢性肾衰竭引起的模型大鼠CYP1A2、CYP2C9、CYP2D6和CYP3A4活性的变化。

CYP1A2、CYP2C9、CYP2D6、CYP2E1和CYP3A4分别参与了临床上约4%、10%、

30%、2%和 50%的药物代谢[192]。尿毒清颗粒下调由慢性肾功能损伤引起的 CYP1A2 和 CYP2D6 活性升高,可在一定程度上减少由肾功能损伤引起的 CYP1A2 和 CYP2D6 活性增强而引起的药物间相互作用;尿毒清颗粒降低模型组大鼠肝微粒体 CYP2C9 活性,可能在一定程度上影响 CYP2C9 对氯沙坦的代谢;而增强模型动物肝微粒体 CYP3A4 活性,则可能增加与其联合使用的骨化三醇(calcitriol)、西那卡塞(cinacalcet)、氯沙坦(losartan)和辛伐他汀(simvastatin)等西药的生物利用度,还有待通过进一步的药物代谢动力学研究验证这一结论。尿毒清颗粒对模型大鼠 CYP2C9 和 CYP3A4 活性的影响可能会改变机体对临床上可能与尿毒清颗粒联合应用的西药的药物代谢动力学性质,引起的药物间相互作用。

7.4.4　体外肝微粒体孵育法测定尿毒清颗粒及主要配伍药材对 CYP 亚酶活性影响

上节研究采用"coaktail"探针药物法测定尿毒清颗粒灌胃干预 12 周对腺嘌呤诱导的慢性肾功能衰竭模型大鼠五种肝 CYP 亚酶活性。结果显示,与正常对照组相比,腺嘌呤诱导 5 周致慢性肾衰竭模型大鼠 CYP1A2 活性显著上升,CYP2C9、CYP2D6、CYP2E1 和 CYP3A4 活性显著下降。尿毒清颗粒灌胃干预 12 周后,可显著调节由慢性肾衰竭引起的模型组大鼠 CYP1A2、CYP2C9、CYP2D6 和 CYP3A4 活性的变化,其中尿毒清颗粒对模型组大鼠 CYP2C9、CYP2D6 和 CYP3A4 活性的影响可能会改变机体对临床上可能与尿毒清颗粒联合应用的西药的药物代谢动力学性质,引起的药物间相互作用。

尿毒清颗粒对 CYP 亚酶活性的影响是方中各药材、各组分相互作用的整体反映。本节研究采用"coaktail"探针药物法测定尿毒清颗粒复方中的几味主要中药材提取物在体外孵育体系中对 CYP 亚酶活性的影响。

1. 方法

1)药材提取物供试品溶液制备

称取尿毒清颗粒、甘草、大黄、何首乌、苦参药材提取物粉末约 2.5mg,各加入 0.5ml 二次水溶解,涡旋混匀,超声 30min。

2)所用肝微粒体及蛋白含量测定

同 7.4.1 节中 2 项。

3)体外孵育方法

(1)药材提取物在孵育体系中浓度的选择。

体外孵育法研究需要确定中药在孵育体系中的浓度,不合适的药物浓度,不足以准确反映中药在体内代谢情况,体内-体外结果缺乏一致性。Liu 等[193]采用系列浓度来研究中药对 CYP 亚酶活性的影响,浓度范围为 0~1000μg/ml;Appiah-Opong 等[194]先选择较高的草药浓度 1mg/ml 进行肝微粒体孵育实验,再挑选出该浓度下对酶的抑制程度大于 70%的草药，进行 0.0014～1mg/ml 范围内系列浓度孵育测定 IC$_{50}$ 值。张远冬等[195]研究了白藜芦醇、栀子苷、黄芩素等 20 种中药成分对 CYP2C9 活性的影响，各中药成分在孵育体系中的浓度均为 0.1mg/ml。综合文献中采用体外孵育法测定肝微粒体中 CYP 亚酶活性，所加入的中草药浓度在 1mg/ml 以内。本节研究选取了一个中间的药物浓度 0.5mg/ml 作为药物在孵育体系中的终浓度，初步测定甘草、大黄、何首乌、苦参提取物对正常对照组大鼠肝微粒体体系和腺嘌呤诱导的慢性肾功能衰竭模型大鼠肝微粒体中 CYP 亚酶活性的作用。

（2）孵育方法。

孵育体系总体积 200μl，其中，加药材提取物供试品溶液（见 7.2.4 节）20μl，使其在孵育体系中的浓度为 0.5mg/ml；取各底物适量，使其在孵育体系中的浓度在其 K_m 值附近（非那西丁 18.00μmol/l，甲苯磺丁脲 18.45μmol/l，右美沙芬 12.24μmol/l，氯唑沙宗 119.9μmol/l，睾酮 87.35μmol/l），大鼠肝微粒体适量（蛋白浓度 0.8mg/ml），加磷酸缓冲液（0.1mol/L，pH 值为 7.4）补足体系至 180μl。在 37℃水浴条件下预孵育 10min，加入同样预孵育 10min 的 NADPH 体系 20μl（NADP 1.3mmol/l，6-磷酸葡萄糖 3.3mmol/l，MgCl$_2$ 3.3mmol/l）启动反应，37℃水浴孵育 90min，加入 200μl 冰冷的终止剂，终止反应。涡旋混匀，18000×g，4℃，离心 10min，取上清液即可进样检测。

4）实验所分析的样品

本研究选用正常对照组大鼠和慢性肾功能衰竭模型组大鼠肝微粒体（见 7.4.2 节中 2），共分析了甘草、大黄、何首乌及苦参四个单味中药材及大黄、何首乌及苦参三味中药材分别与甘草配伍对正常对照组大鼠肝微粒体和腺嘌呤诱导的慢性肾功能衰竭模型组大鼠肝微粒体细胞色素 P450 酶活性的影响。样品信息见表 7-74。

表 7-74 样品信息

样品名称	所加药物供试液	肝微粒体	药物供试液在孵育体系中的浓度/（mg/ml）
N	无	造模 5 周正常对照组	0
NDQ	NDQ		0.5
N-G	甘草		0.5
N-D	大黄		0.5
N-H	何首乌		0.5
N-K	苦参		0.5
N-G+D	甘草和大黄		甘草：0.5；大黄：0.5
N-G+H	甘草和何首乌		甘草：0.5；何首乌：0.5
N-G+K	甘草和苦参		甘草：0.5；苦参：0.5
M	无	造模 5 周模型组	0
NDQ	NDQ		0.5
M-G	甘草		0.5
M-D	大黄		0.5
M-H	何首乌		0.5
M-K	苦参		0.5
M-G+D	甘草和大黄		甘草：0.5；大黄：0.5
M-G+H	甘草和何首乌		甘草：0.5；何首乌：0.5
M-G+K	甘草和苦参		甘草：0.5；苦参：0.5

5）HPLC-TOF-MS 分析条件

实验方法同 7.4.1 节中 2 项。

2. 实验结果

1）尿毒清颗粒复方及四味中药材对正常对照组大鼠和慢性肾功能衰竭模型组大鼠 CYP 亚酶活性的影响

（1）尿毒清颗粒对大鼠 CYP 亚酶活性的影响。

尿毒清颗粒对正常对照组大鼠肝微粒体和腺嘌呤诱导的慢性肾功能衰竭模型组大鼠肝微粒体 CYP 亚酶活性的作用结果见表 7-75。

表 7-75 尿毒清颗粒对两种肝微粒体 CYP 亚酶活性的影响

CYP 亚酶	大鼠 CYP 亚酶活性/[pmol/(min·mg protein)]			
	N 组	N-NDQ 组	M 组	M-NDQ 组
CYP1A2	50.3±6.8	46.4±6.7↓	74.3±3.9*	60.5±3.8↓
CYP2C9	27.2±2.7	26.8±1.9↓	4.63±0.24**	5.3±0.50#↑
CYP2D6	58.3±5.6	53.7±7.3↓	30.0±1.3**	24.0±1.4#↓
CYP2E1	184±16	167±14*↓	110±3.6*	99.5±4.8#↓
CYP3A4	110±14	101±17↓	58.2±0.14*	53.7±3.0#↓

注：N 组. 正常对照组；N-NDQ 组. 正常 NDQ 组；M 组. 模型对照组；M-NDQ 组. 模型 NDQ 组。与 N 组对比，*$P<0.05$；**$P<0.01$；与 M 组对比，#$P<0.05$；##$P<0.01$；↓. 与同体系对照组相比，酶活性下降；↑. 与同体系对照组相比，酶活性上升。

尿毒清颗粒抑制正常对照组大鼠肝微粒体 CYP2C9 活性，显著诱导模型大鼠肝微粒体 CYP2C9 活性。CYP2C9 具有环氧化物酶活性，其活性升高可将多不饱和脂肪酸转变为作用更广泛的生物活性物质，如花生四烯酸经 CYP2C9 转化可生成具有舒张血管、抗炎等作用的 EETs。CYP2C9 上调可能与尿毒清颗粒减轻炎症反应有关。

尿毒清颗粒对正常和疾病两种状态 CYP1A2、CYP2D6、CYP2E1 及 CYP3A4 活性均呈抑制作用。正常尿毒清颗粒组 CYP1A2、CYP2D6、CYP2E1 和 CYP3A4 活性分别为正常对照组的 92.1%、92.1%、90.8% 和 91.5%。模型尿毒清颗粒组 CYP1A2、CYP2D6、CYP2E1 和 CYP3A4 活性分别为模型对照组的 81.4%、80.2%、90.6% 和 92.3%。尿毒清颗粒对模型组大鼠 CYP1A2、CYP2D6 活性的抑制程度稍大于正常对照组大鼠，应注意由 CYP1A2、CYP2D6 活性下调引起的药物相互作用。

（2）甘草对大鼠 CYP 亚酶活性的影响。

甘草对正常对照组大鼠肝微粒体和腺嘌呤诱导的慢性肾功能衰竭模型组大鼠肝微粒体 CYP 亚酶活性的作用结果见表 7-76。

甘草显著抑制正常对照组大鼠肝微粒体中 CYP1A2、CYP2D6、CYP2E1 和 CYP3A4 活性，对 CYP2C9 活性有抑制趋势，但作用无显著性差异。在腺嘌呤诱导的慢性肾功能衰竭模型组大鼠肝微粒中，甘草显著诱导 CYP2C9、CYP3A4 活性，显著抑制 CYP2E1 活性，对 CYP1A2、CYP2D6 活性影响不大。

表 7-76　甘草对两种肝微粒体 CYP 亚酶活性的影响

CYP 亚酶	大鼠 CYP 亚酶活性/[pmol/(min·mg protein)]			
	N 组	N-G 组	M 组	M-G 组
CYP1A2	50.3±6.8	28.3±2.2*↓	74.3±3.9*	74.5±4.6
CYP2C9	27.2±2.7	23.4±1.9↓	4.63±0.24**	15.1±0.38##↑
CYP2D6	58.3±5.6	44.1±1.1*↓	30.0±1.3**	28.8±0.67
CYP2E1	184±16	149±9.5*↓	110±3.6*	73.3±5.7##↓
CYP3A4	110±14	71.6±7.3*↓	58.2±0.14*	70.6±1.9##↑

注：N 组. 正常对照组；N-G 组. 正常甘草；M 组. 模型对照组；M-G 组. 模型甘草组。与 N 组对比，*P<0.05；**P<0.01；与 M 组对比，#P<0.05；##P<0.01；↓. 与同体系对照组相比，酶活性下降；↑. 与同体系对照组相比，酶活性上升。

CYP2C9 可将花生四烯酸转换为环氧二十碳三烯酸（EETs），EETs 具有抑制炎症发生、保护肾功能损伤等作用。CYP3A4 可氧化外源性有机小分子，如一些毒素或药物，以便将其从体内移除，参与临床大多数药物的代谢消除。甘草提取物可增强腺嘌呤诱导的慢性肾功能衰竭模型中 CYP2C9、CYP3A4 活性，对炎症抑制、缓解肾损伤、毒素消除有一定作用。CYP2E1 在药物和毒物的活性转化中具有重要作用，在毒理学方面较其他酶更为重要[157,167]。甘草抑制 CYP2E1 酶活性，可抑制有毒成分的生成，减轻机体毒性。

（3）大黄对大鼠 CYP 亚酶活性的影响。

大黄对正常对照组大鼠肝微粒体和腺嘌呤诱导的慢性肾功能衰竭模型大鼠肝微粒体 CYP 亚酶活性的作用结果见表 7-77。

表 7-77　大黄对两种肝微粒体 CYP 亚酶活性的影响

CYP 亚酶	大鼠 CYP 亚酶活性/[pmol/(min·mg protein)]			
	N 组	N-D 组	M 组	M-D 组
CYP1A2	50.3±6.8	10.8±1.6**↓	74.3±3.9*	29.9±0.30#↓
CYP2C9	27.2±2.7	16.3±1.6**↓	4.63±0.24**	3.41±0.20#↓
CYP2D6	58.3±5.6	19.7±1.4**↓	30.0±1.3**	20.8±1.8#↓
CYP2E1	184±16	117±11**↓	110±3.6*	68.2±4.8##↓
CYP3A4	110±14	49.8±4.4*↓	58.2±0.14*	43.1±4.9↓

注：N 组. 正常对照组；N-D 组. 正常大黄组；M 组. 模型对照组；M-D 组. 模型大黄组。与 N 组对比，*P<0.05；**P<0.01；与 M 组对比，#P<0.05；##P<0.01；↓. 与同体系对照组相比，酶活性下降；↑. 与同体系对照组相比，酶活性上升。

大黄对正常对照组和疾病状态两种肝微粒体体系五种 CYP 亚酶均呈显著抑制作用。多数文献研究也表明大黄对 CYP 亚酶主要呈抑制作用[196~198]。正常对照体系中，大黄组 CYP1A2、CYP2C9、CYP2D6、CYP2E1 和 CYP3A4 活性分别为正常对照组的 21.8%、33.8%、45.5%、63.9% 和 59.9%。模型体系中，大黄组 CYP1A2、CYP2C9、CYP2D6、CYP2E1 和 CYP3A4 活性分别为模型对照组的 40.3%、69.4%、74.3%、61.8% 和 73.7%。由此可见，大黄对模型大鼠 CYP 亚酶的抑制作用小于对正常对照组大鼠 CYP 亚酶的抑制作用。而大黄对 CYP 亚酶活性具有较强的抑制作用，致使酶的代谢能力减弱而不能将药物及时从体内代谢消除，易引发不良反应。

(4)何首乌对大鼠 CYP 亚酶活性的影响。

何首乌对正常大鼠肝微粒体和腺嘌呤诱导的慢性肾功能衰竭模型大鼠肝微粒体 CYP 亚酶活性的作用结果见表 7-78。

表 7-78 何首乌对两种肝微粒体 CYP 亚酶活性的影响

CYP 亚酶	大鼠 CYP 亚酶活性/[pmol/(min·mg protein)]			
	N 组	N-H 组	M 组	M-H 组
CYP1A2	50.3±6.8	27.5±3.9*↓	74.3±3.9*	75.9±8.9
CYP2C9	27.2±2.7	31.3±3.3↑	4.63±0.24**	4.63±0.16
CYP2D6	58.3±5.6	34.6±6.4**↓	30.0±1.3**	37.7±3.9↑
CYP2E1	184±16	209±15↑	110±3.6*	92.9±4.1##↓
CYP3A4	110±14	71.7±12*↓	58.2±0.14*	75.1±10↑

注：N 组. 正常对照组；N-H 组. 正常何首乌组；M 组. 模型对照组；M-H 组. 模型何首乌组。与 N 组对比，*$P<0.05$；**$P<0.01$；与 M 组对比，#$P<0.05$；##$P<0.01$；↓. 与同体系对照组相比，酶活性下降；↑. 与同体系对照组相比，酶活性上升。

何首乌显著抑制正常对照体系 CYP1A2、CYP2D6 和 CYP3A4 活性，对 CYP2C9、CYP2E1 有诱导趋势，但无显著性差异。何首乌对肾损伤模型体系 CYP1A2、CYP2C9 影响不大；对 CYP2D6、CYP3A4 呈诱导作用，但不具有显著性差异；显著抑制 CYP2E1 活性。

CYP2E1 表达过高将使氧自由基的生成增多，使肝脏细胞表面生物膜的脂质组成过氧化程度增大，加重肝脏损伤的可能性，CYP2E1 还参与了大部分前致癌物质和前毒物质的转化，其活性降低可抑制毒性成分的转化。何首乌对正常对照大鼠 CYP2E1 活性有诱导作用，但抑制模型体系 CYP2E1 活性，说明何首乌用于正常对照大鼠可能导致肝损伤，而用于肾损伤疾病体系，则可能会抑制有毒物质的生成，减轻毒性。

CYP2D6、CYP3A4 分别参与了临床上 30%和 50%的药物代谢，临床上大部分药物需经 CYP2D6、CYP3A4 代谢消除，其活性抑制易造成药物在体内蓄积，增大不良反应发生的风险。何首乌显著抑制正常对照大鼠 CYP2D6 和 CYP3A4 活性，但在模型体系中却有显著的诱导作用，提示何首乌用于正常对照大鼠时更易发生由 CYP2D6、CYP3A4 活性抑制引起的药物不良反应。

(5)苦参对大鼠 CYP 亚酶活性的影响。

苦参对正常对照大鼠肝微粒体和腺嘌呤诱导的慢性肾功能衰竭模型大鼠肝微粒体中 CYP 亚酶活性的作用，见表 7-79。

表 7-79 苦参对两种肝微粒体 CYP 亚酶活性的影响

CYP 亚酶	大鼠 CYP 亚酶活性/[pmol/(min·mg protein)]			
	N 组	N-K 组	M 组	M-K 组
CYP1A2	50.3±6.8	34.9±0.44↓	74.3±3.9*	94.5±8.8#↑
CYP2C9	27.2±2.7	22.2±0.32↓	4.63±0.24**	4.01±0.48
CYP2D6	58.3±5.6	43.3±1.0*↓	30.0±1.3**	31.3±1.3
CYP2E1	184±16	144±12*↓	110±3.6*	75.1±1.9##↓
CYP3A4	110±14	81.2±2.6↓	58.2±0.14*	77.3±3.4#↑

注：N 组. 正常对照组；N-K 组. 正常苦参组；M 组. 模型对照组；M-K 组. 模型苦参组。与 N 组对比，*$P<0.05$；**$P<0.01$；与 M 组对比，#$P<0.05$；##$P<0.01$；↓. 与同体系对照组相比，酶活性下降；↑. 与同体系对照组相比，酶活性上升。

苦参对正常对照大鼠五种 CYP 亚酶均呈抑制作用。在模型体系中，苦参显著诱导 CYP1A2、CYP3A4 活性，显著抑制 CYP2E1 活性，对 CYP2C9、CYP2D6 影响不大。研究发现[63]，连续给大鼠灌胃 7 天苦参，其肝微粒体 CYP 亚酶含量显著下降，对 CYP2E1、CYP3A 表现出显著抑制作用，与苦参对正常对照大鼠 CYP2E1、CYP3A4 活性的影响一致。苦参抑制正常对照大鼠五种 CYP 亚酶，但只抑制模型体系中 CYP2E1 的活性，对模型大鼠肝微粒体其他四种 CYP 亚酶活性变化不大或呈诱导作用，说明苦参对模型体系 CYP 亚酶的抑制作用小于正常对照组大鼠。

（6）小结。

甘草、大黄、何首乌及苦参对正常对照大鼠和腺嘌呤诱导 5 周慢性肾功能衰竭模型体系 CYP 亚酶的活性影响不尽相同，总的来说，这四味中药材对模型体系的 CYP 亚酶的抑制作用小于正常对照大鼠。细胞色素 P450 酶活性被抑制而引起的药物相互作用所占的比例为因 CYP 亚酶活性被诱导而引起的药物相互作用的 3 倍以上，CYP 亚酶活性抑制更易改变药物的代谢特征，引发药物不良反应。相对于正常对照大鼠来说，甘草、大黄、何首乌及苦参用于慢性肾衰竭模型体系引发药物相互作用的概率相对较小，一定程度上体现了中医"有故无殒"的思想。

2）大黄-甘草配伍、何首乌-甘草配伍、苦参-甘草配伍对慢性肾功能衰竭体系 CYP 亚酶活性的影响

（1）大黄-甘草配伍对慢性肾功能衰竭体系 CYP 亚酶活性的影响。

甘草、大黄、大黄-甘草配伍对慢性肾功能衰竭大鼠肝微粒体体系中 CYP 亚酶活性的作用，见表 7-80。

表 7-80 大黄-甘草配伍对模型体系 CYP 亚酶活性的影响

CYP 亚酶	大鼠 CYP 亚酶活性/[pmol/(min·mg protein)]			
	M 组	M-G 组	M-D 组	M-G+D 组
CYP1A2	74.3±3.9	74.5±4.6	29.9±0.30#↓	20.7±0.49#↓
CYP2C9	4.63±0.24	15.1±0.38##↑	3.41±0.20#↓	31.7±0.97##↑
CYP2D6	30.0±1.3	28.8±0.67	20.8±1.8#↓	9.40±0.13#↓
CYP2E1	110±3.6	73.3±5.7#↓	68.2±4.8##↓	55.0±2.7##↓
CYP3A4	58.2±0.14	70.6±1.9##↑	43.1±4.9↓	39.3±0.93##↓

注：M 组. 模型组；M-G 组. 模型+甘草组；M-D 组. 模型+大黄组；M-G+D 组. 模型+甘草+大黄配伍组。与 M 组对比，#$P<0.05$；##$P<0.01$；↓. 与模型对照组相比，酶活性下降；↑. 与模型对照组相比，酶活性上升。

大黄组显著抑制 CYP1A2、CYP2D6、CYP2E1、CYP2C9 和 CYP3A4 活性，大黄-甘草配伍组显著诱导 CYP2C9 活性，对 CYP1A2、CYP2D6、CYP2E1 和 CYP3A4 活性的抑制程度大于大黄组。

CYP1A2 除参与临床 4%左右的药物代谢以外，还参与了一些前致癌物和前毒物质的在体内的活化过程，CYP2E1 仅在肝脏表达，可活化大部分前致癌物和前毒物，与肝毒性的发生密切相关。CYP1A2、CYP2E1 是 CYP 亚酶中具有重要毒理学意义的两个亚型。大黄-甘草配伍降低 CYP1A2、CYP2E1 活性，可减轻毒性，体现了配伍减毒。CYP2C9 具有环氧化物酶的活性,可将各种多不饱和脂肪酸转变为作用更为广泛的生物活性物质,发挥抗炎、预防心脏疾病等作用。大黄-甘草配伍 CYP2C9 活性显著升高,对机体炎症等反应有一定调节作用。CYP2D6、CYP3A4 参与了临床大部分药物的代谢,大黄-甘草配伍对这两种酶呈显著抑制作用,可能会增大药物间相互作用发生的概率。

(2) 何首乌-甘草配伍对慢性肾功能衰竭体系 CYP 亚酶活性的影响。

甘草、何首乌、何首乌-甘草配伍对慢性肾功能衰竭大鼠肝微粒体体系中 CYP 亚酶活性的作用,见表7-81。

表7-81 何首乌-甘草配伍对模型体系 CYP 亚酶活性的影响

CYP 亚酶	大鼠 CYP 亚酶活性/[pmol/(min·mg protein)]			
	M 组	M-G 组	M-H 组	M-G+H 组
CYP1A2	74.3±3.9	74.5±4.6	75.9±8.9	49.5±1.6[#]↓
CYP2C9	4.63±0.24	15.1±0.38[##]↑	4.63±0.16	27.8±2.4[##]↑
CYP2D6	30.0±1.3	28.8±0.67	37.7±3.9↑	22.8±0.86[#]↓
CYP2E1	110±3.6	73.3±5.7[##]↓	92.9±4.1[##]↓	90.6±2.0[##]↓
CYP3A4	58.2±0.14	70.6±1.9[##]↑	75.1±10↑	52.3±2.3[#]↓

注: M 组. 模型组; M-G 组. 模型+甘草组; M-H 组. 模型+何首乌组; M-G+H 组. 模型+甘草+何首乌配伍组。与 M 组对比,#$P<0.05$,##$P<0.01$;↓. 与模型对照组相比,酶活性下降;↑. 与模型对照组相比,酶活性上升。

何首乌组对 CYP1A2、CYP2C9 活性影响不大,与何首乌组相比,何首乌-甘草配伍组 CYP1A2 活性下降,CYP2C9 活性上升。CYP1A2 活性下降可抑制前癌物质生成,CYP2C9 活性升高可促进有利于保护机体的活性物质生成。何首乌-甘草配伍可减轻机体毒性。

何首乌组显著抑制 CYP2E1 活性,何首乌-甘草配伍组对 CYP2E1 的抑制程度与何首乌组相近。说明何首乌-甘草配伍对 CYP2E1 活性的影响不大。

何首乌组诱导 CYP2D6、CYP3A4 活性但不具显著性。何首乌-甘草配伍组显著抑制 CYP2D6、CYP3A4 酶活性。配伍后 CYP2D6、CYP3A4 的活性下降增大了由酶活性抑制引起的药物不良反应的风险。

(3) 苦参-甘草配伍对慢性肾功能衰竭体系 CYP 亚酶活性的影响。

甘草、苦参、苦参-甘草配伍对慢性肾功能衰竭大鼠肝微粒体体系中 CYP 亚酶活性的作用,见表7-82。

表7-82 苦参-甘草配伍对模型体系 CYP 亚酶活性的影响

CYP 亚酶	大鼠 CYP 亚酶活性/[pmol/(min·mg protein)]			
	M 组	M-G 组	M-K 组	M-G+K 组
CYP1A2	74.3±3.9	74.5±4.6	94.5±8.8[#]↑	51.5±5.2[#]↓
CYP2C9	4.63±0.24	15.1±0.38[##]↑	4.01±0.48	22.1±1.3[##]↑
CYP2D6	30.0±1.3	28.8±0.67	31.3±1.3	18.0±0.56[#]↓
CYP2E1	110±3.6	73.3±5.7[##]↓	75.1±1.9[##]↓	90.1±13.8[##]↓
CYP3A4	58.2±0.14	70.6±1.9[##]↑	77.3±3.4[#]↑	49.3±0.45[#]↓

注: M 组. 模型组; M-G 组. 模型+甘草组; M-K 组. 模型+苦参组; M-G+K 组. 模型+甘草+苦参配伍组。与 M 组对比,#$P<0.05$; ##$P<0.01$;↓. 与模型对照组相比,酶活性下降;↑. 与模型对照组相比,酶活性上升。

苦参组显著诱导CYP1A2、CYP3A4活性，对CYP2D6影响不大，苦参与甘草配伍后CYP1A2、CYP2D6、CYP3A4活性均有所下降。一方面，CYP1A2活性下降可抑制前癌物、前毒物活性，减少毒性反应的发生。但参与多数临床药物代谢的CYP2D6、CYP3A4活性下降则易引发药物不良反应甚至毒副反应。

苦参组显著抑制CYP2E1活性，配伍后对CYP2E1活性有所上升，说明甘草对CYP2E1活性有恢复作用。

苦参组CYP2C9影响不大。配伍后CYP2C9显著上升，对机体炎症、心血管疾病有一定保护作用。

（4）小结。

甘草、大黄、何首乌及苦参对CYP1A2、CYP2C9、CYP2D6、CYP2E1和CYP3A4的作用不尽一致，但大黄-甘草配伍、何首乌-甘草配伍、苦参-甘草配伍后对CYP1A2、CYP2D6、CYP2E1和CYP3A4主要呈现下调作用，对CYP2C9呈现上调作用。说明，甘草对与其配伍的大黄、何首乌及苦参自身所引起的CYP亚酶活性变化有较大的调节作用。CYP1A2和CYP2E1这两种与毒理学密切相关的酶活性下调一定程度上可减少毒性反应的发生，CYP2C9上调可增加对机体有一定保护作用的活性物质的生成，一定程度上体现了甘草具有"配伍减毒"的药效。但对于参与临床60%药物代谢的CYP3A4和参与25%药物代谢的CYP2D6来说，其活性下调更易引发由酶活性抑制引起的药物不良反应。尿毒清颗粒抑制慢性肾功能衰竭模型组大鼠CYP1A2、CYP2D6、CYP2E1和CYP3A4活性，诱导CYP2C9活性，对CYP亚酶活性的影响趋势与配伍组对酶活性的影响趋势一致，提示尿毒清颗粒对CYP亚酶的影响是方中多味中药材配伍综合作用的结果，甘草可能是调节尿毒清颗粒复方对酶活性影响的主要药材。

3. 结论

甘草、大黄、何首乌及苦参这四味中药材在正常对照大鼠肝微粒体体系中，对CYP亚酶活性主要呈抑制作用；而在腺嘌呤诱导5周慢性肾功能衰竭模型体系中，对细胞色素P450酶活性影响不大或呈诱导作用。由CYP亚酶活性抑制引起的药物间相互作用占总药物相互作用的比例远大于由CYP亚酶活性诱导引起的药物相互作用所占的比例。酶抑制在提高经酶代谢的药物生物利用度的同时，大大增加了药物在体内蓄积而产生药物不良反应甚至毒性反应。相对于正常对照体系来说，甘草、大黄、何首乌、苦参用于慢性肾衰竭可降低由酶活性变化引起的药物相互作用，安全系数更高，尤其是大黄、何首乌、苦参这三味具有一定毒性的中药用于疾病体系所引发的药物安全性问题相对较小，一定程度上体现了中医"有故无殒"的思想。

甘草对与其配伍的大黄、何首乌、苦参这三味中药材引起的CYP亚酶活性变化有较大的调节作用。大黄、何首乌、苦参与甘草配伍后CYP1A2、CYP2D6、CYP2E1和CYP3A4活性下调，CYP2C9活性上调。CYP1A2、CYP2E1这两种与毒理学密切相关的酶活性下调一定程度上可减少毒性反应的发生，一定程度上体现了甘草具有"配伍减毒"的药效。CYP2C9上调可对机体的炎症、心血管疾病、肾功能等有一定保护作用。但对于参与临床50%药物代谢的CYP3A4和参与30%药物代谢的CYP2D6来说，其活性下调增大了由酶活性抑制引起的药物不良反应的概率。尿毒清颗粒对慢性肾功能衰竭模型组大鼠CYP亚酶活性的影响趋势与甘草配伍组对酶活性的影响趋势一致，提示尿毒清颗粒对CYP亚酶的影响是方中多味药材配伍综合作用的结果，甘草可能是调节尿毒清颗粒复方对酶活性影响的主要药材。

7.4.5 制何首乌对大鼠肝脏CYP亚酶五种亚型miRNA表达的影响

中药何首乌为蓼科植物何首乌（*Polygonum multiflorum* Thunb.）的干燥块根，制何首乌则为其炮制加工后的产品，功在补肝肾，益精血，乌须发，强筋骨，化浊降脂[199]，临床上制何首乌常与其他药物配伍使用。本节研究以制何首乌水提物为研究对象，考察其对大鼠肝组织中CYP亚酶五种亚型miRNA表达有助于预测制何首乌与临床其他药物之间可能存在相互作用，从而指导其临床合理用药，避免不良反应的产生，降低潜在的风险。

1. 各组大鼠的肝指数

制何首乌低剂量（1.08g/kg，相当于临床剂量的10倍）和高剂量（5.40g/kg，相当于临床剂量的50倍）灌胃给药7天，实验结束后称各实验组大鼠体重和肝重，计算肝指数（肝指数=肝重/体重×100%），各组大鼠的肝指数见表7-83。

表7-83 各组大鼠的肝指数（$n=6$）

分组	肝指数
正常对照组	3.1±0.42
低剂量组	2.9±0.18
高剂量组	3.0±0.39

从表7-83可知，连续给药7天，各实验组的大鼠肝指数没有明显变化，说明短期给药，制何首乌高低剂量均不会对大鼠的肝指数造成影响。

2. 大鼠肝组织中血清生化指标的测定结果

大鼠肝门静脉取血，4℃，3000r/min，离心10min，取上层血清，测定8个生化指标，分别为：白蛋白/球蛋白（A/G），总蛋白定量（TP），白蛋白（ALB），甘油三酯（TG），总胆红素（TBIL），谷丙转氨酶（ALT），谷草转氨酶（AST），碱性磷酸酶（ALP）。A/G是肝功能检查中的一项重要参考指标，反映的是肝脏的合成功能；TBIL反映胆红素代谢及胆汁淤积的指标；ALT和AST能敏感地反映肝细胞损伤与否及损伤程度；TG是反映血脂异常的一项重要的指标；TP水平主要反映肝脏合成功能和肾脏病变造成蛋白质丢失的情况；ALB在维持血液胶体渗透压、体内代谢物质运输、营养等方面均起着很重要的作用。

肝脏疾患时常常检测血清白蛋白含量来协助诊断，判断预后；ALP 反映肝外胆道梗阻、肝内占位性病变和佝偻病的重要指标。

各组大鼠血清生化指标的测定结果如表 7-84 所示。

表 7-84　各实验组大鼠血清生化指标的测定结果（$\bar{x}\pm s$，$n=6$）

生化指标	正常对照组	低剂量组	高剂量组
A/G	2.36±0.31	2.08±0.25	2.43±0.34
TP/（g/L）	54.41±3.04	53.37±2.32	52.77±1.36
ALB/（g/L）	38.08±1.66	36.01±2.37	37.25±2.06
TG/（mmol/L）	0.24±0.16	0.17±0.081	0.23±0.07
TBIL/（mmol/L）	1.03±0.27	0.83±0.27	1.17±0.22
ALT/（U/L）	33.83±3.49	30±2.10*	40.8±5.31*
AST/（U/L）	89±13.40	74.83±2.86*	73.4±1.14*
ALP/（U/L）	59.83±10.49	43.71±19.53	49.5±15.19

*表示与正常对照组比较，$P<0.05$。

从表 7-84 可以看出，A/G、TP、ALB 和 TG 在各实验组大鼠血清浓度没有明显改变。制何首乌低剂量作用时，TBIL 含量降低，高剂量作用时，其含量增高，但其变化均不存在显著性差异。ALP 含量在制何首乌高、低剂量作用时均降低，但其改变也不存在显著性差异。8 个生化指标中只有能敏感地反映肝细胞损伤及损伤程度的 AST 和 ALP 含量在给药后发生了显著性改变。

图 7-104 为各组大鼠血清 AST 和 ALT 含量变化柱状图。

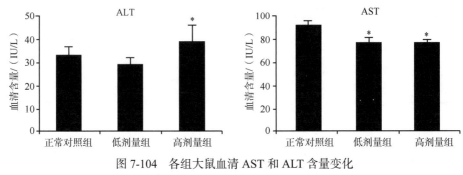

图 7-104　各组大鼠血清 AST 和 ALT 含量变化
*表示与正常对照组比较，$P<0.05$

从图 7-104 可以明显地看出，制何首乌低剂量作用后 ALT 含量显著降低，而高剂量给药后，其含量显著增高。制何首乌高、低剂量给药后，AST 含量均出现显著降低。上述结果说明，制何首乌高、低剂量给药均造成了大鼠一定的肝损伤，高剂量的肝损伤更为严重。

3. 各组大鼠肝组织待测基因定量测定结果

采取绝对定量法对目地基因进行分析，通过 RT-PCR 测定的大鼠肝组织中管家基因 GAPDH 及待测基因 CYP1A2、CYP2C11、CYP2D4、CYP2E1、CYP3A1 miRNA 含量的

Ct 值，代入标准曲线方程，计算出各待测基因在大鼠肝组织的含量，以 copies 值表示。测定结果采用管家基因 GAPDH 进行归一化处理，其最终含量表示为待测基因与管家基因的相对含量，即待测基因的表达量用待测基因与管家基因 GAPDH copies 数的比值表示，各组大鼠肝组织中 CYP 亚酶五种亚型 miRNA 的表达变化如图 7-105 所示。

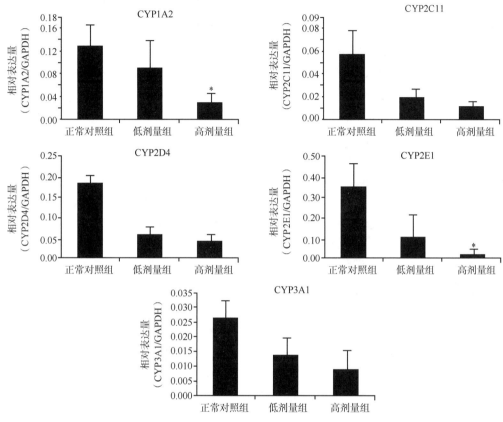

图 7-105　各组大鼠肝组织中 CYP 亚酶五种亚型 miRNA 的表达变化（$n=6$）

*表示与正常对照组比较，$P<0.05$

与正常对照组比较，高剂量制何首乌提取物给药后，大鼠肝组织 CYP1A2 和 CYP2E1 的 mRNA 的表达均受到了明显的抑制（$P<0.05$）。而低剂量给药组也抑制了 CYP1A2 和 CYP2E1 的 mRNA 的表达，但与正常对照组比较没有显著性差异。说明高剂量组通过调节 CYP2E1 和 CYP1A2 的基因表达，从而显著影响了 CYP 亚酶的功能。制何首乌提取物给药也同样对其余 3 个基因 CYP2C11、CYP2D4 和 CYP3A1 在肝组织中的 miRNA 表达发挥抑制作用，但与正常对照组相比，没有显著性差异。

4. 结果讨论

本节研究考察了高、低剂量的制何首乌对大鼠肝组织的损伤及对大鼠肝组织中 CYP 亚酶五种亚型 mRNA 表达的影响。肝指数测定结果显示，连续给药 7 天，各给药组大鼠肝指数无显著性改变（$P>0.05$），说明制何首乌提取物短期给药，对大鼠的肝重没有造成明显影响。8个生化指标的测定结果显示，能敏感反映肝细胞损伤及损伤的程度的两个指标ALT和AST发生显著性改变，说明制何首乌提取物给药后，大鼠肝脏出现损伤，且高剂量的损伤更为严重。尤其是ALT，其在低剂量组血清含量降低，而在高剂量给药组血清含量显著升高。血清ALT含量降低，说明大鼠肝脏发生了慢性的损伤，损伤较轻；而高剂量组含量显著升高，说明大鼠肝脏发生较为明显的损伤。肝细胞可能发生炎症、坏死、中毒等造成肝细胞受损时，ALT便会释放到血液里，使血清ALT升高，因此，在各种类型的肝炎、肝硬化与肝癌肝硬化活动期，ALT常出现升高的现象。在高、低剂量给药组中，大鼠血清AST含量均相较正常对照组降低，表明大鼠正在发生慢性肝损伤。

制何首乌因其乌发补益之功效，在临床上得到广泛使用。近年来，有文献报道制何首乌可导致不良反应，特别是存在肝毒性，造成肝损伤[200]。结合制何首乌水提取物给药后生化指标的测定结果和大鼠肝组织中CYP亚酶五种亚型miRNA表达变化测定结果，说明制何首乌水提物对大鼠肝组织有着不同程度的损伤，CYP亚酶五种亚型的miRNA表达受到抑制，导致肝酶活性降低。据此推测制何首乌提取物通过抑制大鼠CYP亚酶五种亚型的miRNA表达降低CYP亚酶的活性，从而导致药物代谢的减慢，其可能是制何首乌给药导致大鼠肝损伤的作用机制之一。也有研究发现[201]，制何首乌长期给药（灌胃给药90天）可抑制大鼠肝脏CYP2E1 miRNA的表达，与本节研究结果结论一致。本节研究通过考察高、低剂量的制何首乌对大鼠肝组织的损伤及对大鼠肝组织中CYP亚酶五种亚型miRNA表达的影响，初步表明制何首乌给药导致大鼠肝损伤的作用机制之一可能为其通过抑制大鼠CYP亚酶五种亚型的miRNA表达降低CYP亚酶的活性，从而导致药物代谢的减慢，造成药物性肝损伤。本节研究建立了一种基于CYP亚酶亚型miRNA表达评价中药安全性的方法，可用于评价制何首乌的肝毒性，并有助于防范制何首乌引起的不良反应。但该研究只是初步研究结果，对制何首乌给药后导致CYP亚酶五种亚型miRNA表达降低的后续作用及具体机制还需进行深入的研究。

7.4.6　小　　结

本节研究选取了CYP1A2、CYP2C9、CYP2C19、CYP2D6、CYP2E1和CYP3A4六种CYP亚酶为研究对象，建立基于HPLC-TOF-MS同时快速测定酶代谢产物的分析方法，通过体外Cocktail探针法检测CYP亚酶的酶活性；通过测定底物经酶催化后产生的代谢产物（非那西丁经CYP1A2代谢生成对乙酰氨基酚；甲苯磺丁脲经CYP2C9代谢生成4-羟基甲苯磺丁脲；右美沙芬经CYP2D6代谢生成右啡烷；氯唑沙宗经CYP2E1代谢生成6-羟基氯唑沙宗；睾酮经CYP3A4代谢生成6β-羟基睾酮）的含量，用于尿毒清颗粒对腺嘌呤诱导慢性肾功能衰竭模型大鼠肝微粒体亚酶活性的影响的评价；结果表明，尿毒清颗粒在给药5周（给药1组）和给药12周（给药3组）时对腺嘌呤引起的大鼠肝中五种微粒体亚酶活性的改变具有逆转作用。在给药5周内对CYP2D6活性影响较大；而在给药12周时对CYP1A2活性影响较大，主要体现了其对炎症反应的改善作用。在给药5+8周（给药1组）时对CYP2E1和CYP3A4两种与毒性药物代谢密切相关的酶活性影响较大，均表现较强的抑制作用，有潜在的诱发药物不良反应的风险。在联合用药时，尤其与 CYP2E1 和 CYP3A4 底物合并用药时，需结合临床应用情况，考虑潜在的有益和不利的药物相互作用。

通过体外孵育的方法评价大黄、苦参、何首乌和甘草提取物以及尿毒清颗粒提取物对大鼠肝微粒体亚酶活性的影响；尿毒清提取物在体外孵育实验中对 CYP3A4 活性的显著抑制作用提示其有潜在诱发药物不良反应的风险。在联合用药时，尤其与 CYP2E1 和 CYP3A4 底物合并用药时，应慎重考虑潜在的有益和不利的药物相互作用。

本节研究从代谢表型角度探讨了尿毒清颗粒给药不同时间、用于不同疾病状态大鼠对肝微粒体酶活性的影响，尿毒清颗粒全方对肝微粒体酶活性的影响明显低于大黄、苦参及何首乌等单味中药材，提示甘草在全方中起到了调和诸药的作用，本节研究为尿毒清颗粒临床合理应用提供了一定参考，但仅从代谢表型角度得到的研究结果具有片面性，还需结合整体动物实验和临床实际应用情况进行综合考虑，也有待从基因层面的证实和进一步深入研究。

7.5　小结与展望

尿毒清颗粒是由大黄、黄芪、桑白皮、苦参、白术、茯苓、白芍、制首乌、丹参、车前草等中药材加工制成的颗粒，是康臣药业自主研发的独家品种，是第一个获得国家卫生部批准用于治疗早、中期慢性肾功能衰竭的纯中药制剂，具有通腑降浊、健脾利湿、活血化瘀之功效，可降低肌酐、尿素氮，稳定肾功能，延缓透析时间，对改善肾性贫血，提高血钙，降低血磷也有一定作用。"评价尿毒清颗粒延缓 CKD3-4 期进展的多中心、随机、双盲、安慰剂对照的临床试验"结果表明，与安慰剂组相比，尿毒清颗粒可有效延缓慢性肾病患者肾功能减退速度；其对 eGFR≥30ml/(min·1.72m^2)和 24h 尿蛋白定量＜1.5g 的患者延缓肾功能减退作用更为显著，尿毒清颗粒是延缓 CKD 患者肾脏功能减退的安全、有效的治疗药物。

本节研究基于"系统-系统"的研究模式，采用"表征"（多维指纹图谱）-"预测"（网络药理学）-"验证"（系统生物学）相结合的整体系统生物学研究策略，开展了尿毒清颗粒干预慢性肾功能衰竭的药效物质基础、安全性评价和作用机制研究取得创新性研究成果如下。

（1）基于"系统-系统"的研究模式，首次通过"表征"（多维指纹图谱）-"预测"（网络药理学）-验证"系统生物学"的中药复方作用机制研究模式，并成功用于尿毒清颗粒研究中。

（2）首次将"基因-蛋白质-代谢物"整合分析用于中药复方作用机制的系统阐释。

（3）首次提出一种中药大复方化学成分鉴定和验证的策略，全息表征尿毒清颗粒化学物质基础。

（罗国安　王义明　谢媛媛　范雪梅）

参 考 文 献

[1] 罗国安，梁琼麟，王义明. 中药指纹图谱——质量评价、质量控制与新药研发. 北京：化学工业出版社，2009.

[2] 夏菁，谢媛媛，张宗璇，等. 骨通贴膏指纹图谱及化学成分研究. 中成药，2014，36（3）：571-576.

[3] 汪艳平，戴德雄，谢媛媛，等. 骨刺胶囊 HPLC 指纹图谱. 中成药，2016，38（1）：98-103.

[4] Xie Y Y, Xiao X, Luo J M, et al. Integrating qualitative and quantitative characterization of traditional Chinese medicine injection by high-performance liquid chromatography with diode array detection and tandem mass spectrometry. Journal of Seperation Science, 2014, 37: 1438-1447.

[5] Zhang H Y, Hu P, Luo G A, et al. Screening and identification of multi-component in Qingkailing injection using combination of liquid chromatography/time-of-flight mass spectrometry and liquid chromatography/ion trap mass spectrometry. Anal Chim Acta, 2006, 577（2）: 190-200.

[6] 苗绪红. 尿毒清颗粒对慢性肾功能衰竭药理作用的分子机制. 天津：南开大学，2010.

[7] Tõnu P, Piret R, Kristina K, et al. Polyphenolic composition of roots and petioles of Rheum rhaponticum L. Phytochemical Analysis, 2009, 20: 98-103.

[8] 孟宪杰，万毅刚，魏晴雪，等. 尿毒清颗粒治疗慢性肾衰竭研究概况. 中国中药杂志，2013，21：3651-3655.

[9] Li Z, Xiao S, Ai N, et al. Derivative multiple reaction monitoring and single herb calibration approach for multiple components quantification of traditional Chinese medicine analogous formulae. Journal of Chromatography A, 2015, 1376: 126-142.

[10] Xiang Z, Sun H, Cai X, et al. The study on material basis and mechanism for anti-renal interstitial fibrosis efficacy of rhubarb through integration of metabonomics and network pharmacology. Molecular BioSystems, 2015, 11（4）: 1067-1078.

[11] Liang X, Li H, Li S. A novel network pharmacology approach to analyse traditional herbal formulae: the Liu-Wei-Di-Huang pill as a case study. Molecular BioSystems, 2014, 10（5）: 1014-1022.

[12] Tang J, Aittokallio T. Network pharmacology strategies toward multi-target anticancer therapies: from computational models to experimental design principles. Current Pharmaceutical Design, 2014, 20（1）: 20.

[13] Li H, Zhao L, Zhang B, et al. A network pharmacology approach to determine active compounds and action mechanisms of ge-gen-qin-lian decoction for treatment of type 2 diabetes. Evidence-Based Complementary and Alternative Medicine, 2014, 2014: 495840.

[14] An L, Feng F. Network pharmacology-based antioxidant effect study of Zhi-Zi-Da-Huang decoction for alcoholic liver disease. Evidence-Based Complementary and Alternative Medicine, 2015, 2015: 492470.

[15] Du H, Zhao X, Zhang A. Identifying potential therapeutic targets of a natural product Jujuboside B for insomnia through network pharmacology. Plant Science Today, 2014, 1（2）: 69-79.

[16] Hasuike Y, Nakanishi T, Otaki Y, et al. Plasma 3-deoxyglucosone elevation in chronic renal failure is associated with increased aldose reductase in erythrocytes. American Journal of Kidney Diseases, 2002, 40（3）: 464-471.

[17] Yeung J H. Effects of glycerol-induced acute renal failure on tissue glutathione and glutathione-dependent enzymes in the rat. Methods and Findings in Experimental and Clinical Pharmacology, 1990, 13（1）: 23-28.

[18] Weisinger J R, Heilberg I P, Hernández E, et al. Selective estrogen receptor modulators in chronic renal failure. Kidney International, 2003, 63: S62-S65.

[19] Mafra D, Cozzolino S M F. Erythrocyte zinc and carbonic anhydrase levels in nondialyzed chronic kidney disease patients. Clinical biochemistry, 2004, 37（1）: 67-71.

[20] Dusilová S S. Vitamin D metabolism and current options for therapeutic activation of vitamin D receptor in patients with chronic kidney disease or renal failure. Vnitrni lekarstvi, 2012, 58（11）: 839-849.

[21] Fedorova L V, Tamirisa A, Kennedy D J, et al. Mitochondrial impairment in the five-sixth nephrectomy model of chronic renal failure: proteomic approach. BMC nephrology, 2013, 14（1）: 1.

[22] Goligorsky M S, Lieberthal W, Racusen L, et al. Integrin receptors in renal tubular epithelium: new insights into pathophysiology of acute renal failure. American Journal of Physiology-Renal Physiology, 1993, 264（1）: F1-F8.

[23] 孙响波，于妮娜，张法荣. 慢性肾衰竭微炎症状态与细胞因子相关性探讨. 湖南中医杂志，2013，10：142-144.

[24] Cox E D, Hoffmann S C, DiMercurio B S, et al. Cytokine polymorphic analyses indicate ethnic differences in the allelic distribution of interleukin-2 and interleukin-61. Transplantation, 2001, 72（4）: 720-726.

[25] Brosius III F C, He J C. Jak inhibition and progressive kidney disease. Current Opinion in Nephrology and Hypertension, 2015, 24（1）: 88.

[26] Si Y, Bao H, Han L, et al. Dexmedetomidine protects against renal ischemia and reperfusion injury by inhibiting the Jak/STAT signaling activation. Journal of Translational Medicine, 2013, 11（1）: 1.

[27] Li M K, Choy D K, Yip S K. Renal cell carcinoma in patients with chronic renal failure. Annals of the Academy of Medicine, Singapore, 1999, 28（4）: 512-515.

[28] Kuroda I, Ueno M, Okada H, et al. Nephrotic syndrome as a result of membranous nephropathy caused by renal cell carcinoma. International Journal of Urology, 2004, 11（4）: 235-238.

[29] Zager R A, Johnson A. Renal cortical cholesterol accumulation is an integral component of the systemic stress response. Kidney international, 2001, 60（6）: 2299-2310.

[30] Bos H, Laverman G D, Henning R H, et al. Involvement of renal ACE activity in proteinuria-associated renal damage in untreated and treated adriamycin nephrotic rats. Journal of Renin-Angiotensin-Aldosterone System, 2003, 4（2）: 106-112.

[31] Bonni A, Brunet A, West A E, et al. Cell survival promoted by the Ras-MAPK signaling pathway by transcription-dependent and-independent mechanisms. Science, 1999, 286（5443）: 1358-1362.

[32] Zhang X, Ma L, Qi J, et al. MAPK/ERK signaling pathway-induced hyper-O-GlcNAcylation enhances cancer malignancy. Molecular and Cellular Biochemistry, 2015, 410（1-2）: 101-110.

[33] Tian W, Zhang Z, Cohen D M. MAPK signaling and the kidney. American Journal of Physiology-Renal Physiology, 2000, 279（4）: F593-F604.

[34] Jayakumar C, Nauta F L, Bakker S J L, et al. Netrin-1, a urinary proximal tubular injury marker, is elevated early in the time course of human diabetes. Journal of Nephrology, 2014, 27（2）: 151-157.

[35] Portilla D, Okusa M D. T cells and T-cell receptors in acute renal failure. Kidney International, 2006, 69（2）: 208-210.

[36] Peng M, Cai P, Ma H, et al. Chinese herbal medicine shenqi detoxification granule inhibitsfibrosis in adenine induced chronic renal failure rats. African Journal of Traditional, Complementary and Alternative Medicines, 2013, 11（1）: 194-204.

[37] 董兴刚. 慢性肾功能衰竭的分期浅析. 中国医药学刊, 2003, 22（4）: 74-75.

[38] 陶琦, 姚源璋. 慢性肾功能衰竭动物模型研究进展. 中国医药导报, 2013, 10（16）: 31-33.

[39] 马月宏, 许丽萍, 王海生. 腺嘌呤致大鼠慢性肾功能不全模型的评价及探讨. 内蒙古中医药, 2012, 31（1）: 142-143.

[40] 储新年. 腺嘌呤诱发大鼠慢性肾衰模型的病理学研究. 延吉: 延边大学, 2007.

[41] 杜卉莲. 腺嘌呤制备阳虚型慢性肾功能衰竭大鼠模型综合指标及其机理研究. 福州: 福建中医学院, 2016.

[42] 傅晓晴, 武一曼. 腺嘌呤制作肾阳虚型慢性肾功能衰竭大鼠模型的生化研究. 福建中医学院学报, 2003, 13（1）: 22-24.

[43] Yokozawa T, Zheng P D, Oura H, et al. Animal model of adenine-induced chronic renal failure in rats. Nephron, 1986, 44（3）: 230-234.

[44] Yokozawa T, Chung H Y, Oura H. Urinary constituents and renal function in rats administered with adenine. Nihon Jinzo Gakkai Shi, 1987, 29（9）: 1129-1135.

[45] Yokozawa T, Oura H. Distribution of guanidino compounds in rats with chronic renal failure induced by adenine. Nihon Jinzo Gakkai Shi, 1987, 29（9）: 1137-1143.

[46] Yokozawa T, Oura H, Nakada T. Blood flow in renal tissue, blood pressure, and blood hormone levels in rats with adenine-induced renal failure. Nihon Jinzo Gakkai shi, 1987, 29（9）: 1145-1151.

[47] 骆言, 黄学宽, 熊维建, 等. 复肾功方对慢性肾功能衰竭大鼠肾功能的影响. 中成药, 2015, 37（4）: 870-873.

[48] 崔佳丽, 山丽梅, 张萍, 等. 大黄甘草汤对刀豆蛋白诱导肝损伤小鼠与腺嘌呤诱导肾损伤大鼠的保护作用. 中成药, 2013, 35（7）: 1539-1542.

[49] Zhi X, Han B Q, Sui X X, et al. Effects of low-molecular-weight-chitosan on the adenine-induced chronic renal failure rats in vitro and in vivo. Journal of Ocean University of China, 2015, 14（1）: 97-104.

[50] Yang X, Zhang S, Ren L, et al. Nephroprotective effects of Isaria felina in rats with adenine-induced chronic renal failure. Journal of Pharmacy and Pharmacology, 2013, 65（9）: 1409-1418.

[51] 刘宏彦, 杨爱华, 刘雪梅, 等. 腺嘌呤致大鼠慢性肾功能衰竭模型研究. 中国实验诊断学, 2011, 15（12）: 2014-2017.

[52] 王英萍, 王艳侠, 梁竹, 等. 消氮颗粒对腺嘌呤所致大鼠慢性肾功能衰竭模型的影响. 解放军药学学报, 2013, 29（3）: 200-202.

[53] 杜卉莲，赵丽华，赵厚睿，等. 腺嘌呤灌胃法制备阳虚型 CRF 大鼠模型综合指标及病理机制研究. 湖北中医药大学学报，2014，16（5）：21-23.

[54] 胡安康，朱孝荣，袁红花. 慢性肾衰竭大鼠模型的建立. 中国实验动物学报，2011，19（1）：34-38.

[55] 洪春兰，李哲明，李昌煜. 真武汤对肾阳虚型慢性肾衰竭大鼠肾脏保护作用的实验研究. 浙江中医药大学学报，2015，39（1）：57-61.

[56] 尹鸿萍，吕小波，陈涛，等. 虫草多糖对腺嘌呤诱发慢性肾衰大鼠的治疗作用. 中药新药与临床药理，2007，18（6）：451-453.

[57] 马玲，陆琼. 腺嘌呤导致慢性肾模型大鼠的钙磷代谢变化. 中国继续医学教育，2015，7（9）：172.

[58] Phan O，Maillard M，Malluche H H，et al. Effects of sucroferric oxyhydroxide compared to lanthanum carbonate and sevelamer carbonate on phosphate homeostasis and vascular calcifications in a rat model of chronic kidney failure. BioMed Research International，2015，2015：515606.

[59] Ali B H，Al Za'abi M，Al Shukaili A，et al. High-mobility group box-1 protein in adenine-induced chronic renal failure and the influence of gum arabic thereon. Physiological research，2015，64（1）：147-151.

[60] Neven E，De Schutter T M，Dams G，et al. A magnesium based phosphate binder reduces vascular calcification without affecting bone in chronic renal failure rats. PLoS One，2014，9（9）：1-9.

[61] Ali B H，Alza'abi M，Ramkumar A，et al. The effect of activated charcoal on adenine-induced chronic renal failure in rats. Food and Chemical Toxicology，2014，65：321-328.

[62] Wu M，Tang R N，Liu H，et al. Cinacalcet attenuates the renal endothelial-to-mesenchymal transition in rats with adenine-induced renal failure. American Journal of Physiology-Renal Physiology，2014，306（1）：138-146.

[63] Phan O，Maillard M，Peregaux C，et al. PA21，a new iron-based noncalcium phosphate binder，prevents vascular calcification in chronic renal failure rats. Journal of Pharmacology and Experimental Therapeutics，2013，346（2）：281-289.

[64] Manivannan J，Shanthakumar J，Silambarasan T，et al. Diosgenin，a steroidal saponin，prevents hypertension，cardiac remodeling and oxidative stress in adenine induced chronic renal failure rats. RSC Advances，2015，5（25）：19337-19344.

[65] Manivannan J，Balamurugan E，Silambarasan T，et al. Diosgenin improves vascular function by increasing aortic eNOS expression，normalize dyslipidemia and ACE activity in chronic renal failure rats. Molecular and Cellular Biochemistry，2013，384（1-2）：113-120.

[66] Ali B H，Al Balushi K，Al-Husseini I，et al. Gum acacia mitigates genetic damage in adenine-induced chronic renal failure in rats. European Journal of Clinical Investigation，2015，45（12）：1221-1227.

[67] 陈俊蓉，陈利国，谢林林. 关于腺嘌呤慢性肾衰实验模型的思考. 实验动物科学，2013，30（2）：65-67.

[68] 肖静，何立群，高建东，等. 腺嘌呤与氢化可的松大鼠肾阳虚模型造模方法比较. 中国比较医学杂志，2008，18（3）：77-80.

[69] Matsui I，Hamano T，Mikami S，et al. Fully phosphorylated fetuin-A forms a mineral complex in the serum of rats with adenine-induced renal failure. Kidney International，2009，75（9）：915-928.

[70] Chen H，Xing B，Wang L，et al. Aged kidneys are refractory to ischemic postconditioning in a rat model. Renal Failure，2014，36（10）：1575-1580.

[71] 刘辉，黄国钧，聂娜. 慢性肾衰竭大鼠模型检测指标研究进展. 辽宁中医药大学学报，2010，12（5）：141-143.

[72] Bendich A，Brown G B，Philips F S，et al. The direct oxidation of adenine in vivo. Journal of Biological Chemistry，1950，183（1）：267-277.

[73] Philips F S，Bendich A，Thiersch J B. Adenine intoxication in relation to in vivo formation and deposition of 2，8-dioxyadenine in renal tubules. Journal of Pharmacology and Experimental Therapeutics，1952，104（1）：20-30.

[74] 徐曼，孙铭柱. 生长因子在实验性尿酸盐肉芽肿形成和转归中的作用. 重庆医科大学学报，2004，28（6）：769-770.

[75] 董艳. 肾小球凋亡指数评估腺嘌呤灌胃制备大鼠慢性肾衰竭模型最佳剂量的比较研究. 沈阳：中国医科大学，2010.

[76] 黎倩，袁志忠. 尿毒清颗粒剂治疗慢性肾功能衰竭的疗效观察. 中药材，2002，25（11）：844-846.

[77] 苗绪红，饶冠华，郝璧，等. 尿毒清颗粒对腺嘌呤诱导的慢性肾功能衰竭大鼠肾皮质 TGF-β1 及其下游基因 mRNA 表达的影响. 南开大学学报（自然科学版），2012，45（3）：29-36.

[78] 严家荣，郑桂兰，黄小琼，等. 尿毒清颗粒防治慢性肾功能衰竭的实验研究. 实用预防医学，2010，17（10）：2077-2080.

[79] 李旭升，陈国荣，胡野，等. 糖尿病大鼠巨噬细胞 CD36 基因表达水平. 中国病理生理杂志，2007，23（11）：2272-2273.

[80] Spencer M W，Mühlfeld A S，Segerer S，et al. Hyperglycemia and hyperlipidemia act synergistically to induce renal disease in LDL receptor-deficient BALB mice. American Journal of Nephrology，2004，24（1）：20-31.

[81] Lupi R, Dotta F, Marselli L, et al. Prolonged exposure to free fatty acids has cytostatic and pro-apoptotic effects on human pancreatic islets: evidence that beta-cell death is caspase mediated, partially dependent on ceramide pathway, and Bcl-2 regulated. Diabetes, 2002, 51(5): 1437-1442.

[82] Shimabukuro M, Zhou Y T, Levi M, et al. Fatty acid-induced beta cell apoptosis: a link between obesity and diabetes. Proceedings of the National Academy of Sciences, 1998, 95(5): 2498-2502.

[83] Allick Q, Sprangers F, Weverling G J. Free fatty acids increase hepatic glycogen content in obese males. Metabolism, 2004, 53(7): 886-893.

[84] Panichi V, Migliori M, De Pietro S, et al. C-reactive protein as a marker of chronic inflammation in uremic patients. Blood Purif, 2000, 18(3): 183-190.

[85] 田林红, 陈雪红, 倪安民, 等. 糖尿病肾病患者血清 IL-1、IL-6 含量测定. 中国病理生理杂志, 2001, 17(2): 127, 129.

[86] Ruan X Z, Moorhead J F, Varghese Z. Lipid redistribution in renal dysfunction. Kidney International, 2008, 74(4): 407-409.

[87] Ruan X Z, Varghese Z, Moorhead J F. An update on the lipid nephrotoxicity hypothesis. Nature Reviews Nephrology, 2009, 5(12): 713-721.

[88] Fungi K, Canee G D. Inhibition of contraction-stimulated AMP-activated protein kinase inhibits contraction-stimulated increases in PAS-TBC1D1 and glucose transport without altering PAS-AS 160 in rat skeletal muscle. Diabetes, 2009, 58: 1096-1104.

[89] Seidelin J B, Nielsen O H. Continuous cytokine exposure of colonic epithelial cells induces DNA damage. European Journal of Gastroenterology & Hepatology, 2005, 17: 363-369.

[90] Ruan H, Phili P D G, Christine M, et al. Profiling gene transcription in vivo reveals adipose as an immediate target of tumor necrosis factor-α. Diabetes, 2002, 51: 3176-3188.

[91] Guicciardi M E, Deussing M, Miyoshi H, et al. Cathepsin B contributes to TNF-alpha-mediated hepatocyte apoptosis by promoting mitochondrial release of cytochromec. Journal of Clinical Investigation, 2000, 106: 1127-1137.

[92] Ariel E F, Nathan W W, Ali C, et al. Free fatty acids promotes hepatic lipo-toxicity by stimulating TNF-α expression via a lysosomal pathway. Hepatology, 2004, 40: 185-194.

[93] 赵林双, 向光大, 杨李, 等. 8-羟基脱氧鸟苷酸和血管内皮生长因子与糖尿病肾病的关系. 中国糖尿病杂志, 2012, 20: 667-670.

[94] 廖德丰, 陈季武, 谢萍, 等. α-硫辛酸和二氢硫辛酸的抗氧化作用. 华东师范大学学报, 2007, 2: 87-92, 136.

[95] Biewenga G P, Haenen G R M M, Bast A. The pharmacology of the antioxidant lipoic acid. General Pharmacology: The Vascular System, 1997, 29(3): 315-331.

[96] Busse E, Zimmer G, Schopohl B, et al. Influence of alpha-lipoic acid on intracellular glutathione in vitro and in vivo. Arzneimittel-Forschung, 1992, 42: 829-831.

[97] 柴雪妍. α-硫辛酸对早期糖尿病肾病患者肾功能的保护及对炎性反应、氧化反应的调节. 河北医药, 2016, 38(8): 1209-1211.

[98] Calo L A, Naso A, Pagnin E, et al. Vitamin E-coated dialyzers reduce oxidative stress related proteins and markers in hemodialysis-a molecular biological approach. Clinical nephrology, 2004, 62(5): 355-361.

[99] 李宇. 维生素 E 对慢性肾衰竭患者的氧化应激状态的影响. 兰州: 兰州大学, 2007.

[100] Chen T, Wong Y S. Selenocystine induces caspase-independent apoptosis in MCF-7 human breast carcinoma cells with involvement of p53 phosphorylation and reactive oxygen species generation. The International Journal of Biochemistry & Cell Biology, 2009, 41(3): 666-676.

[101] 程涛. 半胱氨酸和硒代胱氨酸的生物电化学研究. 广州: 暨南大学, 2002.

[102] 王咏梅. 自由基与谷胱甘肽过氧化物酶. 解放军药学学报, 2005, 21(5): 369-371.

[103] 王新, 陈凤玲. 线粒体的功能及检测方法. 医学综述, 2011, 17(1): 12-15.

[104] Khan J, Bittner M L, Chen Y, et al. DNA microarray technology: the anticipated impact on the study of human disease. Biochimica et Biophysica Acta-reviews on cancer, 1999, 1423(2): M17-M28.

[105] Kondo M, Tahara A, Hayashi K, et al. Renoprotective effects of novel interleukin-1 receptor-associated kinase 4 inhibitor AS2444697 through anti-inflammatory action in 5/6 nephrectomized rats. Naunyn-Schmiedeberg's Archives of Pharmacology, 2014, 387(10): 909-919.

[106] 陈大鹏, 陈香美. microRNA 及其在肾脏疾病中的作用. 中华肾病研究电子杂志, 2012, 1(2): 39-43.

[107] Taïbi F, Metzinger-Le Meuth V, M'Baya-Moutoula E, et al. Possible involvement of microRNAs in vascular damage in

[107] experimental chronic kidney disease. Biochimica et Biophysica Acta（BBA）-Molecular Basis of Disease，2014，1842（1）：88-98.

[108] Savransky V，Molls R R，Burne-Taney M，et al. Role of the T-cell receptor in kidney ischemia-reperfusion injury. Kidney International，2006，69（2）：233-238.

[109] 杜胜华，唐德燊，陈孝文. 细胞因子，肾间质细胞与肾间质纤维化. 国外医学泌尿系统分册，2004，24（1）：93-97.

[110] Negoro S，Kunisada K，Tone E，et al. Activation of JAK/STAT pathway transduces cytoprotective signal in rat acute myocardial infarction. Cardiovascular Research，2000，47（4）：797-805.

[111] Zhang B，Sirsjö A，Khalaf H，et al. Transcriptional profiling of human smooth muscle cells infected with gingipain and fimbriae mutants of Porphyromonas gingivalis. Scientific Reports，2016，6：21911.

[112] Liu J，Pang Y，Wang H，et al. miR-101 inhibits the proliferation and migration of breast cancer cells via downregulating the expression of DNA methyl- transferase 3a. Chinese Journal of Cellular and Molecular Immunology，2016，32（3）：299-303.

[113] Wang P，Zou F，Zhang X，et al. microRNA-21 negatively regulates Cdc25A and cell cycle progression in colon cancer cells. Cancer Research，2009，69（20）：8157-8165.

[114] Asangani I A，Rasheed S A K，Nikolova D A，et al. MicroRNA-21（miR-21）post-transcriptionally downregulates tumor suppressor Pdcd4 and stimulates invasion，intravasation and metastasis in colorectal cancer. Oncogene，2008，27（15）：2128-2136.

[115] Hu Z，Chen X，Zhao Y，et al. Serum MicroRNA signatures identified in a genome-wide serum MicroRNA expression profiling predict survival of non–small-cell lung cancer. Journal of Clinical Oncology，2010，28（10）：1721-1726.

[116] Chin L J，Ratner E，Leng S，et al. A SNP in a let-7 microRNA complementary site in the KRAS 3′ untranslated region increases non–small cell lung cancer risk. Cancer Research，2008，68（20）：8535-8540.

[117] Lv L L，Cao Y H，Ni H F，et al. MicroRNA-29c in urinary exosome/microvesicle as a biomarker of renal fibrosis. American Journal of Physiology-Renal Physiology，2013，305（8）：F1220-F1227.

[118] 李春庆. MIRNA对PAN肾病大鼠NEPHRIN介导蛋白尿调控机制及雷公藤制剂的保护作用. 南京：南京中医药大学，2011.

[119] Trionfini P，Benigni A，Remuzzi G. MicroRNAs in kidney physiology and disease. Nature Reviews Nephrology，2015，11（1）：23-33.

[120] 张晶晶，廖云飞，李文娟，等. 2型糖尿病大血管并发症中血浆微小RNA表达谱的研究. 中华医学会第十二次全国内分泌学学术会议论文汇编. 西安 2013.

[121] Fang Y，Davies P F. Site-specific microRNA-92a regulation of Kruppel-like factors 4 and 2 in atherosusceptible endothelium. Arteriosclerosis thrombosis and vascular biology，2012，32（4）：979-998.

[122] 左琪. 肾间质纤维化miR-21的表达及三芪口服液的调控研究. 广州：广州中医药大学，2014.

[123] 蒋秀敏，刘雨生，许波. miR-483-5p通过靶基因ERK1调控人类颗粒细胞增殖凋亡平衡. 安徽医科大学学报，2015，11：1639-1644.

[124] Zürbig P，Jerums G，Hovind P，et al. Urinary proteomics for early diagnosis in diabetic nephropathy. Diabetes，2012，61（12）：3304-3313.

[125] Mullen W，Delles C，Mischak H. Urinary proteomics in the assessment of chronic kidney disease. Current Opinion in Nephrology and Hypertension，2011，20（6）：654-661.

[126] Opatrná S，Chiangjong W，Korabečná M，et al. Plasma proteome profiling of von Hippel-Lindau disease after total and subtotal nephrectomy：A preliminary study. Clinical Biochemistry，2010，43（1）：142-149.

[127] 王衍慧，傅明捷，黄玉宇，等. 糖尿病肾病患者血浆动态蛋白质组学研究. 山东医药，2014，54（9）：17-19.

[128] 孙晓敏，刘艳艳，张乐，等. IgA肾病肾阴虚证的血浆蛋白质双向凝胶电泳分析. 时珍国医国药，2011，22（10）：2538-2539.

[129] Cui Z，Yoshida Y，Xu B，et al. Profiling and annotation of human kidney glomerulus proteome. Proteome science，2013，11（1）：1.

[130] Yamamoto T. Proteomics database in chronic kidney disease. Advances in Chronic Kidney Disease，2010，17（6）：487-492.

[131] Miyamoto M，Yoshida Y，Taguchi I，et al. In-depth proteomic profiling of the normal human kidney glomerulus using two-dimensional protein prefractionation in combination with liquid chromatography-tandem mass spectrometry. Journal of Proteome Research，2007，6（9）：3680-3690.

[132] Jia L. Comparing Plasma and Urinary Proteomes to Understand Kidney Function//Urine Proteomics in Kidney Disease

Biomarker Discovery, Berlin: Springer Netherlands, 2015: 187-193.

[133] Farrah T, Deutsch E W, Omenn G S, et al. State of the human proteome in 2013 as viewed through PeptideAtlas: comparing the kidney, urine, and plasma proteomes for the biology-and disease-driven Human Proteome Project. Journal of Proteome Research, 2013, 13 (1): 60-75.

[134] Angenendt P. Progress in protein and antibody microarray technology. Drug Discovery Today, 2005, 10 (7): 503-511.

[135] Kersten B, Wanker E E, Hoheisel J D, et al. Multiplex approaches in protein microarray technology. Expert Review of Proteomics, 2005, 2 (4): 499-510.

[136] Brosius III F C, He J C. JAK inhibition and progressive kidney disease. Current Opinion in Nephrology and Hypertension, 2015, 24 (1): 88-95.

[137] Hu J, Fan X, Meng X, et al. Evidence for the involvement of JAK/STAT/SOCS pathway in the mechanism of Tangshen formula-treated diabetic nephropathy. Planta Medica, 2014, 80 (08/09): 614-621.

[138] Peng J, Li X, Feng Q, et al. Anti-fibrotic effect of Cordyceps sinensis polysaccharide: Inhibiting HSC activation, TGF-β1/Smad signalling, MMPs and TIMPs. Experimental Biology and Medicine, 2013, 238 (6): 668-677.

[139] Li H, Li M, Liu P, et al. Telmisartan ameliorates nephropathy in metabolic syndrome by reducing leptin release from perirenal adipose tissue. Hypertension, 2016, 68 (2): 478-490.

[140] Chuang M J, Sun K H, Tang S J, et al. Tumor-derived tumor necrosis factor - alpha promotes progression and epithelial-mesenchymal transition in renal cell carcinoma cells. Cancer Science, 2008, 99 (5): 905-913.

[141] Wu S T, Sun G H, Hsu C Y, et al. Tumor necrosis factor-α induces epithelial-mesenchymal transition of renal cell carcinoma cells via a nuclear factor kappa B-independent mechanism. Experimental Biology and Medicine, 2011, 236 (9): 1022-1029.

[142] Vázquez-Huerta D I, Alvarez-Rodríguez B A, Topete-Reyes J F, et al. Tumor necrosis factor alpha-238 G/A and-308 G/A polymorphisms and soluble TNF-α levels in chronic kidney disease: correlation with clinical variables. International Journal of Clinical and Experimental Medicine, 2014, 7 (8): 2111-2119.

[143] Zhang Y, Ma X, Xie X, et al. Role of P311 in interleukin-1 α-induced epithelial to myofibroblast transition in kidney tubular epithelial cells. Renal Failure, 2015, 37 (8): 1384-1389.

[144] Braosi A P R, de Souza C M, Luczyszyn S M, et al. Analysis of IL1 gene polymorphisms and transcript levels in periodontal and chronic kidney disease. Cytokine, 2012, 60 (1): 76-82.

[145] Polhill T, Zhang G Y, Hu M, et al. IL-2/IL-2Ab complexes induce regulatory T cell expansion and protect against proteinuric CKD. Journal of the American Society of Nephrology, 2012, 23 (8): 1303-1308.

[146] Saigal C S, Deibert C M, Lai J, et al. Disparities in the treatment of patients with IL-2 for metastatic renal cell carcinoma//Urologic Oncology: Seminars and Original Investigations. Amsterdam: Elsevier, 2010, 28 (3): 308-313.

[147] Zheng L, Sinniah R, Stephen I, et al. Pathogenic role of NF-κB activation in tubulointerstitial inflammatory lesions in human lupus nephritis. Journal of Histochemistry & Cytochemistry, 2008, 56 (5): 517-529.

[148] Ni J, Huang H Q, Lü L L, et al. Influence of irbesartan on the urinary excretion of cytokines in patients with chronic kidney disease. Chinese Medical Journal, 2012, 125 (6): 1147-1152.

[149] Maeshima A, Miya M, Mishima K, et al. Activin A: autocrine regulator of kidney development and repair. Endocrine Journal, 2008, 55 (1): 1-9.

[150] Novelli R, Gagliardini E, Ruggiero B, et al. Another piece of the puzzle of podocyte B7-1 expression: lupus nephritis. Nephron, 2016, 133 (2): 129-138.

[151] Martínez-García C, Izquierdo-Lahuerta A, Vivas Y, et al. Renal lipotoxicity-associated inflammation and insulin resistance affects actin cytoskeleton organization in podocytes. PloS One, 2015, 10 (11): e0142291.

[152] 罗国安, 王义明, 梁琼麟, 等. 中医药系统生物学. 北京: 科学出版社, 2010.

[153] 罗国安, 刘清飞, 梁琼麟, 等. 整合化学物质组学等整体系统生物学: 中药复方配伍和作用机理研究的整体方法论. 世界科学技术—中医药现代化, 2007, 9 (1): 10-15.

[154] 罗国安, 梁琼麟, 张荣利, 等. 化学物质组学与中药方剂研究: 兼析清开灵复方物质基础. 世界科学技术—中医药现代化, 2006, 8 (1): 6-15.

[155] Xiang Z, Sun H, Cai X, et al. The study on material basis and mechanism for anti-renal interstitial fibrosis efficacy of rhubarb through integration of metabonomics and network pharmacology. Molecular BioSystems, 2015, 11 (4): 1067-1078.

[156] 国家食品药品监督管理总局. 国家药品不良反应监测年度报告（2014 年）. 中国药物评价，2015，32（4）：252-256.
[157] 李会银. 中药不良反应的现代研究进展. 湖南中医药大学学报，2013，33（10）：109-111.
[158] 马规划. 中西药合用的配伍禁忌分析. 现代中西医结合杂志，2004，13（12）：1631-1632.
[159] 周权，姚彤炜. 代谢性药物的相互作用. 中国临床药理学杂志，2001，17（4）：313-318.
[160] 刘彦卿，洪燕君，曾苏. 代谢性药物—药物相互作用的研究进展. 浙江大学学报：医学版，2009，38（2）：215-224.
[161] Walsky R L, Obach R S. Validated assays for human cytochrome P450 activities. Drug Metabolism and Disposition, 2004, 32（6）: 647-660.
[162] Wu J J, Ai C Z, Liu Y, et al. Interactions between phytochemicals from traditional Chinese medicines and human cytochrome P450 enzymes. Current Drug Metabolism, 2012, 13（5）: 599-614.
[163] 刘丽雅，韩永龙，余奇，等. 消癌平注射液等 4 种抗肿瘤中药注射剂对人肝微粒体中 CYP450 酶 7 种亚型的体外抑制作用研究. 中国临床药理学与治疗学，2014，30（5）：522-527.
[164] 张红曦，王宇光，马增春，等. 参麦注射液对大鼠肝脏 CYP450 酶的影响. 中国新药杂志，2013，22：2529-2533.
[165] 梁淼. 基于 P450 酶的四物汤配伍规律研究. 南宁：广西医科大学博士学位论文，2014.
[166] 梁淼，马增春，易剑峰，等. 四物汤及其配伍对大鼠肝脏 P450 酶活性及 mRNA 表达的影响 [J]. 中国中药杂志，2013，（21）：3720-3725.
[167] 代方国，罗仁，王宇光，等. 甘遂配伍甘草对大鼠肝脏 CYP3A2 影响. 第四军医大学学报，2005，（10）：951-953.
[168] 代方国，罗仁，王宇光，等. 甘遂配伍甘草对大鼠肝脏 CYP2E1 表达及活性的影响. 第三军医大学学报，2005，27（8）：742-744.
[169] Westphal C, Konkel A, Schunck W H. CYP-eicosanoids--a new link between omega-3 fatty acids and cardiac disease?. Prostaglandins & Other Lipid Mediators, 2011, 96（1-4）: 99-108.
[170] 李娟，张耀庭. 应用考马斯亮蓝法测定总蛋白含量. 中国生物制品学杂志，2000，13（2）：118-120.
[171] 简暾昱，徐帆，廖春龙，等. 3 种方法测定大鼠肝微粒体蛋白含量的比较. 中国药师，2011，14（3）：342-345.
[172] 张华海. 喹噁啉类在大鼠和猪肝微粒体中脱氧速率与肝细胞中毒性的研究. 武汉：华中农业大学，2010.
[173] Walsky R L, Obach R S. Validated assays for human cytochrome P450 activities. Drug Metabolism and Disposition, 2004, 32（6）: 647-660.
[174] 谭志荣，周淦，周宏灏. 慢性肝疾病对肝 CYP450 酶活性的影响. 中国新药杂志，2008，17（14）：1203-1205.
[175] Dowling T C, Briglia A E, Fink J C, et al. Characterization of hepatic cytochrome P4503A activity in patients with end - stage renal disease. Clinical Pharmacology & Therapeutics, 2003, 73（5）: 427-434.
[176] Ji Y, Schaid D J, Desta Z, et al. Citalopram and escitalopram plasma drug and metabolite concentrations: genome-wide associations. Br J Clin Pharmacol, 2014, 78: 373-383.
[177] 何书芬，居文政，胡浩彬，等. 肾阳虚抑郁症模型大鼠的肝脏药物代谢酶活性变化研究. 药学学报，2017，52（2）：258-263.
[178] 袁怀彬. 中药灌肠治疗慢性肾衰疗效观察. 中国社区医师：医学专业，2012，14（2）：217.
[179] 周权，徐翔，曾苏. 疾病状态对人体药物代谢的影响. 中国药学杂志，2005，40（24）：1845-1848.
[180] 党国宏，刘治军. 疾病对药物体内代谢过程的影响. 临床药物治疗杂志，2011，9（5）：36-43.
[181] 连琦，黎倩，谢媛媛，等. 腺嘌呤致大鼠慢性肾功能衰竭模型研究. 江西中医药大学学报，2016，28（6）：93-97.
[182] Inceoglu B, Jinks S L, Ulu A, et al. Soluble epoxide hydrolase and epoxyeicosatrienoic acids modulate two distinct analgesic pathways. Proceedings of the National Academy of Sciences, 2008, 105（48）: 18901-18906.
[183] Dreisbach A W, Japa S, Kamath B L, et al. Endstage renal disease reduces hepatic cytochrome P450 CYP2C9 activity as measured by S/R warfarin plasma ratio. Clinical Pharmacology & Therapeutics, 2002, 71（2）: 9.
[184] Dreisbach AW, Lertora J JL. The effect of chronic renal failure on hepatic drug metabolism and drug disposition//Seminars in dialysis, Malden,US: Blackwell Science Inc, 2003, 16（1）: 45-50.
[185] Balant L, Francis R J, Tozer T N, et al. Influence of renal failure on the hepatic clearance of bufuralol in man. Journal of Pharmacokinetics and Biopharmaceutics, 1980, 8（5）: 421-438.
[186] Ji Y, Schaid DJ, Desta Z, et al. Citalopram and escitalopram plasma drug and metabolite concentrations: genome-wide associations. Br J Clin Pharmacol, 2014, 78: 373-383.
[187] Feere D A, Velenosi T J, Urquhart B L. Effect of erythropoietin on hepatic cytochrome P450 expression and function in an adenine - fed rat model of chronic kidney disease. British Journal of Pharmacology, 2015, 172（1）: 201-213.

[188] Hashimoto M, Kurata N, Nishimura Y, et al. Effect of adenine-induced renal failure on hepatic microsomal drug-metabolizing enzymes in rats. The Showa University Journal of Medical Sciences, 1997, 9（1）: 67-75.
[189] 张明. UCG对慢性肾功能衰竭非透析患者微炎症反应状态的干预作用. 中外医疗, 2011, 30（25）: 66-67.
[190] 朱倩, 李俊, 汤文建. 中药对细胞色素P450酶活性影响及研究方法进展. 安徽医药, 2013, 17（9）: 1457-1461.
[191] 叶林虎. 荷叶代谢性药物相互作用及体内成分研究. 北京: 北京协和医学院, 2014.
[192] 朱大岭, 韩维娜, 张荣. 细胞色素P450酶系在药物代谢中的作用. 医药导报, 2004, 23（7）: 440-443.
[193] Liu K H, Kim M J, Jeon B H, et al. Inhibition of human cytochrome P450 isoforms and NADPH-CYP reductase in vitro by 15 herbal medicines, including Epimedii herba. Journal of Clinical Pharmacy and Therapeutics, 2006, 31（1）: 83-91.
[194] Appiah-Opong R, Commandeur J N M, Axson C, et al. Interactions between cytochromes P450, glutathione S-transferases and Ghanaian medicinal plants. Food and Chemical Toxicology, 2008, 46（12）: 3598-3603.
[195] 张远冬, 刘学庆, 郭延垒, 等. 大鼠肝微粒体法评价20种中药有效成分对CYP2C9酶的作用. 第三军医大学学报, 2013, 24: 12.
[196] National Toxieology Program. NTP toxieology and carcinogenesis studies of emodin（CAS NO: 518-82-l）feed studies in F344/N rats and B6C3FI mice. Natl Toxieol Program Tech Rep Ser, 2001, 493: l-278.
[197] Yokooji T, Kida M, Mori M, et al. Interaction of Rhei Rhizoma extract with cytochrome P450 3A and efflux transporters in rats. Die Pharmazie-An International Journal of Pharmaceutical Sciences, 2010, 65（5）: 367-374.
[198] Iwata H, Tezuka Y, Usia T, et al. Inhibition of human liver microsomal CYP3A4 and CYP2D6 by extracts from 78 herbal medicines. Journal of Traditional Medicines, 2004, 21（1）: 42-50.
[199] 卫培峰, 胡锡琴, 严爱娟. 何首乌所致不良反应概况. 陕西中医, 2004, 25（2）: 170.
[200] 罗瑞芝, 贾伟, 赵利斌, 等. 何首乌研究进展. 中草药, 2005, 36（7）: 1097.
[201] 卫培峰, 张敏, 焦晨莉, 等. 何首乌不同炮制品对大鼠肝脏CYP2E1基因mRNA表达的影响. 中国医院药学杂志, 2010, 17: 1445-1448.

第 8 章

糖肾方治疗糖尿病肾病的系统生物学研究及新药研发

引　言

　　新药研发途径和实践是整体系统医药学（新医药学）中药学研究的最重要内容。第1章介绍了整体系统医药学提出和完善过程。其中1.6节着重介绍了整体系统医药学的药学研究内容。基于对现代药学研究新药研发存在的巨大失败率和高额研发成本两项缺陷的分析，指出三个方向：①新药研发重点将从新化学实体转向复方新药；②改变从动物模型出发的新药研发途径；③改变以靶点出发的新药研发模式，即实现从"点（单个小分子化合物）-点（作用靶点）"（Point to Point，P2P）的模式转变为"系统（药物系统）-系统（生命系统）"（System to System，S2S）模式。基于对东方哲学和中医药整体观、系统论科学原理的创新性应用和跨学科、跨领域的集成创新，我们在长期思考、探索和科学实践基础上，提出了从临床出发，以信号通路为靶标的复方新药研发策略与途径的颠覆性技术。本章以糖肾方治疗糖尿病肾病的临床研究及候选复方新药的实例详细介绍了这种颠覆性技术的内容和实践。8.1节介绍了从临床出发，以信号通路为靶标的复方新药研发策略、途径与实践。8.2节针对如何实现从临床出发，而不是从动物模型出发的实践，即分别开展的糖尿病肾病的流行病学横断面的临床研究和糖肾方治疗糖尿病肾病的循证医学临床研究的三方面内容。8.3节介绍了基于整体观、系统论理念指导下的糖尿病肾病横断面临床系统生物学研究。介绍了基于西医分期和中医分型开展的代谢组学、基因组学研究内容和结果，以及依据中医症状、临床生化指标和代谢组学、基因组学结果建立的整合生物标志物体系及应用。8.4节介绍了糖肾方治疗糖尿病肾病的临床系统生物学研究内容和结果。在"系统-系统"研究模式理念指导下，采用"方-病-证"整合研究策略，开展基因组学、蛋白质组学和定量代谢组学研究，构建了糖肾方治疗作用的调控网络图，找到了主要调控的多条信号通路，并确定PPAR通路是糖肾方治疗糖尿病肾病的关键通路之一。8.5节则从对药物系统（糖肾方复方）开展分层次的化学物质组学系统研究，确定了糖肾方中59个化学成分和22个入血成份。结合临床系统生物学所得通路图和网络药理学研究，预测了糖肾方的有效化学物质组（有效成分群）。在临床研究基础上，8.6节介绍了糖肾方干预动物模型（db/db 小鼠）的整体系统生物学研究。从经典药理学、基因组学、蛋白质组学和代谢组学结果整合分析，糖肾方干预db/db小鼠模型所得主要调控通路与糖肾方治疗糖尿病肾病（DN 患者）一致，但也存在差异。临床系统生物学的发病机制主要是糖脂代谢异常，体现在对 PPAR 信号通路的调控，而 db/db 小鼠模型的主要发病机制为脂代谢异常与炎症反应，这是由动物模型造模机制和临床患者不完全一致引起。8.7 节介绍了采用网络药理学方法对糖肾方中主要化合物及经肝微粒体代谢的化合物的靶点和信号通路预测结果，预测得出 11 条关键通路，大部分通路，如 PPAR 信号通路、P13K-Akt 信号通路在糖肾方治疗 DN 的临床系统生物学研究和分子生物学研究中得到验证。但也有一些在临床系统生物学实践中发现的调控信号通路在网络药理学富集通路中未能找到，说明网络药理学局限性。网络药理学研究也证实了糖肾方配伍的合理性，阐明糖肾方君药益气之功、臣药养阴之效、佐药活血化瘀之益，各药协同，整合调控的系统网络机制。整合临床系统生物学、动物模型的整体系统生物学和网络药理学研究结果，聚焦药物作用关键通路。8.8 节介绍了针对四条关键作用通路，采用逆向分析，逆向溯源"有效化学成分群"，结合文献研究，合理设计候选组分新药与配伍。本节还分别介绍了基于 PPAR 和 2 型糖尿病肾病通路的西药候选复方筛选和中药候选复方的筛选。8.9 节介绍了网络药理学所得结果的生物学验证。包括采用高脂饮食并链脲佐菌素诱导的糖尿病肾病模型大鼠，验证糖肾方对 NF-κB 信号通路及 TGF-β/Smad3 通路的作用和通过 HepG2 细胞胰岛素抵抗 2 型糖尿病细胞模型，验证糖肾方的调节作用及机制。8.10 节建立了高糖刺激下人肾小球系膜细胞模型，对 8.8 节筛选出的西药候选复方和中药候选复方进行处方优化及药效评价。并考察了优化复方对该细胞模型的 TGF-β/Col Ⅰ 和 Col Ⅲ 分泌的调节作用。8.11 节介绍了由临床系统生物学聚焦而得整合生物标志物体系及其在临床中疾病早期预诊、分期精准诊断和药物疗效的精准评估。介绍了我们发现的能从糖尿病患者（DM）中区分出糖尿病肾病（DN）1 期和 2 期的判别生物标志物，得到了国际高度评价。聚焦的生物标志物体系可用作药物疗效的精准评价，也比较了临床研究和动物模型实验得出的聚焦生物标志物群的相关性。本节也介绍了糖尿病肾病中医证候可量化的生物标志物指标体系。8.12 节介绍了传统新药研发过程的内容。8.13 节提出了我们的展望。

8.1 概 述

网络药理学是从数据库和 P2P 模式出发，而本章所提出的复方新药研发是基于临床实践取得的系统生物学数据和 S2S 模式进行的。如何能吸取 NCE 以靶点为靶标研发模式的优点，结合"系统–系统"模式理念，从长期和临床相结合的实验研究中，我们于 2017 年总结提出了以信号通路（signaling pathway，包括基因、蛋白质、代谢物 3 个层面）为主，靶点为辅来表征整体药效和相互作用的研发模式[1]。

8.1.1 从临床出发，以信号通路为靶标的复方新药研发策略[2]

从临床出发，以信号通路为靶标的复方新药研发策略概述如下。

1. 对复方药物进行整体系统研究

采用化学物质组学对中药复方进行药材、组分和成分群三个层次，有君臣佐使之分，逐层递进的深入研究。针对不同类型的复方药物，确定重点研究的化学层次，结合用动物模型开展的整体系统生物学研究，基本搞清复方药物的化学物质基础。

2. 针对所研究的疾病和中医的辨证论治，制定临床研究方案

从流行病学研究开始，根据不同的研究问题和研究目的，可采用不同的研究设计和方法。在各种临床研究类型中，随机对照临床试验内在真实性高，可以判断干预措施真实的疗效，能够证明因果关系，是学术界广泛接受和认可的疗效评价方法，其研究结果被认为是最高等级的临床证据[3]。确定临床患者入组条件后，入组患者 0 天的整体系统生物学及其他信息（病、证、生化指标、影像学等）可作为疾病（证）分型横断面依据，治疗各阶段的所有信息作为整体疗效评价和候选复方新药的依据和来源。

3. 临床整体系统生物学研究

对临床患者的血清（血浆）、尿液等样品，根据疾病的特性确定所需开展的整体系统生物学的各种组学类型，进行实验研究。采用生物信息学方法，确定与疾病相关的靶点、信号通路和相应的网络，特别聚焦和疾病分型相关的整合生物标志物体系（Intergrated Biomarker System，IBS）[4]。

4. 网络药理学搜寻预测候选复方新药

根据临床数据和生物信息学所确定的靶点、信号通路和相应网络，采用网络药理学方法确定复方药物化学物质组学数据和其相关性，以信号通路为主要靶标，靶点辅助，聚焦得出候选复方药物初步的化学成分，组分的配伍及配比。

5. 生物学实验优化和验证

采用动物模型（包括模式生物，如线虫、斑马鱼等），细胞模型和分子生物学技术对网络药理学得出的候选复方药物的组成、配伍和配比进行优化和验证。

6. 常规的药效、药理和安全性评价

从临床出发，以信号通路为靶标的复方新药研发策略能有效克服目前中医药研究中存在"方-病-证"割裂（违背中医药整体观）和"基因-蛋白质-代谢物分离"（缺乏系统性）的弊病，避免了单靶点、多靶点（缺乏有主次的整体表征）的不足，既可以发现针对疾病（证）多种治疗理念集合的复方新药，也可以发现对疾病的各病理阶段的针对性强的复方新药。

从临床出发，基于信号通路的复方新药研发途径见第 1 章图 1-12[2]。本章以和中日友

好医院李平教授团队合作开展的糖肾方治疗糖尿病肾病的临床数据为基础，开展的系统生物学研究及候选复方新药研究实践为实例进行阐述。

8.1.2 糖肾方治疗糖尿病肾病研发候选复方新药的途径与实践

经过随机双盲安慰剂对照的临床试验验证了糖肾方是治疗糖尿病肾病（diabetes nephropathy，DN）的有效方剂；采用基因组学、蛋白质组学和代谢组学研究发现糖肾方干预糖尿病肾病疗效相关的通路；采用液相色谱-质谱联用技术对糖肾方整体化学物质组的化学成分进行分析鉴定，确定糖肾方化学物质基础；采用网络药理学分析预测糖肾方中主要活性成分潜在的作用靶点和通路；整合临床系统生物学和网络药理学预测的相关通路，锁定糖肾方干预糖尿病肾病的关键通路，并通过溯源分析，预测"有效化学成分群"，作为糖肾方干预糖尿病肾病组分新药的候选药物，进一步通过细胞模型和动物模型进行验证。

基本途径（见第1章图1-12）可分为以下十个方面[2]。
（1）糖肾方治疗糖尿病肾病的随机双盲安慰剂对照试验。
（2）糖尿病肾病横断面的临床系统生物学研究。
（3）糖肾方治疗糖尿病肾病临床系统生物学研究。
（4）糖肾方化学物质组学分层次系统研究。
（5）糖肾方干预db/db小鼠的整体系统生物学研究。
（6）基于网络药理学的糖肾方干预糖尿病肾病作用靶点和信号通路预测。
（7）由关键作用信号通路溯源"有效化学成分群"。
（8）网络药理学所得结果的生物学验证。
（9）基于细胞模型的候选复方新药优化和验证。
（10）由临床系统生物学聚焦而得整合生物标志物体系及作用。

8.2 糖肾方治疗糖尿病肾病的随机双盲安慰剂对照临床研究

整体观念是中医药理论的核心思想。中医以整体、动态和辨证的思维方式来认识生命与疾病的复杂现象，认为人体是一个有机整体，构成人体各个组成部分在结构上不可分割，功能上相互协调、相互为用，病理上相互影响；倡导"天人合一"，强调人体维持健康生命活动应适应所处地理环境和四时寒温的变化；辨证论治时从整体角度考虑疾病的病机、病位、病势，并结合季节、地域、饮食等特点，因时、因地、因人制宜的立法处方。然而，长期以来中医药整体观的探索性研究沿用了西方医学"还原分析"的模式，割裂了"方-病-证"之间的整体系统性（图8-1）。

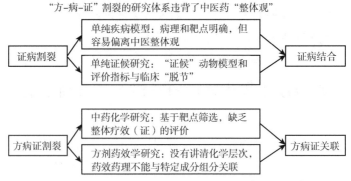

图 8-1 基于整体观的中药复方现代研究面临的瓶颈问题

证病割裂。在基础研究中，针对目标疾病某一病理过程或病理阶段的疾病特征制备"疾病动物"模型（包括细胞模型等其他生物模型），通过一个或几个反映西医某一"疾病"特征的特异性药理指标、生物标志物或局部功能的改变评价药物的疗效，虽病理和靶点明确，但偏离了中医药的整体观；而针对特定"证候"制备的动物模型缺乏公信力，缺乏与中医"证候"相适应评价指标，所得到的研究成果无法阐明基于辨证论治的方剂的疗效机理，与临床实践"脱节"。证反映了患者整体症状体征，包括病理变化和生理变化，但基于中医证候的诊断体系主观性较强，评价指标难以量化，缺乏反映证候学特征的科学数据；而在临床诊断中，西医对疾病的诊断具有明确生理生化评判标准（包括影像学在内的生理生化指标），对于靶器官等明确部位的器质性病变具有一定的优势，但对于一些多因素复杂性功能性疾病在早期诊断和干预治疗仍存在诸多问题，现代医学诊疗体系尚不适用于以"证"为基础的中医施治、立法、处方。

"方-病-证"割裂。对于中药化学物质基础的研究，直接照搬西医西药的思路、方法和评价标准，通过系统分离和简单活性筛选确定复方的药效物质，缺乏对药物整体疗效（证）的评价，得到的药效物质也无法代表中药复杂物质体系整体药效；而对于方剂的药效学研究而言，由于没有讲清化学层次，有效成分和作用靶点未完全明确，亦无法将药效药理与特定成分组分相关联。

"基因-蛋白质-代谢物分离"的研究模式缺乏"系统性"。各种"组学"技术及在此基础上发展起来的网络药理学、系统生物学等现代生物技术为从整体上研究中药复方的物质基础和作用机制提供了新的思路和方法。然而目前系统生物学在中医药研究中大部分还局限于使用一种或两种组学（基因组学和蛋白质组学、基因组学和代谢组学）手段，从特定靶点和通路着手探讨机体对中药干预的应答反应，这种方法容易导致对疾病的治疗出现"碎片化"倾向，缺乏系统性和整体性；此外，西方系统生物学把生物体作为和基因、蛋白质、代谢物等相关的整个系统，而把药物作为单一扰动因素，注重单一药物分子干预前后生物系统的整体刻画（网络药理学）即"点（单一药物分子）-系统（生物系统）"的模式，缺乏对药物系统（中药复方）的研究；而中药复方整体性作用的特点本质上体现为中药与人体两个复杂系统间的相互作用并形成一个更高级的系统整体，即"系统（药物系统）-系统（生物系统）"。现有系统生物学模式显然无法与"方-病-证"结合的整体化研究相适应，难以揭示两个系统（生物应答系统和中药复方的复杂物质系统）之间的内在关联，不能从根本上阐明中医药理论的科学内涵。

为此，我们提出了发展基于"方病对应、证病结合、方病证整合"策略的"系统-系统"的研究模式：整合"方-病动态关联"的动物模型研究（参见 8.6 节糖肾方干预动物模型的整体系统生物学研究）与"病-证动态关联的临床研究"，实现"方-病-证"有机结合，并应用于糖肾方治疗糖尿病肾病的现代基础研究（如第 1 章，图 1-8 所示）。本节重点阐述"病证结合"的糖肾方治疗糖尿病肾病的随机双盲安慰剂对照临床研究。

DN 是糖尿病的严重微血管并发症，具有高患病率和高死亡率的特点。最新资料表明，我国糖尿病的患病率为 11.6%，DN 约占糖尿病患者的 33.6%。显性蛋白尿是 DN 疾病进展的重要危险因素，加速了 DN 进展至终末期肾病。目前，现代医学针对显性蛋白尿缺乏有效的治疗方案。

早在 20 世纪 80 年代末，名老中医时振声教授提出"气阴两虚"是慢性肾脏病的发病关键。通过对近 30 年来中医药治疗 DN 的 1464 篇临床随机对照研究文献进行回顾性研究，发现 DN 患者中频次大于 20% 的证候依次为血瘀（89.9%）、气虚（83.4%）、阴虚（66.2%）、肾虚（48.5%）、肝郁（41.8%）、脾虚（31.6%）和湿浊（21.8%）[5~7]。进而采用多中心流行病学横断面现场调查的方法，通过 350 例"病-证结合"的临床研究（横断面研究），阐释了 DN 中医证候特点、分布及变化规律，以及中医证候与西医病理分期的相关性[8]。

8.2.1　多中心流行病学横断面临床研究

收集 2007 年 5 月至 2008 年 8 月就诊于北京中日友好医院的 2 型 DN 患者，共 182 例，年龄为 40~75 岁。按照西医 Mogensen 分期标准分为糖尿病（33 例）、DN 3 期（33 例）、DN 4 期（27 例）和 DN 5 期（39 例）组，另有正常对照组（50 例）；并将西医诊断 DN 3 期、DN 4 期和 DN 5 期患者按照中医辨证分型为气阴两虚偏阴虚、气阴两虚偏气虚和阴阳两虚。所有的研究对象在性别、年龄、BMI 值、糖尿病史和血压等方面基本无显著差异；在 DN5 期，糖尿病史和收缩压 [（157.6±8.8）mmHg] 相较 DN4 期显著增加，说明糖尿病中的高血糖状况易导致微血管并发症的发生，并且高血压也是引起糖尿病肾病发生发展的一个风险因素。在表 8-1 中列出的是所有研究对象的主要临床生化指标，包括血糖控制指标（空腹血糖、餐后 2h 血糖、糖化血红蛋白）、肾功能指标（尿蛋白、血肌酐、尿素氮、肾小球滤过率估算值）和血脂指标（胆固醇、甘油三酯、高密度脂蛋白和低密度脂蛋白）。其中肾小球滤过率计算公式为

$$eGFR[ml/(min \cdot 1.73m^2)] = 186 \times (血肌酐/88.4)^{-1.154} \times (年龄)^{-0.203} \times 0.742（如果是女性）\times 1.233（如果是中国人） \quad (8-1)$$

表 8-1　研究对象的临床生化指标（Mogensen 分期标准）

生化指标	糖尿病	DN 3 期	DN 4 期	DN 5 期
尿蛋白 UPro/（mg/24h）	0.1094±0.1627	118.1±35.8**	2376±988**△△	4177±997**△△○○
肾小球滤过率估算值 eGFR [ml/(min·1.73m²)]	122.5±48.9	95.38±11.62*	63.80±23.87**△△	13.74±14.08**△△○○
尿素氮 BUN/（mmol/L）	5.498±0.539	5.849±1.027	10.23±2.64**△△	23.93±3.05**△△○○

续表

生化指标	糖尿病	DN 3 期	DN 4 期	DN 5 期
血肌酐 Scr/（μmol/L）	79.75±7.09	84.07±5.75	180.8±120.4 *	672.6±105.2 **△△○○
糖化血红蛋白 HbA1c/%	8.059±0.472	9.550±1.110 **	8.607±1.414 *	8.236±0.639
空腹血糖 FBG/（mmol/L）	8.047±1.183	8.127±1.557	7.188±0.828	6.838±0.754
餐后 2h 血糖 PBG/（mmol/L）	13.84±1.41	14.14±2.14	10.22±1.95 **△	10.12±1.04 **△△
总胆固醇 TC/（mmol/L）	5.340±0.635	4.895±0.414	5.743±0.905	5.016±0.647
总甘油三酯 TG/（mmol/L）	2.520±1.402	2.159±0.637	2.243±0.832	2.362±0.645
高密度脂蛋白 HDL/（mmol/L）	1.110±0.111	1.160±0.165	1.287±0.149	1.156±0.163
低密度脂蛋白 LDL/（mmol/L）	3.263±0.354	2.822±0.270	3.268±0.704	2.740±0.513

*，**分别表示与糖尿病相比，$P<0.05$，$P<0.01$；△，△△分别表示与 DN 3 期相比，$P<0.05$，$P<0.01$；○○表示与 DN 4 期相比 $P<0.01$。

蛋白尿（proteinuria），或尿白蛋白（urine albumin），是指尿液中蛋白质含量异常。白蛋白是血液中的主要蛋白，当肾小球发生损伤时，会泄漏到尿液中。蛋白尿是慢性肾脏疾病（chronic kidney disease）的一个标志，在早期时没有任何症状，只有通过实验室检查才能发现。研究指出，蛋白尿是 2 型 DN 中的一个主要独立肾脏风险标志物，也可作为疾病治疗的靶点。蛋白尿越高，肾脏病变的风险越高，而通过药物治疗降低蛋白尿可以起到肾脏保护的作用。因此 24h 尿蛋白（UPro）排泄量是指示 DN 疾病发展情况的最主要指标，同时也是作为西医 Mogensen 分期的主要诊断指标。肾小球滤过率估算值（estimated glomerular filtration rate，eGFR）是慢性肾病的另一个主要标志物。糖尿病患者至少要一年测定一次血肌酐以计算 eGFR。因血肌酐会受到肌肉质量、年龄、性别和种族等因素影响，采用 eGFR 评价肾脏功能比单独使用血肌酐更为精确。eGFR 的正常值在 60~120ml/（min·1.73m²）之间，当 eGFR 值小于 60ml/（min·1.73m²）时，标志着肾脏功能下降，当这个值小于 15ml/（min·1.73m²）时，提示可能发生肾衰竭。尿素氮用于评价血液中来源于尿素的氮含量，同血肌酐类似，也常用于肾功能评价。如果肾脏不能正常清除血液中的尿素，尿素氮水平上升。

本节研究对 DN 多中心流行病学研究结果表明，从糖尿病发展到 DN，以及 DN 的发展过程中（从 DN3 期逐步发展到 DN5 期），尿蛋白、血肌酐、尿素氮 3 个表征肾功能的指标显著增加；肾小球滤过率在疾病发展进程中显著降低；这是由于随着疾病的发展，肾脏功能逐渐损伤衰竭，肾小球滤过率不断减少，从而使得尿蛋白、尿素氮和血肌酐的含量不断增加。此外，血糖控制指标中的空腹血糖和餐后 2h 血糖在 DN 大多数要低于糖尿病患者（除 DN3 期），其中餐后 2h 血糖在 DN 发展过程中显著降低，可能是由于糖尿病晚期胃排空延迟导致。

根据 Mogensen 分期和糖尿病自然发展过程，在 DN 的发展过程中，除了上面提到的 DN3 期至 DN5 期，还包括 DN1 期和 DN2 期，这两期由于没有病理性的器质性病变，蛋白尿指标也并不明显，故在临床诊断时不易被发现；且患者自身也不易察觉，而一旦出现明显和持续的蛋白尿时，疾病已发展到较严重的程度，甚至出现肾脏病变，不利于疾病的早期治疗和控制。第 1 章表 1-3 所示为根据西医 Mogensen 分期标准和中医辨证分型诊断的相关性，说明虽然中西医对疾病诊断的判别标准不同，但对疾病严重程度的判断基本类同，也说明它们可能具有同一生物学意义。

DN 不同中医辨证分型患者临床生化指标比较分析结果（表 8-2）提示，尿蛋白、肾小球滤过率、尿素氮和血肌酐等表征肾脏功能的指标在疾病发展过程中显著变化。所有临床生化指标在气阴两虚的两种亚型（即气阴两虚偏阴虚和气阴两虚偏气虚）中均没有显著差异，而尿蛋白、肾小球滤过率、尿素氮和血肌酐在阴阳两虚患者和气阴两虚患者间（包括两种亚型）具有显著差异。

表 8-2 研究对象的临床生化指标（中医辨证分型诊断）

生化指标	气阴两虚偏阴虚	气阴两虚偏气虚	阴阳两虚	P 值
尿蛋白 UPro/（mg/24h）	1198±750	2515±1209	3076±736**	0.028
肾小球滤过率估算值 eGFR/[ml/(min·1.73m^2)]	75.68±17.25	61.70±14.27	38.09±11.96**△	0.001
尿素氮 BUN/（mmol/L）	9.347±3.033	13.26±3.37	17.57±3.23**	0.004
血肌酐 Scr/（μmol/L）	215.0±120.5	288.8±115.9	474.5±113.8**△	0.008
糖化血红蛋白 HbA1c/%	8.756±1.240	9.385±0.910	7.578±0.568△	NS
空腹血糖 FBG/（mmol/L）	8.456±1.419	8.253±1.263	7.444±0.682	NS
餐后 2h 血糖 PBG/（mmol/L）	12.00±1.88	11.81±1.80	11.09±1.38	NS
总胆固醇 TC/（mmol/L）	4.130±0.828	3.163±0.715	3.110±0.680	NS
总甘油三酯 TG/（mmol/L）	3.377±1.087	4.067±0.700	4.595±0.638	NS
高密度脂蛋白 HDL/（mmol/L）	1.261±0.160	1.156±0.137	1.325±0.141	NS
低密度脂蛋白 LDL/（mmol/L）	2.939±0.535	3.145±0.382	2.827±0.345	NS

*，**分别表示与气阴两虚偏阴虚相比，$P<0.05$，$P<0.01$；△表示与气阴两虚偏气虚相比，$P<0.05$；P 值为三组间单因素方差分析 ANOVA 结果，NS 表示无显著性差异。

中医辨证分型与西医病理分期的诊断系统不同，西医注重靶器官的特定指标变化，中医注重个体的整体状态变化。因此，应用临床生化指标进行中医辨证分型的研究必定存在一定缺陷。然而，按照中医理论的 DN 由"气阴两虚→阴阳两虚"的发展进程中，尿蛋白、血肌酐、尿素氮显示了逐渐增加的趋势，而肾小球滤过率则逐渐下降的趋势，与按照西医 Mogensen 分期的临床生化指标变化趋势基本一致，提示中医辨证分型与西医病理分期可能具有相同的物质基础，证实了第 1 章表 1-3 中西医 Mogensen 分期标准和中医辨证分型诊断的相关性。

本节研究根据《中药新药临床研究指导原则》中有关消渴病和慢性肾功能衰竭的论述制定了中医证候积分表，采集倦怠乏力、腰膝酸软、气短懒言、食少纳呆、大便不实、脘腹胀满、易患感冒、咽干口燥、手足心热、头晕、头痛、便秘、尿少色黄、怕热汗出、心烦、多食善饥、畏寒肢冷、浮肿、夜尿频、恶心、呕吐、肢体困重、口干、口苦、口中黏腻、肌肤甲错、肢体麻木、健忘、腰痛、面色晦暗、面色无华、唇甲色淡、手足瘛疭、抽搐痉挛等 34 项中医症状。DN 的基本病机是本虚标实，故同时采用单个证素的分类方法，将本虚证分为气虚证、血虚证、阴虚证、阳虚证四型；标实证分为湿浊证、湿热证、血瘀证和风动证，其中每一种证候对应的症状信息如表 8-3 所示。

以量化评分的方式比较三个主要中医辨证分型中 8 个单证素的症状总分情况如表 8-4 所示。

表 8-3　8 种证候对应的 34 种症状

证候	症状
气虚证	倦怠乏力、腰膝酸软、食少纳呆、气短懒言、大便不实、脘腹胀满、易患感冒
阴虚证	咽干口燥、手足心热、头晕、头痛、便秘、尿少色黄、怕热汗出或有盗汗、心烦、多食善饥
阳虚证	倦怠乏力、腰膝酸软、食少纳呆、气短懒言、大便不实、脘腹胀满、易患感冒、畏寒肢冷、浮肿、夜尿频
血虚证	面色无华、唇甲色淡
血瘀证	肌肤甲错、肢体麻木、健忘、腰痛、面色晦暗
湿浊证	恶心、呕吐、肢体困重、口中黏腻
湿热证	恶心、呕吐、肢体困重、口干、口苦、口中黏腻
风动证	手足瘛疭、抽搐痉挛

表 8-4　8 个单证素在不同中医证候分型中的总分比较

证候	气阴两虚偏阴虚	气阴两虚偏气虚	阴阳两虚	P 值
气虚证（7）	4.54±1.88	9.94±1.58**	10.84±1.96**	<0.001
阴虚证（9）	13.08±2.86	9.61±2.18*	11.23±1.91	NS
阳虚证（10）	7.21±2.72	13.29±2.20**	17.16±2.21**△	<0.001
血虚证（2）	2.17±1.43	2.52±1.26	4.19±1.03*△	0.032
血瘀证（5）	6.58±1.37	6.13±1.32	8.16±1.528△	NS
湿浊证（4）	1.75±0.80	3.16±1.13*	4.28±1.17**	0.010
湿热证（6）	4.75±1.51	6.26±1.44	7.49±1.57*	0.050
风动证（2）	1.25±0.89	0.71±0.52	2.00±0.78△△	0.039

*，** 分别表示与气阴两虚偏阴虚相比，$P<0.05$，$P<0.01$；△，△△ 分别表示与气阴两虚偏气虚相比，$P<0.05$，$P<0.01$；P 值为三组间单因素方差分析 ANOVA 结果，NS 表示无显著性差异。

实验结果表明，在气阴两虚偏阴虚中以阴虚证为主，兼有血瘀证和血虚证；在气阴两虚偏气虚中以气虚证为主，兼有阳虚证、血虚证和血瘀证；在阴阳两虚中以阳虚证、气虚证为主，兼有阴虚证、血虚证、血瘀证和湿热证。其中阴阳两虚是三种辨证分型中最为严重的一种，证实了中医理论中认为 DN 的病机是气阴两虚，且贯穿始终，疾病后期，阴损及阳、阴阳两虚的观点。

在三种中医辨证分型中，存在显著差异的证候主要包括气虚证、阳虚证、血虚证、湿浊证、湿热证和风动证。与气阴两虚偏阴虚相比，气阴两虚偏气虚中气虚证、阳虚证和湿浊证的得分显著增加，阴虚证的得分显著减少；阴阳两虚中气虚证、阳虚证、血虚证、湿浊证和湿热证的得分均显著增加；与气阴两虚偏气虚相比，阴阳两虚中阳虚证、血虚证、血瘀证和风动证的得分均显著增加。综合比较发现，随着疾病发展，只有阳虚证可区分这三种中医辨证分型；气虚证和湿浊证可区分病情最轻的气阴两虚偏阴虚与其他两种辨证分型，血虚证可区分病情最重的阴阳两虚与其他两种辨证分型。虽然阴虚证和血瘀证在三种中医辨证分型中并无显著差异，但由表 8-4 可知，这两种证候的评分在三种辨证分型中均很高，提示处于糖尿病肾病发生发展的不同阶段的患者均存在较严重的阴虚和血瘀。

为了进一步观察每一个具体的症状在中医辨证分型中的作用，我们对 34 种症状在三种分型中的得分进行了比较，结果如表 8-5 所示。

表 8-5　34 种症状在不同中医辨证分型中的得分比较

症状	气阴两虚偏阴虚	气阴两虚偏气虚	阴阳两虚	P 值
倦怠乏力	1.74±0.78	3.16±0.70**	3.21±0.56**	0.006
腰膝酸软	1.22±0.66	2.39±0.69*	2.74±0.60**	0.007
食少纳呆	0	1.16±0.65**	1.02±0.51**	0.011
气短懒言	0.78±0.55	1.68±0.54*	1.67±0.54*	0.050
大便不实	0.35±0.41	0.77±0.56	1.02±2.02*	NS
脘腹胀满	0.26±0.29	0.52±0.38	0.86±0.45*	NS
易患感冒	0.39±0.55	0.27±0.32	0.32±0.33	NS
咽干口燥	2.35±0.75	2.07±0.62	1.72±0.61	NS
手足心热	1.82±0.68	0.32±0.33**	0.91±0.38*△	<0.001
头晕	2.00±0.90	1.61±0.61	1.81±0.58	NS
头痛	0.27±0.30	0.32±0.33	0.84±0.41*	NS
便秘	1.65±0.90	1.48±0.73	1.81±0.67	NS
尿少色黄	1.13±0.61	0.84±0.46	1.35±0.44	NS
怕热汗出或有盗汗	2.43±0.80	1.10±0.56**	0.93±0.41**	0.001
心烦	1.48±0.58	1.55±0.62	1.49±0.54	NS
多食善饥	0.52±0.46	0.39±0.29	0.37±0.24	NS
畏寒肢冷	0.43±0.57	0.52±0.38	2.70±0.52**△△	<0.001
浮肿	0.78±0.49	1.22±0.62	1.86±0.49**	0.022
夜尿频	1.56±0.67	1.61±0.58	1.77±0.43	NS
恶心	0.17±0.24	0.32±0.33	0.98±0.49**	0.017
呕吐	0.09±0.18	0.19±0.29	0.46±0.32*	NS
肢体困重	0.87±0.56	1.81±0.69*	2.05±0.59**	0.040
口干	2.43±0.92	2.52±0.78	2.46±0.73	NS
口苦	0.73±2.07	0.58±0.39	0.74±0.42	NS
口中黏腻	0.70±0.41	0.84±0.49	0.79±0.41	NS
肌肤甲错	1.39±0.78	1.03±0.60	1.56±0.55	NS
肢体麻木	1.83±0.65	1.42±0.47	1.67±0.42	NS
健忘	0.96±0.62	1.10±0.50	0.98±0.49	NS
腰痛	1.39±0.54	1.10±0.52	1.91±0.42△	0.042
面色晦暗	1.22±0.55	1.48±0.53	2.05±0.54*	NS
面色无华	1.00±0.79	1.33±0.78	1.81±0.60	NS
唇甲色淡	1.17±0.74	1.22±0.65	2.37±0.59*△△	0.009
手足瘾疹	0.78±0.61	0.39±0.35	1.44±0.56△△	0.012
抽搐痉挛	0.52±0.46	0.32±0.27	0.56±0.36	NS
合计	27.67±4.87	34.64±5.69	47.42±6.34**△△	<0.001

与气阴两虚偏阴虚相比，*表示 $P<0.05$，**表示 $P<0.01$；与气阴两虚偏气虚相比，△表示 $P<0.05$，△△表示 $P<0.01$。

表 8-5 中，气阴两虚偏阴虚组中的主要症状包括属于阴虚证的咽干口燥、手足心热、头晕和怕热汗出或有盗汗，属于血瘀证的肢体麻木，以及属于湿热证的口干；气阴两虚偏气虚组中的主要症状包括属于气虚证、阳虚证的倦怠乏力和腰膝酸软，属于阴虚证的咽干口燥，以及属于湿浊证、湿热证的肢体困重；阴阳两虚组中的主要症状包括属于气虚证、阳虚证的倦怠乏力和腰膝酸软，属于阴虚证的头晕、便秘，属于阳虚证的畏寒肢冷、浮肿，属于湿浊证、湿热证的肢体困重，属于湿热证的口干，属于血瘀证的腰痛、面色晦暗，属

于血虚证的面色无华、唇甲色淡。

在三种中医辨证分型中，存在显著差异的症状主要包括手足心热、倦怠乏力、腰膝酸软、食少纳呆、气短懒言、怕热汗出或有盗汗、肢体困重、畏寒肢冷、浮肿、恶心、腰痛、唇甲色淡和手足瘛疭。

与气阴两虚偏阴虚相比，气阴两虚偏气虚组中属于气虚证、阳虚证的倦怠乏力、腰膝酸软、食少纳呆、气短懒言，以及属于湿浊证、湿热证的肢体困重症状得分显著增加，属于阴虚证的手足心热和怕热汗出或有盗汗症状得分显著减小；阴阳两虚组中属于气虚证、阳虚证的倦怠乏力、腰膝酸软、食少纳呆、气短懒言、大便不实、脘腹胀满，属于阳虚证的畏寒肢冷、浮肿，属于湿浊证、湿热证的恶心、呕吐，属于血瘀证的面色晦暗，以及属于血虚证的唇甲色淡症状得分显著增加，属于阴虚证的手足心热和怕热汗出或有盗汗症状得分显著减小。与气阴两虚偏气虚相比，阴阳两虚组中属于阴虚证的手足心热，属于阳虚证的畏寒肢冷，属于血瘀证的腰痛，属于血虚证的唇甲色淡，以及属于风动证的手足瘛疭症状得分均显著增加。这与中医辨证分型较为一致，且与表 8-4 中的 8 种证候的结果一致。此外，34 种症状的总分随着疾病的发展而不断增加，表明疾病的严重程度不断增加。

但在这 34 种症状中，只有"手足心热"可区分这三种中医辨证，但这种症状的得分在气阴两虚偏气虚组和阴阳两虚组中均很低，在临床应用时存在一定的限制。除此之外，倦怠乏力、腰膝酸软、食少纳呆、气短懒言、怕热汗出或有盗汗和肢体困重可将最轻的气阴两虚偏阴虚与其他两种辨证分型进行区分；畏寒肢冷、唇甲色淡以及总分可将最严重的阴阳两虚与其他两种辨证分型进行区分。

虽然中医症状和证候可以反映个体的整体情况，但是很难反映特定器官的功能变化。糖尿病肾病的临床生化指标变化指出在疾病发展过程中，肾功能显著下降，因此为了寻找能表征肾功能变化的症状及证候，将肾功能指标（尿蛋白、肾小球滤过率、尿素氮和血肌酐）与 4 种差异中医证候和 7 种差异中医症状进行相关性分析，相关系数如表 8-6 中所示。

表 8-6　中医证候和症状评分与肾功能指标的相关系数

证候/症状	尿蛋白	肾小球滤过率估算值	尿素氮	血肌酐
气虚证	0.064	−0.128	0.217*	0.137
阳虚证	0.074	−0.149	0.210*	0.115
血虚证	0.261*	−0.582**	0.543**	0.476**
湿浊证	0.011	−0.236*	0.173	0.204
食少纳呆	0.077	−0.171	0.236*	0.198
气短懒言	−0.020	−0.087	0.176	0.218*
怕热汗出或有盗汗	−0.047	0.256*	−0.160	−0.183
浮肿	0.167	−0.277**	0.235*	0.171
恶心	0.110	−0.270*	0.010	0.135
肢体困重	0.008	−0.159	0.223*	0.200
唇甲色淡	0.340**	−0.642**	0.599**	0.588**

*表示在置信水平 0.05 时显著相关；**表示在置信水平 0.01 时显著相关。

研究结果表明，气虚证、阳虚证、血虚证和湿浊证与疾病肾功能的变化显著相关。特别是血虚证，当血虚证加重，尿蛋白、尿素氮和血肌酐显著下降，肾小球滤过率估算值显著升高，肾脏功能显著下降，这与中医理论中的"肾为水脏，主藏精而化血"，"肾虚精亏，骨髓空虚，精不生血，则致血虚；肾虚火不生土，必致脾肾两虚，脾虚则生化乏源，后天之精不得滋养先天之精，致精亏更甚，脾虚不得生化气血，使血虚不断加重"等理论相符。血肌酐（serum creatinine, Scr），一般认为是内生血肌酐，内生肌酐是人体肌肉代谢的产物。在肌肉中，肌酸主要通过不可逆的非酶脱水反应缓缓地形成肌酐，再释放到血液中，随尿排泄。血肌酐升高是 DN 后期的病理产物，属于中医学"浊毒"的范畴。气虚、阴虚则生痰、湿、瘀，久则阴阳两虚，气化衰惫，继之上焦失于宣肃，中焦失于升降，下焦失于温煦气化，而出现升降息、出入废、浊毒停之危候。"五脏之伤，穷必及肾"，而"肾病多虚，阳主阴从"。因此血肌酐升高不仅是邪实的明证，更是本虚的体现，血肌酐与阳虚证相关提示 DN 是一个"因虚致实"的病理过程[8]。然而，能区分中医三种辨证分型的"手足心热"症状与肾功能指标并无显著相关性。而与肾功能指标显著相关的唇甲色淡只能将最严重的阴阳两虚与其他两种辨证分型进行区分，无法区分两种气阴两虚辨证分型。此外，这些症状的评分存在一定主观性和专家依赖性，需进一步寻找能表征整体变化及主要器官功能变化的系统生物学指标，以帮助临床中医诊断。

8.2.2 糖肾方治疗糖尿病肾病的多中心随机双盲安慰剂对照临床研究[9]

通过临床病例的流行病学研究，发现 DN 患者主要表现为气虚血瘀证，其病机为肝失疏泄，肾络瘀阻，肝肾两虚。糖肾方（TSF）由黄芪、生地黄、山茱萸、三七、大黄、鬼箭羽、枳壳等七味中药材配伍而成，方中黄芪补脾肺之气为君药；生地黄、山茱萸柔肝滋肾，具有固精（精微）之效为臣药；三七、大黄、鬼箭羽，活血通络降浊，同为臣药；枳壳理气化痰消积，为佐药。糖肾方具有"益气柔肝，活血通络"的功效，是针对 DN 微量白蛋白尿期及显性蛋白尿期的临床经验方。为证实糖肾方的疗效，本节研究临床合作单位北京中日友好医院李平教授团队采用国际规范的循证医学方法，在全国范围内完成了 2 次糖肾方 10 家中心、随机双盲、安慰剂平行对照治疗 DN 的临床试验。

首次临床试验于 2007 年 4 月至 2009 年 12 月间，在北京、上海、河北唐山等地 6 家三甲医院进行（注册号：ChiCTR-TRC-10000843，中日友好医院伦理号：2006-059）。按照糖肾方组（治疗组）与安慰剂组 2∶1 比率，共纳入 180 例气虚血瘀证 2 型 DN 患者，参考 Mogenson 分期标准及 2008 年 Brenner & Rector's The Kidney 的诊断分期标准：

（1）DN 3 期。即微量白蛋白尿期，尿白蛋白排泄率（urinary albumin excretion rate, UAER）持续在 20～200μg/min 或 30～300mg/24h，GFR（肾小球滤过率）大致正常约 130ml/min，肾脏病理可见 GBM（肾小球基底膜）增厚，系膜基质增加，部分肾小球出现结节性硬化。

（2）DN 4 期。即大量蛋白尿期，UAER 大于 200μg/min 或大于 300mg/24h，或 24h 尿蛋白定量大于 0.5g，GFR 明显下降，约 60～130ml/min，肾脏病理可见结节性肾小球硬化，毛细血管腔狭窄或闭塞，肾小动脉硬化或玻璃样变，部分肾小球荒废，可伴有水肿、高血压。

其中，符合微量白蛋白尿期（DN 3 期 98 例，糖肾方组 66 例 vs 安慰剂组 32 例）和显性蛋白尿期（DN 4 期 82 例，糖肾方组 56 例 vs 安慰剂组 26 例），随机分为糖肾方组和安慰剂对照组。其中糖肾方组在肾素血管紧张素酶抑制剂/血管紧张素受体拮抗剂（ACEI/ARB）基础治疗上加糖肾方（配方颗粒）；安慰剂组在 ACEI/ARB 基础治疗上加安慰剂（配方颗粒），共计给药 24 周。

以尿蛋白水平作为主要疗效评价指标，采用尿蛋白排泄率（UAER）评价微量白蛋白尿患者尿蛋白水平，以 24h 尿蛋白定量（24hUPro）评价大量白蛋白尿患者尿蛋白水平；肾功能指标（血尿素氮、血肌酐和肾小球滤过率）、血脂（甘油三酯、总胆固醇、高密度脂蛋白和低密度脂蛋白）、血糖（空腹血糖和糖化血红蛋白）和中医证候评分为次要疗效评价指标；安全性评价指标包括血、尿常规，肝功能、心电图等。

通过对基线状态下，糖肾方组和安慰剂组两组患者性别、年龄、病例来源、糖尿病病程、血糖控制不良情况、病史资料分析、饮食运动情况、合并降糖药物情况、合并其他药物用药分析和主要体检检查指标等的比较分析，除 DN 4 期安慰剂组舒张压水平高于糖肾方组，其余各项基线指标各组差异均无统计学差异。

主要疗效评价指标——尿蛋白水平：对于微量白蛋白尿期患者，基线状态下糖肾方组 UAER[（105.39±77.29）μg/min]与安慰剂组[（107.21±72.4）μg/min]无显著差别；在 ACEI 或 ARB 基础治疗上，采用糖肾方或安慰剂治疗 24 周后，糖肾方组患者 UAER 为（88.37±108.46）μg/min，安慰剂组患者 UAER 为（114.9±98.25）μg/min，两组降低 UAER 没有统计学差异（糖肾方组：–19.53μg/min，95%CI，–52.47～13.41，P=0.021；安慰剂组：–7.01μg/min，95%CI，–47.33～33.73，P=0.445；两组间平均差：–12.52μg/min，95%CI，–68.67～43.63，P=0.696）[9]。

对于大量白蛋白尿患者，基线状态下糖肾方组 24h UP[（1.12±0.75）g]与安慰剂组[（0.84±0.64）g]无显著差别；在 ACEI 或 ARB 基础治疗上，采用糖肾方或安慰剂治疗 24 周后，糖肾方组患者 24h UP 为（0.91±0.90）g，安慰剂组患者 UAER 为（1.20±1.10）g，与安慰剂组比较，糖肾方显著降低大量白蛋白尿患者的 24h UP（糖肾方组：–0.21g，95%CI，–0.48～0.06，P=0.017；安慰剂组：0.36g，95%CI，–0.04～0.76，P=0.134；两组间平均差：–0.57g，95%CI，–1.05～–0.09，P=0.024）[9]。

次要疗效评价指标——肾小球滤过率估算值（eGFR）：对于微量白蛋白尿期患者，基线状态下糖肾方组 eGFR[（89.44±29.77）ml/（min·1.73m^2）]与安慰剂组[（107.12±50）ml/（min·1.73m^2）]无显著差别；在 ACEI 或 ARB 基础治疗上，采用糖肾方或安慰剂治疗 24 周后，糖肾方组患者 eGFR 为（94.80±33.76）ml/（min·1.73m^2），安慰剂组患者 eGFR 为（105.34±43.71）ml/（min·1.73m^2），与安慰剂组比较，糖肾方显著改善微量白蛋白尿患者的 eGFR（糖肾方组：5.89ml/（min·1.73m^2），95%CI，（–0.43～12.21）ml/（min·1.73m^2）；安慰剂组：–9.62ml/（min·1.73m^2），95%CI，（–20.70～1.46）ml/（min·1.73m^2）；两组间平均差：15.51 ml/（min·1.73m^2），95%CI，（3.71～27.31）ml/（min·1.73m^2），P=0.033。对于大量白蛋白尿期患者，基线状态下糖肾方组 eGFR[（86.2±32.59）ml/（min·1.73m^2）]与安慰剂组[（81.39±31.90）ml/（min·1.73m^2）]无显著差别；在 ACEI 或 ARB 基础治疗上，采用糖肾方或安慰剂治疗 24 周后，糖肾方组患者 eGFR 为（90.34±44.38）ml/

（min·1.73m²），安慰剂组患者 eGFR 为（75.63±23.25）ml/（min·1.73m²），与安慰剂组比较，糖肾方显著改善大量白蛋白尿患者的 eGFR[糖肾方组：1.96ml/（min·1.73m²），95%CI，（-0.43~12.21）ml/（min·1.73m²）；安慰剂组：-7.05ml/（min·1.73m²），95%CI，（-20.70~1.46）ml/（min·1.73m²）；两组间平均差：9.01 ml/（min·1.73m²），95%CI，（-0.10~18.13）ml/（min·1.73m²），$P=0.026$][9]。

综上所述，在微量白蛋白尿期，糖肾方治疗组在减少尿蛋白排泄和改善肾小球滤过率方面与 ACEI/ARB 疗效一致，而在延缓肾功能进展方面更具优势；在显性蛋白尿期，尿蛋白排泄增加，肾小球滤过率呈进行性下降，ACEI/ARB 加安慰剂治疗无法阻止疾病发展，在此阶段糖肾方可显著降低 24h 尿蛋白含量，提高肾小球滤过率。

肝型脂肪酸结合蛋白（L-FABP）是肾损伤的标志分子，尿液中的 L-FABP 可作为糖尿病肾病早期诊断、疾病进展的评估及监测的生物标志物。ACEI/ARB 加糖肾方（配方颗粒）治疗可显著降低糖尿病肾病微量白蛋白和大量白蛋白尿患者尿蛋白和尿液中的肝型脂肪酸结合蛋白水平[10]。

在糖肾方的治疗中，对包括倦怠乏力、腰膝酸软、气短懒言、易患感冒、咽干口燥、手足心热、便秘、心烦、浮肿、夜尿频多、面色无华、肢体麻木和溲赤等 13 种中医症状进行量化评分。糖肾方组患者中医症状总分为 13.44±7.7，安慰剂组患者中医症状总分为 11.54±7.71；治疗 12 周后，糖肾方组患者中医症状总分为 9.29±6.37，安慰剂组患者中医症状总分为 8.47±6.01；治疗 24 周后，糖肾方组患者中医症状总分为 7.76±5.29，安慰剂组患者中医症状总分为 7.52±6.33。中医症状评分结果表明，糖肾方可显著改善微量白蛋白尿期（DN 3 期）和大量白蛋白尿期（DN 4 期）的主要中医症状包括属于气虚证的倦怠乏力、腰膝酸软、气短懒言，属于阴虚证的手足心热以及属于阳虚证的浮肿等，与安慰剂比较差异显著（$P=0.0371$）。糖肾方治疗在改善中医症状中的能力要强于对照组，特别是对于大量白蛋白尿期患者（DN 4 期），对中医症状总分和阴虚证评分的改善率均显著高于对照组，与临床生化指标的检测结果一致。

不同患者对糖肾方治疗的响应不尽相同，大部分患者病情稳定，一部分患者病情得到好转（表 8-7，图 8-2），还有一部分患者病情发生了进展，由此导致临床生化指标和中医症状评分的标准偏差 SD 增加，也可能是给药后不同时间临床生化指标变化并不显著的原因之一。

表 8-7 药物治疗后不同分期患者的病情变化情况

分期	药效	病情变化	糖肾方组		安慰剂组	
			12 周	24 周	12 周	24 周
微量白蛋白尿期（DN 3 期）	有效	病情好转	14（21.5%）	20（30.8%）	2（9.68%）	6（20.0%）
		病情稳定	44（67.7%）	38（58.5%）	25（80.6%）	22（73.3%）
		合计	58（89.2%）	58（89.2%）	27（87.1%）	28（93.3%）
	无效	病情恶化	7（10.8%）	7（10.8%）	3（9.68%）	2（6.67%）
大量白蛋白尿期（DN 4 期）	有效	病情好转	14（34.1%）	14（34.1%）	5（26.3%）	6（31.6%）
		病情稳定	27（65.8%）	27（65.8%）	12（63.2%）	11（57.9%）
		合计	41（100%）	41（100%）	17（89.5%）	17（89.5%）
	无效	病情恶化	0	0	2（10.5%）	2（10.5%）

注：药物有效包括病情好转和病情稳定，药物无效表明病情恶化。

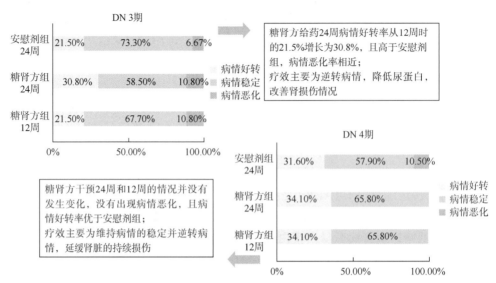

图 8-2　基于尿蛋白水平对糖肾方治疗不同分期患者的疗效评价

糖肾方干预 24 周后，针对大量白蛋白尿患者（DN 4 期，尿蛋白水平在 0.5～2g），与安慰剂组相比，糖肾方可显著降低 24h UP，升高 eGFR，改善了中医证候积分，糖肾方是治疗大量白蛋白尿期糖尿病肾病的有效方剂。糖肾方治疗气阴两虚夹瘀证 2 型糖尿病肾病患者疗效优于安慰剂治疗，并具有时-效关系，即随着治疗时间延长，糖肾方治疗 24 周的疗效优于 12 周。

微量白蛋白尿期（DN 3 期）患者中，糖肾方治疗 24 周后病情好转率从治疗 12 周时的 21.5%增长为 30.8%，且高于安慰剂组（治疗 24 周好转率为 20.0%），病情恶化率相近。大量白蛋白尿期患者中，糖肾方治疗 12 周和 24 周后的情况没有发生变化，未出现病情恶化现象，且病情好转率优于安慰剂组的疗效。提示糖肾方治疗糖尿病肾病的疗效在微量白蛋白尿期主要表现为逆转病情，降低尿蛋白水平，改善肾脏损伤情况；而在大量白蛋白尿期主要表现为维持病情稳定并逆转病情，延缓肾脏的持续损伤。本节研究中，糖肾方治疗大量白蛋白尿期的疗效比微量白蛋白尿期更为显著。

第一次临床试验结果证实了糖肾方治疗糖尿病肾病大量白蛋白尿期有显著效果，显示了中医药治疗糖尿病肾病的特色和优势。为了进一步验证糖肾方治疗糖尿病肾病大量白蛋白尿期的有效性和安全性，我们开展了第二次临床试验（注册号：ChiCTR-TRC-13003566，中日友好医院伦理号：2013-046）[11]。2013 年 11 月至 2016 年 8 月间，项目组在北京、上海、天津、杭州、西安和唐山等地 6 家三甲医院，共纳入 146 例气虚血瘀证 2 型糖尿病肾病大量白蛋白尿期患者，随机分为糖肾方组和安慰剂组。糖肾方组：ACEI/ARB 加糖肾方（配方颗粒）；安慰剂组：ACEI/ARB 加安慰剂（配方颗粒），共计给药 24 周。研究结果再次证明了糖肾方对糖尿病肾病大量白蛋白尿期患者的提高肾小球滤过率的治疗作用。相较于安慰剂组（ACEI/ARB 常规治疗+安慰剂），糖肾方给药组（ACEI/ARB 常规治疗+糖肾方）患者在给药 6 个月后尿蛋白水平显著降低，肾小球滤过率显著升高（图 8-3）。

第 8 章　糖肾方治疗糖尿病肾病的系统生物学研究及新药研发

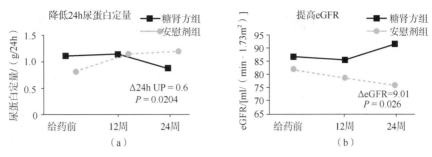

图 8-3　糖肾方对尿蛋白水平和肾小球滤过率的影响

本节研究通过 RCT 临床试验证实了糖肾方确有临床疗效，为深入开展糖肾方作用机制等研究提供了基础和支撑。

8.3　糖尿病肾病横断面的临床系统生物学研究

临床上糖尿病肾病的西医分期多采用 24h 尿蛋白（UPRO）排泄量作为 Mogenson 的分期标准，但对 DN 1 期和 DN 2 期没有诊断的金标准，而中医辨证分型缺乏客观评价标准。本研究针对"8.2 节"多中心流行病学横断面研究病例开展了临床系统生物学研究，分别建立了整合血浆样本代谢轮廓谱分析、七大类百余种磷脂、15 种脂肪酸、21 种嘌呤嘧啶相关代谢物和 8 种硫醇氨基酸定性定量分析的定量代谢组学平台技术（图 8-4），以及 14 种糖尿病肾病相关基因 PCR 定量测定技术[11~18]。通过整合代谢物定量测定与代谢指纹谱，代谢组学研究与临床生化指标相关性分析及代谢组学与基因组学研究结果，建立了包括西医病理生化指标、临床系统生物学研究所确定的生物标志物（基因、蛋白质和代谢物等）和中医证候量化指标（整体症状体征）三个方面，应用于糖尿病肾病辨证（气阴两虚证）论治（临床疗效评价）的整合生物标志物体系。

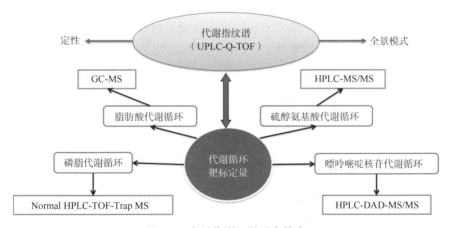

图 8-4　定量代谢组学平台技术

8.3.1 基于西医分期的糖尿病肾病横断面研究

采用定量代谢组学平台技术对正常对照组（Control 组）、糖尿病组（DM 组）、糖尿病肾病 3 期组（DN 3 组）、糖尿病肾病 4 期组（DN 4 组）和糖尿病肾病 5 期组（DN 5 组）的样本进行分析。结果显示，不同分期的 DN 患者血浆中整体代谢状态及磷脂代谢、脂肪酸代谢、嘌呤嘧啶代谢、硫醇氨基酸代谢和甾体激素代谢等特定代谢循环的代谢生物标志物发生了显著改变。

从定量代谢组学数据的 OSC-PLS-DA 分析（正交信号校正-偏最小二乘法判别分析）得分图可见，正常对照组、糖尿病组、糖尿病肾病 3 期组、糖尿病肾病 4 期组、糖尿病肾病 5 期组患者内源性代谢物状态各不相同[见第 1 章图 1-13（a）]。通过定量代谢组学平台技术筛选得到 41 个代谢的潜在代谢生物标志物，可表征糖尿病肾病发生发展过程中的内源性代谢性紊乱状态[见第 1 章图 1-13（c）]。

糖尿病肾病的发病是多基因、多因素和多系统协同作用的过程，环境因素与遗传因素相互作用，共同决定其的发生、发展。本节研究采用 RT-PCR 定量测定了 14 个基因生物标志物，包括为糖代谢相关（AR、AGER、GLUT1、IGF2）、血流动力学相关（AGT、ADRB3、AGTR2、ACE）、DN 易感基因（CDKAL1、CDKN2A、CDKAN2B、IGF2BP2）和基础代谢相关基因（PRKCA 和 MTHFR）。测定结果表明基因 AR（醛糖还原酶）、AGT（血管紧张素原）、CDKAL1（细胞周期依赖性蛋白激酶 5 调控相关蛋白 1 类似物 1）、IGF2BP2（胰岛素样生长因子 2mRNA 结合蛋白 2）和 MTHFR（亚甲基四氢叶酸还原酶）的表达与 DN 的分期显著相关[见第 1 章图 1-13（b）]。

结合定量代谢组学与基因标志物定量测定结果，磷脂代谢与脂肪酸代谢异常引起糖脂代谢紊乱是糖尿病发生发展的主要原因；含硫氨基酸代谢异常引起体内氧化应激水平异常，进一步诱发微血管病变；嘌呤嘧啶代谢紊乱产生超氧自由基导致能量代谢异常，核苷类成分异常使得肾素释放和肾脏血流动力学失调；同时磷脂类代谢水平异常诱导蛋白激酶活化[见第 1 章图 1-13（d）]，使得糖尿病患者恶化，产生严重微血管病变，从而导致 DN 的发生和发展。将定量代谢组学研究发现的潜在代谢生物标志物与临床生化指标进行相关性分析，结果如图 8-5 所示。结果显示，代谢生物标志物的表达与不同的临床生化指标存

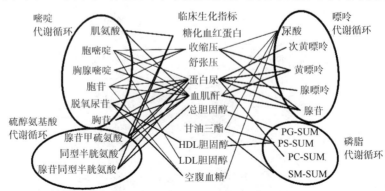

图 8-5 潜在代谢生物标志物与临床生化指标的相关性分析结果

在显著关联,如嘌呤嘧啶代谢循环中的肌氨酸含量与糖化血红蛋白、血肌酐呈显著相关性。上述结果表明将这些潜在代谢生物标志物应用于临床研究时是可行的;结合这些生物标志物的生理学意义,为生物标志物的实际应用提供了依据。

8.3.2 基于中医分型的糖尿病肾病横断面研究

中医辨证分型和西医分期的诊断系统并不相同,西医注重的是靶器官的特定指标变化,中医注重的是个体的整体状态变化。因此应用临床生化指标进行中医辨证分型的研究必定会存在一定的缺陷,如本节研究中前期发现西医临床常用的生化指标并不能区分气阴两虚的两个亚型,肾功能指标中的 eGFR 和血肌酐也只能区分阴阳两虚与气阴两虚。为了更好地表征中医诊断的理念,需要能与中医诊断思想更为接近的指标,如系统生物学指标、中医症状量化指标等。

1. 中医辨证与症状表现

由于中医辨证诊断不单是根据患者的病理变化,也需综合考虑患者的病理和生理状态,因此对于中医症状的评价能更好地反映出患者的整体体质状态。在糖尿病肾病患者中,气阴两虚偏阴虚主要表现出阴虚内热和肾阴虚的症状;气阴两虚偏气虚主要表现为肺气虚、肾阴虚的症状;而阴阳两虚主要表现为肾阳虚类、肺气虚类、肾阴虚类及瘀血类症状。本节研究将糖尿病肾病九类症状进行评分,分数越高表示疾病症状越显著。表 8-8 是对每个症状进行评分的统计结果。

表 8-8 糖尿病肾病中医辨证九类症状的评分列表

类别	症状	气阴两虚偏阴虚	气阴两虚偏气虚	阴阳两虚
阴虚内热	咽干口燥	2.56±0.91	2.09±0.72	2.07±0.74
	手足心热	2.00±0.81	0.35±0.40**	0.97±0.40†, #
	尿少色黄	0.61±0.27	0.39±0.24	0.57±0.22
	怕热汗出或有盗汗	1.06±0.45	0.56±0.32	0.47±0.22†
	心烦	0.89±0.34	0.83±0.36	0.67±0.30
肾阴虚	腰膝酸软	1.56±0.72	2.17±0.78	2.53±0.73
	健忘	0.39±0.35	0.70±0.29	0.37±0.29
	腰痛	0.78±0.29	0.61±0.32	0.93±0.25
肝肾阴虚	头晕	0.72±0.40	0.89±0.38	0.80±0.34
	头痛	0.44±0.38	0.35±0.40	0.60±0.38
	便秘	0.83±0.47	0.83±0.42	1.03±0.46
	口苦	0.50±0.23	0.30±0.23	0.23±0.15
脾胃气虚	食少纳呆	0.11±0.21	1.39±0.76**	0.80±0.52
	大便不实	0.22±0.25	0.22±0.24	0.50±0.31
	脘腹胀满	0.17±0.17	0.26±0.22	0.37±0.33

续表

类别	症状	气阴两虚偏阴虚	气阴两虚偏气虚	阴阳两虚
肺气虚	倦怠乏力	1.22±0.63	3.22±0.77**	3.20±0.67††
	气短懒言	0.89±0.70	2.09±0.58*	1.60±0.58
	易患感冒	0.22±0.19	0.09±0.12	0.17±0.21
气血虚	面色无华	0.61±0.41	0.70±0.45	0.87±0.35
	唇甲色淡	0.50±0.35	0.78±0.39	1.20±0.34†
	手足瘛疭	0.33±0.31	0.22±0.21	0.80±0.37#
	抽搐痉挛	0.33±0.31	0.17±0.16	0.20±0.14
痰湿	肢体困重	0.39±0.31	1.04±0.42*	1.00±0.35†
	口中黏腻	0.28±0.21	0.30±0.26	0.30±0.19
瘀血	肌肤甲错	0.61±0.38	0.43±0.30	0.97±0.32#
	肢体麻木	0.72±0.30	0.83±0.26	0.90±0.24
	面色晦暗	1.11±0.63	1.83±0.60	2.00±0.65
肾阳虚	畏寒肢冷	0.44±0.49	0.52±0.44	2.67±0.63††##
	浮肿	0.78±0.45	1.30±0.68	1.73±0.59†
	夜尿频	0.89±0.40	1.09±0.32	0.80±0.24

注：*，** 分别表示气阴两虚偏气虚与气阴两虚偏阴虚相比，$P<0.05$ 和 $P<0.01$；†，†† 分别表示阴阳两虚与气阴两虚偏阴虚相比，$P<0.05$ 和 $P<0.01$；#，## 分别表示阴阳两虚与气阴两虚偏气虚相比，$P<0.05$ 和 $P<0.01$。

比较气阴两虚偏阴虚和偏气虚之间的症状差异，发现气阴两虚偏气虚在肺气虚类和脾胃气虚类症状的评分明显高于偏阴虚，而阴虚内热类症状的评分明显低于偏阴虚，这与中医辨证分型是一致的。此外，气阴两虚偏气虚的症状总体评分明显高于偏阴虚，说明此类患者整体病情较严重。比较三种中医分型的症状发现随着病情的发展，肺气虚类、脾胃气虚类、肾阳虚类和痰湿类症状得分显著增加。这与中医理论阴损及阳、阴阳两虚，病情不断加剧的理论相一致。

从表 8-8 中可以看出，九类症状总分显著增加说明病情不断加剧。糖尿病肾病的病机是气阴两虚，且贯穿始终，疾病后期，阴损及阳、阴阳两虚。对这九类症状进行分析后总结气阴两虚偏阴虚主要表现出阴虚内热的症状；气阴两虚偏气虚主要表现为脾胃气虚、肺气虚的症状；而阴阳两虚主要表现为痰湿、瘀血、肾阳虚等类症状（图 8-6）。

虽然对于症状的量化无疑有助于中医临床对于分型的判别，但是对症状的打分依赖于个人，仍过于主观。从表 8-8 中也可以看出九大类 34 种症状中只有手足心热能区分三个证，归一后总分是逐步增加的，但也不能把三证逐一互相区分。结合前期研究结果，尿蛋白是临床诊断 DM 和 DN 分期的主要指标，在不同西医分期中有显著差异，但在不同中医分型中却并无差异。血肌酐和尿素氮在不同的西医分期中有显著的升高趋势，而在中医分型中只能区分病情最轻的气阴两虚偏阴虚和病情最重的阴阳两虚。气阴两虚偏阴虚和偏气虚在临床生化指标上并没有显著差异，而阴阳两虚组中，收缩压、尿素氮和血肌酐显著高于气阴两虚偏阴虚组。肾小球滤过率（glomerular filtration rate，GFR）是衡量肾功能最重要的指标，临床上常用血肌酐的含量表征 GFR。阴阳两虚的血肌酐水平明显高于其他两证，但并不能把三证逐一互相区分。由上述可知，目前临床诊断缺乏糖尿病肾病三种证型的明确指标,不能体现具体肾功能损伤和导致的全身后果(由表及里)。因此,本节研究将定量代谢组学技术应用于中医分型的判别,以找到中医辨证理论指导下的物质基础。

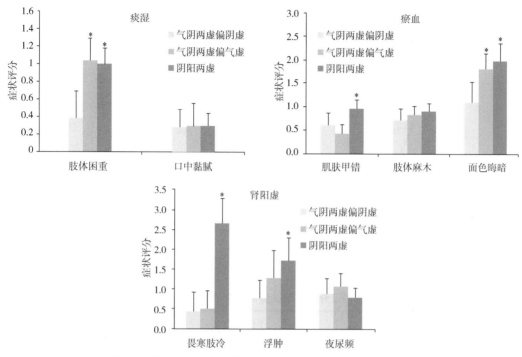

图 8-6 糖尿病肾病中医辨证痰湿、瘀血及肾阳虚的评分情况

2. 定量代谢生物标志物

与西医 Mogensen 分期的样本分析相似,将采用 UPLC-Q-TOF 对血浆样本进行代谢指纹谱数据导入 SIMCA-P 进行 PLS-DA 分析,结果见第 1 章图 1-14(a)。从聚类分析结果可以看出,正常组、糖尿病组、糖尿病肾病气阴两虚偏阴虚组、气阴两虚偏气虚组和阴阳两虚组之间能够实现分离,且样本分布呈螺旋状,病情越严重,样本距离正常对照组越远,一定程度上说明代谢物组差异可以体现中医证候之间的差异。进一步对不同证型之间的差异代谢物进行筛选和鉴定,发现随着阴虚向阳虚的转化磷脂类代谢物呈下降趋势,而嘌呤/嘧啶核苷类代谢物呈上升趋势,其典型代谢生物标志物的变化趋势见第 1 章图 1-14(c)所示。

定量代谢组学研究筛选得到 32 个与中医证候分型相关的潜在生物标志物,其中代谢指纹谱得到 16 个,定量测定得到 16 个(嘌呤嘧啶类 7 个,硫醇氨基酸类 3 个,磷脂类 4 个,游离脂肪酸类 2 个),如图 8-7 所示。

图 8-7 中,潜在生物标志物的筛选过程以硫醇氨基酸代谢为例说明。采用液相色谱-串联质谱(HPLC-MS/MS)的方法在血浆样本中精确定量了 8 种硫醇氨基酸类的物质,定量结果见表 8-9 所示。由 t 检验和单因素方差分析可得,在不同中医辨证分型中存在显著差异的硫醇氨基酸类代谢物有 3 个,包括 SAH、SAM 和 Hcy,可作为潜在生物标志物。

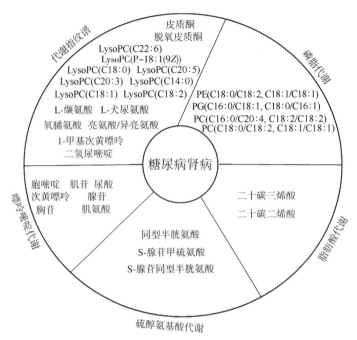

图 8-7　32 个潜在生物标志物及它们的相关代谢循环

表 8-9　基于中医辨证分型的糖尿病肾病患者体内 8 种硫醇氨基酸含量

化合物	浓度（Mean$\pm t\times s/\sqrt{n}$）			
	正常对照组	气阴两虚偏阴虚组	气阴两虚偏气虚组	阴阳两虚组
Cys-gly/（μg/ml）	1.49±0.11	1.21±0.21 [a]	1.11±0.14 [a]	1.01±0.17 [a]
SAH/（ng/ml）	5.74±1.09	22.86±12.55 [a]	34.41±15.58 [a]	100.11±36.87 [a, b, c]
SAM/（ng/ml）	13.12±1.02	18.45±5.31 [a]	22.13±7.19 [a]	35.21±7.84 [a, b]
Hcy/（ng/ml）	699.08±71.88	936.84±169.11 [a]	1123.75±230.37 [a]	1696.78±419.76 [a, b]
Cysta/（ng/ml）	5.26±0.63	5.75±1.67	5.92±1.25	7.19±1.26 [a]
Met/（μg/ml）	2.73±0.20	2.75±0.47	2.75±0.32	3.39±0.84 [a]
GSH/（ng/ml）	910.16±83.62	667.74±91.59 [a]	637.34±110.28 [a]	625.89±98.06 [a]
Cys/（μg/ml）	7.98±0.71	9.16±1.91	11.11±2.16	12.91±3.22 [a]

注：a 与正常对照组相比，$P<0.05$；b 与气阴两虚偏阴虚组相比，$P<0.05$；c 与气阴两虚偏气虚组相比，$P<0.05$。

气阴两虚偏阴虚组患者体内 Cys-gly、SAH、SAM、Hcy 和 GSH 含量与正常对照组相比有显著差异；SAH、SAM 和 Hcy 能显著区分气阴两虚偏阴虚组与阴阳两虚组患者；阴阳两虚组患者体内 SAH 含量与气阴两虚偏阴虚组、偏气阴虚组都有显著差异，说明 SAH 能较好地反映疾病发展的过程。

中医理论与硫醇氨基酸含量的变化到底有着怎样的联系呢？总结中医理论对糖尿病肾病的解释可归纳为"因虚致实""血脉瘀阻"和"毒损肾络"。"因虚致实"理论认为实邪的产生往往存在有正气不足。糖尿病肾病患者肾小球滤过率下降，体内毒素不能排出体外，普遍存在浊毒内停、气血损伤等浊湿证的表现。中医学已报道浊湿与血清肌酐和尿素氮的变化有很大的相关性，而前述血清肌酐和尿素氮与硫醇氨基酸相关。"血脉瘀阻"理论认为中医病机可以归于痰浊、血瘀范畴。图 8-8 为 Hcy、SAH 和 GSH 在正常对照组和糖尿病肾病不同中医分型组患者中的表达情况及相关疾病机制，从图中可以看出，随着疾病的发展 SAH 和 Hcy 的含量显著增加。有报道称血瘀阻滞则会使津液停蓄化而为痰，导致体内 Hcy 的蓄积，同时 Hcy 会造成血管内皮细胞损伤。而 SAH、Hcy 对肾脏有一定的毒性，会损害肾脏功能，符合"肾元亏虚，毒损肾络，肾之体用俱病"的"毒损肾络"理论。潜在硫醇氨基酸生物标志物的含量变化从一定程度上反映了中医理论的物质基础。

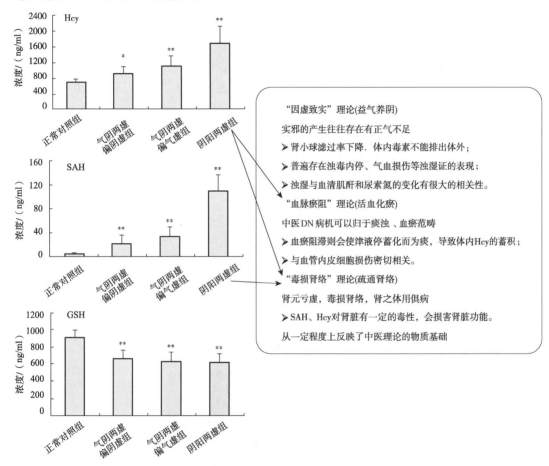

图 8-8　硫醇氨基酸定量代谢组学揭示中医辨证分型的疾病机理

与糖尿病肾病中医证候相关的 32 个典型代谢生物标志物同时存在于糖尿病肾病西医分期筛选得到的 41 个潜在代谢生物标志物中，因此对其在正常对照组、糖尿病组、糖尿病肾病 Mogenson 分期 3 期、4 期、5 期之间的表达变化趋势也进行了分析。其结果显示[见第 1 章图 1-14（d）]，随着疾病进展，磷脂类代谢物同样存在下降趋势，而嘌呤/嘧啶核苷类代谢物呈上升趋势，这说明在疾病进展和证候转化过程中，两类代谢标志物的变化具有良好相关性，定量代谢组学研究及潜在代谢生物标志物的发现为发现中医证候的物质基础提供了依据，证实中医辨证分型与西医病理分期具有相同的物质基础。

同样，14 个基因生物标志物定量测定结果表明，AR、AGT、AGER 和 IGF2BP 的差异表达与 DN 的中医分型的不同证候相关。其中，AR（醛糖还原酶）表达量在不同中医辨证分型患者中逐级下调，与其在西医病理分期中的变化趋势一致。同时，AR 在气阴两虚偏阴虚、气阴两虚偏气虚和阴阳两虚的患者中表达量均有显著性差异，可有效区分 3 个中医辨证分型。在气阴两虚偏阴虚的患者中，AR 表达量是正常对照组的 4.9 倍，有望成为气阴两虚偏阴虚的辨证分型的潜在生物标志物。AR（醛糖还原酶）高表达与长期高血糖引起肾脏等结构变化产生微血管病变相关；内热伤阴耗气是糖尿病的基本病机，高血糖会导致郁而化热，燔灼津液而为阴虚。

3. 代谢及基因潜在生物标志物与中医证候及症状的相关性

在筛选和发现潜在生物标志物的基础上，进而研究了它们与中医证候、症状的相关性，以进一步寻找能够区分中医辨证分型的标志物。由表 8-8 可知，在糖尿病肾病的不同中医辨证分型中，6 个证候（气虚证、阳虚证、血虚证、湿浊证、湿热证和风动证），13 种症状（手足心热、倦怠乏力、腰膝酸软、食少纳呆、气短懒言、怕热汗出或有盗汗、肢体困重、畏寒肢冷、浮肿、恶心、腰痛、唇甲色淡、手足瘛疭）在三个辨证分型中存在显著差异。本节研究中采用 Pearson 相关分析法研究潜在生物标志物与中医证候及症状的相关性。由于 Pearson 相关分析的前提是认为数据呈正态分布，为了达到这个目的，在分析之前对所有的数据进行了对数转换，并对转换后的数据采用 Kolmogorov-Smirnov 的方法进行正态验证。相关性分析结果如图 8-9（指纹谱潜在生物标志物）和图 8-10（代谢、基因定量潜在生物标志物）所示，其中只列出了有显著正相关或负相关的结果。图 8-9 中采用热点图（R 语言下的 heatmap 功能）的形式，表示了指纹谱得到的潜在生物标志物与主要中医证候和症状评分的 Pearson 相关系数。

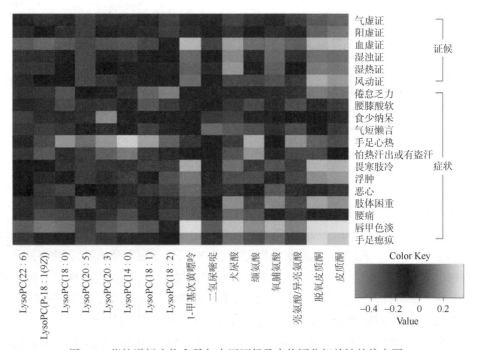

图 8-9　指纹谱标志物含量与中医证候及症状评分相关性的热点图

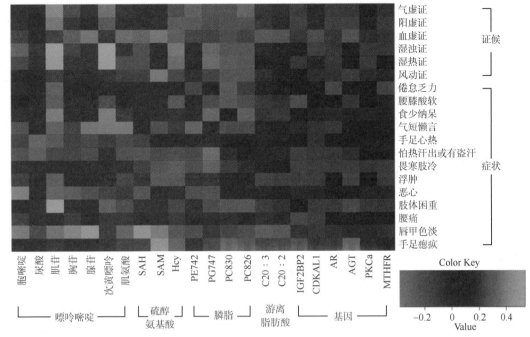

图 8-10 定量标志物含量（或表达量）与中医证候及症状评分的相关性热点图

由图 8-9 可知，指纹谱得到的潜在生物标志物主要与血虚证呈显著相关，特别是其中的唇甲色淡症状。此外，溶血卵磷脂中的 LysoPC（20∶5）还与湿浊证、湿热证和风动证评分呈显著负相关，与肢体困重（湿浊证、湿热证）和手足瘈疭（风动证）症状评分呈显著负相关；LysoPC（14∶0）还与手足心热（阴虚证）症状呈显著正相关；缬氨酸还与风动证、浮肿（阳虚证）和手足瘈疭（风动证）症状评分呈显著负相关；亮氨酸/异亮氨酸还与肢体困重（湿浊证、湿热证）和手足瘈疭（风动证）症状评分呈显著负相关；脱氧皮质酮和皮质酮还与手足瘈疭（风动证）症状评分呈显著正相关。

同样的，图 8-10 中采用了热点图的形式，表示了定量数据得到的潜在生物标志物与主要中医证候和症状评分的 Pearson 相关系数。

由图 8-10 可知，嘌呤嘧啶类代谢物的含量主要与气虚证、阳虚证、血虚证、湿浊证和湿热证评分呈显著正相关。其中肌苷、次黄嘌呤的相关性较高。尿酸还与手足心热、怕热汗出或有盗汗（阴虚证）的症状评分呈显著负相关。硫醇氨基酸类代谢物的含量主要与血虚证、湿浊证和风动证评分呈显著正相关；磷脂类代谢物的含量主要与气虚证、阳虚证、湿浊证、湿热证和风动证评分呈显著负相关，PG747 还与怕热汗出或有盗汗（阴虚证）的症状评分呈显著正相关；脂肪酸类代谢物含量、AGT 表达量主要与血虚证评分呈显著负相关。

在中医诊断的辨证分型中，长期以来依赖于专家诊断，存在一定的主观性，不利于其量化和现代化。并且由于西医诊断依赖的临床生化指标强调特定器官的损伤，而忽略了整体状况的变化，因此在中医诊断中也并不适用。通过定量代谢组学和基因表达定量得出的代谢和基因类潜在生物标志物在三种辨证分型中有显著差异，并且与表征肾功能的生化指标和表征整体情况的差异证候及症状评分有显著相关性（见第 1 章图 1-11），因此将它们应用于临床中医诊断研究是可行的,并且通过进一步研究有希望在其中寻找到有助于临床中医辨证分型的生物标志物。

8.3.3 整合生物标志物体系的建立

糖尿病肾病是一个复杂多因素疾病,1个或者几个生物标志物难以表征其主要特征,本节研究通过多元统计分析与人工神经智能分析技术对临床生化指标、中医证候、症状、基因及代谢物等不同层次的数据(图8-11)进行整合分析,并通过聚焦、判别分析和ROC曲线,最终建立全面、表征能力更强的糖尿病肾病整合生物标志物体系,可用于疾病的诊断和药物疗效的评价(整合生物标志物体系的发现途径见第1章图1-15)。

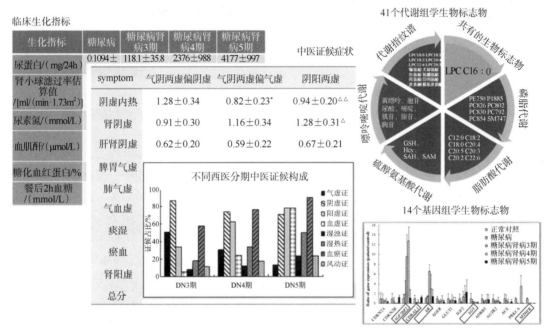

图8-11 糖尿病肾病研究涉及的不同层次数据
与气阴两虚偏阴虚相比,△表示 $P<0.05$,△△表示 $P<0.01$

按照西医 Megnsen 分期,将糖尿病、糖尿病肾病1期、2期、3期等各个阶段的指标进行整合,得到包括4个代谢物(肌苷、腺苷、腺苷同型半胱氨酸和亚油酸)以及4个临床生化指标(肾小球滤过率、尿蛋白、尿素氮和血肌酐)在内的指标群,可作为表征糖尿病肾病发生发展的重要指标,也可作为糖尿病肾病治疗药物疗效评价的指标[1]。

本节研究受试者工作特征曲线(ROC曲线)比较了嘌呤嘧啶类、脂肪酸类、磷脂类、硫醇氨基酸类、代谢指纹谱类、基因潜在生物标志物、临床生化指标及整合后的整合标志物体系对DN3期、DN4期、DN5期之间的判别准确率(图8-12),结果表明,整合生物标志物体系的预测准确率最高,达到98.9%,其次定量代谢组学潜在生物标志物的综合预测准确率也已经达到97.1%。

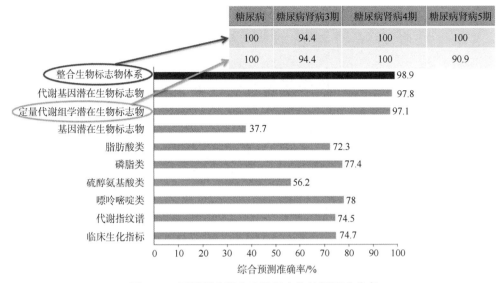

图 8-12 不同层次潜在生物标志物的预测准确率

根据中医辨证标准，糖尿病肾病可分为气阴两虚证和阴阳两虚证，气阴两虚证进一步细分为偏阴虚组和偏气虚组两个亚型，以 DM 组和正常组作为对照，基于上述模式的整合研究筛选确定了包括 4 个临床生化指标（尿蛋白、肾小球滤过率、尿素氮、血肌酐）、4 个临床系统生物学指标（肌苷、腺苷、胞嘧啶、S-腺苷同型半胱氨酸）和 5 个中医症状评分代表的中医证候量化指标（倦怠乏力、腰膝酸软、气短懒言、手足心热和浮肿）的 DN 中医证候诊断整合指标体系。在区分气阴两虚的两种亚型中，肌苷、次黄嘌呤、气短懒言、手足心热、怕热汗出或有盗汗和肢体困重表现良好；在区分阴阳两虚与气阴两虚偏阴虚组中，肌苷、Hcy、PG747 和畏寒肢冷表现良好；在区分阴阳两虚与气阴两虚偏气虚组中，LysoPC（22:6）、LysoPC（18:2）、胞嘧啶、腺苷、SAH、畏寒肢冷和 eGFR 表现良好（表 8-10）。

表 8-10 中医辨证分型中的重要潜在生物标志物或指标

项目	潜在生物标志物或指标
气阴两虚偏阴虚 vs. 气阴两虚偏气虚	肌苷、次黄嘌呤、气短懒言、手足心热、怕热汗出或有盗汗、肢体困重
气阴两虚偏阴虚 vs. 阴阳两虚	肌苷、Hcy、PG747、畏寒肢冷
气阴两虚偏气虚 vs. 阴阳两虚	LysoPC（22:6）、LysoPC（18:2）、胞嘧啶、腺苷、SAH、畏寒肢冷、eGFR

综上所述，通过定量代谢组学研究技术平台和功能基因定量研究平台，糖尿病和糖尿病肾病的不同分析和中医不同辨证分型进行了比较研究（横断面临床系统生物学研究），初步探索了疾病的发展机制，并且筛选得到了多个与疾病表型相关的重要潜在生物标志物，建立的整合生物标志物体系为后期糖尿病肾病的早期诊断和疗效评价提供了潜在的指标体系。

8.4 糖肾方治疗糖尿病肾病的临床系统生物学研究

8.4.1 糖肾方临床系统生物学研究的多组学分析

作者领衔的研究团队与中日友好医院李平教授课题组合作，针对糖尿病肾病开展了中医药防治糖尿病肾病的"病–证–法–方–效"整体系统的研究（图 8-13）。

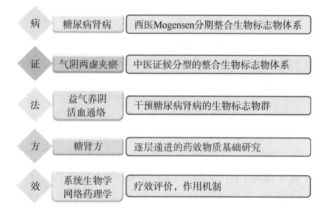

图 8-13 中医药防治糖尿病肾病的"病–证–法–方–效"研究

本节研究重点阐述针对"8.2节"糖肾方治疗糖尿病肾病的循证医学临床研究病例开展的临床系统生物学研究，包括基因组学、蛋白质组学和定量代谢组学的研究结果[见第 1 章图 1-16（a～b）]。

1. 糖肾方治疗糖尿病肾病的血浆蛋白质组学研究

蛋白质组学采用瑞博奥 QAH-CAA-640 芯片，同时测定血浆中 640 个细胞因子的表达，发现相较于治疗前，糖肾方治疗 6 个月后，640 个因子中 228 个因子在血浆中的表达水平发生了显著改变。228 个蛋白因子及其变化情况见表 8-11。

表 8-11 糖肾方治疗前后筛选得到的差异表达蛋白质列表

序号	蛋白质名称	差异倍数	序号	蛋白质名称	差异倍数	序号	蛋白质名称	差异倍数
1	ACE	0.848	11	Dopa Decarboxylase	0.147	21	PIGF	2.532
2	Cathepsin V	2.009	12	DPPII	3.604	22	SCF R	4.097
3	BOC	4.477	13	DSPG3	2.633	23	VEGF	2.123
4	Brevican	0.412	14	FCAR	16.207	24	VEGF-D	2.397
5	Carbonic Anhydrase XII	36.14	15	CLEC-1	2.328	25	G-CSF	0.157
6	Carboxypeptidase A2	0.302	16	HAPLN1	2.541	26	GM-CSF	3.246
7	CHST1	>1000	17	BMP-4	0.495	27	ICAM-1	0.375
8	CHST4	>1000	18	IGFBP-6	2.113	28	IFNg	2.647
9	CNTF R alpha	3.495	19	IGF-1	0.249	29	IL-1a	0.355
10	CRTAC1	5.178	20	NT-3	2.079	30	IL-1b	2.703

续表

序号	蛋白质名称	差异倍数	序号	蛋白质名称	差异倍数	序号	蛋白质名称	差异倍数
31	IL-1ra	3.925	74	I-TAC	2.742	117	MMP-2	2.847
32	IL-2	2.815	75	LIGHT	4.892	118	MMP-8	2.206
33	IL-4	3.715	76	MCP-2	8.014	119	MMP-10	2.08
34	IL-5	3.603	77	MCP-3	3.204	120	NCAM-1	2.074
35	IL-8	2.191	78	MCP-4	7.541	121	Nidogen-1	2.32
36	IL-13	2.406	79	MDC	10.389	122	NSE	2.217
37	IL-17	2.075	80	MIF	4.713	123	OSM	4.644
38	MIG	4.653	81	MIP-3a	2.469	124	PSA-free	0.341
39	MIP-1a	3.46	82	MPIF-1	0.241	125	TACE	4.262
40	TIMP-1	2.555	83	MSP	1582.652	126	TSH	3.598
41	TNF RII	7.407	84	OPN	3.031	127	ADAM9	2.862
42	B7-1	5.899	85	PF4	6.301	128	APRIL	>1000
43	BCMA	0.497	86	SDF-1a	4.845	129	BMP-2	2.402
44	CD14	0.224	87	TARC	3.836	130	C5a	0.427
45	CD40L	3.431	88	TECK	2.427	131	Cathepsin L	2.253
46	Dtk	5.756	89	Cripto-1	0.493	132	Chemerin	0.144
47	Endoglin	0.35	90	DKK-1	0.26	133	DcR3	3.981
48	ErbB3	2.117	91	E-Cadherin	0.371	134	FABP2	4.649
49	Fas	5.404	92	ICAM-2	0.485	135	FAP	0.142
50	Flt-3L	0.499	93	IL-13 R1	0.248	136	FGF-19	5.944
51	HVEM	2.221	94	IL-2 Ra	0.386	137	IFNab R2	7.148
52	IL-1 R4	4.668	95	IL-2 Rb	0.489	138	IGF-2	8.795
53	IL-1 RI	2.095	96	IL-23	0.108	139	IGF-2R	2.734
54	IL-21R	2.077	97	SDF-1b	0.293	140	IL-1 R6	4.776
55	Lipocalin-2	4.818	98	Shh-N	0.455	141	IL-24	13.956
56	L-Selectin	0.308	99	Siglec-5	7.106	142	IL-33	6.603
57	LYVE-1	2.126	100	ST2	0.128	143	Kallikrein 14	5.219
58	MICA	2.055	101	TGFb2	0.47	144	LOX-1	441.574
59	NRG1-b1	4.811	102	TPO	0.331	145	MBL	0.499
60	PECAM-1	3.183	103	TREM-1	0.462	146	Neprilysin	13.578
61	RAGE	0.37	104	Adiponectin	6.174	147	Notch-1	13.299
62	6Ckine	6.499	105	AFP	6.897	148	PD-1	14.687
63	BTC	16.913	106	ANGPTL4	3.634	149	PGRP-S	2.983
64	CCL28	6.192	107	B2M	0.394	150	sFRP-3	21.372
65	Eotaxin-3	47.613	108	CA15-3	0.114	151	TLR2	25.304
66	GCP-2	2.065	109	CRP	0.459	152	TRAIL R1	20.576
67	GRO	188.206	110	ErbB2	0.153	153	Transferrin	12.37
68	HCC-1	5.716	111	Ferritin	45.632	154	WIF-1	6.158
69	HCC-4	3.411	112	IL-1 RII	3.346	155	ACE-2	78.106
70	IL-9	13.668	113	IL-3	6.443	156	Albumin	2.608
71	IL-28A	5.314	114	IL-18 Rb	28.638	157	AMICA	17.441
72	IL-29	4.46	115	Leptin	0.439	158	ANG-4	10.012
73	IL-31	2.917	116	MMP-1	16.703	159	BAFF	27.477

续表

序号	蛋白质名称	差异倍数	序号	蛋白质名称	差异倍数	序号	蛋白质名称	差异倍数
160	CA19-9	7.93	183	uPA	2.202	206	IL-34	8.57
161	Clusterin	4.735	184	VE-Cadherin	58.095	207	Marapsin	3.545
162	Decorin	0.41	185	WISP-1	11.983	208	Mer	2.43
163	Dkk-3	0.283	186	bIG-H3	2.513	209	MMP-7	5.911
164	DLL1	12.489	187	CA9	4.925	210	Prostasin	4.816
165	Fetuin A	2.148	188	Cathepsin B	3.75	211	PSMA	3.251
166	aFGF	5.641	189	CD23	2.889	212	SIGIRR	7.601
167	FOLR1	10.45	190	Dkk-4	6.035	213	TGFb RIII	3.046
168	Furin	9.623	191	DPPIV	6.105	214	TF	3.388
169	GASP-1	0.244	192	EDA-A2	2.582	215	TWEAK	4.08
170	GASP-2	9.957	193	Epo R	2.842	216	Ck beta 8-1	4.025
171	G-CSF R	22.683	194	FGF-6	4.989	217	Fractalkine	5.169
172	HAI-2	6.272	195	FGF-9	3.776	218	IL-17E	3.76
173	IL-17B R	13.455	196	Gas 1	3.636	219	RGM-B	2.682
174	IL-27	14.867	197	IL-1 F5	8.969	220	S100A8	2.458
175	LAG-3	2.831	198	IL-1 F6	4.28	221	ErbB4	2.098
176	RANK	12.853	199	IL-1 F7	2.548	222	NKp30	0.144
177	RBP4	0.061	200	IL-1 F9	3.245	223	B7-2	0.333
178	Syndecan-1	2.342	201	IL-1 F10	2.36	224	EphA2	0.474
179	TFPI	5.059	202	IL-1 R5	3.104	225	FGF-23	0.491
180	TSP-1	0.428	203	IL-17C	2.459	226	FGF-5	0.466
181	TRANCE	4.763	204	IL-18	7.51	227	Flt-3	0.493
182	Troponin I	14.196	205	IL-20	4.675	228	Neprilysin-2	0.485

通过 MAS 3.0 对重点差异蛋白进行通路分析，并进行整合分析，发现其主要富集在 Cytokine-cytokine receptor interaction、Jak-STAT signaling pathway、Cell adhesion molecules（CAMs）、脂肪细胞因子信号通路、PPAR 信号通路、Toll 样受体信号转导途径等通路上，其中多条通路与肾病的发生发展相关。

2. 糖肾方治疗糖尿病肾病的血浆基因组学研究

基因组学采用 Agilent microRNA 芯片，建立了血浆循环 miRNAs 表达谱，并通过与安慰剂组比较，筛选得到与糖肾方给药相关的显著差异表达 miRNAs 59 个，如表 8-12 所示。

通过对糖肾方治疗前与治疗 6 个月的糖尿病肾病患者血浆样本进行 miRNAs 表达谱的检测，发现 59 个显著差异表达 miRNAs，表明糖肾方治疗引起了患者血浆中 miRNAs 的表达变化。

采用在线数据库 Mas3.0 对 59 个差异 miRNAs 对应靶基因做 pathway 富集与 GO 功能分析。按照参与通路的因子大于 10，$P<0.05$ 的条件筛选，得到 68 条通路，处于 TOP10 的通路见图 8-14 所示。

本节研究对同一批患者的血浆样本同时进行蛋白组学和基因组学研究，并且差异表达蛋白和差异表达基因的聚类分析结果（图 8-15）均显示相较于给药前，糖肾方干预 6 个月后，患者体内的基因表达水平和蛋白质表达水平发生显著改变，说明糖肾方对糖尿病肾病具有显著疗效。

表 8-12 糖肾方治疗前后 59 个表达差异的 miRNAs

变化趋势	个数	糖肾方 2 个时间点的差异 miRNAs
上调 （＞2 倍）	43	hsa-miR-885-5p、hsa-miR-4716-5p、hsa-miR-1268b、hsa-miR-152-5p、hsa-miR-182-5p、hsa-miR-6891-3p、hsa-miR-6803-5p、hsa-miR-6514-3p、hsa-miR-3664-3、hsa-miR-3190-5p、hsa-miR-6847-5p、hsa-miR-6849-5p、hsa-miR-595、hsa-miR-6833-3p、hsa-miR-6500-5p、hsa-miR-6845-5p、hsa-miR-3613-3p、hsa-miR-4701-3p、hsa-miR-4515、hsa-miR-205-3、hsa-miR-6756-3、hsa-miR-6777-3p、hsa-miR-148a-5p、hsa-miR-4664-5p、hsa-miR-32-3p、hsa-miR-491-5p、hsa-miR-3679-3phsa-miR-187-5p、hsa-miR-3681-3p、hsa-miR-4286、hsa-miR-6763-3p、hsa-miR-6794-3p、hsa-miR-3127-5p、hsa-miR-454-5p、hsa-miR-6499-3p、hsa-miR-541-5p、hsa-miR-494-5p、hsa-miR-129-2-3p、hsa-miR-511-3p、hsa-miR-7108-3p、hsa-miR-6741-3p、hsa-miR-1185-1-3p、hsa-miR-758-5p
下调 （＜0.5 倍）	16	hsa-miR-5011-5p、hsa-miR-937-3p、hsa-miR-647、hsa-miR-3926、hsa-miR-6804-3p、hsa-miR-3675-3p、hsa-miR-6798-3p、hsa-miR-425-3p、hsa-miR-6130、hsa-miR-6847-3p、hsa-miR-6824-3p、hsa-miR-609、hsa-miR-5010-3p、hsa-miR-4493、hsa-miR-6760-3p、hsa-miR-6507-3p

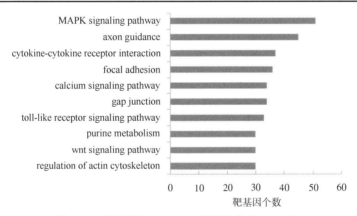

图 8-14 差异表达 miRNAs 富集通路（TOP10）

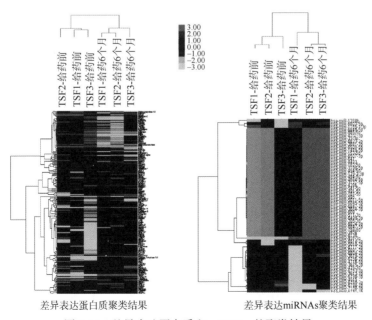

图 8-15 差异表达蛋白质和 miRNAs 的聚类结果

分析蛋白组学差异表达蛋白与基因组学差异表达 miRNAs 的相关性，从基因组学与蛋白组学层面上，进一步探讨了糖肾方治疗糖尿病肾病的作用机理。结合差异蛋白的筛选、与基因组学的整合、通路中的分布情况、蛋白的生理意义、差异表达蛋白质和 miRNAs 的表达量情况及其生物学信息学分析，构建了糖肾方治疗糖尿病肾病的信号调控网络，如图 8-16 所示。糖肾方主要通过调节 Toll like signaling pathway、Cytokine-cytokine receptor interaction、TGF-beta signaling pathway、Jak-STAT signaling pathway、PPAR signaling pathway、Cell adhesion molecules（CAMs）、Hematopoietic cell lineage、脂肪细胞因子等信号通路发挥作用。这 8 条重要信号通路主要涉及免疫功能、炎症反应、代谢紊乱及细胞凋亡等功能。

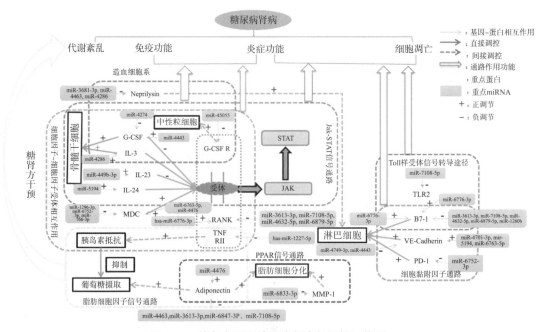

图 8-16 糖肾方干预糖尿病肾病的调控网络图

3. 糖肾方治疗糖尿病肾病的定量代谢组学研究

采用 UPLC-Q-TOF 对糖肾方干预糖尿病肾病显性蛋白尿期患者血浆样本进行代谢指纹谱分析，根据不同的治疗阶段得到 PLS-DA 分析结果（图 8-17）。

通过对正常对照，治疗前糖尿病肾病患者、治疗 3 个月、6 个月糖尿病患者血浆代谢指纹谱进行分析发现，四个实验组的样本分别聚集成群，达到一定的分离度，且随着给药时间的延长，患者样本更为远离治疗前，接近正常对照。这说明，糖肾方干预可以调整患者的代谢状态，且随着治疗时间的延长，药效更为显著，糖肾方治疗显性蛋白尿期的糖尿病肾病患者是有其代谢物质基础的。

糖肾方基本方以黄芪为君，取其补气助阳，通调三焦水道，以利水消肿。山萸肉、鬼箭羽、三七同为臣药，枳壳为佐药。山萸肉与黄芪配伍，可补肺脾之气。鬼箭羽、枳壳、三七共为佐药；三七助黄芪加强补气之力，辅山萸肉则滋阴之效亦长，配鬼箭羽二药皆可

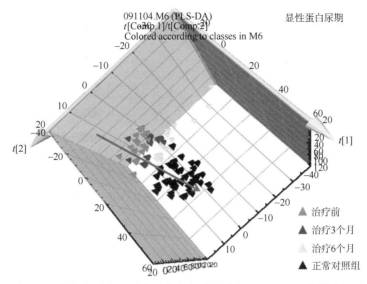

图 8-17 糖肾方干预糖尿病肾病患者治疗过程的 PLS-DA 分析结果图

活血化瘀,祛瘀而不伤新,配枳壳具有载气行血之功。五药同用,静中有动,气阴兼顾,气畅血行。糖肾方配伍君臣佐相须相使协同增效,共同达到益气、养阴、活血的整体最佳治疗效果,充分体现了中医药治疗的整体观。在前期研究中,已发现的嘌呤嘧啶、硫醇氨基酸代谢及脂代谢与糖尿病肾病的发生密切相关,本节则主要关注糖肾方对调节糖尿病肾病中的上述 3 个重要代谢循环紊乱的作用。

1)糖肾方对糖尿病肾病患者嘌呤嘧啶代谢紊乱的调节作用

前期横断面研究发现的嘌呤嘧啶类定量代谢标志物在糖肾方干预后也有明显的变化。结合西医分期和中医辨证分型的结果,考察肌苷、腺苷、SAH 和亚油酸共 4 个指标在糖肾方治疗后的变化情况。这些标志物在糖肾方干预后相比给药前有显著改善,并且在中药组和正常对照组之间也有显著差异,如表 8-13 所示。其中,腺苷在 DN 3 期和 DN 4 期的患者治疗组变化均非常显著,且变化趋势一致(图 8-18)。这说明前期得到的代谢潜在生物标志物可以用于糖肾方的疗效评价;糖肾方可以有效改善由于糖尿病肾病引起的体内代谢紊乱。

表 8-13 肌苷、腺苷、SAH 和亚油酸在糖肾方治疗过程中的含量变化

分期	代谢标志物	糖肾方组			正常对照组		
		给药前	3 个月	6 个月	给药前	3 个月	6 个月
DN 3 期	肌苷/(mg/L)	0.33±0.15	0.13±0.07*	0.082±0.034**	0.32±0.04	0.14±0.02*	0.089±0.021*
	腺苷/(mg/L)	0.82±0.32	0.27±0.12**	0.35±0.14*	0.93±0.05	0.87±0.27△△	0.72±0.13△
	SAH/(μg/L)	10.12±2.73	5.03±0.76**	4.86±0.93**	8.15±0.87	5.67±0.69*	5.06±0.55**
	亚油酸/(mg/L)	120.0±8.1	120.9±14.2	111.2±13.3	120.0±8.1	111.9±19.9	132.1±27.1
DN 4 期	肌苷/(mg/L)	0.28±0.15	0.10±0.02*	0.088±0.030*	0.27±0.04	0.12±0.02	0.091±0.032*,△
	腺苷/(mg/L)	0.78±0.35	0.31±0.10*	0.18±0.10**	0.70±0.12	0.91±0.33△△	0.87±0.29△△
	SAH/(μg/L)	8.42±1.67	5.50±1.85*	5.71±1.49*	9.68±2.56	6.39±0.81△	6.87±0.98△
	亚油酸/(mg/L)	113.6±8.9	112.1±12.2	102.6±10.6	113.6±8.9	133.0±22.3	110.8±20.2

注:与正常对照组相比,*表示 $P<0.05$,**表示 $P<0.01$;与同一时间点糖肾方组相比,△表示 $P<0.05$,△△表示 $P<0.01$。

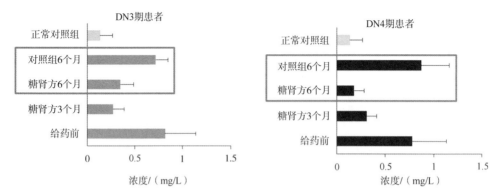

图 8-18 腺苷在糖肾方治疗 DN3 期患者和 DN4 期患者体内含量变化

2）糖肾方对糖尿病肾病患者硫醇氨基酸代谢紊乱的调节作用

结合糖肾方复方中化学成分的作用，从硫醇氨基酸类潜在代谢标志物表达的角度，探讨糖肾方疗效评价相关机制。糖肾方的主要成分中黄芪能阻断体内脂质过氧化，从而具有抗氧化的作用，能够明显改善肾功能，并缓解氧化应激状态；三七总皂苷具有抑制氧自由基生成，减轻氧化损伤的作用；鬼箭羽有效成分对高血压病以及胰岛素抵抗有明确的改善作用，且能改善高血压病血液流变学异常。

对前期研究发现与糖尿病肾病的发生发展密切相关的 8 个硫醇氨基酸类生物标志物在糖肾方治疗过程中的含量变化进行了测定，结果如图 8-19 所示。从图中可以看出给药后患者体内 Hcy 水平降低、Met 水平升高；体内 SAM/SAH 值增大，提示转甲基途径得到改善，说明糖肾方给药可以改善糖尿病肾病环合体内甲基化水平。此外，患者体内 GSH 浓度经糖肾方给药治疗后显著升高，氧化应激得到改善，说明糖肾方干预可以一定程度改善患者氧化应激状态（图 8-19）。

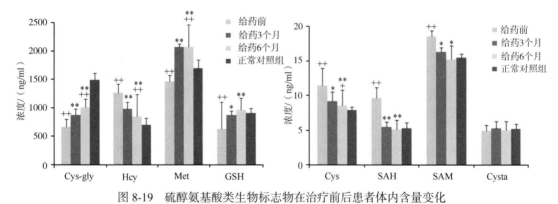

图 8-19 硫醇氨基酸类生物标志物在治疗前后患者体内含量变化

糖肾方给药 3 个月、6 个月与本组治疗前比较，$*P<0.05$，$**P<0.01$；给药前、给药 6 个月与正常对照组比较，$+P<0.05$，$++P<0.01$）

3）糖肾方对糖尿病肾病患者脂代谢紊乱的调节作用

本节研究中对前期鉴定的九种磷脂类潜在标志物进行验证，主要在给药前不同分期（DN 3 期和 DN 4 期）患者之间，以及与正常对照组之间进行了比较，测定结果见表 8-14 所示。首先不区分 DN 3 期和 DN 4 期的患者，比较了糖尿病肾病患者在给药前与正常对照组之间 9 种磷脂潜在标志物的含量变化（图 8-20）。发现两组间的 8 个磷脂潜在标志物含量存在显著性差异。其中，PE750、PI885、PC792、PC826、PC830、PC854 和 PC802 的

第 8 章 糖肾方治疗糖尿病肾病的系统生物学研究及新药研发

表 8-14 不同给药组中九种磷脂潜在生物标志物的含量（单位：μg/ml）

潜在生物标志物		PE750	PI885	PC792	PC826	PC830	PC854	PC802	SM747	LysoPC540
正常组		76.10±11.17	38.56±5.21	402.4±27.4	191.8±18.2	286.9±21.5	131.7±10.0	634.7±32.5	209.7±11.8	31.58±2.56
糖尿病肾病 3 期	给药前（n=52）	39.50±2.47	27.74±2.53	313.9±17.9	177.2±12.0	226.3±12.0	110.9±7.6	521.0±30.1	207.8±12.4	37.00±4.23
	实验组给药后 3 个月（n=28）	48.42±5.08*	28.96±2.67	342.2±25.5	174.8±13.9	264.2±21.0**	125.9±11.0*	589.8±45.0*	216.6±14.6	29.0±2.8*
	对照组给药后 3 个月（n=14）	45.54±6.78*	32.39±3.34	348.7±50.8	177.9±14.7	256.7±27.8*	133.8±10.0**	584.4±54.7	223.2±29.6	31.79±4.88
	实验组给药后 6 个月（n=22）	71.56±4.84**	43.39±3.90**	429.9±45.2**	229.9±20.5**△	282.0±18.4**	168.4±14.0***△△	701.8±59.0**	296.3±21.5***△△	31.80±3.66
	对照组给药后 6 个月（n=11）	61.58±6.72**#	40.15±5.78**	419.6±57.8**	221.7±30.7**	296.1±38.8**	186.5±20.2***△△	679.6±67.6**	263.8±40.9***△△	31.4±6.2
糖尿病肾病 4 期	给药前（n=37）	37.61±3.74	23.94±2.55	291.0±23.0	160.8±12.8	213.1±15.2	106.6±9.4	503.1±44.0	215.6±20.0	34.54±4.29
	实验组给药后 3 个月（n=20）	50.88±8.68*	34.12±5.49*	335.9±28.9*	184.3±19.7*	248.3±28.5*	118.2±12.6	563.4±58.4	249.9±30.5	31.25±2.86
	对照组给药后 3 个月（n=10）	50.66±7.53**	30.07±7.02	339.7±66.7	172.5±35.0	235.7±26.7	112.1±12.3	590.2±91.5	247.9±55.3	30.59±3.98
	实验组给药后 6 个月（n=16）	69.59±10.72**	36.34±2.79**	415.8±35.4**	224.4±24.0**	301.1±30.5**	173.0±13.6***△△	647.4±55.8**	277.5±31.6***△△	26.78±2.19*
	对照组给药后 6 个月（n=7）	55.27±11.84*△	31.59±4.03*#	341.9±48.0*#	186.7±25.5*#	282.6±49.5*	131.9±15.6*##	598.7±129.4*#	278.5±79.1*##	30.97±6.02

*、**分别表示给药后各组与给药前相比 $P<0.05$ 和 $P<0.01$；△、△△分别表示给药后 6 个月与正常对照组相比 $P<0.05$ 和 $P<0.01$；#、##分别表示对照组与实验组相比 $P<0.05$ 和 $P<0.01$；实验组为常规西医治疗基础上给予糖肾方，对照组为西医常规治疗；正常对照组中的磷脂数据来源于实验室前期工作。

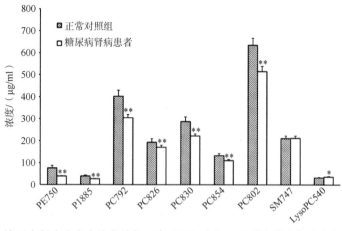

图 8-20　糖尿病肾病患者在给药前与正常对照组之间 9 种磷脂潜在标志物的含量变化

*，**分别表示给药前糖尿病肾病患者与正常对照组相比，$P<0.05$ 和 $P<0.01$

含量在患者体内均表现出明显下降，而 LysoPC540 正好相反，其 DN 患者体内的含量要明显高于正常对照者。此外还可知，SM747 的含量在两组间并无显著性差异。

在糖肾方疗效评价中，将这 8 个磷脂类化合物作为评价指标，首先分别对实验组中的糖尿病肾病 3 期和 4 期患者在给药前和不同给药时间后的含量进行了比较，观察糖肾方对糖尿病肾病患者体内磷脂代谢紊乱的影响（图 8-21）。

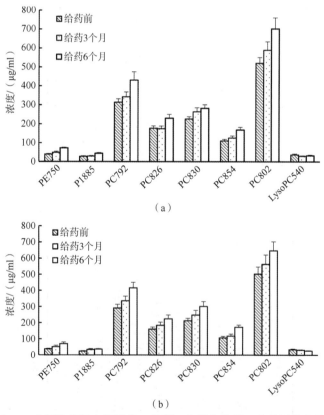

图 8-21　8 个评价指标在给药前、给药 3 个月和给药 6 个月间的含量比较

（a）糖尿病肾病 3 期；（b）糖尿病肾病 4 期

结果表明，实验组的患者在常规西医基础治疗上加服糖肾方后，8 个评价指标均有不同程度的改善，但是药物的起效时间对于不同疾病阶段和不同化合物而言并不相同。

对糖尿病肾病 3 期患者而言，糖肾方干预对 PC792、PC826 和 PI885 三种化合物的作用起效较慢，其在给药 3 个月后与给药前相比，并未出现明显变化；而对于 DN 4 期患者而言，药物干预对 PC854、PC802 和 LysoPC540 的影响起效较慢，其在给药 3 个月后与干预前相比并未表现出明显变化。

通过将糖肾方干预 6 个月后的评价指标含量与正常对照组水平相比可以发现（表 8-14），药物对于不同疾病阶段的患者和不同潜在标志物的改善程度并不相同。在糖尿病肾病 3 期患者中，PC792、PC830、PE750、PC802 和 PI885 五个潜在标志物在糖肾方干预 6 个月后得到了显著改善，与正常对照组水平之间已无显著差异，而 PC826 和 PC854 在给药后虽然得到一定的改善，但和正常对照组之间仍存在着明显差异。此外，虽然 LysoPC540 的含量并未表现出规律性变化，但是由图 8-21 可知，药物治疗后 LysoPC540 的水平先下降后略上升，总体趋势是下降的，也趋于正常水平。类似的，对于 DN 4 期患者而言，PE750、PI885、PC792、PC826、PC830、PC802 和 LysoPC540 均在给药 6 个月后得到了显著改善，接近正常对照组水平，而 PC854 在给药后虽然得到一定的改善，但和正常组之间仍有明显差异。究其原因，可能是由于治疗后只进行了 6 个月的追踪，治疗周期有限，并未到达治疗终点，具体原因有待进一步的研究探讨。

在西医治疗基础上给予糖肾方干预，虽然对于一些化合物而言起效较慢，但是整体来说糖肾方对由于疾病发展而引起的磷脂代谢紊乱有一定的改善作用。此外必须考虑的是，由于本节研究中的药物是在西医治疗基础上给予的，药物在调节磷脂代谢紊乱中是起着主导性作用，还是只是一种辅助作用，还需要进一步研究进行确定。

整合血浆基因组学、蛋白质组学与定量代谢组学的多组学研究数据，通过生物信息学分析，聚焦糖肾方作用的重点通路及生物标志物，构建了糖肾方作用的调控网络图（图 8-22）。研究表明糖肾方主要通过调控以下信号通路发挥治疗作用：细胞因子–细胞因子受体相互作用通路、JAK-STAT 信号通路、脂肪细胞因子信号通路、PPAR 信号通路、细胞黏附因子信号通路、Toll 样受体信号通路等，糖肾方通过影响上述通路从而参与调控机体的免疫功能、炎症反应、代谢紊乱及细胞凋亡等功能，发挥其治疗糖尿病肾病的作用。结合糖肾方组方的传统中医理论、化学物质组学研究（见 8.5 节）、网络药理学研究（见 8.7 节）及系统生物学研究的结果，以调控的体内生物学功能为结合点，建立糖肾方治疗糖尿病肾病的调控机制，初步明确药物的主要药效成分，调控生物学功能及其相关的主要信号通路，如图 8-22 所示。

本书第 7 章中详细阐述了基于"系统–系统"的研究模式开展尿毒清颗粒治疗慢性肾功能衰竭的整体系统生物学研究，主要内容包括尿毒清颗粒化学物质组学研究，尿毒清颗粒治疗腺嘌呤诱导慢性肾功能衰竭动物模型有效性的系统生物学研究和基于肝微粒体酶的尿毒清颗粒相互作用研究。尿毒清和糖肾方均为中药复方，并且含有相同的中药材黄芪和大黄，因此基于调控信号通路对尿毒清和糖肾方的作用机制进行了比较分析，如图 8-23 所示。

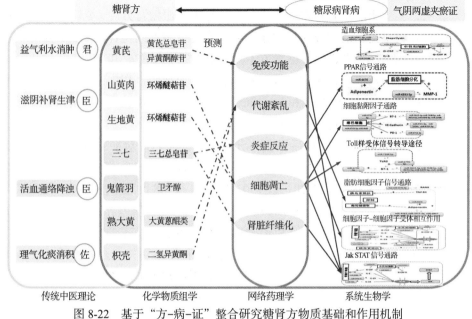

图 8-22 基于"方-病-证"整合研究糖肾方物质基础和作用机制

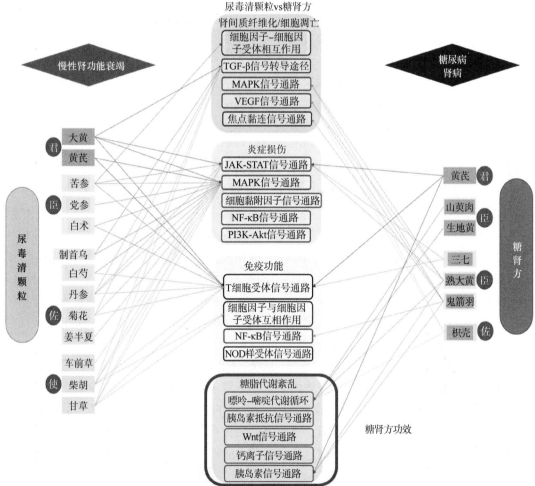

图 8-23 中药复方尿毒清和糖肾方调控重要信号通路涉及功能相关性

从图 8-23 可以看出，治疗慢性肾功能衰竭的尿毒清颗粒和治疗糖尿病肾病的糖肾方均涉及肾间质纤维化/细胞凋亡、炎症损伤及免疫功能，这说明两种复方虽然治疗不同的疾病，但由于治疗主证均为肾病，其治疗机理有一定的相同之处；而由于糖肾方治疗的是糖尿病的主要并发症糖尿病肾病，因此有其独特功能，可以调控糖脂代谢紊乱，减轻糖尿病，从而达到更好的疗效。无论尿毒清颗粒，还是糖肾方，系统生物学研究结果均显示了其多成分、多靶点、多通路的调控特点，体现了中药的整体调节作用。

8.4.2 PPAR 信号通路是糖肾方治疗糖尿病肾病的关键通路之一

PPAR（过氧化物酶体增殖物激活受体）信号通路在脂肪细胞分化、脂肪酸代谢中起重要作用[19]，因此，对研究发现的与 PPAR 信号通路相关的潜在生物标志物进行了定量测定（图 8-24）。miR-7108-5p 负调控 adiponectin 蛋白，miR-6833-3P 负调控 MMP-1 蛋白，测定结果也显示，糖肾方给药前（P0）miR-7108-5p 和 miR-6833-3P 高表达，随着给药时间的延长，其表达量显著降低。其调控下游的蛋白质表达水平，相对于安慰剂组而言，adiponectin 蛋白和 MMP-1 蛋白表达量均随着给药时间的延长显著增加。PPAR 信号通路调控脂肪细胞分化、脂肪酸代谢，PPAR 所调控基因的激活可促进脂肪细胞分化、减少脂质产生、增加脂肪酸氧化，从而减少脂质的异位沉积，进一步改善损伤的胰岛素信号转导通路，逆转胰岛素抵抗[20]。作为最终代谢产物的游离脂肪酸和饱和游离脂肪酸，其在血浆中的水平也随着给药时间的增加而发生明显变化。对于显性蛋白尿糖尿病肾病患者，糖肾方干预都比较好地控制了饱和游离脂肪酸与游离脂肪酸的水平，尤其是对 DN 4 期患者，其含量稳定下降。DN 4 期患者实验组在治疗前与治疗 6 个月后，其游离脂肪酸总量与饱和

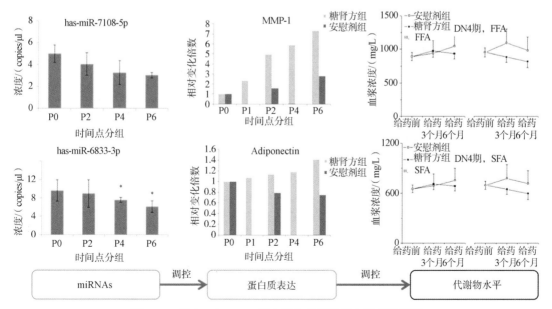

图 8-24 潜在 miRNAs、蛋白质和代谢物的定量表达情况

P0 表示给药前，P2 表示给药 2 个月，P4 表示给药 4 个月，P6 表示给药 6 个月

游离脂肪酸总量都达到了显著性差异（$P<0.05$）。虽然对照组基础治疗能够在一定程度上控制游离脂肪酸水平，但相比对照组，其含量较高，且呈现上升趋势。

糖肾方治疗对糖尿病肾病患者体内的整体状态均具有调节作用，PPAR 信号通路在其干预糖尿病肾病进展过程中发挥重要作用。通过对药物干预疾病临床系统生物学研究不仅证实糖肾方对疾病发展起到良好的作用，而且阐释了药物发挥药效的作用机制，为临床在基础治疗的基础上结合中药调理及合理用药提供科学依据。

8.5 糖肾方化学物质组学分层次整体研究

糖肾方（TSF）由黄芪、生地黄、山萸肉、三七、熟大黄、鬼箭羽、枳壳等七味中药材配伍而成，具有"益气柔肝，活血通络"的功效，是针对 DN 微量白蛋白尿期及显性蛋白尿期的临床经验方。化学物质组学是研究化学物质组的组成及其变化与生物体系动态响应相互关系的一种方法，是层次化的、逐层递进地揭示中药复方配伍关系，逐步阐明中药复方药效物质群的方法学。化学物质组学把具有明确临床疗效的复方中药化学成分当作整体化学物质组，以生物活性为导向的筛查方法，逐步筛选出一个具有最小化学组成但仍保留其疗效的最优化学物质组，有自上而下和自下而上两种应用模式（见第1章图1-5）。

8.5.1 糖肾方整体化学物质组学研究

1. 糖肾方多维指纹图谱的建立

糖肾方由七味中药材配伍而成，化学成分类型复杂，仅以单波长进行指纹图谱检测不能全面地描述糖肾方化学物质基础信息。本节研究应用二极管阵列检测器，对糖肾方色谱图进行紫外全波长扫描，发现色谱峰的紫外吸收范围集中在 190～350nm；280nm 下色谱峰数最多，且均有较好吸收，203nm、280nm、340nm 三个波长可较全面地显示 TSF 供试品中的化学成分信息。因此，选择 280nm 作为色谱分离优化的检测波长，选择 203nm、280nm、340nm 三个波长进行全方化学成分研究，建立了糖肾方颗粒不同波长指纹图谱，经色谱条件和供试品溶液制备方法优化，得到糖肾方在三个波长下色谱图如图 8-25 所示。

2. 糖肾方整体化学物质基础研究

糖肾方整体化学物质组学基础研究如图 8-26 所示。

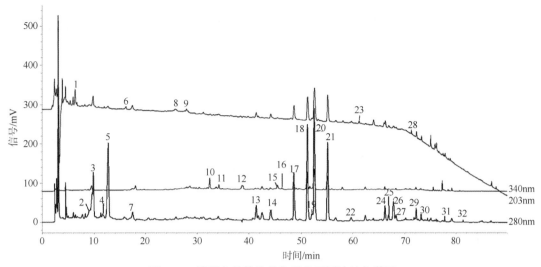

图 8-25 糖肾方整体化学物质组不同波长色谱图

1. 梓醇；2. 没食子酸-3-O-葡萄糖苷；3. 没食子酸；4. 地黄苷 D；5.5-羟甲基糠醛；6. 益母草苷 A；7. 3,4-二羟基苯甲酸；8. 莫诺苷；9. 儿茶素；10. 忍冬苷；11. 松果菊苷；12.肉苁蓉苷 A；13. 毛蕊异黄酮-7-O-β-D-葡萄糖苷；14. 圣草苷；15. 毛蕊花苷；16. 焦地黄苯乙醇苷 B；17. 芸香柚皮苷；18. 柚皮苷；19. 山茱萸新苷；20. 橙皮苷；21. 新橙皮苷；22. 芒柄花苷；23. 人参皂苷 Rg1；24. 芦荟大黄素双糖苷；25. 大黄素甲醚；26. 香蜂草苷；27. 芦荟大黄素-8-葡萄糖苷；28. 人参皂苷 Rb1；29. 柚皮素；30. 橙皮素；31. 大黄酸；32. 大黄素

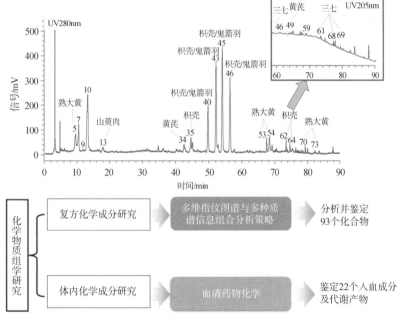

图 8-26 糖肾方整体化学物质组学研究

通过 HPLC-DAD-TOF-MS 等色谱分析手段，结合相关文献，鉴定出糖肾方中 59 个成分（表 8-15），主要为皂苷类、有机酸类及黄酮类等成分，有部分成分可能同时来源于多个药材中，各类成分在药材中的分布具体为：15 个来源于山茱萸的有机酸及环烯醚萜类成分、10 个来源于三七的皂苷类成分、12 个来源于鬼箭羽的黄酮类及有机酸类等成分、4 个来源于枳壳的黄酮苷类成分、10 个来源于黄芪的黄酮类及皂苷类成分。

表 8-15 糖肾方整体化学物质基础鉴定结果

来源	序号	检测模式	t_{ms}/min	Error/ppm	分子式	分子量	名称
山萸肉	1	Neg	2.360	20.7162	$C_4H_6O_6$	150	酒石酸
山萸肉	2	Neg	2.487	32.3384	$C_4H_6O_5$	134	苹果酸
熟大黄	3	Neg	2.541	27.6363	$C_{11}H_{12}O_3$	192	2,5-dimethyl-7-hydroxychromone
	4	Neg	2.903	26.2554	$C_{24}H_{42}O_{21}$	666	水苏糖
	5	Neg	3.011	12.1131	$C_{12}H_{22}O_{11}$	342	蔗糖
山萸肉	6	Neg	4.503	26.0421	$C_7H_5O_5$	170	没食子酸
鬼箭羽	7	Neg	7.733	21.0425	$C_6H_6O_3$	126	5-甲氧基-2-糠醛
黄芪	8	Neg	13.325	−5.5783	$C_{23}H_{26}O_{10}$	462	9,10-Dimethoxypterocarpan-3-O-β-D-glucopyranoside
黄芪	9	Neg	13.325	73.3217	$C_{22}H_{22}O_{11}$	462	Rhamnocitin-3-O-β-D-Glucopyranoside/Kaempferol-4′-methoxy-3-O-β-D-glucopyranoside
生地黄	10	Neg	15.567	−83.9915	$C_{14}H_{20}O_9$	332	焦地黄苷 A
鬼箭羽	11	Neg	19.005	−32.2766	$C_{15}H_{12}O_5$	272	5,7,4′-三羟基二氢黄酮
生地黄/山萸肉	12	Neg	21.900	−67.2607	$C_{17}H_{26}O_{10}$	390	筋骨草苷/马钱素/艍骨草酸/马钱子苷
熟大黄	13	Neg	22.225	5.4177	$C_{30}H_{22}O_7$	494	palmidin B/palmidin C
生地黄	14	Neg	26.188	23.9316	$C_{16}H_{23}O_{10}$	376	8-表马钱子苷酸/8-表番木鳖酸
山萸肉	15	Neg	28.757	−68.7706	$C_{16}H_{22}O_9$	358	獐牙菜苷 sweroside
熟大黄	16	Neg	29.698	−124.2414	$C_{24}H_{28}O_{10}$	476	Lindleyin/isolindleyin
熟大黄	17	Neg	32.412	−10.4729	$C_{21}H_{26}O_8$	406	torachrysone-8-O-β-D-glucopyranoside
熟大黄	18	Neg	33.371	30.0962	$C_{15}H_{10}O_4$	254	大黄酚
黄芪	19	Neg	33.805	−54.084	$C_{22}H_{22}O_{10}$	446	Calycosin-7-O-β-D-glucopyranoside/3′-Methoxy-5′-hydroxy-isoflavone-7-O-β-D-glucopyranoside
鬼箭羽	20	Neg	37.876	31.7725	C_6H_5COOH	122	苯甲酸
熟大黄	21	Neg	36.048	28.3196	$C_{15}H_{14}O_6$	290	Catechin
熟大黄	22	Neg	39.052	74.4038	$C_{21}H_{24}O_{10}$	436	rhapontigenin
熟大黄	23	Neg	40.770	25.2526	$C_{15}H_{10}O_4$	270	大黄素/芦荟大黄素/chrysaron
熟大黄	24	Neg	41.638	90.11	$C_{27}H_{30}O_{15}$	594	rheinoside C/D
熟大黄	25	Pos	41.414	19.8701	$C_{22}H_{30}O_{11}$	470	2-methyl-5-（2′-oxe-4′-hydroxypentyl）-7-hydroxychromone-7-O-β-D-glucopranoside
熟大黄	26	Neg	41.638	29.7625	$C_{27}H_{30}O_{15}$	594	rheinoside C/D
黄芪	27	Neg	42.164	−35.2629	$C_{29}H_{38}O_{15}$	626	Isomucronulatol-7,2′-di-glucoside
生地黄	28	Neg	42.706	29.5188	$C_{35}H_{46}O_{20}$	786	洋地黄叶苷 C/海胆苷
熟大黄	29	Neg	44.136	−30.9638	$C_{29}H_{36}O_{15}$	624	连翘酯苷
熟大黄	30	Neg	45.275	28.51555	$C_{15}H_{10}O_4$	254	大黄酚
生地黄	31	Neg	45.818	96.3868	$C_{20}H_{28}O_{12}$	460	丹皮酚原苷
生地黄	32	Neg	46.451	27.8126	$C_{36}H_{48}O_{20}$	800	肉苁蓉苷 A/焦地黄苯乙醇苷 A
熟大黄	33	Neg	51.481	83.6391	$C_{27}H_{30}O_{17}$	626	rheinoside C/rheinoside D
生地黄	34	Neg	51.608	34.2799	$C_{37}H_{50}O_{20}$	814	焦地黄苯乙醇苷 B1
枳壳	35	Neg	53.42	38.875	$C_{27}H_{32}O_{14}$	580	柚皮苷
生地黄	36	Neg	53.960	29.6911	$C_{29}H_{36}O_{15}$	624	连翘酯苷
枳壳	37	Neg	55.082	42.5051	$C_{27}H_{32}O_{14}$	580	异柚皮苷
枳壳/鬼箭羽	38	Neg	55.896	37.0221	$C_{28}H_{34}O_{15}$	610	橙皮苷/新橙皮苷
熟大黄	39	Neg	56.547	64.1028	$C_{30}H_{26}O_{12}$	578	procyanidin B-1/2/3/4/7
枳壳/鬼箭羽	40	Neg	57.615	38.2166	$C_{28}H_{34}O_{15}$	610	橙皮苷/新橙皮苷

续表

来源	序号	检测模式	t_{ms}/min	Error/ppm	分子式	分子量	名称
黄芪	41	Neg	59.116	59.1156	$C_{23}H_{28}O_{10}$	464	3S-(-)-Mucronulatol-7-O-β-D-glucopyranoside/2'-Hydroxy-3',4'-Dimethoxyisoflavan-7-O-β-D-glucopyranoside
生地黄	42	Neg	59.442	56.201	$C_{21}H_{32}O_{15}$	524	美利妥双苷
三七	43	Neg	59.768	39.2192	$C_{47}H_{80}O_{18}$	932	三七皂苷R1
熟大黄/黄芪	44	Pos	61.589	-8.5999	$C_{22}H_{22}O_9$	430	kaempferol-3-O-rhamnoside
三七	45	Neg	62.011	-14.722	$C_{42}H_{72}O_{14}$	800	人参皂苷Re
三七	46	Neg	62.228	26.1306	$C_{48}H_{82}O_{18}$	946	人参皂苷Rg1
黄芪	47	Neg	67.167	26.0756	$C_{23}H_{28}O_{10}$	464	3S-(-)-Mucronulatol-7-O-β-D-glucopyranoside/2'-Hydroxy-3',4'-Dimethoxyisoflavan-7-O-β-D-glucopyranoside
熟大黄	48	Neg	68.343	28.5155	$C_{15}H_{10}O_4$	254	大黄酚
熟大黄	49	Neg	69.411	30.9259	$C_{16}H_{12}O_5$	284	大黄素甲醚/Calycosin
熟大黄	50	Neg	70.062	29.3059	$C_{15}H_{10}O_4$	254	大黄酚
黄芪	51	Neg	73.373	29.5005	$C_{47}H_{78}O_{19}$	946	AstragalosideV/AstragalosideVI/AstragalosideVII
山茱肉/生地黄	52	Neg	74.350	67.3416	$C_{17}H_{22}O_{11}$	402	莫罗忍冬苷
黄芪	53	Neg	75.960	32.2964	$C_{48}H_{78}O_{18}$	942	SoyasaponinI
三七	54	Neg	76.811	24.2782	$C_{41}H_{70}O_{13}$	770	N-R2
三七	55	Neg	78.530	31.4045	$C_{54}H_{92}O_{23}$	1108	人参皂苷Rb1
三七	56	Neg	81.587	29.3082	$C_{48}H_{82}O_{18}$	946	人参皂苷Rd
黄芪	57	Neg	81.587	69.4751	$C_{47}H_{78}O_{19}$	946	AstragalosideV/AstragalosideVI/AstragalosideVII
熟大黄	58	Pos	84.295	29.6322	$C_{22}H_{30}O_{11}$	470	2-methyl-5-(2'-oxe-4'-hydroxypentyl)-7-hydroxychromone-7-O-β-D-glucopranoside
熟大黄	59	Neg	90.977	28.6242	$C_{15}H_{10}O_5$	270	大黄素/芦荟大黄素/chrysaron

通过全方与药材色谱图进行比对,进行主要化合物的药材归属,不同配伍药材与糖肾方不同波长指纹图谱比较的色谱图如图8-27所示。

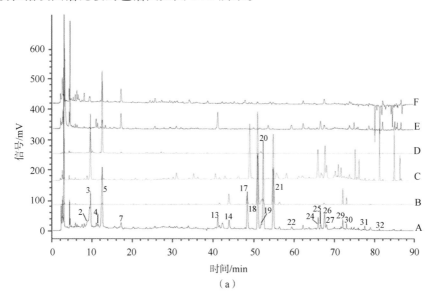

(a)

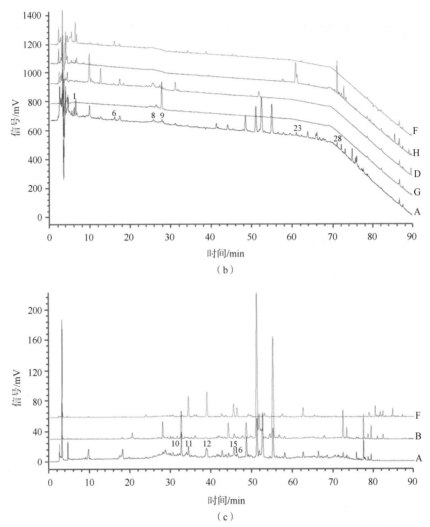

图 8-27 糖肾方整体化学物质组与子化学物质组（配伍药材）比较色谱图
（a）280nm；（b）203nm；（c）340nm

A. 糖肾方；B. Fructus Aurantii（枳壳）；C. Radix et Rhizoma Rhei（熟大黄）；D. Fructus Corni（山萸肉）；E. Radix Astragali（黄芪）；F. Rehmannia glutinosa Libosch（生地黄）；G. Euonymus alatus（Thunb.）Sieb.（鬼箭羽）；H. Panax Notoginseng（三七）

根据糖肾方整体化学物质组所含物质化学性质的不同，采用"自上而下、逐层递进"的化学物质组学研究策略，将糖肾方指纹图谱中表征的 32 种化学成分分为以下六大类有效组分（有效化学物质组）。

（1）环烯醚萜苷类：梓醇、地黄苷 D、益母草苷、松果菊苷、肉苁蓉苷 A、毛蕊花糖苷、焦地黄苯乙醇苷 B1 来自生地，莫诺苷、山萸肉裂苷来自山萸肉。

（2）黄酮及其苷类：忍冬苷、新圣草苷、异柚皮苷、柚皮苷、橙皮苷、新橙皮苷、香蜂草苷、柚皮素、橙皮素来自枳壳，儿茶素来自鬼箭羽，毛蕊异黄酮苷、芒柄花苷来自黄芪。

（3）蒽醌类：芦荟大黄素双葡萄糖苷、大黄素甲醚、大黄素葡萄糖苷/芦荟大黄素葡萄糖苷、大黄酸、大黄素来自熟大黄。

（4）三萜皂苷：人参皂苷 Rg1、人参皂苷 Rg1 来源于三七。

（5）有机酸及其苷类：没食子酸-3-O-葡萄糖苷/没食子酸-4-O-葡萄糖苷来自熟大黄；原儿茶酸来自山茱萸，没食子酸来自山茱萸/熟大黄。

（6）醛类：5-羟甲基糠醛来自山茱萸。

8.5.2 基于网络药理学的糖肾方有效化学物质组学研究

整合临床基因组学、临床蛋白质组学、临床代谢组学研究中发现的糖肾方干预糖尿病肾病调控的通路，以及网络药理学分析预测的糖肾方潜在作用通路，找到代谢组学与网络药理学预测的共同通路4条，蛋白质组学与网络药理学共同通路2条，基因组学与蛋白质组学共同通路5条，基因组学、蛋白质组学与网络药理学共同通路2条（表8-16）。

表 8-16 基于网络药理学及潜在生物标志物的通路聚焦结果

ID	Name	Data Origin		
hsa00230	Purine metabolism 嘌呤代谢	网络药理学	代谢组学	
hsa00240	Pyrimidine metabolism 嘧啶代谢	网络药理学	代谢组学	
hsa00591	Linoleic acid metabolism 亚油酸代谢	网络药理学	代谢组学	
hsa00250	Alanine, aspartate and glutamate metabolism 丙氨酸、天冬氨酸和谷氨酸代谢	网络药理学	代谢组学	
hsa00270	Cysteine and methionine metabolism 半胱氨酸和甲硫氨酸代谢	网络药理学	代谢组学	
hsa00480	Glutathione metabolism 谷胱甘肽代谢	网络药理学	代谢组学	
hsa00983	Drug metabolism-other enzymes 药物代谢——其他酶	网络药理学	代谢组学	
hsa04060	Cytokine-cytokine receptor interaction 细胞因子-细胞因子受体相互作用		基因组学	蛋白质组学
hsa04514	Cell adhesion molecules（CAMs）细胞黏附分子		基因组学	蛋白质组学
hsa04630	Jak-STAT signaling pathway Janus 激酶/信号转导与转录激活子信号通路	网络药理学	基因组学	蛋白质组学
hsa04640	Hematopoietic cell lineage 造血细胞系	网络药理学	基因组学	蛋白质组学
hsa03320	PPAR signaling pathway 氧化物酶体增殖物激活受体信号通路	网络药理学	基因组学	
hsa04660	T cell receptor signaling pathway T 细胞受体信号通路	网络药理学	基因组学	

针对糖肾方整体化学物质组中的化学成分及入血成分分析中得到的22个化合物，采用网络药理学研究方法，利用基于反向药效团匹配的靶标识别服务器平台分析潜在的作用靶点，建立糖肾方入血成分"成分-靶点"网络图（图8-28）；获取的靶点信息利用 DAVID 和 KEGG 数据库进行通路注释；整合糖肾方治疗 DN 临床系统生物学和动物模型系统生物学研究及分子生物学研究中，发现和筛选到糖肾方调控的关键通路信息，筛选预测了糖肾方治疗 DN 的有效成分群和有效组分群（见表1-4，表8-17）。

通过对通路功能注释，提示糖肾方中各味药材（子化学物质组）通过各自药效物质基础（有效化学物质组），各司其职，糖肾方中的主要成分黄芪能阻断体内脂质过氧化，从而具有抗氧化的作用，能够明显改善肾功能，并缓解氧化应激状态；三七皂苷类具有抑制氧自由基生成，减轻氧化损伤的作用；鬼箭羽有效成分对高血压病以及胰岛素抵抗有明确的改善作用，且能改善高血压病血液流变学异常。其作用机制与它们对肾组织纤维化、糖脂代谢紊乱、免疫调节、炎症反应和细胞凋亡等的调节密切相关。

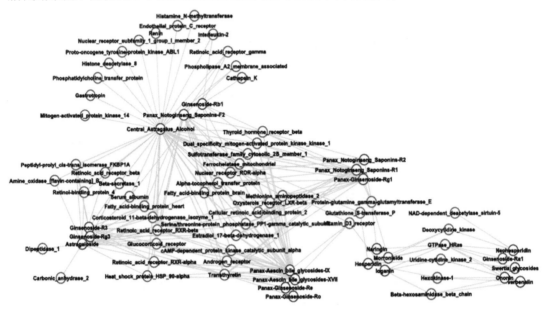

图 8-28　糖肾方入血成分"成分–靶点"网络图

表 8-17　糖肾方有效成分群预测

No.	通路	靶点	成分	来源
1	Aminosugars metabolism	CHIT1；GCK；GNPDA1；HEXB；HK1；UAP1	蔗糖苷；二甲基苹果酸酯；二氢筋骨草苷；芦荟大黄素-1-葡萄糖苷；毛蕊异黄酮-7-葡萄糖苷；没食子酸；没食子酸-3-葡萄糖苷；3,5-二羟基苯酸；Capsicoside C2；Cyclopentanedecol；大黄素-1-葡萄糖苷；地黄苷 D；2-Coumaroyl-1-galloylglucose；3,4,5-triol；3,5,4'-Tridyhydroxybibenzyl；大黄酸-1-葡萄糖苷；地黄苷 A/B；地黄苷 B；地黄苦苷元；水杨酰基葡萄糖醛酸；益母草苷 A 紫檀素；没食子酰基葡萄糖苷；苹果酸	山萸肉；生地黄；熟大黄；枳壳
2	Drug metabolism - other enzymes	DPYD；HPRT1；IMPDH2；UCK2；UMPS	4,6,8-trihydroxy-7-methoxy-3-methyl-3,4-dihydro-1H-2-benzopyran-1-one；大黄素-1-葡萄糖苷；大黄酸；大黄酸-1-葡萄糖苷；2-Coumaroyl-1-galloylglucose；2-[[6-[2-（3,4-dihydroxyphenyl）ethoxy]-3,5-dihydroxy-4-（3,4,5-trihydroxy-6-methyloxan-2-yl）oxyoxan-2-yl]methoxy]-6-methyloxane-3,4,5-triol；3,5,4'-Tridyhydroxybibenzyl；3,5-二羟基苯酸；Adamantane-4,8-dione；A 地黄苷 A；Cyclopentanedecol；表番木鳖酸；丙二酰基人参皂苷 Rb1；大黄素；地黄苷 A/B；地黄苦苷元；蔗糖苷；儿茶素；二羟乙酰基梓醇；二氢筋骨草苷；吉奥诺苷 B1；芦荟大黄素-1-葡萄糖苷；毛蕊花苷；毛蕊异黄酮-7-葡萄糖苷；没食子酸；没食子酸-3-葡萄糖苷；没食子酸辛酯；没食子酰基葡萄糖苷；柠檬酸；苹果酸；忍冬苷；肉苁蓉苷 A；肉苁蓉苷 H；水杨酰基葡萄糖醛酸；松果菊苷；益母草苷 A；柚皮素；獐牙菜苷；梓醇；大黄酸-8-葡萄糖苷	三七；生地黄；熟大黄；枳壳

续表

No.	通路	靶点	成分	来源
3	Glutathione metabolism	GSTA3；GSTM1；GSTM2	4，6，8-trihydroxy-7-methoxy-3-methyl-3，4-dihydro-1H-2-benzopyran-1-one；2-[｛6-[2-（3，4-dihydroxyphenyl）ethoxy]-3，5-dihydroxy-4-（3，4，5-trihydroxy-6-methyloxan-2-yl）oxyoxan-2-yl｝methoxy]-6-methyloxane-3，4，5-triol；大黄素-1-葡萄糖苷；枸橼苷；没食子酸；忍冬苷；新橙皮苷；新圣草苷	生地黄，熟大黄
4	Hematopoietic cell lineage	GP1BA；KIT	地黄苷A/B；没食子酰基葡萄糖苷；松果菊苷	生地黄
5	Jak-STAT signaling pathway	AKT1；AKT2；GRB2；JAK3；PTPN11	大黄酸-8-葡萄糖苷；地黄苷D；儿茶素；棉毛黄芪皂苷IX；人参皂苷F2；人参皂苷R3；人参皂苷Rg2；三七皂苷L	生地黄；熟大黄
6	Linoleic acid metabolism	CYP2C9；PLA2G2A	二甲基苹果酸酯；莫诺苷；芸香柚皮苷	鬼箭羽
7	Methionine metabolism	AMD1；CBS；MTAP	大黄酸-8-葡萄糖苷；马钱子苷；莫诺苷；梓醇；7-Hydroxy-2-（2-hydroxy）propyl-5-methyl-benzopyran-γ-one；表番木鳖酸；大黄素	熟大黄；山萸肉
8	PPAR signaling pathway	FABP5；PDPK1；RXRA；RXRB	二甲基苹果酸酯；三七皂苷R4；元人参皂苷Rc1；三七皂苷Fa；7-Hydroxy-2-（2-hydroxy）propyl-5-methyl-benzopyran-γ-one；丙二酰基人参皂苷Rb1；大黄素；大黄酸-1-葡萄糖苷；地黄苦苷元；儿茶素；二氢筋骨草醇；黄芪甲苷V；三七皂苷K；三七皂苷R4；棉毛黄芪皂苷IX；人参皂苷Rg1；二甲基苹果酸酯	黄芪；山萸肉；生地黄；熟大黄；枳壳
9	Purine metabolism	ADCY2；ATIC；GART；GMPR2；HPRT1；IMPDH2；NME2；PAPSS1；PDE4B；PDE4D；PDE5A；PKLR；POLR2D	肉苁蓉苷A；肉苁蓉苷H；松果菊苷；獐牙菜苷；梓醇；3，5-二羟基苯酸；香蜂草苷；新圣草苷；异毛蕊花糖苷；柚皮苷；柚皮素；元人参皂苷Rc1；芸香柚皮苷；Adamantane-4，8-dione；A地黄苷A；丙二酰基人参皂苷Rb1；大黄素；大黄素-1-葡萄糖苷；大黄素甲醚；地黄苷A/B；蔗糖苷；儿茶素；二羟乙酰基梓醇；吉奥诺苷B1；毛蕊异黄酮-7-葡萄糖苷；没食子酰基葡萄糖苷	生地黄；山萸肉；枳壳；三七；熟大黄
10	Pyrimidine metabolism	DHODH；DPYD；DTYMK；NME2；POLR2D；UCK2；UMPS	2-Coumaroyl-1-galloylglucose；2-[[6-[2-（3，4-dihydroxyphenyl）ethoxy]-3，5-dihydroxy-4-（3，4，5-trihydroxy-6-methyloxan-2-yl）oxyoxan-2-yl]methoxy]-6-methyloxane-3，4，5-triol；3，5，4'-Tridydroxybibenzyl；4，6，8-trihydroxy-7-methoxy-3-methyl-3，4-dihydro-1H-2-benzopyran-1-one；Adamantane-4，8-dione；地黄苷D；地黄苦苷元；蔗糖苷；儿茶素；二羟乙酰基梓醇；二氢筋骨草苷；芦荟大黄素-1-葡萄糖苷；大黄素；大黄素-1-葡萄糖苷；大黄酸；大黄酸-8-葡萄糖苷；地黄苷A/B；毛蕊花苷；毛蕊异黄酮-7-葡萄糖苷；没食子酸；没食子酸-3-葡萄糖苷；没食子酸辛酯；没食子酰基葡萄糖苷；柠檬酸；苹果酸；松果菊苷；益母草苷A；柚皮素；芸香柚皮苷；A地黄苷A；Cyclopentanedecol；表番木鳖酸；忍冬苷；肉苁蓉苷H；十八烷二酸；水杨酰基葡萄糖醛酸；獐牙菜苷；梓醇；肉苁蓉苷A	熟大黄；生地黄；黄芪；枳壳
11	T cell receptor signaling pathway	AKT1；AKT2；GRB2；MAPK12；MAPK14；PDK1；ZAP70	芸香柚皮苷；橙皮苷；大黄素；大黄素-1-葡萄糖苷；大黄素甲醚；儿茶素；棉毛黄芪皂苷IX；人参皂苷R3；人参皂苷Rg2；三七皂苷R4；香蜂草苷；元人参皂苷Rc1；3，5-二羟基苯酸；A地黄苷A；大黄酸；大黄酸-8-葡萄糖苷；地黄苷D；地黄苦苷元	枳壳；熟大黄；生地黄；三七

黄芪甲苷有 16 个潜在靶点，其中 6 个靶点能够注释到 13 个通路；莫诺苷共有 3 个潜在靶点，其中一个靶点注释到 11 个通路。长时程增强信号通路（long-term potentiation）和胰岛素信号通路（insulin signaling pathway）是黄芪甲苷和莫诺苷共同作用的通路，它们是通过改善机体氧化应激状态治疗糖尿病肾病的关键通路（图 8-29）。

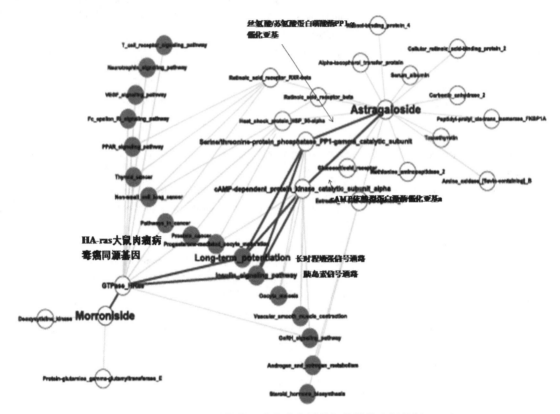

图 8-29 基于网络药理学的黄芪甲苷与莫诺苷配伍机制

合作单位北京中日友好医院研究团队与美国耶鲁大学医学院合作，利用其实验室建立的 Luciferase reporter 稳定转染细胞株技术，分析糖肾方系列方药对与 DN 发生发展密切相关的 TGFβ1/Smad、AP-1、STAT3、NF-κB 及 NRF2 等 5 个信号通路的影响，对糖肾方两种不同提取方法（糖肾方合煎剂和糖肾方单煎剂），4 种配伍组合（糖肾方去黄芪、糖肾方去生地黄和山萸肉、糖肾方去熟大黄和枳壳、糖肾方去鬼箭羽和三七），七味中药材（黄芪、山萸肉、生地黄、熟大黄、三七、鬼箭羽和枳壳）以及其中 10 个主要单体化合物（黄芪甲苷、毛蕊异黄酮-7-O-β-D-葡萄糖苷、梓醇、大黄素、大黄酸、人参皂苷 Rg1、三七皂苷 R1 柚皮苷和马钱苷）进行筛选评价，部分结果如图 8-30 所示。

结果表明，糖肾方中的枳壳、鬼箭羽和熟大黄对 TGFβ1/Smad 通路（纤维化发生发展关键通路）和 AP-1 通路（体内重要的转录因子，高糖状态能上调 TGFβ1、Fibronectin 等多个与 DN 发生发展密切相关的基因）均具有抑制作用；而方中黄芪对 NRF2 通路（调控氧化应激）具有明显上调作用，其有效成分为毛蕊异黄酮-7-β-O-D-葡萄糖苷[21]。后续研究中，我们将采用现代色谱分离技术靶向制备糖肾方治疗 DN 的有效组分群，深入探究各有效组分的各个配伍化学信息与药效信息的相关性,弄清楚各组分之间的相互关系,在保效的原则下去除非必需的组分,保留必不可少的组分,重新配伍构成有效化学物质组。并在此基础上,进一步研究有效化学物质组的各个成分之间的相互关系,综合考虑各成分的口服生物利用度、吸收、分布、代谢和排泄等特征,发现和辨识有效成分群。

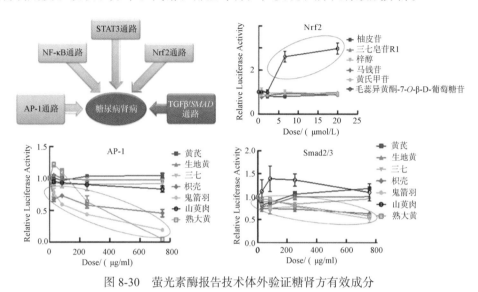

图 8-30　萤光素酶报告技术体外验证糖肾方有效成分

8.6　糖肾方干预动物模型的整体系统生物学研究

db/db 小鼠是 C57BLKS/J 或 C57BL/6 小鼠瘦素受体基因 G-T 点突变所致的肥胖性 2 型 DM 模型,瘦素受体基因突变(LepRdb/db)导致异常剪接和脂肪细胞源性的激素瘦素受体缺陷。这种缺陷会影响下丘脑的反应,导致食欲过盛、肥胖、高血脂症、高胰岛素血症、胰岛素抵抗和糖尿病的发展。db/db 小鼠模型在 1966 年首次报道[22],是目前使用最广泛的 2 型糖尿病小鼠模型。db/db 小鼠 8 周龄血糖明显升高,GFR 升高,出现白蛋白尿,12 周起出现肾肥大,肾小球增大,系膜基质扩张,足细胞丢失及基底膜增厚等肾病变,28 周时还可出现局灶性肾小球硬化,其病程进展与人类比较相似,因此 db/db 小鼠是研究 DN 早期病变的一个良好的动物模型。本节研究采用 db/db 小鼠模型,从经典药理学和系统生物学等角度评价糖肾方对糖尿病肾病的治疗作用(技术路线见图 8-31),对临床系统生物学研究的结果进行验证及进一步的机制阐释。

8.6.1　经典药理学评价

本节研究首先采用 19 周 db/db 糖尿病肾病小鼠模型探索糖肾方的疗效及作用机制。db/db 小鼠是 Leptin 受体基因缺陷导致的先天性 2 型糖尿病小鼠,具有高血糖、高血脂、胰岛素抵抗的特性。清洁级雄性 19 周龄的 db/db 小鼠,雄性 db/m 小鼠,体重 40~60g,

购自北京大学医学部。db/db 小鼠饲养与空调房内[温度（24±1)℃]，相对湿度[(55±5)%]，12h 昼夜交替，实验前适应性培养一周。

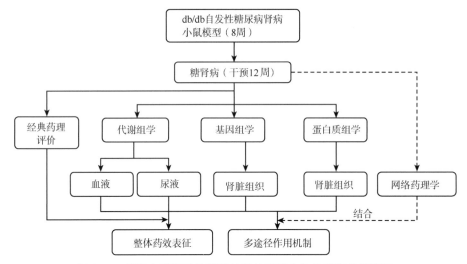

图 8-31 糖肾方干预动物模型的整体系统生物学研究的线路图

8 周龄雄性 db/db 小鼠随机分为模型组、糖肾方组（TSF 组）及阳性对照组（氯沙坦组，LST 组），连续给药 12 周，以 db/m 小鼠（C57/BL6）作为正常对照组。给药前及给药结束后检测小鼠血清葡萄糖、甘油三酯、胆固醇、肌酐、尿素氮、尿酸等生化指标；并测定尿白蛋白含量；采用 HE 染色和 PAS 染色进行肾脏病理组织观察。药效测定结果（图 8-32）显示糖肾方能有效控制 db/db 小鼠血糖，显著减少尿白蛋白排泄，降低血清中胆固醇、甘油三酯、肌酐、尿素氮水平并改善肾组织的细胞肥大和纤维化程度。上述结果提示糖肾方可减缓糖尿病肾病发展，减轻肾组织损伤[23, 24]。

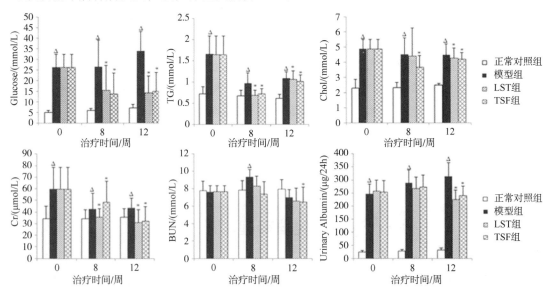

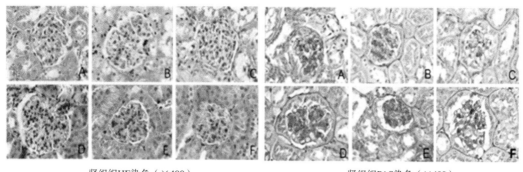

图 8-32 糖肾方给药后 db/db 小鼠血生化指标、肾组织病理结果

除了 db/db 小鼠模型，本研究也采用 2 型 DN 模型 OLETF 大鼠评价了糖肾方对肾组织的保护作用，结果如图 8-33 所示。糖肾方治疗 36 周后作用开始显著，糖肾方可以有效改善 OLETF 大鼠的血糖升高水平；相较于模型组 OLETF 大鼠，糖肾方给药后大鼠的 24h 尿蛋白含量也显著降低。与 db/db 小鼠模型的实验结果一致，OLETF 大鼠肾组织病理结果同样也显示，糖肾方在改善肾组织的细胞肥大和纤维化方面作用显著。

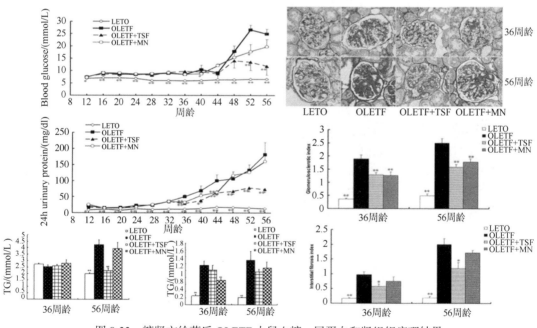

图 8-33 糖肾方给药后 OLETF 大鼠血糖、尿蛋白和肾组织病理结果

8.6.2 基因组学研究

采用双通道晶芯 32K 小鼠全基因组表达谱芯片建立小鼠肾组织表达谱。所以芯片的杂交实验设计为三组，均以 db/db 0 周为对照组，db/db 12 周/db/db 0 周，记为模型组即 Model 组；TSF 12 周/db/db 0 周，记为糖肾方给药组即 TSF 组；LST 12 周/db/db0 周，

记为氯沙坦给药组即 LST 组,每组样本进行 3 次生物学重复,分析结果见第 1 章图 1-17。通过与正常组基因表达谱比较,TSF 组筛选得到 1670 个差异表达基因,其中上调基因 1177 个,下调基因 127 个。对 TSF 组和 LST 组分别筛选得到的差异表达基因进行比较分析,发现两组的差异基因主要富集在 Jak-STAT 信号通路(Jak-STAT signaling pathway)、焦点黏连(Focal adhesion)、神经配体-受体相互作用通路(Neuroactive ligand-receptor interaction)、MAPK 信号通路(MAPK signaling pathway)、嘌呤代谢(Purine metabolism)、细胞通信(cell communication)、Wnt 信号通路(Wnt signaling pathway)、细胞黏附分子(Cell adhesion molecules(CAMs))、细胞因子-细胞因子受体相互作用(Cytokine-cytokine receptor interaction)、钙离子信号通路(Calcium signaling pathway)、肌动蛋白细胞骨架的调节(Regulation of actin cytoskeleton)、胰岛素信号通路(Insulin signaling pathway)等 14 条通路。

通过与蛋白质组学数据的整合分析,发现 Jak-STAT 信号通路是 TSF 干预 DN 过程中调控的重要通路。因此,本研究对表达谱筛选得到参与 JAK/STAT/SOCS 信号通路的 7 个信号分子进行了定量,其中 JAK1、JAK2、STAT3、SOCS1、SOCS3 和 SOCS7 在经过 12 周的糖肾方治疗,均被相应的激活,而 Stat4 的表达则被抑制。该结果表明 JAK/STAT/SOCS 信号通路可能是糖肾方发挥作用的靶通路,糖肾方可以使 SOCS 家族过度表达,负反馈调节 STAT4 的表达(图 8-34),使得血糖水平得到控制,改善糖尿病肾病肾组织的生理病理特征,从而达到对 DN 的治疗作用。

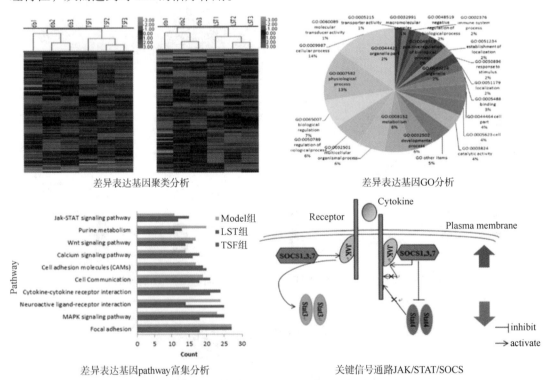

差异表达基因聚类分析　　　　　差异表达基因GO分析

差异表达基因pathway富集分析　　关键信号通路JAK/STAT/SOCS

图 8-34　基因表达谱分析及糖肾方对 JAK/STAT/SOCS 信号通路调控作用

进一步利用 RT-PCR 技术,对 JAK/STAT/SOCS 信号通路中筛选出的基因进行糖肾方治疗糖尿病肾病基因水平机制的研究。分别检测筛选出的基因在 db/db0 周、db/db12 周对照组、TSF 与 LST 中表达，见图 8-35。其中，JAK 家族中的两个基因经过治疗后表现了两个不同的表达趋势。JAK1 基因经过糖肾方和氯沙坦的治疗后，相较于 12 周患病小鼠都有明显的上升，并且接近于 db/db0 周的水平。JAK2 的表达量与 db/db12 周相比，TSF 组表现为上升，而 LST 则表现为下调同时与 0 周模型组趋势相同。然而 SOCS 家族中的两个基因 SOCS1、SOCS3 与之前的验证基因 SOCS7 的结果具有一致性，经过糖肾方治疗后，基因的表达都有显著的增加趋势，说明 SOCS 家族中的成员在糖肾方治疗糖尿病肾病的机制中发挥着相同的作用。同时我们看到 STAT3 基因的表达相较于 db/db12 周有了一个明显的回升，而且优于 LST 组。

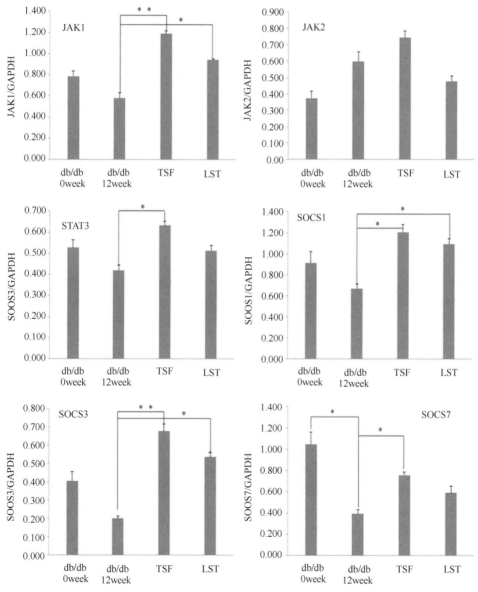

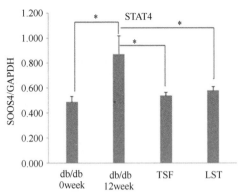

图 8-35　JAK/STAT/SOCS 信号通路潜在基因标志物定量结果

与对照组相比，$*P<0.05$

众所周知，JAK/STAT 信号通路是各种生长因子和细胞因子信号转导的重要级联反应，它能够触发相关细胞的活化、增殖和分化，同时能够调节基因的表达。JAK/STAT 信号通路的激活诱导了抑制细胞因子（SOCSs）的表达，而 SOCSs 是 JAK/STAT 通路的内部抑制因子，因此 JAK/STAT 和 SOCSs 被认为是一个负反馈调节的系统。JAK/STAT 信号在 DN 中作用的进一步证据就是 SOCS 基因的表达情况。SOCS 基因的过度表达能够提高肌酐的清除率，降低尿白蛋白的水平，最后改变了与 DN 相关的病理特征，包括肾小球肥大、肾小球系膜细胞扩张、纤维化和巨噬细胞浸润。本节研究发现 SOCS 家族的三个成员 SOCS1、SOCS3 和 SOCS7 在糖肾方组中都呈现出了过度表达的状态，所以说糖肾方通过这样一个分子机制对 DN 的治疗取得了一定的疗效。因此，这些都表明 JAK/STAT/SOCS 通路与 DN 的生理病理及分子机制有一定的关系。

基因组学研究结果说明糖肾方是 DN 的有效治疗的中药复方。糖肾方干预后激活了 JAK/STAT/SOCS 信号通路中相关因子 mRNA 水平的表达，通过 SOCS 家族过度表达进而负反馈调节 STAT4 的表达的分子机制，最终使得 DN 患者的血糖水平得到控制，改善了肾脏组织的生理病理特征。

8.6.3　蛋白质组学研究

糖尿病肾病的发病基础为肾脏微血管的病理改变导致弥漫性或结节性肾小球硬化，而细胞因子及其受体广泛参与了糖尿病肾病的肾脏微血管病理生理过程，可影响到肾小球血流动力学、细胞外基质成分的积聚、细胞肥大和细胞增生等诸多方面[25]。细胞因子在糖尿病肾病发病过程中起到了重要作用，可影响到肾小球血流动力学、细胞外基质成分的积聚、细胞肥大和细胞增生等诸多方面。但是目前尚未展开系统的研究，报道的 DN 相关细胞因子的种类较少。本节研究采用蛋白质芯片技术对糖肾方干预治疗糖尿病肾病后肾脏组织的细胞因子的表达情况进行测定，从蛋白质表达水平探索糖肾方的作用机制。

采用 RayBio® Mouse Cytokine Antibody Array G-Series 2000 半定量蛋白质芯片对肾组织中的 144 个细胞因子表达进行测定。首先对蛋白质芯片测定结果进行聚类分析，如图 8-36

所示。从图 8-36 中可以看出模型组、糖肾方组和阳性对照组的样本各自聚为一类，相较于阳性对照组，糖肾方组更加远离模型组，说明糖肾方在治疗糖尿病肾病过程中，具有独特的调节机制。对糖肾方组的差异表达因子进行生物信息学分析，Cytokine-cytokine receptor interaction 通路和 JAK/STAT signaling pathway 是差异最显著的两条通路。

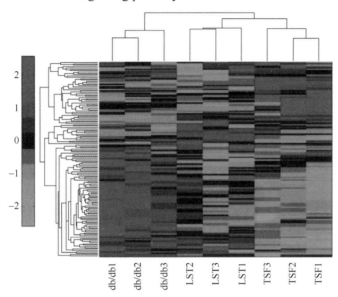

图 8-36　蛋白质芯片数据聚类分析结果

整合基因组学和蛋白质组学研究结果，JAK-STAT 信号通路是 TSF 干预 DN 过程中调控的重要通路。采用 RT-PCR 对表达谱筛选得到参与 JAK/STAT/SOCS 通路的 7 个信号分子进行定量分析，糖肾方治疗 12 周，JAK1、JAK2、STAT3、SOCS1、SOCS3 和 SOCS7 均被相应的激活，而 STAT4 的表达则被抑制，提示 JAK/STAT/SOCS 信号通路可能是糖肾方发挥作用的靶通路，糖肾方可使 SOCS 家族过度表达，负反馈调节 STAT4 的表达，使得血糖水平得到控制，改善糖尿病肾病肾组织的生理病理特征，从而达到对 DN 的治疗作用（图 8-34）。

蛋白组学研究发现，IL-2、IL-6、IL-13、IL-15 和 IFNγ 5 个蛋白因子富集在 JAK-STAT 信号通路中，其调控下游因子及作用如图 8-37 所示。经进一步定量验证这 5 个蛋白因子的表达，IL-2、IL-6、Il-15 和 IFNγ 随着糖肾方干预时间的增加，其在肾脏中的表达增加，而 IL-13 表现相反的趋势，在肾脏中表达下降。IL-2 通过调控 JAK-STAT5 能阻止糖尿病肾病的发生，抑制 TH1 细胞因子向 TH2 细胞因子的转化。IL-6 通过调控 JAK-STAT3 或 JAK-STAT1 介导急性期炎症反应，使肾小球滤过膜增厚，促进血管内血栓形成，增加毛细血管通透性。高浓度的 IL-15 通过调控 JAK-STAT5 或 JAK-STAT3 促进 T、B、NK 细胞的活化和趋化，促进其黏附性，促进高血糖和蛋白尿的产生；而低浓度的 IL-15 能选择性地抑制促炎因子的产生。IFNγ 可能通过 JAK-STAT3 影响肝脏 AGT 的表达。IL-15 可能通过调控 JAK-STAT 6 造成滤过膜通透性的破坏，损伤肾小管上皮细胞。因此通过竞争抑制 JAK/STAT 炎症信号通路和炎症介质的生成抑制炎症反应，是糖肾方延缓肾脏纤维化的重要途径之一。

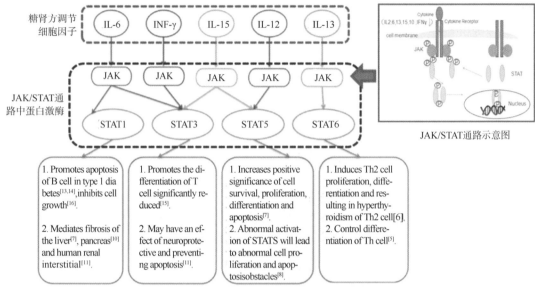

图 8-37　JAK/STAT 信号通路相关蛋白因子的调控作用

此外，糖肾方作用后，肾组织的 ICAM-1、MCP-1、CSF-1、RAGE、IL-1 及 IL-6 等炎性因子表达下调，说明糖肾方可以减轻肾组织的炎症反应，发挥治疗作用。图 8-38 是肾脏组织的炎症放大回路，在高糖环境和糖基化终产物（AGEs）的刺激下，多种炎性因子的表达上调，通过使循环免疫细胞被招募到肾脏并且刺激促使细胞转换为巨噬细胞等炎性细胞，引发肾脏组织的炎症反应，导致肾脏组织纤维化。本节研究结果显示糖肾方作用后，降低了 ICAM-1，可以使循环免疫细胞被招募到肾脏这个过程减弱。糖肾方使趋化因子 MCP-1 表达下调，一方面降低了 MCP-1 对免疫细胞的诱导，另一方面减少了它对 ICAM-1 等黏附因子的诱导。糖肾方降低了 CSF-1 表达，使 CSF-1 对促进巨噬细胞增殖的作用减弱。

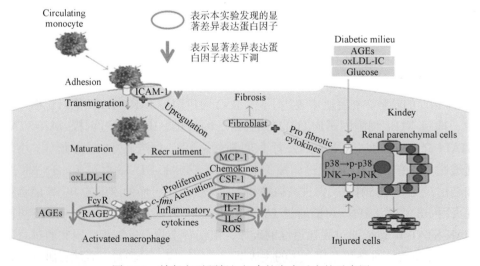

图 8-38　糖肾方干预肾组织中的炎症反应的示意图

糖肾方作用后的 TNF、IL-1 和 IL-6 的表达下调是巨噬细胞等炎症细胞分泌作用减弱的结果。结果提示通过糖肾方对肾脏组织炎性回路的作用减弱了肾脏纤维化的程度。

最后，将显著性差异表达的细胞因子与血生化指标进行相关性分析，旨在探索细胞因子表达与临床血生化指标的相互关系结果表明脂代谢主要指标甘油三酯与显著差异表达细胞因子的显著相关性最大，相关的细胞因子数目也最多；其次为尿素氮、肌苷和胆固醇。结果提示脂代谢异常在 db/db 肥胖小鼠的糖尿病肾病进展中起到了重要作用（图 8-39），也是治疗过程中应重点关注调整的代谢循环。

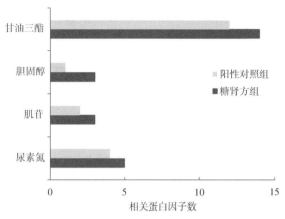

图 8-39　糖肾方组和阳性对照组差异蛋白和血生化指标相关性分析结果

8.6.4　代谢组学研究

糖肾方的药理评价从生化指标和组织病理角度证实了糖肾方治疗糖尿病肾病的药效；小鼠肾组织的基因组学和蛋白质组学研究揭示糖肾方主要调节炎症因子表达水平和调控 JAK/STAT 信号通路，达到缓解糖尿病肾病肾组织中的炎性反应，减少肾组织损伤，最终实现延缓糖尿病肾病发展的作用。基因组学和蛋白质组学研究对象为处于体内代谢调控的上游基因和蛋白质，对于处于基因调控网络和蛋白质作用网络下游的代谢组，本节研究采用 UPLC/TOF-MS 对糖肾方干预 db/db 小鼠模型的血清和尿液进行了代谢组学研究。

血清代谢组学分析发现，给药 12 周时，代谢组学聚类分析图结果（图 8-40）显示模型组、糖肾方组、阳性对照组、正常对照组明显分开。糖肾方组和阳性对照组与模型组及正常对照组分离较好，但是糖肾方组和阳性对照组聚集在一起，说明给药组 db/db 小鼠的代谢均发生明显改善，远离模型组，向正常对照组靠拢。对组间的差异代谢物进行筛选和鉴定，得到 16 个与糖肾方治疗糖尿病肾病相关的血清潜在代谢生物标志物，其在糖肾方给药过程中的变化见表 8-18。16 个生物标志物主要是糖类、脂肪酸类、嘌呤嘧啶类、氨基酸类，相关代谢通路主要集中在三羧酸循环、酪氨酸代谢、甘氨酸和丝氨酸代谢、嘌呤嘧啶代、胆汁酸合成以及 α-亚麻酸和亚油酸循环等。

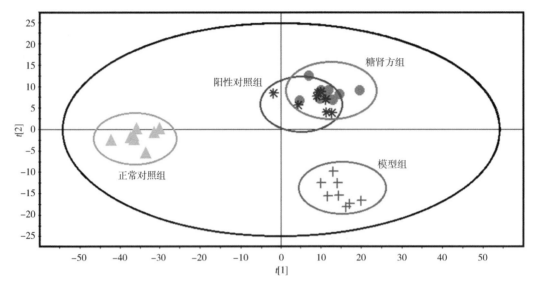

图 8-40　实验第 12 周正常对照组、模型组、糖肾方组、阳性对照组血清 PLS-DA 聚类 Scores 图

表 8-18　与糖尿病肾病相关的 16 个血清潜在生物标志物第 12 周的强度变化

编号	标志物名称	峰强度（$\bar{x}\pm s$）			
		正常对照组	模型组	糖肾方组	阳性对照组
1	LysoPC（20∶3（5Z，8Z，11Z））	1.67±0.4*	5.27±0.67#	2.21±0.43*	3.32±0.8*
2	皮质酮	1.49±0.14*	3.36±0.47#	1.76±0.38*	0.78±0.29**
3	8，11，14-二十碳三烯酸	5.82±0.52**	11.4±2.03##	6.2±0.83*	9±1.34
4	花生四烯酸	0.23±0.13*	2.6±0.4#	1.11±0.37*	2.22±0.46
5	十九烷 10（Z）-烯酸	2.61±0.42*	1.35±0.3#	2.52±0.23*	0.62±0.41##
6	牛磺胆酸	4.67±2.19*	29.99±2.47#	12.54±2.81*	24.18±4.37
7	5β-鲤醇硫酸酯	0.01±0.01*	0.24±0.05#	0.06±0.03*	0.36±0.14##
8	硫酸雌酮	0.2±0.08**	7.55±1.38##	2.77±0.98**	2.55±1.1**
9	脱氧尿核苷二磷酸	0.06±0.03**	0.46±0.11##	0.06±0.02**	0.07±0.03**
10	次黄嘌呤	1.61±0.28*	2.61±0.44#	1.35±0.2*	1.63±0.37*
11	山梨糖醇	3.21±0.73**	1.39±0.12##	2.82±0.2**	1.03±0.25##
12	1，3-二磷酸甘油酸	4.22±0.47**	9.22±0.88##	4.26±0.6**	3.06±0.47**
13	D-景天庚酮糖-7-磷酸	4.61±0.57**	10±1.26##	5.24±0.36**	4±0.59**
14	柠檬酸	11.91±2.71*	24.38±2.5#	14.86±1.27*	19.53±2.68
15	5,6-二羟基吲哚-2-羧酸	0.72±0.31*	1.73±0.22#	0.82±0.23*	0.83±0.32*
16	磷酸羟基丙酮酸	2.42±0.45*	10.08±0.39#	6.41±0.51*	7.94±0.84*

注：*$P<0.05$，与模型组比较差异显著，**$P<0.01$，与模型组比较差异非常显著；#$P<0.05$，与正常对照组比较差异显著，##$P<0.01$，与正常对照组比较差异非常显著。

尿液代谢组学分析建立了 db/db 小鼠给药前、给药 4 周、8 周、12 周的尿液代谢指纹谱，通过 PLS-DA 分析发现，随着给药时间的延长，小鼠尿液代谢状态偏离模型组，具有向正常对照组靠近的趋势，这种趋势相较于血液代谢更为明显，结果如图 8-41 所示。同样，对尿液中的差异代谢物进行鉴定，得到 10 个与糖肾方干预糖尿病肾病相关的尿液潜在代谢生物标志物，其在糖肾方给药过程中的变化见表 8-19。10 个潜在代谢生物标志物为：胸腺嘧啶、尿苷、环磷酸腺、3-氧代十二烷酸、3-亚磺基丙氨酸、四氢皮质醇、二氢硫辛酰胺、L-酪氨酸、乙酰基-N-甲酰基-5-甲氧基犬尿烯胺、Cinnavalininate，主要涉及氨基酸代谢、嘧啶代谢、固醇类代谢。

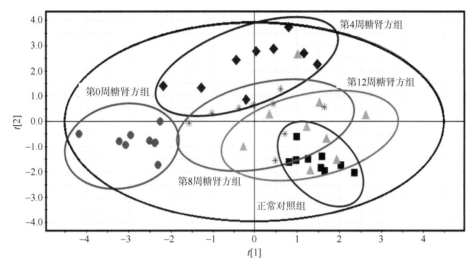

图 8-41　实验过程糖肾方组 db/db 小鼠尿液的 PLS-DA 分析 Scores 图

表 8-19　与糖尿病肾病相关的 10 个尿液潜在生物标志物第 12 周的强度变化

编号	代谢物名称	峰强度（mean±SEM）			
		正常对照组	模型组	糖肾方组	阳性对照组
1	胸腺嘧啶	0.01±0.01**	0.58±0.15##	0.19±0.09**	0.25±0.11*
2	尿苷	0.1±0.03*	0.31±0.1#	0.13±0.01*	0.27±0.16
3	环磷酸腺苷	5.9±0.47**	3.23±0.52##	5.07±0.58*	5.67±0.69**
4	3-氧代十二烷酸	0.12±0.12**	1.58±0.56##	0.17±0.13**	0.23±0.14**
5	3-亚磺基丙氨酸	0.09±0.03**	0.33±0.05##	0.09±0.06**	0.12±0.06**
6	四氢皮质醇	0.01±0.01*	0.71±0.24#	0.12±0.07*	0.53±0.31
7	二氢硫辛酰胺	0.46±0.17**	2.83±0.33##	1.18±0.37**	2.92±0.58##
8	L-酪氨酸	0.11±0.07**	1.04±0.1##	0.58±0.16*##	0.65±0.14*##
9	乙酰基-N-甲酰基-5-甲氧基犬尿烯胺	0.33±0.17**	1.37±0.14##	0.62±0.24*	0.77±0.26
10	Cinnavalininate	0.02±0.03**	0.32±0.07##	0.11±0.04**	0.06±0.03**

注：* $P<0.05$，与模型组比较差异显著，** $P<0.01$，与模型组比较差异非常显著；# $P<0.05$，与正常对照组比较差异显著，## $P<0.01$，与正常对照组比较差异非常显著。

结合临床生化指标、血清代谢组学和尿液代谢组学的分析结果，从体内代谢循环角度阐明糖肾方肾脏保护作用的分子途径，见图 8-42。糖肾方可对脂代谢的调节降低了炎症反应发生，加强了糖代谢，维持了 Na^+、K^+-ATPase 活性，减少了肾脏组织的损伤；可使皮质酮水平显著下调，改善了高皮质酮水平对肾组织的损伤；上调了 cAMP，减轻了糖尿病的微血管病变症状；可以通过调节固醇类激素的水平来调节糖尿病肾病中的胰岛素抵抗的状况。

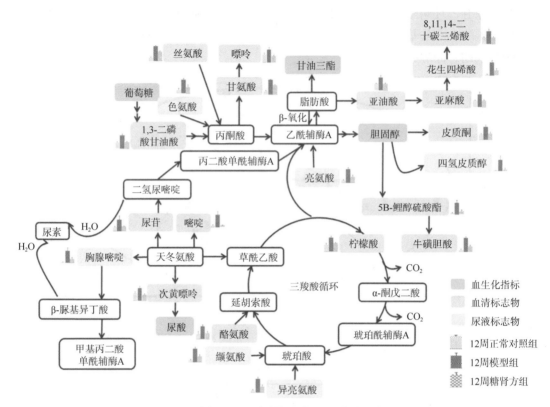

图 8-42 糖肾方调控代谢标志物及相关循环关系图

综上所述，基于糖肾方干预 db/db 小鼠 2 型糖尿病动物模型的整体系统生物学研究，不仅证实糖肾方治疗糖尿病肾病确有疗效，而且初步阐释了糖肾方的作用机制，其主要通过调节 JAK-STAT、细胞因子相互作用、MAPK、嘌呤代谢、Wnt 和细胞黏附分子等信号通路相关的细胞因子和基因表达，调控模型动物小鼠能量代谢、嘧啶代谢及固醇类代谢紊乱。

对比糖肾方治疗 DN 患者的临床系统生物学研究，糖肾方干预 db/db 小鼠模型的整合系统生物学研究所发现的主要调控通路与临床一致，但也存在差异。临床系统生物学的发病机制主要是糖脂代谢异常，主要体现在对 PPAR 信号通路的调控，而 db/db 小鼠模型的主要发病机制为脂代谢异常与炎症反应。糖尿病肾病的主要发病机制总结如图 8-43 所示，糖脂代谢紊乱和炎症反应是糖尿病肾病的主要病理特征，发展为糖尿病肾病后，引起微血管病变，发生肾组织纤维化。前文从经典药效、代谢组学、基因组学和蛋白质组学等不同层面证实糖肾方可改善糖脂代谢紊乱，降低炎症反应，缓解肾组织纤维化。

糖肾方中每味药材都有其独特的调控信号网络，其中大多数信号通路在系统生物学研究中得到了验证，如图 8-44 所示，这也正体现了中药复方配伍增效的特点。

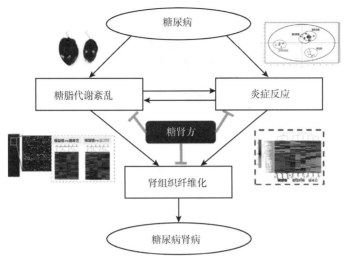

图 8-43　糖肾方改善糖尿病肾病的作用机制

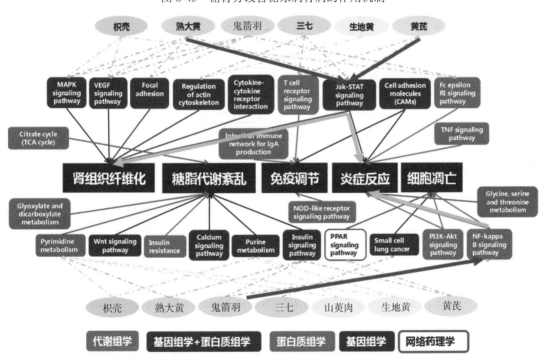

图 8-44　糖肾方干预自发性 db/db 糖尿病肾病小鼠的系统生物学研究结果

8.7　基于网络药理学的糖肾方干预糖尿病肾病作用靶点和信号通路预测

2007 年 Hopkins 等[26]提出了"网络药理学"的概念,可通过分析药物对疾病网络的干预,构建"药物-靶点-疾病"网络,为阐释中药及其复方多成分、多途径、多靶点协同,作用的原理提供了新的思路和视角。本节研究采用网络药理学方法从整体性的角度对糖肾方干预 DN 的作用靶点和作用机制进行探讨。

采用网络药理学方法对糖肾方中 73 个化合物及糖肾方经肝微粒体代谢成分的靶点信息进行预测和验证，并与现有数据库中糖尿病肾病研究发现的基因及临床治疗糖尿病肾病西药的靶点和通路进行关联分析，筛选糖肾方作用的潜在重要靶点和相关通路，网络药理学研究技术路线图如图 8-45 所示。

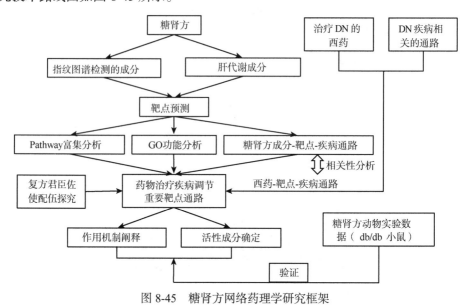

图 8-45　糖肾方网络药理学研究框架

8.7.1　化学成分的获取

采用高效液相色谱-高分辨质谱技术明确了糖肾方整体化学物质组的化学物质基础，确定了糖肾方中 73 个成分的化学结构；将在数据库中获得的各自成分结构图以 MDL Molfile（*.mol）格式存储；然后再导入 Chem Bio 3D Ultra 12.0 软件，将该成分的二维结构式转换为三维立体结构式，通过"另存为"将 MDL Molfile（*.mol）格式转换为*.mol2 格式文件。

8.7.2　潜在作用靶点预测

PharmMapper 服务器（http：//59.78.96.61/pharmmapper）是基于配体特征的反向药效团模型，预测活性成分潜在靶点的 Web 服务器，具有应用范围广，预测速度快等优点，在中药靶点预测中广泛应用。本节研究将糖肾方中主要化学成分以*.mol2 文件格式上传到系统，其中 Select Targets Set 选择 Human Protein Targets Only，其余参数均为默认设置。将得到的结果筛选出分子-靶点匹配度（Fit Score）大于 4.5 的药物靶点。使用 NCBI 数据库的 Gene 基因搜索功能（http：//www.ncbi.nlm.nih.gov/gene），并限定物种为人类，将筛选得到的靶点校正为官方简写，获取与活性成分相关的靶点信息。糖肾方的 59 个成分在 PharmMapper 服务中 Fit Score＞4.5 的靶点共有 1246 个，去除重复后得到 206 个靶点。

8.7.3 治疗 DN 的西药作用靶点基因预测

通过在 Drugbank 数据库（https：//www.drugbank.ca）中输入关键词 diabetic nephropathy 搜索已被 FDA 批准注册的用于治疗 DN 的西药及其对应的靶点信息，共得到治疗 DN 疾病的西药主要有 31 种，共有 43 个作用靶点。

8.7.4 DN 相关靶点基因预测

通过在 GeneCards 数据库（http：//www.genecards.org，Version4.5.0）和 OMIM 数据库（http：//www.ncbi.nlm.nih.gov/omim，update in 2018-7-20）中输入关键词 diabetic nephropathy 搜索已报道的、与 DN 相关的基因，去除重复基因和假阳性基因，结果显示共有 174 个基因参与调控 DN 的发生和发展。

采用 Pharmmaper 预测糖肾方中的化学成分有 206 个潜在作用靶点，与 DN 相关的靶点有 21 个，与 FDA 批准的西药共同作用的靶点有 5 个。其中 ACE（血管紧张素转换酶）、CFTR（囊性纤维化跨膜传导调节蛋白）、HMGCR（3-羟基-3-甲基戊二酸单酰辅酶 A 还原酶）和 INSR（胰岛素受体）等 4 个靶点为糖肾方（TSF）和西药（FDA drugs）共同与 DN 相关的基因靶点，值得关注。ABCC8、AGTR1、DPP4、IGF1R、KCNJ11、PPARA、PPARG 和 VEGFA 8 个靶点为西药调控 DN 的靶点基因，由此可见，西药通过合理控制血糖，调节脂代谢紊乱，调整血压和减少尿蛋白排泄等治疗 DN（图 8-46）。

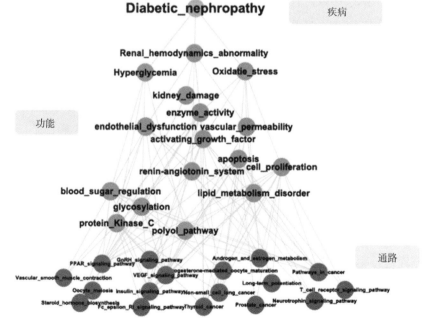

图 8-46　糖尿病肾病疾病-功能-通路网络图

本节研究预测得到与糖肾方有共同的治疗 DN 的西药中，作用于 CFTR 和 INSR 两个靶点的西药分别为格列本脲和甘精胰岛素等，是临床上较为常用的控制血糖的药物。来源于山茱肉中的环烯醚萜类化合物当药苷（sweroside）与格列本脲同作用于 CFTR 靶点。CFTR，全称是 cystic fibrosis transmembrane conductance regulator，该基因编码 ATP 结合盒（ABC）转运超家族的一个成员。研究[27]表明 CFTR 是葡萄糖依赖性的电活性和胰岛素分泌 β 细胞的调节器，提示 CFTR 有助于研究特发性糖尿病的机制。生地黄中的环烯醚萜类化合物乙酰基梓醇（acetylcatalpol）、地黄苦苷元（rehmapicrogenin），苯乙醇苷类化合物肉苁蓉苷 A、肉苁蓉苷 H 和松果菊苷，以及来源于枳壳中的二氢黄酮类化合物柚皮苷（narirutin）均作用于 INSR 靶点。INSR 靶点全称为 insulin receptor，该基因编码胰岛素受体不同亚型的两个转录变异体，与胰岛素具有特殊的亲和力，受体基因突变或缺失、合成减少或降解加速、亲和力降低、β 亚单位酪氨酸激酶活性降低，均可导致胰岛素抵抗的发生，从而导致血糖升高。

ACE 全称为血管紧张素转换酶，该基因编码一种酶，能催化将血管紧张素 I 转化为具有生理活性的血管紧张素 II。有研究[28]表明大豆蛋白和 β-伴大豆球蛋白能够通过抑制 ACE 的活性来延缓 DN 的进展。同时有研究[29]表明肾 ACE2 的脱落介导 DN 的疾病进展，并且尿 ACE2 可以作为肾损伤的预警指标，抑制其活性有助于保护肾功能。血管紧张素转换酶抑制剂类（ACEI）药物是目前公认的在预防和治疗 DN、减少尿蛋白排泄最有效的药物，作用于血管紧张素转换酶（ACE）的西药为依那普利、苯那普利、卡托普利、福辛普利、培哚普利及西拉普利等 ACEI（血管紧张素抑制剂）类药物。山茱肉中的马来酸（malic acid）作用于该靶点。

脂代谢异常在糖尿病微血管病及 DN 的发病机制和进展中也起到重要作用，因此调节脂代谢紊乱对控制糖尿病及其并发症、降低 DN 心血管病发生率和病死率具有重要意义，而他汀类降脂药是临床最为常用的脂代谢紊乱调节剂；山茱肉中的环烯醚萜类化合物马钱子苷（loganin）与他汀类药物共同作用于 HMGCR 靶点，而该靶点是胆固醇合成的限速酶。

综上所述，糖肾方中主要化学成分具有与西药相同的作用靶点，一方面提示糖肾方具有合理控制血糖，调节脂代谢紊乱，调整血压和减少尿蛋白排泄等药理作用，另一方面揭示了中药多成分、多靶点、多途径的作用特性。值得一提的是，糖肾方中还存在大量上述化合物结构类似（具有相同或相似的结构母核），取代基不同的化学成分，它们可能与上述化合物具有相似的生物活性，但由于网络药理学预测工具所采用方法的局限性导致并未筛选出作用于这些靶点的活性成分，也可能由于它们与西药并非作用在相同的靶点，但却调控相同的通路而发挥相似的药效。为进一步明确糖肾方调控的分子网络，本节研究采用 DAVID 数据库进行靶点通路注释分析。

8.7.5　靶点通路注释分析

生物学信息注释数据库（DAVID，https://david.ncifcrf.gov，Version 6.8）为大规模

的基因或蛋白质提供系统综合的生物功能注释信息，以找出最显著富集的生物学注释。将糖肾方潜在作用靶点、DN 相关靶点基因及 DN 的西药作用靶点基因分别导入 DAVID 数据库，Select Identifier 设置为 OFFICIAL GENE SYMBOL，List Type 设置为 Genes list，限定物种为人，进行 GO 分析和 KEGG 通路分析，保存结果，设定阈值 $P<0.05$。糖肾方对 DN 的调控作用主要涉及 73 条通路，FDA 批准的西药对 DN 的调控作用主要涉及 20 条通路，其中有 14 条通路为糖肾方和 FDA 批准的西药共同调控的通路（图 8-47）。

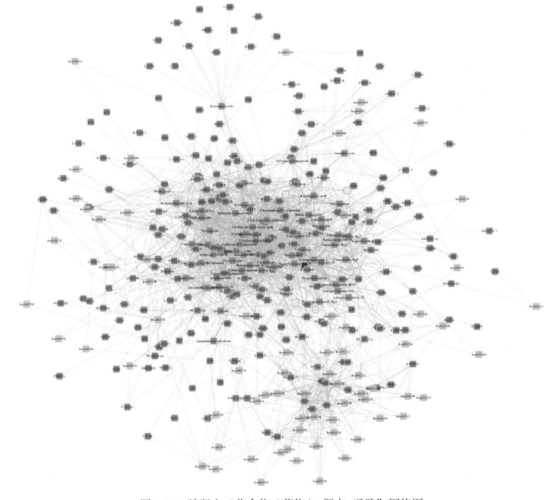

图 8-47　糖肾方"化合物（药物）–靶点–通路"网络图

8.7.6　关　键　通　路

根据糖肾方中主要化学成分潜在作用通路、DN 发生发展相关通路以及治疗 DN 西药的潜在作用通路，整合系统生物学研究结果，选择经系统生物学实验验证的糖肾方调控 DN 的关键通路，如图 8-48 所示。

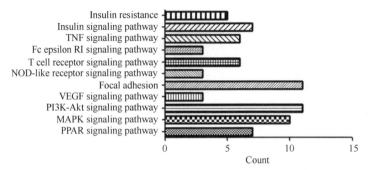

图 8-48 糖肾方干预 DN 的 KEGG 富集关键通路

通过文献检索，11 条重要的通路生物学意义阐释如下。

（1）PPAR signaling pathway（hsa03320）。PPARs 由 PPARα、PPARβ 和 PPARγ 3 种亚型组成。与 DN 相关的主要是 PPARγ，其在诸如炎症、动脉粥样硬化、胰岛素抵抗和糖代谢调节，以及肿瘤和肥胖等方面均有着举足轻重的作用[30]。有研究[31]表明没食子酸可以通过调节 PPARγ 信号通路来提高脂肪组织对胰岛素的敏感性，调节脂肪生成，增加脂肪和葡萄糖摄取以及保护 β 细胞损伤。

（2）MAPK signaling pathway（hsa04010）。蛋白激酶信号转导信号通路，MAPK 信号通路是细胞对损伤和胞外刺激产生反应的主要信号通路，参与细胞增殖分化、凋亡、迁移等一系列病理生理过程。通过介导的存活细胞基因的转录和修饰以及促进死亡细胞凋亡的双机制促进细胞的存活，并在下游炎症介质的合成和激活炎性细胞中起重要作用。MAPKs 有多种亚家族，其中 P38 MAPKs：丝氨酸/酪氨酸激酶（包括 p38α、p38β、p38γ、p38δ）与糖尿病或 DN 关系最为密切。有研究[32]表明 p38 MAPK 信号通路介导了高糖诱导的肾小球系膜细胞 MMP-9 和 TIMP-1 mRNA 表达的改变，进而参与了 DN 的进展。

（3）Insulin signaling pathway（hsa04910）。胰岛素信号通路对肝脏葡萄糖和脂质代谢的调控至关重要，胰岛素信号通路是指从胰岛素结合到细胞膜上的胰岛素受体，继而激活下游蛋白的磷酸化级联反应，最终产生各种生理效应的一系列过程。研究[33]发现肝脏 miR-378 作为胰岛素信号通路的一个重要制动因子，通过影响肝脏胰岛素信号通路基础活性，调控葡萄糖以及脂质代谢的动态平衡。胰岛素在维持血糖平衡的过程中起到了不可或缺的作用。胰岛素主要是通过 PI3K/AKT 信号通路行使其调控血糖的功能，PAQR3 在胰岛素信号通路中也有重要的生理功能[34]。

（4）PI3K-Akt signaling pathway（hsa04151）。磷脂酰肌醇-3-激酶-丝苏氨酸蛋白激酶信号通路。磷脂酰肌醇-3-激酶（PI3K）在胰岛素功能中起主要的作用，大部分是通过活化丝苏氨酸蛋白激酶（AKT）和蛋白激酶（PKC）级联反应来完成，活化的 AKT 通过抑制糖原合成酶激酶-3（GSK-3）诱导糖原的合成，通过雷帕霉素受体蛋白和下游元件影响蛋白合成，通过激活固醇条件元件结合蛋白-1c，上游刺激因子和肝 X 受体来促进脂肪酸的合成。

（5）VEGF signaling pathway（hsa04370）。血管内皮生长因子信号通路，VEGF 是一种强力的血管内皮细胞有丝分裂原，通过与血管内皮细胞膜上的受体酪氨酸激酶结合发挥作用。

（6）Fc epsilon RI signaling pathway（hsa04664）。FcεRI信号通路，FcεRI是一异型多聚复合物，属于多条链的免疫识别受体。它以αβγ2 四聚体或αγ2 三聚体的形式存在，而αβγ2 与αγ2 均具有激活造血细胞的功能。

（7）T cell receptor signaling pathway（hsa04660）。T细胞受体信号通路，是T细胞表面与表面抗原受体结合的抗原信号传递至细胞内的重要途径，可以提高T细胞的活化。T细胞已被证明可以调节肾脏缺血再灌注损伤（IRI），其中T细胞受体缺乏可以导致肾脏中TNF-α和IL-6蛋白的表达下调，直接调节肾脏缺血再灌注损伤[35]。

（8）Insulin resistance（hsa04621）。胰岛素抵抗。胰岛素抵抗是指胰岛素的靶组织（肝脏、肌肉和脂肪组织等）对胰岛素作用的敏感性下降，在2型糖尿病的发生发展中起决定性作用。多个机制参与胰岛素抵抗：①通过丝氨酸/苏氨酸激酶和蛋白激酶诱导胰岛素受体底物的磷酸化增加；②增加的IRS-1蛋白酶体通过mTOR信号通路降解；③激活的信号分子，包括PI3K和AKT减少；④磷酸酯酶的活性增加；氧化应激、线粒体功能紊乱、细胞内脂质降解产物（diacylglycrol和神经酰胺）的蓄积以及炎症（通过IL-6和TNFA）反应等对这些机制起主要作用。

（9）Focal adhesion（hsa04510）。黏着斑，细胞-基质黏连起到重要的生物过程作用，包括细胞运动，细胞增殖，细胞分化，基因表达和细胞存活的调节。有研究[36]表明肾小管上皮细胞增殖，抑制纤维细胞活化和基质的生产，降低了上皮间质转变和下调肾素-血管紧张素系统的基因，这是引起慢性肾脏衰竭发展的关键步骤。

（10）NOD-like receptor signaling pathway（hsa04931）。核苷酸寡聚化域样受体信号通路。核苷酸寡聚化域样受体（NLRs）信号通路是模式识别受体中的特定家族，主要在识别致病菌并产生天然的免疫反应。NOD1和NOD2是两种原型的NLRs，在细菌的肽聚糖（PGN）作用下可从核内体腔中释放出来，诱导NF-κB和MAPK信号通路的活化，产生细胞因子并诱导细胞凋亡。此外一组不同的NLRs通过称为炎症因子的多蛋白复合物的集合诱导caspase-1激活。caspase-1激活了促炎细胞因子——IL-1B、IL-18，导致细胞焦亡。胰岛素抵抗是2型糖尿病发生的重要机制。研究表明天然免疫和适应性免疫的促炎反应是胰岛素抵抗的关键因素。Schertzer等通过细菌的肽聚糖（PGN）作用于NOD蛋白导致胰岛素抵抗，确定NOD蛋白作为天然免疫的成分参与了炎症和胰岛素耐受的发生[37]。

（11）TNFsignaling pathway（hsa04931）。肿瘤坏死因子信号通路。TNF是一种多功能的促炎细胞因子，对脂质代谢、凝血、胰岛素抵抗和内皮功能均有影响。TNFR（TNF受体）超家族成员可以向细胞发送生存和死亡信号。TNF家族成员在细胞增殖、分化、凋亡、调节免疫反应、诱导炎症等多种生理病理过程中发挥重要作用。

第1章图1-18中，为糖肾方中73个活性成分作用于206个靶点，涉及的11条关键通路及其对应的生物学功能，提示糖肾方通过对胰岛素抵抗和糖脂代谢紊乱的调控，以及免疫功能和炎症反应的调节作用，改善肾组织纤维化状态和细胞凋亡而治疗DN。其中糖肾方对PPAR信号通路、PI3K-Akt信号通路的调控作用在糖肾方治疗DN的临床系统生物学研究和分子生物学研究中得到验证。但也有一些在整体系统生物学研究中发现的通路在网络药理学富集通路中未能找到，推测有两方面原因，一方面是由于网络药理学是建立在已有的西药小分子作用靶点数据库基础上的，其收录内容受到数据库内容所限，对预测结果有一定影响；另一方面原因是网络药理学预测工具所采用方法的局限性可能会影响预测结果，这两点原因也是现在网络药理学研究亟待突破的问题。

8.7.7　基于网络药理学的糖肾方配伍合理性研究

糖肾方由黄芪、枳壳、山萸肉等中药材成分组成，方中黄芪具有益气固表、敛汗固脱、重用为君，生地黄、山萸肉养阴收涩为臣药，三七、大黄、鬼箭羽活血通络降浊，同为臣药，枳实理气化痰消积，为佐药，整方具有益气养阴、活血化瘀之功效。本节研究通过网络药理学系统分析阐明君药益气之功、臣药养阴之效、佐药活血化瘀之益，各药协同、整合调控的系统网络的作用机制。

1. 君药黄芪

毛蕊异黄酮-7-葡萄糖苷、紫檀素、黄芪甲苷Ⅴ和棉毛黄芪皂苷Ⅳ是君药黄芪的主要成分。通过 PharmMapper 数据库得到 69 个预测靶点，去除相同靶点后得到黄芪作用靶点 48 个，这些靶点经通路功能注释主要作用于 25 条通路中，构建黄芪药材"成分-靶点-通路"网络图如图 8-49 所示。

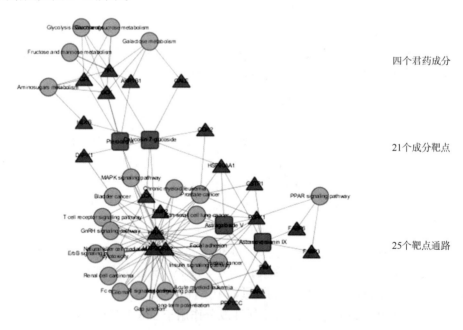

图 8-49　君药成分-靶点-通路网络图

通过 clueGO 插件对各通路按照重要程度进行排序，其中点的颜色越深表示点的 P 值越大。点的大小与靶点占该通路所有相关基因总数的比值成正比，点越大，说明靶点覆盖某个通路相关的基因比例越大（图 8-50）。

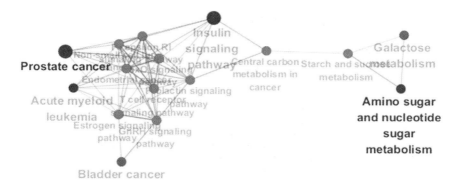

图 8-50　君药成分-通路重要度网络图

糖肾方作用通路 TOP5 分别为：Prostate cancer（前列腺癌）、Amino sugar and nucleotide sugar metabolism（氨基糖和核苷酸糖代谢）、Insulin signaling pathway（胰岛素信号通路）、Acute myeloid leukemia（急性骨髓性白血病）和 Galactose metabolism（半乳糖代谢）。说明君药主要通过调节氨基糖和核苷酸糖代谢、糖代谢及胰岛素代谢途径发挥降糖作用，同时通过调节急性骨髓性白血病途径抑制炎症反应，增强免疫力，并且作用于前列腺癌途径达到预防糖尿病肾病的效果。从网络药理学角度分析解释阐明君药益气的效果，并且发挥了君药特有的对主病或主证起主要治疗作用的特点。

2. 臣药山萸肉

山萸肉八个中药成分预测得到 79 个靶点，这些靶点经通路功能注释，有 49 个靶点作用在 32 条通路中。这 32 条通路可能为糖肾方臣药山萸肉发挥作用的主要途径（图 8-51）。

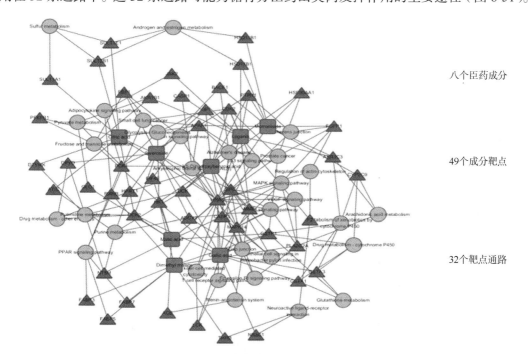

图 8-51　臣药成分-靶点-通路网络图

通过 clueGO 插件对各通路按照重要程度进行排序，其中点的颜色越深表示点的 P 值越大。点的大小与靶点占该通路所有相关基因总数的比值成正比，点越大，说明靶点覆盖某个通路相关的基因比例越大（图 8-52）。

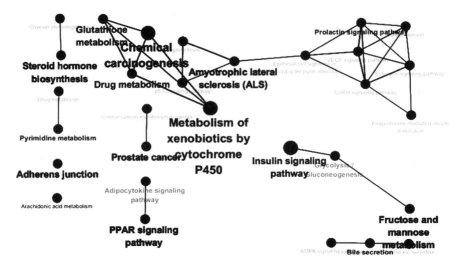

图 8-52　臣药成分-通路重要度网络图

根据臣药通路重要度看出 Chemical carcinogenesis（化学致癌作用）、Metabolism of xenobiotics by cytochrome P450（细胞色素 P450 的异生物的代谢）主要通过加速毒性物质代谢，减少毒性成分对机体的危害。臣药作用于 Steroid hormone biosynthesis（类固醇激素生物合成）以纠正机体激素水平的紊乱达到各激素平衡的目的。以上三个通路体现出臣药养阴的作用功效，针对兼证或兼病起治疗作用。同时臣药作用于 Fructose and mannose metabolism（果糖和甘露糖代谢）及与君药相同的 Prostate cancer（前列腺癌）和 Insulin signaling pathway（胰岛素信号通路），也表明了臣药辅助君药加强治疗主证或主病的作用。

3. 佐使药鬼箭羽、三七和枳壳

糖肾方佐药 23 个成分通过 PharmMapper 数据库预测作用靶点，整合去除后共得到 113 个作用靶点，这些靶点经通路功能注释，其中有 50 个靶点作用在 27 条通路中。这 27 条通路可能为糖肾方佐使药（鬼箭羽、三七、枳壳）发挥作用的主要途径（图 8-53）。

通过 clueGO 插件对各通路按照重要程度进行排序，其中点的颜色越深表示点的 P 值越大。点的大小与靶点占该通路所有相关基因总数的比值成正比，点越大，说明靶点覆盖某个通路相关的基因比例越大（图 8-54）。

根据佐药通路重要度可得：Prostate cancer（前列腺癌）、Insulin signaling pathway（胰岛素信号通路）为其重要作用通路，同样这两条通路在君药中占据重要位置且在臣药中的作用同样不可忽视，不仅说明了佐药协助君、臣药以加强治疗作用的特点，并且可得出这两条通路是糖肾方发挥药效作用的主要途径。同时佐药作用的 Thyroid hormone signaling pathway（甲状腺激素信号通路）可直接作用于心肌，促进肌质网释放 Ca^{2+}，使心肌收缩力增强，加快心率；VEGF signaling pathway（血管内皮生长因子信号通路），VEGF 是一种强力的血管内皮细胞有丝分裂原，通过与血管内皮细胞膜上的受体酪氨酸激酶结合发挥作用；FcεRI 信号通路（Fc epsilon RI signaling pathway），FcεRI 是一异型多聚复合物，属于多条链的免疫识别受体。它以 αβγ2 四聚体或 αγ2 三聚体的形式存在，而 αβγ2 与 αγ2 均具有激活造血细胞的功能，说明三个佐药活血化瘀的功效。在佐药中同样预测得到与臣药作用通路一致的 Chemical carcinogenesis（化学致癌作用），体现了中药佐药针对兼证或兼病起治疗作用的配伍特点。

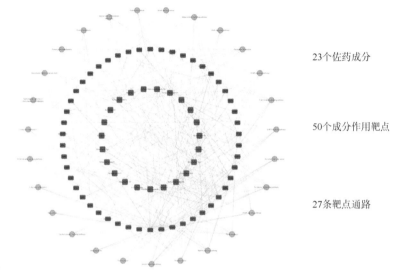

图 8-53　佐使药成分–靶点–通路网络图

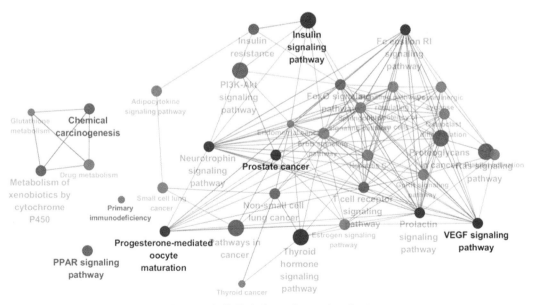

图 8-54　佐使药成分–通路重要度网络图

本节研究采用网络药理学方法对糖肾方主要化学成分、组方配伍机制进行了预测和分析，从网络药理学层面系统分析阐明君药益气之功、臣药养阴之效、佐药活血化瘀之益，各药协同、整合调控的系统网络的作用机制。本研究预测靶点的方法是基于 PharmMapper 数据库，其是一种基于配体特征的反向药效团匹配的靶点预测方法，其通过先前构建好的包含很多药效团模型的数据库，用单个待测分子去反向搜索匹配，最后找到与搜索结构匹配较好的靶点，然而其仅仅考虑待测分子与数据库中分子的相似度来打分并不能客观公正地体现中药成分与潜在靶点的亲和力，这也给预测结果带来了一定的局限性。

基于糖尿病肾病疾病特征网络与糖肾方干预的分子网络等子网络互作关系构成了"方-病-证"整合的多层次立体网络，如图 8-55 所示，一方面可从生物系统网络的整体动态变化阐述复方药物整体的药理效应，而且可将生物网络的特定子网络/通路/节点与方药系统的特定目标（药材、有效组分、成分）建立具体的映射关系；另一方面可建立方药的配伍变化与效应网络的变化动态关联。

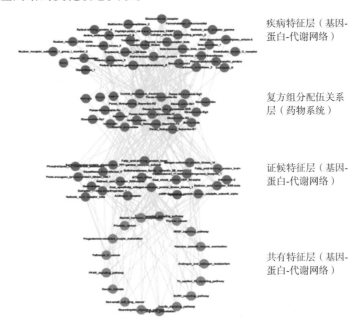

图 8-55 糖肾方治疗糖尿病肾病的"方-病-证"整合网络模型示意图

8.8 由关键作用的通路溯源"有效化学成分群"

在临床系统生物学研究的基础上，基于目前复方新药研发的现状，我们提出了基于信号通路的新药发现策略（见第 1 章图 1-19），通过网络药理学预测及生物信息学分析等数据预测及挖掘方法，聚焦药物作用的关键通路；然后采用逆向分析，并结合已有的文献研究，合理设计候选组分新药与配伍；最终建立合适的验证模型，对候选复方及配伍进行初步药效评价研究，从而确定最佳复方，即候选组分新药。该新药发现策略可为后续新药研发提供药理机制相对明确、具有开发前景的候选新药。

8.7 节中糖肾方化学成分网络药理学预测与治疗糖尿病肾病西药相关靶点经信息整合、

挖掘，得到4条重要信号通路为：PPAR信号通路（hsa03320），2型糖尿病肾病（hsa04930），脂肪因子信号通路（hsa04920）和淀粉与蔗糖代谢（hsa00500）。并且临床系统生物学研究也发现PPAR信号通路和脂肪因子信号通路是糖肾方调控的关键信号通路。因此，本节研究针对这4条通路进行逆向分析，逆向溯源"有效化学成分群"。

8.8.1　4条通路所对应的西药靶点分析

PPAR、2型糖尿病肾病、脂肪因子及淀粉和蔗糖代谢4条通路所对应的西药靶点及功能见表8-20所示。其中，PPAR信号通路和脂肪因子信号通路所涉及的功能和靶点类似；2型糖尿病肾病涉及的西药主要是胰岛素和格列类降糖药，与胰岛素水平和机体对胰岛素的敏感性相关；淀粉和蔗糖代谢主要是阿卡波糖的靶点（MGAM、SI、GAA、AMY2A），其功效为配合饮食控制治疗2型糖尿病。考虑到糖尿病肾病患者已是糖尿病发展的中后期，出现严重并发病，通过合理控制饮食已很难控制或逆转疾病。因此，考虑到综合药效，优先选择PPAR信号通路和2型糖尿病肾病两条通路作为新药开发通路。

表8-20　4条通路所对应的西药靶点及功能

通路名称	西药靶点	功能
PPAR信号通路	PPARA，PPARG，ACSL4	PPAR-γ在诸如炎症、动脉粥样硬化、胰岛素抵抗和糖代谢调节，以及肿瘤和肥胖等方面均有着举足轻重的作用，而其众多生物学效应则是通过启动或参与的复杂信号通路予以实现
脂肪因子信号通路	PPARA，PRKAB1，ACSL4	涉及脂肪酸氧化过程，临床上和肥胖、代谢综合征、2型糖尿病及心血管疾病紧密相关
2型糖尿病肾病	KCNJ11，INSR，ABCC8	2型糖尿病肾病通路
淀粉与蔗糖代谢	MGAM，SI，GAA，AMY2A	淀粉与蔗糖代谢

8.8.2　基于PPAR和2型糖尿病肾病通路的西药候选复方筛选

PPAR信号通路和2型糖尿病肾病通路中各涉及3个明确的西药靶点，其对应的治疗药物见表8-21所示。

表8-21　西药靶点对应的治疗药物

信号通路	西药靶点	对应西药
PPAR	PPARA	吉非贝齐；非诺贝特
	PPARG	罗格列酮；吡格列酮；格列吡嗪；替米沙坦；瑞格列奈
	ACSL4	格列齐特；格列喹酮；格列吡嗪；格列本脲；格列美脲；瑞格列奈
2型糖尿病肾病	KCNJ11	格列本脲；格列美脲
	INSR	甘精胰岛素；门冬胰岛素；赖脯胰岛素
	ABCC8	格列齐特；格列喹酮；格列吡嗪；格列本脲；格列美脲；瑞格列奈

从表 8-21 可以看出，PPARA 的对应治疗药物吉非贝齐、非诺贝特为调整血脂及抗动脉粥样硬化药物；PPARG、ACSL4、KCNJ11 和 ABCC8 对应的治疗药物主要为噻唑烷二酮类和格列类的降血糖药物，INSR 对应治疗药物为胰岛素。其中，PPARG 除了是降糖药物的目标靶点外，还是降压药替米沙坦的作用靶点。本节研究拟筛选的西药复方以综合治疗糖尿病肾病为目的，其属于糖尿病出现严重并发症的疾病阶段，糖尿病肾病患者治疗有三个要点："控制血糖""控制血压"和"控制血脂"。基于此，候选复方中应含有降糖药物、降压药物和调脂药物，结合药物的药效，并兼顾尽量多的作用靶点，本节研究的初选西药候选复方为吉非贝齐、替米沙坦和瑞格列奈。

8.8.3 基于 PPAR 和 2 型糖尿病肾病通路的中药候选复方筛选

PPAR 信号通路中涉及 4 个中药成分预测靶点，2 型糖尿病肾病通路中涉及 2 个中药成分预测靶点，6 个预测作用靶点对应的中药成分及药材归属见第 1 章表 1-5。

从第 1 章表 1-5 可以看出，作用于 PPAR 信号通路的中药材为：黄芪（2）、三七（4）、山萸肉（1）、熟大黄（3）、鬼箭羽（1）、生地黄（2），其中三七中 4 个成分对应 2 个靶点，山萸肉 1 个成分对应 2 个靶点，三七和山萸肉可以覆盖调控 4 个预测作用靶点。作用于 2 型糖尿病肾病信号通路的中药为：枳壳（1）、生地黄（5）、熟大黄（1）。黄芪具有益气固表、利水消肿的功效，且黄芪甲苷是黄芪的主要有效成分；三七具有止血化瘀、补血的功效，人参皂苷 Rg1 和三七皂苷 R1 是三七的主要成分，且预测人参皂苷 Rg1 和三七皂苷 R1 作用于 PDPK1、RXRA 和 RXRB 三个靶点；山萸肉具有补益肝肾的功效，虽然预测二甲基苹果酸酯对 FABP5 和 RXRB 有潜在的调控作用，但二甲基苹果酸酯是山萸肉的微量成分，而作为指标成分的莫诺苷已见报道对高糖致人脐静脉内皮细胞损伤有保护作用，可使糖尿病大鼠血糖、尿蛋白、血清白蛋白和总蛋白水平降低。生地黄具有清热生津的药效作用，预测作用靶点为 PDPK1 和 INSR；枳壳只有芸香柚皮苷一种成分预测作用于 INSR；熟大黄的预测有效成分为没食子酰基葡萄糖苷，在大黄成分中属于微量成分。综上，结合药材的整体药效、有效成分的含量及药理活性，中药候选复方优选来自黄芪、三七、山萸肉和生地黄的 5 个药效成分：人参皂苷 Rg1、三七皂苷 R1、黄芪甲苷、莫诺苷、梓醇。

理论可以指导实践，同时要接受实践的检验。中药候选复方针对 2 型糖尿病肾病进行筛选的，上述研究是基于网络药理学预测和基于重点通路的逆向分析所得到的，可以说是基于理论推理的结果，后续我们建立了高糖刺激下人肾小球系膜细胞模型，对中药候选复方的药效进行了初步的评价，并进行了初步的处方配伍优化。

8.9 网络药理学所得结果的生物学验证

8.9.1 NF-κB 信号通路和 TGF-β/Smad3 通路

NF-κB 信号通路和 TGF-β/Smad3 通路是介导糖尿病肾病炎症和纤维化的关键通路。采用高脂饮食合并链尿佐菌素诱导的糖尿病肾病模型大鼠模型验证了糖肾方对 NF-κB 信号通路和 TGF-β/Smad3 通路的调控作用。糖肾方可显著降低模型大鼠肾小球系膜基质百分比和肾小管损伤指数；显著降低模型组大鼠尿微量白蛋白尿、血清甘油三酯、胆固醇和低密度脂蛋白水平。糖肾方通过抑制 Smurf2 表达，减少 Smad7 水解，从而一方面促进 IκBα 表达，抑制 NF-κB 驱动的炎症反应；另一方面降低 Smad2/3 磷酸化水平，减轻 TGF-β/Smad3 介导的肾脏纤维化[21]。采用自发性 2 型糖尿病和糖尿病肾病模型 db/db 小鼠模型同样验证了糖肾方对 NF-κB 信号通路和 TGF-β/Smad3 通路的调控作用。糖肾方可改善糖尿病肾病发展所致胰岛形态不规则，胰岛内细胞数目变少且排列分布不均匀等胰岛组织病变；减轻模型动物肾小球肥大，减轻纤维化程度。该保护作用的机制可能是：糖肾方抑制 NF-κB 通路诱导的炎症因子异常升高，阻断 miRNA21 介导的 TGF-β/Smad 通路减少了纤维化 I、IV 型胶原积聚，通过调控 JAK/STAT/SCOS 通路同时改善了炎症与纤维化，减少其对肾小球滤过屏障及肾小管重吸收功能的损害，降低了尿蛋白的排泄[38]。综上所述，分子生物学研究从 Smurf2/Smad7 介导的泛素化蛋白酶体途径阐释中药降低炎症和减轻纤维化的共同核心机制（图 8-56）。

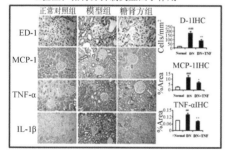
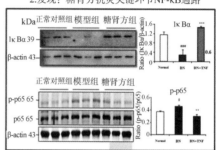
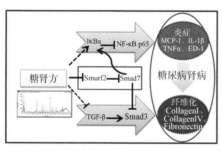
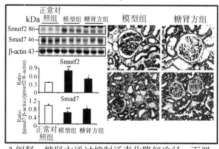

图 8-56 糖肾方抑制炎症的核心调控机制

此外，糖肾方可降低 db/db 小鼠体重和肝脏系数，抑制尿白蛋白排泄增加，降低血脂水平，显著改善模型小鼠脂质代谢紊乱和肝脏脂肪变；相关机制与糖肾方通过 AMPK/SREBPs 及其下游靶基因显著抑制 db/db 小鼠肝组织脂质生成、通过 Sirt/PGC1α 增加肝组织与骨骼肌脂肪酸氧化利用，调节 PI3K/Akt/mTOR 信号通路及巨噬细胞活化等代谢途径相关[39]。

8.9.2 糖肾方对 2 型糖尿病胰岛素抵抗的调节作用及机制研究

建立 HepG2 细胞胰岛素抵抗 2 型糖尿病细胞模型，采用 MTT 法及葡萄糖消耗量为评价指标，确定 20μg/ml 的胰岛素作用于 HepG2 细胞 36h，细胞发生胰岛素抵抗；所建立模型稳定时间为 24h，该模型方法简单、稳定、重现性好，可用于后续药效学实验；在此基础上，开展糖肾方对 HepG2 胰岛素抵抗细胞模型的调节作用。结果表明糖肾方（0.25～4g/L）可促进 HepG2 胰岛素抵抗细胞模型的葡萄糖消耗，降低细胞中甘油三酯的蓄积，改善细胞糖脂代谢，并可增加细胞中超氧化物歧化酶（SOD）和降低丙二醛（MDA）含量，改善细胞氧化应激状态。PI3K/AKT/SREBP-1c 通路在 2 型糖尿病胰岛素抵抗的过程中发挥重要作用。利用 RT-PCR 技术考察了糖肾方对 HepG2 胰岛素抵抗细胞模型中 PI3K/AKT/SREBP-1c 通路上 6 个重要功能基因的表达，结果表明，与模型组相比，糖肾方可显著增加 HepG2 胰岛素抵抗细胞模型中 PI3K p58、AKT1、GLUT4 和 PPARα 基因表达水平，显著降低 SREBP-1c 和 FASN 基因表达水平，表明糖肾方可通过调节 PI3K/AKT/SREBP-1c 通路重要基因表达干预 2 型糖尿病胰岛素抵抗的作用。

8.10 基于细胞模型的候选复方新药优化和验证

糖尿病肾病特征性的病理改变为肾小球基底膜均匀肥厚伴有肾小球系膜细胞基质增多、肾小球囊和肾小球系膜细胞呈结节性肥厚及渗透性增加[40,41]。肾小球系膜细胞是肾脏固有细胞，是肾小球毛细血管丛的主要支架，约占肾小球固有细胞数的 1/3，具有收缩、分泌及吞噬功能。其过度增生及由此引起的各种细胞因子的分泌和细胞外基质的增生在肾小球硬化的发生、发展过程中起着十分重要的作用。系膜细胞的生理特性决定了它是糖尿病众多致病因子作用的主要靶细胞之一。分泌转化生长因子 β1（TGF-β1）和胶原蛋白糖尿病肾脏疾病的发病机制中起重要的角色[42]，主要通过促进细胞外基质沉积/降解减少，而进一步促进肾小球硬化的进程。因此，本节研究采用高糖刺激下人肾小球系膜细胞模型，通过对细胞增殖的考察，及对细胞分泌 TGF-β1、胶原蛋白 I 和 II 型（ColⅠ和 ColⅢ）的影响，对高糖刺激及中药候选复方（人参皂苷 Rg1、三七皂苷 R1、黄芪甲苷 V、莫诺苷、梓醇）的药效进行了初步评价及处方优化。

8.10.1 候选复方的处方优化及药效评价

首先建立高糖刺激下人肾小球系膜细胞模型，并对模型的持续稳定时间进行了考察，发现高糖刺激下人肾小球系膜细胞在 48h 内显著增殖，72h 后相较于正常培养组，细胞活性显著减低，细胞凋亡增加，结果见图 8-57（a）。并且在高糖刺激后 48h 内，观察细胞的形态未发生明显改变[图 8-57（f）和图 8-57（g）]，因此，本节研究高糖刺激下人肾小球系膜细胞模型的药物作用时间选择为 48h。

在细胞模型建立成功后，首先对 5 个中药成分和 3 个西药的合理作用浓度进行了考察，发现黄芪甲苷浓度范围确定为 1～10μmol/L；人参皂苷 Rg1 浓度范围确定为 25～60μmol/L；三七皂苷 R1 浓度范围确定为 1～10μmol/L；梓醇浓度范围确定为 1～10μmol/L；莫诺苷浓度范围确定为 1～10μmol/L。

基于上述各药物作用浓度考察结果，首先采用均匀设计对复方的组成的配伍进行实验设计，中药复方采用 5 因素 10 水平[图 8-57（b）]，西药复方采用 2 因素 6 水平[图 8-57（c）]，经 3 次重复实验后，筛选得到中药复方水平 3 和西药复方水平 4 对高糖导致的人肾小球系膜细胞的异常增殖抑制作用显著且作用稳定。

然后，对中药复方水平 3 和西药复方水平 4 的复方及其组成成分对高糖导致的人肾小球系膜细胞的异常增殖的影响进行了考察，发现复方作用优于单成分作用[图 8-57（d），图 8-57（e）]。

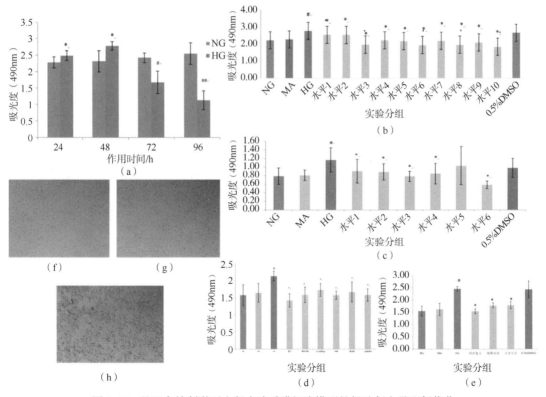

图 8-57　基于高糖刺激下人肾小球系膜细胞模型的候选复方及配伍优化

8.10.2　优化复方对细胞外基质 TGF-β1、Col I 和 Col III 分泌的影响

系膜细胞增殖常常是各种肾小球疾病的主要形态表现，上述研究分别初步筛选到对高

糖刺激下人肾小球系膜细胞异常增殖的有效中药复方（黄芪甲苷 3.0μmol/L、三七皂苷 R1 56.1μmol/L、人参皂苷 Rg1 1.0μmol/L、梓醇 4.0μmol/L、莫诺苷 5.0μmol/L）和西药复方（瑞格列奈 3.64μmol/L、吉非贝齐 4.82μmol/L）。系膜细胞过度增殖，一方面突入肾小球毛细血管腔，导致管腔狭窄或闭塞；另一方面又可造成细胞外基质的大量产生与积聚。大量研究表明，系膜细胞增殖与细胞外基质的增多有关，提示肾小球系膜细胞过度增殖引起细胞外基质成分合成的增加，进而导致细胞外基质在肾小球内的蓄积，是肾小球硬化发生、发展的重要机制，亦是造成肾脏功能进行性损害的重要环节。持续的高血糖能够促进很多与糖尿病肾病发病相关的细胞因子的表达如 TGF-β1、Col Ⅰ 和 Col Ⅲ、ANG Ⅱ 和 VEGF 等。以 TGF-β1、Col Ⅰ 和 Col Ⅲ 为代表，本节研究进一步考察了高糖刺激下人肾小球系膜细胞分泌的情况及中药复方、西药复方及各单成分药物对 TGF-β1、Col Ⅰ 和 Col Ⅲ 异常分泌的调节作用。

从图 8-58 可以看出，高糖刺激下人肾小球系膜细胞 TGF-β1、Col Ⅰ 和 Col Ⅲ 的外分泌均显著增加，而中药复方和西药复方作用组，TGF-β1、Col Ⅰ 和 Col Ⅲ 的异常分泌均得到一定程度的改善，其中中药复方的作用明显，三个外分泌蛋白的表达水平均接近正常细胞

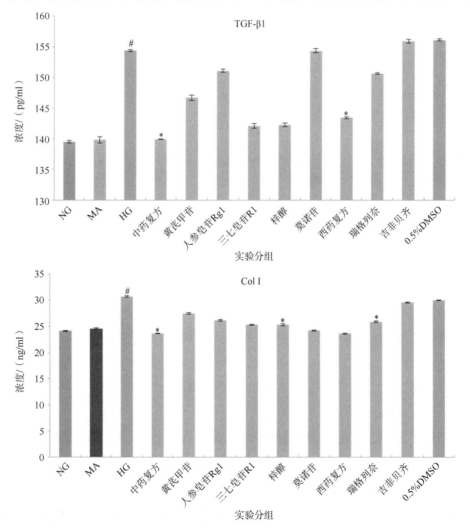

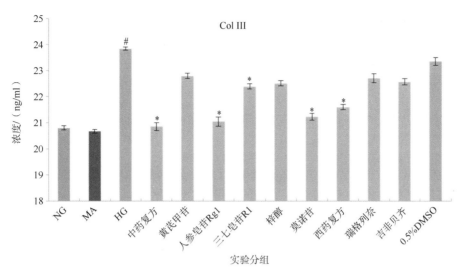

图 8-58　药物对细胞 TGF-β1、Col Ⅰ 和 Col Ⅲ 分泌的影响

（无显著性差异）。并且对 TGF-β1、Col Ⅰ 和 Col Ⅲ 分泌的测定结果，充分体现了中药复方配伍增效的作用机制。对 TGF-β1 的分泌，中药复方、三七皂苷 R1 和梓醇的效果最佳；对于 Col Ⅰ 的分泌，单成分虽然均有一定的调节作用，但除中药复方外，莫诺苷的作用最佳；而对于 Col Ⅲ 的分泌，中药复方、人参皂苷 Rg1、莫诺苷的作用最为显著。

8.11　由临床系统生物学聚焦而得整合生物标志物体系和应用

基于糖尿病肾病横断面的临床生物学研究，构建了整合临床指标、代谢生物标志物和基因生物标志物的生物标志物体系。其中包括 11 种临床指标：血糖控制指标（空腹血糖、餐后 2h 血糖、糖化血红蛋白）、肾功能指标（尿蛋白、血肌酐、尿素氮、肾小球滤过率估算值）和血脂指标（胆固醇、甘油三酯、高密度脂蛋白和低密度脂蛋白）；41 种代谢生物标志物：8 种磷脂类化合物[磷脂酰乙醇胺（m/z=750；PE pC18∶0/C20∶4 或 PE pC16∶0/C22∶4）、磷脂酰肌醇（m/z=885；PI C18∶0/C20∶4 或 PI C18∶1/C20∶3）、磷脂酰胆碱（m/z=826；PC C16∶0/C20∶4 或 PC C18∶2/C18∶2）、（m/z=802；PC C16∶0/C18∶2）、（m/z=830；PC C18∶0/C18∶2 或 PC C18∶1/C18∶1）、（m/z=792；PC C16∶0/C17∶0）、（m/z=854;PC C16∶0/C22∶4 或 PC C18∶0/C20∶4）、鞘磷脂（m/z=747;SM dC18∶1/C16∶2）]、8 种游离脂肪酸[烷酸（C12∶0）、亚油酸（C18∶2）、硬脂酸（C18∶0）、花生四烯酸（C20∶4）、二十碳五烯酸（C20∶5）、二十碳三烯酸（C20∶3）、二十碳二烯酸（C20∶2）和二十二碳六烯酸（C22∶6）]、7 种嘌呤嘧啶类代谢物（尿酸、黄嘌呤、肌苷、腺苷、胞嘧啶、胞苷和胸苷）、4 种硫醇氨基酸类化合物（S-腺苷同型半胱氨酸、同型半胱氨酸、谷胱甘肽、胱氨酸）、7 种溶血卵磷脂类代谢物(Lyso-PC18∶0, Lyso-PC18∶1, Lyso-PC18∶2，Lyso-PC20∶4，Lyso-PC22∶6，Lyso-PC20∶3 和 Lyso-PC16∶0）、5 种氨基酸类代物（L-缬氨酸、L-犬尿氨酸、L-色氨酸、氧脯氨酸和亮氨酸/异亮氨酸）、2 种为甾体激素类代谢物（皮质酮和脱氧皮质酮）；5 种基因标志物：CDKAL1、IGF2BP2、AR、AGT 和 MTHFR。

8.11.1 整合生物标志物体系的临床应用评价

为了评价整合指标体系中寻找出的潜在生物标志物的意义，整合定量代谢组学和基因定量的研究，并将得到的潜在生物标志物的含量与差异显著的临床生化指标进行相关性分析。结果表明：这些潜在生物标志物与临床表征肾病的肾功能指标（尿蛋白、肾小球滤过率、尿素氮和血肌酐）和表征糖尿病的血糖控制指标（糖化血红蛋白和餐后血糖）有显著相关性，因此将它们应用于临床研究是可行的，并且通过进一步研究有希望在其中寻找到相比临床指标更为灵敏更为有效的临床辅助诊断和早期风险评估指标。

除相关性分析外，研究还对这些潜在标志物、生化指标对糖尿病肾病的诊断分期的能力进行了评价，主要通过判别分析分别考察不同的标志物集合和生化指标集合的预测准确率。结果见表 8-22。

表 8-22 不同标志物集合的预测准确率　　　　　　　　　　（单位：%）

标志物类型	正常对照组	糖尿病组	糖尿病肾病3期组	糖尿病肾病4期组	糖尿病肾病5期组	综合
临床生化指标	*	70.8	50.0	92.9	83.9	74.7
代谢指纹谱	74.0	58.3	77.8	83.3	83.9	74.5
嘌呤嘧啶类	86.7	65.2	55.6	94.1	83.3	78.0
硫醇氨基酸类	54.0	37.5	55.6	66.7	73.3	56.2
磷脂类	100.0	70.8	50.0	75.0	69.0	77.4
脂肪酸类	78.0	58.3	72.2	83.3	69.7	72.3
基因潜在生物标志物	56.0	68.0	5.6	12.5	4.8	37.7
定量代谢组学潜在生物标志物	100.0	100.0	94.4	100.0	90.9	97.1
代谢基因潜在生物标志物	100.0	100.0	94.4	100.0	93.9	97.8
整合生物标志物体系	*	100.0	94.4	100.0	100.0	98.9

注：* 由于正常人并未提供生化指标，因此包括生化指标的判别分析都只对各个疾病组进行预测准确率的评价。

由表 8-22 可知，三个整合标志物集合的预测准确率均高于单独的标志物集合，其中整合生物标志物体系的预测准确率最高，达到 98.9%。这说明研究所得到的整合生物标志物体系在进行糖尿病肾病诊断和分期的预测时有重要意义，可以对疾病的整个发生发展过程进行准确预测。但是该标志物体系包含生物标志物数目众多，并不适用于临床实际应用，并且在研究中发现不同类型的标志物在疾病发生发展中的作用并不相同，如磷脂类代谢物主要与血糖控制指标相关，游离脂肪酸类代谢物主要与肾功能及肾损伤指标相关；前者在进行预测诊断时，较适合用以诊断正常人和糖尿病患者，后者较适合用以诊断糖尿病肾病的不同分期。因此，有必要对所建立的整合标志物体系进行聚焦、评价，探索疾病诊断、风险评估和药物筛选的最佳标志物体系，且适宜临床实际检测应用。

8.11.2 整合生物标志物体系聚焦分析及应用

糖尿病肾病治疗的两个目标分别是：①将糖尿病肾病控制在 DN 3 期以前，尽量逆转微量蛋白尿；②防止糖尿病肾病发展为终末期肾病。在进行治疗药物筛选时，需根据不同的需要选择不同的筛选指标，评价药物的疗效。针对第一个目标，可以选用糖尿病肾病的早期诊断和风险评估指标，观察药物对这些指标的改善作用。而对后一个目标，可以选择在 DN 5 期中显著变化的指标，观察药物是否能够对这些指标产生调节作用。并且，这些指标都不应只包括主要的临床指标，还应该包括能够表征疾病发生发展的代谢和基因指标。并且为了便于临床应用，在整合生物标志物体系建立的基础上，课题组提出了"聚焦整合生物标志物群"（Focus Integrated Biomarkers，FIBs），该 FIBs 包含尽量少的标志物以实现对疾病的精准诊断及药物疗效的准确评价。

1. 糖尿病肾病早期风险评估指标聚焦和评价

糖尿病肾病中的三个主要特征是：持续蛋白尿（大于 300mg/d 或 200μg/min），并且在 3～6 个月中至少测定两次；持续降低的肾小球滤过率；增加的动脉血压。直到 DN 3 期（初始阶段）之前，临床上可测定的蛋白尿、肾小球滤过率和动脉血压三个指标变化并不明显，在 DN 1 期时肾小球滤过率反而增加，并且在糖尿病发生后的前 5 年始终处于 DN 1 期和 DN 2 期。因此对于早期糖尿病肾病，临床很难进行鉴定和诊断，而一旦出现持续性微量蛋白尿，已经发展到 DN3 期或者更严重，不利于疾病的治疗和控制。寻找合适的指标进行临床早期诊断和可能的风险评估已经成为糖尿病肾病研究中的一个重要领域，以降低糖尿病肾病的发病率，以及相关的心血管疾病死亡率。

在本节中，将基于前期研究建立的整合标志物体系，从中试图寻找有利于糖尿病肾病临床辅助诊断、早期风险评估和治疗药物筛选的指标，筛选建立"聚焦整合生物标志物群"，为临床研究提供理论依据，FIBs 筛选评价过程如图 8-59 所示。

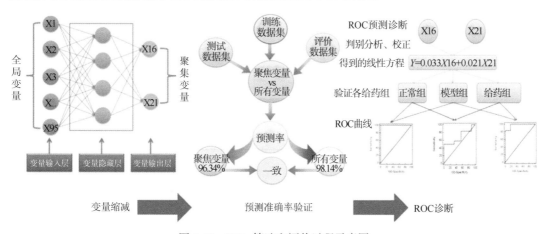

图 8-59　FIBs 筛选和评价过程示意图

首先利用显著性分析，寻找在糖尿病患者和糖尿病肾病 3 期之间存在显著差异（$P<0.05$），并且在正常对照组、糖尿病患者和糖尿病肾病 3 期中变化趋势一致的指标，如表 8-23 所示；然后对得到的代谢标志物（6 个）进行 ROC 曲线分析，确定标志物在区分糖尿病和糖尿病肾病 3 期中的能力，以及可能的临界浓度。6 个代谢标志物的 ROC 曲线图如图 8-60 所示，其中横坐标为 1-特异性，即假阳性率，纵坐标为灵敏度，即真阳性率。表 8-24 中列出了这 6 个代谢物的曲线下面积（Area under the curve，AUC）及 95% 的置信区间。

表 8-23　糖尿病和糖尿病肾病 3 期间的差异指标

指标	正常对照	糖尿病	糖尿病肾病 3 期
UPro/（mg/24h）	—	0.1094（0.0373, 0.1815）	118.1（100.33, 135.9）△△
eGFR/[ml（min·1.73m²）]	—	122.5（105.8, 139.2）	95.38（89.85, 100.9）*
HbA1c/%	—	8.059（7.850, 8.268）	9.550（8.998, 10.10）△△
Lyso-PC（18∶0）	623.4（534.0, 712.5）	674.0（490.3, 857.7）	958.0（759.8, 1156）**, △△
肌苷/（mg/L）	0.077（0.074, 0.080）	0.080（0.074, 0.086）	0.284（0.276, 0.292）**, △△
胞嘧啶/（mg/L）	0.115（0.111, 0.119）	0.194（0.178, 0.210）*	0.293（0.249, 0.337）**, △
胸苷/（mg/L）	0.028（0.026, 0.029）	0.039（0.034, 0.044）*	0.081（0.064, 0.098）**, △
SAH/（μg/L）	5.335（5.043, 5.628）	6.157（5.652, 6.663）	10.77（9.342, 12.20）**, △
PE750/（mg/L）	76.11（71.93, 80.27）	68.58（58.73, 78.43）	56.84（49.70, 63.99）*, △

注：*，**分别表示与正常对照组相比，$P<0.05$ 和 $P<0.01$；△，△△分别表示与糖尿病组相比，$P<0.05$，$P<0.01$。

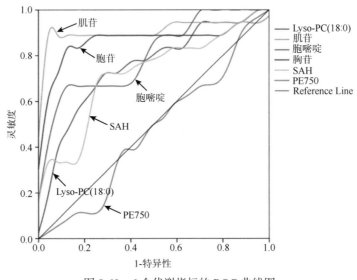

图 8-60　6 个代谢指标的 ROC 曲线图

表 8-24　6 个代谢指标的曲线下面积

指标	曲线下面积	标准偏差	P 值 #	95%置信区间	
				下限	上限
Lyso-PC（18∶0）	0.752	0.078	0.006	0.599	0.905
肌苷	0.919	0.057	0.000	0.808	1.030
胞嘧啶	0.803	0.070	0.001	0.667	0.939

续表

指标	曲线下面积	标准偏差	P 值 [#]	95%置信区间	
				下限	上限
胸苷	0.868	0.070	0.000	0.732	1.004
SAH	0.718	0.084	0.017	0.553	0.883
PE750	0.465	0.091	0.703	0.288	0.643

注：# 无效假设：真实面积=0.5。

从图 8-60 和表 8-24 可以发现，Lyso-PC（18∶0），肌苷、胞嘧啶、胸苷和 SAH 五个化合物的 AUC 显著大于 0.5，并均超过 0.7，可以认为这五个代谢指标对于糖尿病肾病的早期诊断有重要意义。其中，肌苷的 AUC 超过了 0.9，胞嘧啶和胸苷的 AUC 也都超过了 0.8，说明嘌呤嘧啶类的指标对于糖尿病肾病早期风险评估更有意义。此外，由表 8-23 可知这些指标的 95%置信区间在糖尿病和糖尿病肾病 3 期之间有些存在一定的交叉，如 Lyso-PC（18∶0）；有些则是在两期之间保持一定的距离，如肌苷、胞嘧啶、胸苷和 SAH。可以将这些区域的含量范围作为糖尿病向糖尿病肾病发展的过渡阶段，再根据 ROC 结果分析得到指标的临界浓度（表 8-25），进一步缩小范围，从而可以得到糖尿病肾病早期风险评估指标的量化范围，结果如表 8-26 所示。其中，选取临界点的主要方法为以"灵敏度+特异性"（取值范围为 1～2）或"真阳性率-假阳性率"（Youden 指数，取值范围为 -1～1）为依据，这个值越大表示诊断准确率越高，取其最大值的临界点为最终的临界点。此外，在临床医生看来，他们最关心的是：①认为阳性时其患病的概率有多大？②认为阴性时其不患病的概率有多大？为了解决这两个问题，分别运用两个指标，即阳性预测率（positive predictive value，PV$^+$）和阴性预测率（negative predictive value，PV$^-$），计算的公式分别为：$PV^+ = \dfrac{真阳性率}{真阳性率+假阳性率} = \dfrac{灵敏度}{灵敏度+(1-特异性)}$，$PV^- = \dfrac{真阴性率}{假阴性率+真阴性率} = \dfrac{特异性}{(1-灵敏度)+特异性}$，结果如表 8-25 所示。

表 8-25 五个代谢指标的临界浓度及相应的灵敏度和特异性

指标	临界浓度	灵敏度	特异性	灵敏度+特异性	阳性预测率	阴性预测率
Lyso-PC（18∶0）	881.0	0.722	0.750	1.472	0.743	0.730
肌苷	0.162mg/L	0.889	1.000	1.889	1.000	0.900
胞嘧啶	0.245mg/L	0.667	0.917	1.584	0.889	0.734
胸苷	0.062mg/L	0.833	0.917	1.750	0.909	0.846
SAH	7.133μg/L	0.722	0.750	1.472	0.743	0.730

相比灵敏度和特异性，临床研究中阳性预测率和阴性预测率更为有意义，因为在临床研究中常常遇到的情况并不是知道对象已经患病或未患病然后利用指标进行预测，讨论指标的灵敏度和特异性，而是并不知道对象是否患病，只能通过标志物的信息判断其阳性或阴性，因此有效性的标志物需要有良好的阳性预测率和阴性预测率。从表 8-25 可知，这五个指标中肌苷的灵敏度和特异性最高，而且其阳性预测率和阴性预测率也最高，胸苷的这 4 个值也均超过了 0.8。其中肌苷的阳性预测率和阴性预测率已经分别达到 100%和 90%，

胞嘧啶和胸苷的阳性预测率也均达到 90% 左右，可以认为这三个指标可用于临床糖尿病肾病的早期风险评估。除此之外，表 8-26 中列出了根据指标的 95% 置信区间和临界点选取的浓度范围，当临界点在指示范围内时，则得到一个缩减的风险范围；当临界点不在指示范围内时，如果临界点更接近糖尿病肾病 3 期，则使用原指示范围作为风险范围，反之则使用临界点作为评价依据。对这五个代谢指标进行判别分析，得到对糖尿病和糖尿病肾病 3 期的预测准确率分别为 100.0% 和 88.9%，综合预测准确率为 95.2%。这提示我们在临床应用时，可重点关注这 5 个指标的变化，尤其是肌苷的含量变化（单独使用肌苷时，发现其对糖尿病和糖尿病肾病 3 期的预测准确率分别为 100.0% 和 83.3%，综合预测准确率为 92.9%），有利于疾病早期诊断和早期治疗，并且其中得到的缩减的量化范围可以为早期风险评估提供更为细化的依据。并且这些指标可以作为临床早期治疗和预防糖尿病肾病的评价指标。

表 8-26 糖尿病肾病潜在早期风险评估指标的指示范围

指标	糖尿病	糖尿病肾病 3 期	指示范围	临界点	风险范围
Lyso-PC（18∶0）	490.3～857.7	759.8～1156	759.8～857.7	881.0	759.8～857.7
肌苷/（mg/L）	0.074～0.086	0.276～0.292	0.086～0.276	0.162	0.086～0.162
胞嘧啶/（mg/L）	0.178～0.210	0.249～0.337	0.210～0.249	0.245	0.210～0.245
胸苷/（mg/L）	0.034～0.044	0.064～0.098	0.044～0.064	0.062	0.044～0.062
SAH/（μg/L）	5.652～6.663	9.342～12.20	6.663～9.342	7.133	6.663～7.133

由于肌苷在风险评估中最为重要，因此根据得到的风险范围对糖尿病患者进行进一步划分。首先由于肌苷的风险范围为 0.086～0.162mg/L，我们将处于此阶段的糖尿病患者划分为 DN1 期和 DN2 期；然后根据 DN1 期患者中由于肾脏机能亢进和高滤过，常常出现肾小球滤过率增加的现象，而 eGFR 的正常范围为 60～120ml/（min·1.73m^2），将这个风险阶段中 eGFR 大于 120 的划分为 DN1 期，eGFR 小于 120 的划分为 DN2 期；剩下的肌苷水平在 0.086mg/L 以下的划分为糖尿病患者，划分方法如图 8-61 所示。对研究中的 33 例患者按照此种方法进行划分，得到的结果如表 8-27 中所示。并根据肌苷和 eGFR 值划分得到的 DN1 期、DN2 期和糖尿病患者进行 PLS-DA 分析（模型参数为 $R^2X=1.000$，$R^2Y=0.666$，$Q^2=0.628$），得到的散点图如图 8-62 所示。

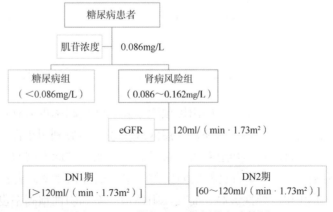

图 8-61 DN1 期与 DN2 期划分方法体系

表 8-27　糖尿病、DN1 期和 DN2 期患者的肌苷和 eGFR 水平

肌苷水平/（mg/L）	eGFR 水平/[ml/(min·1.73m²)]	病例数	分期	肌苷均值/（mg/L）	eGFR 均值/[ml/(min·1.73m²)]
<0.086		15（45.4%）	糖尿病	0.046±0.012	102.3±18.0
0.086～0.162	>120	9（27.3%）	DN1 期	0.124±0.018**	182.9±55.7**
	60～120	9（27.3%）	DN2 期	0.110±0.020**	95.70±15.09△△

注：**表示与糖尿病相比，$P<0.01$；△△表示与 DN1 期相比，$P<0.01$。

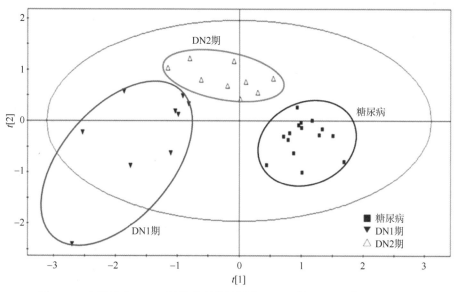

图 8-62　由肌苷和 eGFR 划分得到的糖尿病、DN1 期和 DN2 期 PLS-DA 图

从图 8-62 可以看出，在糖尿病患者中进一步划分得到可能的 DN1 期和 DN2 期患者各 9 例，并且利用肌苷和 eGFR 水平经过 PLS-DA 聚类分析后，三组患者可以实现较好分离。说明这种结合肌苷含量和 eGFR 水平的方法可能可以用在糖尿病患者中区分 DN1 期和 DN2 期，为临床糖尿病肾病的早期风险评估和诊断提供有力的依据。这种结合肌苷含量和 eGFR 水平的方法可能可用以区分糖尿病 1 期和糖尿病 2 期，但需要进一步的大规模临床试验的验证。这种方法与现在临床的组织活检、尿蛋白/肌酐等方法相比存在简单易操作的优点，不依赖蛋白尿的是否出现，而且可以减轻患者的痛苦[43]。

2. 糖尿病肾病治疗药物疗效评价指标聚焦和评价

在筛选药物进行已经确诊的糖尿病肾病治疗时，其中的一个主要目标是尽量控制病情，防止患者发展成终末期肾病，甚至发生尿毒症和慢性肾衰竭。现在的主要临床指标为表征肾脏功能的尿蛋白、肾小球滤过率、血肌酐和尿素氮，这三个指标可以显著区分糖尿病肾病的不同分期，可以指示疾病的发展过程。但是在糖尿病肾病发展到后期时，除了肾脏功能的病变之外，常常也伴随着其他的变化，如心血管和脑血管的病变等，而这三个指标并不能完全反映药物对全身性内源性系统的可能调节作用，因此在本节中应用建立的整合指标体系，评价各个指标区分 DN4 期和 DN5 期的诊断能力，或者诊断 DN5 期的能力，

并结合 ROC 曲线用以评价这些指标作为药物筛选指标的能力。

首先利用显著性分析，寻找在 DN4 期和 DN5 期之间存在着差异（$P<0.05$），并且在 DN3 期、DN4 期和 DN5 期中变化趋势一致的指标，结果如表 8-28 所示，其中表示的是这些指标的 95% 置信区间。

表 8-28　DN3 期、DN4 期和 DN5 期间的差异指标

指标	DN3 期	DN4 期	DN5 期
UPro/（mg/24h）	118.1（100.3 3，135.9）	2376（1806，2946）**	4177（3798，4556）**△△
eGFR/[ml/（min·1.73m²）]	95.38（89.85，100.9）	63.80（49.25，78.34）**	13.74（8.62，18.87）**△△
BUN/（mmol/L）	5.849（4.978，6.000）	10.23（8.706，11.75）**	23.93（22.77，25.09）**△△
Scr/（μmol/L）	84.07（81.21，86.93）	180.8（111.3，250.3）	672.6（632.6，712.6）**△△
Lyso-PC（18∶0）	958.0（759.8，1156）	797.1（627.1，967.1）	369.3（260.9，477.7）**△△
Lyso-PC（18∶1）	614.9（523.6，706.2）	583.2（481.7，684.6）	332.4（264.1，400.6）**△
Lyso-PC（18∶2）	966.9（707.57，1126）	892.5（779.2，1006）	620.6（502.4，738.8）**△△
Lyso-PC（22∶6）	87.08（58.63，115.5）	66.59（57.78，75.40）	34.03（23.71，44.35）**△△
Lyso-PC（20∶3）	88.84（48.47，129.2）	75.11（61.60，88.62）	37.82（30.69，44.95）**△△
Lyso-PC（16∶0）	1399（1216，1581）	1359（1165，1552）	794.5（639.6，949.4）**△△
L-缬氨酸	236.8（194.7，279.0）	213.6（151.1，276.2）	79.72（66.40，93.04）**△△
L-色氨酸	22.99（18.69，27.29）	22.29（14.06，30.52）	13.36（10.19，16.53）**△△
氧脯氨酸	9.80（6.58，13.02）	61.39（11.78，111.0）**	209.4（147.3，271.6）**△△
亮氨酸/异亮氨酸	70.08（62.51，77.65）	71.67（55.84，87.50）	29.47（25.04，33.90）**△△
皮质酮	4.19（0，8.82）	53.55（7.51，99.59）**	118.1（71.95，164.3）**△△
脱氧皮质酮	15.08（0，30.20）	185.2（51.24，319.1）**	326.5（219.3，433.7）**△△
尿酸/（mg/L）	60.46（57.06，63.86）	64.87（61.82，67.91）	76.45（74.26，78.64）**△
黄嘌呤/（mg/L）	0.663（0.611，0.715）	0.839（0.770，0.908）	2.034（1.779，2.289）**△△
肌苷/（mg/L）	0.284（0.276，0.292）	0.319（0.288，0.350）	0.947（0.855，1.034）**△△
腺苷/（mg/L）	0.295（0.267，0.323）	0.540（0.509，0.571）**	1.870（1.712，2.028）**△△
胞嘧啶/（mg/L）	0.293（0.263，0.323）	0.305（0.278，0.332）	0.520（0.455，0.584）**△
胞苷/（mg/L）	0.056（0.050，0.062）	0.091（0.083，0.099）	0.296（0.259，0.333）**△△
胸苷/（mg/L）	0.081（0.691，0.929）	0.122（0.101，0.143）*	0.339（0.303，0.375）**△△
SAH/（μg/L）	10.77（9.342，12.20）	20.55（16.83，24.28）*	116.8（108.7，124.8）**△△
Hcy/（μg/L）	915.6（791.1，1040）	1180（1010，1341）*	1928（1772，2085）**△△
PC792/（mg/L）	350.8（336.8，364.7）	326.4（309.00，343.78）*	313.4（304.1，322.6）**△
AR，表达量	0.114（0.091，0.137）	0.052（0.002，0.103）	0.025（0，0.051）**△

*，**分别表示与 DN3 期相比，$P<0.05$，$P<0.01$；△，△△分别表示与 DN4 期相比，$P<0.05$，$P<0.01$。

然后分别对得到的组学标志物中磷脂类化合物（6 个）、氨基酸类和激素类化合物（6 个）以及定量得到的嘌呤嘧啶类标志物（7 个），硫醇氨基酸、磷脂类代谢标志物及基因标志物（4 个）进行 ROC 曲线分析，讨论这些指标在区分 DN4 期（0）和 DN5 期（1）中的能力，以及可能的临界浓度。对各个指标进一步进行 ROC 曲线分析，所得的 ROC 曲线如图 8-63 和图 8-64 所示，其中横坐标均为 1-特异性，即假阳性率，纵坐标均为灵敏度，即真阳性率。表 8-29 中列出了这 23 个指标对应的曲线下面积（Area under the curve，AUC）及面积的 95% 置信区间。

第8章 糖肾方治疗糖尿病肾病的系统生物学研究及新药研发

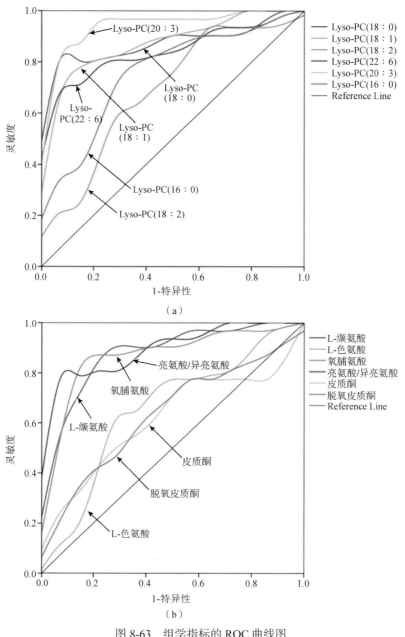

图 8-63 组学指标的 ROC 曲线图

(a) 磷脂指标；(b) 氨基酸和激素指标

从图 8-63，图 8-64 和表 8-29 可以发现，组学标志物中的 Lyso-PC (18:0)、Lyso-PC (18:1)、Lyso-PC (18:2)、Lyso-PC (22:6)、Lyso-PC (20:3)、Lyso-PC (16:0)、L-缬氨酸、氧脯氨酸和亮氨酸/异亮氨酸；定量标志物中的尿酸、黄嘌呤、肌苷、腺苷、胞嘧啶、胞苷、胸苷、SAH 和 Hcy 这 18 个化合物的 AUC 显著大于 0.5，并大部分超过 0.7，甚至有些达到 0.8~0.9，可以认为这些指标可以用以区分 DN4 期和 DN5 期患者，对于糖尿病肾病治疗的药物筛选有重要意义。其中，Lyso-PC (20:3)、亮氨酸/异亮氨酸、黄嘌呤、肌苷、腺苷、胞苷和 SAH 的 AUC 超过了 0.9，说明在治疗药物的筛选时要重点关注

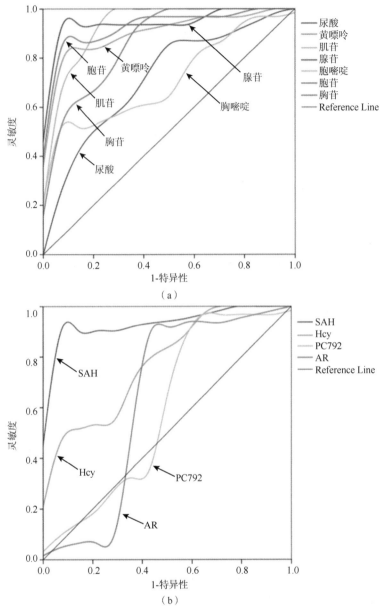

图 8-64　定量指标的 ROC 曲线图

(a) 嘌呤嘧啶指标;(b) 其他代谢及基因指标

表 8-29　23 个指标的曲线下面积

指标	曲线下面积	标准偏差	P 值 [#]	95%置信区间	
				下限	上限
Lyso-PC(18∶0)	0.882	0.051	0.000	0.783	0.982
Lyso-PC(18∶1)	0.880	0.050	0.000	0.783	0.978
Lyso-PC(18∶2)	0.689	0.088	0.044	0.517	0.861
Lyso-PC(22∶6)	0.848	0.056	0.000	0.738	0.958
Lyso-PC(20∶3)	0.952	0.030	0.000	0.892	1.011
Lyso-PC(16∶0)	0.760	0.076	0.006	0.611	0.910

续表

指标	曲线下面积	标准偏差	P 值 #	95%置信区间	
				下限	上限
L-缬氨酸	0.882	0.053	0.000	0.779	0.986
L-色氨酸	0.654	0.093	0.100	0.473	0.836
氧脯氨酸	0.871	0.059	0.000	0.756	0.986
亮氨酸/异亮氨酸	0.906	0.043	0.000	0.821	0.990
皮质酮	0.622	0.085	0.194	0.455	0.789
脱氧皮质酮	0.634	0.086	0.155	0.464	0.803
尿酸	0.742	0.082	0.010	0.580	0.904
黄嘌呤	0.912	0.042	0.000	0.830	0.995
肌苷	0.934	0.041	0.000	0.853	1.015
腺苷	0.956	0.030	0.000	0.897	1.016
胞嘧啶	0.719	0.076	0.020	0.570	0.867
胞苷	0.940	0.034	0.000	0.874	1.006
胸苷	0.871	0.057	0.000	0.759	0.983
SAH	0.947	0.033	0.000	0.833	1.011
Hcy	0.786	0.072	0.002	0.645	0.926
PC792	0.585	0.106	0.364	0.378	0.792
AR	0.629	0.115	0.170	0.403	0.855

#表示无效假设，真实面积=0.5。

这些指标的变化。表 8-30 中列出了这些指标的临界浓度、灵敏度、特异性及阳性和阴性预测率。从中发现，腺苷和 SAH 的阳性预测率均达到 100.0%，阴性预测率也均超过 90.0%，并且肌苷的阴性预测率最高，达到了 96.1%。这三个指标对于临床筛选药物非常重要，它们可以准确判断非糖尿病肾病 5 期的患者，有助于评价药物的疗效是否已经达到预定目标。此外，在表 8-31 中列出了这 18 个指标用于药物筛选时的缩减量化范围。

表 8-30　18 个指标的临界浓度及相应的灵敏度和特异性

指标	临界浓度	灵敏度	特异性	灵敏度+特异性	阳性预测率	阴性预测率
Lyso-PC（18∶0）	601.4	0.806	1.000	1.806	1.000	0.838
Lyso-PC（18∶1）	422.7	0.742	0.929	1.671	0.913	0.783
Lyso-PC（18∶2）	971.0	0.935	0.429	1.364	0.621	0.868
Lyso-PC（22∶6）	42.99	0.677	1.000	1.677	1.000	0.756
Lyso-PC（20∶3）	47.39	0.806	1.000	1.806	1.000	0.838
Lyso-PC（16∶0）	1088	0.774	0.714	1.488	0.730	0.760
L-缬氨酸	159.0	0.903	0.786	1.689	0.808	0.890
氧脯氨酸	67.27	0.871	0.857	1.728	0.859	0.869
亮氨酸/异亮氨酸	37.61	0.774	1.000	1.774	1.000	0.816
尿酸/（mg/L）	75.60	0.613	0.929	1.542	0.896	0.706
黄嘌呤/（mg/L）	0.716	0.839	0.929	1.768	0.922	0.852
肌苷/（mg/L）	0.229	0.968	0.786	1.754	0.819	0.961
腺苷/（mg/L）	0.565	0.903	1.000	1.903	1.000	0.912
胞嘧啶/（mg/L）	0.487	0.516	1.000	1.516	1.000	0.674

续表

指标	临界浓度	灵敏度	特异性	灵敏度+特异性	阳性预测率	阴性预测率
胞苷/（mg/L）	0.161	0.806	1.000	1.806	1.000	0.838
胸苷/（mg/L）	0.154	0.871	0.714	1.585	0.753	0.847
SAH/（mg/L）	45.86	0.903	1.000	1.903	1.000	0.912
Hcy/（μg/L）	1095	0.839	0.643	1.482	0.702	0.800

表 8-31 中列出了根据指标的 95% 置信区间和临界点选取的浓度范围，当临界点在指示范围内时，则得到一个缩小的范围；当临界点不在指示范围内时，如果其更接近糖尿病肾病 5 期，则仍使用原有的指示范围，反之则使用临界点作为评价依据。通过对这 18 个代谢指标和其中的 3 个重要指标（肌苷、腺苷和 SAH）进行判别分析发现，3 个指标的综合预测准确率为 91.1%，其中对 DN4 期和 DN5 期的预测准确率分别为 100.0% 和 87.1%；而采用 18 个指标时，这三个值分别为 97.8%、100.0% 和 96.8%。这提示我们在进行治疗药物的筛选时，可选用这 18 个指标作为评价依据，其中需要重点关注肌苷、腺苷和 SAH 这三个指标含量的变化，而且得到的量化范围可以为药物评价提供更细化的标准。

表 8-31 糖尿病肾病药物筛选潜在指标的指示范围

指标	DN4 期	DN5 期	指示范围	临界点	缩减后范围
Lyso-PC（18:0）	627.1～967.1	260.9～477.7	477.7～627.1	601.4	601.4～627.1
Lyso-PC（18:1）	481.7～684.6	264.1～400.6	400.6～481.7	422.7	422.7～481.7
Lyso-PC（18:2）	779.2～1006	502.4～738.8	738.8～779.2	971.0	971.0
Lyso-PC（22:6）	57.78～75.40	23.71～44.35	44.35～57.78	42.99	42.99～57.78
Lyso-PC（20:3）	61.60～88.62	30.69～44.95	44.95～61.60	47.39	47.39～61.60
Lyso-PC（16:0）	1165～1552	639.6～949.4	949.4～1165	1088	1088～1165
L-缬氨酸	151.1～276.2	66.40～93.04	93.04～151.1	159.0	159.0
氧脯氨酸	11.78～111.0	147.3～271.6	111.0～147.3	67.27	67.27
亮氨酸/异亮氨酸	55.84～87.50	25.04～33.90	33.90～55.84	37.61	37.61～55.84
尿酸/（mg/L）	61.82～67.91	74.26～78.64	67.91～74.26	75.60	67.91～74.26
黄嘌呤/（mg/L）	0.770～0.908	1.779～2.289	0.908～1.779	0.716	0.716
肌苷/（mg/L）	0.288～0.350	0.855～1.034	0.350～0.855	0.229	0.229
腺苷/（mg/L）	0.509～0.571	1.712～2.028	0.571～1.712	0.565	0.565
胞嘧啶/（mg/L）	0.278～0.332	0.455～0.584	0.332～0.455	0.487	0.332～0.455
胞苷/（mg/L）	0.083～0.099	0.259～0.333	0.099～0.259	0.161	0.099～0.161
胸苷/（mg/L）	0.101～0.143	0.303～0.375	0.143～0.303	0.154	0.143～0.154
SAH/（μg/L）	16.83～24.28	108.7～124.8	24.28～108.7	45.86	24.28～45.86
Hcy/（μg/L）	1010～1341	1772～2085	1341～1772	1095	1095

整合 8.11.1 节和 8.11.2 节的分析结果，除临床生物标志物外，在区分 DN3 期和 DN4 期的研究中聚焦得到腺苷、SAH 和亚油酸；在区分 DN4 期和 DN5 期的研究中聚焦得到肌苷、腺苷和 SAH。可以将这三个阶段的指标进行整合，得到一个指标群（或聚焦整合生物标志物群，见第 1 章表 1-2），包括肌苷、腺苷、SAH 和亚油酸，结合临床生物指标，其对

各个阶段的预测准确率均达到90%以上，可以将其作为表征糖尿病肾病发生发展的重要指标。同时，可以考虑将其作为联合用药的疗效评价指标。

3. 不同层次生物标志物的相关性分析

在整个糖肾方治疗糖尿病肾病的临床系统生物学研究中，除基于多中心的临床试验开展的系统生物学研究，也同时在实验室建立了多种DN动物模型，开展了系统生物学研究，深入阐释糖肾方的作用机制。在整合标志物体系建立和聚焦的过程中，涉及了分别来源于临床和动物模型的血清生化指标、基因、蛋白质、代谢物等多个层面的生物标志物。生物标志物和临床生化指标在疾病诊断、疗效评价和机制探讨中的作用各具优势（图8-65）。生物标志物处于疾病的早期，对疾病的响应相较于临床指标更早、更灵敏，并且可以反映更深层次的机制；而血清生化指标能更直接的表征疾病，并且测定相对简单，易于临床应用。结合两者的优势，建立包含血清生化指标和生物标志物的FIBs，更有利于疾病的早期、准确诊断和治疗。

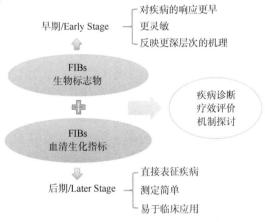

图8-65　不同层次FIBs的特点比较

本节研究中对动物实验和临床研究得到的聚焦整合生物标志物群也进行了相关性分析，分析过程如图8-66所示。

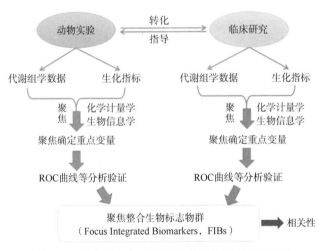

图8-66　临床疾病与动物模型的相关性研究示意图

从生化指标层面进行比较，糖尿病患者生化标志物分析得到的FIBs为血肌酐和糖化血红蛋白，这两个指标与疾病的发生发展最为相关；而采用高脂喂养结合链脲佐菌素注射建立的2型DM动物模型分析得到的FIBs为甘油三酯和胰岛素敏感指数。临床糖尿病患者的病因复杂，聚焦得到的FIBs中，糖化血红蛋白可有效地反映糖尿病患者血糖控制的情况；血肌酐不仅与2型糖尿病的主要并发症之一肾病的发生密切相关，而且有报道称低血肌酐是2型糖尿病和血糖异常的危险因素。而动物模型聚焦得到的FIBs与其造模方式显著相关。甘油三酯是2型糖尿病发生发展的重要因素，近年来临床研究发现，血清血脂代谢紊乱是引起糖尿病发病的关键诱因，血清血脂四项代谢紊乱在糖尿病疾病发生与发展中具有重要作用。胰岛素敏感性指数（ISI）常用来描述胰岛素抵抗（IR）的程度。胰岛素抵抗是指胰岛素作用的靶器官对胰岛素作用的敏感性下降，即正常剂量的胰岛素产生低于正常生物学效应的一种状态。胰岛素敏感性越低，单位胰岛素的效果越差，分解糖类的程度越低。胰岛素抵抗在2型糖尿病的发生发展中发挥重要作用，胰岛素抵抗的改善（如镁摄入量增加）能降低2型糖尿病的患病风险。本节研究选用的模型为高脂喂养结合链脲佐菌素注射导致的2型糖尿病模型，致病机制为高脂诱发大鼠IR，小剂量链脲佐菌素注射损害大鼠胰岛D细胞，造成2型糖尿病大鼠模型。甘油三酯和胰岛素敏感指数在疾病发生和治疗过程中发挥最为重要的作用，与研究所用模型的造模机制相一致。上述结果显示，FIBs可用于动物模型与临床疾病的相关性研究，有助于更适合临床疾病研究动物模型的选择。同时基于FIBs的研究对比结果（图8-67）也再次证实，动物模型造模方式及症状均与人2型糖尿病的发病机制并不完全一致。由此可见模型动物用于疾病发生机制和药物作用机制研究具有科学性，但一种模型不能完全替代临床研究，应建立不同诱导机制的几种模型，同时对临床疾病进行探索，整合分析，互相佐证，其结果才会更接近临床，为临床疾病及治疗的评价及机制研究提供更科学、可信的研究参考。

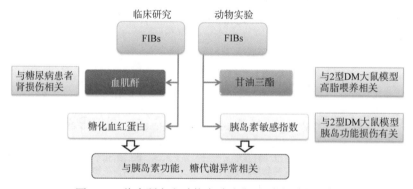

图8-67　临床研究和动物实验聚焦FIBs相关性比较

8.11.3　糖尿病肾病中医证候的可量化指标体系

对于糖尿病肾病的诊断，中医和西医的诊断标准体系截然不同。西医诊断强调患者的肾功能，以蛋白尿作为诊断的金指标，但是对于未出现明显蛋白尿的糖尿病肾病患者就难以诊断，整合标志物体系的建立为糖尿病肾病的早期诊断提供了一种可行的途径。中医诊断强调患者证候，包括气虚、阴虚及阳虚证，但是目前缺乏可以量化的指标。在本节研究中，我们尝试用"整体表征"与"局部特征"结合的模式，通过整体系统生物学研究，建立了可量化中医证候的生物标志物群，用以表征疾病的发生发展。

通过对糖尿病肾病患者气阴两虚偏阴虚、气阴两虚偏气虚和阴阳两虚患者的临床九类 34 种症状进行分析，发现气阴两虚偏阴虚主要表现为阴虚内热、肾阴虚症状；偏气虚主要变现为肺气虚、肾阴虚症状；阴阳两虚主要表现为肾阳虚、肺气虚、肾阴虚及瘀血症状。进而对发现的整合代谢生物标志物与中医症状进行相关性分析，结果见第 1 章表 1-6，其中糖尿病肾病中，磷脂代谢中的 PE750、PG747、PC802 均与瘀血症状呈显著负相关；嘌呤嘧啶代谢中，肌酐、胞苷、腺苷、肌氨酸与瘀血症状呈显著正相关，肌苷与肾阴虚症状呈显著负相关，此外该类化合物含量与肾阳虚症状存在显著相关性；硫醇氨基酸代谢中，Cys-gly 与阴虚内热症状、SAH 与血瘀症状均呈显著正相关，SAM 与肾阳虚症状呈显著负相关，Cys-gly 与肾阴虚症状呈显著负相关，而其与肾阳虚症状呈显著正相关，主要相关性如图 8-68 所示。这表明中医分型症状得分与代谢标志物含量相关，中医证候有其特定的物质基础，对其相关代谢物进行检测可实现证候的客观量化。

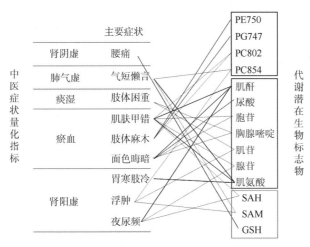

图 8-68　中医症状量化指标与代谢潜在生物标志物相关性

与糖尿病肾病中医分型症状显著相关的代谢生物标志物见第 1 章表 1-6。此外，基于建立的整合生物标志物体系（客观性指标），对糖尿病肾病的不同证候分型（主观性指标）进行判别分析，发现客观性指标中的嘌呤嘧啶指标的预测准确率（86.8%）要高于其他两种，磷脂类 72.7%，硫醇氨基酸类 63.9%。使用整合标志物体系预测时，总准确率达到 100%，远高于使用症状指标或某一类代谢标志物。因此，在今后的研究中，可使用客观性的生物标志物指标替代主观性的症状指标进行中医分型预测，进而为糖尿病肾病中医证候的临床诊断提供客观的、可量化的指标体系。

综上所述，本章研究基于糖尿病肾病的临床系统生物学研究，建立了一个由临床生化指标、定量代谢组学指标和重要基因指标组成的糖尿病肾病整合生物标志物体系，该体系中的指标含量变化可以准确表征糖尿病肾病的发展进程。并且经聚焦和预测准确率分析，筛选得到用于糖尿病肾病早期风险评估及各个分期精准诊断的聚焦整合生物标志物群，其不仅可以用于糖尿病肾病早期风险评估、疾病精准分期及药效评价，并且大幅缩减标志物的数量，满足临床检验实际需求，使生物标志物检测进入临床应用成为可能。

8.12 传统新药研发过程

传统新药研发过程包括药学与临床前药理、药效学研究、急性毒性/长期毒性研究等临床前药学研究,以及临床试验阶段和上市后再评价。

8.13 小结与展望

中国新药的研发模式基本上是遵循国际西药开发模式,缺乏科学理念(理论)的创新,局限在科学技术上的创新。如何将东方医学的精髓结合西方医学的优势,实现理念(理论)上突破,可能是中国现代药学发展中的卡脖子(瓶颈)科学问题。从 2011 年起,笔者从研究实践出发提出了新医药学的理念。新医药学或称整体系统医药学(Holistic Systems Medicine,HSM),是以维护人体系统的整体健康为根本目标,融合现代医学药学,现代中医药学和现代生命科学,创立兼取所长,既高于现代的中医,也高于现代的西医,解决人类整体健康和疾病预防、治疗的整体系统医药学[44]。迄今已连续发表 6 篇文章[1,2,44~47],本章则是阐述了整体系统医药学的探索过程,以及从整体系统医药学中的新药研发出发,提出以复方新药为现代药学新的发展目标,并提出了相应策略、途径和我们的实践。

中医药现代化已经 20 余年了,中医药向何处去,发展的方向和目标竟为何物,始终困扰着我们这一代学者。正如习近平主席在两院院士大会上指出的"我国科技在视野格局、创新能力、资源配置、体制改革等方面存在诸多不适应的地方"。解决的方法就是:"发展科学技术必须具有全球视野。""自主创新是我们攀登世界科技高峰的必由之路"。屠呦呦先生获诺贝尔奖后谈到:"中医药是宝库,但拿来就用还不够。""如果死守着老祖宗的宝贝,固步自封,中药只能是'一筐草',无法变成'一块宝'。"中医药是巨大宝库,但不能固步自封,传承是我们的责任,创新是我们的使命。中医药将和现代医学、生命科学融合,发展到毛泽东主席提出的"中国统一的新医学新药学"。我们强烈倡议设立中国"新医药学发展计划",实现习近平主席提出的"主动发起全球性创新议题"。既促进中医学的发展,也促进西医学和生命科学的发展,为中国和全球老百姓健康福祉尽心尽力。

(罗国安　王义明　范雪梅　谢媛媛)

参 考 文 献

[1] 罗国安,谢媛媛,王义明,等. 精准医学与中医药现代化研究——五论创建新医药学. 世界科学技术—中医药现代化,2017,19(1):19-29.

[2] 罗国安,王义明,范雪梅,等. 从临床出发,以信号通路为靶标的复方新药研发策略,途径与实践——六论创建新医药学. 世界科学技术—中医药现代化,2018,20(7):1047-1068.

[3] 李平,谢院生. 糖尿病肾病中西医结合研究基础与临床. 上海:上海科学技术出版社,2009:91.

[4] 梁琼麟,谢媛媛,范雪梅,等. 中医药临床系统生物学研究体系与实践. 世界科学技术—中医药现代化,2013,15(1):1-8.

[5] 李平. 时振声教授治疗蛋白尿经验. 中国中西医结合肾病杂志, 2005, 6（8）: 438-440.
[6] 郑柳涛, 李平. 李平治疗糖尿病肾病的思路与方法. 中华中医药杂志, 2009, 24（6）: 746-748.
[7] 文玉敏, 董兴鲁, 李平. 糖尿病肾病证候及用药规律的数据挖掘研究. 中华中医药杂志, 2015, 30（10）: 3665-3670.
[8] 杨丽平, 李平, 杜金行, 等. 350例2型糖尿病肾病患者中医证候分布及其与实验室指标的相关分析. 中华中医药杂志, 2010, 25（5）: 686-689.
[9] Li P, Chen Y P, Liu J P, et al. Efficacy and safety of Tangshen formula on patients with type 2 diabetic kidney disease: a multicenter double-blinded randomized placebo-controlled trial. PLoS One, 2015, 10（5）: e0126027.
[10] Yan M H, Wen Y M, Yang L P, et al. Chinese herbal medicine tangshen formula treatment of patients with type 2 diabetic kidney disease with macroalbuminuria: study protocol for a randomized controlled trial. Trials, 2016, 17: 259/1-259/8.
[11] Pang L Q, Liang Q L, Wang Y M, et al. Simultaneous determination and quantification of seven major phospholipid classes in human blood using normal –phase liquid chromatography coupled with electrospray mass spectrometry and the application in diabetes nephropathy. J Chromatogr B, 2008, 869（1-2）: 118-125.
[12] Xia J F, Liang Q L, Liang X P, et al. Ultraviolet and tandem mass spectrometry for simultaneous quantification of 21 pivotal metabolites in plasma from patients with diabetic nephropathy. J Chromatogr B Analyt Technol Biomed Life Sci, 2009, 877（20-21）: 1930-1936.
[13] Xia J F, Liang Q L, Hu P, et al. Correlations of six related purine metabolites and diabetic nephropathy in Chinese type 2 diabetic patients. Clin Biochem, 2009, 42（3）: 215-220.
[14] Xia J F, Hu P, Liang Q L, et al. Correlations of creatine and six related pyrimidine metabolites and diabetic nephropathy in Chinese type 2 diabetic patients. Clin Biochem, 2010, 43（12）: 957-962.
[15] Han L D, Liang Q L, Wang Y M, et al. A new metabonomics method for simultaneous determination of EFAs and NEFAs in plasma using GC-MS and its application. Chinese Chem Lett, 2009, 20（9）: 1103-1106.
[16] Jiang Z T, Liang Q L, Luo G A, et al. HPLC-electrospray tandem mass spectrometry for simultaneous quantitation of eight plasma aminothiols: application to studies of diabetic nephropathy. Talanta, 2009, 77（4）: 1279-1284.
[17] Han L D, Xia J F, Liang Q L, et al. Plasma esterified and non-esterified fatty acids metabolic profiling using gas chromatography-mass spectrometry and its application in the study of diabetic mellitus and diabetic nephropathy. Analytica Chimica Acta, 2011, 689（1）: 85-91.
[18] 何永鑫, 李雪, 范雪梅, 等. 糖尿病肾病患者AR基因表达量测定. 高等学校化学学报, 2010, 31（2）: 293-295.
[19] Patel J J, Butters O R, Arnett T R. PPAR agonists stimulate adipogenesis at the expense of osteoblast differentiation while inhibiting osteoclast formation and activity. Cell Biochem Funct, 2014, 32（4）: 368-377.
[20] 白秀平, 李宏亮, 杨文英. PPAR及其激动剂与脂肪酸代谢及胰岛素抵抗. 国际药学研究杂志, 2008, 35（2）: 111-115.
[21] 中医药治疗糖尿病肾病临床与基础研究——中日友好医院临床医学研究所李平教授团队学术研究进展. 世界科学技术—中医药现代化, 2017, 19（4）: I0012.
[22] Hummel K P D M. Coleman D L. Diabetes, a new mutation in the mouse. Science, 1966, 153（3740）: 1127-1128.
[23] Hu J J, Fan X M, Meng X S, et al. Evidence for the involvement of JAK/STAT/SOCS pathway in the mechanism of Tangshen formula-treated diabetic nephropathy. Planta Med, 2014, 80（8-9）: 614-621.
[24] Fan X M, Huang C L, Wang Y M, et al. Therapeutic effects of tangshen formula on diabetic nephropathy in db/db mice using cytokine antibody array. J Diabetes Res, 2018（2018）: 8237590.
[25] 王昱, 鲍晓荣. 细胞因子与糖尿病肾病. 实用诊断与治疗杂志, 2007, 21（11）: 843-845.
[26] Hopkins A L. Network pharmacology. Nat Biotechnol, 2007, 25（10）: 1110-1111.
[27] Guo J H, Chen H, Ruan Y C, et al. Glucose-induced electrical activities and insulin secretion in pancreatic islet Beta-cells are modulated by CFTR. Nat Commun, 2014, 5: 4420.
[28] Yeh W J, Yang H Y, Chen J R. Soy β-conglycinin retards progression of diabetic nephropathy via modulating the insulin sensitivity and angiotensin-converting enzyme activity in rats fed with high salt diet. Food Funct, 2014, 5（11）: 2898-2904.
[29] Somineni H K, Boivin G P, Elased K M. Daily exercise training protects against albuminuria and angiotensin converting enzyme 2 shedding in db/db diabetic mice. J Endocrinol, 2014, 221（2）: 235-251.
[30] 马晶晶, 章涛. PPARγ功能与疾病关系研究进展. 中国药理学通报, 2012, 28（5）: 601-604.
[31] Gandhi G R, Jothi G, Antony P J, et al. Gallic acid attenuates high-fat diet fed-streptozotocin-induced insulin resistance via partial

agonism of PPARγ in experimental type 2 diabetic rats and enhances glucose uptake through translocation and activation of GLUT4 in PI3K/p-Akt signaling pathway. Eur J Pharmacol，2014，745：201-216.

[32] 郭娟娟，陈莉明. P38 mAPK 信号通路在糖尿病肾病中的作用. 中国实用医药，2012，7（30）：23-24.

[33] Cao T，Wang G，Han W，et al. Valley-selective circular dichroism of monolayer molybdenum disulphide. Nat Commun，2012，3：887.

[34] 王笑，王甄真，陈雁. PI3K/AKT 信号通路在维持血糖平衡中的作用. 生命科学，2013，25（2）：133-139.

[35] Savransky V，Molls R R，Burne-Taney M，et al. Role of the T-cell receptor in kidney ischemia-reperfusion injury. Kidney Int，2006，69（2）：233-238.

[36] Goligorsky M S，Lieberthal W，Racusen L，et al. Integrin receptors in renal tubular epithelium：new insights into pathophysiology of acute renal failure. Am J Physiol-Renal，1993，264（1）：F1-F8.

[37] Schertzer JD，Tamrakar AK，Magathaes JG，et al. NOD1 activators link innate immunity to insulin resistance. Diabetes，2011，60（9）：2206-2215.

[38] Zhao T T，Sun S F，Zhang H J，et al. Therapeutic effects of Tangshen formula on diabetic nephropathy in rats. PLoS One，2016，11（1）：e0147693.

[39] Kong Q，Zhang H J，Zhao T T，et al. Tangshen formula attenuates hepatic steatosis by inhibiting hepatic lipogenesis and augmenting fatty acid oxidation in db/db mice. Int J Mol Med，2016，38（6）：1715-1726.

[40] Alsaad K O，Herzenberg A M. Distinguishing diabetic nephropathy from other causes of glomerulosclerosis：an update. J Clin Pathol，2007，60（1）：18-26.

[41] Xu X，Xiao L，Xiao P，et al. A glimpse of matrix metalloproteinases in diabetic nephropathy. Curr Med Chem，2014，21（28）：3244-3260.

[42] Elmarakby A A，Abdelsayed R，Yao LJ，et al. Inflammatory cytokines as predictive markers for early detection and progression of diabetic nephropathy. Epma J，2010，1（1）：117-129.

[43] Huang M，Liang Q，Li P，et al. Biomarkers for early diagnosis of type 2 diabetic nephropathy：a study based on an integrated biomarker system. Mol Biosyst，2013，9（8）：2134-2141.

[44] 罗国安，王义明，梁琼麟，等. 我们的中国梦：新医药学——四论创建新医药学. 世界科学技术—中医药现代化. 2015，17（10）：1963-1971.

[45] 罗国安，王义明，梁琼麟，等. 新医药学与转化医学. 世界科学技术—中医药现代化，2011，13（1）：1-8.

[46] 罗国安，梁琼麟，王义明，等. 中医药发展亟须第二次思想解放——二论创建新医药学. 世界科学技术—中医药现代化，2015，17（1）：1-6.

[47] 罗国安，谢媛媛，梁琼麟，等. 中医药整合医学——三论创建新医药学. 世界科学技术—中医药现代化，2015，17（1）：7-15.

第 9 章

神经管畸形的系统医药学研究

引 言

本章介绍了采用定量代谢组学模式开展出生缺陷——神经管畸形的机理研究,及营养素干预相关研究。9.1 节分别介绍了神经管畸形研究进展和定量代谢组学在神经管畸形研究中的应用背景。9.2.1 节建立了针对神经管畸形发生机制中叶酸代谢、同型半胱氨酸代谢及谷胱甘肽代谢三大代谢循环中 16 个重要代谢物的定量分析方法,并给出了定量分析结果。确定了 5-甲基四氢叶酸、S-腺苷甲硫氨酸、还原型谷胱甘肽、S-腺苷同型半胱氨酸、同型半胱氨酸和半胱酰甘氨酸 6 个潜在生物标志物有可能作为区分神经管畸形孕妇和正常孕妇临床诊断的依据。9.2.2 节则介绍了代谢指纹图谱用于神经管畸形的研究结果。对神经管畸形类出生缺陷而言,预防的重要性远远大于治疗,营养素干预是重要途径,现在广泛采用补充叶酸对神经管畸形有显著的预防效果。9.3 节介绍定量代谢组学(即代谢指纹图谱和代谢循环靶标定量测定相结合的模式)应用于神经管畸形营养干预的研究结果。数据表明叶酸具有促进一碳代谢循环和降低氧化应激水平的双重作用,所以在防治神经管畸形发生中具有不可替代的重要作用。具有促进一碳代谢循环作用(如维生素 B_{12}、维生素 B_6 等)和抗氧化作用(如维生素 C、维生素 E 等)的其他营养素也具有一定的保护作用。9.4 节介绍了神经管畸形发病机理研究和营养干预联合分析的结果,表明二者的结果互相吻合,筛查出的生物标志物确实具有重要意义。9.5 节建立了营养素干预的"预测-验证"模型。首先采用反向分子对接技术,得出营养素作用的可能靶点及信号通路,再确定"疾病-分子机制-通路"预测图。9.5.3 节则对所发现的五条通路进行了验证。本章建立了重大出生缺陷研究的新技术(定量代谢组学)及基于网络分析的"预测-验证"模型,成功用于神经管畸形发生机理和营养素干预研究。发现多个与一碳代谢循环相关出生缺陷及营养干预起效的潜在生物标志物,从代谢角度阐明了一碳代谢循环相关出生缺陷发生的分子机制,且提出 5-甲基四氢叶酸(5-MeTHF)可能是一种替代叶酸的更有效的干预手段。

9.1 神经管畸形的研究背景

神经管畸形(neural tube defects,NTDs)是由于在胚胎发育的第 26~28 天神经管闭合不全而造成的头部至脊柱部位从无脑到轻度脊柱裂不同程度的先天性畸形。主要包括无脑儿、露脑、小头畸形、大头畸形、脑积水、脊柱裂和脑膨出等。神经管畸形是多因素性疾病，其发病原因也非常复杂，包括环境因素、营养因素及遗传因素等[1~3]。此外，神经管畸形发病率因地理位置、种族和社会经济条件的不同而有差异[4-6]。例如，在欧洲神经管畸形的发生率为1‰，中国南方地区的发生率为1‰，北方地区却为5‰～6‰，而在我们研究的地区竟高达16‰～18‰[7]。神经管畸形是常见的先天畸形之一，在出生缺陷性疾病中仅次于先天性心脏病居第二位。它不仅是造成孕妇流产、围产儿和婴儿死亡，以及终身残疾的主要原因之一，同时也给社会带来巨大的经济损失。

9.1.1　神经管畸形研究进展

有关神经管畸形病变的最早报道见于1963年，由Burney等[8]做了关于脊柱裂及脊髓脊膜突出的阐述。其后各国对神经管畸形病变的研究越来越多，且以外科临床的研究报道居多。

现在对神经管畸形病变定义为：躯干中线间质、骨、神经结构融合不全或不融合[9]。1965年Shtil'bans等[10]首次提出了脊柱裂病变的遗传性观点。Beolchini等[11]提出了无脑畸形发生的季节性变化特点。这是认为"神经管畸形病变为遗传性疾病，同时环境因素又是该病的诱发因素"的开始。

1976年Smithells等[12]通过对孕龄3个月的900名孕妇进行血液细胞成分的对比调查后，率先提出血液叶酸及其他几种维生素含量偏低有可能导致神经管畸形病变的发生，首次将叶酸缺乏与神经管畸形联系起来。

20世纪90年代开展的"中美预防神经管畸形合作项目"研究[13]结果显示，孕期补充叶酸使中国北方地区神经管畸形的发生率减少了85%；南方地区神经管畸形的发生危险也有显著下降，减少了41%。这一研究结果受到世界各国的普遍关注，对叶酸及相关代谢网络与神经管畸形机制的研究也越来越得到人们的重视。

众多研究[14~18]表明，神经管畸形的核心为一碳单位代谢循环，即叶酸代谢循环和同型半胱氨酸代谢循环。叶酸与同型半胱氨酸的代谢循环（重要的一碳单位传递体的运行过程）是甲硫氨酸在三磷酸腺苷（ATP）的作用下变为活性甲硫氨酸，活性甲硫氨酸提供出一个一碳单位（甲基），形成同型半胱氨酸。后者再与5-甲基四氢叶酸提供的一碳单位（甲基）合成甲硫氨酸，同时使5-甲基四氢叶酸转变为四氢叶酸。叶酸代谢循环的重要性在于为同型半胱氨酸的复甲基化提供甲基。如果叶酸摄入不足，同型半胱氨酸向甲硫氨酸的转换就会发生障碍。相继引发出一系列病理变化：同型半胱氨酸堆积，导致一碳单位甲基生成减少，这就直接影响体内50余种重要物质的合成。在胚胎神经发育的过程中，轻度上升的同型半胱氨酸水平意味着复甲基化途径的受阻，致使活性甲硫氨酸合成减少，进而危及到依赖活性甲硫氨酸的酶的甲基化反应，如DNA的甲基化、磷脂的生物合成以及蛋白质的甲基化；其次，高同型半胱氨酸水平对神经胚形成期和器官形成期的胚胎均有显著的致畸性，还能诱发神经系统细胞凋亡过度，本身也是诱发一碳代谢循环相关出生缺陷的独立危险因素。同型半胱氨酸是体内甲硫氨酸循环的中间代谢产物,在甲硫氨酸代谢通路中处于极其重要的位置,它将含硫氨基酸、还原性叶酸、维生素 B_6 及维生素 B_{12} 等代谢相互联系起来。同型半胱氨酸水平的升高,会对血管内皮细胞产生毒性,而且能够产生大量自由基和过氧化物,损害内皮,从而对胚产生毒害。同型半胱氨酸的蓄积,使得 S-腺苷同型半胱氨酸含量升高。S-腺苷同型半胱氨酸是转甲基酶的一种重要抑制剂,在体内的蓄积会引起基因表达、蛋白功能、脂类以及神经传递素代谢的紊乱[19],这也极有可能成为 NTDs 的诱因之一。综上所述,同型半胱氨酸和叶酸代谢循环的异常都会对神经管畸形的发生产生影响。从同型半胱胺酸到谷胱甘肽的转化途径称为转硫途径。同型半胱氨酸水平的增高,导致转硫途径中氧化应激增高。一些实验模型已证实高同型半胱氨酸水平不仅对胚胎有直接的致畸作用,而且还会通过增高氧化应激水平对胚胎产生间接毒性[20, 21]。总之,叶酸、同型半胱氨酸和谷胱甘肽代谢循环的紊乱与神经管畸形的发生有着密切的联系。叶酸、同型半胱氨酸和谷胱甘肽代谢循环如图 9-1 所示。

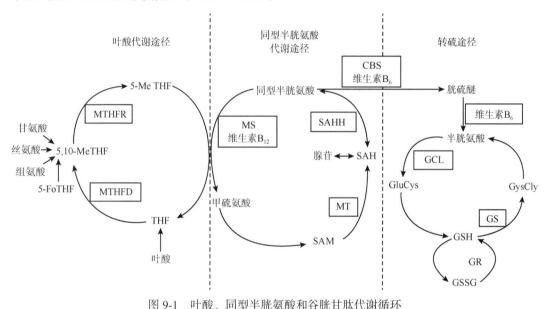

图 9-1 叶酸、同型半胱氨酸和谷胱甘肽代谢循环

9.1.2 定量代谢组学在神经管畸形研究中的应用前景

定量代谢组学手段应用于发病机理研究,目的在于更好地了解疾病的发生过程以及病变过程中体内代谢物的变化,发现病变的标志物。最终目的还是在于更早地进行临床预警,更加有针对性的进行治疗。这些标志物就是人体质量的"质控指标",通过这些指标的变化,就能够判断人体的健康状况。定量代谢组学包括代谢靶标分析以及代谢指纹谱分析。代谢靶标分析主要研究特定的代谢途径或同一种结构功能类型的代谢物群,如磷脂类、脂肪酸类或氨基酸类。靶标分析是一种对于已有先验知识或确定的研究对象非常有效的研究模式,能在一次进样分析中同时定性定量多种化合物。血浆和尿样等是最常用的生物复杂

系统的研究对象，其研究的重点是靶标化合物分析的选择性和准确性。液相色谱-质谱联用技术的主要优势就在于它的高选择性、高灵敏度，已被广泛应用于组分化合物的分离、结构的解析以及靶标化合物的定量分析中，如农作物中微量有害物质的检测、疾病相关生物标志物以及其他内源物质的检测，药物原型以及其在体内代谢物的鉴定等。作为定量研究的主要分析平台的质谱检测具有高选择性的优势，此外高效的样本前处理方法对于除去其他共存基质的干扰，对于优化色谱分离条件也具有重要的意义。

靶标定量分析的主要优势是可以不依赖数据获取技术的局限，用建立的数据库整合各种代谢途径得到的数据，拓宽对于目标代谢物的了解。主要的劣势在于它是一种强调"聚焦模式"的代谢物研究方法，因而对于"全局特征"的描述还有所欠缺。但是多循环定量代谢轮廓谱也可以通过分析各种不同种类的代谢物，测定生物化学途径中关键的代谢物来探索体内代谢的变化规律。

随着系统生物学的迅猛发展，越来越多的学者已开始注重从生物系统的整体性分析入手，来了解复杂的生命过程以寻找疾病的早期诊断和治疗方法。1999年，在将近20年的生物代谢复杂系统研究的基础上，英国帝国理工大学的Nicholson教授首先提出了代谢组学的概念，并将其定义为"通过考察生物体系受刺激或扰动后（如将某个特定的基因变异或环境变化后）其代谢产物的变化或其随时间的变化，来研究生物体系的代谢途径的一种技术"[22]。其研究目标是对体液、组织、细胞等生物样本中相对分子质量在1000以下的所有小分子代谢物进行定性和定量分析，从而得到生物体受外界刺激后其代谢水平的整体变化的结果[23~26]。从代谢组学的定义可以看到，代谢组学是将生物体作为一个整体来研究由于内因或外因导致的机体的代谢变化，代谢组学的研究不仅传承了系统生物学研究的"整体性"特征，并且将生命体的动态性作为研究的方向。代谢组学（Metabonomics）是继基因组学（Genomics）、转录组学（Transcriptomics）、蛋白质组学（Proteomics）之后系统生物学的又一个主要的研究平台，并逐渐成为生命科学的不可或缺的研究方向[27, 28]。体液中的代谢物质与细胞、组织和整体水平的生物化学状态密切相关。在正常状态下，代谢物组成通过机体的自发调节处在一个动态的平衡当中；当机体受到外界干扰，如毒性物质刺激、代谢障碍或者生理因素影响时，在细胞、组织，乃至整体水平就会发生代谢的变化应答，从而导致代谢物种类和浓度的变化，生物体液的组成也会产生相应的变化。

代谢组学关注的是检测代谢物水平的整体或动态的变化，提取相关的生物代谢标志物群体或标志物簇，并在此基础上寻找受到影响的相关代谢途径或循环，以及寻找相关蛋白质组的对应变化以确立代谢网络调控机制，进而了解和研究转录组与相关的调控基因的功能[29]。其主要的劣势在于它是一种强调"整体模式"的代谢物研究方法，因而对于"局部特征"的描述还有所欠缺。定量代谢组学包括代谢靶标分析以及代谢指纹谱分析，该技术平台将研究对象的整体特征与局部特征相结合，更适用于神经管畸形等复杂疾病的预测及诊断。

生物体的正常生理活动是在机体全身循环、泌尿等系统的平衡协作下得到运作的，而当这种平衡受到内源性或外源性的刺激或改变时会就出现扰动，体内代谢水平从而产生某种程度的紊乱，而当体内代谢紊乱在量的水平积累到一定的程度时，就会出现细胞、组织水平的宏观变异。代谢紊乱的变化常常会在尿液、血液等体液中的代谢物得到体现。因此应用定量代谢组学对尿液、血液等生物体液的代谢物进行检测和分析,就可能对疾病发生和发展过程伴随的生物化学变化有全新的认识和了解,进而发现与疾病早期发生相关的生物标志物以及病理的分子机制,最终达到指导临床诊断的目的[30, 31]。

9.2 定量代谢组学应用于神经管畸形机理研究

神经管畸形是多因素(包括环境和遗传等)共同作用的结果,胚胎发育过程中早期神经管无法闭合或者闭合的神经管重新打开是导致神经管畸形的直接原因。众多研究表明,神经管畸形与叶酸和同型半胱氨酸相关的一碳代谢异常有关。母体相关补充营养因素可很大程度上降低 NTD 发生的风险。孕妇在围妊娠期摄入叶酸或多种维生素可以降低 NTD 发生的概率。此外,胆碱、甜菜碱和甲硫氨酸等化合物的摄入也可以极大地降低 NTD 的发病率。

然而,一碳代谢循环的异常是否能够完全解释 NTDs 的发生?在一碳代谢循环之外,是否还有其他代谢循环与 NTDs 的发生发展相关?为了能够全面认识神经管畸形的发病机理,除定量测定一碳代谢循环代谢物变化外,同时从生命过程的终端——代谢状态着手,采用代谢组学的研究思路研究胚胎发育缺陷过程中的生物信息特征及其演化规律,期望能够对 NTDs 发生的分子机制给出更加全面的解释。

9.2.1 一碳代谢循环代谢物定量分析

大量研究表明母亲的血液中低叶酸水平与神经管畸形的发生密切相关。在叶酸代谢循环中,5-甲基四氢叶酸、5-甲酰基四氢叶酸、四氢叶酸和来自食物中未代谢的叶酸是主要的叶酸同效维生素。

在我们之前的研究中发现,怀神经管畸形胎儿的孕妇血清中 5-甲基四氢叶酸、5-甲酰基四氢叶酸和叶酸浓度显著低于正常水平。因此,精确定量叶酸代谢循环中的相关化合物有助于揭示神经管畸形的潜在发病机理。叶酸在同型半胱氨酸甲基化生成甲硫氨酸的过程中有非常重要的地位,它以 5-甲基四氢叶酸形式起作用,叶酸水平不足,导致甲硫氨酸合成障碍,血中同型半胱氨酸堆积。同型半胱氨酸是体内甲硫氨酸循环的中间代谢产物,在甲硫氨酸代谢通路中处于极其重要的位置,它将含硫氨基酸、还原性叶酸、维生素 B_6 及维生素 B_{12} 等代谢相互联系起来。黄敏等建立 HPLC-MS 定量分析方法,精确定量了怀孕母亲血清叶酸代谢途径和同性半胱氨酸代谢途径,发现在胎儿神经管发育过程中 5-甲基四氢叶酸作为标志物的诊断效果最佳,有可能成为临床诊断的重要指标。根据文献报道[20, 32],同型半胱氨酸水平的增高,不仅会对胎儿有直接的致畸作用,而且还会导致转硫途径中氧化应激增高,从而对胚胎形成间接毒性。因此,在前期研究的基础上,我们进一步考察了转硫氨酸通路在怀神经管畸形胎儿的孕妇血清中的含量,最终实现对三大循环中的 16 个重要化合物的定量研究[33]。

1. 病例信息

本研究采用病例-对照设计，选取了 121 例神经管畸形孕妇的血清作为病例组，118 例正常孕妇的血清作为对照组，所有血清都采自神经管畸形高发地区——中国山西省。所有参与人员的临床资料信息，包括年龄、孕期叶酸补充情况、孕周，均通过医院问卷调查的形式获取。所有参与研究的志愿者均签署了知情同意书，本研究经伦理委员会批准。将所有孕妇的年龄和孕周，采用组间卡方（χ^2）检验和 Fisher 精确检验进行比较分析。结果如表 9-1 所示。

表 9-1　病例组和对照组孕妇的临床信息

临床信息	病例组	对照组	P 值
n	121	118	—
年龄 [n（%）]			0.513
<20 岁	7（5.8）	9（7.6）	
20~24 岁	51（42.1）	41（34.7）	
25~29 岁	31（25.6）	39（33.1）	
≥30 岁	32（26.5）	29（24.6）	
孕周			0.138
<28 周	100（82.7）	92（78.0）	
≥28 周	16（13.2）	26（22.0）	

注：表中 P 值通过卡方（χ^2）检验和 Fisher 精确检验计算得到。

一般来说，不同年龄段和不同孕周的孕妇体内化合物的浓度水平相差较大。由表 9-1 可以看出，本研究中两组样本在年龄和孕周中没有显著性差异，说明所选取的对照样本与病例样本匹配较好。

2. 代谢物定量分析

应用 HPLC（Agilent 1100）-MS（API 3000）联用对一碳循环中的 16 个化合物进行定量分析。定量分析结果发现（表 9-2），除四氢叶酸由于在人体内含量太低（<1nmol/L）而未检出外，其他 15 种主要代谢物均能在孕妇血清中检到。其中，5-甲基四氢叶酸（5-MeTHF）、5-甲酰基四氢叶酸（5-FoTHF）、S-腺苷甲硫氨酸（SAM）和还原型谷胱甘肽（GSH）在病例组中含量水平显著低于对照组（$P<0.05$）；而同型半胱氨酸（Hcy）、S-腺苷同型半胱氨酸（SAH）和半氨酰甘氨酸（CysGly）在病例组中的含量水平显著高于对照组（$P<0.05$）。其余化合物的含量水平在两组之间没有显著性差别。以上化合物浓度水平的显著性变化，揭示出孕妇体内叶酸、同型半胱氨酸和谷胱甘肽三大代谢循环同时发生了紊乱，极有可能是产生胚胎神经管发育缺陷的原因。因此，上述 7 种化合物可以认为是区分神经管畸形孕妇和正常孕妇的潜在生物标志物。同时，我们还发现 S-腺苷甲硫氨酸与 S-腺苷同型半胱氨酸的比值（SAM∶SAH，甲基化指数）在病例孕妇人群中也显著降低，这也提示同型半胱氨酸循环尤其是与之密切相关的 DNA 甲基化进程发生改变，导致胚胎神经管发育缺陷。对这些潜在生物标志物与孕妇不同生理状态（正常和疾病状态）相关性的进一步研究将通过下面 logistic 回归分析体现。

表 9-2　病例组和对照组血清化合物浓度数据比较分析

化合物浓度或比值	病例组（n=121）$\bar{x} \pm s$	对照组（n=118）$\bar{x} \pm s$	P 值	校正 P 值
5-MeTHF/（ng/ml）	6.17±2.73	7.11±1.34	<0.001	<0.001
5-FoTHF/（ng/ml）	6.43±1.69	6.84±2.85	0.038	0.045
Folic acid/（ng/ml）	0.528±0.363	0.629±0.364	0.042	0.051
Serine/（ng/ml）	149.43±47.59	161.19±57.68	0.172	0.252
Histine/（μg/ml）	3.10±0.764	3.26±1.09	0.553	0.527
Homocysteine/（μg/ml）	1.80±1.02	1.34±0.873	<0.001	<0.001
Cystathionine/（ng/ml）	8.48±1.53	8.52±1.23	0.189	0.218
Metthionine/（μg/ml）	2.07±0.16	2.46±0.20	0.098	0.108
SAM/（ng/ml）	12.27±1.72	17.33±2.84	0.005	0.008
SAH/（ng/ml）	9.14±1.17	6.42±0.81	<0.001	<0.001
SAM/SAH	1.89±0.35	3.87±0.70	<0.001	<0.001
Adenosine/（ng/ml）	138.01±47.20	131.28±53.30	0.219	0.240
GluCys/（ng/ml）	575.96±214.08	609.22±278.24	0.744	0.436
GSH/（ng/ml）	799.55±265.22	956.11±277.46	0.028	0.016
CysGly/（μg/ml）	1.80±0.680	1.48±0.835	<0.001	<0.001
Cysteine/（μg/ml）	8.46±3.34	8.03±4.36	0.059	0.057

注：表中 P 值通过双样本成对 t 检验计算得到，校正 P 值通过协变量分析计算得到。协变量选择年龄和孕周。

3. Logistic 回归分析

将两组人群血清中测得的 15 个指标化合物浓度采用 binary logistic 回归进行分析。同时，选择年龄和孕周作为协变量，计算校正优势比（Adjusted OR）和 95%置信区间（CI）。结果见表 9-3。

表 9-3　病例组和对照组血清化合物浓度数据与其分类相关的校正 OR 值和 95%置信区间（CI）

化合物	校正 OR 值	95% CI	P 值
5-MeTHF	0.138	0.047～0.407	<0.001
5-FoTHF	0.363	0.149～0.982	0.052
Folic acid	0.464	0.035～1.289	0.053
Serine	2.843	0.067～5.031	0.585
Histidine	1.667	0.301～9.241	0.559
Homocysteine	18.378	4.151～81.374	<0.001
Cystathionine	1.709	0.301～4.319	0.545
Methionine	0.844	0.362～1.963	0.693
SAM	0.273	0.061～0.967	0.007
SAH	3.125	1.643～15.943	0.001
GluCys	0.810	0.283～2.313	0.693
GSH	0.298	0.112～0.794	0.015
Cysteine	0.416	0.157～1.107	0.079
Adenosine	0.657	0.222～1.947	0.449
CysGly	16.818	5.457～50.734	<0.001

注：OR 值使用年龄和孕周协变量校正得到校正 OR 值，P 值由假定 OR 值等于 1 的假设检验计算得到。

从表 9-3 可以看出，S-腺苷甲硫氨酸和还原型谷胱甘肽的校正 OR 值均远远小于 1.000（$P<0.05$）；而同型半胱氨酸、S-腺苷同型半胱氨酸和半氨酰甘氨酸的校正 OR 值远远高于 1.000（$P<0.01$）。从流行病学统计分析角度来看，疾病优势比（OR 值）的意义在于表示疾病发生与各种暴露因素之间的统计学关系强度，即通过计算病例组与对照组的暴露优势比，从而来分析、推测哪些因素与疾病存在着联系。在本研究中，我们以各种化合物在病例组和对照组中的浓度水平作为回归变量，辅以各种协变量因素，考察神经管畸形发生概率与这些可能影响因素之间的关系。以 S-腺苷甲硫氨酸为例，其校正 OR 值为 0.273 的含义为：S-腺苷甲硫氨酸的浓度水平每升高一个单位，其在病例组中的出现概率（即患病率）是在正常组中出现概率的 0.273 倍。这就意味着孕妇体内 S-腺苷甲硫氨酸浓度水平越高，越不容易发生神经管畸形。反之，体内 S-腺苷甲硫氨酸浓度水平越低则越易患病。5-甲基四氢叶酸和还原型谷胱甘肽的浓度水平在两组间的分布趋势与 S-腺苷甲硫氨酸一致。再如同型半胱氨酸，其校正 OR 值为 18.378，即它的浓度水平每升高一个单位，其在病例组中的出现概率（即患病率）是在正常组中出现概率的 18.378 倍。这意味着孕妇体内同型半胱氨酸的浓度水平越高，越易发生神经管畸形。上述结论与我们通过 t 检验和协方差分析得到的结论基本一致。这些结果充分说明了 5-甲基四氢叶酸、S-腺苷甲硫氨酸、还原型谷胱甘肽、S-腺苷同型半胱氨酸、同型半胱氨酸和半氨酰甘氨酸可以作为神经管畸形早期诊断的潜在生物标记物。

选取 5-甲基四氢叶酸、S-腺苷甲硫氨酸、还原型谷胱甘肽、S-腺苷同型半胱氨酸、同型半胱氨酸和半氨酰甘氨酸的浓度在对照组百分位数分布的不同截点进行进一步分析。同时，选择年龄和孕周作为协变量，计算校正优势比（Adjusted OR）和 95%置信区间（CI）。结果见表 9-4。在 121 个病例中，其中 65 个病例（63.1%）的同型半胱氨酸浓度在对照组第 70 百分位数以上，40 个病例的同型半胱氨酸浓度在对照组第 90 百分位数以上，S-腺苷同型半胱氨酸和半氨酰甘氨酸浓度变化与同型半胱氨酸相似；相反，56 个的病例的 5-甲基四氢叶酸浓度在对照组第 30 百分位数以下，S-腺苷甲硫氨酸和还原型谷胱甘肽浓度变化与 5-甲基四氢叶酸相似。此外，这些化合物的分布差异在经协变量校正后仍很显著。以 SAM：SAH 为例，其最极端的校正 OR 值为 5.73（95%置信区间：3.72，15.14）。因此，如果一个孕妇的 SAM：SAH<0.92，则她是正常孕妇怀神经管畸形胎儿概率的 5.73 倍。

表 9-4　潜在生物标志物在不同截点的校正 OR 值和 95%置信区间（CI）

浓度截点及百分位数	病例组 n（%）	对照组 n（%）	OR 值（95%CI）	校正 OR 值（95%CI）
Hcy/（μg/ml）				
>1.85（70th）	65（63.1）	29（27.9）	2.69（1.92，6.85）	2.81（1.94，7.44）
>2.32（80th）	50（48.5）	21（20.2）	3.34（1.87，9.81）	3.53（1.88，10.10）
>2.66（90th）	40（38.8）	11（10.6）	6.86（2.10，18.42）	7.55（2.29，20.93）
SAH（ng/ml）				
>7.58（70th）	55（53.5）	32（30.8）	1.72（1.02，3.67）	2.32（1.12，4.27）
>9.51（80th）	41（39.8）	20（19.2）	2.56（1.74，4.17）	3.16（1.92，5.73）
>11.55（90th）	26（25.2）	11（10.6）	3.87（1.83，7.83）	3.94（1.97，7.97）
CysGly/（μg/ml）				
>1.79（70th）	51（49.5）	32（30.8）	1.94（1.63，3.97）	2.23（1.68，7.30）
>2.14（80th）	39（37.9）	21（20.2）	2.69（1.91，7.90）	2.68（1.89，8.07）

续表

浓度截点及百分位数	病例组 n（%）	对照组 n（%）	OR 值（95%CI）	校正 OR 值（95%CI）
＞2.49（90th）	27（26.2）	11（10.6）	4.26（1.30，14.01）	4.28（2.26，14.55）
5-MeTHF/（ng/ml）				
＜6.42（30th）	56（54.4）	32（30.8）	2.39（1.63，3.92）	2.43（1.78，4.35）
＜5.96（20th）	45（43.7）	21（20.2）	2.96（1.80，4.42）	3.14（1.67，4.69）
＜5.59（10th）	35（34.0）	11（10.6）	3.57（2.13，6.37）	4.32（2.88，7.17）
GSH/（μg/ml）				
＜0.672（30th）	53（51.5）	31（30.1）	1.56（1.15，3.15）	1.49（1.13，2.90）
＜0.561（20th）	40（42.7）	21（20.2）	1.96（1.63，6.06）	2.03（1.64，6.36）
＜0.406（10th）	31（30.0）	11（10.6）	2.24（1.68，7.37）	3.18（2.56，7.28）
SAM/（ng/ml）				
＜8.52（30th）	52（50.5）	32（30.8）	1.54（1.13，3.29）	1.49（1.12，3.10）
＜8.20（20th）	48（46.6）	20（19.2）	1.71（1.23，3.97）	1.55（1.09，4.32）
＜7.55（10th）	40（38.8）	11（10.6）	4.27（2.23，9.79）	3.92（2.12，8.72）
＜1.69（30th）	69（67.0）	28（26.9）	2.45（1.39，4.36）	2.72（1.44，5.79）
＜1.41（20th）	61（59.2）	22（21.2）	3.04（2.01，5.93）	3.26（2.76，8.32）
＜0.92（10th）	36（35.0）	11（10.6）	5.80（2.78，12.94）	5.73（3.72，15.14）

注：OR 值使用年龄和孕周协变量校正得到校正 OR 值，P 值由假定 OR 值等于 1 的假设检验计算得到。

4. 潜在生物标志物用于临床诊断准确性的评价

ROC 曲线是以每一个检测结果（潜在生物标志物的浓度）作为可能的诊断界值，以计算得到相应的灵敏度为纵坐标，以 1-特异性为横坐标绘制曲线，其 AUC（曲线下面积）的大小表明了诊断准确度的大小。本研究中，以 5-甲基四氢叶酸、5-甲酰基四氢叶酸、S-腺苷甲硫氨酸、还原型谷胱甘肽、S-腺苷同型半胱氨酸、同型半胱氨酸和半胱氨酰甘氨酸 7 个潜在生物标志物的浓度作 ROC 曲线（图 9-2）。取灵敏度+特异性的最高值所对应的截断

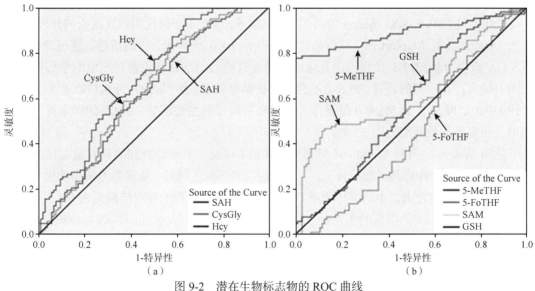

图 9-2 潜在生物标志物的 ROC 曲线
（a）病例组比对照组高；（b）病例组比对照组低

点作为最佳诊断临床临界点。ROC 曲线下面积即 AUC 值越大，诊断能力越强。除 5-甲酰基四氢叶酸外，其余 6 个潜在生物标志物的 AUC 均大于 0.5，如表 9-5 所示，在 6 个潜在生物标志物中，5-甲基四氢叶酸的 AUC 值最大（0.888），其灵敏度为 77%，特异性为 100%。ROC 曲线说明 5-甲基四氢叶酸作为标志物的诊断效果最佳，有可能成为临床诊断的重要指标。

表 9-5 潜在生物标志物的灵敏度和特异性

潜在生物标志物	灵敏度/%	特异性/%	AUC	临界点
SAH	85.4	34.6	0.632	3.962mg/ml
CysGly	81.6	44.2	0.629	1.251μg/ml
Hcy	94.2	36.5	0.672	0.835μg/ml
GSH	82.5	37.5	0.576	1.037μg/ml
SAM	46.6	87.5	0.624	7.983ng/ml
5-MeTHF	77.0	100	0.888	6.047ng/ml

9.2.2 神经管畸形代谢组学分析

由于现有研究认为神经管畸形的发生与叶酸和同型半胱氨酸相关的一碳代谢循环相关，所以在研究中有针对性地对这两个循环进行了定量研究。但是由于神经管畸形是一种受遗传和环境等多重因素影响的复杂疾病，我们就需要从整体角度对疾病进行研究，而这也正是代谢组学所能够解决的问题。

1. 代谢组学分析

采用 UPLC-TOF-MS（Waters 公司）全扫描技术，建立了血样代谢指纹图谱的分析方法。采用 Waters 公司 MarkerLynx 软件处理后得到了 7000 余种化合物的信息。通过 PCA 和 PLS-DA 聚类分析图 9-3 发现，胎儿诊断为神经管畸形的孕妇和正常对照组的孕妇在代谢层面上确实存在一定的差异。PLS-DA 模型分析结果显示，模型的 Q^2 为 0.779（R^2X=0.205，R^2Y=0.980），即其中 20.5% 的变量被作为用来塑造模型的主要成分，98.0% 的样本符合模型判别，而模型的预测能力为 77.9%。

使用 Waters 公司的 MassLynx 软件中的 i-FIT 功能，对所筛查到的具有显著性差异的代谢物进行分析，计算其可能的分子式。一般同位素匹配度越好，质量偏差越小的化合物为正确化合物的可能性大。本研究中所筛查出的潜在生物标志物的鉴定结果见表 9-6。得到了一些与疾病发生相关的潜在的生物标志物：磷酸鞘氨醇（Sphingosine-1-phosphate，S1P）、果糖-6-磷酸、二十二碳六烯酸（DHA）、亚油酸、Lyso-PC（14∶0）、Lyso-PC（16∶1）、Lyso-PC（22∶6）、硫酸脱氢表雄酮、白三烯 A4、白三烯 B4、亮氨酸基亮氨酸、醛固酮和硬脂酸在病例组和对照组间均有显著性差异（$P<0.05$）。

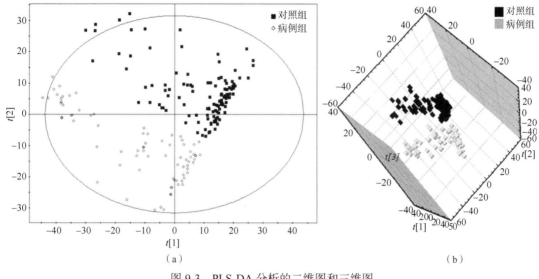

图 9-3 PLS-DA 分析的二维图和三维图

表 9-6 潜在生物标志物鉴定与量化结果

保留时间/min	质荷比	分子式	鉴定结果	加合离子	强度（$\bar{x}\pm s$）	
					Case（n=103）	Control（n=150）
5.40	380.257	$C_{18}H_{39}NO_5P$	磷酸鞘氨醇	$[M+H]^+$	4.02±1.43	10.8±1.74
1.89	245.189	$C_{12}H_{25}N_2O_3$	亮氨酸基亮氨酸	$[M+H]^+$	11.1±2.67	14.2±2.25
2.93	259.028	$C_6H_{13}O_9P$	果糖-6-磷酸	$[M-H]^-$	1.69±0.924	3.70±0.962
11.78	327.228	$C_{22}H_{32}O_2$	二十二碳六烯酸	$[M-H]^-$	0.842±0.507	1.60±0.638
8.28	317.211	$C_{20}H_{30}O_3$	白三烯 A4	$[M-H]^-$	3.13±0.949	1.79±0.719
2.96	407.207	$C_{21}H_{30}O_5$	醛固酮	$[M+FA-H]^-$	5.89±0.974	8.23±1.47
5.41	512.299	$C_{22}H_{46}NO_7P$	Lyso-PC（14∶0）	$[M+FA-H]^-$	12.5±2.46	7.67±1.20
5.86	538.314	$C_{24}H_{48}NO_7P$	Lyso-PC（16∶1）	$[M+FA-H]^-$	24.4±4.04	16.9±2.47
6.32	612.331	$C_{30}H_{50}NO_7P$	Lyso-PC（22∶6）	$[M+FA-H]^-$	17.7±3.68	11.6±2.10
11.49	279.235	$C_{18}H_{32}O_2$	亚油酸	$[M-H]^-$	57.6±11.2	74.7±8.29
14.14	283.264	$C_{18}H_{36}O_2$	硬脂酸	$[M-H]^-$	0.546±0.389	1.19±0.429
4.82	335.222	$C_{20}H_{32}O_4$	白三烯 B4	$[M-H]^-$	24.2±4.49	18.2±3.33
3.40	367.164	$C_{19}H_{28}O_5S$	硫酸脱氢表雄酮	$[M-H]^-$	45.9±6.76	54.8±6.17

2. 潜在生物标志物相关代谢途径及其生物学意义研究

通过文献检索，对上述潜在生物标志物（potential biomarkers）与 NTDs 之间的联系进行了阐述。

1）磷酸鞘氨醇（S1P）在疾病组降低

磷酸鞘氨醇（sphingosine-1-phosphate，S1P）是磷脂代谢过程中的一种有生物活性的脂类代谢产物，除了作为细胞膜性结构组成成分外，还可作为一种信号分子在细胞信号转导过程中扮演着重要的角色，具有调节细胞生长、分化及凋亡等重要作用[34]。

基因研究[35]表明，S1P 信号通路对于胚胎发育期的神经生成具有关键作用，其作用机制在于抗细胞凋亡（antiapoptotic）和促进细胞生长（progrowth）。另外，S1P 信号通路还可以激活 protein kinase Akt 和 phosphatidylinositol 3-kinase 信号通路[36]。

与对照组相比，病例组的 S1P 水平明显降低。表明在病例组中机体对于神经发育的保护机制受损，神经细胞凋亡增加，从而干扰了神经的正常发育，导致了神经管畸形的发生。

2）果糖-6-磷酸在疾病组降低

已有研究报道，氧化应激是造成胚胎畸形的一个主要原因[37~39]。正常情况下，自由基反应对于机体防御机制是必要的。自由基的产生和清除保持平衡。但在某些病理情况下，体内自由基大大增加，同时，机体抗氧化防御能力下降，氧化能力大大超过抗氧化能力而发生氧化应激，从而直接引起生物膜脂质过氧化、细胞内蛋白及酶变性、DNA 损害，最后导致细胞死亡或凋亡，组织损伤，疾病发生。ROS 还可作为重要的细胞内信使，活化许多信号传导通路，间接导致组织和细胞的损伤[40]。

NADPH 是谷胱甘肽还原酶的辅酶，对维持还原型谷胱甘肽（GSH）的正常含量，有很重要的作用。GSH 水平的升高，有利于保证机体的抗氧化应激能力（glutathione-dependent antioxidant-defense mechanism，谷胱甘肽依赖性抗氧化）。NADPH 主要由磷酸戊糖途径生成，而果糖-6-磷酸是磷酸戊糖代谢途径的中间产物，果糖-6-磷酸的水平，能够反映磷酸戊糖代谢的状态。

病例组中果糖-6-磷酸的水平降低，说明磷酸戊糖代谢途径受阻，从而会导致 NADPH 的水平降低，降低机体的抗氧化应激能力，最终导致氧化损伤，影响胚胎的正常发育。

3）二十二碳六烯酸（DHA）与亚油酸在疾病组降低

在大脑皮质中，DHA 是神经传导细胞的主要成分，也是细胞膜形成的主要成分，人脑细胞脂质中 10% 是 DHA。因此 DHA 对脑细胞的分裂、增殖、神经传导、突触的生长和发育起着极为重要的作用。另外，DHA 有利于减少细胞中的炎症因子，保证脑细胞膜的完整性。DHA 还能够减少凝血噁烷（一种炎症因子）水平，提高前列环素水平中和体内的氧自由基，保护细胞膜。

亚油酸则是 ω-6 族不饱和脂肪酸的原初成员，是花生四烯酸的前体，而花生四烯酸对于维持细胞膜的结构和功能具有非常重要的功能。

4）溶血卵磷脂（Lyso-PC）在疾病组升高

溶血卵磷脂是一组含有仅一个脂肪酸的磷脂，其含量虽然很小，但功能上却很重要。与含有两个脂肪酸、具有高度亲脂性的磷脂不同，Lyso-PC 的亲脂性和亲水性是平衡的，并有分布在水、脂两相间的倾向。这种特性使低浓度的 Lyso-PC 就能使细胞膜溶解，可以破坏细胞膜的磷脂，因而也能损害髓鞘，造成脱髓鞘，所以，Lyso-PC 被公认为是一种强力的、具有细胞毒性的脱髓鞘因子。

另外，研究表明 Lyso-PC 可诱导产生 TNF-α 等多种促炎性细胞因子、巨噬细胞炎性蛋白-1α（MIP-1α）、单核细胞趋化蛋白-1（MCP-1）和粒细胞–巨噬细胞集落刺激因子

（GM-CSF）；反过来，这些因素可通过正反馈方式导致更多的炎性因子产生。Lyso-PC 还可以抑制 Na^+、K^+-ATPase 的活性，进而使细胞结构和功能异常。

5）硫酸脱氢表雄酮（DHEAS）在疾病组降低

兴奋性毒性与氧化应激均为神经损伤的主要机制。兴奋性递质的快速释放是缺血性损伤的起始反应，将引起细胞内钙离子浓度持续升高、自由基堆积而使细胞死亡。氧化应激则导致脂质过氧化、蛋白质功能丧失、细胞内钙超载等，最终也导致细胞死亡。

大量研究证明，DHEAS 具有抗兴奋性毒性作用、抗氧化应激的能力，从而发挥其神经保护作用。

6）白三烯（LTs）在疾病组升高

研究报道，LTs 在神经损伤后参与继发性损伤，但其作用机理尚不确定。

通过结合文献对这些潜在生物标志物的生理意义报道，我们可以得出如下结论：①在一碳代谢循环之外，必然存在其他的代谢循环能够影响 NTDs 的发生；②通过上述生物标志物的作用可以看出，疾病的发生主要与神经发育（如 S1P、DHA、亚油酸和 Lyso-PC）和体内还原态或氧化应激状态（例如果糖-6-磷酸、DHEAS）相关。所以，神经管畸形的防治应该从保证神经发育和维持机体的还原状态着手，仅着眼于一点，不能解决所有问题。

9.2.3 研 究 小 结

基于 UPLC-TOF-MS 的代谢组学研究方法，其优点在于无歧视地对样本中所有的小分子化合物进行检测，同时带来的缺点是灵敏度的降低。由于叶酸和同型半胱氨酸相关的一碳代谢循环中的化合物浓度非常低，UPLC-TOF-MS 无法检出，这也是代谢组学用于痕量代谢物研究时的不足之处。为了弥补这一缺陷，我们在研究中对已知的代谢循环中的代谢物进行了精确定量研究。研究显示，将代谢组学与靶标定量分析相结合应用于生物体研究，是进行生物标志物筛选的一种有力工具。本研究筛查到一些潜在的生物标志物，为了对其进行确认，我们还开展了相关营养干预的研究，将在 9.3 节中进行介绍。

9.3　定量代谢组学应用于神经管畸形营养干预研究

神经管畸形是一种严重的出生缺陷疾病。无脑畸形儿一般可见于流产、早产、死产，即使能够出生，也因中枢神经系统发育不全而很快夭折。脊柱裂患儿一部分可以存活，虽然经过护理、手术、康复、训练，但多留有下肢瘫痪、部分肢体感觉丧失、大小便失禁、皮肤溃烂不愈和泌尿系统感染等后遗症，生活难以自理，生活质量不高。即使是轻度的脊柱裂，也常因疲乏、腰酸、背痛、发育障碍等，影响正常生活。

9.2 中我们分别从靶标定量分析和代谢组学整体分析两个角度对神经管畸形的发病机理进行了研究。发病机理研究的最终目的还是在于实现疾病的早期诊断、预防。所以，对于神经管畸形这类的出生缺陷而言，预防的重要性要远远大于治疗。

大量的流行病学研究证明母亲妊娠早期叶酸缺乏是 NTDs 发生的重要危险因子：①早在 1964 年，Hibbard 和 Smithells 就发现叶酸缺乏与神经管畸形有关系[41]。另有研究发现曾经妊娠 NTDs 胎儿的妇女的外周血或红细胞内叶酸浓度都低于正常妇女[42, 43]，在 NTDs 高发地区，孕妇的每日叶酸摄入量仅为 100μg，远远低于正常孕妇每日推荐量[44]；②暴露于叶酸拮抗剂与 NTDs 发生危险升高明显相关[45]；③叶酸补充确有效果，研究表明补充 0.4~4.0mg/d 的叶酸能预防大约 50%~70% 的 NTDs[46]。1991 年英国医学研究委员会（Medical Research Council，MRC）在世界 7 个国家（包括英国）的 33 个中心进行了一项较大规模的随机双盲干预试验，以确定叶酸与其他多种维生素对 NTDs 的预防作用。研究结果表明，孕期补充叶酸和维生素，能够预防 72% NTDs 发生[47]。1993~1995 年，北京大学生育健康研究重点实验室和美国疾病控制与预防中心合作，在中国 NTDs 高发的北方地区和低发的南方地区开展了一次大规模的增补叶酸预防神经管畸形效果的评价研究。研究结果表明，妇女在妊娠前后时期每天服用单纯 400μg 叶酸片可降低胎婴儿发生 NTDs 的危险性，在中国北方可以预防 79%的 NTDs 的发生，在南方可以预防 40%的 NTDs 的发生[13]。Ray 等[48]回顾了 1992 年至 2001 年间 20 个国家的调查报道后得出结论，在怀孕前或怀孕后数周内摄取叶酸，可以明显降低胎儿发生神经管畸形的风险。

所以，叶酸绝对或相对不足一直是 NTDs 发生的重要研究热点。现有研究认为，人体不能合成叶酸，必须依赖外援供给，5-甲基四氢叶酸是其活性成分。叶酸参与体内两个主要代谢路径（叶酸循环和同型半胱氨酸循环），前者是核酸合成基础，而后者则是体内各种甲基化反应的基础，两者代谢受阻都可能妨碍胚胎发育。另外叶酸本身代谢异常致使同型半胱氨酸升高，一些动物实验发现高同型半胱氨酸本身就是神经管发育的致畸因子[49]。

鉴于叶酸对神经管畸形显著的预防效果，美国国家疾病控制中心（CDC）[50]和公共卫生服务部（PHS）[51]分别于 1991 年及 1992 年做出如下推荐：美国所有有生育能力的育龄期妇女每天都应该摄入叶酸 0.4mg。而生育过神经管畸形孩子的妇女，至少要从孕前 1 个月到怀孕后 3 个月每天摄入叶酸 4mg。由于人体不能自身合成叶酸，需从外界摄取。为了保证育龄妇女对叶酸的摄入量，美国食品和药品管理局（FDA）于 1996 年作出规定[52]，从 1998 年 1 月 1 日开始，在每 100g 的谷类强化食品中加进 0.14mg 的叶酸。

继美国之后，英国、荷兰、新西兰、中国、挪威、加拿大、澳大利亚等国作为国家的健康政策相继推出了摄取叶酸营养的活动。目前，全世界已有 30 余个国家推荐食用叶酸增补剂来预防神经管畸形病变的发生。

本研究中使用的营养素主要由叶酸、维生素 B_1、维生素 B_2 等组成。这三种主要成分均为 B 族维生素。B 族维生素都是水溶性维生素，它们协同作用，调节新陈代谢，维持皮肤和肌肉的健康，增进免疫系统和神经系统的功能，促进细胞生长和分裂。这些 B 族维生素是推动体内代谢，把糖、脂肪、蛋白质等转化成热量时不可缺少的物质。如果缺少维生素 B，则细胞功能马上降低，引起代谢障碍。由于营养素和疾病一样，能够干扰人体代谢，引起内源性小分子化合物的变化。为此，我们考虑采用代谢组学的手段，结合干预-对照的研究模式，通过研究营养干预对人体代谢影响和疾病对人体代谢影响，找出其中的关联，从代谢水平的层面上验证 B 族维生素是否有效。

9.3.1 营养干预—碳代谢循环定量分析

在前期研究的基础上,建立了 15 种相关的代谢物含量测定的分析平台,并利用这个平台对 47 对营养干预的样本进行了分析,初步阐明各关键营养因子及代谢物之间的相互作用的机理。

1. 血浆中的代谢物含量对比及相关性研究

通过专业数学统计软件 SPSS,进行数据处理,在正态分布检验和方差齐性检验的基础上对比组间差异,寻找具有显著差异的物质。

对于 Hcy、5-MeTHF、GSH 和 GluCys 四种化合物,对照组与干预组存在显著差异,其他物质无显著性差异。通过专业数学统计软件 SPSS,进行了四种在正常对照于营养素干预组间有显著差异的代谢物与其他代谢物相关性的研究分析。结果表明,Hcy 与 5-MeTHF 之间呈一定负相关,GSH 与 GluCys 呈一定的正相关(表 9-7)。

表 9-7 变量之间相关性分析结果

化合物	Hcy	5-MeTHF	GluCys	GSH
同型半胱氨酸	1	−0.319(**)	0.004	0.023
5-MeTHF	−0.319(**)	1	0.033	0.188
5-甲酰基四氢叶酸	−0.142	0.313(**)	0.026	0.022
GluCys	0.004	0.033	1	0.491(**)
胱硫醚	0.360(**)	−0.092	0.061	−0.143
半胱氨酸	0.499(**)	−0.016	0.146	0.007
谷胱甘肽	0.023	0.188	0.491(**)	1

注: **表示在 0.01 水平上显著相关(双尾)。

2. 营养素干预对 Hcy、5-MeTHF、GSH 和 GluCys 含量的影响

通过对比正常对照组与营养干预组(图 9-4),发现营养干预后血浆中 Hcy 水平有明显降低。Hcy 具有基因毒性,高 Hcy 产生的大量 SAH,可竞争性抑制体内的所有甲基化反应,

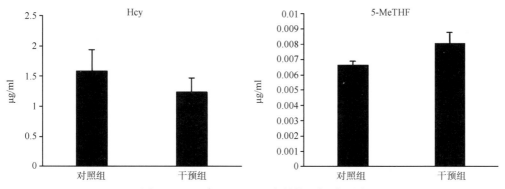

图 9-4 Hcy 与 5-MeTHF 含量的组间对比图

干扰 DNA 和蛋白质的甲基化，引起 DNA 低甲基化，染色体断裂，小核形成，导致基因突变或蛋白合成错误，尿嘧啶错掺，引起内皮细胞结构与功能改变，从而易发生神经系统的病变。

在研究中，我们还发现 5-MeTHF 的含量有明显升高。这可能的原因是由于直接的叶酸补充可降低因 MTHFR 热敏感性基因突变和酶活性降低，于是高浓度叶酸代偿性增加体内 5-甲基四氢叶酸生成。我们知道，神经管畸形病变是多基因遗传病，同时环境因素又常常是疾病发生的诱因。许多研究表明，叶酸的摄取不足或体内叶酸代谢异常导致叶酸缺乏，引起体内 DNA 甲基化过程发生障碍，发生新生儿出生缺陷，特别是导致新生儿神经管畸形。从我们的研究结果中 5-MeTHF 含量的升高可推测，叶酸代谢异常的部分原因是亚甲基四氢叶酸还原酶（MTHFR）等的基因突变所致的活性的降低。

此外，MTHFR 与同型半胱氨酸复甲基过程密切相关。其活性降低，可导致 5-MeTHF 含量的升高和体内同型半胱氨酸浓度升高，通过变量之间的相关性分析，我们也看到了 5-MeTHF 和 Hcy 呈一定的负相关（$R=-0.319$）。所以补充叶酸后，降低了 Hcy。在我们的研究结果中，营养干预后血浆 Hcy 的水平显著降低可以从代谢的角度说明干预的有效性。这个结果表明叶酸的一个重要作用机理可能是降低 Hcy 的水平。

营养干预后，GSH 水平的升高（图 9-5），有利于保证机体的抗氧化应激能力，而抗氧化应激能力的降低，是 NTDs 发生的一个主要原因。通过 GSH 含量的准确定量结果，在代谢角度说明了营养素干预产生了有益的效果。此外，谷胱甘肽有一定抗突变能力。它的含量升高可能会降低基因突变的概率，降低引发神经管畸形的可能。

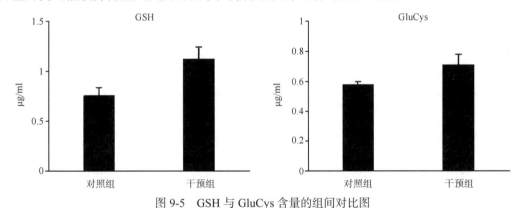

图 9-5　GSH 与 GluCys 含量的组间对比图

通过对比对照组和干预组（图 9-5），发现 GluCys 的含量有明显升高，GluCys 的含量与 GSH 的含量呈正相关（$r=0.491$）。这说明谷氨酸-半胱氨酸结合酶活性升高，或是谷胱苷肽合酶活性降低，此方面的作用机制有待进一步验证。

3. 利用 PCA、PLS-DA 生物信息挖掘技术对营养素干预的初步研究

对代谢循环中所有精确定量的物质的含量信息，进行 PCA 和 PLS-DA 聚类分析，发现两种方法均反映了一种聚为两类的趋势（图 9-6），这说明了进行营养干预后，对神经管畸形的发病有密切关系的代谢循环产生一定的影响，在下一步的研究中，将加上神经管畸

形患病组的代谢物含量信息,希望通过代谢轨迹的变化在这三个循环的整体上证明干预的有效性。

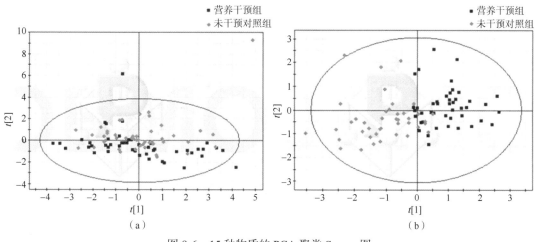

图 9-6　15 种物质的 PCA 聚类 Scores 图

9.3.2　营养干预 HTDs 的代谢组学研究

本节研究采用干预-对照设计,选取来自中国神经管畸形的高发地区——山西省的 96 名健康育龄期妇女作为参与人员,随机分为两组,每组 48 人。其中一组(营养干预组,NI)给予含有添加营养素的面粉作为辅助性食物,另一组(对照组,BC)给予未添加营养素的面粉作为辅助性食物。所有参与人员的临床资料信息,均通过医院问卷调查的形式获取。营养素主要为维生素 B_1、维生素 B_2、叶酸等。运用 9.2.2 节建立的代谢组学指纹谱的检测方法,将 96 例血清样本的 UPLC/MS 数据导入 Waters 公司的 MarkerLynx 软件,进行峰匹配、峰对齐、峰提取和归一化处理,将所得数据导入 SIMCA-P(11.5 demo version,Umetrics AB,Umeå,Sweden)进行数据分析。

1. 代谢组学数据处理

通过代谢数据 PCA 得分图可以看出(图 9-7),采用 PCA 分析的方法无法很好地区分对照组和营养干预组。说明两组样本之间的差异不能够采用非监督的方法反映出来,因而需要借助其他数据分析方法进行分析。数据均以正离子模式下获取数据为例。

为了深入挖掘营养素干预对人体代谢的影响,我们采用有监督的方法对所得数据进行进一步的分析,希望能够挖掘出能够区分两组样本的代谢物。分析结果显示,模型的 Q^2 为 0.851(R^2X=0.301,R^2Y=0.996),即其中 30.1%的变量被作为用来塑造模型的主要成分,99.6%的样本符合模型判别,而模型的预测能力为 85.1%。由结果可以看出,营养干预组样本和对照组样本能够很好区分,且各自聚集成群,说明此模型具有良好的预测能力。

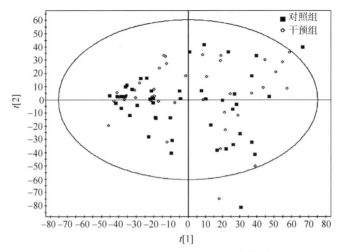

图 9-7 对照组和干预组的 PCA 聚类结果图

由图 9-8 可以看出，营养干预组和对照组能够完全区分，且各自聚集成群。说明两组样本在代谢水平上存在差异。负离子模式下的结果与正离子模式下的结果相似。

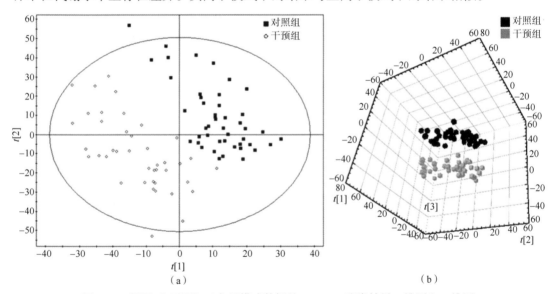

图 9-8 对照组和干预组正离子模式数据的 PLS-DA 聚类结果二维图和三维图

本研究中所筛查出的与营养干预相关的潜在生物标志物的鉴定结果见表 9-8。

表 9-8 潜在生物标志物的鉴定和量化结果

序号	保留时间/min	质荷比	分子式	鉴定结果	峰强度（$\bar{x}\pm s$）	
					对照组（$n=48$）	干预组（$n=48$）
正离子模式结果						
1	1.03	203.139	$C_{10}H_{19}O_4$	癸二酸	1.50±0.785	3.45±0.766
2	1.43	281.113	$C_{13}H_{17}N_2O_5$	L-天冬氨酰基-L-苯丙氨酸	7.50±0.854	9.27±1.19
3	1.84	245.186	$C_{12}H_{25}N_2O_3$	亮氨酰亮氨酸	12.6±1.43	16.1±2.27
4	14.49	434.325	$C_{26}H_{44}NO_4$	葡糖石胆酸	13.3±2.16	17.3±2.35
5	5.24	380.256	$C_{18}H_{39}NO_5P$	磷酸鞘氨醇	12.2±2.26	19.4±3.72

序号	保留时间/min	质荷比	分子式	鉴定结果	峰强度（$\bar{x}\pm s$）	
					对照组（n=48）	干预组（n=48）
负离子模式结果						
1	0.7959	89.023	$C_3H_5O_3$	L-乳酸	6.33±0.33	8.63±0.47
2	2.7836	259.027	$C_6H_{12}O_9P$	果糖-6-磷酸	0.64±0.18	1.68±0.33
3	1.3644	203.081	$C_{11}H_{11}N_2O_2$	L-色氨酸	22.06±0.99	25.99±1.23
4	1.3644	407.171	$C_{22}H_{23}N_4O_4$	L-色氨酸的二聚体	5.56±0.50	7.63±0.69
5	14.4494	309.269	$C_{20}H_{37}O_2$	C20：1	4.40±1.41	7.97±1.84
6	12.325	329.246	$C_{22}H_{34}O_2$	C22：5	13.09±1.72	9.30±1.75
7	12.6895	255.231	$C_{16}H_{31}O_2$	C16：0	69.19±6.39	62.39±6.67
8	10.186	277.216	$C_{18}H_{29}O_2$	C18：3	17.53±3.42	21.30±3.82
9	11.6316	279.230	$C_{18}H_{31}O_2$	C18：2	177.82±16.59	152.44±15.94
10	10.0375	301.216	$C_{20}H_{29}O_2$	C20：5	4.15±1.46	6.94±1.45
11	11.4299	303.231	$C_{20}H_{31}O_2$	C20：4	81.73±7.30	69.90±6.08
12	12.2977	305.247	$C_{20}H_{33}O_2$	C20：3	9.87±1.53	7.92±1.57
13	14.4494	309.269	$C_{20}H_{37}O_2$	C20：1	4.40±1.41	7.97±1.84
14	12.9118	331.263	$C_{22}H_{35}O_2$	C22：4	10.67±1.61	8.55±1.61
15	15.557	337.307	$C_{22}H_{41}O_2$	C22：1	1.29±0.90	5.21±2.21
16	16.5479	365.339	$C_{24}H_{45}O_2$	C24：1	0.27±0.19	0.77±0.54

2. 潜在生物标志物相关代谢途径及其生物学意义研究

通过数据分析，得到了一些与疾病发生相关的潜在的生物标志物：果糖-6-磷酸、磷酸鞘氨醇（sphingosine-1-phosphate，S1P）、乳酸以及一些脂肪酸类化合物在营养干预组和对照组间均有显著性差异（$P<0.05$）。通过文献检索，对上述潜在生物标志物（potential biomarkers）与营养干预以及神经管畸形之间的联系进行了阐述。

1）干预组中果糖-6-磷酸的水平明显增高（$P<0.01$）

营养干预组血清中果糖-6-磷酸的水平与对照组相比显著提高。根据本书作者提出的化学物质组学[53]的思想，要了解外部化学物质组对机体产生的扰动，首先需要对外部化学物质组有一个全面的了解，即需要首先了解营养素的作用。

如前所述，维生素 B_1 和 B_2 是糖代谢通路中的重要辅酶，因而，维生素 B_1 和 B_2 的摄入能够有效促进糖代谢的相关循环。

果糖-6-磷酸是磷酸戊糖代谢途径的中间产物，其水平能够间接反映磷酸戊糖代谢循环的状态。营养干预组与对照组相比，果糖-6-磷酸水平显著升高，正说明了营养强化对于磷酸戊糖代谢循环起到了推动作用。

磷酸戊糖途径是在动物、植物和微生物中普遍存在的一条糖的分解代谢途径，其主要生理意义在于产生细胞所需的具有重要生理作用的特殊物质：核糖及 NADPH（reduced nicotinamide adenine dinucleotide phosphate，还原型辅酶Ⅱ），它是由葡萄糖产生 5-磷酸核糖的唯一途径。

NADPH 是谷胱甘肽还原酶的辅酶，对维持还原型谷胱甘肽（GSH）的正常含量有很重要的作用。GSH 水平的升高，有利于保证机体的抗氧化应激能力（glutathione-dependent antioxidant-defense mechanism，谷胱甘肽依赖性抗氧化）[54]，而抗氧化应激能力的降低，是 NTDs 发生的一个主要原因。另外，NADPH 还是体内许多反应的供氢体，如脂肪酸、胆固醇、类固醇的合成都需要它的参与。

除此之外，乳酸作为磷酸戊糖代谢通路的最终产物，在干预组中的水平也显著提高（$P<0.01$），从另一角度说明营养干预促进了磷酸戊糖代谢循环。

2）干预组中磷酸鞘氨醇（S1P）的水平明显增高（$P<0.01$）

营养干预后血清中的 S1P 水平显著提高。

S1P 是一种具有调节细胞生长、分化及凋亡等重要作用的信号分子，其生理功能已经在 9.2.2 节中进行了介绍。

磷酸鞘氨醇的合成以软脂酰辅酶 A 和丝氨酸为原料，消耗 NADPH 生成二氢鞘氨醇，并在二氢鞘氨醇脱氢酶的作用下生成鞘氨醇。鞘氨醇在鞘氨醇激酶的作用下生成磷酸鞘氨醇，且后者可在 S1P 磷酸酶的作用下转化成鞘氨醇，两者之间存在一种动态平衡。

通过分析营养干预与 S1P 升高二者之间的关联，可以推断，营养干预后磷酸戊糖代谢途径所生成 NADPH 的增加，促进了 S1P 的合成代谢，使干预组 S1P 水平较对照组显著升高。由于 S1P 具有抗细胞凋亡（antiapoptotic）和促进细胞生长（progrowth）的作用[55]，有利于神经系统的发育，所以营养干预对于神经管畸形的预防应该是有效的。

另外，神经酰胺是 S1P 合成代谢通路上的一个中间产物，而且鞘氨醇和神经酰胺之间也可以相互转化，因而 S1P 水平可以间接反映出神经酰胺的水平，即 S1P 水平升高可以反映神经酰胺水平的升高。神经酰胺是生成鞘磷脂和鞘糖脂的原料，其水平升高有利于后二者的生成，这两种脂是构成神经组织膜的主要成分，水平提高有利于神经系统的正常发育。

因而我们推测，营养素中的成分通过促进磷酸戊糖代谢通路增加了还原型辅酶 NADPH 的生成，进而促进了 S1P 合成代谢，提高了 S1P 水平和相关代谢物水平，这些代谢物通过发挥其信号调节作用和生物结构完善作用保证神经系统的正常发育，从而减少神经管畸形的发病风险。

3）脂肪酸类化合物血清水平显著变化

干预组与对照组相比，单不饱和脂肪酸 20：1、22：1、24：1 和多不饱和脂肪酸 18：3、20：5 的含量显著升高，而多不饱和脂肪酸 20：3、20：4、22：4 和 22：5 水平则明显降低。人体内的脂肪酸大部分来源于食物，为外源性脂肪酸，在体内可通过改造加工被利用。同时，人体还可以合成一些内源性脂肪酸。由于人体内无法合成多不饱和脂肪酸，只能从食物中摄取，因而受外界因素影响较大，导致其变化规律不明显。人体合成内源性脂肪酸的过程为：以乙酰辅酶 A 为原料，消耗 ATP 和 NADPH，首先生成十六碳的软脂酸，然后经过加工生成各种脂肪酸。而该过程所消耗的 NADPH 主要来源于磷酸戊糖途径。从找出的潜在生物标志物来看，脂肪酸占有很大的比重，可以认为营养强化直接关系到脂肪酸代谢通路。

综上所述，除了叶酸代谢循环外，磷酸戊糖代谢和脂肪酸代谢途径等与强化营养后体内的代谢都有很大的关系。

9.3.3 研究小结

一碳代谢循环和氧化应激水平都能够影响 NTDs 的发生，即一碳代谢循环紊乱和氧化应激水平升高都能够增加 NTDs 发生的危险性。由于叶酸具有促进一碳代谢循环和降低氧化应激水平的双重作用，所以在防治 NTDs 发生中具有不可替代的重要作用。具有促进一碳代谢循环作用（如维生素 B_{12}，维生素 B_6 等）和抗氧化作用（如维生素 C，维生素 E 等）的其他营养素也具有一定的保护作用。

9.4 发病机理研究和营养干预结果联合分析

对于 NTDs 发病机理的研究，一碳代谢循环一直是研究的焦点，而同型半胱氨酸（homocysteine，Hcy）和 FA（folic acid，FA）又是研究一碳代谢循环的重点。

Hcy 水平升高一直被认为是 NTDs 的一个标志物[56]，而且 Hcy 被报道具有致畸毒性[49]。许多研究表明受 NTDs 影响的孕妇体内的 Hcy 水平明显升高，还有研究[57]报道 Hcy 能够通过增加氧化应激水平导致细胞损伤。Austin 等[58]报道 Hcy 能够影响基因表达、基因结构和功能，能够和 H_2O_2 协同作用，导致线粒体损伤。

自 20 世纪 70 年代起，叶酸对于预防 NTDs 的重要作用逐渐引起研究者的关注。研究[59,60]表明，孕期补充叶酸或叶酸与其他维生素能够明显降低 NTDs 的发生率。

众所周知，叶酸是 DNA 和 RNA 合成所必须的一种辅酶，是一碳代谢循环所必需的一种化合物。现有研究[61]大都认为，叶酸缺乏一方面能够削弱核苷类化合物和 DNA 的合成，破坏 DNA 的转录和表达；另一方面叶酸缺乏干扰了 Hcy 甲基化的进程，造成 Hcy 的蓄积，从而增加了 NTDs 发生的危险性。所以，补充叶酸或叶酸和其他维生素的混合营养素能够有效的降低 NTDs 的发病率，把大多数研究者的眼光都吸引到了叶酸和同型半胱氨酸相关的一碳代谢循环上。

但是，对于神经管畸形这样的复杂疾病，我们推测还有其他代谢循环能够影响疾病的发生。9.2.2 节代谢组学的研究结果显示：除了叶酸和同型半胱氨酸相关的一碳代谢循环之外，神经管畸形的发生还与神经发育（如 S1P、DHA、亚油酸和 Lyso-PC）和体内还原态或氧化应激状态（如果糖-6-磷酸、DHEAS）相关。

在神经管畸形的营养干预研究方面也存在两个问题，即：①如何解释其他营养素的贡献？②如何解释某些研究中叶酸水平无差异的现象？

由于现有的 case-control 研究所采用的营养素均为叶酸与多种维生素或矿物质的复合营养素，仅有个别研究只采用叶酸干预。由于没有对复合营养素干预和单叶酸干预的效果进行比较，所以很难说明谁的效果好。但是，有些研究者推断除了叶酸之外的其他维生素也具有保护作用，或者与叶酸协同起效。本节研究中采用代谢组学手段对营养素干预的效果进行了研究，研究结果表明，除叶酸之外的其他营养素如维生素 B_1 和维生素 B_2 等对于神经管畸形也有预防作用，对于"其他营养素对于 NTDs 的预防具有贡献"这一观点予以了一定的支持。

通过对一碳代谢循环进行分析可以发现，除了叶酸、维生素 B_6、维生素 B_{12} 之外，其他维生素均未参与一碳代谢循环。这也说明，一碳代谢循环的紊乱只是导致 NTDs 发生的众多因素中的一个，必然还存在其他影响因素。

许多研究也表明，NTDs 发生时，叶酸水平并没有发生明显变化。这同样也说明除一碳代谢循环之外，还有其他影响因素。通过分析营养素的组成发现，维生素 C，维生素 E，维生素 B_1，维生素 B_2 及烟酸等均具有抗氧化作用，或者能够催化产生还原性物质，这就提示我们，氧化应激可能与 NTDs 的发生具有一定的联系。

孕期糖尿病对 NTDs 发生的影响是 NTDs 研究中的一个热点分支。糖尿病本质上就是氧化应激的增加，而许多研究表明，抗氧化剂（如维生素 E 等）能够降低孕期糖尿病患者中 NTDs 的发病率。这就从一个方面证实了我们的推断，即"氧化应激也是 NTDs 发生的一个主要影响因素"。

那么，如何解释单用叶酸干预对降低 NTDs 发病率的有效性呢？首先，叶酸除了参与一碳代谢循环之外，还可以直接作为抗氧化剂。它能够清除体内的自由基[62, 63]，保护器官组织免受氧化应激的损伤。另外，研究发现[54]，叶酸缺乏能够降低体内 NADPH 的水平，NADPH 是体内最重要的抗氧化因子之一。所以，补充叶酸能够清除体内的自由基，提高 NADPH 水平，增强机体的抗氧化应激能力，这可能是叶酸促进甲基化循环之外的另一重要作用。而且，如前所述，Hcy 水平升高还可以通过谷胱甘肽途径导致机体氧化应激水平的升高，叶酸通过促进甲基化循环，降低了体内 Hcy 的水平，从而降低了氧化应激水平。

通过发病机理研究和营养干预研究两部分的结果，总结得出表 9-9，可以发现疾病发生机理研究结果和营养干预研究结果相吻合，表明筛查出的生物标志物确实具有重要意义。

表 9-9　发病机理和营养干预研究联合分析

代谢物	病例组中水平	营养干预后水平
磷酸鞘氨醇（S1P）	↓	↑
果糖-6-磷酸	↓	↑

9.5　营养素干预"预测-验证"模型的建立

9.5.1　营养素作用靶点和通路的预测

使用反向分子对接技术，利用三种营养素的三维结构，进行数据库查询，确定与之作用的可能的蛋白靶点；然后将靶点进行通路注释，将其聚焦到信号通路中，得到营养素作用的可能靶点以及通路，结果见图9-9。

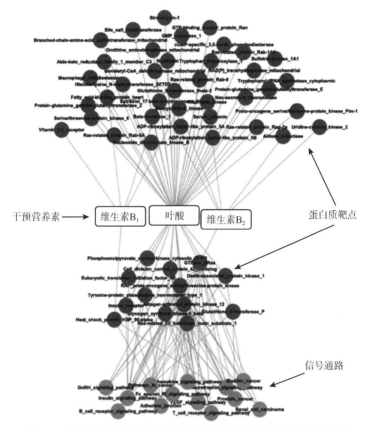

图9-9 神经管畸形营养干预的"营养素-蛋白质-通路"预测图

一共得到13条聚焦通路，按显著性进行排列，为：Insulin signaling pathway（胰岛素信号通路）；Neurotrophin signaling pathway（神经营养因子信号通路）；VEGF signaling pathway（VEGF信号通路）；Prostate cancer（前列腺癌）；T cell receptor signaling pathway（T细胞受体信号通路）；Pathways in cancer（癌症通路）；Renal cell carcinoma（肾细胞癌）；B cell receptor signaling pathway（B细胞受体信号通路）；Adherens junction（黏着连接）；Fc epsilon RI signaling pathway（高亲和力免疫球蛋白E受体信号通路）；GnRH signaling pathway（促性腺激素释放激素信号通路）；Bladder cancer（膀胱癌）；Chemokine signaling pathway（趋化因子通路）。

9.5.2 疾病-分子机制-通路的预测

得到的"疾病-分子机制-通路"预测图见图9-10。预测得到的信号通路中胰岛素信号通路、神经营养因子信号通路、VEGF信号通路、黏着连接和高亲和力免疫球蛋白E受体信号通路这5条通路为验证通路。

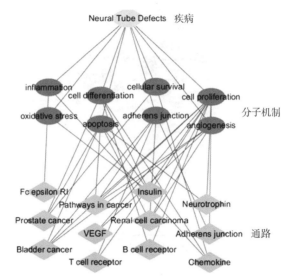

图 9-10 神经管畸形的"疾病–分子机制–通路"预测图

9.5.3 营养素作用靶点和通路的数据验证

1. 胰岛素信号通路（Insulin signaling pathway）

在胰岛素信号通路中，胰岛素受体底物 IRS，在神经管的发育中有重要作用。其中，主要涉及糖酵解/糖原合成。定量代谢组学中发现的潜在生物标志物中，有两个涉及糖代谢的化合物果糖-6-磷酸和乳酸。在营养素中，维生素 B_1 和 B_2 是糖代谢通路中的重要辅酶，能够有效促进糖代谢的相关循环。

营养干预组与对照组相比，果糖-6-磷酸水平显著升高，说明了营养强化对于磷酸戊糖代谢循环起到了推动作用。乳酸作为磷酸戊糖代谢通路的最终产物，在干预组中的水平也显著提高，从另一角度说明营养干预促进了磷酸戊糖代谢循环。

2. 神经营养因子信号通路（Neurotrophin signaling pathway）

神经营养因子是一个涉及神经细胞分化和生存的营养因子家族，在神经系统的功能和发育中有重要作用。主要涉及神经酰胺和甘油二酯。定量代谢组学中发现的潜在生物标志物中，磷酸鞘氨醇 S1P 和神经酰胺之间也可以相互转化，因而 S1P 水平可以间接反映出神经酰胺的水平，即 S1P 水平升高可以反映神经酰胺水平的升高。

营养干预后磷酸戊糖代谢途径所生成 NADPH 的增加，促进了 S1P 的合成代谢，使干预组 S1P 水平较对照组显著升高。S1P 具有抗细胞凋亡和促进细胞生长的作用，有利于神经系统的发育。

3. VEGF 信号通路（VEGF signaling pathway）

VEGF-A（VEGF）信号通路涉及胚胎血管发育，特别是神经血管，在神经管发育过程中的神经血管发育和血管形成是必要的。主要涉及花生四烯酸代谢以及前列腺素。定量代谢组学中发现的潜在生物标志物中，有一系列的脂肪酸化合物，包括花生四烯酸（C20：4），而体内前列腺素主要由花生四烯酸转化而形成。

人体合成内源性脂肪酸的过程为：以乙酰辅酶 A 为原料，消耗 ATP 和 NADPH，首先生成十六碳的软脂酸，然后经过加工生成各种脂肪酸。而该过程所消耗的 NADPH 主要来源于磷酸戊糖途径。脂肪酸在标志物中占有很大的比例，可以认为营养强化直接关系到脂肪酸代谢通路。

4. 黏着连接（Adherens junction）

黏着连接通路中，神经管中 Wnt 水平的增加与脊椎发育畸形相关。研究指出，磷酸鞘氨醇 S1P 在血管内皮细胞的黏着连接和形态发生中有重要作用。定量代谢组学中发现的潜在生物标志物中，磷酸鞘氨醇 S1P 是一种具有调节细胞生长、分化及凋亡等重要作用的信号分子，在营养素干预后相比未干预组，显著增加。S1P 具有抗细胞凋亡和促进细胞生长的作用，有利于神经系统的发育。

5. 高亲和力免疫球蛋白 E 受体信号通路（Fc epsilon RI signaling pathway）

研究指出，在妊娠晚期服用补充剂形式的叶酸会增加儿童时期发生哮喘的风险，这可能是补充剂叶酸的一个副作用。叶酸补充之后，在羊水和母体中都可以发现 IgE 水平增加和 IgE 受体活性增加。主要涉及花生四烯酸、类花生酸类等代谢，以及一些炎症因子，包括白三烯、组胺等。

定量代谢组学中发现的潜在生物标志物中，有一系列的脂肪酸化合物。此外，在神经管畸形的病例-对照研究中，鉴定了一系列白三烯类的化合物，且在病例组中显著高于对照组。

9.5.4 研究小结

本研究建立的"预测-验证"模型中，针对神经管畸形营养素干预的 3 个营养素，预测了 51 种靶点蛋白，其中 13 个靶点蛋白质可以聚焦到 13 条信号通路中。

通过定量代谢组学的研究，我们一共验证了 5 条信号通路，对应的 7 个与神经管畸形相关的分子机制，首次提出"预测-验证"的方法用以预测和验证药物的靶点蛋白和靶点通路。既可以用以指导实验设计，有的放矢；也可以结合生物信息学的技术与定量代谢组学技术，全面深入阐释药物作用和机制。在药物有效性、安全性、药效作用及不良反应机制等方面有重要的意义。

9.6 小结与展望

本章研究中建立了重大出生缺陷研究的新方法新技术：定量代谢组学，基于网络分析的"预测–验证"模式等。特别是建立了包括 HPLC-MS/MS，UPLC-Q-TOF-MS 等基于多种生物质谱技术的重大出生缺陷定量代谢组学研究平台，建立了一套一碳单位代谢循环相关出生缺陷的快速筛查和临床监测的标准方法，既可对整体代谢指纹谱进行测定，也可对一碳单位代谢循环中多种代谢物进行同时定量的分析。

比较研究正常孕妇和发生一碳单位代谢循环相关出生缺陷孕妇的血清/全血代谢物组的差异，证实了叶酸缺乏与同型半胱氨酸蓄积以及神经管畸形高发风险的高度相关性，发现了多个与一碳代谢循环相关出生缺陷及营养干预相关新的潜在生物标志物，阐述了一碳单位代谢循环相关代谢物及主要微营养素在胚胎发育过程中的生物学作用，从代谢网络角度初步阐明了一碳单位代谢循环相关出生缺陷发生的分子机制。除此以外，通过代谢组学的研究发现提出了过去未报道过的神经酰胺、氧化应激等途径在神经管畸形发生中的作用，可能形成神经管畸形研究突破传统的一碳代谢和转甲基化机理的新假说。

通过对营养素干预组与对照组的比较研究，结合神经管畸形组与对照组的比较研究，揭示了营养素干预（外部环境）与体内整体代谢状态（包括关键代谢物）的关系，研究证实叶酸等 B 族维生素复合营养干预可以通过修复紊乱的代谢状态降低神经管畸形的发病风险，并且提出 5-MeTHF 可能是一种替代叶酸的更有效的干预手段，为一碳单位代谢循环相关出生缺陷高发地区的进一步干预措施提供了基础数据和科学依据。

（范雪梅　王义明）

参 考 文 献

[1] Suarez L, Felkner M, Brender J D, et al. Maternal exposures to cigarette smoke, alcohol, and street drugs and neural tube defect occurrence in offspring. Child, J, 2008, 12（3）: 394-401.

[2] Sayed A R, Bourne D, Pattinson R, et al. Decline in the prevalence of neural tube defects following folic acid fortification and its cost-benefit in South Africa. Birth Defects Res A, 2010, 82（4）: 211-216.

[3] Brouns R, Ursem N, Lindemans J, et al. Polymorphisms in genes related to folate and cobalamin metabolism and the associations with complex birth defects. Prenatal Diag, 2010, 28: 485-493.

[4] Njamnshi A K, Djientcheu V D P, Lekoubou A, et al. Neural tube defects are rare among black Americans but not in sub-Saharan black Africans: the case of Yaounde – Cameroon. J Neurol Sci, 2008, 270（1）: 13-17.

[5] Pitkin R M. Folate and neural tube defects. Am J Clin Nutr, 2007, 85（1）: 285S-288S.

[6] Botto L D, Moore C A, Khoury M J, et al. Neural-tube defects. N Eng J Med, 1999, 341（20）: 1509-1519.

[7] Li Z W, Ren A G, Zhang L, et al. Extremely high prevalence of neural tube in a 4-county area in Shanxi Province, China. defects res a: clin mol Teratol, 2006, 76（4）: 237-240.

[8] Burney D W, Hamsa W R. Spina Bifida with myelomeningocele. Clin Orthop Relat Res, 1963, 30: 167-174.

[9] Byrd S E, Darling C F, Mclone D G. Developmental disorders of the pediatric spine. Radiol Clin North Am, 1991, 29（4）: 711-752.

[10] Shtil'bans II. Apropos of the role of heredity in the etiology of spina bifida occulta. Zh Nevropatol Psikh, 1965, 65（8）: 1169-1173.

[11] Beolchini P E, Bailo U. On the existence of seasonal variations in the incidence of anencephalia. Minerva Ginecol, 1965, 17（18）: 928-934.

[12] Smithells R W, Sheppard S, Schorah C J. Vitamin deficiencies and neural tube defects. Arch Dis Child, 1976, 51（12）: 944-950.

[13] Berry R J, Li Z, Erickson J D, et al. Prevention of neural-tube defects with folic acid in China. N Engl J Med, 1999, 341（20）: 1485-1490.

[14] Mills J L, McPartlin J M, Kerke P N, et al. Homocysteine metabolism in pregnancies complicated by neural-tube defects. Lancet,

1995，345（8943）：149-151.

[15] Blom H J，Shaw G M，Den Heijer M，et al. Neural tube defects and folate：case far from closed. Nat Rev Neurosci，2006，7（9）：724-731.

[16] Zhao W，Mosley B S，Cleves M A，et al. Neural tube defects and maternal biomarkers of folate，homocysteine，and glutathione metabolism. Birth Defects Res A Clin Mol Teratol，2006，76（4）：230-236.

[17] Botto L D，Moore C A，Khoury M J，et al. Neural tube defects. N Engl J Med，1999，341（20）：1509-1519.

[18] Van Der Put N M J，Van Straaten H W M，Trijbels F J M，et al. Folate，homocysteine and neural tube defects：an overview. Exp Biol Med，2001，226（4）：243-270.

[19] Castro R，Rivera I，Struys E A，et al. Increased homocysteine and S-adenosylhomocysteine concentrations and DNA hypomethylation in vascular disease. Clin Chem，2003，49（8）：1292-1296.

[20] Huang R F，Hsu Y C，Lin H L，et al. Folate depletion and elevated plasma homocysteine promote oxidative stress in rat livers. J Nutr，2001，131（1）：33-38.

[21] Menegola E，Broccia M L，Prati M，et al. Glutathione status in diabetes-induced embryopathies. Biol Neonate，1996，69（5）：293-297.

[22] Nicholson J K，Lindon J C，Holmes E. 'Metabonomics'：understanding the metabolic responses of living systems to pathophysiological stimuli via multivariate statistical analysis of biological NMR spectroscopic data. Xenobiotica，1999，29（11）：1181-1189.

[23] Zimmermann D，Hartmann M，Moyer M P，et al. Determination of volatile products of human colon cell line metabolism by GC/MS analysis. Metabolomics，2007，3（1）：13-17.

[24] Hodson M P，Connor S C，Sweatman B C，et al. Development of a multivariate model to predict peroxisome proliferation in the rat using（1）H NMR-based metabonomic analysis of urine. Toxicology，2004，194（3）：247-249.

[25] Yamamoto H，Yamaji H，Fukusaki E，et al. Canonical correlation analysis for multivariate regression and its application to metabolic fingerprinting. Biochem Eng J，2008，40（2）：199-204.

[26] Plumb R，Granger J，Stumpf C，et al. Metabonomic analysis of mouse urine by liquid-chromatography-time of flight mass spectrometry（LC-TOF MS）：detection of strain，diurnal and gender differences. Analyst，2003，128（7）：819-823.

[27] Weckwerth W. Metabolomics in systems biology. Annu Rev Plant Biol，2003，54：669-689.

[28] Kell D B. Metabolomics and systems biology：making sense of the soup. Curr Opin Microbiol，2004，7（3）：296-307.

[29] 唐惠儒，王玉兰. 代谢组研究. 生命科学，2007，19（3）：272-280.

[30] 吴娟芳，王义明，罗国安，等. 代谢组学应用的领域之四——毒理代谢组学. 中成药，2007，29（2）：262-264.

[31] 赵基源，王义明，罗国安，等. 代谢组学应用的领域之三——诊断代谢组学. 中成药，2006，28（12）：1809-1812.

[32] Menegola E，Broccia ML，Prati M，et al. Glutathione status in diabetes-induced embryopathies. Biol Neonate，1996，69（5）：293-297.

[33] Liang X P，Liang Q L，Xia J F，et al. Simultaneous determination of sixteen metabolites related to neural tube defects in maternal serum by liquid chromatography coupling with electrospray tandem mass spectrometry. Talanta，2009，78（4-5）：46-52.

[34] Kolesnick R. The therapeutic potential of modulating the ceramide/sphingomyelin pathway. J Clin Invest. 2002，110（1）：3-8.

[35] Mizugishi K，Yamashita T，Olivera A，et al. Essential role for sphingosine kinases in neural and vascular development. Mol Cell Biol，2005，25（24）：11113-11121.

[36] Hla T，Lee M J，Ancellin N，et al. Lysophospholipids-receptor revelations. Science，2001，294（5548）：1875-1878.

[37] Halliwell B. How to characterize a biological antioxidant. Free Radic Res Commun，1990，9（1）：1-32.

[38] Halliwell B，Gutteridge J M C，Cross C. Free radicals，antioxidants and human diseases：where are we now? Lab Clin Med，1992，119（6）：598-613.

[39] Ornoy A. Embryonic oxidative stress as a mechanism of teratogenesis with special emphasis on diabetic embryopathy. Reprod Toxicol，2007，24（1）：31-41.

[40] Pagano G，Korkina L G，Brunk U T，et al. Congenital disorders sharing oxidative stress and cancer proneness as phenotypic hallmarks：prospects for joint research in pharmacology. Med Hypotheses，1998，51（3）：253-266.

[41] Hibbard E D，Smithells R W. Folic acid metabolism and human embryopathy. Lancet，1965，285（7398）：1254.

[42] Daly L E，Kirke P N，Molloy A，et al. Folate levels and neural tube defects：implications for prevention. JAMA，1995，

274（21）：1689-1702.

[43] Kirke P N, Molloy A M, Daly L E. Maternal plasma folate and vitamin B12 are independent risk factors for neural tube defects. Q J Med, 1993, 86（11）：703-708.

[44] Daly S, Mills J L, Molloy A M, et al. Minimum effective dose of folic acid for food fortification to prevent neural tube defects. Lancet, 1997, 350（9092）：1666-1669.

[45] Hernández-Díaz S, Werler M M, Walker AM, et al. Folic acid antagonists during pregnancy and the risk of birth defects. N Engl J Med, 2000, 343（22）：1608-1614.

[46] Czeizel A E, Dudas I. Prevention of the first occurrence of neural-tube defects by periconceptional vitamin supplementation. N Engl J Med, 1992, 327（26）：1832-1835.

[47] Wald N. Prevention of neural tube defects：results of the medical-research-council vitamin study. Lancet, 1991, 338（8760）：131-137.

[48] Ray J G, Singh G, Burrows R F. Evidence for suboptimal use of periconceptional folic acid supplements globally. Bjog-Int J Obstet Gy. 2004, 111（5）：399-408.

[49] Rosenquist T H, Ratashak S A, Selhub J. Homocysteine induces congenital defects of the heart and neural tube：effect of folic acid. Proc Natl Acad Sci, 1996, 93（26）：15227-15232.

[50] Centers for Disease Control and Prevention. Use of folic acid for prevention of Spina Bifida and other neural Tube defects - 1983-1991. MMWR, 1991, 40（30）：513-516.

[51] Centers for Disease Control. Recommendations for the use of folic acid to reduce the number of cases of spina bifida and other neural tube defects. Morb Mortal WKLy Rep, 1992, 41（RR-14）：1-7.

[52] Food and Drug Administration. Food standards：amendment of standards of identity for enriched grain products to require addition of folic acid. Fed Regist, 1996, 61（44）：8781-8797.

[53] 罗国安，梁琼麟，刘清飞，等. 整合化学物质组学的整体系统生物学——中药复方配伍和作用机理研究的整体方法论. 世界科学技术—中医药现代化, 2007, 9（1）：10-16.

[54] Ying W H. NAD^+/NADH and $NADP^+$/NADPH in cellular functions and cell death：regulation and biological consequences. Antioxid Redox Signal, 2008, 10（2）：179-206.

[55] Mizugishi K, Yamashita T, Olivera A, et al. Essential role for sphingosine kinases in neural and vascular development. Mol Cell Biol, 2005, 25（24）：11113-11121.

[56] Brönstrup A, Hages M, Prinz-Langenohl R, et al. Effects of folic acid and combinations of folic acid and vitamin B-12 on plasma homocysteine concentrations in healthy, young women. Am J Clin Nutr, 1998, 68（5）：1104-1110.

[57] Kanani P M, Sinkey C A, Browning R L, et al. Role of oxidant stress in endothelial dysfunction produced by experimental hyperhomocyst（e）inemia in humans. Circulation, 1999, 100（11）：1161-1168.

[58] Austin R C, Sood S K, Dorward A M, et al. Homocysteine-dependent alterations in mitochondrial gene expression, function and structure. J Biol Chem, 1998, 273（46）：30808-30817.

[59] Bailey L B, Berry R J. Folic acid supplementation and the occurrence of congenital heart defects, orofacial clefts, multiple births, and miscarriage. Am J Clin Nutr, 2005, 81（5）：1213S-1217S.

[60] Czeizel A E, Dobó M, Vargha P. Hungarian cohort-controlled trial of periconceptional multivitamin supplementation shows a reduction in certain congenital abnormalities. Birth Defects Res（Part A）, 2004, 70（11）：853-861.

[61] Reynolds E. Vitamin B12, folic acid, and the nervous system. Lancet Neurol, 2006, 5（11）：949-960.

[62] Joshi R, Adhikari S, Patro B S, et al. Free radical scavenging behavior of folic acid：evidence for possible antioxidant activity. Free Radic Biol Med, 2001, 30（12）：1390-1399.

[63] Huang R F S, Yaong H C, Chen S C, et al. In vitro folate supplementation alleviates oxidative stress, mitochondria-associated death signalling and apoptosis induced by 7-ketocholesterol. Bri J Nutr, 2004, 92（6）：887-894.

第10章

中西药复方的研发策略与探索研究

引 言

　　整体系统医药学研究的重点是复方药物,除了中药复方新药之外,还包括了西药复方药物和中西药复方药物。第 6 章、第 7 章、第 8 章介绍了中药复方药物的研究,本章介绍西药复方药物和中西药复方药物的研究。10.1 节介绍了复方药物的发展现状。首先进行了复方药物发展的背景分析,给出了整体系统医药学提出的复方药物的定义及其研发创新体系的特点。其次给出了复方药物研发的内容、面临的机遇和挑战。10.2 节则给出中西药复方药物——罗非考昔的研发实例。罗非考昔是已上市的一种非甾体抗炎药,因可能增加心脏病或脑卒中风险的副作用而被召回。能否找到中药有活血作用的有效成分能缓解罗非考昔的心血管副作用?10.2.1 节给出了中西药复方药物——罗非考昔复方研发的途径。10.2.2 节则介绍了用代谢组学模式来进行罗非考昔复方的研发过程。结果提示,益气活血类中药中三七皂苷 R1 和黄芪甲苷等对缓解罗非考昔导致的心血管副作用具有一定效果。罗格列酮是治疗糖尿病的有效药物,但也经历退市风波。如何减小或消除罗格列酮副作用,成为安全使用罗格列酮使用的推动力。10.3.1 节介绍了西药复方药物——罗格列酮复方的研发策略和路线图。10.3.2 节介绍基于网络药理学构建"药物副作用-通路-治疗药物"的预测模型,从药物作用靶点出发,筛选可与罗格列酮配伍的复方药物,达到在保持罗格列酮治疗糖尿病药效的同时,能减轻其副作用的目的。在得到候选复方之后,采用合适的动物模型,考察候选复方的药效及安全性,验证预测模型结果的可靠性。10.3.3 节采用代谢组学模式对优化的候选复方进行疗效评价和作用机制研究。10.3.4 节采用不同的网络药理学方法对罗格列酮复方进行预测和验证比较,结果共同证明罗格列酮复方的有效性。

　　"复方"是指几种不同类别的药物,根据一定的比例混合而成。一般来说,"复方"药物是根据药物的药效和性质进行的优化组合,常具有增强疗效和减少不良反应的效果。

　　虽然国际上已承认中药(包括植物药等)是一大类药物,但美国 FDA 迄今尚未批准真正意义上的中药上市。因此,中药现代化、国际化尚需继续做很多工作。从药物作用的对象来看,化学药和生物技术药物主要针对特异的作用靶点,而中药强调的是整体治疗;从药物的表达形式来看,化学药和生物技术药物主要是单一的小分子化合物或生物大分子，化学药一般是小分子化合物，生物技术药物一般为生物大分子，中药则主要是小分子化合物群（药材或组分、成分的配伍）。

20 世纪以化学药为核心的创新药物占主导地位，推动了制药科学技术和制药产业的飞速发展。30 余年来世界制药工业总产值保持了年均 11% 的高增长率[1]，制药产业仍是受影响最小的产业之一。但是药物创新和制药工业的瓶颈在于以先导化合物筛选为代表的化学药的研发模式面临着严峻的挑战。虽然近几十年来发现和合成的新化合物以及确认的药物靶点都越来越多，高通量高内涵筛选技术也得到不断的发展，但是新药研发的周期和成本却一直居高不下，高风险和低成功率一直困扰着制药工业的发展，最近统计数据表明药物研发的成功率已经连续 30 年降低[2]。而且由于近年来国际上不断发生药物上市后出现耐药性和毒副作用被全球召回甚至巨额索赔的事件，美国 FDA 已经开始反思传统新药研发技术路线的缺陷。以单靶点直接对抗治疗为代表的新药研发模式面临着严峻的挑战。在此背景下，东、西方医学体系及各自的药物研发创新体系通过相互学习和借鉴，扬长避短，优势互补，可能是解决各自发展中面临的挑战和瓶颈问题的一条重要途径。因此自 20 世纪末 21 世纪初以来，东西方医学融合的趋势日益明显，甚至有专家预言 21 世纪可能出现东西方医学融合之后的新医学体系。西药的特点和优势在于药物成分、作用靶点和途径都比较明确单一，疗效确切且特异性较强，已有一套较成熟和公认的评价体系，但是对于药物不良反应和耐药性等问题一直没有很好的解决办法，近年来很多西方科学家和国际制药公司开始向中药学习，而中药优势和特点的集中体现之一就是复方药物。

10.1 复方药物的发展现状

近年来，随着疾病谱的变化以及基础研究的进步，人们发现诸如艾滋病、糖尿病、心衰等疾病的治疗可能更需要多种药物的协同作用，然而现有的审批制度大大增加了复方药的过审难度，虽然一些治疗艾滋病的复方药得以很快上市，但其他一些药物就没这么幸运。那么，FDA 何不取消现有机制呢？因为制药公司永远以追求利益为首要考虑。一些公司通过研制复方药的手段保护即将到期的专利，以阻止仿制药上市，继续获取高额利润。例如，辉瑞公司通过此种方法将络活喜的专利期限由 2003 年延后到了 2017 年，而这种复方药对高血压的治疗效果似乎并没有改善。

当我们提到复方药物时，一个经常会问的问题是协同作用的机理是什么，这是一个很难回答的问题，实际上我们对于药物作用的机理的理解至少应当是片面的，举个最简单的例子来说，阿司匹林与乙醇这两种最常见的化合物在体内的相互作用的机理目前就知之甚少，何况更加复杂的药物。理论上看来，无论是传统的药理学研究还是更新的分子生物学研究，对于复方的作用几乎全无有说服力的研究方法。在这个基础上，药物的复方与单方的联合最终只能在真实世界中验证。

所以，目前无论国内还是国际的药物复方都存在着不同程度上的滥用和误用。在实际应用上复方药物的情况则更为复杂。例如，主要以印度研究为主的"polypill"，其组成一般远远超过两种药物或三种药物。尽管 polypill 目前为止公布的研究结果较为乐观，但是临床界对此药物却保持着担忧。第一，polypill 带来了更大的制剂稳定性问题，如利福平在异烟肼和其他药物存在时的生物利用度存在明显差异；第二，选择候选药物的种类和剂量也面临着比单个化合物更加复杂的问题，如在心血管复方药物中是否应当添加叶酸，不同的证据彼此间的冲突如何解决；第三，早期的研究预计，polypill 以其简单的治疗方案可以降低心血管事件的发生，而不经过心血管危险因素的分层，但实际的运用过程中，因患者对某种药物的禁忌而不得不开发其他类型的药物，而其他药物的开发又同其设计的初衷矛盾。

10.1.1 复方药物发展的背景分析

复方药物不仅可以通过降低单一药物成分的有效用药剂量降低毒副作用，更重要的是通过配伍法则实现了增效减毒的协调统一，而且国际上抗疟疾药物研究表明复方药物可以显著降低耐药性。以鸡尾酒疗法为代表的多联药物抗艾滋病所取得的重要成果也鼓励了人们对西药复方药物的研究兴趣。美国 FDA 已先后批准多个西药复方制剂上市，除抗艾滋病的二联和三联复方药物外，还有治疗 2 型糖尿病的复方片（格列吡嗪+盐酸二甲双胍）、治疗高血压及高血脂的复方制剂 Caduet（苯磺酸氨氯地平/阿伐他汀钙）、抗哮喘复方制剂（氟替卡松+沙美特罗）、抗高血压复方制剂 Exforge（血管紧张素受体拮抗剂缬沙坦+钙离子通道阻滞剂氨氯地平），以及安博诺（血管紧张素Ⅱ受体阻滞剂厄贝沙坦+利尿剂氢氯噻嗪）等。英国医生研发一种五合一药丸"polypill"，包括降胆固醇 Statin 药物类、三种降血压药物及可降低同型半胱胺酸浓度的叶酸，功效为既能降低胆固醇，又能降低血压。虽然到目前为止，FDA 对复方药物的内涵和标准的认定与我们的中药复方药物还有所差别，但是这些复方药物得到美国 FDA 的批准上市，说明国际上对复方用药原则合理性的认同已是大势所趋，复方药物必然在 21 世纪药物创新过程中占据越来越重要的位置。

10.1.2 复方药物的定义及其研发创新体系的特点

复方药物的定义：即指为了实现整体最佳的疗效目标，综合多种治疗原则和多种作用机理导向下所开发的由多个化合物或化合物群配伍组成的治疗药物。复方药物既包括中药复方药物，也包括西药复方药物（化学药复方药物），甚至还可能开发中西药结合的复方药物。

复方药物一般具有以下特点：①复方药物是由多个成分（化合物）或多个组分（化合物类）所组成的化合物群；②组成复方药物的多个成分或多个组分具有一定的配伍和配比关系；③复方药物往往包含多种治疗原则和多种作用机理达到整体疗效最佳。因此，复方药物的开发不是简单的多种成分或者多种组分的组合，应该遵循以下原则：

第一，复方药物必须能够体现复合组方的必要性，即必须体现多成分或多组分配伍之后增效或减毒方面的综合优势。

第二，复方药物的质控标准应能够保证药物质量的稳定和均一。在此原则下既可以开发中药复方药物，也可以开发西药复方药物，甚至还可能开发中西药结合的复方药物。

复方药物研发创新体系的主要特点在于：强调治疗的对象是患病（或亚健康状态）的人（而不只是病）；充分体现"医生参与、医药结合"的特色；研发途径应体现"临床—动物—临床"的特点；应具有独特的临床疗效综合评价体系；应具有体现其作用模式（机理）的药物综合筛选模式；应具有体现其化合物群的整体表征和局部特征的综合表达形式。当前创制中药复方药物的关键在于：亟待发展能体现其临床疗效的综合评价体系；亟待发展能体现其作用模式（机理）的复方药物综合筛选体系；亟须将中药复方药物综合表达形式规范化。

10.1.3 复方药物研发的内容

中药复方是中医防治疾病的主要形式，配伍是中药复方的核心，有着深刻的科学内涵。近年来，随着中药和方剂研究的不断深入，方剂配伍原理的现代研究日益受到重视，并成为中医药现代化研究的重要组成部分，尤其是在复方化学与复方药理研究方面取得了可喜进展。中药指纹图谱研究已成为复方化学成分研究的主要技术手段；中药配伍的机制研究除了关注整体、器官水平的客观评价研究，细胞生物学、分子生物学及网络药理学等研究也日益广泛，可更深层次地阐释复方对机体的调节机制，作用途径和靶点，也是今后复方药理研究的主要内容。

所谓中西药复方制剂，是指中药同一味乃至多味西药组合或西药与一味或多味中药组合后的复方制剂。传统中药多由植物、动物和一些矿物经过炮制和其他工艺加工而成的活性物质群构成，具有循经取穴、功能作用广泛、双向调节、副作用小及残留少等优点，不过中药亦有其自身的不足，如其难以达到西药治病的速效性和高效性，对于一些疾病的治愈，难以迅速除根。西药一般是由单一的或有限的几个化合物单体组成，主要作用于体内特异的靶点，具有相当高的选择性和专一性，一般见效快，但毒副作用和药物残留较大，且作用层次、环节、途径的单向性，易使机体产生耐受性。中西药复方制剂作为我国独创的一种与疾病斗争的"武器"，其创新性地将中药制剂全面调理的特征和西药高效、速效治愈的优点，科学地综合在一起，重新组成为一个更为有效治疗疾病的药品，具有单纯服用西药和单纯服用中药难以比拟的优势，为医学界做出了巨大贡献。但在中西药复方制剂过程中，由于缺乏相应的基础研究和临床经验，配伍不合理的情况时有发生。为了确保中西药复方制剂的质量，保证用药的安全性、有效性和合理性，有必要对中西药复方制剂的配伍进行控制。中西药复方制剂的诞生和发展，标志着中西方两种医疗手段的紧密结合。

在许多治疗领域中，复方药物的治疗已经成为重要的治疗方案。尽管在历史上已有一些应用复方药物获得成功治疗的例子，包括治疗艾滋病的鸡尾酒疗法、肿瘤、感染治疗，但这些都是在人们已经获得其中每个药物知识的情况下采取联合治疗而获得成功的。近半个世纪的医学生物学技术的发展为许多疾病的治疗提供了思路，在此基础上生物系统的观点日益深入，联合治疗方案甚至两种新化合物的联合开发浮出水面。

鉴于许多以靶点为基础的药物发现大多经历失败，药物企业把复方药物作为保持专利的策略之一。但随之而来的是许多联合用药所选择的靶点缺少足够的研究，复方药物对疾病的改善不佳，或者药物企业无法开展需要的研究。从 FDA 的观点来看，首先需要明确每种药物对治疗效果的贡献，这基本等同于一个大型的析因临床试验，对于两个化合物组成的复方，该试验需要包括 4 组：两个单药、两药联合及对照（安慰剂或标准治疗的阳性对照）。

所以，药物的复方无论从理论还是评审，临床上患者的获益是最终决定的因素。复方的研究似乎也预示着一个更加理性的产业风气的到来。

FDA 强调了开发复方药物应当具备以下特征：

复方应当以严重疾病及症状为治疗目的。

应用这种药物联合应当具有明确的生物活性优势（例如化合物分别抑制或激活同一信号转导通路的不同靶点，或者同时阻滞主要和补偿两条信号转导通路，抑或是与同一靶点不同结合位点相结合以降低靶点的抗药性或降低药物剂量）。

复方药物的优效性需体现在该复方组合临床前及临床早期对于可靠的生物标记物的改善体现"协同"作用或延长作用时间，而非两药药效的"加和"效应。

制成复方药物必须严格考察依据，这些依据可以包括单药的生物活性有限或可能产生耐药性。

10.1.4 复方药物研发面临的机遇和挑战

目前，全球的现代药物研发都面临着严峻的挑战，一方面药物研发有着极高的临床前失败率、极低的药品上市率，一种新药从研发到上市约需 8 年到 12 年的时间，每个药品的平均研发费用约 8 亿美元；另一方面，药品研发所面临的上市审查愈加严厉，每 10 个上市的药物中只有 3 个能够赢利，大量专利药到期的压力也逐渐增加。

10.2　中西药复方药物罗非考昔复方的研发

药物的副作用是限制临床药物安全使用的瓶颈之一，也是限制新药研发的障碍之一。如何消除副作用，减毒增效成为现在的又一研究热点。

罗非考昔（Rofecoxib，Vioxx，万络）是口服的特异性环氧化酶 COX-2 抑制剂，结构如图 10-1 所示。罗非考昔是 1999 年 4 月 20 日，美国 FDA 批准上市的药物，用于缓解骨关节炎和类风湿性关节炎、急性疼痛、偏头痛和月经不调症。罗非考昔和阿司匹林同为非甾体抗炎药（NSAIDs），阿司匹林同时抑制了 COX-1 和 COX-2，在缓解炎症的同时也产生了较强的胃肠道不良反应诱发或加重溃疡和出血。其发生机制是由于胃肠黏膜中 COX-1 能催化 PGE2 合成，PGE2

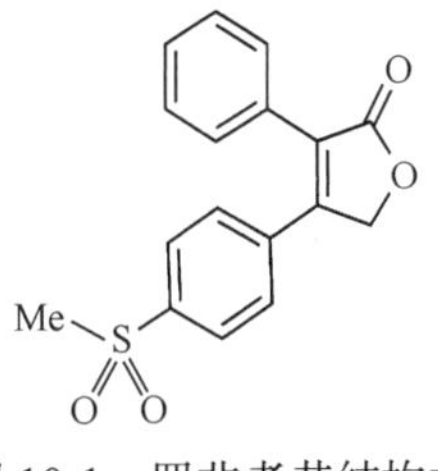

图 10-1　罗非考昔结构式

在胃肠黏膜中有细胞保护作用，而阿司匹林抑制 COX-1 合成，继而干扰 PGE2 的合成，最终导致胃肠黏膜损伤，所以在缓解炎症的同时也产生了较强的胃肠道不良反应。罗非考昔作为特异性 COX-2 抑制剂通过对 COX-2 的选择性抑制，避免了传统 NSAIDs 普遍存在的胃肠道不良反应，因此在上市之初一度被誉为王牌药物。

10.2.1　中西药复方药物的研发策略

2004 年 9 月 30 日，罗非考昔生产商默克（Merck）公司宣布主动从全球市场召回其畅销药罗非考昔，原因是其可能增加心脏病或脑卒中的风险[3]。默克公司自愿进行的一项名为"万络预防腺瘤样息肉研究"（APPROVe）的实验结论证实了罗非考昔的严重不良反应。这个随机双盲安慰剂对照临床研究结果显示，罗非考昔组患者心肌梗死和脑卒中的发病率是 3.5%，而安慰剂是 1.9%（$P<0.001$），与安慰剂相比罗非考昔增加了心肌梗死和脑卒中的风险，尤其对于那些接受治疗长达 18 个月的患者，风险更为明显[4]。

现在解释心血管事件的主导理论涉及一些花生四烯酸类代谢物。罗非考昔能减少血小板抑制剂前列腺素 PGI2 的产生，同时还对血小板活化剂血栓素（TX）A2 的生产有一定的作用，这个理论已被测定炎症老鼠 PGI2/TXA2 比率的实验数据证实[5]。这可能是其他选择性 COX-2 抑制剂共同的机制。基于这个发现，除了考昔类的其他的非甾体抗炎药 NSAIDs 可能没有影响甚至是对心血管系统有利。但是，发现非阿司匹林类 NSAIDs，包括但不限于双氯芬酸、布洛芬、萘普生及吲哚美辛，显著增加心血管疾病如心肌梗死、高血压和心力衰竭[6~10]。此外，罗非考昔容易形成心脏毒性物质顺丁烯二酸酐衍生物，也和罗非考昔的副作用有关[11]。这个假设不能解释其他的 NSAIDs 药物增加心血管疾病的机制。因此，当今对于 NSAIDs 导致心血管疾病的机制没有一个完善的解释。为了评估特异性环氧化酶 COX-2 抑制剂的风险和效益以及考昔类药物的临床安全用药，研究特异性 COX-2 抑制剂药物导致心血管副作用的机制很有必要。

近几年 PNAS 报道了一项研究[4]，关注罗非考昔用药后花生四烯酸代谢中 COX 酶介导的环氧酯类的物质的变化，发现罗非考昔使花生四烯酸代谢中的一个强有力的血管收缩剂 20-HETE 积累，而 20-HETE 有促凝血的作用，这可能和增加心肌梗死和中风有关。这个实验结果引起了广泛的关注。中药中有很多具有明显的活血作用的药材，其活血作用的有效成分是否能抵抗 20-HETE 促凝血的作用，从而缓解罗非考昔的心血管副作用？针对这个设想，随后对具有抗凝血作用的中药成分进行了研究。

在中医药理论中，气虚血瘀被认为是心血管疾病的主要病机之一。益气活血的中药因为具有补益脏器、消散淤血的作用，已广泛用于心血管疾病的治疗。

黄芪（Milkvetch Root）是豆科植物，大量药理研究证实，黄芪具有强心、降低总外周阻力、扩张冠状动脉、改善微循环、降低心肌耗氧，以及抗氧自由基、保护细胞功能等作用，因此，黄芪治疗心力衰竭成为研究中的一个热点[12]，实验已分离并证明黄芪皂苷是正性肌力作用的有效成分[13]。结构式如图 10-2 所示。目前研究表明黄芪皂苷注射液具有增强心肌收缩力，改善心脏收缩和舒张功能，对心衰有明显的治疗作用[14]。黄芪甲苷对能量代谢综合征发病机制有不同的药理作用。黄芪甲苷有望成为一种新药用于治疗心血管疾病。

丹参（Salvia Miltiorrhizae）是双子叶植物唇形科植物。丹参的有效成分主要分为脂溶性和水溶性两类[15]。现代药理学研究表明，丹参酮ⅡA（Tanshinone Ⅱ-A）是丹参的主要有效成分之一，结构式如图10-3所示，具有广泛的药理作用，如对心血管具有治疗作用[16]，其制剂已广泛用于临床并取得了确切疗效。吕先光等[17]发现丹参酮ⅡA可增加心肌供血，改善心功能。

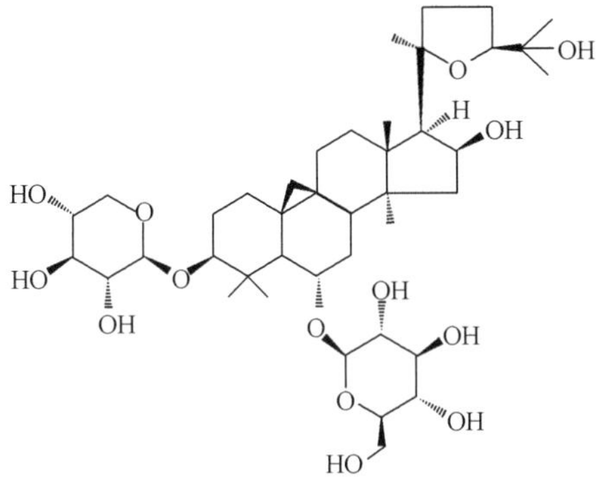

图 10-2　黄芪甲苷结构式 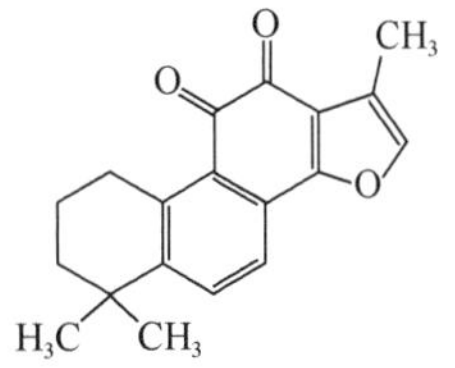　　　　　图 10-3　丹参酮ⅡA结构式

三七（Hotoginseng Radix et Rhizoma）是五加科人参属多年生草本植物，主要成分为三七皂苷和黄酮苷。三七皂苷含量在药材中可以达到12%，现已知单体有十几种，其中含量最高的为Rbl和Rgl，具有活血作用。三七皂苷R1（Xlotoginsenoside R1）属于原人参三醇型，是三七中最具有代表性的特征化合物（图10-4），许多研究都显示三七皂苷R1具有显著的心脏保护作用。

延胡索乙素（dl-tetrahydropalmatine，dl-THP）（图10-5）是从中药延胡索（Rhizoma Corydalis）中提取的一种生物碱，为消旋体，其有效部分为左旋体，即左旋四氢巴马汀（l-tetrahy-dropalmatine，l-THP，又称颅痛定）。两者均已作为镇痛和镇静安定药物应用于临床[18]。dl-THP的止痛机理从中医学来解释则是"活血行气"[19]。

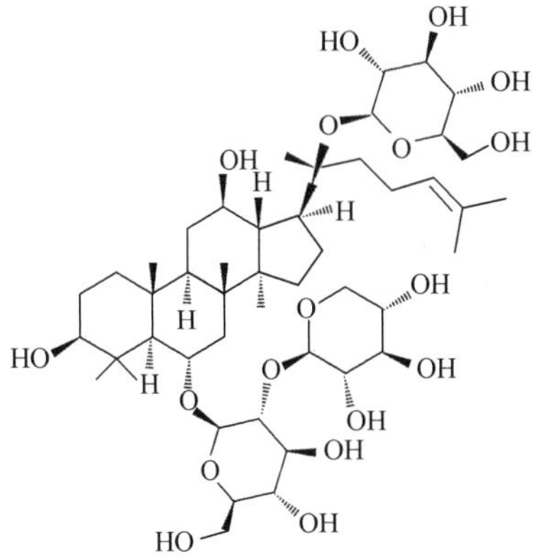

图 10-4　三七皂苷R1结构式 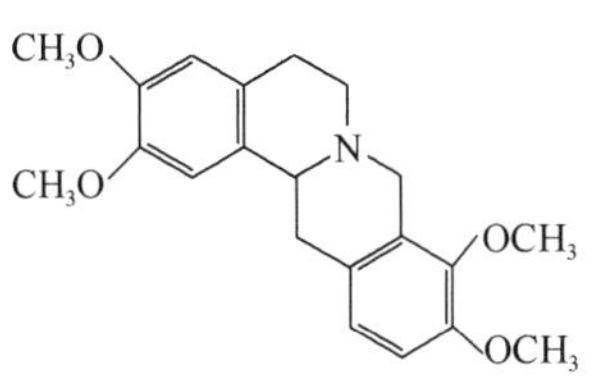　　　　　图 10-5　延胡索乙素结构式

本节研究拟探究益气活血类中药是否能够缓解罗非考昔导致的心血管副作用。图10-6是本节研究的整体设计思路。

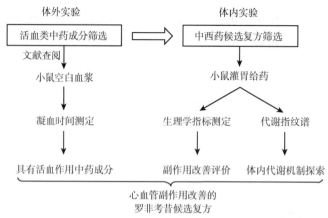

图 10-6　中西药复方药物——罗非考昔复方研发实验设计

研究用代谢组学的方法，采用液质联用 UPLC-Q-TOF-MS 技术，对摄入罗非考昔的小鼠体内代谢物进行监测，通过对小鼠血清代谢谱分析，研究中药成分对罗非考昔致心血管副作用的保护机制。

10.2.2　罗非考昔复方的研发

1. 中药成分的体外凝血作用考察

体外凝血实验：30 只雄性 8 周龄 ICR（CD-1）小鼠，体重在（20±5）g，购自北京维通利华实验动物技术有限公司。动物分笼饲养，环境温度保持在 22～25℃，相对湿度在 45%～55%。室内 12h 明暗自动切换，定时给予充足的定量饮水，以及供应标准的小鼠饲料（购自清华大学实验动物中心）。

通过查阅文献并结合实验室的研究基础确定了四种具有活血作用的中药有效成分丹参酮ⅡA、黄芪甲苷、三七皂苷 R1 和延胡索乙素，对其体外抗凝血时间进行考察比较。

在采集 ICR 小鼠血液之前，先用丹参酮ⅡA（0.5mmol/L 溶于 DMSO）、延胡索乙素（0.5mmol/L 溶于 DMSO）、三七皂苷 R1（0.5mmol/L 溶于 DMSO）、黄芪甲苷（0.5mmol/L 溶于 DMSO）冲洗毛细管。收集 ICR 小鼠尾部 25μl 静脉血，去除第一滴血。马上将装满血液的毛细管放到手中，使其体温保持 2min。每 30s 折断毛细玻璃管一小段（1cm），直至两段玻璃管之间有血丝连接，表示血液已经凝固。从血液进入毛细玻璃管起至血液凝固时止，所需的时间为凝血时间。每个化合物平行测定 6 次。

体外凝血实验结果见图 10-7，黄芪甲苷、三七皂苷 R1 能明显地延长凝血时间，表现出显著的抗凝血的作用。因此选择黄芪甲苷、三七皂苷 R1 进行后续的体内给药及代谢组学研究。

2. 代谢组学用于罗非考昔候选复方的疗效评价和机制探讨

1）动物实验

48 只 C57BL/6 小鼠（雄性，9 周龄）随机分为 6 组，分组情况见表 10-1，每组 8 只。

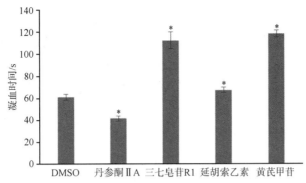

图 10-7　四种中药的体外凝血时间实验结果（Mean±SD）
*表示各组与对照组（DMSO）比较，$P<0.05$

表 10-1　实验分组情况

分组	对照组	给药组	候选复方干预组			
给药	纯净水	罗非考昔	罗非考昔+三七皂苷 R1	罗非考昔+黄芪甲苷	罗非考昔+阿司匹林	罗非考昔+维生素 E
数量/只	8	8	8	8	8	8

各组分笼饲养，自由摄食与饮水。空白组：每天定时灌胃给药 0.3ml 含 1%（v/v）聚乙二醇 400 和 0.5%（wt/v）环糊精的纯净水；给药组每天定时灌胃给药 1mg/只溶于含聚乙二醇 400 和环糊精的纯净水；选用阿司匹林和维生素 E 作为阳性对照药物。每周观察小鼠的摄食、饮水、体重变化并做记录。动物实验在清华大学实验动物中心完成。

连续给药 28 天后，断尾法测尾部凝血时间，然后 Avertin 麻醉（250mg/kg）后，眼底脉络丛采血，取血置于 1.5ml EP 管中，静止 2h 后，以 6000r/min 的转速在 4℃条件下离心 15min，分离取上层血清，置−80℃冰箱中待用。

2）代谢组学分析

代谢指纹谱的采集应用 Waters 公司 ACQUITY™ 超高效液相色谱串联 Q-TOF Premier XE 质谱仪系统。血清样本经前处理后，采用 Waters ACQUITY BEH C18 色谱柱（2.1mm×100mm，1.7μm，Waters，MA，USA））进行色谱峰的分离，柱温保持为 30℃。流动相：A 相为 0.1%甲酸水溶液，B 相为纯乙腈。血清样本的流速设为 0.4ml/min。自动进样器温度保持 16℃，进样量均为 5μl。血清样本的质谱检测均采用 W+模式。整个分析过程以亮氨酸-脑啡肽（LE）作为参照进行实时的精确质量校正。

3）生理学指标观察和测定结果

体重的变化对于健康状况是一种整体、粗略的反映。在 28 天的实验过程中，各组小鼠之间饮食量和体重未发生显著差异变化。

小鼠存活率：在 28 天的实验过程中，正常对照组小鼠的存活率为 100%；罗非考昔组 75%；罗非考昔+三七皂苷 R1 组为 75%；罗非考昔+黄芪甲苷组为 87.5%；罗非考昔+阿司匹林组为 87.5%；罗非考昔+维生素 E 组为 62.5%。与罗非考昔给药组相比，罗非考昔分别与黄芪甲苷、阿司匹林组成复方给药，可明显降低小鼠的死亡率。

连续给药 28 天后，采用断尾法测定小鼠的尾部凝血时间以考察小鼠体内凝血功能的变化。测定结果显示：罗非考昔具有促凝血作用；联合给药组中罗非考昔+维生素 E 抗凝血作用最好；中药成分罗非考昔+三七皂苷 R1 抗凝血作用次之。4 种化合物分别与罗非考昔组合成复方后的抗凝作用大小依次为：维生素 E＞三七皂苷 R1＞黄芪甲苷＞阿司匹林。

4）代谢指纹谱数据处理

将 UPLC-Q-TOF-MS 分析得到的血清代谢指纹谱原始数据应用 MarkerLynx v4.1（Waters，MA，USA）分析软件进行峰提取、峰校正以及归一化处理，将结果导入 SIMCA-P 软件（Umetrics AB，Ume.，Sweden）进行多元统计分析（PCA 和 PLS-DA 分析）。非监督的 PCA 方法用来观察样本的自然聚集、离散及离群点；有监督的 PLS-DA 方法用来判定对于造成样本聚集、离散的主要差异变量，即用于找到罗非考昔干预体内的代谢变化。

将给药前和给予安慰剂的对照组小鼠血清代谢指纹谱进行 PCA 分析，发现小鼠样本点均匀分布，说明在 28 天的饲养过程中小鼠血清代谢物组并未出现显著的变化。因此可认为给药干预后的 PCA 聚类分析不受饲养时间及外界干扰的影响，能够真实、有效地反映药物对小鼠体内代谢变化的影响。

（1）小鼠血清的 PCA 分析。

安慰剂对照组和五组给药实验组 28 天后小鼠血清代谢指纹谱 PCA 结果如图 10-8 所示，对照组和各给药组有分离的趋势，但是这些差异并没有将样本区分得很好。

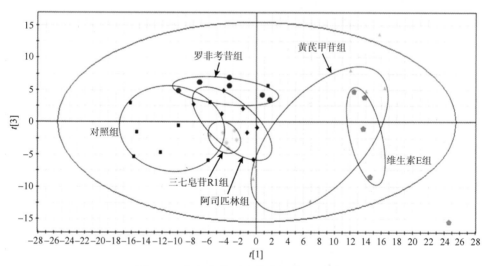

图 10-8　各组小鼠血清样本的 PCA 得分图

罗非考昔组和安慰剂对照组小鼠血清代谢指纹谱的 PCA 分析结果，如图 10-9 所示，两组完全分开。

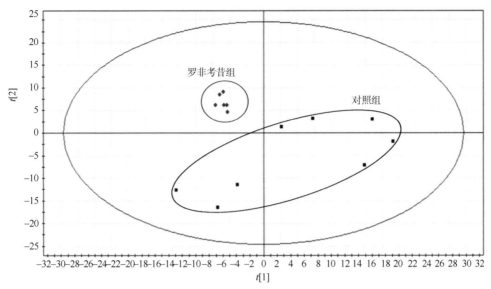

图 10-9　对照组和罗非考昔组小鼠血清样本的 PCA 得分图

（2）小鼠血清的 PLS-DA 分析。

为了进一步观察罗非考昔引起的血清代谢差异，实验希望通过 PLS-DA 对罗非考昔干预前后的小鼠样本进行建模分析，以找到与罗非考昔所致心血管副作用相关的代谢变化。从各组的 PLS-DA 得分图（图 10-10）可以看出，与罗非考昔组比较，联合给药的三七皂苷 R1 组、阿司匹林组和黄芪甲苷组均有向对照组靠近的趋势，其中三七皂苷 R1 的效果最明显。

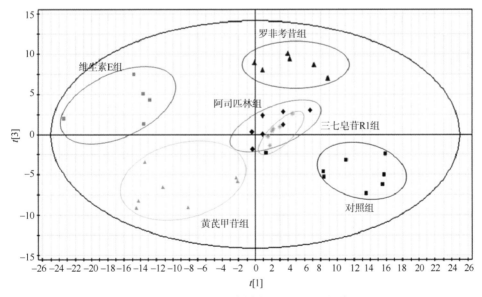

图 10-10　各组小鼠血清样本的 PLS-DA 得分图

首先，用罗非考昔组与对照组建立模型，从小分子代谢物的角度对罗非考昔诱导的副作用机制做深入的研究。此实验选取罗非考昔干预 28 天的小鼠（$n=6$）与对照组小鼠（$n=8$）的血清样本进行 PLS-DA 建模，得到的 PLS-DA 模型得分图如图 10-11 所示。

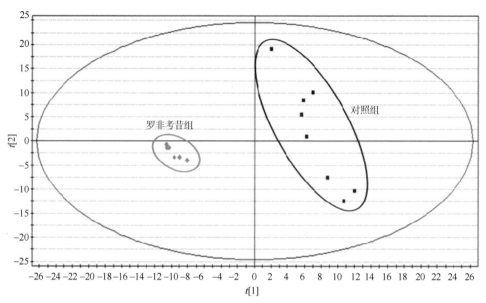

图 10-11 正常组与罗非考昔干预 28 天的小鼠血清的 PLS-DA 得分图

正常组和干预组小鼠血清在 PC1 能够完全分离，表示变量的参数 $R^2Xcum=0.545$，$R^2Ycum=1$，$Q^2Y=0.783$，初步说明该模型可靠。进一步通过交叉验证和置换检验发现该模型得到的 P 值小于 0.001，因此该模型的区分程度和预测程度都较好，可以进行下一步的潜在生物标志物筛选。

（3）潜在生物标志物的鉴定。

通过上述的 PLS-DA 模型，按对分类贡献的大小将 VIP 值进行排序，随后应用 MarkerLynx 软件对色谱图进行分析，并通过同位素模式匹配对所筛选的化合物进行判别。在同位素模式识别过程中，综合考虑了与实际化学式的质量偏差（用 mDa 或者 ppm 表示）、合理的双键数（DBE）以及 i-FIT 值等参数，选取同位素匹配值较好且与实际化学式的质量偏差小的化学式作为候选。将可能的分子式按以上方法逐个分析，最终在血清样本中得到 11 个与罗非考昔作用相关的潜在生物标志物，鉴定得到的化合物以及相应的代谢循环见表 10-2。

表 10-2 干预 28 天罗非考昔组与对照组 PLS-DA 筛选得到的潜在血清生物标志物

序号	t_R/min	[M+H]$^+$	分子式	代谢物（趋势）	HMDB	代谢途径
1	1.79	184.0714	$C_4H_9NO_5S$	同型半胱氨酸（↑）	HMDB02205	氨基酸代谢
2	2.53	118.0633	$C_5H_{11}NO_2$	缬氨酸（↑）	HMDB00883	氨基酸代谢
3	4.88	132.0783	$C_6H_{13}NO_2$	亮氨酸（↑）	HMDB00687	氨基酸代谢
4	4.90	170.0584	$C_3H_7NO_5S$	半胱氨酸（↓）	HMDB02757	氨基酸代谢
5	10.6	316.2331	$C_{17}H_{33}NO_4$	癸酰肉毒碱（↓）	HMDB00651	脂肪酸代谢
6	10.6	319.2975	$C_{20}H_{30}O_3$	羟基二十碳五烯酸（↓）	HMDB12611	花生四烯酸代谢
7	11.7	104.1043	$C_4H_9NO_2$	氨基丁酸（↓）	HMDB00452	脂肪酸代谢
8	13.0	313.2704	$C_{20}H_{40}O_2$	花生酸（↓）	HMDB02212	花生四烯酸代谢
9	13.0	258.1068	$C_8H_{20}NO_6P$	甘油磷脂胆碱（↓）	HMDB00086	甘油磷脂代谢
10	16.6	357.3497	$C_{24}H_{36}O_2$	二十四碳六烯酸（↓）	HMDB13025	花生四烯酸代谢
11	20.6	321.3159	$C_{20}H_{32}O_3$	羟基二十碳四烯酸（↑）	HMDB05998	花生四烯酸代谢

第 10 章 中西药复方的研发策略与探索研究 | 721

（4）潜在生物标志物生物学意义。

寻找到的代谢物主要集中在花生四烯酸代谢、氨基酸代谢和脂肪酸代谢循环。

当今，心血管作用的主导理论涉及一些花生四烯酸代谢物。花生四烯酸是一个多不饱和 w-6 脂肪酸，反应释放组织损伤。花生四烯酸代表一个重要的信号分子涉及不同信号级别，调节炎症、疼痛和止血功能。涉及这条信号转导通路的药物占全球药物销售的 25%。

类花生四烯酸物质是花生四烯酸的代谢产物，花生四烯酸在体内主要通过三种途径产生类花生四烯酸物质：通过环氧化酶 COX 作用产生前列腺素；通过脂氧化酶 LOX 作用产生 5-羟基二十碳四烯酸、8-羟基二十碳四烯酸、12-羟基二十碳四烯酸、15-羟基二十碳四烯酸等，并最终产生白三烯；通过细胞色素 P450 单氧化酶产生 19-羟基二十碳四烯酸、20-羟基二十碳四烯酸等羟基和环氧类花生酸。图 10-12 是花生四烯酸代谢原理图。越来越多的证据表明一些代谢产物在心血管疾病中扮演着越来越重要的角色。

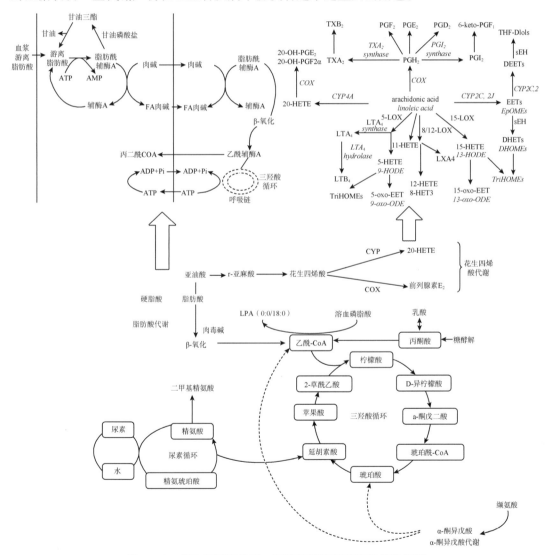

图 10-12 花生四烯酸代谢、氨基酸代谢和脂肪酸代谢循环

花生四烯酸类，在很多生理学过程中发挥重要的作用。评估花生四烯酸类的水平对了解心血管疾病病理生理过程有重要的作用，包括炎症反应和辨别。研究花生四烯酸有利于研究疾病的过程，从而采用有效的治疗方法和预防炎症性疾病。

脂氧化物是不饱和脂肪酸在环氧化酶（COX）、脂氧合酶（LOX）酶和细胞色素 P450 作用下氧化生成的一群生物活性化合物（图 10-13）。代表性的代谢物有：前列腺素、白三烯，花生四烯酸脂氧化酶途径代谢产物，具有维持内环境稳态和抗炎的作用。除此之外，类花生四烯酸类、羟基二十碳四烯酸（HETE）和环氧二十碳四烯酸（EET）也是重要的生物介质。EETs 有显著的抗炎作用，同时亚油酸的一些代谢产物也是生物活性物质：白细胞毒素及其结构异构体与严重烧伤患者多器官功能衰竭和成人呼吸窘迫综合征相关，同时其相应的二醇 9, 10 DHOME 和 12, 13 DHOME 也有毒性。健康人体中这些内源性介质能调节血管通透性和炎症。这些介质的重要性导致与其相关的酶成为治疗的靶点。

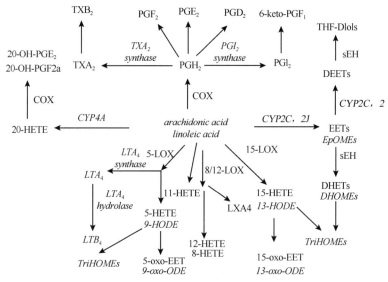

图 10-13 花生四烯酸和亚油酸代谢通路图

羟基二十碳四烯酸（hydroxyeicosatetraenoic acid，HETE）是花生四烯酸代谢过程中通过细胞色素 P450 酶途径代谢得到的中间产物，20-HETE 体内水平异常会导致许多代谢综合征的发生，如心脏病和高血压[20]。实验对代谢指纹谱中 HETE 的相对峰面积进行统计分析，发现小鼠体内的 20-HETE 水平受罗非考昔的干扰而波动，如图 10-14 所示。

罗非考昔组小鼠血清中 20-HETE 显著上升，说明体内 HETE 水平对于罗非考昔的影响呈现依赖性的特点，推测罗非考昔干预小鼠存在心肌损伤的趋势。此外，当罗非考昔和中药联合用药后，20-HETE 明显下降，非常接近对照组中 20-HETE 的水平。有报道称 20-HETE 具有收缩血管以及活化 L-型钙离子通道的作用，从而可导致心脏动脉血管收缩，并通过增强蛋白激酶 C 诱导的 Na^+, K^+-ATP 酶 α-亚单元的磷酸化过程来抑制 Na^+, K^+-ATP 酶活性[21]，而活血类中药可以扩张血管，加速血液流动，防止血栓形成，对罗非考昔导致心力衰竭和中风的副作用有所改善。

第 10 章 中西药复方的研发策略与探索研究

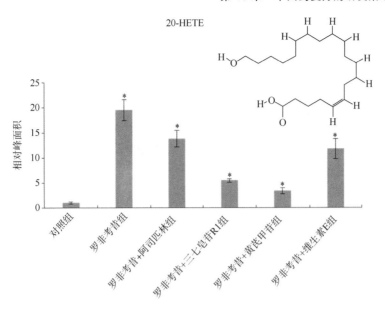

图 10-14　罗非考昔及联合给药组小鼠血清中 20-羟基二十碳四烯酸的相对峰面积比较

注：*表示与对照组相比，$P<0.05$

由图 10-15 可见，联合用药三七皂苷 R1 组二十四碳六烯酸的含量更接近正常对照组，说明联用三七皂苷 R1 后对罗非考昔的副作用有抑制作用。

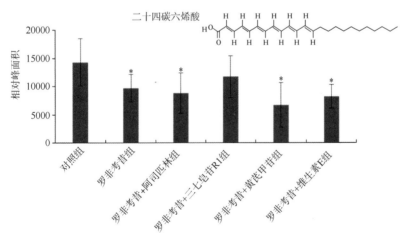

图 10-15　罗非考昔及联合给药组小鼠血清中二十四碳六烯酸的相对峰面积比较

注：*表示与对照组相比，$P<0.05$

二十碳五烯酸（图 10-16）和二十四碳六烯酸（图 10-15），含不饱和键较多，有较强的调整血脂作用，另尚有扩张血管及抗血栓形成作用。其作用机制为促进中性或酸性胆固醇自粪排出，抑制肝内脂质及脂蛋白合成，能降低血浆中胆固醇、甘油三酯、LDL 和 VLDL，增加 HDL。因此，具有调节血脂、降低血清甘油三酯和总胆固醇的作用，用于治疗高脂血症。

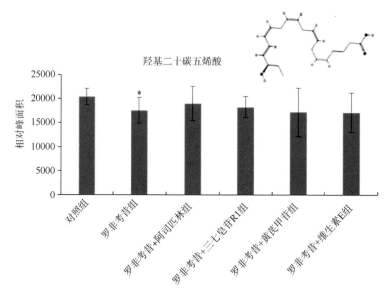

图 10-16　罗非考昔及联合给药组小鼠血清中羟基二十碳五烯酸的相对峰面积比较

注：*表示与对照组相比，$P<0.05$

图 10-17 所示为花生酸在各实验组小鼠血清中的含量变化。罗非考昔联合黄芪甲苷组的花生酸含量更接近正常组，说明联合黄芪甲苷后对罗非考昔的副作用有一定的缓解作用。

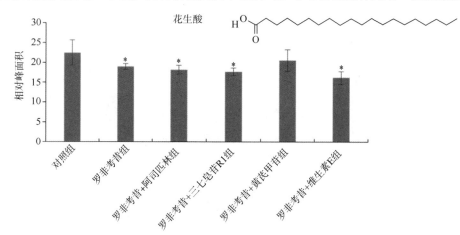

图 10-17　罗非考昔及联合给药组小鼠血清中花生酸的相对峰面积比较

注：*表示与对照组相比，$P<0.05$

高血脂和动脉粥样硬化的发生是心血管疾病的主要环节，实验证实有的氨基酸具有降血脂作用。在整体和细胞水平上氨基酸能有效地抑制内皮损伤诱导的血管平滑肌细胞增生的内膜增厚，并对平滑肌细胞钙内流增加及细胞钙含量升高有明显的抑制作用，这可能是通过抑制钙内流，降低细胞内钙含量实现的。有研究发现，血管平滑肌细胞钙内流增加是其增生的机制之一。氨基酸还可间接影响花生四烯酸的生成和代谢，从而抑制平滑肌细胞的迁移，图 10-18 为氨基酸代谢循环图。

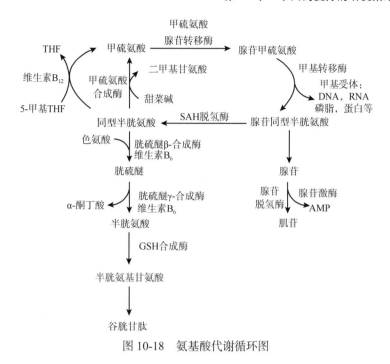

图 10-18 氨基酸代谢循环图

同型半胱氨酸（Hcy）是一种含硫的非必需氨基酸，是细胞内甲硫氨酸环的中间产物，所有的细胞均可产生 Hcy。近年来的研究证实，高同型半胱氨酸血症是引起血管损伤、动脉粥样硬化和血栓栓塞性疾病的独立危险因素，直接影响心血管结构和功能[22, 23]。高 Hcy 是其发生心血管并发症的危险因素。高 Hcy 致 CVD 的机制可能与以下因素有关：Hcy 通过氧自由基生成破坏血管内皮使其抗栓能力下降，促进血管平滑肌增殖，诱导血小板黏附聚集，增加凝血因子活性等[24, 25]。

由图 10-19 可知联合给药三七皂苷 R1 组更接近于正常对照组，说明三七皂苷 R1 组更有利于缓解对罗非考昔的副作用。

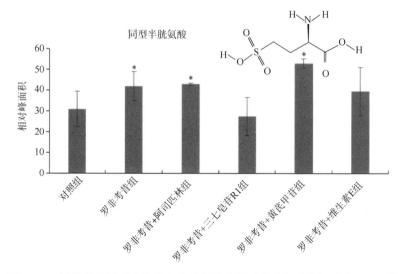

图 10-19 罗非考昔及联合给药组小鼠血清中同型半胱氨酸的相对峰面积比较

3. 20-HETE 和其 COX 调节的代谢物凝血时间实验

由图 10-14 所知，20-HETE 在罗非考昔组中有很显著的升高。虽然罗非考昔对 COX-2 的抑制作用是可逆的，文献报道当罗非考昔加了花生四烯酸和肝 S-9 时，仍可观察到 20-HETE 增加。这和体内观察是一致的。20-HETE 是（CYP4As and CYP4Fs）介导的花生四烯酸的代谢物[26]。可以推测，20-HETE 的增加是抑制了 COX 活性使花生四烯酸增多的结果。如果是这个原因，那么其他 CYP 介导的代谢物如 EETs 和 DHETs 也应该增加。但是却没有检测到 EETs 和 DHETs 的增加。另一个解释是，罗非考昔诱导酶如 CYP4A10、CYP4A12 和 CYP4A14 催化产生 20-HETE。但是文献中 Western 免疫印迹分析小鼠 CYP4A 抗体表明：罗非考昔剂量的表达和 CYPs 的表达与小鼠肝脏蛋白质水平没有关系。事实上体内 20-HETE 的形成和罗非考昔没有关系，20-HETE 的生物合成应该不会改变。在体外的实验中，20-HETE 可以被 COX 进一步代谢成 20-hydroxyPGs（如 20-OH-PGE2，20-OH-PGF2α）或其他的物质[27]。因此，20-HETE 在体内和体外都增加，可以解释为罗非考昔阻断了其降解途径。20-HETE 也可以被氧化成 20-COOH-ARA（32）。可能罗非考昔和它的代谢物如顺丁烯二酸酐可以减弱 20-HETE 被氧化作用，从而引起了 20-HETE 的积累，我们提出假设，20-HETE 在体内和体外的增加，与抑制 20-HETE 代谢中的关键酶 COX，从而减弱 20-HETE 的新陈代谢相关。

总之，罗非考昔会导致 20-HETE 增加，并能加速血液凝固。20-HETE 的这个作用和其他的如血管收缩的作用都会导致心肌梗死和中风[28]。有研究表明，抑制 20-HETE 会减少心肌梗死面积和降低中风[29]。为了验证 20-HETE 有显著增加凝血的趋势，本研究进行了体外凝血时间的实验。

在采集 CD-1 小鼠血液之前，先用 DMSO，20-HETE（0.5mmol/L 溶于 DMSO），20-OH-PGE2（0.5mmol/L 溶于 DMSO）和 20-OH-PGF2α（0.5mmol/L 溶于 DMSO）润洗毛细管。收集 CD-1 小鼠眼球静脉血。每 15s 折断毛细玻璃管一小段（1cm），直至两段玻璃管之间有血丝连接，表示血液已经凝固。从血液进入毛细玻璃管起至血液凝固时止，所需的时间为凝血时间。平行测定 6 次。实验结果如图 10-20 所示。

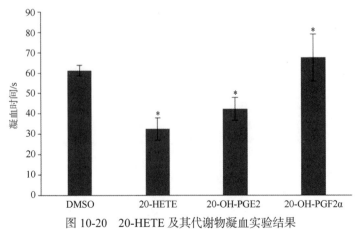

图 10-20　20-HETE 及其代谢物凝血实验结果

注：*表示与对照组（DMSO）比较，$P<0.01$

由图 10-20 实验结果可知，20-HETE 有显著增加凝血的趋势，但是它的 COX 介导的代谢物 20-OH-PGF2α 和 20-OH-PGE2 对凝血也有作用。这表明 20-HETE 比其 COX 代谢物更不利于血管系统。这些数据表明，高剂量的罗非考昔导致 20-HETE 的积累，与心血管疾病有关。这也警告患者使用 NSAID 类药物会导致心血管的副作用。研究结果表明，联合给药三七皂苷 R1 和黄芪甲苷后能显著降低罗非考昔的副作用。三七和黄芪作为益气活血的中药，具有补益脏器、消散淤血的作用，已广泛用于心血管疾病的治疗。

10.2.3 研究小结

罗非考昔增加了心肌梗死和脑卒中的风险。实验采用 UPLC-Q-TOF 技术手段，采用代谢组学的方法，结合有非监督 PCA 和监督的 PSL-DA 对罗非考昔诱导的小鼠血清和阿司匹林、维生素 E、三七皂苷 R1 和黄芪甲苷联合给药的小鼠血清中的代谢物进行了研究，探讨了活血类中药作用的机制。

实验从存活率、体重变化、心脏重量和尾部出血时间等生理学指标方面对罗非考昔以及中药的作用进行了评价。

给药 28 天后，对照组、罗非考昔组、三七皂苷 R1、黄芪甲苷、阿司匹林和维生素 E 联合罗非考昔组小鼠的存活率分别为 100%、75%、75%、87.5、87.5%和 62.5%。发现罗非考昔和阳性对照药阿司匹林组小鼠比两个中药组的死亡的多，且死亡时间早。中药组死亡率较小。

体重的变化对于健康状况是一种整体、粗略的反映。试验发现，各组间体重没有显著的变化。说明各组小鼠饮食情况正常，灌胃并没有对小鼠的饮食产生很大的影响。

在心力衰竭的动物试验研究中，常用病理学指标心脏重量和心脏重量指数（心脏重量/体重）来评价心脏肥大的程度。本实验中，与对照组比较，只有维生素 E 联合给药组增加，其他给药组下降（$P<0.05$）。联合给药的四组分别和罗非考昔组比较，只有维生素 E 联合给药组有显著性差异（$P=0.016$），其他三组联合给药组和罗非考昔组比较无显著性差异。阿司匹林、三七皂苷和黄芪甲苷三个联合给药组之间没有显著性差异。说明给药对心脏重量影响不大，各组之间无统计学差异。

尾部凝血时间的测定结果表明：罗非考昔有促凝血作用；联合给药组中维生素 E 抗凝血作用最好，中药中人参皂苷 R1 抗凝血作用较好。

对小鼠心脏组织的病理切片进行了分析，发现正常对照组心肌纤维排列整齐，未见变性及坏死；罗非考昔组小鼠心肌纤维排列紊乱，心肌壁有间质增生趋势。由此可见，罗非考昔对心脏组织有不良影响。

由代谢组学标志物花生四烯酸类四个潜在代谢标志物羟基二十碳五烯酸、花生酸、二十四碳六烯酸、羟基二十碳四烯酸的结果可以看出，联合给药中药组的三七皂苷 R1 和黄芪甲苷与单独给罗非考昔，有明显的向正常组靠近的趋势。提示三七皂苷 R1 和黄芪甲苷益气活血类中药对缓解罗非考昔导致的心血管副作用具有一定效果。

10.3　西药复方药物的研发

10.3.1　西药复方药物——罗格列酮复方的研发策略

2 型糖尿病是典型的代谢紊乱性疾病。对于 2 型糖尿病的治疗，早期采用药物治疗或者药物结合小剂量胰岛素注射的方式治疗；晚期糖尿病药物不能替代胰岛素，只能靠注射胰岛素进行治疗。而胰岛素使用不方便，只能注射，长期打针很痛苦，且使用外来胰岛素后，血糖不高了，胰岛就不分泌胰岛素，最终 2 型糖尿病患者会终身依赖胰岛素治疗。但药物能刺激胰岛素分泌，加强敏感性，避免胰岛素依赖。因此，在能使用药物治疗时，不适宜选择注射胰岛素。

噻唑烷二酮类（TDZs）药物是一类能降低脂肪、肝脏和肌肉细胞胰岛素抵抗，并能改善胰岛 β 细胞功能的降糖药[30, 31]。与此同时，这一类药物在降血压、调节脂质代谢[32]、抑制炎症反应、抗动脉粥样硬化以及对肾脏的保护方面也显示了作用。最先开发成功的噻唑烷二酮类药物是环格列酮、恩格列酮和曲格列酮。在药效较低、严重不良反应及肝毒性的影响下，这些药物逐渐被淘汰或撤市。随后，日本武田制药公司开发的吡格列酮及葛兰素史克开发的马来酸罗格列酮进入市场，但在后来的临床使用中，仍发现有诸多不良反应，如水肿、体重增加、肝损伤及心衰等，进而影响其临床使用。欧洲药品管理局（EMA）于 2010 年 9 月 23 日发表声明停止罗格列酮（Rosiglitazone，RSG）的临床使用许可，在全欧洲范围内禁止罗格列酮，这意味着罗格列酮药物从欧洲全面退市。美国 FDA 同日发表声明，但并没有采取禁用的极端措施，给予马来酸罗格列酮片"黑框"警示，并要求葛兰素史克修改药物说明书，添加可能导致心血管风险的提示，要求临床医生在使用该药时应进行适当的限制。在中国，罗格列酮却一直没有退出市场。2013 年 10 月 16 日，中国国家食品药品监督局和卫生部联合发文，要求各级医疗机构加强对于罗格列酮及其复方制剂的使用管理，同时要求生产企业在 2013 年 10 月 30 日之前按要求完成药品说明书的修改。但 2013 年 6 月美国 FDA 专家小组再次审查了 Record 研究及其后续分析结果，最终于 2013 年 11 月 25 日，FDA 在其官方网站发布声明，根据最新研究成果，解除罗格列酮及其复方糖尿病药物的使用及处方限制。这一风波，充分说明罗格列酮在治疗糖尿病方面的有效性。然而纽约西奈山糖尿病中心主任 Robert Tamler 博士表示，患者从 2007 年开始就一直接收罗格列酮增加心血管风险的信息，即使 FDA 撤销对罗格列酮的使用限制，患者对文迪雅安全性的忧虑一时难以打消。因此，如何减小或消除罗格列酮的副作用，将成为安全使用罗格列酮的最大推动力。

本研究基于网络药理学构建"药物副作用-通路-治疗药物"的预测模型，从药物作用靶点出发，筛选可与罗格列酮配伍的复方药物，该复方药物在保持罗格列酮治疗糖尿病药效的同时，达到减轻罗格列酮副作用的目的。本研究在已得候选复方基础上，采用合适的动物模型，考察候选复方的药效及安全性，验证预测模型结果的可靠性，并且在找到最佳处方的基础上进行了代谢组学研究，初步探讨了罗格列酮产生副作用及罗格列酮复方减轻其副作用的代谢机制。主要研究路线如图 10-21 所示。

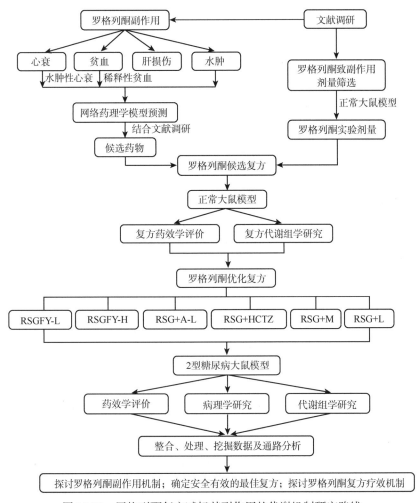

图 10-21 罗格列酮复方减轻其副作用的代谢机制研究路线

10.3.2 罗格列酮复方的研发

1. 罗格列酮致水肿副作用剂量筛选研究

临床用药时，罗格列酮的副作用是在长期用药后产生的。而本课题的研究需要罗格列酮能快速产生副作用。查阅有关罗格列酮副作用研究的文献。Song 等[33]将 RSG 作用于正常的 SD 大鼠，剂量为 94mg/kg，3 天即产生水钠潴留的副作用；Zhang 等[34]将 RSG 作用于小鼠，剂量为 320mg/kg，9 天产生水钠潴留现象，换算为大鼠剂量为 224mg/kg。在 RSG 剂量筛选中，按照 2010 版《中国药典》中对毒副作用研究剂量设定的规定–中剂量为低剂量与高剂量乘积的平方根。最终设置罗格列酮的低中高三个剂量。

给药 15 天后，高剂量组大鼠血液红细胞压积（HCT）出现显著降低（与正常对照组比较，$P<0.05$）。继续给药至 21 天，发现与正常组比较，中剂量组与高剂量组 HCT 均显

著降低（$P<0.05$），即血容量增加，发生水肿，第 0 天、第 15 天及第 21 天 HCT 含量变化情况如图 10-22 所示。各时间点 RSG 各剂量组体重均呈增加趋势，且比正常对照组增加得快，但并没有显著性差异。第 21 天 RSG 中、高剂量组尿量出现降低，但与正常对照组比较也无显著性差异。第 0 天、第 15 天及第 21 天体重及尿量变化情况如图 10-23 所示。

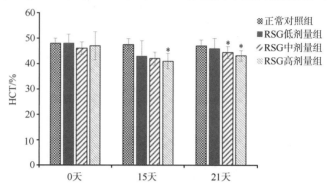

图 10-22　第 0 天、第 15 天及第 21 天各组红细胞压积（HCT）变化情况

*与正常对照比较，$P<0.05$

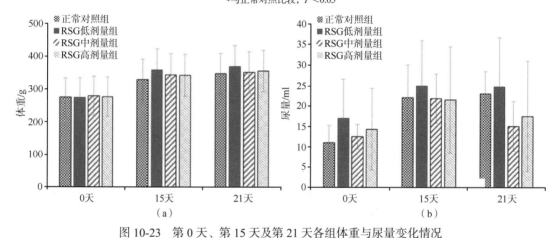

图 10-23　第 0 天、第 15 天及第 21 天各组体重与尿量变化情况

在这三周的实验期间，大鼠无任何异常反应，毛色没有变化，饮食量正常，活动正常，预设的剂量并未对大鼠的正常生理活动造成障碍。在第 15 天时，高剂量组已出现血浆容量增加，即发生水肿。因此，选择高剂量给药进行下一阶段的实验。

2. 罗格列酮复方优化

通过网络药理学方法，筛选出利尿药螺内酯、利尿剂 A 及氢氯噻嗪。利尿剂 A 与螺内酯均为作用于肾小管远端及集合管的药物（罗格列酮引起水肿的靶点也在肾小管远端及集合管上），且具有利尿作用[35]。经查阅文献发现，利尿剂 A 还有防止肝纤维化、保护心脏及降低心脏负荷的功效，即具有保护肝功及心脏功能的作用。但前两者均为低效利尿药，而氢氯噻嗪，作用于肾远曲小管近端的中效利尿药。且在一篇[36]研究呋塞米、氢氯噻嗪及螺内酯纠正罗格列酮引起水肿的文章中发现，氢氯噻嗪与螺内酯对罗格列酮引起水钠潴留的利尿效果都比呋塞米好。基于作用靶点的考虑，且氢氯噻嗪易引起低血钾的副作用[37]，与利尿剂 A 组成的复方可能避免低血钾的副作用，且能更好的发挥利尿作用，保护心脏、肝脏功能。

此外，中药猪苓的利尿有效成分麦角甾醇[38]，在此也与罗格列酮联合作用考察联合用药情况。叶酸为治疗巨幼细胞性贫血的药物，根据查阅临床罗格列酮用药后引起贫血的为数较少的报道中有停用罗格列酮或同时给予叶酸治疗[39]的报道，因而也选入实验进行联合给药。

采用高脂喂养结合注射链脲佐菌素（STZ）致 2 型糖尿病模型进行最优复方筛选及药效评价。

1）糖尿病大鼠模型的建立及分组

130 只雄性 SD 大鼠，4 周龄，体重约 100g。动物购自北京维通利华实验动物技术有限公司，合格证：SCXK（京）2012-0001，于清华大学实验动物平台 SPF 级环境中饲养。随机分出 10 只喂养正常饲料，其余 120 只喂养特殊高脂饲料（配方：59%普通饲料，10%猪油，10%蛋黄粉，20%蔗糖，1%胆固醇）。高脂喂养 6 周后，禁食 12h 以上，称空腹体重。异氟烷麻醉大鼠后，以 30mg/kg 的链脲佐菌素进行尾静脉注射，并随机选出 8 只作为高脂对照组，与正常组一样进行柠檬酸缓冲溶液尾静脉注射。7 天后，对注射 STZ 的大鼠进行血糖浓度测定，有一只大鼠空腹血糖超过 16.7mmol/L，且有一只大鼠注射 STZ 后死亡，对其他血糖浓度<16.7mmol/L 的大鼠进行第 2 次链脲佐菌素注射（30mg/kg）。7 天后测定血糖浓度，共有 27 只大鼠成模。继续等到 10 天后再测未成模大鼠血糖，又有 7 只成模，但又死亡 5 只，最终成模的只数为 29 只。继续高脂喂养到第二次注射 STZ 后 15 天，测定未成模大鼠血糖。于第 17 天进行第三次造模，造模剂量仍为 30mg/kg，一周后测定血糖，筛选血糖浓度大于 16.7mmol/L 的大鼠为糖尿病疾病模型。至此共计有 92 只大鼠成模。总成模率为 82.1%，总造模时间为 3 个月。

2）实验动物的分组与剂量

在 92 只 2 型糖尿病大鼠中随机挑选 12 只大鼠作为第 0 天的糖尿病大鼠处死。取血及组织与本批其他糖尿病大鼠一致。

其余 80 只糖尿病大鼠随机分为 9 组，保证各组第 0 天血糖，体重，尿量，HCT 值无显著差异。9 组分别为：①模型组 model group（$n=9$，处死大鼠麻醉时，死亡一只，$n=8$）；②罗格列酮组 RSG group（$n=9$）；③罗格列酮+利尿剂 A 低剂量组 RSG+A-L group（$n=9$）；④罗格列酮+利尿剂 A 高剂量组 RSG+A-H group（$n=9$，后期死亡一只，$n=8$）；⑤罗格列酮优化复方低剂量组 RSGFY-L group（$n=9$）；⑥罗格列酮优化复方高剂量组 RSGFY-H group（$n=9$，后期死亡一只，$n=8$）；⑦罗格列酮+氢氯噻嗪组 RSG+HCTZ group（$n=9$）；⑧罗格列酮+麦角甾醇组 RSG+M group（$n=9$）；⑨罗格列酮+螺内酯组 RSG+L group（$n=8$）。加上正常组 Vehicle group（$n=10$）及高脂对照组 high fat diet group（$n=8$）共计 11 组，95 只大鼠。

罗格列酮剂量为 300mg/（kg·d），根据罗格列酮致正常大鼠水肿剂量筛选实验而定，但凡有罗格列酮的各组均采用这个剂量；利尿剂 A 低剂量根据文献中报道确定为

2.5mg/（kg·d）；利尿剂 A 高剂量设定为低剂量的 2 倍；为了优化 RSGF，根据文献报道，对复方中两种利尿药的比例进行调整；另外采用低剂量的氢氯噻嗪与 RSG 联用作为另一复方；RSG+M 组中麦角甾醇为中药猪苓的主要利尿成分，但有文献报道，麦角甾醇对正常大鼠无利尿作用，因此在这批糖尿病大鼠实验中再次验证二者的联合用药情况，其剂量为文献报道的有效利尿剂量 20mg/（kg·d）；RSG+L 组中，螺内酯的剂量为文献报道的有效剂量 10.8mg/（kg·d），作为对照药物在本次实验中再次进行验证。

3）采集、处理血清样本及组织

（1）给药期间采集血清样本及尿样。

给药第 0 天、第 7 天、第 14 天、第 21 天分别统计 11 组大鼠的血糖、体重、尿量，并于各个时间点收集每只大鼠尿液各 8ml，4℃，3500r/min，离心 15min；于第 0 天、第 7 天、第 14 天、第 21 天前一晚禁食 12h 以上，第二天断尾取全血约 300μl（第 0 天及处死大鼠前取 50μl EDTA-2K 抗凝全血测定血常规），以 4℃，3500r/min，离心 15min，制备血清。分取部分血清以测定血糖等生化指标，尿样和剩余血清均保存于-80℃冰箱中备用于代谢组学分析。

（2）处死大鼠时采集血清样本及组织。

处死大鼠前一晚将大鼠禁食，保证大鼠在麻醉前能够禁食 8h 以上，自由饮水。

取血：第 21 天时，采用 10%的水合氯醛腹腔注射以麻醉大鼠。大鼠沿右侧腹部剖开。暴露肝门静脉，用 10ml 注射器吸取肝门静脉血。用事先准备好的内涂有 20uLEDTA-2K 抗凝剂及 10μl 抑肽酶的 PV 管收集 1ml 全血，立即上下颠倒 7～8 次充分抗凝后，放入冰盒中保存；剩余的血样 2ml 全血存于肝素钠抗凝的一次性静脉采血管中，并来回颠倒 7～8 次防止血液聚集凝结，同时使全血充分接触抗凝剂，立即放入冰盒中保存；剩余全血转入 10ml PV 管中，室温放置 30min～2h。然后，4℃，3500r/min，离心 15min，取上清，冻存于-80℃冰箱备用。

取组织：①首先取胰腺，胰腺为人体的消化腺，同时也是内分泌腺，而胰岛细胞主要分布于胰尾。找到大鼠的脾脏及胃大弯，两者之间连接的部分便是胰腺，呈浅黄色。连接十二指肠的部分为胰头，靠近脾脏尾部的为胰尾。剥离出胰腺后，将其用生理盐水漂洗干净，用滤纸将多余水分吸干。用消过毒的 12 号手术刀片将其切分为胰头胰尾两部分，胰尾放置于约为其 10 倍量体积的 10%福尔马林溶液中，使其在室温下固定 24h，随后送至校动物平台做组织 HE 染色的病理切片；胰头存于 1.8ml 的冻存管中，投入液氮（约-196℃）中保存；②其次取肾，先取大鼠的左肾，再取右肾。在摘取肾脏前，先将其表面的肾包膜剥离，再沿肾盂末端剪断结缔组织，输尿管及血管等。处理方法与胰腺相同。将大鼠的右肾用滤纸吸干后，用消毒后的刀片切为两半，并放入 10%的福尔马林溶液中固定；左肾，用刀片切成丁状，放入冻存管中，置于液氮中保存；③接着取肝脏，取正中间连有一小叶的大叶肝脏及此小叶，处理方法同胰腺，将其全部存放于冻存管中；④再次取肺脏，肺位于膈肌上方，需要最后剪开膈肌，否则大鼠容易死亡。肺部取大鼠右侧肺下方较大的 2 叶，处理方法与胰脏相同，并将其分为两部分，一部分存于 10%的福尔马林溶液中，另一部分存于 1.8ml 冻存管中，同样置于液氮中保存；⑤最后取心脏，心脏由于是泵血器官，必须最后取,否则会出血使其他器官颜色发生改变。用镊子提起心脏顶端,沿心耳剪下。立即将其置于生理盐水中漂洗,保证洗尽心脏中的血液。随后将其用滤纸吸干,切去多余的血管,还原心脏在大鼠体内的生长位置,沿着左右心房室切开,将右心房室置于10%福尔马林溶液中固定,左心房室切碎置于冻存管中,保留于液氮中。将保存在冻存管的组织存于液氮中,也可保存在-80℃冰箱中。能保存3~6个月。在10%福尔马林溶液中浸泡24h后的肾、胰腺、心、肺组织,石蜡包埋,罗格列酮为治疗糖尿病的药物,本研究主要考察的其水肿的副作用,因此,本章中主要介绍肾及胰腺的HE染色组织病理切片的观察情况。

(3)处理样本。

血样及尿样4℃,3500r/min,离心15min,取上清液,分别保存血清、血浆及尿样。

(4)指标测定。

本实验采用的动物模型为2型糖尿病大鼠模型,测定的指标除了根据RSG的副作用选择的指标外,需增加与血糖相关的指标。最终确定的指标为:①血糖指标:空腹血糖,血清胰岛素浓度;②水肿指标:HCT值,体重,尿量;③贫血指标:RBC,HGB等;④肝功能指标:谷丙转氨酶(ALT);⑤心脏功能指标:心钠素(ANP);⑥肾脏功能指标:血清肌酐,醛固酮(ALD),电解质(Na^+、K^+、Cl^-)。EDTA-2K抗凝血浆及肝素钠抗凝血浆分别测定ANP、ALD。取300μl血清测定血清肌酐,Na^+、K^+、Cl^-值,ALT。

具体测定时间安排:第0天、第7天、第14天、第21天:测定空腹血糖、体重、尿量。第0天及处死大鼠时测定血清HCT、ALT、Crea、电解质、胰岛素、血浆ANP和ALD。

4)结果与讨论

(1)HCT含量变化分析。

统计第0天及第21天HCT含量,发现造模后,即给药第0天,2型糖尿病模型组HCT含量显著增高,与正常组比较,$P<0.05$。说明糖尿病大鼠红细胞压积发生变化。当给药21天后发现RSG组出现HCT显著降低的现象,与模型组比较,$P<0.05$;而各个给药组与模型组比较没有显著差异,表明HCT降低的现象得到纠正。结果如图10-24(a)所示。

(2)血糖含量变化分析。

第0天,造模组血糖均显著升高,与正常组比较,$P<0.05$。当给药21天后,各给药组血糖均显著下降,除了RSG+A-L组血糖与模型组比较无显著下降外($P<0.05$),其余各组均显著降低。说明RSG+A-L复方并非最优复方,结果如图10-24(b)所示。

(3)尿量变化分析。

第0天,造模后各组尿量均显著增加,与正常组比较,$P<0.05$。第21天,与模型组比较,RSG组尿量减少,可能与RSG治疗2型糖尿病的作用有关,也可能是发生水潴留。比较其他同时给予RSG及利尿剂的各组,发现RSG+A-L组、RSGFY-L组及RSG+HCTZ组与模型组比较也有显著差异($P<0.05$)。与RSG组比较,RSG+M组尿量增加,且有显著差异($P<0.05$)。结果如图10-24(c)所示。

(4)体重变化分析。

第0天,与正常组比较,造模后各给药组体重显著降低($P<0.05$)。而第21天,各个给药组间体重并无显著性差异(RSG组、RSG+A-L组及RSG+M组体重出现增加的趋势)。

即 RSG 导致体重增加的副作用表现不明显。结果如图 10-24（d）所示。

（5）血清谷丙转氨酶含量变化分析。

第 21 天时，与正常组比较，RSG 组及 RSG+A-L 组 ALT 含量显著升高（$P<0.05$）；与模型组比较，RSG+A-L 组 ALT 含量同样显著升高（$P<0.05$）。尽管在基于正常大鼠的复方罗格列酮药效学实验中，罗格列酮致肝损伤的副作用并未显现，但在基于 2 型糖尿病大鼠的药效学实验中个别组表现出明显的 ALT 含量升高，且高于正常组 3 倍，因此可初步判断出现肝损伤。给予 RSG+A-L 的复方组 RSG 致肝损伤现象未被纠正，而 RSG+A-H 组、RSGFY-L 组、RSGFY-H 组等其他各组均未出现明显肝损伤。说明 RSG+A-L 复方不是最优复方。结果如图 10-24（e）所示。

（6）血清肌酐含量变化分析。

第 21 天，与模型组比较，仅 RSG+L 组血清肌酐含量显著降低（$P<0.05$）；与 RSG 组比较，RSG+A-L 组血清肌酐含量显著升高（$P<0.05$）。Crea 含量表征肾小球滤过率，当 Crea 含量降低时，表明肾小球滤过率增加；反之，降低。以上两个复方对肾小球滤过率有影响，因此复方 RSG+L 及复方 RSG+A-H 并非最优处方。结果如图 10-24（f）所示。

（7）血清电解质含量变化分析。

第 21 天，与正常组比较，模型组 Na^+ 浓度显著降低（$P<0.05$），而给予 RSG、RSG+A-L、RSGFY-H、RSG+M、RSG+L 各组该现象得以纠正，而给予 RSG+A-H、RSGFY-L 及 RSG+HCTZ 的各组该现象未得到纠正，但各个给药组与模型组、RSG 组比较均无显著性差异（$P>0.05$）。结果如图 10-24（g）所示。

第 21 天，与正常组比较，模型组 K^+ 浓度无显著性差异，说明造模后对 K^+ 浓度无影响；与模型组比较，RSG 组亦无显著性差异，说明 RSG 对 2 型糖尿病大鼠的 K^+ 浓度无影响。而与正常组比较，RSG+A-H 组 K^+ 浓度显著升高（$P<0.05$）。因此，优化后的 RSGFY-L 能很好地避免原复方导致低血钾的现象。结果如图 10-24（h）所示。

第 21 天，与正常组比较，模型组 Cl^- 浓度无显著性差异，说明造模后对 Cl^- 浓度无影响；与模型组比较，RSG 组亦无显著性差异，说明 RSG 对 2 型糖尿病大鼠的 Cl^- 浓度无影响。而其他给药组与模型组比较，RSG+HCTZ 组 Cl^- 浓度显著降低（$P<0.05$）；与 RSG 组比较，RSG+HCTZ 组 Cl^- 浓度同样显著降低（$P<0.05$），说明 RSG 与氢氯噻嗪联用治疗 2 型糖尿病会导致 Cl^- 降低的副作用。此外，与正常组比较，RSG+A-H、RSGFY-H、RSG+M 各复方组均出现 Cl^- 浓度显著降低的现象（$P<0.05$）。此指标表明，RSG+HCTZ 复方并非最优处方。结果如图 10-24（i）所示。

（8）血浆醛固酮含量变化分析。

第 21 天，与正常组比较，模型组 ALD 含量显著性升高（$P<0.05$），说明造模后 ALD 含量将发生病理性升高。而 RSG 组 ALD 含量降低，但与正常组比较并无显著性差异，说明 RSG 能使 ALD 含量降低。而其他 RSG+A-L、RSG+A-H、RSGFY-L、RSGFY-H 及 RSG+HCTZ 组 ALD 含量均显著升高，且与正常组比较 $P<0.05$。其中 RSG+A-H、RSGFY-L 及 RSGFY-H 组与模型组、RSG 组比较也显著升高（$P<0.05$）。RSG+HCTZ 组 ALD 含量升高的并不多，与模型组无显著性差异，说明 RSG+A-H、RSGFY-L 及 RSGFY-H 组中 ALD 含量增高主要是复方中利尿剂 A 造成的。前期基于正常大鼠的罗格列酮复方药效学实验

中，RSGF 组 ALD 同样显著性增高为 RSG 组的 5～6 倍，而本研究中 RSG+A-H、RSGFY-L 及 RSGFY-H 组 ALD 含量增高为 RSG 组的 1～2 倍，说明优化后的 RSGFY-L 组能较好地升高 ALD 的含量，能纠正 RSG 导致的 ALD 含量下降的副作用。从 ALD 这一指标看，RSG+L 组几乎不影响 ALD 的含量。另外，与模型组比较，RSG+M 组 ALD 含量显著性降低，说明麦角甾醇不能很好地纠正 RSG 导致的 ALD 含量降低的现象。因此，RSG+M、RSG+A-H 及 RSGFY-H 并非最优处方。结果如图 10-24（j）所示。

（9）血浆心钠素含量变化分析。

心钠素是表征心脏功能的指标。当发生心衰时，ANP 的含量将显著升高。第 21 天，与正常组比较，模型组无显著性差异，说明造模后对 ANP 浓度无影响；与模型组比较，RSG 组亦无显著性差异，说明 RSG 对 2 型糖尿病大鼠的 ANP 浓度无影响。但 RSG+A-H 及 RSGFY-H 组 ANP 的含量显著性升高，前者与正常组、模型组及 RSG 组比较均有显著性差异（$P<0.05$）；后者与 RSG 组比较有显著性差异（$P<0.05$）。说明，高剂量的利尿剂 A 可能会加重心衰的产生。因此，RSG+A-H 及 RSGFY-H 并非最优处方。结果如图 10-24（k）所示。

（10）脏体比分析。

第 21 天处死大鼠，测定各个脏器的湿重。并与处死大鼠前该大鼠体重做对比。各组比值进行方差分析。

右肾在大鼠造模后，与正常组比较，各个给药组均出现显著增大（$P<0.05$）。说明 2 型糖尿病疾病模型会影响右肾重。而 RSGFY-H 组右肾脏体比，与 RSG 组比较有显著性升高，说明大剂量的优化复方会增加右肾重。再次说明复方 RSGFY-H 并非最优复方。结果如图 10-24（l）所示。

左肾在大鼠造模后，与正常组比较，各个给药组均显著增大（$P<0.05$）。说明 2 型糖尿病疾病模型会影响左肾重。即患 2 型糖尿病疾病后会增加肾重。结果如图 10-24（m）所示。

心脏在大鼠造模后，与正常组比较，模型组并未出现显著差异，而其他给药组心脏脏体比出现显著升高，说明 RSG 会增加心脏的重量；与模型组比较，RSG+HCTZ 组心脏出现增重（$P<0.05$），说明 HCTZ 可能增加心脏负荷，加重心脏重量。再次说明复方 RSG+HCTZ 并非最优复方。结果如图 10-24（n）所示。

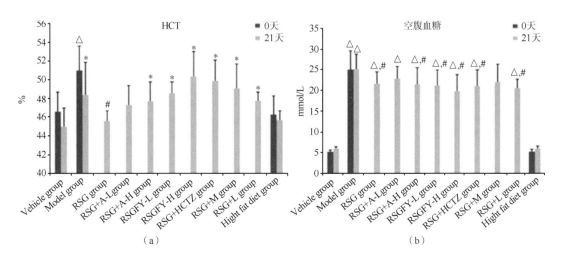

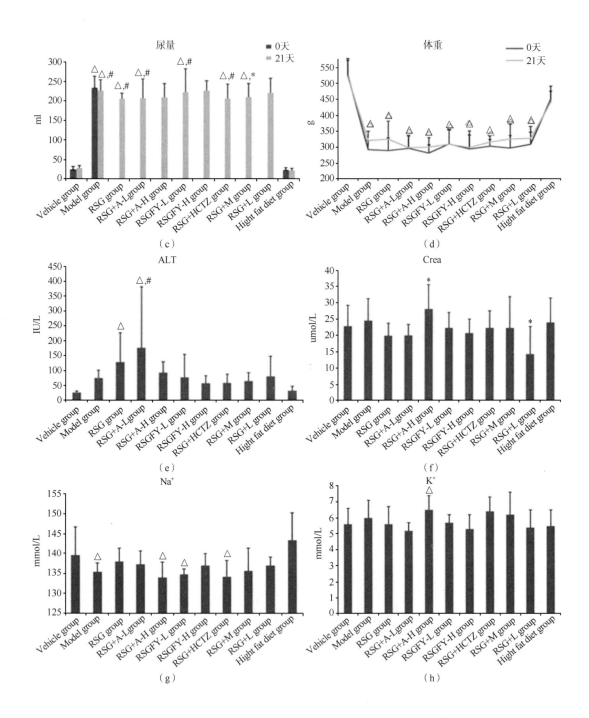

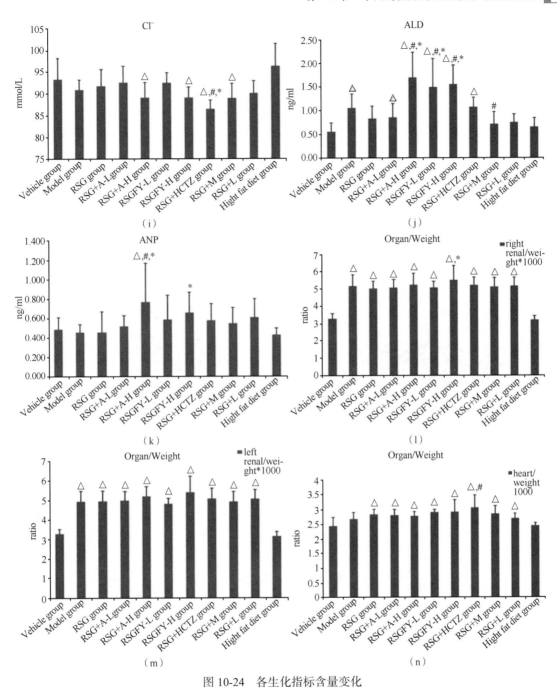

图 10-24　各生化指标含量变化

＊表示与 RSG 组比较，$P<0.05$；#表示与模型组比较，$P<0.05$；△表示与正常组比较，$P<0.05$

（11）肾脏与胰腺组织 HE 染色病理分析。

经过 24h 的 10%甲醛溶液（福尔马林溶液）的固定后，制作肾脏及胰腺的 HE 组织病理染色切片，观察病理组织切片中各组织变化情况。HE 是苏木精-伊红组成的染色剂，它们能将细胞质及细胞核分别染成红色（浅色）及蓝紫色（深色）。因此在显微镜下观察，能很好地辨别组织结构。

制作好的肾脏及胰腺 HE 染色切片，在倒置荧光显微镜下观察。在电子计算机中采用软件 Image Pro-Plus 进行操作分析。打开氖灯及显微镜开关；调节好目镜、物镜的倍数；调节镜下视野的亮度；调节载物台的高度及位置，配合粗细准焦螺旋进行镜下观察各个组织切片。

在镜下观察肾脏组织，结果见图 10-25（a）～（f）。发现正常组[图 10-25（a）]及高脂组[图 10-25（d）]大鼠的肾小球形态完整，与肾小囊间轮廓清晰，排列规则，肾小管未见异常；模型组[图 10-25（b）]大鼠的肾小球形态散乱，肾小囊腔变大，周围肾小管结构模糊紊乱，管腔增大；RSG 组[图 10-24（c）]及 RSGFY-L 组[图 10-25（e）]大鼠肾小球形态完整，轮廓清晰，排列较规则，肾小管形态较规则；而 RSG+L 组[图 10-25（f）]肾小球仍然皱缩，肾小囊腔较大，但球囊界限清晰，肾小管形态较规则。

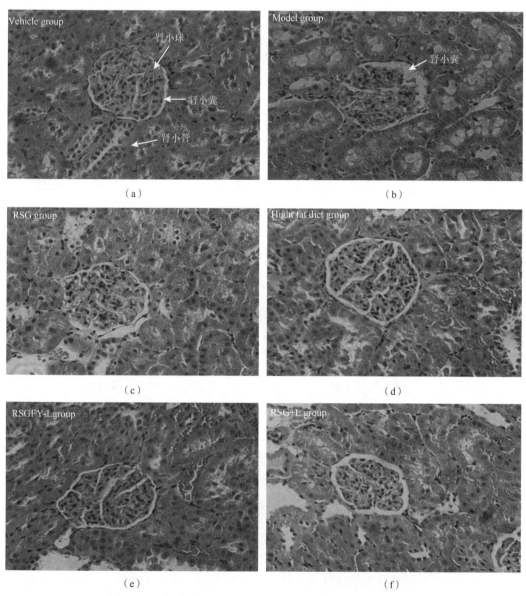

图 10-25　肾脏组织 HE 染色病理切片观察结果（HE×400）

由图 10-25 可知，罗格列酮能有效保护 2 型糖尿病大鼠的肾组织，并且复方 RSGFY-L 不影响罗格列酮的药效发挥。但 RSG+L 组的肾组织病理切片显示，其对肾脏组织的保护作用并不理想。结果表明，RSG+L 组能影响肾小球滤过率，使肾组织发生异常，这一点可能表现在了肾组织切片上，有待进一步确证。

在镜下观察胰腺，结果见图 10-26（a）～（f）。发现正常组[图 10-26（a）]及高脂组[图 10-26（d）]大鼠的胰腺胰岛形态完整，胰岛与外分泌腺间界限清晰，胰岛内细胞数目较多且排列紧密均一。模型组[图 10-26（b）]大鼠的胰岛形态极不规则，胰岛与外分泌腺间的界限模糊。胰岛内细胞胞浆减少，细胞核体积缩小。部分胰岛细胞胞浆内有空泡变性的现象。RSG 组[图 10-26（c）] RSGFY-L 组[图 10-26（e）]及 RSG+L 组[图 10-26（f）]大鼠胰岛形态完整，胰岛与外分泌腺间界限较清晰，胰岛内细胞数目较多且排列较紧密均一。

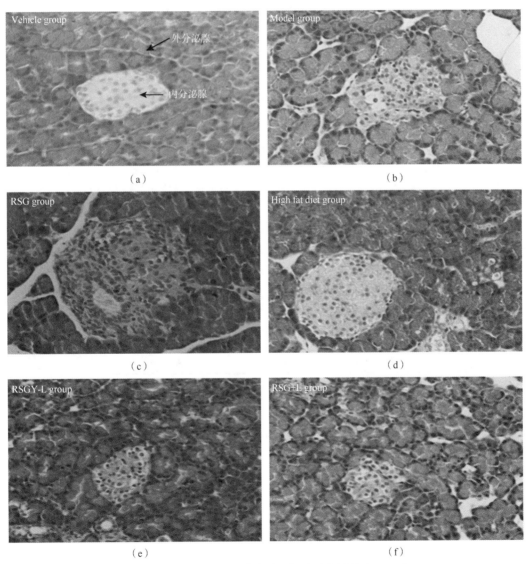

图 10-26　胰腺组织 HE 染色病理切片观察结果（×400）

由图 10-26 可知，罗格列酮对 2 型糖尿病大鼠胰腺具有很好的保护作用。并且复方 RSGFY-L 及复方 RSG+L 不影响罗格列酮的药效发挥，但从胰腺组织切片图可看出，RSGFY-L 组对胰腺保护作用比 RSG+L 组强。

3. 小结

本研究完成了基于 2 型糖尿病大鼠模型的罗格列酮优化复方的筛选实验。从各个指标的结果可以发现，各个复方均有一些不足，含低剂量利尿剂 A 的复方 RSG+A-L 会加重肝损伤，而含高剂量的利尿剂 A 的复方 RSG+A-H 又会大量增加 ALD 的含量，且降低肾小球的滤过率；复方 RSG+L 会增加肾小球滤过率（复方 RSG+L 能减小正常模型大鼠肾小球滤过率），且该组对血糖的调节作用不理想，是否螺内酯会影响 RSG 的降糖作用，有待进一步研究；复方 RSG+HCTZ 影响电解质浓度，且对心脏脏体比有影响；复方 RSG+M 同样影响醛固酮的含量。相对而言，RSGFY-L 为最优处方，除了对醛固酮的升高作用未被完全纠正（但已经比原复方的影响小很多），其他各个指标均有较好的结果，因此，本次药效学实验筛选出 RSGFY-L 复方为优化后的最佳复方。下面的代谢组学分析将 RSGFY-L 组作为重点进行分析。

10.3.3 代谢组学用于罗格列酮复方的疗效评价和机制探讨

1. 血清代谢数据聚类分析

血清样本的 UPLC-Q-TOF-MS 数据经 Masslynx4.1 的 markerlynx 模块处理后导入 SIMCA-P 11.5 进行 PCA 分析。

1）PCA 分析

首先，判断 2 型糖尿病造模是否成功。对给药第 0 天的血清样本进行分析，对模型组，正常组及高脂组进行 PCA 分析，分析结果如图 10-27 所示。

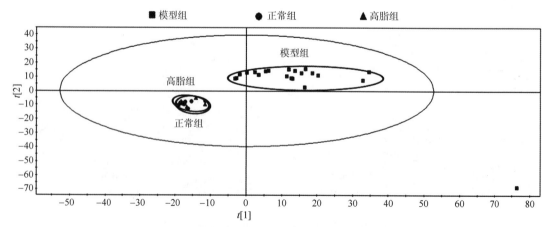

图 10-27 基于血清的 2 型糖尿病造模判断（PCA）

从图 10-27 可以看出，模型组能很好地与正常组及高脂组分开，说明 2 型糖尿病造模成功。

其次，对各组血清代谢组学数据进行了 PCA 分析。对最后一个时间点血清（第 21 天）模型组、RSG 组、RSGFY-L 组及正常组进行 PCA 分析，分析结果如图 10-28（a）所示，3D 分析结果如图 10-28（b）所示。

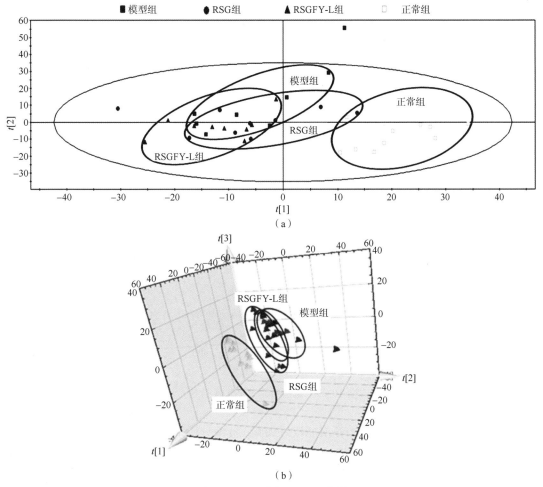

图 10-28　血清各组 PCA 分析

图中无 RSG+L 组，是因为加入改组 SIMCA-P 算法不能显示结果

从图 10-27 中可发现，各组不能很好聚集，即 PCA 分析模型不适合分析该血清样本数据。下面采用 PLS-DA 方法分析血清样本。

2）PLS-DA 分析

采用 PLS-DA 分析模型对第 21 天的血清样本进行分析。分析结果如图 10-29（a）所示，3D 分析结果如图 10-29（b）所示。PCA 分析中发现有离群值，剔除了模型组及 RSG+L 组样本各一个后，再进行的 PLS-DA 分析。

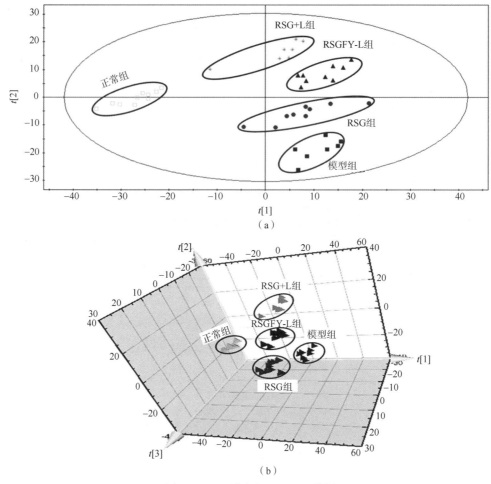

图 10-29 血清各组 PLS-DA 分析

从 10-29（a）平面图可看出，各组能较好聚集，且该分析结果的 $R^2X=0.248$，$R^2Y=0.986$，$Q^2=0.687$，说明模型较好，PLS-DA 模型更适合于分析血清数据。从投影的平面图发现 RSG+L 组比 RSGFY-L 组距离模型组近，但由于两组在 $t[1]$ 及 $t[2]$ 两个方向均有差异，因此采用 3D 图来判断二者距离正常组远近，如图 10-29（b）所示。显然，RSGFY-L 组距离正常组较近，这说明该组药效较复方 RSG+L 好。下面将采用 PLS-DA 模型对各组血清代谢组学数据进行比较分析。

2. 血清代谢组学标志物挖掘结果

通过两组间比较分析，对 2 型糖尿病模型组与正常组、RSG 组与 2 型糖尿病模型组、RSGFY-L 组与 2 型糖尿病模型组、RSG+L 组与 2 型糖尿病模型组、RSGFY-L 组与 RSG 组及 RSG+L 组与 RSG 组进行代谢组学分析，并筛选和鉴定潜在代谢生物标志物。

本研究采用的数据处理方法为：①使用 masslynx V4.1 软件对在线工作站生成的原始数据的色谱峰自动识别、对齐和归一化处理；②将数据导入 SIMCA -P 12.0 进行主成分分析（PCA）、偏最小二乘法—判别分析（PLS-DA）。各实验组两两比较后，找出 VIP 值≥1 的潜在生物标志物；③采用 t 检验考察上述潜在生物标志物在两组间比较的结果，找出满足 $P<0.05$ 的潜在生物标志物，同时满足 VIP 值≥1 及 t 检验 $P<0.05$ 的化合物可作为第一轮标志物；④通过 masslynx 的峰提取功能，输入分子量，找出提取的峰为该时间点上最强峰，有的峰有明显二倍体峰（$[2M+H]^-$），该质荷比的物质可定为筛选的第二轮标志物；⑤对第二轮标志物进行 HMDB 数据库筛选，并与 masslynx 软件中的 I-FIT 功能，对所筛查到的具有显著性差异的代谢物进行分析，计算其可能的分子式，一般同位素匹配度越好，质量偏差越小的化合物为正确化合物的可能性大。这些标志物可能有同分异构体或者相同分子量的不同化合物，也有可能是含量较大的碎片峰，这些质荷比可作为第三轮的标志物；⑥将上一步所得的第三轮标志物做 UPLC-Q-TOF-MS 二级谱打碎，并利用 metabolynx 的 MassFragment 功能在线比对该质荷比的可能碎片是否与所得二级谱吻合。在此步骤中可以排除一些相同分子量的不同化合物或者同分异构体，并将筛选后的化合物作为第 4 轮标志物；⑦将第 4 轮的标志物进行标准品比对，得到最终第 5 轮的生物标志物并确定为本次实验的生物标志物。

按上述方法最终获得大鼠血清全部潜在标志物共计 43 个，如表 10-3 所示。

表 10-3　大鼠血清全部潜在代谢标志物

编号	保留时间/min	质荷比	分子式	化合物名称
1	1.1008	180.0645	$C_9H_{11}NO_3$	L-Tyrosine（L-酪氨酸）
2	1.1301	117.0172	$C_4H_6O_4$	Succinic acid（琥珀酸）
3	1.2818	130.0853	$C_6H_{13}NO_2$	Beta-Leucine（β-亮氨酸）
4	1.6162	164.0695	$C_4H_9NO_3$	L-Homoserine（L-高丝氨酸）
5	2.0638	203.0802	$C_{11}H_{12}N_2O_2$	L-Tryptophan（L-色氨酸）
6	2.4765	212.0001	$C_7H_5NO_4$	Quinolinic acid（喹啉酸）
7	2.4836	245.0106	$C_5H_{12}O_7P_2$	Dimethylallylpyrophosphate（二甲烯丙基焦磷酸）
8	2.9019	192.0644	$C_9H_7NO_4$	Dopachrome（多巴色素）
9	3.0625	187.0047	$C_7H_8O_6$	cis-2-Methylaconitate（反式-2-甲基乌头酸）
10	3.1415	283.0802	$C_{10}H_{12}N_4O_6$	Xanthosine（黄嘌呤核苷）
11	5.4301	329.2315	$C_{18}H_{34}O_5$	9，12，13-TriHOME
12	5.5563	464.3007	$C_{26}H_{43}NO_6$	Glycocholic acid（甘氨胆酸）
13	6.1466	407.2791	$C_{24}H_{40}O_5$	Cholic acid（胆酸）
14	6.3675	448.3055	$C_{26}H_{43}NO_5$	Glycochenodeoxycholic acid（甘氨鹅脱氧胆酸）
15	6.5493	311.2209	$C_{18}H_{32}O_4$	9（S）-HPODE（9（S）-十八碳二烯酸）
16	6.7339	311.2209	$C_{18}H_{32}O_4$	13（S）-HPODE（13（S）-十八碳二烯酸）
17	6.8007	313.2365	$C_{18}H_{34}O_4$	9，10-DHOME
18	7.0114	311.2207	$C_{18}H_{32}O_4$	9（S）-HPODE（9（S）-十八碳二烯酸）
19	7.089	378.2398	$C_{18}H_{38}NO_5P$	Sphingosine 1-phosphate（鞘氨醇-1-激酶）
20	7.5065	538.3145	$C_{24}H_{48}NO_7P$	LysoPC（16：1）（9Z）（溶血卵磷脂（16：0））
21	7.76	526.3143	$C_{23}H_{48}NO_7P$	LysoPC（15：0）（溶血卵磷脂（15：0））
22	7.9918	295.2258	$C_{18}H_{32}O_3$	13-HODE
23	8.1824	540.3301	$C_{28}H_{48}NO_7P$	LysoPC（20：5）（5Z，8Z，11Z，14Z，17Z）
24	8.2929	293.21	$C_{18}H_{30}O_3$	9-OxoODE/13-OxoODE

续表

编号	保留时间/min	质荷比	分子式	化合物名称
25	8.3222	540.3302	$C_{28}H_{48}NO_7P$	LPC（20：5/0：0）
26	8.817	594.3408	$C_{28}H_{56}NO_7P$	LysoPC（20：1（11Z））
27	8.8953	566.346	$C_{30}H_{50}NO_7P$	LysoPC（22：6（4Z，7Z，10Z，13Z，16Z，19Z））
28	9.1094	566.3454	$C_{30}H_{50}NO_7P$	LPC（22：6/0：0）
29	10.0215	568.3615	$C_{30}H_{52}NO_7P$	LysoPC（22：5（7Z，10Z，13Z，16Z，19Z））
30	10.1828	568.3615	$C_{30}H_{52}NO_7P$	LysoPC（22：5（7Z，10Z，13Z，16Z，19Z））
31	10.4048	568.3627	$C_{30}H_{52}NO_7P$	LysoPC（22：5（4Z，7Z，10Z，13Z，16Z））
32	10.6214	568.3607	$C_{30}H_{52}NO_7P$	LysoPC（22：5（4Z，7Z，10Z，13Z，16Z））
33	11.2048	852.5636	$C_{50}H_{80}NO_8P$	PC（22：5/20：5）
34	11.3376	852.5639	$C_{50}H_{80}NO_8P$	PC（20：4/22：6）
35	11.4594	253.2149	$C_{16}H_{30}O_2$	Palmitoleic acid（棕榈油酸）
36	11.8142	279.2309	$C_{18}H_{32}O_2$	Linoleic acid（亚油酸）
37	12.2036	305.2466	$C_{20}H_{34}O_2$	8，11，14-Eicosatrienoic acid（8，11，14-二十碳三烯酸）
38	12.6356	880.5971	$C_{52}H_{84}NO_8P$	PC（22：5/22：5）
39	13.0846	832.5498	$C_{48}H_{84}NO_8P$	PC（22：4/18：2）
40	13.1134	834.5512	$C_{49}H_{74}NO_8P$	PS（18：0/22：6）
41	13.205	832.5419	$C_{48}H_{84}NO_8P$	PC（22：5/18：1）
42	13.8255	818.5582	$C_{48}H_{86}NO_7P$	Phosphatidylcholine（磷脂酰胆碱，存在位置异构）
43	14.0238	465.3033	$C_{27}H_{46}O_4S$	Cholesterol sulfate（胆固醇硫酸盐）

3. 血清代谢组学标志物通路富集分析

1）2型糖尿病疾病相关的标志物通路富集分析

比较 2 型糖尿病模型组与正常组两组代谢数据，得到的标志物与 2 型糖尿病疾病相关，最终获得该两组间标志物共计 20 个，具体结果见表 10-4。

表 10-4　2 型糖尿病疾病相关的血清标志物

编号	保留时间/min	质荷比	分子式	化合物
1	8.2929	293.21	$C_{18}H_{30}O_3$	9-OxoODE/13-OxoODE
2	7.9918	295.2258	$C_{18}H_{32}O_3$	13-HODE
3	6.8007	313.2365	$C_{18}H_{34}O_4$	9，10-DHOME
4	11.4594	253.2149	$C_{16}H_{30}O_2$	Palmitoleic acid（棕榈油酸）
5	6.7339	311.2209	$C_{18}H_{32}O_4$	13（S）-HPODE（13（S）-十八碳二烯酸）
6	7.0114	311.2207	$C_{18}H_{32}O_4$	9（S）-HPODE（9（S）-十八碳二烯酸）
7	5.4301	329.2315	$C_{18}H_{34}O_5$	9，12，13-TriHOME
8	3.1415	283.0802	$C_{10}H_{12}N_4O_6$	Xanthosine（黄嘌呤核苷）
9	2.0638	203.0802	$C_{11}H_{12}N_2O_2$	L-Tryptophan（L-色氨酸）
10	6.1466	407.2791	$C_{24}H_{40}O_5$	Cholic acid（胆酸）
11	5.5563	464.3007	$C_{26}H_{43}NO_6$	Glycocholic acid（甘氨胆酸）
12	14.0238	465.3033	$C_{27}H_{46}O_4S$	Cholesterol sulfate（胆固醇硫酸盐）
13	10.0215	568.3615	$C_{30}H_{52}NO_7P$	LysoPC（22：5（7Z，10Z，13Z，16Z，19Z））
14	10.4048	568.3627	$C_{30}H_{52}NO_7P$	LysoPC（22：5（4Z，7Z，10Z，13Z，16Z））
15	3.0625	187.0047	$C_7H_8O_6$	cis-2-Methylaconitate（反式-2-甲基乌头酸）

续表

编号	保留时间/min	质荷比	分子式	化合物
16	6.3675	448.3055	$C_{26}H_{43}NO_5$	Glycochenodeoxycholic acid（甘氨鹅脱氧胆酸）
17	1.1008	180.0645	$C_9H_{11}NO_3$	L-Tyrosine（L-酪氨酸）
18	8.1824	540.3301	$C_{28}H_{48}NO_7P$	LysoPC（20∶5（5Z, 8Z, 11Z, 14Z, 17Z））
19	12.2036	305.2466	$C_{20}H_{34}O_2$	8, 11, 14-Eicosatrienoic acid（8, 11, 14-二十碳三烯酸）
20	1.1301	117.0172	$C_4H_6O_4$	Succinic acid（琥珀酸）

对以上 20 个代谢标志物进行通路富集分析，发现 20 个代谢标志物主要注释到亚油酸代谢、胆汁酸生物合成等通路中，结果如图 10-30 所示。

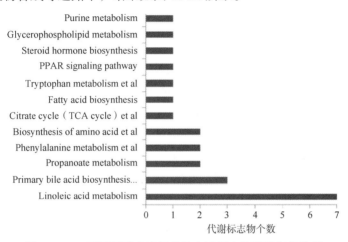

图 10-30　2 型糖尿病疾病相关的血清标志物通路富集分析

2）RSG 治疗 2 型糖尿病及副作用相关的标志物通路富集分析

比较模型组与 RSG 组，得到血清代谢标志物共计 9 个。这个 9 个代谢标志物与 RSG 治疗的 2 型糖尿病及其产生的副作用有关。结果见表 10-5。

表 10-5　RSG 治疗 2 型糖尿病及副作用相关的标志物

编号	保留时间/min	质荷比	分子式	化合物
1	3.1415	283.0802	$C_{10}H_{12}N_4O_6$	Xanthosine（黄嘌呤核苷）
2	10.1828	568.3615	$C_{30}H_{52}NO_7P$	LysoPC（22∶5（7Z, 10Z, 13Z, 16Z, 19Z））
3	10.6214	568.3607	$C_{30}H_{52}NO_7P$	LysoPC（22∶5（4Z, 7Z, 10Z, 13Z, 16Z））
4	1.1008	180.0645	$C_9H_{11}NO_3$	L-Tyrosine（L-酪氨酸）
5	8.8953	566.346	$C_{30}H_{50}NO_7P$	LysoPC（22∶6（4Z, 7Z, 10Z, 13Z, 16Z, 19Z））
6	13.8255	818.5582	$C_{48}H_{86}NO_7P$	Phosphatidylcholine（磷脂酰胆碱）
7	12.2036	305.2466	$C_{20}H_{34}O_2$	8, 11, 14-Eicosatrienoic acid（8, 11, 14-二十碳三烯酸）
8	1.1301	117.0172	$C_4H_6O_4$	Succinic acid（琥珀酸）
9	6.5493	311.2209	$C_{18}H_{32}O_4$	9（S）-HPODE（9（S）-十八碳二烯酸）

对以上 9 个代谢标志物进行通路富集分析，发现 9 个代谢标志物主要注释到亚油酸代谢、苯丙氨酸代谢、甘油磷脂代谢等通路中，结果如图 10-31 所示。

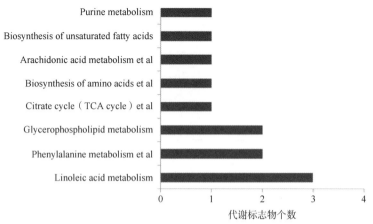

图 10-31　RSG 治疗 2 型糖尿病及副作用相关的标志物通路富集分析

比较 2 型糖尿病组与正常组组间代谢标志物发现，以上 9 个标志物中有 5 个标志物是与 RSG 治疗 2 型糖尿病有关的标志物，分别是 Xanthosine（黄嘌呤核苷）、L-Tyrosine（L-酪氨酸）、8，11，14-Eicosatrienoic acid（8，11，14-二十碳三烯酸）、Succinic acid（琥珀酸）及 9（S）-HPODE（9（S）-十八碳二烯酸）。其余 4 个可能与 RSG 导致的副作用有关，分别是 LysoPC（22∶5（7Z，10Z，13Z，16Z，19Z））、LysoPC（22∶5（4Z，7Z，10Z，13Z，16Z））、LysoPC（22∶6（4Z，7Z，10Z，13Z，16Z，19Z））、Phosphatidylcholine（PC，磷脂酰胆碱，存在位置异构）。这 4 个标志物与基于正常大鼠的罗格列酮复方血清代谢组学实验中找到的与 RSG 副作用相关的 7 个标志物完全不同。但这 4 个标志物中 Phosphatidylcholine（PC，磷脂酰胆碱，存在位置异构）注释到亚油酸代谢通路（其余 3 个注释到甘油磷脂代谢通路）；而原来的 7 个标志物中有 3 个标志物（9，12，13-TriHOME、9，10-DHOME、12，13-EpOME）注释到亚油酸通路，另有一个（LysoPC（15∶0））注释到甘油磷脂代谢通路中，这表明亚油酸代谢通路与甘油磷脂代谢通路在 RSG 的副作用中起关键作用。但针对不同的大鼠模型，可能会影响该通路上不同的代谢物。

3）复方 RSGFY-L 治疗 2 型糖尿病及纠正 RSG 副作用相关的标志物通路分析

比较 RSGFY-L 组与 RSG 组，得到血清代谢标志物共 9 个，这 9 个标志物与复方 RSGFY-L 治疗 2 型糖尿病的作用及纠正副作用有关。结果见表 10-6。

表 10-6　复方 RSGFY-L 治疗 2 型糖尿病及纠正 RSG 副作用相关的标志物

编号	保留时间/min	质荷比	分子式	化合物
1	1.1008	180.0645	$C_9H_{11}NO_3$	L-Tyrosine（L-酪氨酸）
2	3.0625	187.0047	$C_7H_8O_6$	cis-2-Methylaconitate（反式-2-甲基乌头酸）
3	10.0215	568.3615	$C_{30}H_{52}NO_7P$	LysoPC（22∶5（7Z，10Z，13Z，16Z，19Z））
4	13.8255	818.5582	$C_{48}H_{86}NO_7P$	Phosphatidylcholine（磷脂酰胆碱，存在位置异构）
5	1.2818	130.0853	$C_6H_{13}NO_2$	Beta-Leucine（β-亮氨酸）
6	1.6162	164.0695	$C_4H_9NO_3$	L-Homoserine（L-同型丝氨酸）
7	7.76	526.3143	$C_{23}H_{48}NO_7P$	LysoPC（15∶0）
8	2.4765	212.0001	$C_7H_5NO_4$	Quinolinic acid（喹啉酸）
9	6.5493	311.2209	$C_{18}H_{32}O_4$	9（S）-HPODE（9（S）-十八碳二烯酸）

对以上 9 个标志物进行通路富集分析，发现 9 个标志物主要注释到亚油酸代谢和甘油磷脂酸代谢及氨基酸生物合成等通路，结果如图 10-32 所示。

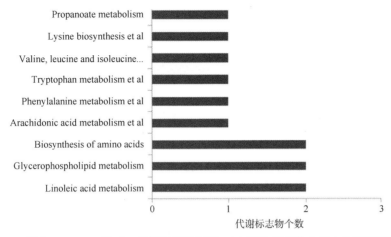

图 10-32　复方 RSGFY-L 治疗 2 型糖尿病及纠正 RSG 副作用相关的标志物通路富集分析

比较与 2 型糖尿病相关的标志物发现，这 9 个标志物中，有 4 个标志物[L-Tyrosine、*cis*-2-Methylaconitate、LysoPC（22∶5（7Z, 10Z, 13Z, 16Z, 19Z））及 9（*S*）-HPODE]是与治疗 2 型糖尿病相关的标志物，则其余 5 个标志物为与纠正 RSG 副作用相关的标志物。其中有 1 个标志物（磷脂酰胆碱，存在位置异构）注释到亚油酸通路上。另有一个标志物 LysoPC（15∶0）注释到甘油磷脂代谢通路上，也是前期研究中基于正常大鼠的罗格列酮复方血清代谢组学实验中找到的与 RSG 副作用相关的标志物。剩余 3 个标志物（Beta-Leucine、L-Homoserine、Quinolinic acid）可能是复方 RSGFY-L 纠正副作用的其他标志物。

4）复方 RSG+L 治疗 2 型糖尿病及纠正 RSG 副作用相关的标志物通路分析

对 RSG+L 组与 RSG 组进行比较分析，得到血清代谢标志物共计 5 个，这 5 个标志物可能与复方 RSG+L 治疗 2 型糖尿病作用及纠正 RSG 副作用相关，结果见表 10-7。

表 10-7　复方 RSG+L 治疗 2 型糖尿病及纠正 RSG 副作用相关的标志物

编号	保留时间/min	质荷比	分子式	化合物
1	10.6214	568.3607	$C_{30}H_{52}NO_7P$	LysoPC（22∶5（4Z, 7Z, 10Z, 13Z, 16Z））
2	11.8142	279.2309	$C_{18}H_{32}O_2$	Linoleic acid（亚油酸）
3	6.5493	311.2209	$C_{18}H_{32}O_4$	9（*S*）-HPODE（9（*S*）-十八碳二烯酸）
4	8.3222	540.3302	$C_{28}H_{48}NO_7P$	LPC（20∶5/0∶0）
5	9.1094	566.3454	$C_{30}H_{50}NO_7P$	LPC（22∶6/0∶0）

对以上 5 个标志物进行通路富集分析，发现 5 个标志物主要注释到亚油酸代谢通路上，结果如图 10-33 所示。

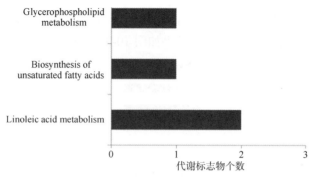

图 10-33　复方 RSG+L 治疗 2 型糖尿病及纠正 RSG 副作用相关的标志物通路富集分析

分析这 5 个标志物发现，有 1 个标志物（9（S）-HPODE）与治疗 2 型糖尿病疾病相关，另外 4 个标志物与复方 RSG+L 治疗 RSG 的副作用相关。4 个标志物中，有一个标志物 LysoPC（22∶5（4Z，7Z，10Z，13Z，16Z））是课题组前期研究中发现的与 RSG 相关的标志物，注释到甘油磷脂代谢通路中，其余 3 个标志物（亚油酸及 LPC（20∶5/0∶0）、LPC（22∶6/0∶0））为复方 RSG+L 治疗 RSG 副作用的其他标志物，分别注释到亚油酸代谢通路及甘油磷脂代谢通路。因此亚油酸代谢通路及甘油磷脂代谢通路在复方 RSG+L 纠正 RSG 副作用中起重要作用。

4. 尿样代谢组学数据处理

1）PCA 分析

尿样的 UPLC-Q-TOF-MS 数据经 Masslynx4.1 的 Markerlynx 模块处理后所得数据导入 SIMCA-P 11.5 进行 PCA 分析。

首先，判断 2 型糖尿病造模是否成功。对第 0 天的尿样进行分析，比较模型组、正常组及高脂组进行 PCA 分析，分析结果如图 10-34 所示。

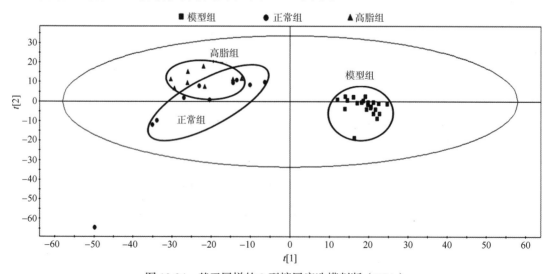

图 10-34　基于尿样的 2 型糖尿病造模判断（PCA）

从图 10-34 可发现，模型组、高脂组及正常组能各自聚集成群，较好地分开。因此表明 2 型糖尿病大鼠造模成功。

其次，对各组尿样代谢组学数据进行 PCA 分析。对最后一个时间点尿样（第 21 天）模型组、RSG 组、RSGFY-L 组、RSG+L 组及正常组进行 PCA 分析，分析结果如图 10-35 所示。

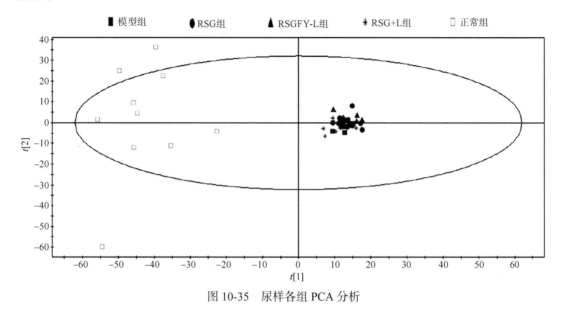

图 10-35　尿样各组 PCA 分析

从图 10-35 可发现，PCA 分析模型不能较好地将各组分开，下面将采用 PLS-DA 分析模型进行分析。

2）PLS-DA 分析

对 21 天尿样模型组、RSG 组、RSGFY-L 组、RSG+L 组及正常组进行 PCA 分析，平面分析结果如图 10-36（a）所示，3D 分析结果如图 10-36（b）所示。

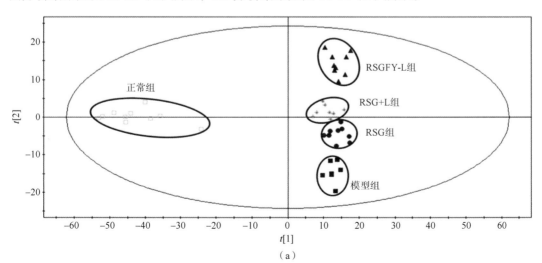

（a）

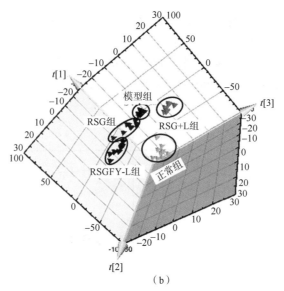

(b)

图 10-36 第 21 天尿样各组 PLS-DA 分析

从图 10-36（a）平面图可看出，各组能较好聚集，且该分析结果为 $R^2X=0.382$，$R^2Y=0.985$，$Q^2=0.792$，说明模型较好，PLS-DA 模型更适合于分析尿样数据。从投影的平面图发现 RSG+L 组比 RSGFY-L 组距离模型组更近，但由于两组在 $t[1]$ 及 $t[2]$ 两个方向均有差异，因此采用 3D 图来判断二者距离正常组远近，如图 10-36（b）所示。RSGFY-L 组与 RSG+L 组距离正常组远近相差无几，这说明从尿样数据的 PLS-DA 分析上无法判断哪个复方疗效更好。下面将采用 PLS-DA 模型对各组尿样数据进行比较分析。进而采用 PLS-DA 分析方法进行两组间比较，对 2 型糖尿病模型组与正常组、RSG 组与 2 型糖尿病模型组、RSGFY-L 组与 RSG 组及 RSG+L 组与 RSG 组进行尿样代谢组学分析及潜在代谢生物标志物筛选和鉴定，最终获得尿样潜在代谢标志物共计 16 个，见表 10-8。

表 10-8 尿样代谢组学鉴定的潜在代谢标志物

编号	保留时间/min	质荷比	分子式	化合物
1	1.0694	285.0597	$C_7H_{15}N_2O_8P$	Glycineamideribotide
2	1.0918	189.0383	$C_7H_{10}O_6$	3-Dehydroquinate（3-脱氢硫胺素）
3	1.1298	117.0164	$C_4H_6O_4$	Succinic acid（琥珀酸）
4	1.6211	188.0905	$C_7H_{11}NO_5$	N-Acetylglutamic acid（N-乙酰谷氨酸）
5	2.1723	246.9896	$C_5H_6N_4O_5$	5-hydroxy-2-oxo-4-ureido-2，5-dihydro-1H-imidazole-5-carboxylate
6	2.7824	285.0595	$C_7H_{15}N_2O_8P$	Glycineamideribotide
7	2.891	242.9946	$C_6H_{13}O_8P$	Fucose 1-phosphate
8	2.9777	269.0646	$C_{10}H_{12}N_2O_4$	L-3-Hydroxykynurenine（L-3-羟基犬尿氨酸）
9	3.0564	273.0051	$C_6H_{11}O_{10}P$	D-Glucuronic acid 1-phosphate（D-葡糖糖醛酸-1-磷酸盐）
10	3.2059	178.0484	$C_9H_9NO_3$	Hippuric acid（马尿酸）
11	3.728	192.0641	$C_{10}H_{11}NO_3$	Phenylacetylglycine（苯乙酰甘氨酸）
12	4.0136	187.0046	$C_7H_8O_6$	cis-2-Methylaconitate（反式-2-甲基乌头酸）

续表

编号	保留时间/min	质荷比	分子式	化合物
13	4.2265	283.0804	$C_{10}H_{12}N_4O_6$	Xanthosine（黄嘌呤核苷）
14	7.3776	514.2837	$C_{26}H_{45}NO_7S$	Taurocholic acid（牛磺胆酸）
15	7.6312	407.2788	$C_{24}H_{40}O_5$	Cholic acid（胆酸）
16	3.1685	336.0704	$C_{11}H_{19}N_3O_7S$	S-(Hydroxymethyl) glutathione（S-羟甲基谷胱甘肽）

5. 尿样代谢组学标志物通路富集分析

1) 2型糖尿病疾病相关的标志物通路富集分析

比较2型糖尿病模型组与正常组两组代谢数据，寻找标志物，最终获得该两组间尿样标志物共计9个，这9个标志物是2型糖尿病疾病相关的生物标志物。具体结果见表10-9。

表10-9 2型糖尿病疾病相关的尿样标志物

编号	保留时间/min	质荷比	分子式	化合物
1	1.1298	117.0164	$C_4H_6O_4$	Succinic acid（琥珀酸）
2	1.0918	189.0383	$C_7H_{10}O_6$	3-Dehydroquinate（3-脱氢硫胺素）
3	1.0694	285.0597	$C_7H_{15}N_2O_8P$	Glycineamideribotide
4	3.2059	178.0484	$C_9H_9NO_3$	Hippuric acid（马尿酸）
5	4.0136	187.0046	$C_7H_8O_6$	cis-2-Methylaconitate（反式-2-甲基乌头酸）
6	1.6211	188.0905	$C_7H_{11}NO_5$	N-Acetylglutamic acid（N-乙酰谷氨酸）
7	4.2265	283.0804	$C_{10}H_{12}N_4O_6$	Xanthosine（黄嘌呤核苷）
8	7.6312	407.2788	$C_{24}H_{40}O_5$	Cholic acid（胆酸）
9	3.1685	336.0704	$C_{11}H_{19}N_3O_7S$	S-(Hydroxymethyl) glutathione（S-羟甲基谷胱甘肽）

对以上9个标志物进行通路富集分析，发现标志物主要注释到氨基酸代谢、嘌呤代谢等通路上，结果如图10-37所示。

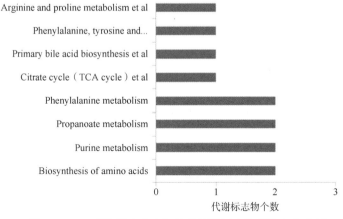

图10-37 2型糖尿病疾病相关的尿样标志物通路富集分析

2）RSG 治疗 2 型糖尿病及其副作用相关的标志物通路富集分析

比较 RSG 组与 2 型糖尿病模型组，得到尿样标志物共 3 个，这 3 个标志物与 RSG 治疗 2 型糖尿病疾病及纠正 RSG 副作用相关。结果如表 10-10 所示。

表 10-10　RSG 治疗 2 型糖尿病及其副作用相关的标志物

编号	保留时间/min	质荷比	分子式	化合物
1	7.6312	407.2788	$C_{24}H_{40}O_5$	Cholic acid（胆酸）
2	2.9777	269.0646	$C_{10}H_{12}N_2O_4$	L-3-Hydroxykynurenine（L-3-羟基犬尿氨酸）
3	2.7824	285.0595	$C_7H_{15}N_2O_8P$	Glycineamideribotide

对以上 3 个标志物进行通路富集分析，发现 3 个标志物注释到胆汁酸生物合成通路、色氨酸代谢通路及嘌呤代谢通路，如图 10-38 所示。

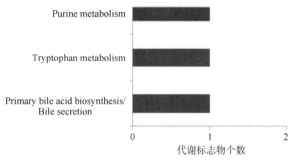

图 10-38　RSG 治疗 2 型糖尿病及其副作用相关的标志物通路富集分析

比较 2 型糖尿病组与正常组组间标志物发现，以上 3 个标志物中有 1 个标志物（cholic acid 胆酸）是与 RSG 治疗 2 型糖尿病有关的标志物，该标志物注释到胆汁酸生物合成通路中。其余 2 个标志物（L-3-Hydroxykynurenine、Glycineamideribotide）为与 RSG 的副作用相关的标志物，注释到色氨酸代谢通路及嘌呤代谢通路。说明 RSG 导致的副作用与色氨酸代谢通路及嘌呤代谢通路有关。

3）复方 RSGFY-L 治疗 2 型糖尿病疾病及纠正 RSG 副作用相关的标志物通路富集分析

比较分析 RSGFY-L 组与 RSG 组，得到尿样标志物共 4 个，这 4 个标志物是与复方治疗 2 型糖尿病疾病及纠正 RSG 副作用相关的标志物。结果见表 10-11。

表 10-11　复方 RSGFY-L 治疗 2 型糖尿病及纠正 RSG 副作用相关的标志物

编号	保留时间/min	质荷比	分子式	化合物
1	1.1298	117.0164	$C_4H_6O_4$	Succinic acid（琥珀酸）
2	2.1723	246.9896	$C_5H_6N_4O_5$	5-hydroxy-2-oxo-4-ureido-2, 5-dihydro-1H-imidazole-5-carboxylate
3	7.3776	514.2837	$C_{26}H_{45}NO_7S$	Taurocholic acid（牛磺胆酸）
4	2.891	242.9946	$C_6H_{13}O_8P$	Fucose 1-phosphate

对以上 4 个标志物进行通路富集分析，发现标志物主要注释到柠檬酸循环等通路上，

如图 10-39 所示。

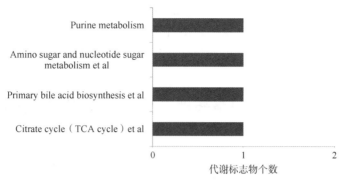

图 10-39　RSGFY-L 治疗 2 型糖尿病及纠正 RSG 副作用相关的标志物通路富集分析

比较 2 型糖尿病组与正常组组间标志物发现，以上 4 个标志物中有 1 个标志物（succinic acid）是与 RSG 治疗 2 型糖尿病相关的标志物，该标志物注释到柠檬酸循环通路中。其余 3 个标志物则与 RSG 的副作用相关，注释到初级胆汁酸生物合成等通路中，说明复方 RSGF-L 可能通过对初级胆汁酸生物合成等通路的影响达到纠正副作用的目的，需要进一步证明。

4）复方 RSG+L 治疗 2 型糖尿病及纠正 RSG 副作用相关的标志物通路富集分析

比较分析 RSG+L 组与 RSG 组，得到尿样标志物共 3 个，这 3 个标志物与复方 RSG+L 治疗 2 型糖尿病疾病及纠正 RSG 副作用相关。结果见表 10-12。

表 10-12　复方 RSG+L 治疗 2 型糖尿病及纠正 RSG 副作用相关的标志物

编号	保留时间/min	质荷比	分子式	化合物
1	1.6211	188.0905	$C_7H_{11}NO_5$	N-Acetylglutamic acid（N-乙酰谷氨酸）
2	7.6312	407.2788	$C_{24}H_{40}O_5$	Cholic acid（胆酸）
3	3.0564	273.0051	$C_6H_{11}O_{10}P$	D-Glucuronic acid 1-phosphate（D-葡糖糖醛酸-1-磷酸盐）

对以上 3 个标志物进行通路富集分析，发现标志物主要注释到氨基酸合成等通路。如图 10-40 所示。

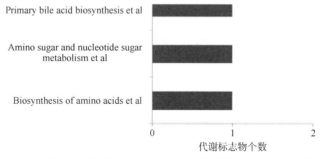

图 10-40　RSG+L 治疗 2 型糖尿病及纠正 RSG 副作用相关的标志物通路富集分析

比较 2 型糖尿病组与正常组组间潜在的代谢标志物，发现表 10-12 中的 3 个标志物中有 2 个标志物（*N*-acetylglutamic acid、cholic acid 胆酸）是与 RSG 治疗 2 型糖尿病有关的标志物，该标志物注释到氨基酸的生物合成及胆汁酸生物合成通路中。另一个标志物（*D*-glucuronic acid 1-phosphate）与复方 RSG+L 纠正 RSG 的副作用有关，该标志物注释到氨基糖和核糖代谢通路中，该通路可能与复方 RSG+L 纠正 RSG 的副作用有关。

10.3.4 基于网络药理学的复方作用靶点预测

近年来，由于药物靶向的特异性、临床试验的有效性和毒副作用等一系列问题，新药研发成功率出现明显下降[40]。药物副作用是新药临床试验失败的最主要原因之一，并且在临床治疗过程中引起一系列严重后果，它是药物持续研发中最大的障碍之一[41]。当药物与靶蛋白结合时，能够影响特定生物学过程。这些特定生物学通路的改变用于疾病表型的治疗，同时也可能引起不必要的应激反应。因此减少药物的副作用已经是临床治疗的重要内容。已知药物的联合应用已经成为新药开发的重要方向。这些药物的联合使用具有更安全和有效的治疗效果，尤其在复杂疾病治疗过程中（如癌症、糖尿病等）[42, 43]。目前，联合用药采用多组分和多靶点治疗策略，在临床疾病治疗方面（尤其是复杂致病方面）已取得广泛的应用和有效的治疗效果。

基于系统生物学的理论，网络药理学是一门对生物系统的网络进行分析并选取特定信号节点进行多靶点药物分子设计的新学科。网络药理学通过生物学网络中节点的连接和关系来分析网络特性，进而阐明药物的作用机制，为分析药物作用提供了崭新的角度。药物靶点并不是任意分布在网络中，而是具有一定的规律和靶点分布的特点。这样，我们就可以通过网络药理学的研究来搜寻、优化和确认靶点，对新药的发现具有重要的指导意义[44]。网络药理学不仅显著提高新药发现的效率和成功率，而且给药物的研发带来哲学方法及研究模式的革命性转变，为解决当前新药发现面临的困境带来了新的希望[45]。

本研究采用不同的网络药理学方法对罗格列酮复方进行预测和"验证"比较，整体研究思路如图 10-41 所示。

1. 数据库、软件和方法

1）药物结构式查询

查询相关资料或文献，确定罗格列酮、阿米洛利及氢氯噻嗪的结构。

2）在线数据库

本研究中用到的在线数据库如下：

DRUGBANK 数据库（http：//www.drugbank.ca）；SIDER 数据库（http：//sideeffects.embl.de）；GPCRDocking 数据库（http：//cbligand.org/GPCRDocking/searchstruct.php）；Pharmmapper 数据库（http：//59.78.96.61/pharmmapper）；NCBI 数据库（http：//www.ncbi.nlm.nih.gov）；MAS 3.0 生物分子功能注释系统（http：//bioinfo.capitalbio.com/mas3）；KEGG 数据库（http：//www.genome.jp/kegg）。

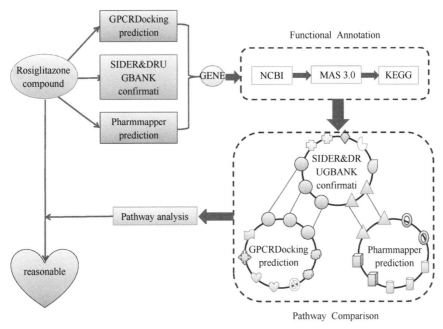

图 10-41　网络药理学方法整体研究思路

3）软件

本研究作图用到的软件：ChemBioDraw Ultra 12.0、ChemBio3D Ultra 12.0 和 Cytoscape 3.0.0。

4）数据库系统的使用

经证实的药物靶点信息通过 DRUGBANK 数据库获得。DRUGBANK 数据库是一个整合数据库，包含详细的药物反应和靶点信息。SIDER 数据库用于获取罗格列酮的副作用信息（本研究中仅关注水肿），该数据库中的信息是从公共文档中提取而得。GPCRDocking 和 Pharm mapper 分别是两种网络药理学预测药物靶点方法的数据库。其中 GPCRDocking 数据库提供在线的药物结构式的绘制，并根据该结构式预测药物相关的靶点信息；而 Pharmmapper 数据库则需要软件 ChemBioDraw Ultra 和 ChemBio3D Ultra 绘制药物结构式并导入相应的格式后才能预测药物的靶点信息。两种数据库预测的药物靶点均为药物的蛋白靶点，根据蛋白靶点提供的链接可以获取相应的基因。NCBI 数据库用于确定相应基因的标准名称，以便后面基因通路注释的实现。MAS 3.0 生物分子功能注释系统可以对基因进行通路的富集，列出通路的名称，并对富集结果作统计学检验，从而我们可以从中选出有意义（$P<0.05$）的通路。KEGG 数据库提供通路名称的搜索，可以用于获取相应通路的信息。

5）软件的使用

软件 ChemBioDraw Ultra 12.0 用于绘制 3 个药物（罗格列酮、阿米洛利和氢氯噻嗪）的二维结构式，将二维结构式导入软件 ChemBio3D Ultra 12.0 用于生成并输出药物的立体（三维）结构式，该立体结构式才能用于 Pharmmapper 数据库的输入。软件 Cytoscape 3.0.0

用来构建药物–通路网络模型，通常以文本格式（txt）将数据导入，该软件提供了丰富的操作选项，从而可以绘制理想的网络图。在网络图中，节点（node）表示药物，若某一通路为药物的相关作用通路，则以边（edge）相连。

2. 结果与讨论

1）基于经证实的药物靶点网络构建的网络药理学研究

从DRUGBANK数据库分别获取3个药物的蛋白靶点及对应的基因信息（表10-13），从SIDER数据库获取罗格列酮的水肿信息（由于罗格列酮相关的水肿副作用的靶点及基因信息众多，文中不再详细列出）。

表10-13　药物相关的蛋白靶点及对应的基因信息

药物相关蛋白靶点	基因
Rosiglitazone	
Peroxisome proliferator-activated receptor gamma	PPARG
Long-chain-fatty-acid-CoA ligase 4	ACSL4
Amiloride	
Amiloride-sensitive sodium channel subunit alpha	SCNN1A
Amiloride-sensitive sodium channel subunit beta	SCNN1B
Amiloride-sensitive sodium channel subunit gamma	SCNN1G
Amiloride-sensitive sodium channel subunit delta	SCNN1D
Amiloride-sensitive amine oxidase [copper-containing]	ABP1
Acid-sensing ion channel 2	ACCN1
Acid-sensing ion channel 1	ACCN2
Sodium/hydrogen exchanger 1	SLC9A1
Urokinase-type plasminogen activator	PLAU
Hydrochlorothiazide	
Solute carrier family 12 member 3	SLC12A3
Carbonic anhydrase 1	CA1
Carbonic anhydrase 2	CA2
Carbonic anhydrase 4	CA4
Carbonic anhydrase 9	CA9
Carbonic anhydrase 12	CA12
Calcium-activated potassium channel subunit alpha-1	KCNMA1

由3个药物作用的以及罗格列酮水肿副作用的相关蛋白靶点和基因信息不能构建药物–蛋白靶点和药物–基因网络模型。于是考虑将每个药物对应的基因在MAS3.0生物分子功能注释系统中进行基因通路的注释，选择有统计学意义（$P<0.05$）的通路并结合KEGG数据库搜索每个通路对应的通路代码，最终构建药物–通路网络模型（图10-42）。该药物–

通路网络模型图中[罗格列酮与水肿相关的通路共有 72 个（表 10-14），为保证作图的实用性和美观性，预实验剔除了"无用"的通路，最后仅用 12 个与水肿相关的通路来表示]，4 个共同通路均为罗格列酮的水肿副作用通路，而对于阿米洛利和氢氯噻嗪来说则是药物作用通路（也即是调节水肿作用的通路），这表明药物阿米洛利和氢氯噻嗪是可以和罗格列酮配伍使用的，从而通过调节水肿相关的通路来减少罗格列酮水肿副作用的发生。下面仅对与水肿有关的 4 个共同通路进行讨论。

表 10-14 罗格列酮水肿副作用靶点相关的信号通路

药物	水肿相关信号通路			
Rosiglitazone	hsa04610	hsa04080	hsa04666	hsa05211
	hsa00100	hsa04210	hsa04680	hsa05212
	hsa00140	hsa04270	hsa04672	hsa05213
	hsa00380	hsa04370	hsa04710	hsa05214
	hsa00480	hsa04510	hsa04722	hsa05215
	hsa00564	hsa04512	hsa04720	hsa05218
	hsa00590	hsa04514	hsa04910	hsa05220
	hsa00591	hsa04520	hsa04913	hsa05221
	hsa00592	hsa04530	hsa04920	hsa05222
	hsa00670	hsa04620	hsa04930	hsa05233
	hsa02010	hsa04621	hsa04940	hsa05310
	hsa03320	hsa04622	hsa04960	hsa05320
	hsa04010	hsa04630	hsa05010	hsa05330
	hsa04012	hsa04640	hsa05014	hsa05332
	hsa04020	hsa04650	hsa05020	hsa05410
	hsa04060	hsa04660	hsa05120	hsa05412
	hsa04062	hsa04662	hsa05200	hsa05414
	hsa04070	hsa04664	hsa05210	hsa05416

醛固酮调节钠的重吸收（aldosterone-regulated sodium reabsorption，hsa04960），醛固酮通过结合远端肾单位的肾集合管细胞上皮盐皮质激素受体（MR）促进钠重吸收和钾排泄，对钠和钾的代谢发挥着重要的作用，MR 的激活使 Na^+/K^+-ATP 酶表达增加，从而导致从肾滤液中摄取钠的净增长[46]。此外醛固酮与相应受体结合后还参与 mRNA 转录并合成多种醛固酮诱导蛋白，进而促使管腔膜对 Na^+ 的通透性增加，线粒体中 ATP 的合成和管周膜上钠泵的活动性增大，从而导致对 Na^+ 的重吸收增强，对水的重吸收增加[47]。色氨酸代谢（tryptophan metabolism，hsa00380），该通路研究较少，有研究间接表明水肿发生时，色氨酸代谢通路相关的基因会发生变化[48]。补体及凝血级联反应（complement and coagulation cascades，hsa04610），补体系统是一种在血浆和介导先天性免疫的蛋白水解级联，抵抗病原体的非特异性防御机制，补体激活的主要结果是病原体的调理作用，包括炎症反应和免疫细胞的应答等[49]。激肽释放酶-激肽系统是一种内源性代谢途径，引发其导致血管活性激肽（缓激肽相关肽）的释放，与激肽有关联的生理和病理过程包括血压调节、钠平衡和炎症过程等，这些都是与水肿密切相关的因素，该通路的异常会导致遗传性血管性水肿[50]。血管平滑肌收缩（vascular smooth muscle contraction，hsa04270），血管平滑肌

细胞（VSMC）是一种高度特异化的细胞，其主要功能是收缩，调节 VSMC 收缩状态的主要机制是改变细胞内 Ca^{2+}的浓度，而 Ca^{2+}的多少又与组织水肿密切相关，因此该通路也与水肿的发生有关联[51]。以上的 4 个通路都是罗格列酮导致水肿的通路，而对于阿米洛利和氢氯噻嗪来说则是调节水肿的通路，因此两者配伍罗格列酮组成的罗格列酮复方在理论上的有效性和可行性得到了充分的证明（图 10-42）。

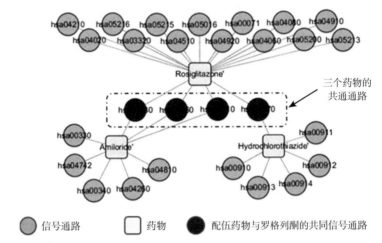

图 10-42 罗格列酮作用通路（含水肿副作用）与两个配伍药作用通路关系网络图

2）基于 GPCRDocking 和 Pharmmapper 反向分子对接的网络药理学预测方法的研究

确定 3 个药物的结构式（图 10-43），分别在 GPCRDocking 数据库和 Pharmmapper 数据库中进行 3 个药物靶点的预测和搜索，并根据评分将得分较高的药物蛋白靶点做为“入围”靶点，对“入围”靶点进行信息的整理，然而两种预测方法在蛋白靶点和对应的基因水平上都不能构建药物-蛋白靶点和药物-基因的关系网络模型，于是考虑从通路角度建立相关性，构建药物-通路的关系网络模型。两种方法预测结果表明配伍药物预测的与罗格列酮预测的通路中，有共同作用的通路，并且有一部分是与罗格列酮导致的水肿相关的通路，配伍药物可能会调节这些水肿通路。然而 GPCRDocking 数据库和 Pharmmapper 数据库预测得到的水肿相关通路却完全不一致，前者预测到的水肿相关的通路[如图 10-44（a）中红色表示]有 2 个，后者预测到的水肿相关的通路[如图 10-44（b）中红色表示]有 4 个。后面将会对这些水肿通路进行统一的讨论，本节不再赘述。

Rosiglitazone　　Amiloride　　Hydrochlorothiazide

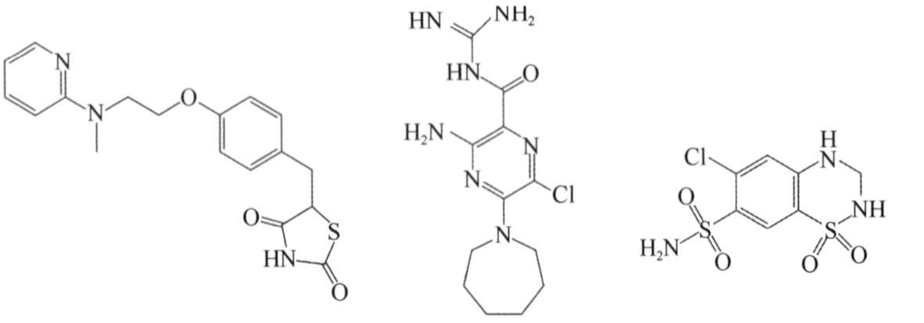

图 10-43 3 个药物的化学结构

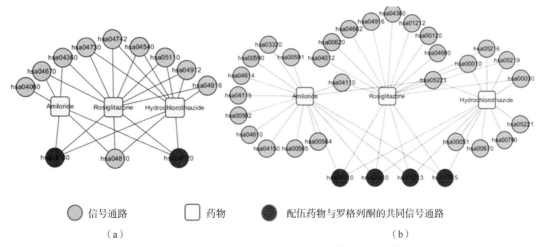

图 10-44　基于 GPCRDocking 预测（a）和 Pharmmapper 预测（b）罗格列酮相关通路与两个配伍药物相关通路关系的网络图

3）两种网络药理学预测方法的研究分别与经证实的药物靶点网络药理学研究的比较

分别将基于 GPCRDocking 数据库预测和 Pharmmapper 数据库预测的药物-通路网络与经证实的药物-通路网络连接起来，组成完整的"预测-验证"网络关系图[图 10-45，（a）表示 GPCRDocking 数据库预测与证实的关系网络图，（b）表示 Pharmmapper 数据库预测与证实的关系网络图]。由网络图可知，两种预测方法与证实的方法一致的通路仍然有很大不同，GPCRDocking 预测到的与证实的一致的通路有 5 个（其中有 3 个通路与水肿相关），而 Pharmmapper 预测到的与证实的一致的通路有 7 个（其中有 5 个通路与水肿相关），并且预测结果完全不一致，这可能是罗格列酮的水肿副作用较多而两种预测方法的侧重点不同造成的。首先对 GPCRDocking 方法预测得到的通路功能进行阐释，细胞因子-细胞因子受体的相互作用（cytokine-cytokine receptor interaction，hsa04060）：细胞因子是可溶性蛋白质或糖蛋白，对先天和适应性炎性宿主防御、细胞生长、分化、细胞死亡、血管生成以及对稳态的恢复发展和修复过程的细胞动员有至关重要的作用[52]。很多细胞因子也与水肿的发生密切相关，如细胞因子与大鼠脑水肿相关[53]。钙信号转导通路（calcium signaling pathway，hsa04020）：钙离子主要来源于细胞外，其进入细胞需要跨质膜的转运，水分伴随钙离子的转运，因此当钙离子转运异常时必然导致水分进出细胞的异常，就可能导致水肿的发生。神经活性配体-受体相互作用（neuroactive ligand-receptor interaction，hsa04080）：该通路的研究还较少，有关资料仅显示该通路的异常与不恰当的抗利尿作用的肾综合征有关[54,55]，这可能与水肿的发生有一定的联系。

对 Pharmmapper 方法预测的通路、补体及凝血级联反应（Complement and coagulation cascades，hsa04610）与炎症反应和免疫细胞的应答等功能进行相关讨论。胰岛素信号通路（insulin signaling pathway，hsa04910）参与调控细胞生长，糖稳态等多个细胞功能，胰岛素激活 PI3K/Akt 通路能上调 β-ENaC mRNA 和蛋白表达水平，有益于肺水肿液的清除[56]。子宫内膜癌（endometrial cancer，hsa05213），I 型癌与雌激素等有关联，而有研究表明由 PI-3K/Akt 通路介导的雌激素的活化与子宫的水肿相关[57]。前列腺癌（prostate cancer，

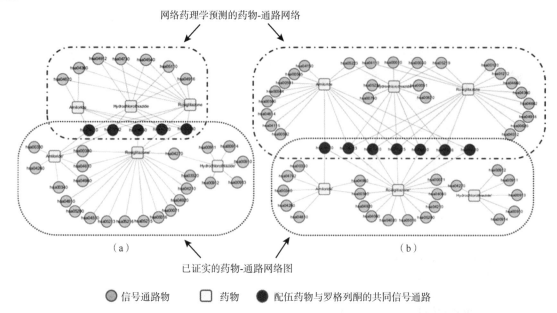

图 10-45　GPCRDocking 预测和 Pharmmapper 预测的药物-通路与已证实的药物-通路网络图

hsa05215），来源于前列腺的转移性小细胞癌会导致水肿继发性库欣综合征[58]，也有研究表明水肿是晚期前列腺癌常见的并发症[59]。黏着斑（focal adhesion，hsa04510）在细胞-基质黏连的重要生物过程（如细胞运动、增殖、分化以及基因表达调控）中发挥重要作用。例如，黏着斑激酶的缺失会导致肺血管渗漏、肺泡破坏和炎症反应等，继而诱发水肿的发生[60]。

通过上述水肿通路的分析，我们发现两种预测方法得到的与水肿相关的通路都有一定的意义，并且都是侧重于某一方面的预测，从"广度"上来说的话，Pharmmapper 的预测（5 个 pathway）要比 GPCRDocking 的预测（3 个 pathway）更全面一点，然而两者预测的结果又没有出现交叉，因此也不能肯定的说哪一种预测方法更可靠，只能说两者各具特色、相互补充，共同证明罗格列酮复方的有效性。

10.3.5　研究小结

本研究在基于 2 型糖尿病大鼠模型的罗格列酮优化复方的筛选的基础上，对潜在候选复方的药效作用机制进行了代谢组学研究。通过代谢组学与潜在代谢标志物的筛选、鉴定与生物信息学分析，发现：①与 2 型糖尿病疾病相关的血清及尿样潜在代谢标志物及其所富集的通路；②与 RSG 所致副作用有关的血清及尿样潜在代谢标志物及其所富集的通路；③复方 RSGFY-L 及 RSG+L 纠正 RSG 副作用的潜在代谢标志物及其所富集的通路。亚油酸代谢通路及甘油磷脂代谢通路在罗格列酮导致的副作用中起关键作用。复方 RSGFY-L 可能通过对亚油酸代谢、甘油磷脂代谢等通路的影响达到纠正副作用的目的。

网络药理学可以对多靶点药物进行分析，用于预测药物的有效性和安全性，从而提高

11.2.3 基于组织芯片的药物筛选

1. 概述

药物筛选中一个很大的挑战是在活的生物体内研究细胞、组织之间的相互作用。传统体外药物活性研究往往忽略人体微环境的复杂性（结构、化学、物理信号复杂性）、体液流动的动力学作用、单细胞的突变现象及多器官间的相互作用等。用体外培养组织进行药物活性、毒性研究比二维细胞培养更接近体内微环境，但是如何保障离体组织的活性和功能始终困扰着研究人员。而微流控芯片技术的出现恰恰弥补了这些缺陷[72]。通过芯片上的微米级通道以及一系列微元件（微泵、微阀、微注射器）等复杂结构的整合，精确控制生化因子的浓度、浓度梯度、各种力学因素的作用以及细胞与细胞间、细胞与胞外基质间的相互作用，相对真实地模拟体内动态微环境[73]，可以快速、高效、真实地筛选药物活性成分。

Paulsen 等研究人员构建了用于培养脑切片的芯片模型，通过提高液体在微培养池中的流动速度增加氧气的渗透量，在此基础上对整片脑组织切片持续灌注药物[74~76]。Verpoorte 等研究人员长期致力于利用组织切片进行药代动力学研究，利用冰冻活组织切片机制备直径 4mm、厚度 100μm 肝组织切片，将组织切片放置芯片培养。实验制作了包括 PMMA 夹板、PDMS 薄膜以及 8~10μm 孔径的聚酯碳酸酯膜的微流控芯片，将组织切片培养于两层聚酯碳酸酯膜之间，通过与进样孔相连的注射泵循环更换培养液。他们利用这一方法保证了肝组织离体后的正常活性及代谢能力[77,78]。

2. 组织芯片研究最新进展

目前，用于模拟人类各种器官及组织间的相互作用的微流控芯片发展迅速，这种以多个组织芯片为基础的器官微流控芯片简称器官芯片（Organ on chips，OOCs），是组织工程学中的重要分支[79]。其主要原理是在芯片上进行器官实质细胞和间质细胞的培养，微小尺度下模拟器官最小功能单位的结构及功能[80]。现阶段出现的各种"器官"芯片包括"芯片肺"、"芯片肝"[81]、"芯片肠"、"芯片肾"[82]和"微脑"[83]、"芯片血管"、"芯片肿瘤"等。

Ingber 课题组构建了一种微流控芯片肺气肿病理模型，芯片分为两大结构区，中间区域是由 PDMS 薄膜分割的双层通道，上层接种肺泡上皮细胞，下层接种血管内皮细胞；两侧区域中空通道，通过真空处理牵拉 PDMS 薄膜，模拟呼吸时肺泡壁通透性随肺泡壁的扩张而改变的过程[84,85]。Takayama 课题组构建了自动化调控气液两相交换的微流控芯片。芯片共分两层，上下两层同时通过液体，并在上层通道分支处通入气体，在上层通道通过气体的隔离形成一个小的液体栓子，依靠栓子的破裂对细胞产生不良影响，此模型成功模拟了生理和病理上呼吸系统的液塞流[86]。

Yu 等研究人员构建了人工肝芯片用来研究药物肝代谢及肝毒性[87]。Yarmush 等研究人员利用细胞图案化技术将肝细胞与 3T3-J2 成纤维细胞水平或叠加共培养。结果表明，共培养方式能够激活肝的糖原合成。该实验虽然未从结构上还原肝脏生理结构，但部分恢复了肝脏的合成功能，可用于基础研究、药物筛选及组织工程等[88]。Lee 课题组构建了微流控芯片肝血窦结构。芯片中培养原代肝细胞，周围被梳妆结构环绕（模拟肝血窦血管内皮细胞间隙），外缘进行灌流培养。结果显示，该方法在无 ECM 替代物的包被下，肝细胞存活长达 7 天。使用代谢后肝毒性药物扶他林灌流培养 4h 及 24h，短期内肝细胞活性良好，长期培养肝细胞出现死亡，证明该模型中的肝细胞具有代谢能力[89]。

Yoshimura 等研究人员在多孔膜上培养单层的 Caco-2 细胞，通过微量注射泵控制流体，测量了环磷酰胺的吸收率。结果显示，环磷酰胺的吸收率高，该实验结果与传统结果一致。证明实验中构建的芯片模型具有肠吸收功能[90]。Ingber 研究人员以芯片肠为平台，诱导 Caco-2 细胞自发转化成 3D 肠绒毛结构，细胞排列紧密；同时诱导 Caco-2 细胞分化成上皮细胞（肠上皮吸收细胞、黏液分泌细胞、潘氏细胞等）。结果证明，通过 Caco-2 细胞的诱导转化，使芯片构建的肠绒毛接触面积增大，芯片实验结果更接近于人体肠道的吸收效率[91]。近年有课题组开始关注肠道中的宿主菌群在芯片肠构建中的作用，Ingber 课题组构建了中间双侧结构两侧真空通道的芯片模型。该模型不仅模拟了体内肠的力学特点、结构、吸收、转运，更引入了体外培养的人肠道菌群 LGG。结果表明菌群参与建模有利于肠绒毛结构的建立[92]。

血管是生物体进行全身气体交换及营养物质运输的重要管道，微流控芯片是构建血管的理想平台，因为通过芯片内流体的操控可以更加真实模拟血管壁所处微环境。Asada 等研究人员构建了三条主通道组成的芯片模型，中间通道加入 ECM 替代物，一侧通道灌注含 VEGF/VEGF+S1P 的培养液，另一侧通道灌注培养液，在中间通道形成化学刺激物的稳定浓度梯度。考察 VEGF/VEGF+S1P、间质流对血管内皮细胞出芽的作用[93]。Munn 等研究人员描述了一个微流控芯片装置，通过该装置准确再现了血管融合时的动力学变化，涵盖了血管新生过程中从内皮细胞芽生到连接形成血液灌流的全过程[94]。另有部分研究者通过非诱导出芽的方式构建成熟或不成熟血管。Beebe 等研究人员构建了近似梯形结构的微流控芯片，将血管内皮细胞接种至水凝胶预先包被的环形管腔中，通过旋转培养的方式，形成似血管结构[95]。Jiang 等研究人员使用特殊处理的 PDMS 膜作为基底材料，并排排列血管内皮细胞、平滑肌细胞及周细胞，将 PDMS 薄膜卷起，形成三层细胞叠加的血管腔结构[96]。Strook 等研究人员描述了一个微流控芯片，使用胶原作为芯片材料形成栏杆状通道，接种血管内皮细胞及人脑血管周细胞，评价了周细胞对内皮细胞出芽的影响[97]。

肿瘤的侵袭和转移是肿瘤致死的主要原因，许多学者利用微流控芯片构建用于肿瘤学研究的体外模型。Uin 等研究人员以微流控芯片为平台，证明了 CAFs 在 ACC-M 细胞侵袭过程中的正向作用，主要是通过分泌 MMPs 降解细胞外基质，并应用 GM6100 抑制 CAFs 诱导的 ACC-M 细胞的侵袭[98]。kamm 等研究人员构建了肿瘤细胞内渗的芯片模型。单层血管内皮细胞接种于 3D ECM 上，在巨噬细胞的诱导下，乳腺癌细胞穿过内皮细胞间隙，发生内渗[99]。Takayama 课题组构建了肿瘤转移微流控芯片。上层芯片接种 HUVEC 细胞模拟血管腔，下层培养池加入 CXCL12，上层通道中流动状态的肿瘤细胞会在 CXCL12 的诱导下，选择性的黏附于 HUVEC 细胞上，模拟肿瘤转移[100]。

基于组织、器官的微流控芯片更加贴近人体的真实环境，具有巨大潜力和前景，将有望加速新药开发的进程，并最终取代动物实验用于药物筛选和毒理检测。

11.3 微流控芯片药物筛选系统的研究与探索

11.3.1 微流控芯片药物筛选研究路线图

微流控芯片药物筛选研究路线图如图 11-4 所示。

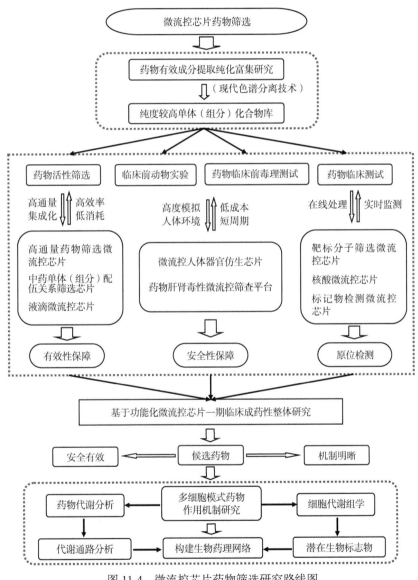

图 11-4 微流控芯片药物筛选研究路线图

11.3.2 微流控芯片加工与表面修饰新技术研究

微流控芯片加工技术源于 MEMS 技术，最初单晶硅[101]为加工芯片的材料，但是因其昂贵易碎，绝缘性差且不透明，没有得到广泛的应用。随着机械加工技术的日益成熟[102~104]，石英和玻璃[105~109]因其良好的绝缘性能和光学性能以及导热性能，成为科学研究中微流控芯片加工首选的芯片材质。

同时，随着芯片的量产化和在普通实验室中的使用，有机高分子材料也被广泛用作芯片基材[110~112]，目前采用较多的高分子聚合物为有机玻璃（PMMA）和聚二甲基硅氧烷（PDMS）[113]，此外聚碳酸酯（polycarbonate，PC）[114]和聚对苯二甲酸乙二醇酯（polyethylene terephthalate，PET）[115]也有应用。这些材料不仅成本低廉，而且具有很好的光学和电学性能，适合作为微流控芯片的基质。

1. 石英、玻璃芯片的制作

石英、玻璃和硅基芯片的加工技术与集成电路制作技术有相近的原理和操作方法，即所谓的光刻蚀技术。首先制作出含有图形信息的掩膜，经过曝光在芯片保护层上留下图形信息，再经腐蚀得到一定深度的板槽，最后在上面键合盖片形成毛细通道。光刻蚀技术是较早应用在微流控芯片制作上的技术，它不但被广泛应用于石英、玻璃和硅基芯片的加工，也被广泛应用于制作高分子材料芯片的模板，因而成为微流控芯片加工的核心技术。

光刻蚀技术加工步骤主要包括五步：掩膜的制作，感光膜的沉积，光刻，蚀刻和黏合（如图11-5所示）。首先利用图形发生器或者激光照排机等制作出含有图形信息的掩膜，然后在基质表面镀上厚度为几十埃（Å）到几十微米的薄膜，通常是Cr或Au[116, 117]，作为牺牲层，目的是保护基片表面在刻蚀时不被破坏。再在牺牲层上面涂敷数微米至数十微米厚的光刻胶。光刻胶一般由光致抗蚀剂、溶剂和增感剂组成，分正光胶和负光胶。曝光时，负光刻胶会发生交联反应，交联后分子量变大使得溶解度降低，显影时比未经曝光的部分容易保留；正光胶会发生降解反应，降解后分子量减小导致溶解度增大，在显影时更容易去除。曝光后再通过湿法刻蚀（Wet Etching）[116, 117]或干法刻蚀（Dry Etching）[118, 119]在基片上加工一定几何形状和深度的微结构。

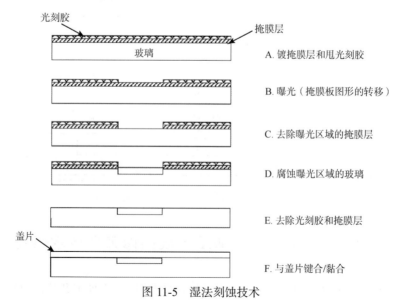

图11-5　湿法刻蚀技术

微通道蚀刻完成后，将芯片表面剩余的光敏剂和金属膜去除，钻出芯片通道与外界连接的通孔，最后将已刻蚀完成的基片同另一片空白的盖片键合，完成微通道的封合，就可形成一个完整的芯片。

对于无机材料，目前主要采用的几种方法是高温键合、阳极键合、黏合和低温键合技术等。高温键合是玻璃芯片最常用的键合方法，将硅片清洁后加热到 800~1000℃使之键合的一种方法，玻璃和石英材质的芯片也大多采用这种键合方式[114, 115]，其键合温度一般为 500~700℃。阳极键合适用于玻璃-硅材质芯片的键合技术，将玻璃接负极、硅接正极，升温后钠离子向阴极移动，在界面的玻璃一侧产生负电荷，另一侧产生正电荷，通过静电引力将玻璃和硅片封合在一起[120]。通过在玻璃表面沉积多晶硅或氮化硅材料来实现玻璃-玻璃阳极键合，可以防止高温键合引起的通道变形[121, 122]。

2. 高分子材料芯片加工技术

而对于高聚物材质的芯片来说，由于材料性质各不相同，因此也就相应产生了多种加工手段，主要包括：注塑法、热压法、激光加工技术、软刻蚀技术等。

注塑法是采用光刻技术先在硅、玻璃、SU-8 等材料上加工成具有微通道结构的阳模，然后在阳模上浇注液态的高分子材料，固化后与模具剥离得到具有微结构的基片，与盖片封合即可，采用这种加工方法的主要是 PDMS 材料[123, 124]。

热压法采用一块制作有互补图形的母板（阳板），贴在加热软化的聚合物材料上，通过施加一定的压力转移图形，得到与阳模互补的通道结构，冷却后脱模。这种方法通常用来加工 PMMA[125, 126]和 PC[127]等材料。压模成型简单迅速，材料廉价，母板可以重复使用许多次，适用于大批量的生产一次性的芯片[128]。

激光加工技术是快速制作微管道的一种方法。该方法是在计算机的控制下用高强度激光射向如 PMMA、聚乙烯、聚碳酸酯等塑料，瞬间将塑料片的特定位置烧蚀，形成所需的形状。该方法制成的微管道垂直、规则、误差小。

软刻蚀（Soft Lithography）技术是哈佛大学 Whitesides 教授课题组研发的以自组装单分子层（Self-assembledmonolayers）、弹性印章（elastomeric stamp）和高聚物注模技术为基础的一系列低成本、非光刻的微加工手段[129]。它的特点是用弹性模代替了光刻中使用的硬模，相对于传统的光刻技术，软光刻更加灵活，它没有光散射带来的精度限制，目前几种常用的软光刻技术都能达到 30nm~1μm 的微小尺寸；更吸引研究者的是它能制造复杂的三维结构并且能在曲面上应用；能够在不同化学性质的表面上应用，并且可以根据需要改变材料表面的化学性质；能够应用于许多材料上。需要设备较为简单，在普通实验室环境下就能应用，是一种便宜的、方便的，适于实验室使用的技术[130]。

软刻蚀技术包括近场光刻蚀[131]、微接触印刷[132~135]、微模塑[136]、毛细微模塑[137]、溶剂辅助微模塑[138]及转移微模塑[139]等。

3. 高深宽比通道立体加工技术

随着微流控芯片研究的深入，为了实现更加多样化的功能，需要促使芯片加工技术研究向高深宽比、立体通道加工等方面发展。除了传统的 SU8 胶立体结构加工方法外，一些新的技术也被推出，如光结构玻璃刻蚀[140]、深度反应离子刻蚀[141]、LIGA 工艺[142]、激光加工技术[143,144]、光聚合成型等[145]。

此外，Whitesides 等还发展了一系列基于微缩光刻（Reduction Photolithography）和灰度光刻（Grey Scale Photolighography）技术的复杂通道结构的简易加工方法[146]等。

1）多层复合微流控芯片的加工

随着微流控芯片集成化研究的深入，多层复合芯片的加工技术研究也随之展开。在常规芯片加工技术的基础上，进行多层复合芯片加工技术的研究，可以为芯片集成化研究提供技术支持。

吸光度检测作为通用性最强的光学检测方法，一直成为芯片检测技术研究中的重要部分。参考色谱检测器的 Z 型池结构，在微流控芯片上制作垂直于芯片的 Z 型流动池，可能是光度检测的一个较理想的解决方案。因此我们采用三层薄膜复合结构制作了含有垂直于芯片平面的光度检测池的立体通道芯片，能够作为芯片上集成化 Z 型光度检测池，并在研究中开发了多项复合芯片加工技术，为集成化芯片研究打下了基础。

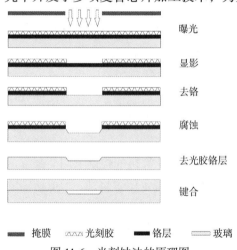

图 11-6　光刻蚀法的原理图

（1）实验方法。

A. 湿法玻璃刻蚀加工。

本节所用玻璃芯片的加工方法参照方肇伦等[147]报道的制作玻璃芯片的简易加工技术，具体步骤如图 11-6 所示。

绘制掩膜　用 Coreldraw11.0 绘图软件设计出芯片结构（阳模或阴模），用激光照排机输出胶片，分辨率为 3000 dpi（200 线）作为掩膜板，其加工成本比微电子加工工业中常用铬板掩膜大为降低，对于 20μm 以上的简单结构可以满足分辨率的要求。

光刻　光刻操作应在暗室中进行。光刻用的铬板玻璃应置于暗盒中充分避光，以免长期保存中失效。手持铬板玻璃边缘将其从暗盒中取出，不要碰触玻璃正反面。铬板玻璃可以短时间暴露于红光下，但操作应尽量迅速。将铬板玻璃铬层向上置于光刻机工作平台上，掩模墨粉向下覆于其上，再用抛光玻璃压好，分离曝光 55s。将曝光后的玻璃浸入 0.7% NaOH 溶液中室温显影 30s，取出用蒸馏水漂洗干净，置于真空干燥箱中 90℃烘干 30min，完成坚膜。将铬板玻璃从真空干燥箱中取出，放入去铬液中轻轻振荡 2min 左右，然后用水洗净。将去除部分铬层的玻璃浸入盛有 100ml 腐蚀液（1mol/L HF 配置在 1mol/L NH_4F 溶液中）的塑料器皿中，置于摇床上振荡。腐蚀速率受温度影响：冬季室温条件（15℃）下，腐蚀速率约为 0.7μm/min（深度）和 1.4μm/min（宽度）；夏季室温（25℃）条件下，腐蚀速率是 1μm/min（深度），2μm/min（宽度）。待预计腐蚀深度达到要求时，将腐蚀好的玻璃立即取出，在流水中冲洗干净。然后放入无水乙醇或 2% NaOH 溶液中浸泡一段时间，轻轻振荡，去除光刻胶。待玻璃表面由红棕色变为亮黄色，取出，冲洗干净。接着再将玻璃置于去铬液中浸泡，直到露出透明的玻璃表面为止，冲洗干净。腐蚀后的玻璃片可根据需要剪裁成一定尺寸，同时，将抛光片剪裁成相应的尺寸作为盖片。在盖片上各通道的端口处，用高速台式钻床（购自天津市第四机床厂）按照需要钻出直径为 1～2mm 孔，作为样品/缓冲溶液池。然后在超声清洗器中清洗数分钟，除去玻璃表面的碎屑。从超声清洗器中取出后，将基片和盖片一并浸入浓硫酸/H_2O_2 溶液中浸泡过夜以除去残留的有机物等。

B. PDMS 微流控芯片的加工。

PDMS 芯片通道内羟基很少，因而在电泳过程中残留的电渗流较微弱，特别适合毛细管等电聚焦希望消除电渗流的应用。简易的 PDMS 芯片加工技术过程如图 11-7 所示。步骤（a）～（e）同玻璃芯片加工技术一致（图 11-6），不同的是这里加工的是玻璃阳模。将玻璃阳模用正辛烷进行表面硅烷化处理。将 Sylgard 184 硅橡胶和固化剂按 10∶1 混合，浇注于此玻璃阳模上，于真空干燥箱中 65℃固化 2h，取出。经过硅烷化的玻璃表面很容易实现 PDMS 的剥离，并且对通道损伤较小，剥离后的 PDMS 与另一片玻璃或 PDMS 盖片可以直接封合。当然，这种封合并不是永久性的，而且也难耐较高压力，可以轻易撕开。

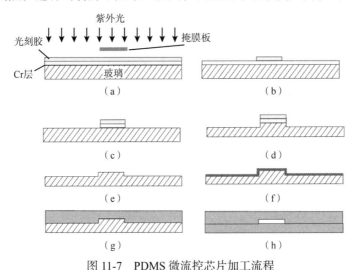

图 11-7　PDMS 微流控芯片加工流程

（a）曝光；（b）显影；（c）去 Cr 层；（d）刻蚀；（e）去光胶和 Cr 层；（f）表面硅烷化；（g）注模；（h）封装

目前 PDMS 材料芯片的永久封合通常是采用等离子体氧化处理[148]或紫外线照射[149, 150]来实现的。还可以改变硅橡胶和交联剂的配比，使其中基片的硅橡胶组成比略高，盖片中略低，将两片封合后，于交界处由于分子扩散使硅橡胶和固化剂配比较佳，也可以提高封接的程度[151, 152]。在这里为了方便进行等电聚焦和光学检测，本节中采取了改变硅橡胶和交联剂配比的方法进行封合，即在基片中使用 20∶1 的配比，在盖片中使用 5∶1 的配比。

C. 多层复合超薄微流控芯片的加工。

使用较为简便的方法，加工了具有三层复合结构，集成垂直 Z 型光度检测池立体通道的超薄微流控芯片。加工步骤如图 11-8 和图 11-9 所示。

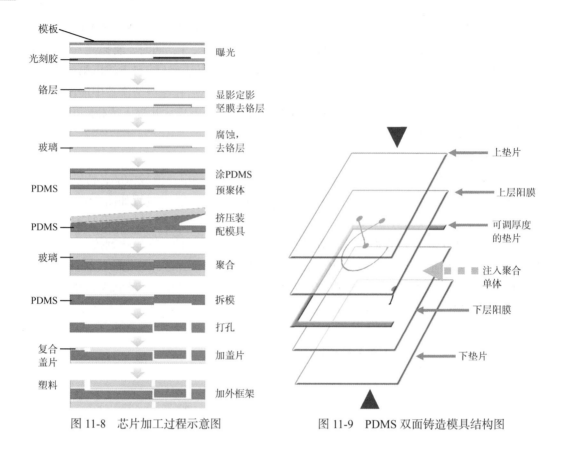

图 11-8　芯片加工过程示意图　　　图 11-9　PDMS 双面铸造模具结构图

首先分别设计上下层通道和中间 Z 型池通孔，打印 2 张掩膜，制成两片玻璃阳模。将正辛烷均匀涂抹在阳模并自然晾干，形成烷基化修饰层。将 Sylgard 184 硅橡胶和固化剂按 20∶1 的比例混合，真空脱气后均匀涂在两张阳模正面。使用打印掩膜用的透明胶片（厚 100μm）剪成合适的形状作为垫片，根据需要的厚度选择垫片的数量。将两张涂好预聚体的阳模中间夹好垫片，从一边开始小心逐渐靠近并贴合，PDMS 预聚体依靠自身的表面张力会填充满整个模具。将多余的预聚体简单擦净，然后将整个模具置于红外灯下 15cm 高度加热，15min 后聚合完成。

小心将模具拆开，揭下 PDMS 薄膜，轻轻贴于普通的废弃光盘片上，滴加液氮降温，在橡胶变硬时用 0.1mm 直径的钻头钻出光度检测池通孔，并用 1.5mm 钻头钻出末端储液池通孔。

打印两张掩膜，掩膜图形包含光度检测池窗体结构的光阑，这两个掩膜将作为集成光阑的芯片上下盖片。将 Sylgard 184 硅橡胶和固化剂按 5∶1 混合，用正己烷按 1∶5 比例稀释，分别涂于两张掩膜上，于洁净台匀胶机上 1500r/min 速度匀胶 50s 甩成薄膜，然后置于红外灯下加热 1min，用 2mm 的冲子冲出储液池通孔后贴合于 PDMS 中间片上下面上，于红外灯下再加热 15min，即得到超薄的立体通道芯片。为了使芯片更适合实际操作，又制作了有机玻璃的框架覆盖在芯片两面。

(2) 结果与讨论。

A. Z 型池通道的结构设计。

影响吸光度检测性能的因素包括流动池的容积和光程长度。灵敏度随着光程的增加而提高，但是流动池容积也将随之增大，导致系统分辨率的下降。因而只有通过尽量减小流动池的截面积，在可接受的容积下获得最大的光程。

在微流控芯片上，由于毛细管电泳等过程中样品带占有的体积一般在 1 至数纳升，流动池的容积最大不能超过这个体积，在我们能获得的钻头最小直径为 100μm 的情况下，可以使用的 Z 型池光程长最大可以达到约 1mm 左右。

相对于文献报道的 U 型或者液芯波导等结构的设计，垂直芯片的 Z 型池设计最为方便实际使用，因为其光路是垂直通过芯片的，方便制作各种功能的芯片，与专用的检测器配合。这种立体结构可以有两种加工方法如图 11-10 所示，一种是采用空白的中间垫片与两片含有凹槽的盖片贴合，另一种是使用两片空白的盖片与含有双面凹槽的中间垫片贴合，显然前者加工难度稍小。但是考虑到我们加工阳模使用的常规玻璃刻蚀方法得到的通道末端截面为倾斜的，会导致光线折射，我们选择了加工方法稍复杂的后面一种结构。这种结构恰好利用了光洁的盖片形成的平行光窗，从而可以获得较好的光学性能。作为光窗的盖片厚度应尽量薄，以减小光束扩散和散射等因素带来的灵敏度下降。我们采用了 100μm 厚的光学掩膜片直接作为盖片，同时完成了光阑的集成，因为胶片的硬度远高于 PDMS，这样的结构也解决了超薄 PDMS 刚性不足带来的操作不便和通道变形的问题。

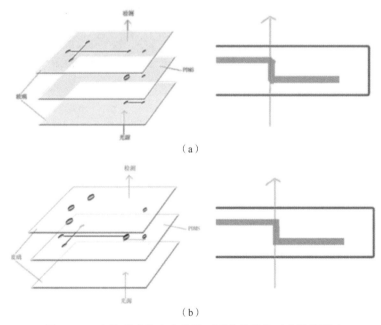

图 11-10　立体通道符合芯片的不同芯片结构对光路的影响
(a) 微通道加工于两片盖片上；(b) 微通道加工于一片中间片的双面上

B. 含有双面凹槽的超薄 PDMS 片加工。

含有双面凹槽的超薄 PDMS 片加工存在一定的困难，我们通过多种办法分别加以解决。

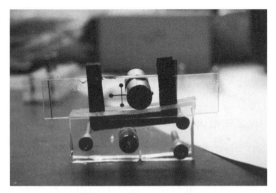

图 11-11　灌注 PDMS 预聚体

首先，由于 PDMS 预聚体黏度较高，直接向厚度不足 1mm 的模具内灌注很困难，而且会产生大量气泡。我们利用 PDMS 预聚体自身的表面张力，采用对面贴合的办法解决了这个问题，基本可以保证每次操作都完整填充整个模具如图 11-11 所示。

同时，我们通常聚合 PDMS 操作是在聚合过程中主动或被动排气，但是在狭小的模具内气体很难快速排除，抽真空会直接造成空穴。于是我们将排气过程移至聚合前进行，实验证明可以得到良好的结果。为了使预排气进行充分，我们自制了容积较小的芯片加工专用真空容器，配合油泵可以迅速产生较高的真空度，可使预聚体内肉眼几乎不可见的微小气泡均迅速膨胀排出，从而保证了聚合过程中不会产生空穴（图 11-12）。

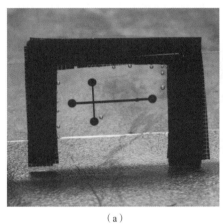 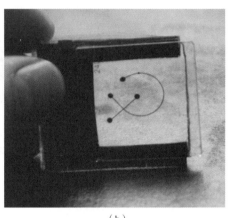

（a）　　　　　　　　　　　　　　　（b）

图 11-12　不采用预排气步骤和采用预排气步骤聚合结果的对比
（a）不采用预排气步骤时部分气泡无法排出；（b）采用预排气步骤聚合后没有气泡产生

聚合完成后，将很薄的 PDMS 薄膜揭下有一定难度，我们采用烷基化修饰玻璃表面的方法加以解决。通过比较，我们选择使用正辛烷涂抹后残余的大分子进行修饰，相对于十八烷基三氯硅烷溶液等修饰方法，它得到的聚合体表面更加光洁，不容易出现白色，贴合效果也稍好。

由于 PDMS 很柔软，在其上加工细小的规则通孔也存在很大困难。我们采用液氮对其冷冻，使 PDMS 变成坚硬的固体，解决了打孔的问题。

同时，我们在工作中摸索出一套利用红外加热快速聚合 PDMS 的简易方法，如图 11-13 所示，配合预排气步骤，可以在 5min 之内完成 PDMS 的聚合，得到的成品光洁均匀。红外加热的温度与红外灯距离有关，距离越近所需加热时间越短，但是需要注意模具能承受的温度。

C. 集成掩膜的芯片制作。

本节方法使用了曝光操作用的胶片作为芯片盖片，从而直接完成了光学掩膜的集成化，而且由于盖片厚度仅为 100μm，使用的 PDMS 黏接层也仅有 30~50μm 厚，这种结构大大减小了盖片的厚度（图11-14）。虽然透明片与玻璃相似也具有紫外吸收，但本系统仍不能进行短波长紫外检测。只要将打印掩膜的基片换成可透紫外的材料，就可以利用本方法制作紫外检测流动池。由于透明片的强度远远高于PDMS，这种结构强度大大高于超

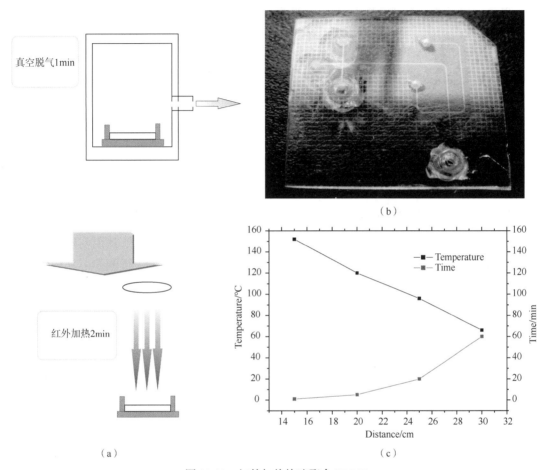

图 11-13　红外加热快速聚合 PDMS

(a) 加工步骤分为两步，第一步为真空脱气，第二步为红外加热；(b) 利用该方法 5min 内制作的 PDMS 薄膜；(c) 红外灯的不同距离对应不同的加热温度和所需聚合时间

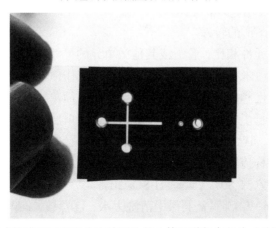

图 11-14　集成掩膜和 Z 型吸光度检测池的立体通道复合芯片（总厚度 500μm）

薄 PDMS 盖片，在芯片操作中更加实用。这种结构尤其适合与 LED 等发散光源配合制作集成化光学检测系统，在 PDMS 膜的制作过程中采用了正己烷对预聚体进行稀释，一方面解决了 PDMS 预聚体过于黏稠且浸润不好，不能在透明胶片上甩出均匀薄膜的问题，另一方面甩膜完成后依靠溶剂的挥发可以得到更薄的膜。

（3）小结。

建立了两套针对玻璃和 PDMS 材料的微流控芯片简易加工技术的平台，为研究工作奠定了基础。研发了一套制作多层立体通道复合微流控芯片的方法，制作了含有 Z 型立体通道的芯片，采用双面带有通道的超薄 PDMS 片作为中间片，以保证光学窗口的平整。采用打印有光阑的透明片作为超薄盖片（光学窗口），提高了芯片吸光度检测的灵敏度。

采用了可调垫片，真空脱气，表面修饰，冷冻钻孔等方法，实现了双面铸造超薄 PDMS 中间片，同时利用 PDMS 涂层将含有掩膜的超薄盖片用于封合通道，利用该制作方法可以制作三层总厚度 500μm 以内的超薄多层芯片。

2）一种微流控芯片的制作

利用微细加工技术，能够在芯片中制作管道网络及其他功能单元，从而实现微小平台上的生物化学分析工作。由于与传统的毛细管电泳和色谱技术不同，微流控芯片中的单元是在基片平面上进行制作，借鉴微电子和微细加工技术，不仅能够制作管道网络，同时可以实现如反应器、电极、过滤器和传感器等微功能单元的集成制作，从而在芯片平台上实现多个生化处理及分析步骤，向全分析系统的目标迈进。

本节研究将对玻璃材质上微管道网络的刻蚀方法和条件进行分析，改进和优化工艺中的几个关键步骤；分析和改进玻璃-玻璃键合方法；对微功能单元在微流控芯片上的设计、集成和制作进行探讨。

（1）实验方法与结果。

玻璃基片上管道的制作采用光刻和湿法腐蚀技术，首先制作 Au 牺牲层，然后在掩膜层表面铺甩光刻胶，通过制作有图形的掩膜板对光刻胶进行曝光，将设计的图形转移到了芯片上；用合适的溶液将曝光区域的牺牲层去除后，使用以氢氟酸（HF）为主的溶液进一步腐蚀玻璃，在基片上形成立体图形；最后去除未曝光区域的光刻胶和掩膜层，并与打有储液孔的上片键合[153]。具体步骤如下。

A.掩膜层的制作和图形的转移。

由于与一般半导体元件相比，管道或其他微单元的尺寸都相对较大，图形的覆盖面积也大得多，可分布在几厘米见方的基片上，因此要求制作中不能出现过多瑕疵或缺陷，这就提高了整个制作的难度和工作量。为了得到工艺相对简单，稳定性好的掩膜层工艺，我们选择了多种掩膜层进行了实验。实验分别尝试使用了单层光刻胶掩膜层、多层结构掩膜层和光刻胶/Cr 掩膜层，其中前两种效果都不理想，单层光刻胶掩膜层制得的图形模糊不清，损坏严重，多层结构掩膜层使正胶剥离困难，故最终选择了光刻胶/Cr 掩膜层，实验过程如下：①基片置于煮沸 80%（v/v）H_2SO_4/20%（v/v）H_2O_2 中，至无气泡产生；②去离子水中超声清洗 5min；③沸腾氟利昂中清洗去水；④蒸镀 Cr 膜，厚度 145nm；⑤甩胶（OCG825，大约 1.5μm），110℃预烘 10min，曝光显影，150℃后烘 30min；⑥溶液 20%（w/v）

Ce（NH$_4$）$_2$（NO$_3$）$_6$/3.5%（v/v）冰醋酸中腐蚀 Cr 层，15～20s。显微镜下观察（图 11-15）；⑦溶液 10%（v/v）HF/20%（v/v）HNO$_3$（原液为 40% HF 和浓 HNO$_3$，下同）中腐蚀 30min，台阶仪测试深度 8.5μm[图 11-15（b）]。

由图 11-15 可以看到，掩膜层刻蚀后得到的图形边缘整齐规则，玻璃被腐蚀后，微管道形状规则，表面光滑，边缘整齐。因此在以后的实验中选用了 OCG825/Cr 作为掩膜层，在这里，光刻胶既起到传统光刻胶图形转移的作用，又充当了腐蚀牺牲层，单 Cr 层的制作可以借用微电子工艺中的 Cr 板（mask）制作工艺，省去了贵金属层，整个工艺大大降低了制作成本和制作复杂程度。

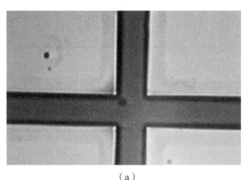 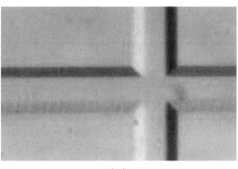

（a） （b）

图 11-15　OCG825/Cr 掩膜层的刻蚀效果
（a）Cr 层去除后；（b）湿法刻蚀玻璃后

B. 玻璃上管道的刻蚀。

玻璃上结构的制作采用了以 HF 为主，强酸为辅的腐蚀液体系进行化学湿法腐蚀。

a. 微管道的化学湿法腐蚀。

我们在实验中选取了两种在光学性质和材质均匀性等方面性质较好的玻璃进行湿法腐蚀实验：Photomask 和 Pyrex 7740。前者是钠钙玻璃（Na 约 13.3%，Ca 约 5.0%），碱金属和碱土金属含量较高；后者为硼硅玻璃（SiO$_2$ 80.5%、B$_2$O$_3$ 12.6%、Al$_2$O$_3$ 2.1%、CaO 0.1%、Na$_2$O 4.5%）。对影响腐蚀速度和管道形貌的因素进行了考察。腐蚀实验均在常温下进行，以保证工艺的稳定性。

b. 腐蚀条件。

对各种腐蚀条件所得结果见表 11-1，并可归纳为：

相同的条件下，采用 CrNi/Au/CrNi 多层掩膜，钻蚀速度是采用 OCG825/Cr 的 2～3 倍，而腐蚀速度相近或反而稍小，反映了多层膜结构防腐蚀性能较差。

表 11-1　HF-HNO$_3$ 体系溶液对玻璃的腐蚀结果

玻璃	腐蚀液配比（v/v）（HF：HNO$_3$：H$_2$O）	腐蚀深度/μm	腐蚀时间/min	腐蚀速率/（μm/min）	钻蚀速率/（μm/min）
掩膜层为（OCG825）CrNi/Au/CrNi					
Pyrex	10：20：70	11.7	67m	0.17	0.25
Pyrex	20：40：40	20.1	23min 5sec	0.87	1.25
Pyrex	40：60	11.4	4min 11sec	2.73	3.82

续表

玻璃	腐蚀液配比（v/v） （HF：HNO$_3$：H$_2$O）	腐蚀深度/μm	腐蚀时间/min	腐蚀速率 /（μm/min）	钻蚀速率 /（μm/min）
掩膜层为 OCG825/Cr					
Pyrex	5：10：85	8.25	90min	0.09	0.20
Pyrex	10：20：70	9.7	30min	0.32	0.78
Pyrex	20：40：40	11.7	13min 4sec	0.90	2.15
Pyrex	40：60	12.6	4min 28sec	2.82	6.10
Photomask	5：10：85	39.3	110min	0.36	0.74
Photomask	10：20：70	37.2	30min	1.24	1.24
Photomask	20：40：40	48.8	12min 27sec	3.92	3.84
Photomask	40：60	57.6	4min 34sec	12.6	10.8

相同条件下，Photomask 玻璃比 Pyrex 7740 的腐蚀速率要快 3～4 倍，这是因为二者在组成上有所不同，前者中碱性金属含量较高，化学稳定性较差。

腐蚀速度随腐蚀液中 HF 酸浓度的增大而增大，图 11-16 为二者的关系曲线。

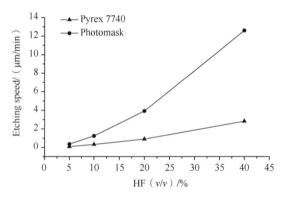

图 11-16　腐蚀液中 HF 浓度对腐蚀速率的影响

c. 腐蚀条件对管道形貌的影响。

芯片中的管道除了刻蚀深度要达到要求以外，最重要的是管道的表面形貌，管道表面的光滑程度直接关系到可施加的高压水平、流体行为和分离效率。我们从两方面考察了影响管道表面的因素。

第一方面，腐蚀液的配比。

由于湿法腐蚀是化学反应过程，因此腐蚀液成分的选择也会对管道表面形貌产生影响。图 11-17 中显示了采用不同配方的腐蚀液得到的管道及其表面 X 射线光电子能谱（XPS）。图 11-17（a）为 HF-HCl 体系，得到的管道粗糙不平，从 XPS 结果来看，表面组成中有较大比例的 Ca、Mg，尤其是 F 含量极高，CaF_2 和 MgF_2 均为难溶氟化物，在腐蚀过程中生成后造成管道不平，并阻碍了覆盖区域的进一步腐蚀，对于 HCl 不能有效地除去这些氟化物的原因还不是很清楚。图 11-17（b）为 HF-HNO$_3$ 体系，HNO$_3$ 能够有效地溶解这些难溶化合物，管道表面平整光滑，XPS 结果显示主要成分为 Si 和 O 元素。

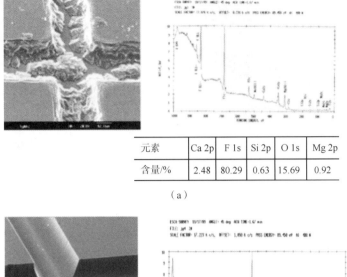

元素	Ca 2p	F 1s	Si 2p	O 1s	Mg 2p
含量/%	2.48	80.29	0.63	15.69	0.92

(a)

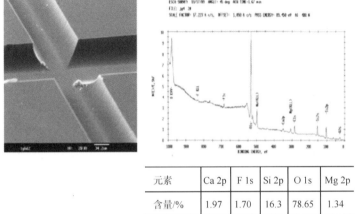

元素	Ca 2p	F 1s	Si 2p	O 1s	Mg 2p
含量/%	1.97	1.70	16.3	78.65	1.34

(b)

图 11-17　不同成分的腐蚀液腐蚀管道后的结果
(a) 腐蚀液为 HCl∶BOE (5∶16); (b) 腐蚀液为 5% (v/v) HF/10% (v/v) HNO$_3$

第二方面，腐蚀速率。

如前所示，当腐蚀液中 HF 的浓度增加时，腐蚀速度单调增加，但还发现当腐蚀速率过大时，会造成管道表面平整程度下降。5% (v/v) HF/10% (v/v) HNO$_3$ 的腐蚀液在 110min 内对 Photomask 玻璃刻蚀得到了约 40μm 深的管道，速率约为 0.36μm/min，而当 HF 浓度增加到 40% 时，不到 5min 内腐蚀深度就达到了 57.6μm，速率约 12.6μm/min。得到的管道 SEM 图像如图 11-18 所示，可以看到后者管道中出现了起伏，与图 11-17（b）不同，并没有出现类似晶体的不溶物，说明其粗糙不平并非来自难溶盐的生成，而是由于管道各处腐蚀不均匀造成的。造成这种现象的原因可能是由于腐蚀速率过快，虽然在腐蚀过程中保持振荡，但管道尺寸很小，扩散和强制对流效果都不会很好，管道中的酸成分在消耗很快的情况下，导致浓度分布不均，进而造成各处腐蚀程度有所差别。在 Pyrex 玻璃上，由于在使用相同腐蚀液时，刻蚀速率较慢，所以虽然也发现了同样的现象，但不如 Photomask 明显。因此在实际的应用过程中，对于较深管道的腐蚀，可以采取分阶段腐蚀的方法，如在腐蚀前期，使用较浓腐蚀液，而在后期降低腐蚀液浓度，可以在合理的时间内得到形貌较好的管道。

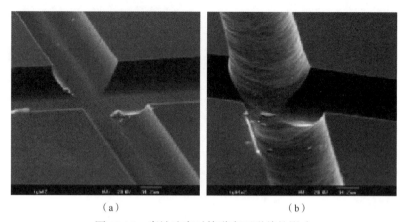

图 11-18 腐蚀速率对管道表面形貌的影响

(a) 腐蚀液配比为 5%（v/v）HF/10%（v/v）HNO$_3$；(b) 腐蚀液配比为 40%（v/v）HF/60%（v/v）HNO$_3$

d. 管道的截面形状。

湿法腐蚀最大的特性是各向同性，在向纵深腐蚀的同时，腐蚀液同时作用于管道侧面，因此得到的管道截面形状接近梯形[图 11-19（a）]。图 11-19（b）中为使用 10%（v/v）HF/20%（v/v）HNO$_3$ 腐蚀深度为 8.5μm 的含直角拐弯的管道的照片，测量后可知，上底宽 72μm，下低宽 30μm，腐蚀系数 $2H/(W_1-W_2)$ 为 0.404，坡度约为 22°，为扁平型管道。在以后的叙述中，若非特别注明，所述的管道宽度均为半高宽。

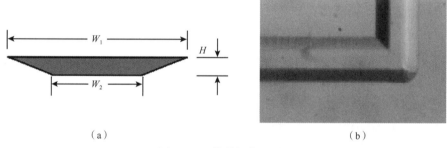

图 11-19 管道的截面形状

(a) 截面示意图；(b) 腐蚀后的微管道

C. 玻璃-玻璃键合。

管道制作完成后，要用一块盖片对其进行封闭。因为制作的图形尺寸非常微小，不仅要使管道网络达到封闭，同时还要保证不发生明显的形变。由于热键合中要使两片玻璃之间产生共价键连接，因此需要将两块玻璃尽量地贴近，使表面贴合，并排除气体，为高温键合作好准备。盖片为同样的 Pyrex 玻璃，其上打孔作为储液池使用，孔的定位采用光刻方法，即甩胶后，使用用于下片图形制作的同一块掩膜板曝光，各管道末端位置即为孔心；超声波打孔，孔径为 1.2～1.6mm。

a. 玻璃-玻璃贴合。

玻璃的紧密贴合在光学加工中称为"光胶"，根据经验，两块玻璃之间能够产生光胶的条件是两表面的平整度小于半个牛顿环，粗糙度优于三级，因此玻璃在管道制作之前就

必须经过严格的打磨;同样,微小灰尘和油污的存在都会影响光胶的效果,所以玻璃的清洗过程也很重要,实验中采取的清洗程序为:

将刻有图形的芯片与盖片都置于 80%(v/v)H_2SO_4/20%(v/v)H_2O_2 溶液中,煮沸 30min,冷却。

去离子水流下冲洗 10min。

无水乙醇中清洗约 3min,取出后用氮气吹干。

实验中发现,由于在随后的高温键合中,玻璃之间存在的微小间隙中的气体被加热膨胀,造成部分区域键合不完全,出现牛顿环。重复加热过程或加压重复加热过程能在一定程度上缩小不完全键合区域的面积,但很难完全消除,同时反复加热也不利于管道等图形形状的保持,有时可以观察到微小的形变。

在这种情况下,我们设想能够将气体疏导出啮合面,于是在图形的设计当中,围绕主要结构,制作了网格结构,掩膜板的设计和键合后的芯片如图 11-20 所示。单网格的尺寸为 1.5mm×1.5mm,管道设计尺寸为 30μm,腐蚀后半高宽根据管道深度不同约为 40~100μm。对多个芯片的实验结果表明这种方法能够实现一次键合的成功率在 90%以上,同时,在降低打磨要求到两个牛顿环后,也能够同样实现良好的键合,这不仅大大降低了对玻璃打磨的要求,同时对其他微结构的集成制作十分有利,如用于微电极的金属层在芯片上集成制作后,也即平整度降低后,也能够顺利地实现键合。对打磨后的芯片进行观察,图形所在区域完全键合,网格结构中大部分也完全键合,有很小一小部分网格中含有小的未完全键合区域,这说明网格结构一方面可以将气体通过通向芯片边缘的管道疏导出去,另一方面可以将未排出的气体限制在网格之内,降低对主要图形的影响。

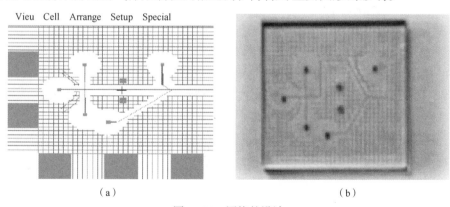

图 11-20 网格的设计
(a)掩膜板设计图;(b)键合后芯片

b. 玻璃-玻璃高温键合。

玻璃随温度的变化,可以根据所处的状态分为脆性区、黏性区和软化区。在加热时,软化区的下限是脆性开始消失的温度(T_h),上限是固态特征(如在小负荷下还能可逆变形)最后消失的温度(流动温度 T_f)。从力学角度分析,如果说,低于温度 T_h 时,玻璃实际只有少量瞬时弹性变形和局部缓慢变形;高于 T_f 温度时,玻璃是牛顿液体,流动的速度与外力大小成正比;在二者之间的软化区内,玻璃兼有弹性和黏性两种性质。玻璃进入软化区后开始具有塑性，其变形可以认为由三种分量组成：瞬时弹性变形（可逆变形）、缓慢弹性变形（部分不可逆变形）及黏流变形（完全不可逆变形）。玻璃-玻璃键合的温度显然应当选择在软化区内进行，物理上的变形造成两个表面的进一步贴近，表面的≡Si—O—Si≡骨架或≡Si—OR（H）被打破，形成新的≡Si—O—Si≡骨架和共价键，并最终键合在一起。由于玻璃中微结构的尺度很小，要保证微结构不被破坏，应当选择缓慢弹性变形占主导地位的温度。除了温度的选择以外，升温的速度和加热的时间也是影响键合和管道质量的重要因素，因为在这个区域，包括黏度在内的多项物理性质随温度增加迅速变化，对温度非常敏感，如果加热过快或过长，黏流变形导致的不可逆形变将会损害管道等微观结构[154]。Pyrex 玻璃的 T_h 值为 565℃，T_f 值为 820℃，键合的温度应当选取在这个区域。

使用的加热装置为马弗炉，如前所述，软化区内玻璃对温度的变化非常敏感，为较好的控制温度的变化，对马弗炉进行了改装，用 FP73 九段可编程 PID 调节器配合固态继电器，实现对温度的程序控制。采用手动整定方式，对三组 PID 参数的反复调试，尤其是超调抑制系数 SF，实现平滑的升降温控制（振荡<1℃，单调变化）和稳定的平台（Δ<1℃）（图 11-21）。

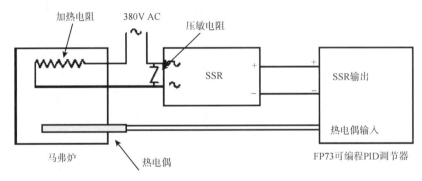

(a) 程序升温控制装置示意图

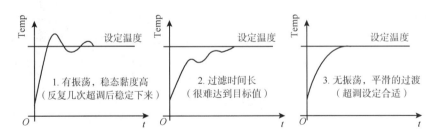

(b) 升温程序中实际温度变化的几种情况

图 11-21　键合用加热系统

选择了在 600℃、610℃、620℃和 623℃四个温度下对芯片进行热键合，分别加热 2h、4h 和 6h，发现前三个温度下微图形均未观察到明显的变形，而在最后一个温度下加热 4h 以上后，观察到直管道中有时会出现轻微的扭曲现象（图 11-22）。因此理想的键合温度应当小于 623℃，我们选择在 620℃加热 4h。同时，由于 T_h 在 565℃，在此温度以上，玻璃即进入软化区，对温度的敏感性极强，因此将升温速率减小到 1℃/min，保证变化连续缓慢，利于微图形的保持和完全的键合。键合后的降温过程同样使用 1℃/min 的速率，以防止降温过快,产生内应力。具体温度程序见表 11-2。

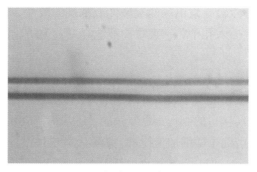

图 11-22 623℃下加热 4h 后直管道出现的形变

表 11-2 玻璃-玻璃热键合程序

温度程序	升降温速率/(℃/min)	平台保持时间/h
室温→550℃	8	—
550℃	—	1
550℃→620℃	1	—
620℃保持	—	4
620℃→520℃	1	—
520℃保持	—	1
520℃→400℃	3	—
400℃→室温	自然降温	—

c. 玻璃-玻璃热键合强度测试。

经如上所述的键合程序后对键合面进行了强度测试(夹具及测试方式见图 11-23)。键合面的剪切强度为 1.3×10^7Pa,原 Pyrex 7740 玻璃的剪切强度用同样装置测得为 3.0×10^7Pa。键合面的强度已接近玻璃本身强度的 0.44 倍,充分地表明了键合面上为共价键结合形式,两片玻璃已充分"熔合"在一起。

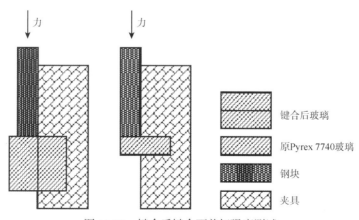

图 11-23 键合后键合面剪切强度测试

d. 储液孔的制作。

经过微管道网络的制作、与上片的键合之后,芯片就可以投入使用了。盖片上的孔处于管道的末端,作为储液池使用,但由于体积较小(约为2μl),在电泳实验过程中,由于离子在电场下的迁移,可能会导致电场两端缓冲液浓度的改变,因此将20μl或200μl的pippet tip作适当修剪后,插入孔中,扩大缓冲液池容量,为防止漏液,用环氧树脂胶在外侧将其与芯片黏结起来。

D. 微功能单元的制作

除了管道以外,芯片上还能够集成多种微细结构,以实现功能上的集成。对于传统的毛细管电泳或色谱来说,任何接口的制作都是复杂的,还常常造成死体积的引入、分离度的损失等。而对于芯片来说,借助于微细加工技术,能够大大增加设计的灵活性,我们在芯片上设计并集成制作了进样单元、混合器、微型电极及多孔膜结构,下面将逐一加以介绍。

a. 进样单元。

芯片中的进样单元是非常简洁的,如图11-24(a)所示,管道的交叉处被用来引入样品,图11-24(b)显示了注样和分离的过程:在S—SW两端施加高电压,样品由样品储液池S端向SW端流动,并充满整个管道,这个过程称为注样;注样一段时间后,将电压切换到B—BW端,交叉口处的样品便被切下来,并沿着管道B—BW前进而进行分离,这个过程称为分离。样品区带的大小主要取决于交叉口处几何结构的大小,但也可以适当调节各端的电压来对区带的形状和大小进行进一步的调节。例如,在注样时只将高压施加在分离管道两端,注样管道两端(B与BW端)浮地,则样品区带由于扩散会相对较长,这种注样方式称为"float"方式;而注样时,适当令分离管道两端也加上一定的电位,则样品区带会限制在一个相对固定的区域内,此时,交叉口处相当于一个无阀电渗泵腔,这种方式称为"pinch"注样。这与常规毛细管电泳的进样机理不同,后者在使用气压进样时,常常遇到进样精确度不高的问题,而在电进样时,又存在电歧视效应,而芯片上的进样单元不仅对仪器要求简单,同时能够保证精确、重复性良好的进样。实验中,后续检测方式为激光诱导荧光和电化学检测时,芯片的进样单元都选用了这种方式。

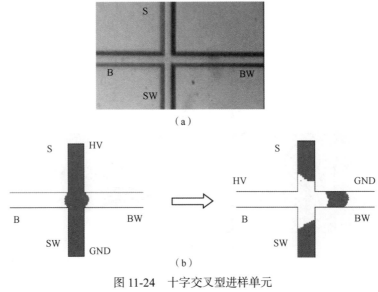

图11-24 十字交叉型进样单元

(a)进样单元照片;(b)进样过程

进行电泳分离时，毛细管电泳理论认为，理想的样品塞应当是无限窄的，过大的样品塞会引起分离效率和分离度的损失。但是，实际操作中，受检测灵敏度等的限制，进样塞不可能也不能无限窄，因此，在实际操作中，一般将样品塞长度限制在毛细管长度的 1% 左右。图 11-25（a）十字交叉进样结构的尺寸约为 80μm，适用于较短长度内可以得到分离或是检测限较低（如在激光诱导荧光检测中，量子效率较高的组分）的样品，对于需要较大进样量的样品，"Double T"型能够扩大区带尺寸，如图 11-25（b）中的进样单元长度为 250μm。在与质谱联用及使用激光诱导荧光、化学发光及电化学检测时，选用这种单元结构来增大进样量，提高浓度检出限。

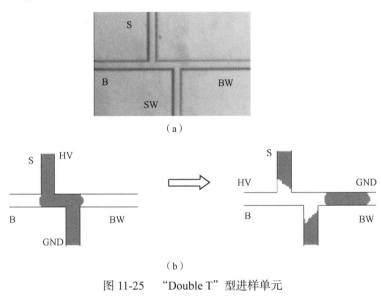

图 11-25　"Double T"型进样单元
（a）单元照片；（b）进样过程示意图

b. 混合器。

在芯片中，流体通过管道网络发生汇合，因此，管道的交汇处可以作为反应器或混合器使用[155,156]。我们制作了三条截面形状相同的管道彼此以 60° 汇合的结构[图 11-26（a）]，当不同的液体分别从左边的两条管道流向右边时，这种结构有利于通过调节不同管道中的电场强度，从而控制流体的混合比例[157]。化学发光检测是一种灵敏度很高的检测手段，但常常涉及三组分甚至更多组分的柱前或柱后反应，接口的制作是其中的一大难点，我们将这种混合器结构作为柱后检测器，将其应用于化学发光检测[158]。

图 11-26（b）中的结构是为了与 ESI—四极杆质谱连用所设计的。为了实现稳定的电喷雾，需要加入较大体积比的辅助液体，因此在分离管道末端设计了两个对称的鞘流液支管，其角度设计成较小的锐角（37°）以减轻鞘流液流动对来自分离管道中流体的干扰。

c. 微电极的制作。

超微电极是一维尺寸为微米或纳米级的一类电极，它是近二三十年来电化学和电分析化学的前沿领域。当电极的一维尺寸从毫米级减低到微米级时，电极表现出许多优良的电化学特性，与常规电极相比，在超微电极扩散电流中起主导作用的是非线性扩散，因此电流能够迅速地达到稳态（或准稳态），且具有比常规电极大得多的电流密度，检测灵敏度高,这两个特点决定了超微电极适用于在线检测,如动力学研究及色谱的检测(如毛细管电泳和高效液相色谱)。同时,由于电流值很小,可以使用两电极体系,降低了系统的复杂程度[159, 160]。

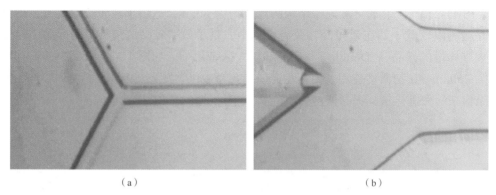

图 11-26 两种混合器

我们在芯片上集成制作了两种结构形式的超微电极。如图 11-27 所示。因 Pt 的化学和热稳定性好,用 Pt 作为电极材料,以 Ti 作为衬底与玻璃基片结合,由于 Pt 比较脆,所以使用了溅射和剥离工艺,Pt 层厚度为 200Å,Ti 层厚度为 1600 Å,溅射温度为 40℃。

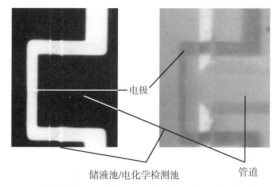

图 11-27 集成微电极结构 1 照片(拍摄时照明方式不同)

图 11-27 中的设计思想是柱端电化学检测。分离管道深度 7.1μm,半高宽约 50μm,坡度 23°。Pt 电极制作在与分离管道相连的储液池中,宽度为 13μm,长度约为 100μm,距分离管道末端约 30μm,然后沿储液池斜坡"爬"上基片平面,扩大电极宽度,并延伸至芯片边缘,作为检测微电极的引线接入电化学检测回路(结构对称,即从两边都引出至管道边缘,防止擦伤可能带来的断路)。制作的具体过程是先制作完成管道网络及储液池等立体结构,然后再进行微电极的制作。由于要制作的电极图形(Pt 层)不处于一个平面上,储液池中的光刻胶厚度要大于基片平面上的胶厚,因此采用了分段曝光的方法:曝光一次后,遮盖其他区域,只露出储液池,重复曝光两次,保证图形部分确实曝透后再进行溅射和剥离等后续工作。可以看到,电极边缘整齐,表面形貌良好,"爬坡"区域没有出现变形或断裂,与上片热键合后测得电极在芯片边缘的两端之间的电阻值为 182.4Ω,也证实了整个制作过程对电极没有造成损害。

d. 多孔膜结构的制作。

玻璃厚度很小的时候,是一种半通透性的多孔膜结构,小分子能够自由地通过,大分子却无法通过。Cheng 等用 HF 对毛细管末端进行了腐蚀形成这种结构后,插入玻碳电极,用于电化学安培检测[161]。芯片上制作多孔膜,几何结构上相当于一个过滤器,可以进行筛分作用;同时,由于小分子/离子可以自由通过,多孔膜可以看作一种导电膜,大分子在空间上不能通过,但电流可以通过。

我们在芯片上集成了多孔膜,其制作可以分为两部分:①第一部分,原始设计的结构及参数见图 11-28,整个多孔膜的长度为 360μm,以增加膜的表面积,厚度为 60μm。考虑到微结构在热键合过程中如果跨度太大,可能会在重力的作用下发生形变,因此又设计了城墙结构,此结构与管道同时制作完成,并与上片键合;②第二部分,对于玻璃来说,厚度要减小到 30μm 以下才具有多孔性质,但如果在上一步中便将厚度设计如此微小,那么可能存在以下的问题,即湿法腐蚀时发生塌陷,热键合时发生变形,热键合时对多孔的微观结构造成损失,因此采取了键合后再进行进一步湿法腐蚀的方法。具体步骤为向支管中流动注射 4%(v/v) HF/8%(v/v) HNO_3 溶液,每腐蚀 30min(约 5μm),在显微镜下观察是否出现钻蚀或塌陷等异常情况,最后得到了如图 11-29 所示的玻璃多孔膜,管道高度方向上最薄处为 10μm。

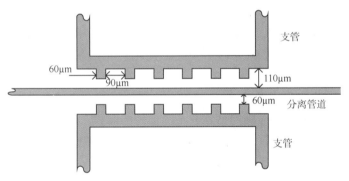

图 11-28　多孔膜结构设计示意图

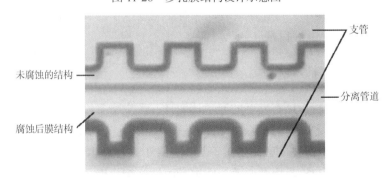

图 11-29　经过湿法腐蚀后得到的多孔膜结构,最薄处为 10μm

为验证此膜结构确实具有多孔性和良好的导电性能,进行了如下的实验:

在图 11-29 中的分离管道和支管中都通入电解质溶液(20mmol/L KH_2PO_4)分离管道的两端(长度 36mm)加上高电压,称为"回路 1",得到其伏安特性曲线(图 11-30)。

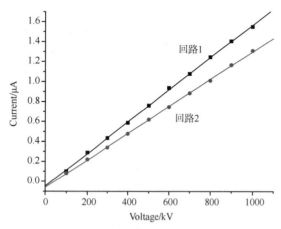

图 11-30　使用多孔膜前后的伏安特性曲线

在分离管道远端和支管之间（长度 35mm）加上高电压，称为"回路 2"，得到其伏安特性曲线。

对两条曲线进行分析，可以得到两个结论：

对两伏安特性曲线取斜率，可以得到它们的电阻分别为 640MΩ 和 804MΩ，说明玻璃膜没有被击穿，或由于钻蚀等发生漏液，同时具有了较好的导电性能，满足我们的设计目标。

回路 2 的伏安曲线线性良好，说明玻璃膜的散热性能良好。

（2）小结。

研究了玻璃微流控芯片的制作方法，针对管道网络的刻蚀和玻璃-玻璃键合两个关键步骤进行了讨论。在芯片上设计和制作了多种集成微功能单元。测试了芯片中管道网络和微功能单元的性能。

分析了使用不同结构的掩膜层时效果不同的原因，确定了以 OCG825/Cr 作为化学湿法腐蚀的掩膜层，简化了工艺，降低了成本。对湿法腐蚀中腐蚀液成分、浓度和腐蚀速度对于管道形貌等指标的影响进行了研究，优化了腐蚀条件，并分析了湿法腐蚀机理。

使用程序升温的方法实现了玻璃-玻璃热键合，讨论了键合机理，摸索了合适的键合温度和程序。使用 1.5mm×1.5mm 的网格划分了图形外的面积，通过交叉的网格管道疏导了键合面中的气体，提高了键合的成功率，并且降低了对玻璃平整度的要求，简化了工艺，为其他微结构的制作提供了条件。

设计了多种包括进样器、混合器、超微电极和多孔膜等微功能单元，并实现了在芯片上的集成，对其中的关键工艺进行了研究，并对性能进行了测试。城墙型的多孔膜最薄处仅 10μm，实验证明其导电性良好。

4. PDMS 表面修饰方法

PDMS（又称硅橡胶），具有良好的光学透明性，无生物毒性，且价格低廉、加工工艺简单，是目前应用最广泛的微流控芯片材料之一[162, 163]。但 PDMS 表面疏水性较强、电渗流（EOF）不稳定和对分析物的吸附严重等特点，在很大程度上限制了 PDMS 在微流控领域的应用。因此，在 PDMS 芯片微通道表面进行改性修饰，提高表面亲水性，控制电渗流及减小分析物与管壁间的相互作用，是提高 PDMS 微流控芯片性能的常用方法。

1）等离子体处理

高能辐射可改变 PDMS 芯片表面性质，常使用氧等离子体[164, 165]、紫外线[166]等处理 PDMS 表面，使其亲水。等离子体是具有高能量的电子和离子混合物，其正电荷数、负电荷数相等。经等离子体处理的 PDMS 表面形成 SiO_x 基团，表面氧含量增高，亲水性能大大增强，但经过一定时间会恢复疏水。

2）本体掺杂

PDMS 可吸收和交联一些小分子或嵌套一些大分子[167, 168]，可将添加剂加入 PDMS 预聚体中，实现对 PDMS 本体的改性，这就是本体掺杂修饰。这种方法的好处是无需对制作后的芯片进行表面改性。Zare 小组[167]将非离子表面活性剂 DDM 加入 PDMS 预聚体中，DDM 疏水基连接 PDMS，亲水基连接可以偶联具体蛋白质的生物素分子，从而达到固定蛋白和消除吸附的目的。

3）动态修饰

动态修饰是通过将含有表面修饰剂的溶液浸润通道，使表面活性物质吸附在芯片表面，从而控制电渗流的方法。该方法简单方便、易于操作，应用广泛。Chen 组[169]直接将非离子表面活性剂 Tween-20 添加到缓冲溶液中动态修饰 PDMS 表面，Tween-20 的疏水链通过疏水作用被固定在 PDMS 表面，很好地控制了电渗流，并有效抑制了氨基酸在 PDMS 表面的吸附，成功分离出四种氨基酸。Wang 组[170]利用羟甲基-β-1,3-葡聚糖（CMD）和藻酸（AA）对 PDMS 表面进行动态修饰，结果表明两者都可以减小负电荷蛋白的吸附，如牛血清蛋白（BSA）和鸡白蛋白，同时增加正电荷蛋白的吸附，如溶菌酶和核糖核酸酶 A。

4）聚合诱导接枝

聚合诱导接枝中的表面分子脱氢介导聚合在 PDMS 芯片上也取得了不错的修饰结果。例如，用紫外光直接照射单体溶液就可以使 PDMS 表面形成一层亲水性化合物[171, 172]，如聚丙烯醇、聚乙二醇等。

5. 聚甲基丙烯酸甲酯（PMMA）芯片表面改性

PMMA 也是常用的微流控芯片材料之一。进行表面修饰可增加 PMMA 表面亲水性，抑制分析物的非特异性吸附，还可以有效调控 EOF 等。

Baba 等[173]报道 PMMA 表面的强疏水性和低密度电荷会导致分析物的强烈吸附和不稳定 EOF，造成分离效率低下甚至分离失败。他们系统地考察了传统毛细管电泳中常用表面改性试剂对 PMMA 表面的动态涂层改性效果，发现小分子量表面活性剂及胺类化合物的效果不明显，而水溶性高分聚合物聚乙二醇（PEG）、羟乙基纤维素（HEC）及羟丙甲基纤维素（HPMC）在酸性和碱性条件下均有效地抑制了分析物的非特异性吸附，获得高效重现的分离。在优化条件下，15 种荧光标记的寡糖链在 HPMC 和甲基纤维素（MC）动态涂层修饰的 PMMA 芯片上获得基线分离，理论塔板数 4.0×10^5 plates/m 以上。

Morris 等[174]发现十六烷基三甲基溴化铵（CTAB）作为芯片的动态涂层，可消除芯片通道的电渗流，或改变电渗流的方向。芯片通道首先用 0.1% NaOH 冲洗，然后充入含 CTAB 溶液的 TBE（三羟甲基氨基甲烷和硼砂溶液）运行缓冲液，在密闭的容器中放置 40min，保证通道表面电荷密度达到一致，然后再加入 CTAB 溶液后，测定通道内的电渗流。结果表明随着 CTAB 的浓度的增加，电渗流明显的降低。当 CTAB 溶液的浓度为 1.1×10^{-4} mol/L 时，通道内的电渗流方向发生改变。这是由于吸附的季铵盐正离子可改变通道表面的电荷密度。如进一步提高 CTAB 的浓度，通道表面会带大量的正电荷，从而改变电渗流的方向。

McCarley 等[175]在 PMMA 芯片表面通过氨解反应进行化学改性，使氨基基团附着在 PMMA 表面，经氨基改性的 PMMA 芯片通道内电渗流方向改变；PMMA 表面的接触角变为 $(33\pm4)°$，未改性的接触角为 $(66\pm2)°$。在密闭容器中表面氨基化的 PMMA 芯片与十八烷基异氰酸酯反应，得到表面接触角为 $103°$ 的 C_{18} 改性的 PMMA 芯片用于反相电色谱分离 DNA 片段。

Lee 等[176]利用原子转移自由基结合（ATRP）将 PEG 嫁接在 PMMA 芯片的表面，降低电渗流，抑制蛋白质的非特异性吸附。实验中用荧光标记的牛血清白蛋白作为分析样品，结果表明柱效和迁移时间的重现性明显好于未修饰的 PMMA 芯片。在 PEG 嫁接的 PMMA 芯片上，实现了多肽和蛋白质的快速和高效分离。所有的分析物在 60s 内完成分离，分离效率达到 5.2×10^4 plates/m。

11.3.3 微流控芯片集成化、微型化、高通量的检测系统研究

1. 概述

自微流控芯片研究开始，各种功能的微型化、集成化芯片便不断问世。然而，与微流控芯片配套的检测技术的发展却相对落后。与宏观分析系统相比，芯片对其检测手段和装置有特殊要求。这主要是由于芯片分离具有尺度小（其上的反应通道一般只有几十微米宽），样品少（试剂进样量仅为皮纳升级），速度快（分析检测大多在数十秒内完成）的特点。目前，单一激光诱导荧光（Laser Induced Fluorescence，LIF）[177~180]、质谱[181~183]、紫外光度[184,185]、电化学[186~189]、化学发光/电致化学发光[190~192]等多种检测手段已被用于微流控芯片系统的检测。其中，激光诱导荧光是最早应用于微流控系统的检测方法，被广泛用于生物化学、细胞生物学等领域中对氨基酸、DNA、蛋白及细胞等生物样品的检测分析，具有灵敏度高的特点。如图 11-31 所示是典型的共聚焦 LIF 检测系统结构，主要由光源、光学系统（透镜、棱镜、光纤等）和检测器几部分组成。虽然该系统结构复杂、价格昂贵、调试费时，但是 LIF 在很小的光程能提供很高的灵敏度，恰好适合微流控芯片的特点，因此仍然被广泛应用于微流控芯片系统的检测。

虽然 LIF 具有灵敏度高的特点，是应用最为广泛的检测器，但却远远达不到微型化和集成化的要求。实际上目前除了电化学检测器以外，其他几种检测器与微流控芯片系统相比都面临体积过大的问题。检测器的微型化和集成化方面的研究工作近年来得到越来越广泛的重视，本节着重对荧光检测系统在微型化和集成化方面的研究思路和成果作以介绍。

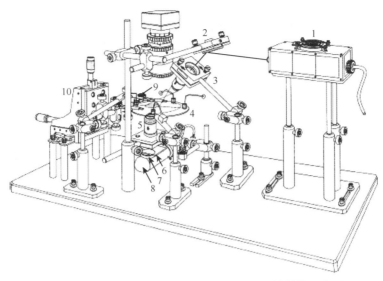

图 11-31 典型的共聚焦激光诱导荧光检测系统结构示意图

1）光路结构的改进

随着各种微纳米器件依靠 MEMS 技术在芯片上成功实现，通过将光学系统微型化，甚至集成到芯片上的方式，来减小系统体积的想法就产生了[193]。Haselbeck 等[194]采用热熔法（reflow）结合反应离子刻蚀（Reactive Ion Etching，RIE）技术在聚合物材料上加工出直径仅为 5μm 的微透镜阵列（图 11-32），并测试了透镜的物理和光学性能。Dandliker 等[195, 196]也采用类似方法在玻璃上制作了微透镜阵列，并研制了一种离轴（off-axial）检测结构，更加有效地将发射光与荧光分离，并将该系统应用于浓度为 20nmol/L 的 Cy5 染料的检测。Fujii 等[197]在 PDMS 芯片上透镜位于入射和出射光纤的末端与微通道相邻的位置加工了曲率半径 70μm 的透镜结构，这种设计增强了激发光的汇聚程度以及荧光信号的收集效率，显著提高了检测灵敏度。

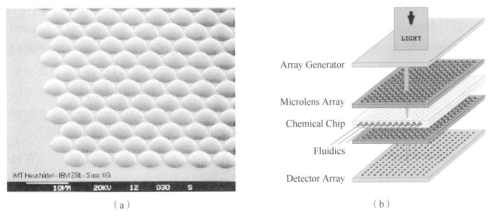

图 11-32 微透镜阵列
（a）微透镜阵列 SEM 图像；（b）用于微流控芯片系统示意图

除了透镜之外，波导管也被集成到芯片系统中。液芯波导技术是基于内全反射原理，即当光线从高折射率介质进入到低折射率介质，且入射角大于或等于临界角的时候所发生

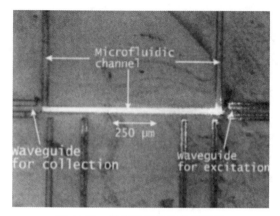

图 11-33　液芯波导荧光检测系统

的折射光线沿着界面方向射出或反射回高折射率介质中去的现象。Dasgupta 等[198]采用 Teflon AF 材料涂覆的石英毛细管制成液芯波导 H 通道微流控芯片，使激发光入射方向与液芯波导管轴线正交，入射光不会沿管道轴向传播，从而实现对激发光的高效分离（图 11-33）。对荧光素异硫氰酸酯（fluorescein isothiocynate，FITC）标记的精氨酸得到的检测限为 1.6 fmol。Stucky 等[199]结合溶胶凝胶法与软刻蚀技术，将多孔硅材料（Mesoporous Silica，折射率 1.15）包被在自组装硅材料（Mesostructured Silica，折射率 1.43）外加工成波导管阵列，并以 Rhodamine 6G 染料为样品，测试了波导管的光学性能。Kutter 等[200]采用 RIE 技术将用气相沉积方法附着在硅片上的一层石英玻璃加工成波导管，并用其进行定量检测。Kutter 等[201]加工了以不同折射率的玻璃为基质的波导管阵列用于微流控芯片分析系统。Cooper 等[202, 203]研发了成本更低的采用火焰水解沉积法（Flame Hydrolysis Deposition）在硅片上沉积玻璃材料来加工波导管的方法，并用于检测 Cy5 染料。

2）检测器的集成化

检测器是荧光检测系统的一个重要组成部分，常见的检测器有电荷耦合检测器（Charge Coupled Detector，CCD）、雪崩光电二极管（Avalanche Photodiode，APD）、光电倍增管（Photomultiplier Tube，PMT）等，在检测系统微型化研究中，一些高性能微型化的探测器被用于微流控芯片系统[203~205]。

Whitesides[206]等设计了一种集成化荧光探测系统，将直径仅为 30μm 的 μAPD 检测器嵌入 PDMS 薄膜中实现与 PDMS 微流控芯片集成。为了滤除杂散的激发光，他们在 μAPD 阵列检测器与芯片之间加了一层聚碳酸酯（polycarbonate，PC）薄膜滤光片。Mastrangelo 等[207]用 13 步光刻方法加工了一套硅材料微流控芯片系统用于 DNA 分析，除光源以外，包括电极、绝缘层、微流体通道、干涉滤光膜和光电二极管检测池在内的多个部分都被集成在一块芯片上，实现了高度的集成化。此外，Scherer 等[208]采用商品化的互补金属氧化物半导体（Complementary Metal Oxide Semiconductor，CMOS）芯片为检测器，组建了一套微流控芯片和成像阵列集成的光学检测系统。在硅基底上覆 CMOS 芯片阵列，为了滤除直接通过通道的激发光和其他一些杂散光，降低 CMOS 采集到的图像中的噪声，在其表面上直接沉积多层滤光膜，以提高成像质量。

3）光源的集成化

由于光源是换能元件，其结构与体积相对于光学系统和检测器都更为复杂庞大，因而光源是荧光检测系统中最难于集成化的部分。当 μTAS 的概念刚刚提出时，Ar^+、He-Cd 以及 He-Ne 等激光器是微流控芯片荧光检测系统常用的光源，虽然检测灵敏度很高，但是光源体积庞大且价格高昂，远远达不到微流控芯片微型化的要求。

半导体激光器和发光二极管的出现，使荧光检测系统的光源结构得以简化，系统体积得以缩小（图 11-34）。Harrison 等[209]首先将红光半导体激光器用于微流控芯片系统中作为激发光源，建立了一套共聚焦 LIF 检测系统。为了进一步减小体积，黄艳贞等[210]利用芯片的侧壁建立了一套结构简单的正交结构 LIF 检测系统。他们以半导体激光器为光源，在芯片通道的正下方垂直入射，产生的荧光从玻璃芯片打磨光滑的侧壁方向进行检测。激发光和检测器

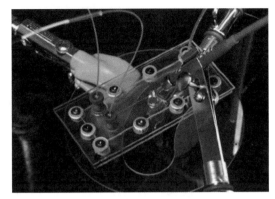

图 11-34　LED 为光源的单点荧光检测系统采用光纤完成激发光的引入

位于同一个垂直通道的平面上，由于玻璃芯片微通道横截面近似梯形结构，使得正交方向的散射光具有角度特征，可通过角度选取来降低散射光的影响，以荧光素为样品得到的检测限达到 10~11mol/L。

除了 LED 以外，近年来还出现了一种同样价廉的基于有机材料的半导体发光器件有机发光二极管（Organic Light Emitting Diode，OLED），OLED 可以加工成平板光源，能够与微流控芯片很好地结合，最大程度地缩短光源与被测物质之间的距离，并可以通过有效的措施滤除杂散光，可以代替庞大昂贵的激光器作为芯片荧光检测的光源，显著降低成本和仪器的体积，极大地促进微流控芯片系统的集成化和微型化。有机发光二极管（OLED）是近几年才开始应用于微流控芯片系统的。Fujii 及其同事[211]最早在微流控芯片系统中采用最大发射波长为 510nm 的 OLED 作为激发光源，以 Rhodamine B 为样品，搭建了一套集成了光纤的 PDMS 芯片系统。由于没有对 OLEDs 进行有效滤光，他们的这套系统没有得到 Rhodamine B 的荧光信号。demello 等[212]制作了厚度约 2mm，面积为 40μm×1000μm，最大发射波长为 488nm 的聚芴基聚合物 pLED 器件，集成在微流控芯片上面，制成了一套微型化的荧光检测系统，并利用该系统分离并检测了荧光素和 5-羧基荧光素。虽然这方面研究才刚刚开始，但是 OLED 低成本、易加工、天然面光源、便于集成化、微型化的特点，预示其在微流控分析系统中必将有广阔的发展空间。

2. 微流控芯片的质谱（MS）检测系统

虽然激光诱导荧光检测具有灵敏度高、设计相对简单的优点，但大多数样品并不具有荧光，因此不得不进行衍生，所以有人认为它并不是芯片系统最为理想的检测手段，而质谱正在成为微流控芯片研究中最受关注的检测手段之一。目前，已有几个该领域最重要的小组在研究将质谱应用于微流控芯片的检测。尽管提到质谱，人们的脑海里总会出现一些庞大的仪器，但事实上微流控芯片能够为质谱提供非常好的样品前处理（如固相萃取、蛋白消解、预富集和分离等），并通过并行管道的设计提供大的处理通量，同时微流控芯片与 ESI-MS 在液体流量上（尽管不是在外观上）非常配合，这使得微流控芯片与 MS 的连用无论是在技术的可行性和应用前景上都具有极大的前途[213]。

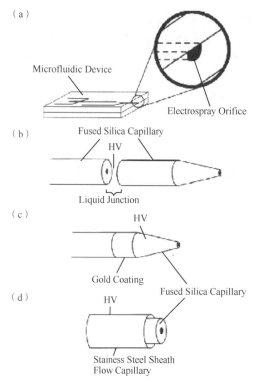

图 11-35　几种已被采用的芯片–质谱接口设计

目前，微流控芯片与质谱连用的关键在于接口的制作，图 11-35 给出了几种已被采用的接口设计。

如图 11-35（a）中，从芯片末端流出的液滴直接在静电的作用下喷雾进入离子源。Karger[214]和 Ramsey[215]的小组都曾采用了这种方式，这在设计上无疑具有结构简洁、易于扩大通量的优点，但由于容易形成体积较大的液滴而降低性能，如样品区带展宽和样品稀释等，为解决这些问题，研究者采用了如对管道出口端进行疏水或衍生涂层处理，利用辅助气体协助喷雾等手段，Karger 等利用后者在分离肽混合物时，达到了 70 000/m 的理论塔板数，但总体说来，性能还是比不上用毛细管接口的方法。

图 11-35（b）、（c）、（d）则都用一根毛细管把芯片和质谱连接起来，这种方法最早由 Aebersold 提出。这种方法的最基本的优点是易于获得良好的电喷雾条件，同时可在接口处调节电喷雾电压。缺点在于接口制作比较复杂，且容易引入死体积造成分辨率下降[216]。

在质谱与微流控芯片的连用中，常常有研究者仅将芯片作为一个进样装置，但事实上，质谱虽然可以同时对几种成分进行分析，在检测复杂的样品时，如果没有预分离往往会造成电喷雾信号下降或是背景化学噪声。为此，Harrison 等利用芯片提供溶剂梯度，经毛细管 C_{18} 柱后进入 MS，成功地对酵母全细胞中某些蛋白（经 1-D 凝胶电泳无法分离）的胰蛋白酶消解产物进行了检测[217]。而如果在质谱之前能够利用芯片进行分离，亦可去除干扰，改善峰形。Harrison 小组提供了第一个利用芯片上分离后与质谱联用，他们利用芯片的分离能力，得到了 Pisum sativum 中一种外源凝集素的胰蛋白酶消解产物的电泳分离谱图和质谱谱图，理论塔板数达到了 300 000[218]。

尽管质谱在检测灵敏度上不如激光诱导荧光高，但幸运的是，由于芯片的优势就在于能将各种样品前处理过程集成起来，因此不仅柱前反应如酶解反应，而且样品堆积（SS）、等电聚焦（ITP）、电动富集等步骤亦可在芯片上实现，从而提高系统的检测灵敏度，如 Ramsey 的小组利用 SS 对样品的富集因子可以达到 13 和 3～50[219]，Foret 等利用 ITP 在对蛋白酶解产物进行分析中将灵敏度提高了一个数量级[220]。除此之外，还可将固相萃取（SPE）和样品的纯化工作（Clean-Up）在芯片上进行或是联用[221]。

Harrison 指出，尽管目前将质谱的微型化具有某些应用潜力，但它对质谱分析的灵敏度和选择性的提高并不能起到多大作用，而芯片上各种样品前处理结构的集成将确实会给实验室工作的自动化和成本的降低带来福音，将微流控芯片作为质谱的样品前处理和进样装置已成为几个重要小组的明确研究理念。同时，Harrison 还在他最近的一篇文章中指出，在目前不应再把研究重点放在芯片与质谱的接口设计上,而是应当考虑如何将样品尤其是蛋白样品的前处理过程在芯片上实现。无疑,能够在芯片上完成对蛋白样品的全处理对蛋白组研究将是一个极大的促进,也是该领域各个研究小组的目标。

3. 化学发光检测

化学发光检测具有本底低、灵敏度高、线形范围宽、一般反应和检测装置相对比较简单等特点,近年来它的应用发展很快,覆盖的范围也很广泛,无机物如金属离子的检测和在气体传感器中的应用,有机物如小分子药物和生物大分子如蛋白质、核酸等的检测,但常规毛细管电泳与化学发光检测器的接口较为复杂,并且容易引入死体积和湍流现象造成分离效率下降,而微流控芯片上能利用微细加工技术制作零死体积的柱后反应器从而避免这些问题,因此微流控芯片利用化学发光达到高灵敏和高选择性的检测是具有潜力的。Harrison 在微流控芯片上制作了柱后反应器,用辣根过氧化物酶(HRP)–过氧化物酶–鲁米诺三元体系对其特性进行了探索,并进行了免疫分析,表现了化学发光在生物大分子尤其是蛋白分析中应用的潜力[222]。

4. 电化学检测

电化学检测一向以其灵敏度高而著称,同时,加上超微电极的广泛使用,使得微流控芯片与电化学检测器连用后,有望得到一个灵敏且真正集成化和微型化的分析装置。如 Mathies 的小组在电泳芯片上集成了三电极体系的电化学检测,对 500pg/μl 的 ϕX-174/Hae III DNA 限制酶消化片段和 Salmonella PCR 样品进行了分离[223]。由于微电子加工技术在电极、电路和微细结构制作上的优势,通过对微流控–电化学检测芯片系统的集成化和微型化,最有希望得到一个体积小,甚至是便携的装置。

1)电化学检测芯片装置

回顾过去 10 年来,微流控芯片在检测器方面的发展,可以看到 LIF 占据了绝对主导地位,最近,芯片与质谱的联用也得到了重视。但 LIF 与 MS 的检测系统难以微型化,使得芯片本身体积微小,具有仪器微型化和便携化潜力的优势大打折扣。电化学检测使用超微电极,应用在芯片上时,具有灵敏度高、响应快的优点,同时,为整个装置的微型化展示了良好的前景[224, 225]。

我们在微流控芯片上集成制作了超微 Pt 电极,使用了恒电位安培法进行柱端检测,对神经递质进行了分离。研究了分离电场等对于电化学检测的干扰,对系统的改进进行了讨论和尝试。

(1)芯片制作。

图 11-36(a)为掩膜板设计图形,图 11-36(b)为芯片外观照片。图 11-37(a)为芯片结构的示意图,图 11-37(b)为工作电极、分离管道和检测池区域的照片。各结构的参数为:管道截面宽 40μm,深 7.1μm;"Double T"型进样单元,体积约为 110pl,进样单元到检测池间的分离管道长度为 28.4mm;检测池为 6mm×1.5mm 的矩形(有电极一边为 6mm);Pt 超微电极长约 100μm,宽约 13μm,处于检测池底部,距分离管道末端约 30μm,

作为电化学检测时的工作电极（WE）；上片的孔处于检测池中央，直径约为 1.2mm，Pippet Tip 修剪后插入孔中作为储液池，在检测时插入直径 0.2mm 的 Ag/AgCl 参比电极（RE）；细长型的 Pt 超微电极到参比电极中心（即储液池中心）的垂直距离约 600μm。检测池底部中还与 Pt 超微电极同时制作了作为分离电场的 Pt 长条形地电极，宽度为 200μm，与参比电极中心的垂直距离 2.5mm。

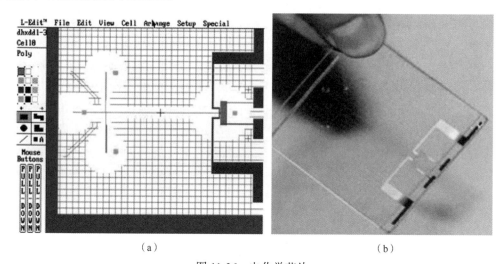

图 11-36 电化学芯片
（a）电化学芯片掩膜设计；（b）电化学芯片掩膜设计照片

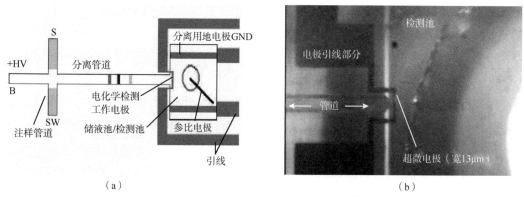

图 11-37 电化学芯片设计
（a）原理示意图，与实物比例不同；（b）分离管道、柱端工作电极和检测池结构照片

超微电极处于检测池底部，"爬"上检测池边缘的斜坡后，电极宽度迅速增大，作为超微部分的引线一直通向芯片的边缘，最后宽度为 1cm，用铜片贴紧后与电化学工作站电极线相连（图 11-38）。

电化学检测：两电极体系，CHI660A 工作模式为 Amperometric i-t Curves，WE vs RE 0.8V，取样速率 10Hz，滤波器参数：potential 1.5Hz，i/E curve 3.2Hz，Signal 1.5Hz。电极表面的清洗为：加入样品电泳几次以后，在工作电极上施加 1min 左右的 0V 电压（vs RE）。

在 B 端储液孔中插入 Pt 丝，与分离用的高压端相连；而集成于检测池中的地电极延长至芯片边缘后与高压系统的输出地相连。

（2）系统调试。

由于电化学检测中的电流信号非常微小，因此要对实验装置进行屏蔽，以 200 目铜网自制金属笼，将芯片置于其中，高压及继电系统均隔离在外。由于电化学工作站电极引线已有屏蔽层设计，因此，工作站也放置在外，以防止电源工频干扰。

超微电极由于电流很小，可以使用两电极体系，也可以使用三电极体系，但在实验中发现，三电极体系的背景噪声过大。图 11-39 为两种电极体系的对比。管道中为电泳缓冲液，注样管道两端浮地，在分离管道两端施加不同的电压。

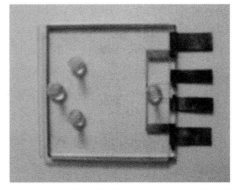

图 11-38 连有引线和插入 pipet 后的芯片照片

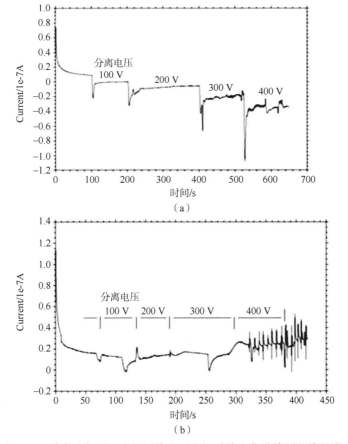

图 11-39 分离电场对三电极系统和两电极系统电化学检测基线的影响
（a）三电极系统；（b）两电极系统

观察电化学信号基线。三电极体系中对电极使用了检测池中的 200μm 宽的 Pt 电极，分离用的地电极采用将 Pt 丝插入 BW 端储液孔中的方法，由于与 Ag/AgCl 参比电极处于同一储液孔中，因此小心地用 Parafilm 膜将二者隔离开来，并确定二者之间未短路。为在同样条件下对比，使用两电极体系时也是如此。从图 11-39（b）中可以看到，即使在分离电压很低的情况下,如 100V,使用三电极体系时也无法得到稳定的基线,甚至有较大的尖锐噪声峰出现。分析认为,三电极体系本身的检测原理并不会造成这种现象的发生,其真正原因是分离地电极很难真正达到地电势,当它与电化学检测的参比电极距离太近时,会影响到后者的相对电位,从而造成很大的噪声。

这个推测在图 11-40 中的结果中得到证实,这里也使用了两电极体系,但是分离用地电极使用了检测池中的 200μm 宽的 Pt 电极,此时,储液孔中只有 Ag/AgCl 电极,在 200V 的情况下,基线起伏约为 1.8nA,比前者小约三倍。

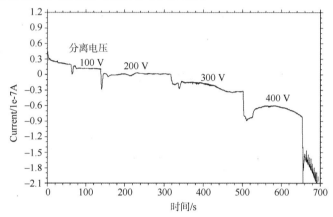

图 11-40　使用集成的分离用地电极时,分离电场对电化学检测基线的影响

同时,对注样电场的影响也进行了测试(图 11-41),结果表明注样电压也对电化学检测有一定影响,但与分离电场相比,同样电压的数值下,噪声要低 1 个数量级左右,此现象说明,虽然分离电压对电化学检测的干扰最为显著,但注样时(即使分离管道两端浮地),由于管道网络中各处电势相互关联,检测池中的电化学电极之间的电位差也会由于注样电场的波动而受到影响,因此在后续实验中,分离过程中采用了令注样两端浮地的方式,减小注样电场的干扰。

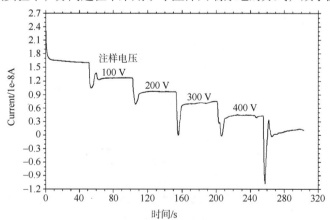

图 11-41　注样电压对电化学检测基线的影响
此时分离管道两端,即 B 端和检测池中浮地

2)神经递质的分离

神经递质的分离在色谱-电化学检测中十分常见,比较适合用来作为系统应用的样品。图 11-42 为空白实验,即只用缓冲液,重复注样和分离过程。图 11-43 为多巴胺和多巴克

的分离谱图，图11-43（a）为多巴胺单独进样的谱图，图11-43（b）为多巴胺与多巴克混合进样的谱图。其中可以清楚地看到多巴克峰的出现，证明了超微电极确实在柱端检测到了得到分离的神经递质。

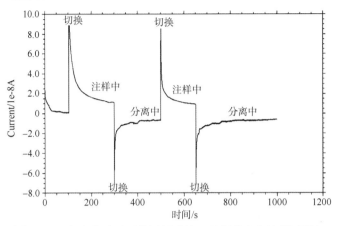

图11-42 空白实验（只使用缓冲液，重复分离和注样过程）

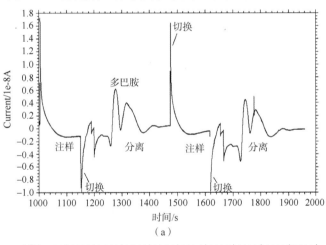

(a)

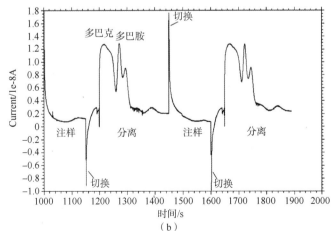

(b)

图11-43 多巴胺与多巴克的分离

（a）多巴胺，5mmol/L；（b）多巴胺与多巴克的混合物，各2.5mmol/L。电泳缓冲液为10mmol/L KH_2PO_3，1mmol/L Cl^-，pH值为6.0；WE at 800mV vs RE；注样电压160V，分离电压：200V，分离距离为28.4mm

虽然神经递质的分离证实了本系统的可行性，但也要看到，因为过高的分离电压对于电化学检测的影响较大，难以使用高电场实现快速的分离，因此分离时间长，如图 11-43（b）中多巴胺和多巴克的分离需要大约 3min，由于区带的扩散造成了峰形的展宽。分离电场对于检测的影响可以简单地计算如下：

设分离电压为 V_S，分离管道长度为 L_S，电化学工作电极（WE）与参比电极（RE）之间的距离为 L_{EC}，则分离电压 V_S 在 WE—RE 间造成的电位降 V_{EC} 可以写为

$$V_{EC}=(L_{EC}/L_S)V_S \tag{11-1}$$

同样分离电压的波动造成的二电极之间的电位降为

$$\Delta V_{EC}=(L_{EC}/L_S)\Delta V_S \tag{11-2}$$

因此 WE 对 RE 之间的距离对降噪的影响很大，将尺寸参数带入，可得

$$\Delta V_{EC}/\Delta V_S=(L_{EC}/L_S)=0.019 \tag{11-3}$$

若分离电压波动为 1%，则当分离电压为 1000V 时，给电化学检测的两个电极之间带来的电压波动便为 0.19V，而电化学安培法检测时的电压我们设为 800mV，而多巴胺发生氧化的电位在本体系中为 0.5～0.6V，经过工作电极时，工作电极的电位变化仅为 0.2V 左右，噪声水平与其相当，因此分离难以使用很高的电压。

同时还发现，在注样和分离的切换瞬间，在高压回路中产生的强的脉冲电流对电化学检测干扰更为严重，如前所述，脉冲电流的产生可能是由于高压继电器和地之间存在电容造成的，由于电容充放电需要一定时间，因此脉冲信号呈现快升慢降的峰形，提高了整个基线噪声的水平。

从上述结果和分析可知，要提高系统的性能，应当从两个方面入手，一是要进一步降低工作电极与参比电极的距离，这在实际中实现起来相对困难；二是将分离电场从电化学检测区域隔离开来。根据这种思路，我们设计了带有多孔膜结构的芯片，其结构如图 11-44 所示，在分离管道末端区域制作了导电性良好的多孔膜结构，用于电化学检测的 7μm 的 Pt 超微电极制作在其下游，与插在分离管道末端储液孔中的参比电极中心相距约 750μm。在支管（side channel）中同样通入缓冲液，并在与支管相连的储液孔中插入 Pt 丝，分离电场的地端加在这里，而高压端加在 B 端，由于多孔膜导电性良好，分离电场将主要分布在 B—多孔膜之间的管道中，从而为 Pt 超微电极将高压屏蔽开去，减少了对下游电化学检测区域的干扰，这种结构在分析上的应用及性能将在本组内继续开展。

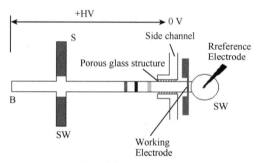

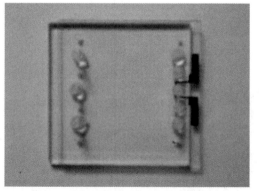

图 11-44　多孔膜芯片的结构示意图及外观照片
Pt 工作电极距离多孔膜结构约 600μm，距离储液孔中心-参比电极所在，约 750μm

5. 微流控芯片与质谱的连用

由于灵敏度高，LIF 是目前芯片装置中应用最广的检测手段，但绝大多数分子必须经衍生后才具有荧光，过程比较烦琐；电化学检测能够检测的样品范围又相对较窄，因此应用也受到一定限制。质谱由于能够同时提供质量和结构信息，并且具有高通量分析的潜力，在芯片研究中正被越来越多的关注，但由于芯片与质谱连用时，需要将微小流量的液体引入质谱，因此接口制作是一个关键问题。

本节实验研究了微流控芯片与电喷雾—串联质谱接口的设计，讨论了制作中的关键问题，并利用芯片上的电进样和液压进样对蛋白、兴奋剂类药物、生物碱及中药提取物进行了质谱检测。

1）芯片与芯片-质谱接口的设计和制作

质谱：API 3000（Applied Biosystems，CA，USA）为三级四极串联质谱，离子源为 Turbo Ion Spray。

由于芯片管道尺寸较小，流量较低，无法满足所用离子源形成稳定喷雾的条件，因此芯片与质谱接口设计的主要思想是要引入鞘流液，辅助形成喷雾。芯片与接口的设计具体如下：

芯片：芯片的结构如图 11-45（a）所示，其中图 11-45（a）为掩膜板设计图形，图 11-45（b）为结构示意图，除 S、SW 和 B 端外，C 为进样单元，为"Double T"结构，R1 与 R2 均为鞘流液储液端，M 为两条鞘流液管道与分离管道的交汇点，O 为交汇后管道在芯片边缘侧面的出口。具体参数为：管道深度约 20μm；"Double T"进样单元长度 250μm，宽度（管道宽度）约 70μm；S、SW、B 端到 C，均为 5mm 长，230μm 的宽管道接 3mm 长，70μm 宽的管道，其中宽管道用来提高电压的利用率；管道 C—O 长 30mm，宽 70μm；R1 与 R2 到 M 间的鞘流液管道宽度为 400μm，与 C—O 管道夹角均为 37°；管道 M—O 长 1cm，宽度 400μm。

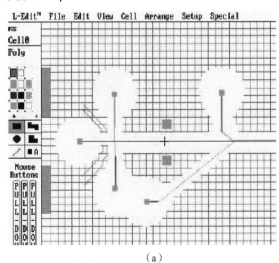
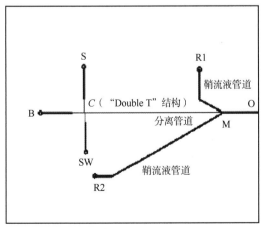

(a) (b)

图 11-45　与质谱连接的芯片

(a) 芯片的掩膜板设计图；(b) 结构示意图

芯片-质谱接口结构：图11-46为接口示意图。将制作完成的芯片，在管道出口一边（即图11-45中的O点所在一边）沿长度方向切去2mm，打磨后在侧面形成平面。在芯片边缘侧面制作平头孔，将Peek管插入后与芯片管道相连接，引出管道中的液体并送入质谱离子源，中间使用了金属双通来施加分离电场的地电势。各单元参数为：平头孔直径1.6mm，深度约2mm；Peek管为高效液相色谱（HPLC）使用的标准1/16管，内径500μm，外径1.58mm，长度3cm。金属双通也为HPLC标准件，标称为零死体积，另一端与同样规格Peek管相连，Peek管长度为20~30cm，最后接入质谱离子源接口。

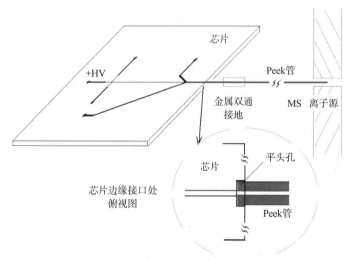

图11-46 芯片与质谱接口示意图

接口制作主要步骤：

管道和储液孔的保护：芯片键合完成后，上下片边缘不完全重合，且均有倒角，因此边缘侧面并非平面，需要切割和打磨后在侧面形成平面，并以管道出口为中心进行钻孔。在这些机械加工中，要解决的最主要的问题是防止粉屑进入和边缘相通的管道及储液孔。芯片中管道等微单元尺寸极小，一旦堵塞将很难冲洗干净。使用保护封装的方法很好地解决了这个问题，保护胶Crystal Bond 509（Aremcoproducts, NY, USA）（简称CB）的特点是常温下为透明固体，温度升高到80~90℃后会发生软化，100℃时流动性变得很好，当温度降低时它又会凝固成固体，耐打磨性良好，对后续的钻孔也十分有利。封装时，将芯片置于加热板上（控温90℃），CB同时加热到熔化且黏度开始减小时将其涂在管道出口处，毛细作用使CB进入微管道约5mm，迅速冷却芯片，管道中的CB凝固，将出口封闭起来。上表面的5个储液池的封闭方法为：一片打磨平整尺寸合适的玻璃，将其与上片贴合，并在四周不留缝隙地用CB黏合起来。这样，芯片就被保护起来可以进行切割和打孔了。

平头孔的制作：为插入Peek管，需要在芯片边缘，以出口管道为中心钻孔。一般钻头顶部均为锥形，会带来额外的死体积。采用超声波技术，打出的孔底部基本为平面，同时定位较好，与出口管道中心偏差小于0.2mm，见图11-47（a）。当孔制作完成以后，即可以解除保护封装：上片玻璃封装加热去除，CB易溶于丙酮，管道末端的CB用丙酮浸泡清洗干净即可。

外接管路：Peek 管与孔配合良好，用 CB 在四周稍加黏结后，基本不会出现漏液情况。与金属双通连接后用另一段 Peek 管最终接入离子源[图 11-47（b）]。

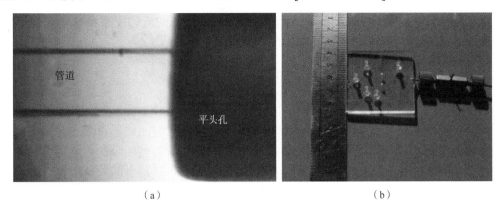

图 11-47 接口的制作

（a）芯片管道末端接平头孔的照片；（b）芯片与外接管路连接后的照片

2）微流量泵的设计和制作

我们对鞘流液的驱动选择了液压方式，为此设计和制作了微量注射泵。其结构如图 11-48 所示，工作原理为：步进电机通过万向联轴器，带动千分螺杆运动，推动注射器前进。电机选用带齿轮减速箱永磁式步进电机 35BYJ02，当步进电机的输入频率为 1kHz 时，步进电机以 1000 步的速度转动。千分螺杆的螺距 l 为 0.5mm，步进电机的减速比 k 为 1：0.85，设针筒内径为 D，输出流量 Q 为

$$Q = \frac{1}{24}\pi D^2 l \delta k f \tag{11-4}$$

其中，f 为步进电机输入频率。设注射器的内径为 1cm，输入频率可调节，在 0～1kHz 之间，则注射泵的流量可以在 0～1.2μl/s 之间调节，质谱 Turbo Ion Spray 的稳定电喷雾流量约为 5μl/min，微流量泵可以满足鞘流液推动的需要。

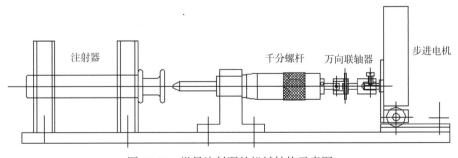

图 11-48 微量注射泵的机械结构示意图

此外，此流量泵与定时器相连还用在所使用的各种芯片的常规冲洗上，节省了实验者的大量手工劳动。

3）芯片-质谱连用在分析中的应用

（1）实验方法。

流动相为 60% H_2O，40% CH_3OH，0.1% CF_3COOH 溶液，质谱检测中不加辅助气，离子源处加热 200℃。芯片中鞘流液以微流量泵驱动，流动相的流速控制在 5μl/min。具体进样及加鞘流液方式略。

（2）结果与讨论。

A. 芯片的功能转变。

实验中由两个微流量泵分别推动两个鞘流液管道中的流体前进。按照芯片常规的进样分离过程：将样品注入 S 端，在 S—SW 端加电压进样一定时间后，在 B—地端（金属双通）加分离电压；同时鞘流液液压驱动。但质谱中始终没有得到明显的样品信号，调节各个实验条件，如注样时间和电压、分离电压及样品浓度等，也没有明显的改善。对此现象的分析为：

为满足质谱离子源稳定喷雾的要求，进入离子源的流动相流速应当在 5μl/min 左右，而若按电渗流速度为 1mm/s 计算，若只依赖于电渗泵驱动，则管道中的流量仅为 0.08μl/min，是实现稳定质谱检测流量要求的 1/60，其余的部分必须由鞘流液补足，也即每个鞘流液管道中的流速约为 22mm/s。

虽然鞘流液管道与分离管道之间的夹角已经设计为较小的锐角，但由于鞘流液管道中流速远大于分离管道中的流速，因此在汇合处（M 点）当流体由于管道的交汇再次分配时，对会分离管道中的流体产生很大的干扰，甚至阻碍其向出口方向移动。

通过上述实验和分析，我们改变了利用芯片进行分离的初衷，将芯片的作用定位在质谱的预进样上，通过芯片对多种样品实现了质谱的进样和检测。

B. 芯片-质谱连用对蛋白的检测。

图 11-49 为马心肌红蛋白（MG）和细胞色素 C（CC）的芯片-质谱检测谱图，实验过程为：

在 S 端加入 MG 与 CC 的混合溶液（各 0.1mg/ml）。

在 S 端和 SW 之间施加 1000V 电压，进样 2min。

将电压切换到 B 与地端（金属双通），驱动样品区带，10min。

保持 S—地端电压，开启微流量泵，向 R1—O 和 R2—O 两条鞘流液管道中推入流动相，同时质谱开始记录。

图 11-49（a）为总离子流图，图 11-49（b）为 8min 左右区带的 Q1 扫描质谱图，图 11-49（c）为根据蛋白的多电荷峰拟和所得的蛋白质量数，可以看到，两个蛋白的质量数与细胞色素 C（M_w 12360Da）和马心肌红蛋白（M_w 16953Da）完全吻合。

同时，还使用了液压进样的方法，实验过程为：

在 R1 端储液池（pipet tip）中加入流动相溶液，再加入 2μl 的 MG 与 CC 的混合溶液（各 0.1mg/ml），再加入流动相溶液，后两段液体之间以一段气柱隔离。

将 R2 封闭，开启 R1 端微流量泵，将样品液柱压入出口管道，并进入质谱进行检测。

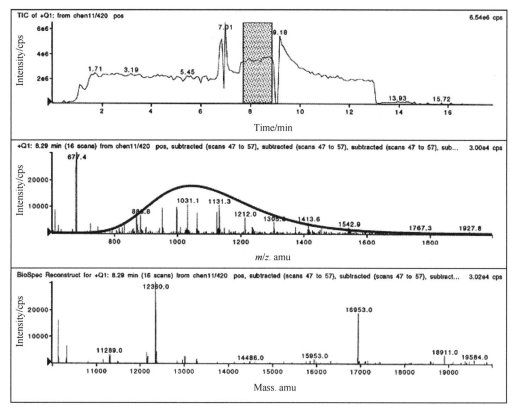

图 11-49　马心肌红蛋白与细胞色素 C 混合物：芯片电进样-质谱检测谱图

图 11-50 为质谱检测谱图，结果表明，由于管道尺寸极小，气柱能够始终保持，将样品液柱与流动相液柱隔离开来，有效地抑制了电进样中出现的区带展宽现象，其理念虽然简单，但效果良好。

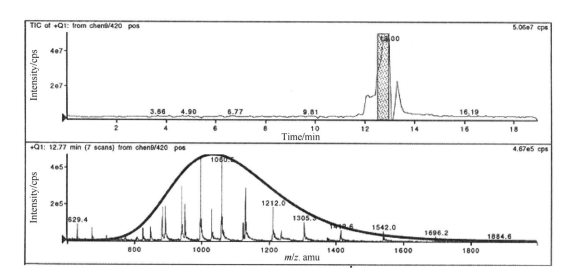

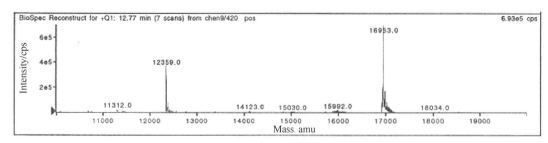

图 11-50　马心肌红蛋白与细胞色素 C 混合物：芯片液压进样-质谱检测谱图

C. 兴奋剂类药物的检测。

图 11-51 为三种兴奋剂类药物：茶碱、咖啡因和可待因混合物的芯片-质谱检测谱图，三者浓度分别为 0.03mg/ml，液压进样 2μl，实验方法与图 11-50 基本相同，但在样品液柱前后均用气柱隔离，从图 11-51（a）中可以看到峰形尖锐，扩散受到了抑制。图 11-51（b）为 Q1 扫描质谱图，分子量 138.1、195.1 和 300.1 与三者完全吻合。

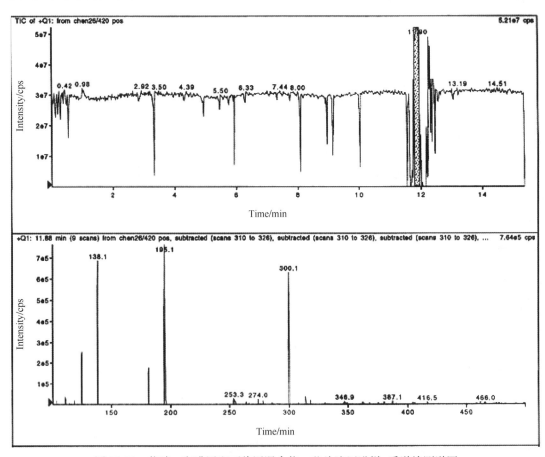

图 11-51　茶碱、咖啡因和可待因混合物，芯片液压进样-质谱检测谱图

D. 中药提取物和生物碱的检测。

在中药黄连和黄柏中的主要生物碱都为小檗碱、药根碱及巴马丁。图 11-52 与图 11-53

对二者提取物的芯片液柱进样-质谱检测证明了这一点。进样时也在样品液柱前加气柱来保持区带的稳定性，防止扩散；在二者的 Q1 扫描谱图上都可以清楚地看到三种生物碱所对应的分子量：小檗碱（336）、巴马丁（351）和药根碱（337）。

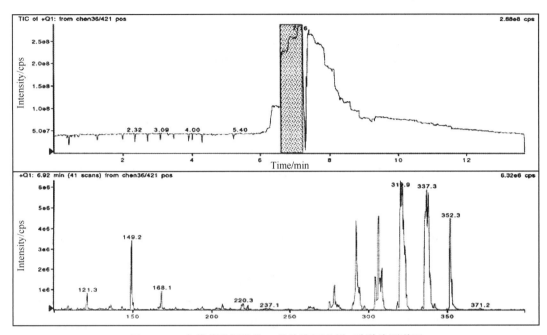

图 11-52　中药黄连提取物：芯片液压进样-质谱检测谱图

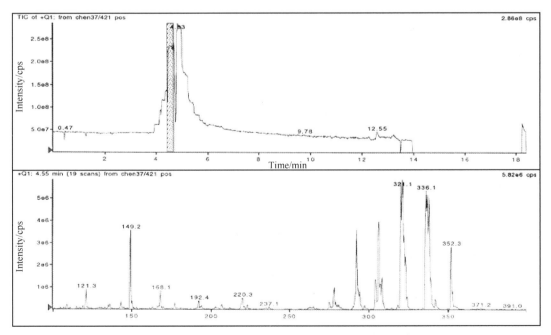

图 11-53　中药黄柏提取物：芯片液压进样-质谱检测谱图

6. 小结

在微流控芯片的研究中，高压控制和检测系统的搭建是不可或缺的部分，本节中讨论了多种微流控芯片装置及接口的设计、制作和应用。

在以 488nm Ar$^+$ 激光为光源的 LIF CCD 检测-芯片装置中，采用视频级 CCD 对芯片上的注样和分离过程进行了动态的图像采集及观测，通过对激光入射角度和强度的调节、高性能滤光片的使用以及图像处理的使用，对 FITC-OH 的浓度检测限达到了 2.5μmol/L。采用高压硅堆及限流电阻组成的高压放电抑制电路，解决了高压切换时出现的高压骤降问题，提高了注样和分离电场的切换。以 5mm 的分离距离，在 25s 内实现了氨基酸混合物的分离。

使用半导体激光器作为激发光源，PMT 作为光敏器件，搭建了 635nm LIF PMT 检测-芯片装置。光学系统中，采用狭缝代替针孔作为检测窗口，并设计了对准光路，解决了芯片管道在检测中的定位问题。讨论了在暗视场透射式光路结构中，激光器入射角度对降噪的影响。由嵌入式计算机实现高压控制及荧光信号的采集，将高压地、数字地与模拟地隔开，有效地降低了系统噪声。弱光探测极限为 0.9×10^{-12}lm，对 Cy5 水解产物的浓度检测限达到 1.1×10^{-7}mol/L，绝对检测限为 22amol。对六种生物胺的混合物，以 MEKC 电泳模式，在 4min 内实现了良好的分离。

在芯片上制作了 Pt 超微电极，使用电化学检测对神经递质进行了分离。讨论了分离电场及电极模式对于电化学检测信号的影响，以及解决的可能途径，并进一步制作了旨在隔离分离电场与电化学检测的半透导电性多孔膜结构。

设计和制作了微流控芯片与电喷雾质谱的接口，解决了接口制作中的封装保护问题，以外接管路的方法连接芯片管道与质谱离子源。通过芯片上的电进样和液柱进样，对蛋白、兴奋剂类药物及中药提取物进行了质谱检测，显示了芯片作为质谱前处理单元，在生物大分子、药物及小分子分析上的潜力。

11.3.4 微流体（层流、相液滴）操控新技术研究

1. 微流控芯片层流理论

1) Navier-Stokes 方程

流体是连续介质，针对连续介质，一些不连续的性质需要转化为连续的性质来进行研究，如质量（m）和力（F）在连续场中转化为单位体积的质量密度（ρ）和力密度（f）。经典的牛顿力学第二定律，见式（11-5）：

$$F=ma \tag{11-5}$$

就转化为适应于连续场的 Navier-Stokes（N-S）公式，见式（11-6）：

$$\rho\left(\frac{\partial \boldsymbol{u}}{\partial t}+u\nabla u\right)=\nabla \cdot \sigma + f = -\nabla P + \eta \nabla^2 u + f \tag{11-6}$$

式中，σ 为流体的剪切应力（单位面积受到的力）；$\boldsymbol{u}$ 为流体的速度；η 为液体的黏度。速度场分布遵循 N-S 方程的流体也被称为牛顿流体。N-S 方程是研究流体力学的基础。在保

留非线性的惯性项时，N-S 方程很难得到精确解。当惯性力远远小于黏性力时，N-S 方程中的非线性惯性项可以忽略，得到 Stokes 方程，见式（11-7）：

$$\nabla P = \eta \nabla^2 \boldsymbol{u} \tag{11-7}$$

式（11-7）为线性方程并可以得到精确的解。从 N-S 方程可以导出哈根–泊肃叶方程（Hagen-Poiseuille），见式（11-8）：

$$Q = \Delta P_{hy} / R_{hy} \tag{11-8}$$

式中，Q 为体积流速；ΔP_{hy} 为流体两端的压降（水力压差）；R_{hy} 为水力阻力。R_{hy} 与通道横截面的几何尺寸和通道的长度（L）都有关。a 为圆形的半径和三角形的边长，h 为图形的高度，w 为宽度。哈根–泊肃叶方程适用于层流运动的不可压缩体。层流的程度越低，相应湍流的程度越高，则应用此方程产生的误差越大。

2）层流的定义和现象

微流控芯片中最著名流体现象之一就是层流（laminar flow）现象[226]。层流是指流体成层状的流动，流线之间相互平行，没有湍流存在，这种状态的流动一般认为是因为流体的黏性作用力超过了惯性作用力而产生的。层流现象一般用雷诺数（Re）来表示，定义如下：

$$Re = \frac{\rho v D}{\mu} \tag{11-9}$$

式中，ρ 为液体的密度，kg/m^3；v 为流体的速度，m/s；μ 为流体的黏度；D 为管道的水力直径，定义为 4 倍的浸润面积除以浸润周长。一般认为在直圆管中，当雷诺数比较小的时候，即小于 2000，流体一般呈层流状态，此时 N-S 方程为线性的方程；当雷诺数较大时，即大于 4000，流体一般处于湍流状态，此时 N-S 方程为非线性的方程；当雷诺数介于中间，即大于 2000 而小于 4000，流体一般处于过渡状态。在微流控芯片里，微米级尺寸的通道中，雷诺数一般都在 1 左右。这么小的雷诺数基本可以确保微流控芯片中的流体状态都是层流。因而层流现象也就成为微流控学的一个最基本的现象。由于微流控芯片中没有湍流，流体之间的混合主要来自于横向的扩散。这种扩散现象在常规尺度下也有，但是远远没有微尺度下明显，因此可以称为微流控的"扩散效应"。一维情况下的扩散距离（l）可以表示为

$$l^2 = tD \tag{11-10}$$

式中，t 为扩散时间；D 为扩散系数。二维情况下的扩散距离（l）可以表示为

$$l^2 = 2tD \tag{11-11}$$

上两式中的扩散系数（D）和扩散物本身的性质有关，可以被定义为

$$D = \frac{k_B T}{6\pi \eta a} \tag{11-12}$$

式中，k_B 为玻耳兹曼常量（Boltzmann constant）；T 为温度（K）；η 为溶液黏度；a 为半径。根据式（11-12），不同大小的分子或者颗粒，它们的扩散系数不同。

3）多相层流的定义和现象

前面介绍的层流多为同相层流，即每路流体的极性相似，并且互溶。而对于不同相的流体，如不互溶甲苯和去离子水，应该称为多相层流。然而多相层流在有些文献中也用来指多流路的同相层流，所以本节也称不同相流体的层流为不互溶液体层流。多相层流不能

只用雷诺数来判断流体流动的形式。首先是因为流体的黏度不同,流体在通道内的速度梯度也不相同,因此就会产生两个不同的雷诺数。另外,以两相流体为例,其中一相流体更容易浸润通道壁,就有可能把另一相流体包裹起来产生液滴和液塞,从而形成间断流(segmented flow)。需要指出的是,不论是连续流动的一相流体还是间隔流动的另一相流体,它们各自的雷诺数仍然可能很低,并且处于层流状态。所以只考虑溶液本身的性质,而不考虑其他的性质,如液体与液体之间的相互作用,液体与通道壁之间的相互作用,就不能够理解和描述多相层流的行为。一般认为,微通道中多相流的行为由两个"压力差"来决定[227,228]。第一个压力差是拉普拉斯压差(ΔP_L),来自于表面的作用力;第二个压差是水力压差(ΔP_{hy}),来自于流体的不同黏度,由式(11-7)定义。拉普拉斯方程描述了两相之间的拉普拉斯压力差,见式(11-13):

$$\Delta P_L = \gamma \left(\frac{1}{R_1} + \frac{1}{R_2} \right) \tag{11-13}$$

式中,γ 为两相之间的界面张力;R_1 和 R_2 分别为垂直于和平行于流动方向的液液界面的曲率半径。对于直通道,R_2 趋于无穷大。R_1 可以用 Young 式方程来表示,见式(11-14):

$$R_1 = \frac{h}{2\sin(\theta - 90°)} \tag{11-14}$$

式中,θ 为接触角;h 为通道的高度。

把式(11-14)带入式(11-13),得到:

$$\Delta P_L = \frac{2\gamma \sin(\theta - 90°)}{h} \tag{11-15}$$

拉普拉斯压差与通道的高度成反比,两相流体之间的界面张力成正比,接触角成正比。接触角 θ 介于前进角 θ_{ad} 和后退角 θ_{re} 之间。当 ΔP_{hy} 满足下列条件时:

$$\frac{2\gamma \sin(\theta_{re} - 90°)}{h} < \Delta P_{hy} < \frac{2\gamma \sin(\theta_{ad} - 90°)}{h} \tag{11-16}$$

才会产生稳定的多相层流。当 ΔP_{hy} 超过 ΔP_L 的最大值时或当 ΔP_{hy} 小于 ΔP_L 的最小值时,层流的界面都会因为一相流体的入侵而被破坏。因此,需要将流体的流速维持到一定的范围来保证 ΔP_{hy} 在 ΔP_L 的最大值和最小值之间。

4)同相层流的应用

(1)分析检测。

基于"扩散效应",Yager[229]等利用层流来鉴别扩散速率不同的分析物,如血中的蛋白质、酶和药物分子等。他们把这个技术称为"T-Sensor"。三路试样流体分别流入主通道,分别为检测流体和对照(空白)流体,每路流体之间相互平行流动。由于试样流体(血液)中的大颗粒(血细胞)等扩散得比较慢,而离子和小分子(钙离子和药物分子)会扩散得比较快。检测流体中的检测剂也会逐渐向两边扩散,这样在检测流体和试样流体,以及检测流体和对照流体之间都形成了一个扩散区域,如果检测流体中的检测剂和试样流体中的分析物发生反应,产生信号,则这个区域的宽度,形状和信号强度都可以用来指示分析物的浓度信息。检测的方式一般是光学检测。T-Sensor 不仅可以得到分析物的浓度信息,还可以用来研究分析物的动力学。沿着流动的方向,扩散区域因为反应动力学的关系产生不同的形状或者强度的变化。尽管这种动力学研究是基于时间的，但是实际上通过微通道转化为了基于距离的信息，从而可以在一个时间点得到多个时间点的信息。

此外，还有利用层流来进行过滤的，因为没有采用常规的过滤膜，称为无膜过滤[230]，又根据通道的形状命名为 H-Filter（H 过滤）。与之前 T-Sensor 不同的是，它不仅需要分离分析物，还需要收集分析物。以过滤血样为例，采集好的血样和接受液分别从 H 形通道的两个入口进入。在主通道以层流的方式流动，随后从 H 形通道的两个出口分别流出。在主通道层流过程中，血液中的小分子药物通过扩散穿过界面从血液中进入接受液中。而血细胞和其他扩散系数较小，扩散速率较慢的颗粒则留在血液中。采用 H-Filter 可以不使用离心机，并且将常规的分析时间从 30min 缩短到 5min[231]。

（2）微加工。

层流可以看成一种非常有序的流动状态，每路流体的流线相互平行，和管壁也平行。利用层流的有序性可以实现一些功能单元的加工。最早利用层流在芯片上加工的功能单元是一个三电极系统[232]，见图 11-54。首先在玻璃上镀一段金的条带。再在相应的位置放置带有通道结构的 PDMS 片，以形成闭合的通道。通道有三个入口和两个出口。去离子水和金的腐蚀液分别从三个出口流入，在主通道形成三路层流。金腐蚀液流过的地方，就把之前镀金条带腐蚀去除了。去离子水经过的金条带不受到任何影响。这样通道中就有了两个相对的电极，一个是工作电极，一个是对电极。如果事先在玻璃片上镀这样结构的电极，键合通道时就需要对准通道与电极的位置。使用层流就免去了对准这个额外的步骤。随后，分别从两侧的入口通入金属银离子溶液和还原剂，在通道的中心的液液界面处，金属银离子被还原生成银线。并通过右侧的一个出口将银线引出。银线作为参比电极。随后，他们利用加工的三电极电化学检测系统对三氯化六铵合钌溶液进行了循环伏安扫描。

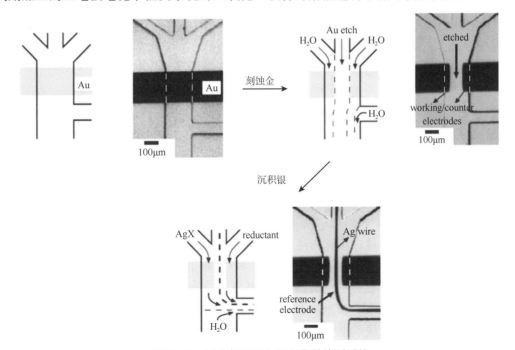

图 11-54　层流加工三电极电化学检测系统

此外，Chen 等利用立体层流在微通道里加工了四根平行的电极，见图 11-55[233]。左边通道的四个管壁都沉积了金属银电极；右边通道，作为对比，只有上顶和下底沉积了银电极。通道宽度 250μm，长 3cm。金属银电极线导电，电阻值大概在数百欧姆。整个电极长 3cm，因此可以估算出金属银线的厚度大概是 3μm。这种四极杆电极可以用于介电电泳和微型质谱中。Whitesides 等利用层流在 PDMS 通道内制作出 10~100μm 的表面结构，并用这种结构来研究细胞培养[234]。他们在芯片的主通道形成四丁基氟化铵（TBAF）与空白溶液的层流。四丁基氟化铵会腐蚀 PDMS 通道，因此这路流体流过的地方就成为凹进去的浅槽。通过控制层流中流体的数量和通入的时间，他们在通道内形成了各种的表面形貌。在加工出的通道内培养牛上皮细胞（BCE），发现细胞会沿着突起的结构排列。

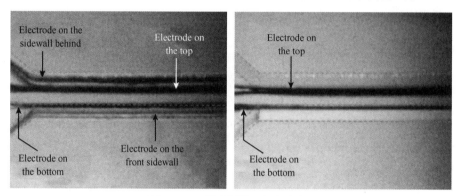

图 11-55　层流制作四极杆电极

（3）细胞研究。

细胞培养的成功与否与细胞周围的环境密切相关，周围环境是指细胞贴壁表面的分子结构，周围的其他类型细胞以及细胞培养液的成分。用层流可以图案化微通道内细胞培养基质、细胞本身和细胞的培养液[235]。这种方法非常简便，不需要昂贵和特殊的仪器并且可以随时更改图案化的内容。

细胞的生命活动和其内部的细胞器是紧密联系的，细胞骨架的局部形变影响着细胞的形态，生长和迁移[236]，对于亚细胞结构功能的研究都是比较困难的。Whitesides 等利用多路层流来研究细胞内线粒体的迁移和细胞骨架的改变[237]。他们建立的微流控芯片的结构十分简单，见图 11-56（a）和（b）。通过三个进口（其中两个的液体一样），在主通道形成两路层流。两路层流的液液界面刚好穿过一个细胞。他们在通道中放置一个牛毛细管上皮细胞，两路流体中都通入线粒体的荧光染料。一路是显示绿色荧光，另一路是红光。经过标记后，细胞左边的线粒体显红色，而右边的显绿色。从而实现了亚细胞水平的分子定位。两种荧光颜色的线粒体在细胞内继续运动，标记 2.5h 后，它们重新混合均匀。他们还做了另一个有趣的实验，将其中一路流体通入微丝解聚剂（latrunculin A）。这种微丝解聚剂会黏附在肌动纤维上并促进它的解体[238]。图 11-56（c）和（d）显示了处理后的细胞。虚线框中的细胞表示两路层流液液界面经过的那个细胞。从荧光图像上可以看到，这个细胞的左侧荧光强度较强，说明肌动蛋白纤维结构没有被破坏，而右侧的荧光较弱，说明这一侧的肌动蛋白纤维被破坏了。

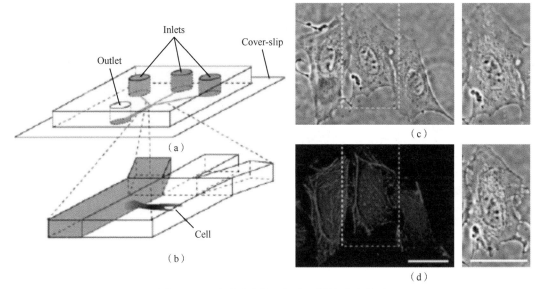

图 11-56 通过层流给亚细胞区域输送小分子

Miyawaki 等采用同样的层流方法研究了上皮生长因子（EGF）在单个 COS 细胞中的影响[239]。他们用 Ras 激活和酪氨酸磷酸化的荧光指示剂来指示上皮生长因子的空间分布信息。在生长因子接受体过度表达的时候，层流把生长因子输送到单细胞的某个区域，不仅会让该区域，而且让整个细胞都会有生长因子的表达。而该接受体的浓度较低时，生长因子只在层流输送的地方表达。

5）多相层流的应用

（1）有机合成。

Kobayashi 等将多相层流运用于多相催化反应中[240]。多相催化反应在化学工业和制药工程中的地位十分重要。但是反应的效率受制于不同相之间的缓慢传质。与同相催化相比大多数多相的催化反应效率都很低。以微流控芯片通道作为微反应容器可以提供很高的比表面积 10 000m^2/m^3 到 50 000m^2/m^3，而传统的反应器只能提供 100m^2/m^3。他们在通道壁上固定了钯作为加氢催化剂，然后通入气体和液体。液体沿着管壁表面流动，而气体在通道中间流动，见图 11-57。因为较大的传质表面和较短的扩散距离，这样就形成了一个有效的气-液-固传质界面。他们利用这一系统可以在 2min 内对一系列的不饱和化合物进行加氢反应。

Goto 等利用两相层流将对氯苯酚降解为对苯醌[241]。两路层流中，一路流体是含有漆酶的琥珀酸缓冲液，另一路是对氯苯酚的异辛烷溶液。在液液界面处，漆酶与对氯苯酚相互扩散，发生反应。除了在微流控芯

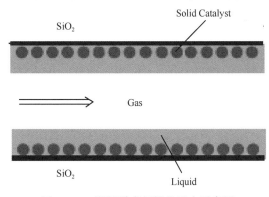

图 11-57 微通道多相催化反应示意图

片的通道完成这个反应,他们还在烧瓶里做了对比试验。首先,他们把两相液体放入烧瓶中,不做振荡,完全靠分子的扩散完成反应。因为扩散的路径比较长,大概是 1.2cm,因此反应的效率很低,只有微流控芯片反应效率的 0.3%。第二个对比试验中,他们对烧瓶中的两相进行轻柔的振荡。这种程度的振荡不会产生乳化现象。由于振荡加速了两相间的传质,因此反应的效率提高到微流控芯片反应的 15%。

(2)溶剂萃取。

多相层流的一个重要应用是层流溶剂萃取。Kitamori 等利用层流萃取做了一系列重要的工作[242, 243]。他们首先在石英玻璃微流控芯片上实现了离子对溶剂萃取。铁的 4,7-二苯基-1,11-菲啰啉二磺酸二钠复合物水溶液和甲基三辛基氯化铵氯仿溶液通过注射泵通入微流控芯片形成层流。铁的复合物沿着液体流动的方向逐渐被萃取到氯仿溶液中。在 250μm 宽的通道里,完成萃取大概需要 45s 的时间。随后他们改进了同样的系统,以实现多离子顺序检测[244, 245]。微流控芯片的通道中的两相层流,其中有机相流路用一个阀与不同的有机相液体相连。每一个有机相都含有同一种 pH 值指示剂和不同的离子选择性基团。这些有机相在阀的切换下依次间歇地进入主通道,和水相形成层流。而水相中的不同离子依次地和选择性地被萃取到分隔的有机相里。常规的离子检测技术需要使用离子选择性透过膜,因此很难同时对离子进行检测。所以能够同时检测多种离子就成为这个系统最大的创新点。他们通过制作辅助结构实现了稳定的三相层流,并利用萃取将甲基红从一种水相中先转移到有机相,接着再转移到另一路水相中。这种技术可以用来研究药物分子的跨越生物膜的输送过程。Kitamori 等使用微流控层流萃取芯片作为一种气相检测的前处理手段,成功地检测了尿液中的安非他命类兴奋剂[246]。这个方法只需要 100μl 样品,萃取时间为 5min。与前面的同向层流萃取方法不同的是,逆向层流萃取可以得到更多理论塔板数。Kitamori 等通过修饰玻璃通道的一侧为疏水,实现了水溶液和甲苯的逆向层流,理论塔板数是同相层流的 4.6 倍[247]。

(3)微加工。

多相层流也可以通过多相之间的反应在通道中制作结构。Beebe 等[248]在通道一侧通入己二胺水溶液(62.5mmol/L),另一侧通入己二酰二氯的二甲苯溶液(46.9mmol/L)。两路流体一旦接触,在两相的液液界面上就会发生聚合反应。聚合反应室温 8min 后,将反应物冲出通道。通入甲醇浸洗聚合物薄膜,再通入氮气吹干。他们在膜的一侧通入含有 0.2μm 的荧光微球的水溶液。在荧光显微镜下发现荧光微球不会透过聚合物薄膜,因此判定聚合物薄膜的孔径小于 200nm。Kitamori 等在通道内设计和制作了一个带有酶催化功能的聚合物薄膜[249]。他们通过两相层流来制作单层薄膜,通过三相层流来制作平行的双层薄膜。他们利用的反应是两相界面产生的缩聚反应。氨离子可以渗透这层聚合物膜。辣根过氧化物酶也可以固定在膜的一侧,从而让膜带有一定的化学转化功能。他们在辣根过氧化物酶的一侧通入 TOOS 和 4-AA 作为反应底物,在薄膜的另一侧通入过氧化氢。过氧化氢会渗透过薄膜,然后在酶的作用下,与两个底物发生反应。而两个底物因为分子大小和极性的关系不会跨膜渗透,因此反应的产物只会在通道的一侧被检测到。此外,通道内的膜对于稳定通道内多相流如液液,气液等也有重要的作用。

2. 微流控芯片液滴操控技术

作为一种新的微流体操控技术，液滴微流控学（Droplet Microfluidics）近年来发展十分迅猛，并吸引了世界各地大量优秀科学家的广泛关注和研究参与。这得益于液滴微流控学在微流体操控上的诸多优点，如微结构设计灵活、通量和集成化程度高以及芯片加工技术成熟等。液滴微流控学的主要特征是，微流体在微通道内以分段形式（非连续）存在，每一段称之为一个液滴（droplet），通常液滴的体积为纳升（10^{-9}L）至皮升（10^{-12}L）。为了防止液滴蒸发和液滴间的交叉污染，液滴之间往往用不相容的油相（如硅油、矿物油和氟化油等）隔离。如果能够忽略液滴蒸发造成的影响，也可用空气或其他气体代替油相隔离液滴。对于油包水液滴体系（W/O），水相被称之为分散相（dispersed phase），油相则被称之为连续相（continuous phase）。

微流控芯片内液滴具有体积小、流速快以及易变形等基本特征，通常需要特别的微通道结构设计以及外部力量的辅助才能有效操控它们。因此，能否对微通道内纳升/皮升体积液滴进行精确操控是液滴微流控芯片的关键，将直接决定下游应用研究的成败。根据液滴操控方式不同，可将液滴操控分为被动式操控和主动式操控两大类。在被动式系统中，液滴操控是通过对微通道网路的巧妙设计来完成的，其主要优点是无需外部控制设备辅助、操控过程简单以及通量高。不足之处在于，由于芯片内微通道设计已经固定，因此操控灵活性较差，能实现的液滴功能单元有限。而在主动式系统中，除了充分利用微通道排布的高灵活性之外，还借助了外部力操控液滴，如电力、阀力和声力等。其优点是液滴操控能力较强，能根据不同实验需求开发出不同的液滴功能单元。不足之处是芯片制作工艺复杂（如需要集成微电极和微阀）、外部控制系统体积庞大（如需要高压电源和高压气瓶）以及操控难度增加（如需要编程操控）。早期研究主要以被动式操控为主，如今为了满足日益增加的应用研究对各式各样液滴处理的需求，主动式液滴操控成了发展的主流。然而，理想的液滴操控方法应同时具有主动式操控和被动式操控的优点，即简单的操控方式和强大的操控性能。下面综述了当前主流的液滴操控技术。

1）微结构操控技术

利用微结构对液滴进行操控是典型的被动式液滴操控技术，其原理是在微流体力学基础理论的指导下设计出特定形状的功能性微通道结构，从而达到利用微流体自身的流动作用力操控液滴目的。微结构操控液滴的芯片制作和操作过程比较简单，但是灵活性较差，固定的微通道结构往往只能实现固定的液滴功能单元，如分裂、融合、混合和分选等。

Lee 等[250]证明了利用微通道尺寸就可以控制液滴的融合，如图 11-58（a）所示。该微结构的主要特征是，左右相互对称的两个较窄微通道之间连有一个较宽的微通道。液滴流向为从左到右，当液滴从左边较窄微通道进入中间较宽微通道后，由于油相在较宽微通道内的阻力大大小于在较窄微通道内的阻力，因此大部分油相从液滴两侧的较宽微通道流走。致使液滴在较宽微通道内的间距不断减小，直到相互接触，并在界面张力的作用下发生融合。在油相推动力的作用下，融合后的液滴流入右侧较窄微通道。通过改变中间较宽微通道的宽度，可以改变每次融合的液滴个数，如增大宽度，液滴融合个数增加，反之，则液滴融合个数减少。借助微流体动力学，Vioxy 等[251]在芯片上实现了液滴内单细胞的包裹及癌细胞的高通量分选，如图 11-58（b）所示。细胞悬浮液在高流速油相的剪切力作用下，被剪切成皮升/飞升级液滴。由于液滴体积略大于细胞体积，因此，每个液滴只包含一个细胞，或不包含细胞。由于癌细胞体积比血细胞要大，因此，包裹单个癌细胞的液滴（白色箭头所指）也大于包裹单个血细胞的液滴。作者利用了高流体压强下大液滴比小液滴更容易变形的特性，实现了大液滴与小液滴的分离，同时也完成了癌细胞与正常细胞的分离。该装置分选癌细胞的速率可达 160 个/s，能够实现血液中癌细胞 10 000 倍的富集。

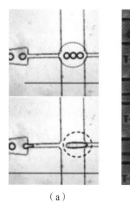 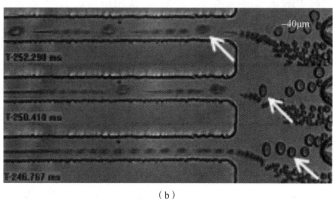

（a） （b）

图 11-58 特制微结构用于液滴融合和分选

（a）融合；（b）分选

2）阀操控技术

阀操控是一种建立在阀门开和关功能上的能对微通道内流体进行流动和静止控制的技术，微流控芯片上最常见的阀有气动阀和电动阀。气动阀是一种利用气体压力（正压或负压）作为制动力和驱动力操控液滴的方法。PDMS 薄膜具有良好的柔韧性和弹性，可以用来制作 PDMS 气动阀。2002 年，Quake 组[252]在 *Science* 杂志上发表了"微流控芯片大规模集成"文章，首次实现了利用 PDMS 薄膜制作高密度排布的气动微阀，成功地在 PDMS 芯片上集成了上千个微阀和微泵。此后，PDMS 芯片集成微阀技术被迅速推广，并应用于阵列化逆转录聚合酶链反应、蛋白质结晶条件的筛选和微量化学合成等。Burns 等[253]对微流控芯片生成纳升级液滴的条件进行了理论分析。由于液滴与空气接触，因此，该方法不适合对含有易挥发性组分的液滴进行分析。

最近，Lin 等[254]首次发展了一种基于 PDMS 芯片集成微阀的液滴操控方法，如图 11-59 所示，该方法显示了集成微阀在线操控液滴的优点和应用潜力。通过控制微阀的开启和关闭以及微阀的开启时间，可以随意控制液滴的生成和液滴大小的改变。按一定时序开启不同溶液对应的微阀，可以生成包含不同组成的液滴。同时开启和关闭两种溶液对应的微阀，可以同时生成两个液滴并使其相遇融合。该方法有效弥补了传统注射泵液滴操控方法流速平衡时间长、响应慢及操作不灵活的不足，能够准确操控单个液滴。因此非常适于高通量微反应和筛选等重要应用。

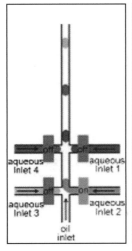 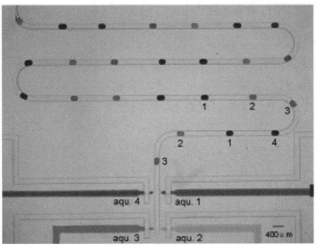

图 11-59　气动微阀操控液滴生成

3）电操控技术

电中性绝缘物体在非均匀电场中受到介电力的作用，这种现象被称之为介电电泳。介电电泳分为正、负两种，正介电泳是指物体所受的介电力指向电场场强高的地方，物体有向高场强方向运动的趋势；负介电泳是指物体所受的介电力指向电场场强低的地方，物体有向低场强方向运动的趋势。介电力的大小与物体是否带电无关，与物体的大小、电学性质、物体周围介质的电学性质以及外电场强度、变化率和频率有关。因此，可以利用介电力操控液滴。

如图 11-60（a）所示[255, 256]，当微电极没有通电时，左侧液滴和右侧水流在通过长方形区域时互不干扰，分别流向各自下游微通道。一旦微电极通电后（1.5～3kV），长方形区域内产生一个高电场强度（10^7V/m），在介电力的作用下，左侧液滴被吸引到右侧的强电场区，即电极尖端处，液滴向右偏转，并融入右侧水流中，实现液滴破乳。通过程序控制电源的开和关，还可以选择性地对目标液滴进行分选。此外，Weitz 等[257]报道了一种静电力促使液滴分裂和融合的方法，如图 11-60（b）所示。当母液滴到达电场区域后，在外电场作用下，液滴内部负电荷向左侧聚集，正电荷则向右侧聚集。左右两侧不断富集的电荷致使液滴在电场力的作用下严重变形，并最终在分叉口处被分裂为两个子液滴。反之，如果让两个子液滴分别带上正、负电荷，则当它们进入同一微通道后，在正、负电荷引力作用，液滴相互吸引，并最终实现液滴融合。

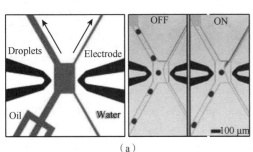 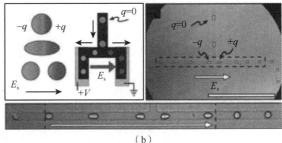

（a）　　　　　　　　　　　　　　　　（b）

图 11-60　电操控液滴破乳和融合
（a）破乳；（b）融合

4）磁操控技术

磁化率磁力是指磁性物质在非均匀磁场中所受到的作用力。当物体磁化率高于周围介质时，表现为磁引力，反之则表现为磁斥力。所需磁场既可以由永久性磁铁提供，也可以由电磁铁提供。水具有非常低的磁化率（大约 10^{-5}），为了实现磁引力操控液滴，通常需要预先对液滴进行磁标记或磁化，即向液滴中加入磁性物质，如磁纳米颗粒和其他具有磁性的材料。

最常用的一种方法是，向水液滴中加入亲水性功能磁纳米颗粒，从而实现液滴的磁标记。Hsieh 等[258]利用永久性钕铁硼磁铁操控微升级磁液滴，实现了液滴内组分的快速聚合酶链式反应（Polymerase Chain Reaction，PCR），如图 11-61（a）所示。液滴操控平台是开放的，磁液滴在磁引力作用下首先完成了目标物的萃取和清洗，然后在三个不同温度区域内循环运动，直至完成 PCR 反应。此外他们还利用上述平台完成了禽流感病毒 H5N1 的纯化、富集、PCR 扩增和检测[259]。除此之外，还可以利用憎水性磁材料标记液滴。与亲水性材料分散在水液滴内部不同，憎水性材料则分散在液滴表面，形成一个磁壳，从而将液滴包围，如图 11-61（b）所示。最近，Lin 等[260]报道了一种类似的操控方法，如图 11-61（c）

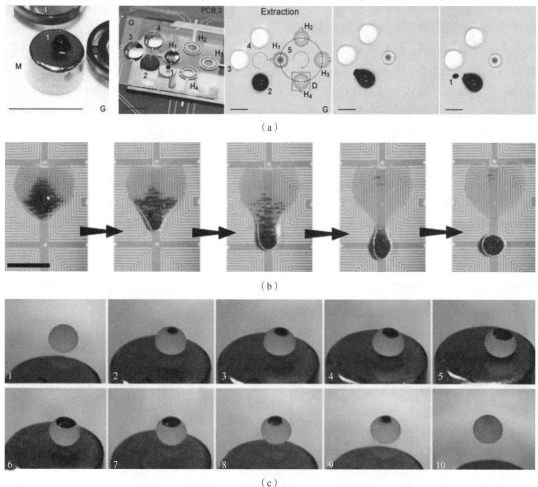

图 11-61　磁控液滴移动和分裂

所示。他们合成了一种憎水性的 Fe_3O_4 磁纳米颗粒,由于这些磁颗粒粒径小,且表面强烈疏水,因此能在液滴表面张力作用下,牢固地吸附在水滴表面,将液滴包裹在内部,减少其蒸发速率。在外磁场的作用下,不仅可以实现液滴的三维运动,还可以控制磁纳米颗粒对液滴顶部的包裹程度,液滴顶部的露出有利于液滴内组分的吸取。最近他们还证实,该方法不仅可以操控水液滴,还可以操控有机液滴[261]。

5)光操控技术

光是一种具有能量的粒子束,当物质受到光照射时,会吸收光子能量而产生各种效应,如光电效应和光热效应等。微流控芯片内液滴的操控也可以通过光产生的能量场来实现。如 Chiou 等[262, 263]报道了一种利用光钳操控浸润在油相中水液滴的技术。最近他们改进了方法,将光钳由圆形改为菱形,如图 11-62(a)所示。这种菱形光钳具有更强的制动力,因此可以实现多个液滴操控功能单元,包括连续二维液滴传输、液滴融合和混合,以及平行的液滴操控等。图 11-62 中所示为一个液滴在光钳作用下,分别在 X 方向和 Y 方向上的运动。

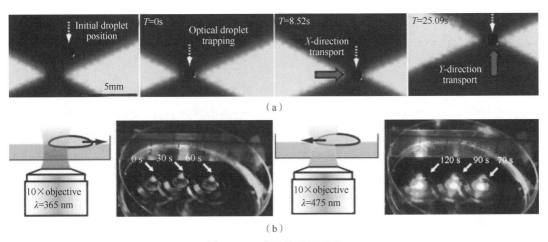

图 11-62 光操控液滴运动

最近 Baigl 等[264]报道了一种利用改变光波长操控油液滴的新技术,如图 11-62(b)所示。他们首先向水相中加入表面活性剂偶氮苯三甲基溴化铵,该分子在紫外光照射下会发生折叠,但在可见光照射下又可以恢复原状。将油滴滴入到水相上。由于油滴密度比水相小,因此漂浮在水相上。当在油滴边缘照射紫外光时,光照射区域,偶氮苯三甲基溴化铵分子发生折叠,界面张力增加,油滴向远离光区域运动。当在油滴边缘照射可见光时,光照射区域,偶氮苯三甲基溴化铵分子恢复原状,界面张力减小,油滴向光照区域运动。

6)声操控技术

将声表面波技术(Surface acoustic wave)应用于液滴操控是最近几年才发展起来的。其基本原理是,声波沿着油相路径传播时,随着声波能量的减弱,在油相内部产生压力梯度,即声力,当声力足够大时,就可以用来操控油相内部的水液滴。

如图 11-63 所示[265],由于下游微结构的不对称设计,当声控开关关闭时,上游液滴总是流入左侧出口，当声控开关开启后，液滴受到声力的排斥作用，在微通道内发生顺时针方向偏转，继而流入右侧出口。由于声波操控是一种非侵入性操控技术，因此将来有望在液滴操控中发挥更大的作用。

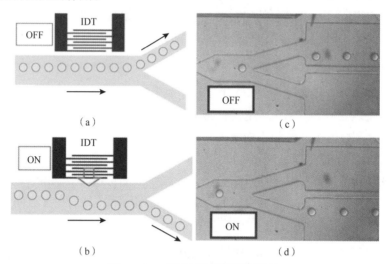

图 11-63　表面声波操控液滴偏转

7）热操控技术

热操控的原理是，利用温度梯度下液滴表面形成的表面张力梯度来传输液滴。Wagner 等[266]设计出一种在固相表面集成可编程控制的微加热器阵列装置，如图 11-64 所示。通过程序控制这些微加热器使液滴内部产生热梯度，进而实现液滴的传输、混合和反应。它不仅可以实现低黏度的水液滴运动，还可以实现高黏度的 PDMS 液滴运动。Yobas[267]等也通过热能量产生表面张力梯度，成功实现了微通道内液滴的分裂。由于该方法需要对液滴进行加热，因此不适合对热不稳定的物质进行分析，如细胞、酶和蛋白质等的分析。

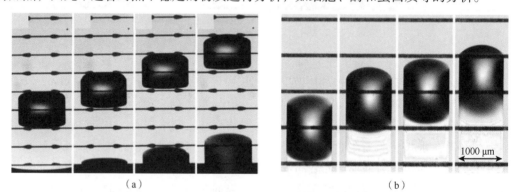

图 11-64　热能力场操控水液滴和 PDMS 液滴移动
（a）水液滴；（b）PDMS 液滴

3. 层流溶剂萃取中药丹参中的有效成分

丹参是一味重要的中药材。它用于治疗心血管和脑血管疾病，主要用于中国，在日本和美国也被一定程度的使用。这味中药材可以分为两类有效成分，水溶性部分（极性）和脂溶性部分（非极性）。丹参中两类有效成分的分离方法有溶剂萃取、大孔树脂[268,269]、亚临界水提[270]和高速逆流色谱[271,272]等方法。每种方法有各自的特点和优势。其中溶剂萃取是一个常见的单元操作，在化工，化学和生物分析中都可以见到。而基于分液漏斗和机械实验室操作有以下问题：消耗大量的有机试剂（用于分析目的）；烦琐的试验操作；界面的乳化现象导致两相分离困难[273]。因此使用微流控层流萃取芯片来分离丹参中两类有效成分的优势就在于：所消耗的试剂量很少，实验操作倾向于自动化，同时两相分离容易。

本节研究主要利用和改进微流控层流萃取芯片来进行中药丹参有效成分的萃取分离。创新点主要有以下三个方面：①尽管微流控芯片技术有诸多优势，但是目前只有一篇文献报道将该技术用于中药（植物药）。所以把层流萃取技术应用于中药提取工艺，进一步展现了微流控芯片技术在这一领域的应用潜力；②利用三路层流提高了液液接触面积（为两相层流的 2 倍），从而提高萃取的效率。而之前的报道并没有利用三路层流增加液液接触面积的特点，只是用于连续萃取或者反萃取；③同时也建立了一个基于一维扩散的萃取模型。这个模型要比之前报道的理论模型更加简单，且与实验数据基本一致。

1）实验方法

（1）色谱柱及色谱条件：色谱柱为 C_{18} 柱（Alltech，Alltima 250μm×5μm×4.6μm）A 相为 0.5%的甲酸水溶液。B 相为乙腈。梯度为 0min→40min→50min→70min，A：100%→70%→20%→15%，B：0%→30%→80%→85%。色谱柱为 alltima C_{18}，250mm×5μm×4.6mm。进样量 10μl。检测波长 280nm。

（2）微流控芯片制作和接口制作。

PDMS 材料不适用于涉及有机试剂的场合，因为有机溶剂会溶胀 PDMS。这里采用玻璃来制作微流控芯片。玻璃芯片按照文献[274]中的方法制作。

本研究采用的流体驱动的方式是注射泵驱动的正压驱动方式。连接芯片与注射器的支架式接口见图 11-65。该接口的特点是抗压力和抗有机溶剂。数字对应的部件分别是：①毛细管（外径 360μm）；②聚四氟乙烯管（内径 300μm）；③聚醚醚酮标准接头；④金属螺丝钉；⑤聚甲基丙烯酸甲酯板（PMMA）；⑥O 型硅胶圈；⑦玻璃微流控芯片；⑧金属板。用螺丝把 PMMA 和金属板连接起来作为一个支架。管路之间紧紧相接，可以抵抗一定的压力。

（3）载玻片和玻璃通道的疏水性修饰。

一般认为，需要对芯片通道的内壁进行选择性修饰，即让通道的一侧疏水，另一侧亲水，才能让两种不同极性的液体在通道中形成层流。玻璃本身是亲水的，因此只需把玻璃通道的一侧用三氯硅烷修饰为疏水。这里选用了十八烷基三氯硅烷（ODS）在玻璃表面修饰十八烷基的基团。载玻片上的修饰方法如下：首先把载玻片用 Piranha 溶液（H_2SO_4：H_2O_2=3∶1）浸洗，来去除载玻片表面的杂质和在玻璃表面产生更多的硅羟基。随后把载玻片浸入 1% ODS 的甲苯溶液，1～2min 即可。修饰完成。疏水性修饰对液体接触角的影响见图 11-66。具体的接触角数据见表 11-3。可以看到，经过疏水性修饰，极性液体（水）和非极性液体（甲苯）的接触角都提高了。其中，水的接触角变化非常显著，以至于载玻片从亲水表面变为疏水表面。而甲苯的接触角也略有增加。但是载玻片仍然很容易被甲苯液体浸润。载玻片疏水性修饰的实验证明了修饰方法的可靠性，并为通道内的修饰打下基础。

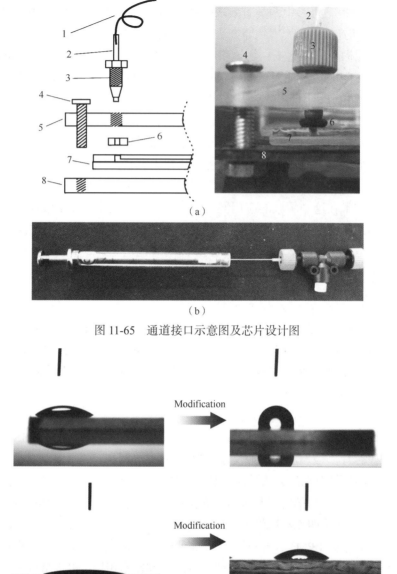

图 11-65 通道接口示意图及芯片设计图

图 11-66 载玻片的疏水性修饰对水和甲苯在载玻片上接触角的影响

表 11-3 水和甲苯在 ODS 修饰和未修饰载玻片上的接触角

载玻片	水		甲苯	
	空白	ODS 修饰	空白	ODS 修饰
接触角/(°)	10.0±1.1	105.1±2.3	11.2±0.9	27.1±1.8

利用层流图案化的方法对微通道的内壁进行选择性修饰，具体实验步骤如下。从两个入口同时通入 1% ODS 甲苯溶液和甲苯到主通道中。两种液体会自发在通道中形成层流，各自占据一定的通道空间。1% ODS 甲苯溶液流过的内壁就被修饰为疏水，而甲苯溶剂流过的内壁则保持亲水。一般为了防止 1% ODS 甲苯溶液对非修饰区域的污染，在结束修饰

的时候，先停止修饰溶液，待甲苯充满整个通道后，再排空通道内的所有液体。修饰完成后，在亲水的一侧通入水溶液，而在疏水的一侧通入有机溶剂。在表面作用力的影响下，两相液体可以形成层流，见图 11-67。由于两相液体的折射率不同，因此，液液的界面十分清楚和明显。图 11-67（c）和（d）显示了两路和三路微流控芯片的设计图。

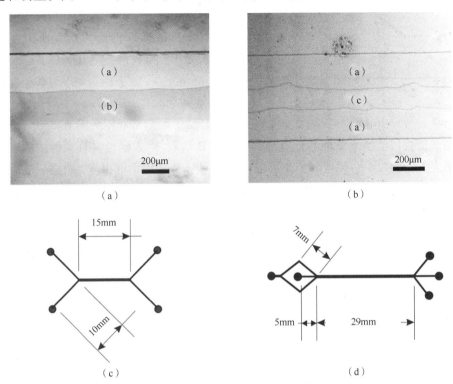

图 11-67　层流图案化和芯片设计图
（a）水溶液和甲苯（苏丹红Ⅱ染色）的层流；（b）水溶液和二氯甲烷的层流；（c）两路层流芯片设计图；（d）三路层流芯片设计图

（4）萃取步骤。

实验室中药组提供丹参药材提取原液，内含两种极性不同的有效成分。将水性的丹参提取原液从未修饰的亲水通道通入主通道，而二氯甲烷从修饰的疏水通道通入主通道。两路流体在主通道形成层流和稳定的液液界面。通过跨越界面的扩散达到萃取的目的。萃取过程一直待液体从芯片流出后结束。

2）结果与讨论

（1）接口抗压能力的评估。

微流控层流溶剂萃取芯片采用了支架式的接口。支架式的接口虽然安装方便，可重复使用，但是在装配过程中需要非常小心。稍微的对不准就会导致承压能力的下降。通过两种方法来考察自行制作的支架式接口：①肉眼观察漏液的现象，记录漏液时的流体流速；②结合漏液的观察，用压力计测量流体当前的压力，从流体的压力峰值而得出接口的最大承压值，见图 11-68。可以看到随着流速的增加，液体的压力也在不断上升。大概在流速达到 0.8ml/min 时，液体的压力达到峰值。随后增加流速，液体的压力反而下降，形成一

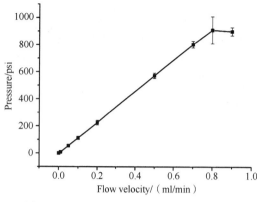

图 11-68　不同流速下的压力变化（$n=3$）

个压力峰值。这时往往可以观察到漏液现象。液体压力的下降就是由漏液造成的。接口并没有完全损坏，仍然有一部分液体会从芯片中流过。所以压力只是下降了一部分，并没有下降到零。考虑到每次组装接口的工艺差别，支架式接口的最大承受压力在 800~1100psi 之间，与之相对应的流速大概是 0.8ml/min。一般都在这个压力和速度以下使用这个接口。

（2）层流萃取罗丹明 B。

使用微流控层流溶剂萃取芯片进行了罗丹明 B 萃取。因为罗丹明 B 在醇溶液中比水溶液中有更大的溶解度，因此可以用正己醇把罗丹明 B 从水中萃取出来。两路层流溶剂萃取的过程见图 11-69。对比图 11-69（a）和（b）可以看到，红色的罗丹明逐渐被萃取到上方的正己醇溶液中。在整个 15mm 长的通道里，正己醇和水溶液的界面清晰可见，直到两相分离。随后把彩色图片转化为灰色图片，利用软件把通道横截面（虚线所示）的灰度信息提取出来，得到图 11-69（c）。横坐标表示通道的径向方向，为了便于观察，把液液界面的位置设为 0。纵坐标表示灰度的强度，也就是溶液中红色罗丹明 B 的浓度。萃取前，水相中的浓度要大于正己醇相中的浓度。萃取后，正己醇中的浓度提高，而水相中靠近界面的浓度下降。这说明，这一部分的罗丹明 B 被萃取到正己醇中。同时也说明，罗丹明 B 的萃取并不完全。水相中远离液液界面处的罗丹明 B 还没有被萃取出来。

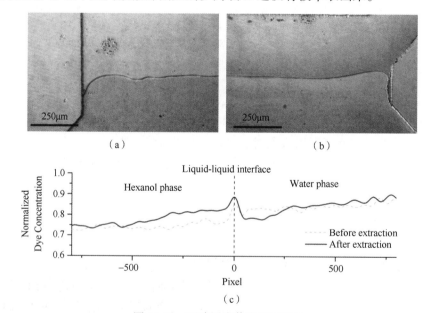

图 11-69　两路层流萃取罗丹明 B

上方的流体是正己醇，10μl/h，下方的流体是罗丹明 B 1%（w/w）的水溶液，12μl/h。（a）主通道入口；（b）主通道出口；（c）通道横截面灰度值

按照扩散公式计算得到罗丹明 B 从通道的一侧扩散到液液界面大概需要 200s 的时间。而液体以 10μl/h 的速度流过通道大概只需要 40s。因此，大部分的罗丹明 B 在被萃取之前就流出了通道。降低流速可以提高液体在通道中停留的时间，从而提高萃取的效果。然而，过低的流速会影响萃取后液体的收集，降低微流控芯片的处理通量。随后的试验中，采用增加液液接触面积来提高萃取的效率。

（3）层流萃取丹参。

使用了前面所做的三路层流微流控芯片来萃取丹参原液中的有效成分。通道的中间部分经 ODS 甲苯溶液修饰为疏水，通入二氯甲烷。两侧的通道不做修饰，通入水性的丹参原液。二氯甲烷和丹参原液在主通道中形成稳定层流，并且分别从三个出口流出。主通道中的总体积流量为 39μl/h。萃取之后，收集的液体由芯片外高效液相色谱检测。使用芯片外液相色谱的原因是：①使用高效液相色谱检测丹参中的有效成分是常规的方法。采用这种方法得到的结果可以和别的文献的结果进行参考和对比；②一些集成于微流控芯片的检测方法[275~277]，还不足以有效地检测这些药物小分子。

丹参原液和萃取后液体的色谱图见图 11-70。主要的色谱峰如下：1. 丹酚酸 B；2. 二氢丹参酮 I；3. 隐丹参酮；4. 丹参酮 I；5. 丹参酮 IIA。45min 以前出的是极性峰，45min 后出的是非极性峰。复方中药双龙方中只取了丹参药材中的水溶性部分。因此层流萃取以去除丹参中脂溶性部分为目的。从色谱图上看，萃取后水性液体中基本没有非极性物质的峰，因为大部分这些物质已经被萃取到非极性溶剂中。以丹参酮 IIA 的色谱峰为例来计算，萃取率达到 92%。这个萃取率对于基于层流的微流控萃取芯片目前来说是最高了，见表 11-4。这主要是由于三路的层流提供了更多的液液接触面积，从而提高了萃取效率。微流控芯片上的液滴萃取尽管提供了更高的萃取率，但是不容易对得到的样品进行芯片外的检测和应用。

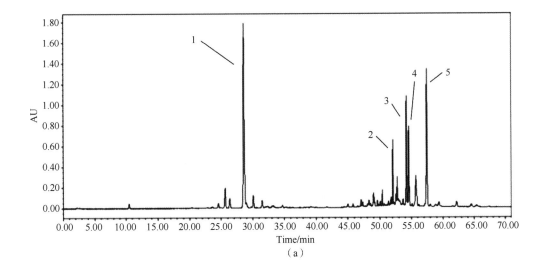

（a）

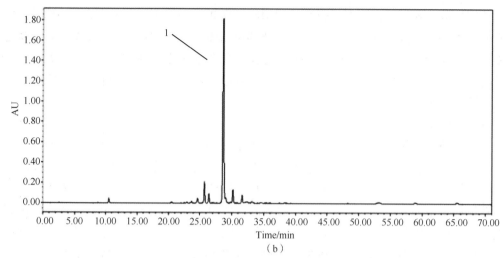

(b)

图 11-70 丹参原液和萃取后液体的色谱图

(a)丹参原液；(b)萃取后液体

表 11-4 基于层流的微流控萃取芯片的小结

应用	液体	层流萃取模式[a]	通道修饰	萃取率/%	机理	文献
萃取 Fe（II）	异相	两路	否	NA[b]	极性	[72]
萃取 Co（II）和 Cu（II）	异相	两路	否	NA[b]	极性	[77]
萃取甲基苯丙胺	异相	两路	是	26.1~36.1	极性	[75]
萃取 Y（III）和 Zn（II）	异相	两路	是	50	极性	[141]
萃取马钱子碱	异相	两路	否	79.5	极性	[78]
分离病原体	同相	两路	否	80	磁力	[227]
纯化重组蛋白	同相	两路	否	83.86	极性	[177]
萃取丹参	异相	三路	是	92	极性	本工作

注：a 层流萃取模式指的是在同一次萃取中涉及的不同相的流体数。

b 文献中未给出。

（4）萃取模型。

这里提出一个基于扩散理论的新模型。这个模型不仅更加简单，而且与实验结果吻合的很好。在这个模型里，假设非极性的丹参酮 IIA 分子一旦扩散到非极性的二氯甲烷溶剂中，就被有机相捕获，即不再反向扩散回水性溶液中。因此萃取率可以由该分子的扩散距离来估算得到下式：

$$R = (tD)^{0.5} / l_0 \times 100\% \quad (11\text{-}17)$$

式中，R 为萃取率（%）；l_0 为分子扩散到液液界面所需的最长距离，μm。在两路层流萃取实验中，l_0 是主通道一半的宽度，250μm。在三路层流萃取实验中，因为液液接触面积是相同条件下两路层流的 2 倍，因此为

$$l = 2(tD)^{0.5} \quad (11\text{-}18)$$

而三路层流里的萃取率 R 由下式表示：

$$R = 2(tD)^{0.5} / l_1 \times 100\% \quad (11\text{-}19)$$

式中，l_1 为三路层流里的所需的最大扩散距离，200μm。丹参酮 IIA 分子的扩散系数 D 设为 $0.1\times10^{-9}m^2/s$。按照式（11-17）和式（11-19）计算得到的随萃取时间变化的理论萃取率。同时也经过实验得到实际的萃取率，见图 11-71。萃取率以萃取前后丹参酮 IIA 色谱峰的峰面积比来计算。从图 11-71 中可以看到，理论数据和实验数据吻合的比较好。三路层流的萃取率是两路层流萃取率的两倍多。因为三路层流里的扩散距离比两路层流里略小，所以得到了超过 2 倍的萃取率。另外，萃取时间对萃取率的影响也是很大的。但是，随着萃取时间的增加，萃取时间对萃取率的影响是逐渐减弱的。

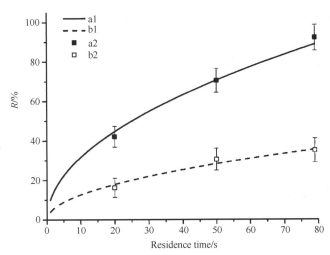

图 11-71　两路层流和三路层流条件下，丹参酮 IIA 的理论萃取率（a1，b1）和实际萃取率（a2，b2）

3）小结

设计制作了一套完整的微流控层流萃取芯片系统，并使用它萃取了丹参中药材中的有效成分。系统搭建中主要涉及了抗压抗有机溶剂的接口制作和通道内壁的选择性修饰。丹参中具有两类主要的活性成分，具有不同的临床药效，同时它们的分子极性也不相同。在丹参的临床使用中，这两类成分可以分别入药。例如，复方中药双龙方中只用了丹参的水溶性部分（丹酚酸类）和人参中的皂苷类成分。利用层流萃取把丹参原液中的脂溶性部分（如丹参酮等）萃取出来，只保留水溶性部分（丹酚酸 B 等）。三路层流要比两路层流提供更多的液液接触面积，从而具有更高的萃取效率。基于扩散的理论模型所得计算结果与实验结果相吻合。

目前存在的主要问题是较低的处理量，为 39μl/h。这是因为微流控管道的尺寸比较小，流体阻力比较大。在保证同样萃取时间的条件下，要提高流速，必须增加通道的长度。这又增加了流体阻力。过大的流体阻力将导致流体的驱动十分困难。如果采用高压驱动，整个系统接口和管路的承压能力将十分苛刻。发展多通道的流路微流控设计和制作，并采用立体的多流路的层流萃取模式，可能是一种有效可行的方法。微流控层流萃取芯片必须具备高通量的能力，才能满足实际应用的需求。

4. 微流控芯片超顺磁液滴磁引力操控技术

磁纳米颗粒（magnetic nanoparticles，MNPs）[278, 279]是一类直径从几纳米到几十纳米之间的磁性材料。它们不仅具有纳米物质的表面效应、量子尺寸效应、体积效应和宏观量子隧道效应等特性，还具有磁性物质的顺磁性、高矫顽力、低居里温度和高磁化率等特性，在生物医学领域有着广泛的应用范围，包括分离富集[280]、核磁共振[281]、传感器[282]以及疾病检测[283]等。

液滴微流控学近年来发展十分迅速，已在化学、生物学、生物工程学、药学和医学等多个领域显示出了良好的发展前景[284]。将磁纳米颗粒的易操控性和易功能化与微流控芯片液滴消耗样品和试剂量少的特性有机结合，开发新型的微型化液体操控平台，有利于实现便携式的检测，如免疫分析[285]、PCR 反应[286, 287]以及生物分析[288]等。与其他主动式液滴操控方法相比，磁引力操控液滴技术更容易实现，只需一小块市售磁铁就可以提供驱动力，从而避免了对操控复杂且大体积的外部控制设备的需求。目前常用的磁控液滴方法是利用永久性磁铁或电磁铁提供外磁场，对开放式平板上或沟槽内的静止磁液滴进行操控[289, 290]。这里所指的磁液滴，是包含有磁性材料的微升至纳升级水液滴。该方法的操控原理和平台与数字微流控芯片类似，不同的是利用磁力而非电力作为驱动力。因此它存在两方面的不足：①由于没有流体推动力作用，初始液滴处于静止状态，致使难以在短时间内操控大量液滴，从而无法满足高通量分析需求，如液滴分选；②由于无法集成有效的皮升级液滴产生单元，因此很难生成并操控皮升体积液滴，从而无法满足对珍贵的稀少样品处理以及单细胞分析的需求。为了克服上述磁控静态磁液滴方法的不足，本节研究通过将液滴微流控芯片与磁引力有机结合，首次在微流控芯片内实现了皮升级超顺磁液滴的高效操控。利用 T 型微结构快速生成皮升级超顺磁液滴，并在磁理论分析的指导下，通过控制有效磁场区域的大小完成了超顺磁液滴在三个不同分微通道内的高效分配，以及单个超顺磁液滴从非磁性液滴中的高效分选和分配。这种简单高效操控皮升级超顺磁液滴的方法在生物分析等领域有着广泛的应用前景。

1）实验方法——芯片设计与制作

用 CorelDRAW12 软件绘制微通道图案，再将图案打印到透明胶片上，然后采用标准光刻技术将图案转移到涂有厚度为 100μm 的 SU-8 负光胶硅基片模板上，坚膜后即形成由凸起 SU-8 构成的图案。将 PDMS 的 A 胶和 B 胶按照 A：B=10：1 的质量比混合均匀，浇注到水平放置的周围有围堰的 SU-8 阳膜上，0.1Mpa 真空脱气 15min 后，于 70℃烘箱中加热 2h 左右，直至刚好固化后取出、切割和剥离 PDMS，然后用直径为 1.2mm 的空心不锈钢平头微针分别在入口和出口处打孔。再利用等离子清洗机将打孔后的 PDMS 厚片（盖片）与平铺在载玻片上的 PDMS 薄片（基片）进行永久性键合，形成封闭微通道网络，最后将键合好的 PDMS 芯片放入 60℃烘箱中加热过夜，以增加键合效果。

2）结果与讨论

（1）超顺磁纳米颗粒合成和表征。

利用化学共沉淀法制备超顺磁 Fe_3O_4 纳米颗粒，反应式为

$$Fe^{2+} + 2Fe^{3+} + 8NH_3 \cdot H_2O \Longrightarrow Fe_3O_4\downarrow + 8NH_4^+ + 4H_2O \quad (11-20)$$

由上面反应式可看出,反应的理论物质的量比为 $Fe^{2+}/Fe^{3+}=0.5$,但由于反应过程中 Fe^{2+} 容易氧化为 Fe^{3+},因此实际反应体系中 Fe^{2+}/Fe^{3+} 的值应略高于 0.5,本节实验中 $Fe^{2+}/Fe^{3+}=0.67$。将含有 0.02mol/L $FeCl_2$ 和 0.03mol/L $FeCl_3$ 的混合溶液加入到三口烧瓶中,在氮气保护下,边搅拌边向烧瓶中滴入浓度为 1.5mol/L 的氨水,直到溶液的 pH 值上升至 9。当溶液颜色变为黑色时,继续搅拌 15min,反应结束。利用磁铁将生成的磁颗粒吸到烧瓶底部,倒去上清液,再分别用乙醇和蒸馏水洗涤磁颗粒 5 次,直至中性。将洗涤后的磁颗粒转移至干净的蒸发皿上,放入真空干燥箱中室温干燥。

在超声的辅助下,将少量制备的磁颗粒均匀分散到乙醇中,滴一滴该分散液到铜网上,待乙醇挥发后,磁颗粒均匀吸附到铜网上,然后对磁颗粒进行透射电镜(TEM)表征。结果表明,制备的 Fe_3O_4 磁颗粒为纳米级,平均直径为 16nm,如图 11-72(a)所示。由于其直径小于 30nm,因此,它们应具有超顺磁性。

超顺磁性拥有两个基本特征:①以磁化强度 M(emu/g)为纵坐标,以施加的磁场强度 H(mT)为横坐标作图,单畴颗粒聚集体呈现超顺磁性温度范围内,在不同温度下测量颗粒的磁化曲线,那么这些曲线应该是重合在一起的;②没有磁滞现象,即集合体的剩磁和矫顽力都为零。为了进一步验证制备的磁纳米颗粒的超顺磁性,在 300K 下对磁纳米颗粒进行了磁滞曲线测量,如图 11-72(b)所示。结果表明,合成的磁纳米颗粒同时满足了上述超顺磁性的两个基本特征,因此具有良好的超顺磁性,且其饱和磁化强度约为 60mT。

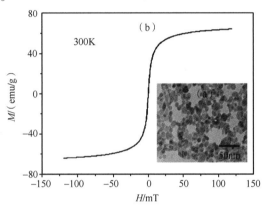

图 11-72 超顺磁 Fe_3O_4 纳米颗粒的 TEM 图和 300K 磁滞曲线图
(a)TEM 图;(b)300K 磁滞曲线图

利用超顺磁纳米颗粒作为磁受体有如下优势:①超顺磁纳米颗粒没有磁记忆,撤消磁场后,在分子间力的作用下,它们能快速地重新分散到水溶液中,不会产生磁聚集;②超顺磁纳米颗粒拥有良好磁灵敏性,能快速且灵敏地感知外界磁场强度变化,易于操控;③超顺磁纳米颗粒表面易功能化,通过偶联功能分子,可以对目标 DNA、蛋白质和细胞等进行吸附,从而实现分离和富集。

(2)皮升级超顺磁液滴生成。

图 11-73 所示为液滴微流控芯片 1 的设计和实物图,为了更好地观察微通道网络,实物图中微结构内充满了红色墨水。该芯片有四个入口:油相入口 1 和油相入口 2、水基超顺磁流体入口和去离子水入口,以及三个出口:出口 1、出口 2 和出口 3。用透明聚乙烯导管将各个入口分别与填充好水相和油相的 1ml 注射器相连,为了使入口处能承受更大的流体压力,以及避免操作过程中导管对 PDMS 入口的破坏,在导管与入口相连处用少许环氧结构固化胶封合。PDMS 材质具有良好的切割性,因此可利用手术刀便于对其进行任意切割。在直尺的辅助下,用手术刀将靠近主微通道一侧的 PDMS 切除,让主微通道一侧靠近芯片边缘。这样不仅有利于外磁铁的移动,还可以让外磁铁近距离的靠近主微通道,以

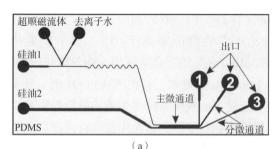

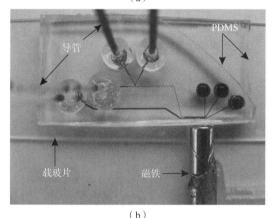

图 11-73　液滴微流控芯片 1 的设计图和实物图
(a) 设计图;(b) 实物图

便主微通道处能获取较高的外磁场强度和磁场梯度,通常主微通道外壁与芯片边缘距离为 200～800μm。

所谓皮升级超顺磁液滴,是指包含有超顺磁 Fe_3O_4 纳米颗粒的皮升体积水液滴,在实验中利用典型的 T 型微结构生成。将注射器安装到精密注射泵上后,水相和油相就能够在注射泵产生的推动力作用下流入微通道网络,并且它们的流速可以被精确调控。按照液滴功能单元不同,可将芯片 1 内微通道网络分为 5 个区域,分别为液滴的产生区、混合区、变形区、传输区和操控区,如图 11-74 所示。图中液滴内磁纳米颗粒浓度为 25g/L,超顺磁液滴流速为 4mm/s,标尺为 100μm。下面分别对不同区域进行介绍。

液滴产生区。将亲水性超顺磁 Fe_3O_4 纳米颗粒均匀地分散到去离子水中形成水基磁性液体。水基磁性液体(黑色)和去离子水(白色)首先在水相/水相汇聚处形成稳定层流,然后在水相/油相汇聚处被硅油 1 剪切成超顺磁液滴。超顺磁液滴的大小和磁纳米颗粒浓度可通过精密注射泵调节水基磁性液体、去离子水以及硅油的流速来改变,图中生成的单个超顺磁液滴大小约为 500pL。

液滴混合区。刚生成的超顺磁液滴,依然呈现明显的分层状态,但当它们通过蜿蜒蛇形微通道时,弯曲微通道壁对液滴两侧产生不对称阻力,大大加速了液滴内部的对流,致使 1s 内就实现了磁纳米颗粒在超顺磁液滴内部的均匀分布。

液滴变形区。混合均匀的超顺磁液滴随后流入宽度为 400μm 的主微通道,由于超顺磁液滴直径小于 400μm,在界面张力的作用下,它们由圆柱形(也被称之为 plug)变为球形(也被称之为 slug)。

液滴传输区。油相在主微通道内呈层流运动,在硅油 2 的辅助下,硅油 1 在主微通道内依然做直线运动,结果,球形超顺磁液滴在传输区总是沿着主微通道内壁向前运动。

液滴操控区。操控区有一个三岔口,此处主微通道与三个分微通道 1、分微通道 2 和分微通道 3 相连[图 11-73(a)]。当操控区域无外磁场时,超顺磁液滴与普通无磁性液滴并无二样,它们都会沿着主微通道壁做层流直线运动,并始终惯性地流入分微通道 1。当操控区域存在非均匀磁场时,超顺磁液滴将受到磁引力作用,在主微通道内发生顺时针方向偏转,并流入分微通道 2 或分微通道 3。

(3) 操控原理。

图 11-75 所示为磁引力操控超顺磁液滴原理图。周围无磁场存在时,超顺磁纳米颗粒磁畴的磁矩分布在不同的方向上,结果相互抵消,矢量和为零,整个超顺磁液滴的磁矩为

零,所以对外不显现出磁性。此时,超顺磁液滴在主微通道内沿着层流做直线运动,并始终流入下游分微通道 1。当在垂直于主微通道方向上施加一个非均匀磁场时,如图 11-75 中红色箭头区域所示,由于超顺磁液滴磁化率高于硅油磁化率,超顺磁液滴将受到磁引力作用。此时,超顺磁纳米颗粒内部的磁矩共同指向了磁场梯度最大处,且单个超顺磁纳米颗粒所受作用力的总和,即为超顺磁液滴所受的磁引力。当磁引力大到一定程度时,能驱动超顺磁液滴在主微通道内发生顺时针方向偏转。如较小磁引力能引起超顺磁液滴发生半偏转,从而流入分微通道 2;而较大磁引力能引起超顺磁液滴发生全偏转,从而流入分微通道 3。

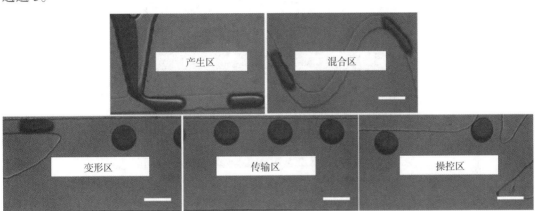

图 11-74 超顺磁液滴在微通道网络内的五个不同特征

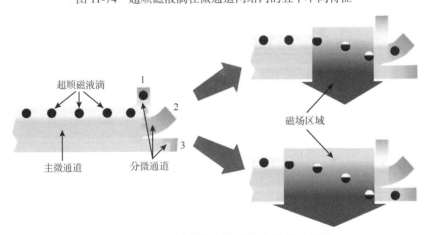

图 11-75 磁引力操控超顺磁液滴原理示意图

如图 11-76(a)所示,作用在超顺磁液滴上的磁引力(magnetic attraction)用 F_{att}(N)表示,则有:

$$F_{att} = \frac{N\Delta\chi V_p}{\mu_0} B(\nabla B) \tag{11-21}$$

式中,μ_0 为真空磁导率,($4\pi\times 10^{-7}$,H/m);N 为液滴内超顺磁纳米颗粒数量;$\Delta\chi$ 为超顺磁纳米颗粒与去离子水之间的磁化率差值;V_p 为单个超顺磁纳米颗粒体积,m^3;B 为磁场强度,T;∇B 为磁场梯度,T/m。需要指出的是,如果超顺磁纳米颗粒在外磁场作用下未达到磁饱和状态，那么 F_{att} 正比于 $(\nabla B)^2$，而不是 ∇B。当超顺磁液滴在磁引力的作用下从层流中发生顺时针偏转时，还将受到一个垂直于主微通道且与 F_{att} 方向相反的斯托克斯黏拽力（Stokes' drag force）作用，用 F_{drag}（N）表示，则有：

$$F_{drag} = 6\pi\eta r v_y \tag{11-22}$$

式中，η 为硅油黏度，35kg/ms；r 为超顺磁液滴半径，m；v_y 为超顺磁液滴在 y 轴上的速度分量，m/s。

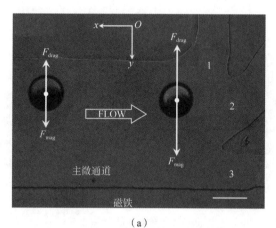

(a)

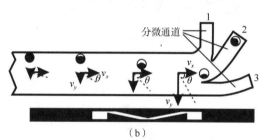

(b)

图 11-76　超顺磁液滴在通道内运动示意图

在 x 轴方向上，超顺磁液滴所受合力为零，因此它在 x 轴上的速度是恒定的，即等于总的油相流速。在 y 轴方向上，超顺磁液滴受到 F_{mag} 和 F_{drag} 的共同作用，v_y 逐渐增大，从而导致超顺磁液滴在层流运动方向上发生顺时针方向偏转，如图 11-76（b）所示：

$$\tan\theta = \frac{v_y}{v_x} \tag{11-23}$$

式中，v_x 为超顺磁液滴在 x 轴方向上的速度分量，m/s；θ 为超顺磁液滴的偏转角，它直接反映了超顺磁液滴在主微通道内的偏转程度。即 θ 越大，超顺磁液滴在 x 轴方向上的偏转程度越大。

在主微通道内，当 F_{mag} 和 F_{drag} 达到平衡时，有：

$$F_{mag} = F_{drag} \tag{11-24}$$

将式（11-21）、式（11-22）及式（11-23）代入式（11-24）中有：

$$\tan\theta = \frac{2\Delta\chi C r^2 B(\nabla B)}{9\eta\rho\mu_0 v_x} \tag{11-25}$$

式中，C 为超顺磁液滴的浓度，kg/m^3；ρ 为密度，$5.18\times10^3 kg/m^3$。从式（11-25）可以看出，当总油相流速和超顺磁液滴直径为定值时，超顺磁液滴的偏转角 θ 正比于超顺磁纳米颗粒浓度 C 以及外磁场强度 B 和梯度 ∇B。因此，可以通过对这三个关键参数的深入研究进一步探寻高效的微流控芯片超顺磁液滴操控方法。

（4）磁场梯度大小和磁纳米颗粒浓度影响。

为了研究磁场梯度大小对超顺磁液滴偏转行为的影响，实验选用了三种不同大小的圆柱形钕铁硼磁铁，分别称之为小磁铁、中磁铁和大磁铁，其直径分别为 3mm、4mm 和 5mm，长度分别为 12mm、12mm 和 25mm。钕铁硼（$Nd_2Fe_{14}B$）磁铁，是一种人造永久性磁铁，作为第三代稀土永久材料，它是目前为止具有最强磁力的永久性磁铁。它不仅磁力强，体积小，性价比也很高，三种磁铁零售价总和不到 10 元。

这种圆柱形磁铁两端磁性强，而中间磁性弱，因此，实验时将磁铁垂直于芯片边缘放置，同时磁铁末端尽可能接近主微通道一侧。此时磁铁末端表面距离主微通道壁约为 500μm，如图 11-77 所示。图中阴影区域为主微通道所在处，其宽度为 400μm。用高斯计分别对小、中和大三种磁铁的空间磁场强度分布进行测量，结果表明，它们在主微通道内的磁场梯度分别约为 63T/m、95T/m 和 125T/m。由于三种类型磁铁在主微通道处的磁场强度均大于超顺磁纳米颗粒的饱和磁场强度（60mT），因此，由式（11-25）可知，超顺磁液滴的偏转角度与磁场梯度成正比。图 11-77 记录了超顺磁液滴在以上三种不同磁场梯度下的偏转行为，其中超顺磁液滴半径和流速分别为 44μm 和 3.2mm/s。结果表明，对于同一浓度超顺磁液滴，较大磁场梯度比较小磁场梯度更能使超顺磁液滴发生偏转，或发生更大程度的偏转。例如，当磁纳米颗粒浓度为 25g/L 时，小磁铁无法有效偏转超顺磁液滴，致使它们最终还是在层流作用下流入分微通道 1；中磁铁则能使超顺磁液滴在主微通道内完成半个偏转，进而流入分微通道 2；而大磁铁能产生足够大的磁引力，驱动超顺磁液滴在主微通道内完成整个偏转，并最终流入分微通道 3。这进一步证明了超顺磁液滴的偏转程度正比于外磁场梯度的大小。

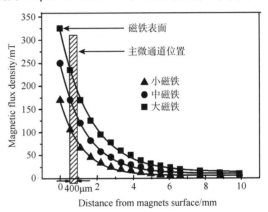

图 11-77　磁铁磁场强度分布图

为了调查磁纳米颗粒浓度对超顺磁液滴偏转影响，实验研究了七种不同浓度的超顺磁液滴偏转行为，分别为 10（~4×10^9 个磁纳米颗粒/液滴）g/L、15g/L、20g/L、25g/L、30g/L、35g/L 和 40g/L。未被稀释的超顺磁性水溶液浓度为 40g/L，其他较低浓度超顺磁液滴均通过调节磁性水溶液和去离子水的流量比来得到，但是两者的流量总和不变。由于硅油 1 和硅油 2 流量不变，因此尽管超顺磁液滴内的磁纳米颗粒浓度在发生变化，但是生成的超顺磁液滴的大小和速度没变，这保证了实验条件的重复性。图 11-78 记录了以上七种不同浓度超顺磁液滴在三种不同磁场梯度下的偏转行为。当磁纳米颗粒浓度为 10g/L 时，即使在大磁铁作用下，超顺磁液滴也无法获得足够大程度偏转，因此只能流入分微通道 1。此后，超顺磁液滴所受磁引力随着磁纳米颗粒浓度的增加而增大，并逐渐开始从层流方向发生顺

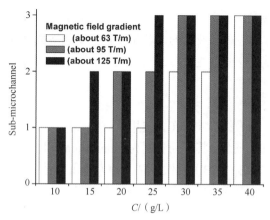

图 11-78 磁场梯度和磁纳米颗粒浓度对
超顺磁液滴偏转影响

时针方向偏离。当浓度为 15g/L 时,可以在大磁铁作用下流入分微通道 2;当浓度为 20g/L 时,可以在中磁铁作用下流入分微通道 2;而当浓度达到 30g/L 时,在小磁铁的作用下也能够流入分微通道 2。最后,当磁纳米颗粒浓度为 40g/L 时,三种磁铁都能够提供足够大的磁引力,使得超顺磁液滴在主微通道内完成全偏转,并流入分微通道 3。

(5)有效磁场区域大小影响。

通过前面研究可知,超顺磁液滴偏转程度正比于磁场梯度大小和磁纳米颗粒浓度,但实际操作过程中,通过改变这两个参数对超顺磁液滴进行高效操控并不容易实现。这是因为通过更换磁铁或在 y 轴方向上移动磁铁改变磁场梯度大小,不仅操作麻烦,重复性难,而且容易对芯片造成挤压和破坏,影响后续实验。此外,由于改变流速后管道内流体的平衡时间较长(5min),因此通过改变磁纳米颗粒浓度操控超顺磁液滴偏转无法在短时间内完成,致使操控效率偏低。前面实验表明,只有强磁场梯度才能有效偏转超顺磁液滴。磁场梯度在磁铁表面呈指数递减,且强磁场梯度主要集中在磁铁末端,因此,能有效操控超顺磁液滴的范围都集中在磁铁末端区域内,被称之为磁场区域。对应地,将能偏转超顺磁液滴的磁场区域称之为有效磁场区域,如图 11-79 中虚线所示。有效磁场区域与磁铁直径成正比,即大磁铁比小磁铁拥有更大的有效磁场区域,但它同时也与磁铁的位置有关。实验中所用的小、中和大磁铁在 x 轴方向上的最大有效磁场区域分别为 3mm、4mm 和 5mm。因此,可以通过调节有效磁场区域大小操控超顺磁液滴。

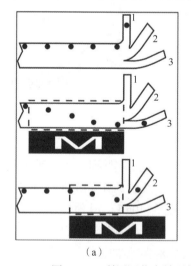 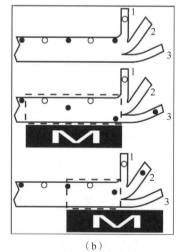

图 11-79 利用调节有效磁场区域大小操控超顺磁液滴

如图 11-79 所示,所有超顺磁液滴只在有效磁场区域内发生偏转。这是因为,在有效磁场区域外部,磁场梯度和强度迅速衰减,导致磁引力太小,无法让快速流动的超顺磁液滴发生足够大的偏转,进而分配到指定的分微通道 2 或分微通道 3。由于超顺磁液滴只在主微通道内发生偏转,因此磁铁在 x 轴方向上的位置决定了有效操控区域的大小。当磁铁完全在分叉口左边时,超顺磁液滴穿越整个有效磁场区域,将在主微通道内完成全偏转,从而流入分微通道 3。而当磁铁处于分叉口中部时,超顺磁液滴只穿越半个有效磁场区域,将在主微通道内完成半偏转,从而流入分微通道 2。

为了能够观察到更明显现象,实验选用大磁铁提供有效磁场区域,以确保当磁铁完全位于分叉处左侧时,超顺磁液滴能在主微通道内完成全偏转,并流入分微通道 3。图 11-80 所示为磁铁从分叉口右侧向左侧移动的过程中,超顺磁液滴的偏转行为,其中磁纳米颗粒浓度为 30g/L,超顺磁液滴流速为 3.7mm/s,标尺为 100μm。当大磁铁完全在分叉口右侧时,由于没有有效磁场区域,因此超顺磁纳米颗粒在液滴内仍然呈均匀分布,不发生任何偏转。将磁铁向分叉口左侧移动,有效磁场区域也随之增大,液滴内超顺磁纳米颗粒受到磁引力作用,不断聚集在离磁铁较近的超顺磁液滴一侧。同时超顺磁液滴也开始偏离主微通道内壁,但偏转程度太小,不足以流入分微通道 2。继续左移磁铁至分叉口中部,有效磁场区域进一步增大,超顺磁液滴也受到越来越大的磁引力作用,并发生更大程度偏转,直至流入分微通道 2。当磁铁完全处于分叉口左侧时,超顺磁液滴穿越了最大有效磁场区域,在主微通道内发生全偏转,并最终流入分微通道 3。在这个过程中,超顺磁纳米颗粒在液滴内部的聚集程度越来越大,但由于超顺磁纳米颗粒良好的亲水性,以及水液滴较大的界面张力,使得磁纳米颗粒在强磁场梯度下依然能稳定地存在于液滴内部,没有任何泄漏。一旦超顺磁液滴进入分微通道,离开有效磁场区域,超顺磁纳米颗粒将重新在液滴内均匀分散开来。

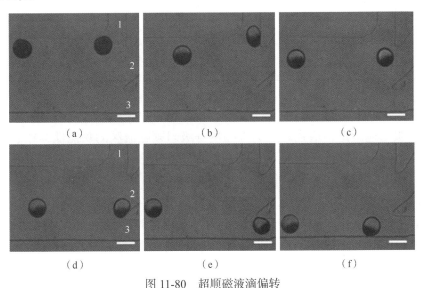

图 11-80　超顺磁液滴偏转

表 11-5 显示了利用控制有效磁场区域大小操控超顺磁液滴进入指定分微通道 2 的效率。结果表明,除了第三种情况,即磁纳米颗粒浓度为 15g/L,超顺磁液滴流速为 3.8mm/s,其他条件下的操控效率几乎都为 100%。这是因为第三种情况中,磁引力太小且超顺磁液

滴流速太快，以致无法高效偏转超顺磁液滴进入分微通道 2。同时还发现，只要磁引力足够大，总存在一个最佳的有效磁场区域使得超顺磁液滴流入指定的分微通道 2。实验中，在保证操控效率接近 100%的条件下，超顺磁液滴操控通量可达 10 个/s，这个值还可以通过同时提高油相流速和磁场梯度进一步增大。

表 11-5　磁操控超顺磁液滴进入分微通道 2 的效率

磁纳米颗粒浓度 C/(g/mL)	液滴 x 方向流速 v_x/(mm/s)	平均液滴半径 r/μm	平均液滴间距 d/μm	流入分微通道 2 液滴数 n	操控效率/%		
					分微通道 1	分微通道 2	分微通道 3
15	2.5	49	153	11	0	100	0
	3.2	44	195	12	0.7	99.3	0
	3.8	40	262	12	44.2	55.8	0
20	2.7	50	141	12	0.4	99.6	0
	3.3	44	188	13	0	100	0
	3.9	41	250	13	0.7	99.3	0
25	2.8	50	100	15	0	100	0
	3.6	45	162	15	0	100	0
	4.1	41	288	12	0.4	99.6	0
30	3.1	50	122	15	0	100	0
	3.8	44	191	14	0	100	0
	4.5	41	265	14	0.5	99.5	0
35	3.9	49	209	14	0	99.8	0.2
	4.8	43	282	14	0	100	0
	5.3	41	300	15	0.6	99.4	0
40	4.1	50	184	15	0	99.8	0.2
	5.0	45	294	14	0	100	0
	5.7	40	326	15	0	99.6	0.4

（6）相邻超顺磁液滴的干扰。

为了克服上述不足，增强磁引力操控皮升级超顺磁液滴的功能性，在芯片 1 中 T 型微结构的基础上，设计了含有双 T 型微结构的液滴微流控芯片 2，如图 11-81 所示，其中左边为示意图，右边为显微镜图。在液滴产生区，与芯片 1 中水相全部分布在油相一侧不同，芯片 2 中的两个水相微通道对称地分布在硅油 1 微通道的两侧，即超顺磁性流体在左侧，去离子水在右侧。由于两个水相是对称且独立的，因此，在液滴生成过程中，它们的机会是均等的。除液滴产生区不同外，芯片 2 的其他的结构与芯片 1 完全一样。

在硅油 1 的剪切下，双 T 型微结构内不再只生成超顺磁液滴，而是产生超顺磁液滴和无磁性水液滴相间的液滴。通过控制两个水相的流速比可以改变生成的两种液滴数比例，如超顺磁液滴与水液滴的比为 1∶1 和 2∶2，如图 11-82 所示。图中白色虚线圆圈内的黑色液滴为超顺磁液滴，白色液滴为去离子水液滴。其中磁纳米颗粒浓度为 25g/L，超顺磁液滴流速为 3.6mm/s，标尺为 400μm。

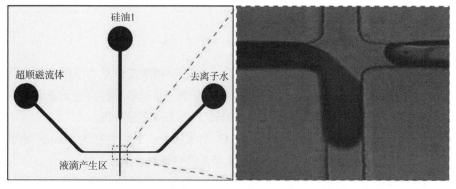

图 11-81　液滴微流控芯片 2 的液滴产生区域

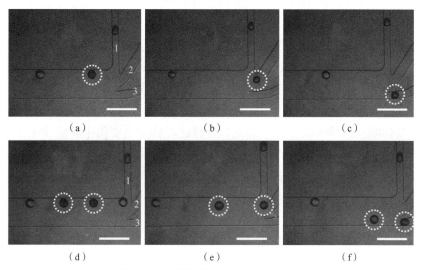

图 11-82　超顺磁液滴分选和定量分配

无磁场时，超顺磁液滴和水液滴的行为并无二样，它们都在层流的作用下沿着主微通道内壁做直线层流运动，并惯性地流入分微通道 1。当在操控区域施加一个非均匀磁场时，水液滴因不受磁引力作用继续做直线运动直至流入分微通道 1，而超顺磁液滴在磁引力作用下在主微通道内发生顺时针方向偏转，从而与水液滴分离开来。通过控制有效操控区域大小，可以容易操控超顺磁液滴流入分微通道 2 或分微通道 3。无磁性水液滴的添加，不仅增大了超顺磁液滴之间的间距，使得来自相邻超顺磁液滴的干扰被大大降低，同时还减少了单位时间内流经有效磁场区域的超顺磁液滴个数，从而大大增强了对单个超顺液滴的操控能力。结果表明，仅利用改变有效操控区域大小就可以容易地实现超顺磁液滴的定量操控，如图 11-82 操控单个或两个超顺磁液滴进入指定的分微通道 2 和分微通道 3。

与基于静态磁控磁液滴方法相比，基于动态磁控超顺磁液滴技术，不仅能够定量操控更小体积液滴（皮升级），而且大大提高了磁液滴的操控通量（大于 600 个/min）。利用小体积的永久性钕铁硼磁铁提供所需驱动力，有效避免了对电磁铁的需求。在芯片上集成电磁铁牵涉到复杂的微加工技术，同时还要解决其体积大、磁场强度低以及产生焦耳热[291]等问题。此外，皮升级液滴可用于包裹细胞和颗粒等微粒，且磁引力相对稳定，操控过程中不受表面电荷、pH 值以及离子强度和温度等影响或影响甚少，因此将来可以利用该方法进行高效高通量的细胞/颗粒分选[292]。

3）小结

通过将磁引力与液滴微流控芯片有机结合，在磁学和微流体动力学的理论指导下，设计加工了两种微流控芯片，以永久性磁铁作为磁场源，通过简单控制有效磁场区域大小，实现了皮升级超顺磁液滴的高效操控，包括偏转、分选和定量分配。

（1）化学共沉淀法合成亲水性超顺磁 Fe_3O_4 纳米颗粒，平均直径为 16nm，饱和磁化强度约为 60mT，且能均匀地分散到水相中形成水基磁性液体。

（2）利用液滴微流控芯片 1 中的 T 型微结构，将水基磁性流体剪切成单分散性的皮升级超顺磁液滴。超顺磁液滴的大小、流速和磁纳米颗粒浓度均可通过对水相和油相流速的调节来改变。

（3）无磁场时，超顺磁液滴在主微通道内沿着层流做直线运动，并始终流入下游分微通道 1。当在垂直于主微通道方向上施加一个非均匀磁场时，由于超顺磁液滴磁化率大于硅油磁化率，超顺磁液滴受到磁引力作用，在主微通道内发生顺时针方向偏转。理论和实验均证明，其偏转程度正比于磁纳米颗粒浓度和外磁场梯度。

（4）磁场梯度在磁铁表面呈指数递减，且强磁场梯度主要集中在磁铁末端，因此，能有效操控超顺磁液滴的范围集中在磁铁末端区域内，被称之为磁场区域。对应地，将能偏转超顺磁液滴的磁场区域称之为有效磁场区域，通过控制有效操控区域大小，可以精确操控超顺磁液滴流入下游指定分微通道 2，通量高达 600 个/min，成功率接近 100%。该方法不仅操作简单，而且重复性好。

（5）利用液滴微流控芯片 2 中的双 T 型微结构，交替生成超顺磁液滴和无磁性水液滴。无磁性水液滴的添加，不仅增大了超顺磁液滴之间的间距，使得来自相邻超顺磁液滴的干扰被大大降低，同时还减少了单位时间内流经有效磁场区域的液滴个数，从而大大增强了对单个超顺液滴的操控能力，并实现了超顺磁液滴从非磁性液滴中的高效分选和定量分配。

（6）该方法的不足之处主要体现在，需要对液滴进行预先的磁标记，即向液滴内部加入亲水性磁纳米颗粒，结果导致液滴透明度降低，影响液滴内组分的光学检测。因此，如何实现无磁标记液滴的磁操控技术成为了下一步研究的重点。

11.3.5 分子水平的微流控药物筛选研究平台

纳米 CuO 催化化学发光性能及其氨基酸检测。生物体中氨基酸水平的改变与许多生命现象和疾病有关，氨基酸检测在临床诊断、蛋白质及肽类分析中具有重要意义。已报道的氨基酸检测手段有：紫外、荧光、电化学、核磁共振和化学发光。然而，激光诱导荧光检测需要衍生化过程，存在费时、易产生副产物及增加检测费用等缺点，而且难于进一步集成化。化学发光（CL）检测具有灵敏度高、结构简单、不需要任何外加光源等特点，更适于集成在芯片中，近年来在毛细管电泳和玻璃芯片电泳检测中备受关注[293, 294]。芯片毛细管电泳检测氨基酸已有一些报道[295~297]，Berkeley 加州伯克利大学的 Hutt 等[298]研制了一个经两次弯曲的分离通道长 21.4cm、宽 110μm 的氨基酸手性分析电泳芯片，用于分离在火星上普遍存在的缬氨酸（Val）、丙氨酸（Ala）、丝氨酸（Ser）、谷氨酸（Glu）和天冬氨酸（Asp）五种氨基酸对映体，获得的 d/l 比值与 HPLC 法结果相近，Li 等[299]采用异硫氰酸酯（FITC）衍生化和胶束电动色谱在玻璃芯片上分别快速分离了多种不同酸碱性的氨基酸对映体。

纳米氧化物是一类具有广泛用途的纳米材料。纳米氧化铜复合材料在化工反应中用作催化剂，有良好的催化性能。粒子的超细化赋予纳米氧化铜更好的性能。本研究采用低热固相配位化学反应热分解后合成了纳米氧化铜，将其与氨基酸配合后，研究配合物催化鲁米诺化学发光的性能，并将之应用到 PDMS 微流控芯片分离检测氨基酸化学发光中，取得了良好的结果。

1. 实验方法

1）纳米氧化铜的制备

在参照文献[300]基础上改进，采用低热固相配位化学反应制得前驱物，再经热分解得到纳米氧化铜。以 1:1 的物质的量比分别准确称取草酸和 $Cu(Ac)_2 \cdot H_2O$，充分研磨 1h，50℃水浴加热 1h，固相产物在烘箱中 70℃真空干燥 4h，得到前驱物 CuC_2O_4，将 CuC_2O_4 置于马弗炉中加热升温至 300℃，保持 2h，可得黑色的纳米 CuO 粉末。

2）催化化学发光性能实验

向石英发光测试瓶中加入 120μl 发光试剂，然后加入 20 μl 内含一定浓度纳米氧化铜的 1.0×10^{-5} mol/L 氨基酸溶液，立即放入发光测量仪中，同时记录发光曲线，待发光值稳定后读取发光强度。以不含氨基酸的鲁米诺发光体系为空白溶液。实验中不断地改变发光体系中纳米氧化铜的加入量，测定其发光强度的变化。以硫酸铜溶液、分析纯氧化铜代替纳米氧化铜，在同样的实验条件下分别进行测定，记录相应的发光曲线。

3）微芯片电泳——化学发光分析系统

PDMS 电泳芯片采用十字微孔道构型，通道直径 100μm，进样臂（样品池 SR 至样品废液池 SWR）长 10mm，其中进样口至交叉点长 5mm，分离臂（缓冲液池 BR 至分离通道出口 BWR）长 30mm，其中有效分离通道长 25mm。芯片电泳的电压控制由 30kV 高压电源、分压器和继电器（自行组装）完成。化学发光检测及数据采集与处理由 BPCL 超微弱化学发光测量仪完成，检测池经改装使其适于芯片电泳，检测器光子计数光电倍增管置于分离通道末端 BWR 的正下方，检测窗口直径 2mm。

4）微芯片电泳方法

微芯片初次使用时，先依次用甲醇、水、1mol/L NaOH、1mol/L HCl、0.1mol/L NaOH 和水冲洗通道，然后用缓冲溶液冲洗并平衡。每两次运行间，依次用 0.1mol/L NaOH、水和缓冲溶液冲洗，以获得良好的重现性。

首先用塑料微管将三个储液池与电泳缓冲溶液相连，在另一储液池端抽真空，将电泳缓冲溶液充满芯片通道和各储液池。此时，注意不要在微通道内引入气泡。然后用微量注射器分别用样品溶液和发光试剂替代样品池和缓冲液废液池中的缓冲溶液。向各储液池中插入0.5mm铂丝电极后,放入检测系统中。按表11-6依次进行预平衡、夹切进样和分离,分离开始时同时记录电泳图谱。当样品带迁移至分离通道末端并与化学发光试剂接触时,在接触界面上立即产生发光增强信号。

表 11-6 电泳过程中各储液池的电压条件

操作	时间/s	样品池/V	样品废液池/V	缓冲液池/V	缓冲液废液池/V
预平衡	60	360	360	1000	0
进样	15	450	0	300	300
分离	240	360	360	1000	0

2. 结果与讨论

1) 纳米氧化铜的表征

图 11-83 为纳米氧化铜的透射电镜分析照片。CuO 粒子呈球形,粒子的粒度分布均匀。平均粒径为 10nm,比以前文献报道[53]的粒度要小很多。

图 11-84 为纳米 CuO 的 XRD 图和标准分析纯的 XRD 图。由图可知,纳米氧化铜为球形单斜晶系结构,产品特征衍射峰的半峰宽 (β),根据 Scherrer 公式 (11-26):

$$D = \frac{0.9\lambda}{\cos\theta\sqrt{W^2 - W_0^2}} \tag{11-26}$$

式中,D 为晶粒平均粒径,nm;λ 为 X 射线波长,nm;θ 为 Bragg 衍射角 (°);W 为测得的半峰宽度;W_0 为标准半峰宽度。

可以计算出颗粒的平均粒径为约 10nm。这与 TEM 的结果相吻合。

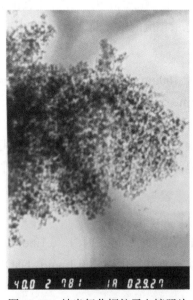

图 11-83 纳米氧化铜粒子电镜照片

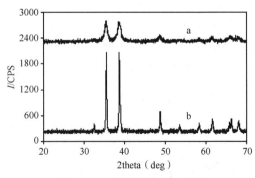

图 11-84 氧化铜的 XRD 图

a 表示纳米氧化铜;b 表示分析纯氧化铜

2）纳米氧化铜浓度对催化化学发光性能的影响

由图 11-85 可以看出，检测精氨酸时，纳米氧化铜溶液浓度在 2.5×10^{-4} mol/L 至 4.57×10^{-3} mol/L 范围时，发光强度与浓度成正比。当纳米氧化铜的浓度进一步增加时，发光强度急剧下降。

表明氧化铜浓度在 2.5×10^{-4} mol/L 至 4.57×10^{-3} mol/L 范围时，发光强度与浓度成正比。当氧化铜的浓度进一步增加时，发光强度急剧下降。这种现象的原因可能是由于氧化铜催化鲁米诺化学发光反应，当氧化铜浓度太高时会加速激发的光子的猝灭，从而导致发光强度的降低。

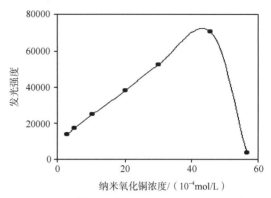

图 11-85　精氨酸体系发光强度随纳米氧化铜浓度的变化

3）不同催化条件下发光性能比较

分别用合成的纳米氧化铜、分析纯氧化铜和硫酸铜溶液作为催化剂，考察了它们对鲁米诺发光体系的催化性能力，结果表明：没有氨基酸存在时，纳米氧化铜、分析纯氧化铜和铜离子三者对鲁米诺发光反应的最大催化能力大小顺序依次为：铜离子＞纳米氧化铜＞分析纯氧化铜。铜离子的催化能力约为纳米氧化铜的 4.4 倍，纳米氧化铜的催化能力约为分析纯氧化铜的 3.3 倍。三者中以纳米氧化铜的催化性能提高最大（图 11-86 和图 11-87）。纳米氧化铜的存在使该发光体系对精氨酸的测定提高了 5.65 倍，对天冬氨酸的发光测定提高了 4.51 倍。氨基酸的检测限达 10^{-9} mol/L。根据这一性质可将纳米氧化铜用于提高化学发光检测氨基酸的灵敏度，对氨基酸的芯片检测具有重要意义。因此，在后面的芯片电泳中选用氧化铜纳米粒子作为缓冲溶液添加剂使用。

取氧化铜浓度为 40mol/L，作纳米氧化铜催化鲁米诺化学发光反应的校正曲线。

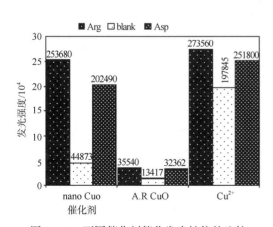

图 11-86　不同催化剂催化发光性能的比较

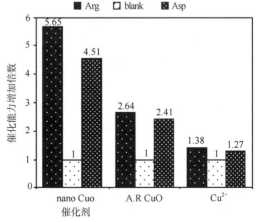

图 11-87　不同催化剂催化发光增加发光倍数

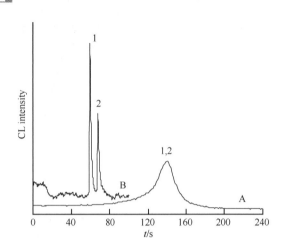

图 11-88 不同混合模式下微芯片电泳–化学发光分离氨基酸混合物

模式 A：电泳缓冲溶液，40×10^{-3} mol/L $Na_2B_4O_7$（pH 值为 7.0）；发光试剂，60×10^{-3} mol/L H_2O_2+40×10^{-3} mol/L $Na_2B_4O_7$（pH 值为 10.8）+2.0×10^{-3} mol/L 鲁米诺+8.0×10^{-4} mol/L 纳米 CuO。模式 B：电泳缓冲溶液，2.0×10^{-3} mol/L 鲁米诺+40×10^{-3} mol/L $Na_2B_4O_7$（pH 值为 7.0）+8.0×10^{-4} mol/L 纳米 CuO；发光试剂，60×10^{-3} mol/L H_2O_2+40×10^{-3} mol/L $Na_2B_4O_7$（pH 值为 10.8）。各氨基酸浓度均为 2.0×10^{-4} mol/L。峰指认：1.精氨酸；2.天冬氨酸

纳米氧化铜催化效率明显远高于分析纯。这种性能特点主要是由于纳米氧化铜具有更大的比表面积，氨基酸能吸附在纳米氧化铜表面，形成某种配合物，从而其催化鲁米诺发光能力的提高比分析纯氧化铜更大。这方面详细机理正在进行深入研究。

4）MCE-CL 分析系统分析性能

考察了发光试剂的混合模式和缓冲溶液的 pH 值对分离检测的影响。图 11-88 为发光试剂在两种不同混合模式下获得的芯片电泳图谱。图 11-88 中模式 A 中发光试剂含鲁米诺、过氧化氢和氧化铜纳米粒子，三者混在一起后置于检测处的储液池 4（BWR）内，微通道的电泳缓冲溶液为 pH 值为 7.0 的 $Na_2B_4O_7$。此时，样品精氨酸和天冬氨酸混合物未能分离。图 11-88 中模式 B 中将发光试剂鲁米诺和催化剂氧化铜纳米粒子添加在 pH 值为 7.0 的 $Na_2B_4O_7$ 缓冲溶液中，作为电泳缓冲溶液，而位于检测处的储液池 4 内仅含过氧化氢的碱性溶液。此时精氨酸和天门冬氨酸能在 80s 内达到基线分离，分离度 R_s 为 2.45，而且发光强度大大增加。这是因为图 11-88 中模式 B 的混合模式有三大优点：其一是可以避免当三者共存时纳米氧化铜催化过氧化氢分解和鲁米诺的消耗，有利于获得稳定的、高强度的发光信号；其二是使氨基酸在分离通道中就与纳米氧化铜产生的铜离子形成带正电荷的不饱和络合物，当迁移到达检测端发光试剂界面时立即产生增强的发光信号；其三，添加氧化铜纳米粒子在分离通道中，实际上是带正电荷的氨基酸铜络合物的电泳分离，迁移速率较氨基酸快，而且纳米粒子作为类似于假固定相有助于提高分离的选择性。

pH 值对分离检测有重要影响。缓冲溶液的 pH 值小于 5 时，鲁米诺溶解度低，容易吸附在疏水性强的 PDMS 孔道表面，影响分离的效率和重现性；当 pH 值大于 8.5 时，铜离子很易形成氢氧化铜沉淀，大大降低分离效率。

测定了该分析系统用于精氨酸、天冬氨酸分离检测的重现性、分离效率和检测限，结果见表 11-7。迁移时间的相对标准偏差小于 4%，峰高的相对标准偏差小于 5%，检测限在 μmol/L 数量级。Liu 等在 PDMS 芯片上利用金属离子催化鲁米诺化学发光反应，分离检测 Co^{2+} 时迁移时间的相对标准偏差为 8.7%，检测限 8.28μmol/L。表明该系统分析性能与化学发光分离检测金属离子相当。该系统分离精氨酸的柱效优于已报道的在玻璃芯片上采用电泳分离、邻苯二醛（OPA）柱后衍生和激光诱导荧光检测精氨酸的柱效（1320）。这些性能特点主要是由于纳米氧化铜一方面能够与氨基酸快速形成不饱和配合物，其催化鲁米诺发光能力的提高比铜离子更大；另一方面它在电泳分离中作为缓冲溶液添加剂起到假固定

相作用，提高了分离的选择性。该方法最大的优点是不用荧光试剂衍生化、检测器结构简单、易实现系统微型化。

表 11-7　MCE-CL 分析系统的分析性能 [a]

分析物	相对标准偏差		理论塔板数/N	理论塔板高度/μm	检测限/(μmol/L)
	迁移时间/%	峰高/%			
精氨酸	2.68	4.56	7600±280	3.29±0.12	3.50
天冬氨酸	3.75	4.82	8670±430	2.88±0.14	8.60

注：a 为五次测定结果统计值。

然而，在实验中也观察到当测定次数 7 次以上时，迁移时间有不断增加和峰高不断降低趋势。前者是由于管壁吸附增加，后者是由于在电渗流作用下缓冲溶液不断流入发光试剂的液池中，使试剂浓度不断稀释，以及分析物在发光试剂池内扩散所致。虽然经反复冲洗和重装新鲜溶液后，可重新获得较好的重现性。但这仍是简单十字交叉通道结构的微芯片用于化学发光检测应该改进的问题。

3. 小结

本研究采用低热固相配位合成及热分解法合成了氧化铜纳米粒子并进行透射电镜和 X 射线衍射表征，性能远优于以往文献报道，并首次用于纳米金属氧化物和铜离子催化鲁米诺化学发光能力的比较，观察到文献未报道过的纳米氧化铜与氨基酸形成不饱和配合物后催化能力增加更大。实验结果表明，将氧化铜纳米粒子均匀分散在电泳缓冲液中，能够显著提高氨基酸芯片分离的选择性。以 PDMS 微流控芯片和结构简单的化学发光检测器构建了微芯片-化学发光氨基酸检测分析系统，建立了基于纳米氧化铜与氨基酸形成的不饱和配合物催化鲁米诺化学发光的氨基酸芯片分离分析新方法，提高氨基酸芯片分析系统的分离度和检测灵敏度。

11.3.6　细胞水平的微流控药物筛选研究平台

细胞是组成生命结构和功能的基本单位，有机体的生理功能和一切生命现象都是以细胞为单位的，细胞生物学在生命科学领域有着极其重要的地位。

癌症、心肌梗死和心力衰竭一直以来是影响人类健康的疾病，与脑血管疾病并称为健康三大杀手，抗癌药物和心血管药物的研制和筛选都具有十分重要的意义。传统的 96 孔板的方法，不仅耗费人力物力，还难以实现高通量的分析。

与传统方法相比较，在微流控芯片的基础上进行药物筛选，细胞的生长状态和药物的作用方式都更接近于实际生物体内，并且还可以省去配制多种药物不同浓度溶液的繁冗操作，简化细胞进样、铺展、洗涤、荧光标记等过程，减少了细胞核相关试剂的消耗量，具有很大的应用潜力和前景。

1. 基于微流控芯片药物浓度梯度诱导 Hela 细胞凋亡实验

宫颈癌是一种常见的、严重危害妇女健康的恶性肿瘤，目前对促 Hela 细胞凋亡的研究实验越来越受到人们的广泛关注。

1）实验方法

（1）微流控芯片上细胞的引入和培养。

①将 PDMS 芯片、连接芯片的胶管及实验中用到的物品在高压灭菌锅中进行高温高压（101.3kPa，120℃，20min）处理；②将灭菌后的微流控芯片放入真空干燥箱中，保持真空状态 30min；③抽真空结束后，迅速用注射器向通道内通满细胞培养液，使培养液充满整个通道；④将充满培养液的芯片放在紫外灯下照射 0.5h，对芯片进行紫外灭菌；⑤进行细胞实验时，首先将新鲜的细胞培养基通入芯片，冲洗通道并平衡培养环境；⑥调节细胞密度约 $1.0×10^6$ 个/ml，将细胞悬液通过芯片上层通入到芯片中，待细胞基本充满下层培养腔时停止通入细胞悬液；缓慢通入细胞培养液，冲洗残存在通道内的细胞；⑦将芯片翻转，细胞翻到最终的培养腔中。将芯片放入培养箱中，几小时后，细胞贴壁生长并分裂，可用于后续实验。

（2）微流控芯片上药物的引入和染色。

将芯片中的细胞静态培养 24h 后，细胞正常贴壁生长、分裂。用微量注射泵以 1μl/min 的流速中向芯片中注入溶液，从其中一个入口引入新鲜的细胞培养基，从另外一个入口引入抗癌药物（10μg/ml 顺铂、环磷酰胺、氟尿嘧啶），药物处理细胞 24h。

药物处理细胞 24h 后，用 PBS 溶液冲洗通道 2~3 次，冲走通道内残余的细胞培养液和药物。将事先配好的活死细胞双染溶液缓慢通入芯片中，然后把芯片放入培养箱中孵育 0.5~1h；孵育结束后，用 PBS 溶液冲洗通道，冲走剩余的染色液。将芯片移至荧光显微镜下，注意避光，先用 490μm 波长激发，观察黄绿色活细胞，也可以观察到红色死细胞，然后用 545μm 波长激发，视野内都是红色死细胞。

2）结果与讨论

Hela 细胞在经过药物处理后，用活死细胞双染试剂对细胞进行染色，确定 Hela 细胞的成活率。钙黄绿素-AM 和碘化吡啶（PI）溶液，可以分别对活死细胞染色。Calcein-AM 乙酸甲基酯亲脂性很高，能使其透过细胞膜。尽管 Calcein-AM 本身不是荧光分子，但通过活细胞内的酯酶作用，Calcein-AM 能脱去 AM 基，产生的 Calcein 能发出强绿色荧光，因此 Calcein-AM 能发出强绿色荧光。PI 是一种核染色材料，但不能穿过活细胞的细胞膜，它能穿过死细胞膜的无序区域而达到细胞核，并嵌入 DNA 双螺旋从而产生红色荧光，由于 Calcein 和 PI 都可被 490nm 的激发光激发，故在此波段下可同时观察活细胞和死细胞。PI 可在 545nm 波长激发，此时可以单独观察到死细胞。

顺铂是 DNA 损伤的药物，被广泛地应用于恶性肿瘤的治疗，对乳腺癌、睾丸癌、卵巢癌、前列腺癌、肺癌、头颈部癌、宫颈癌细胞等都有显著疗效；顺铂处理后七个通道内细胞荧光照片如图 11-89 所示。

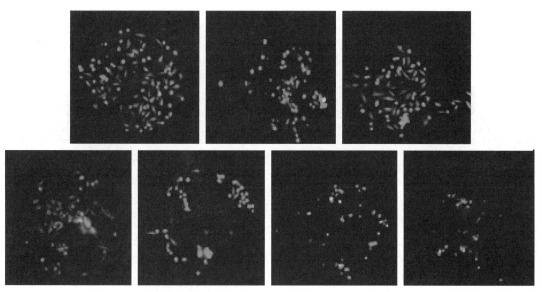

图 11-89　微流控芯片上形成浓度梯度顺铂诱导 Hela 细胞凋亡图

使用图像处理软件分析细胞荧光照片，统计细胞成活率，得顺铂浓度梯度处理后 Hela 细胞的成活率（表 11-8）。

表 11-8　顺铂浓度梯度下 Hela 细胞成活率

药物浓度/（μg/ml）	细胞成活率/%
0	99
1.67	90
3.33	68
5.00	45
6.67	28
8.33	10
10.0	8

氟尿嘧啶处理后七个通道内细胞荧光照片如图 11-90 所示。

使用图像处理软件分析细胞荧光照片，统计细胞成活率，得氟尿嘧啶浓度梯度处理后 Hela 细胞的成活率（表 11-9）。

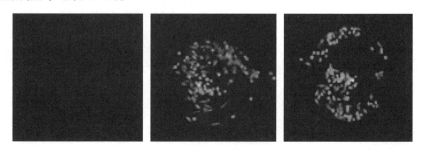

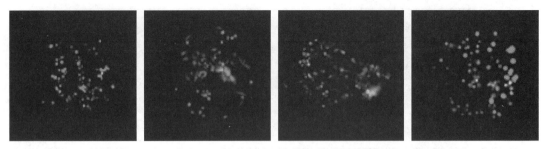

图 11-90　微流控芯片上形成浓度梯度氟尿嘧啶诱导 Hela 细胞凋亡图

表 11-9　氟尿嘧啶浓度梯度下 Hela 细胞成活率

药物浓度/（μg/ml）	细胞成活率/%
0	99
1.67	87
3.33	77
5.00	64
6.67	42
8.33	30
10.0	25

氟尿嘧啶为嘧啶类的氟化物，属于抗代谢抗肿瘤药，能抑制胸腺嘧啶核苷酸合成酶，阻断脱氧嘧啶核苷酸转换成胸腺嘧啶核苷核，干扰 DNA 合成。对 RNA 的合成也有一定的抑制作用。环磷酰胺为最常用的烷化剂类抗肿瘤药，进入体内后，在肝微粒体酶催化下分解释出烷化作用很强的氯乙基磷酰胺，而对肿瘤细胞产生细胞毒作用，临床用于恶性淋巴瘤，多发性骨髓瘤，白血病、乳腺癌、卵巢癌、宫颈癌、前列腺癌、结肠癌、支气管癌、肺癌等，有一定疗效。环磷酰胺处理后七个通道内细胞荧光照片如图 11-91 所示。

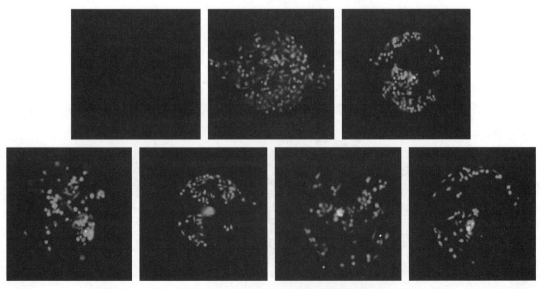

图 11-91　微流控芯片上形成浓度梯度环磷酰胺诱导 Hela 细胞凋亡图

实验中，我们可以看到，在药物的诱导下，Hela细胞发生凋亡，在PI的染色下呈现红色。并且在一定条件下，随着药物浓度的增加，Hela细胞的凋亡作用变得明显，呈现明显的剂量依赖（表11-10）。

表11-10 环磷酰胺浓度梯度下Hela细胞成活率

药物浓度/（μg/ml）	细胞成活率/%
0	99
1.67	93
3.33	75
5.00	68
6.67	61
8.33	50
10.0	45

2. 微流控芯片上心肌细胞的缺氧复氧损伤实验及药物的保护实验

心脏病主要有风湿性心脏病、先天性心脏病、高血压性心脏病、冠心病、心肌炎等7种，各种心脏病均可导致猝死，其中冠心病是猝死的最主要原因之一。冠心病是冠状动脉粥样硬化性心脏病的简称，是一种常见的心脏病，是指供给心脏营养物质的血管——冠状动脉发生严重粥样硬化或痉挛，使冠状动脉狭窄或阻塞，再加上血栓形成的管腔闭塞，造成供血不足，导致心肌缺血缺氧或梗死而引起的心肌功能障碍和（或）器质性病变的一种心脏病，亦称缺血性心脏病（IHD）。

因此，在体外对心肌细胞进行缺氧刺激，研究相应刺激下心肌细胞的相关生物学行为，如细胞形态变化与凋亡、蛋白质分泌、细胞因子生成等，进而可以深入地了解缺血性心脏病在心肌细胞层面的发生机制，为IHD的治疗提供实验基础，如药物的筛选，相关通路的确定等。

1）实验方法

（1）微流控芯片上细胞的引入和培养。

①将PDMS芯片、连接芯片的胶管及实验中用到的物品在高压灭菌锅中进行高温高压（101.3kPa，120℃，20min）处理；②将灭菌后的微流控芯片放入真空干燥箱中，保持真空状态30min；③抽真空结束后，迅速用注射器向通道内通满细胞培养液，使培养液充满整个通道；④将充满培养液的芯片放在紫外灯下照射0.5~1h，对芯片进行紫外灭菌；⑤进行细胞实验时，首先将新鲜的细胞培养基通入芯片，冲洗通道并平衡培养环境；⑥调节细胞密度约$1.0×10^6$个/ml，将细胞悬液通过芯片上层通入到芯片中，待细胞基本充满下层培养腔时停止通入细胞悬液；缓慢通入细胞培养液，冲洗残存在通道内的细胞；⑦将芯片翻转，细胞翻到最终的培养腔中。将芯片放入培养箱中，几小时后，细胞贴壁生长并分裂，可用于后续实验一、实验方法。

（2）实验分组。

实验分为三组，对照组：正常细胞不做任何处理；缺氧/复氧组：正常培养的细胞放入氧气浓度为0.5%的三气培养箱中培养3h，再放入正常氧气浓度的培养箱中培养2h；药物处理组：用含有一定浓度的药物（10μmol/L 硝酸甘油、10μmol/L 单硝酸异山梨酯、1mmol/L 尼克酰胺）的DMEM培养基预处理细胞12h，然后进行缺氧/复氧处理。

处理后用 Calcein-AM 和 PI 双染溶液测定各组细胞的成活率。用 PBS 溶液冲洗通道 2~3 次，冲走通道内残余的细胞培养液和药物。将事先配好的活死细胞双染溶液缓慢通入芯片中，然后把芯片放入培养箱中孵育 0.5~1h；孵育结束后，用 PBS 溶液冲洗通道，冲走剩余的染色液。测定细胞成活率时芯片内药物浓度是统一的处理后测量细胞内活性氧的水平，按照 1：1000 用无血清培养液稀释 DCFH-DA，使其浓度为 $10\mu mol/L$，去掉细胞培养液，加入适当体积稀释好的 DCFH-DA，将芯片放入 37℃培养箱内孵育 20min。随后用无血清培养液冲洗芯片内的细胞 2~3 次，除去未进入细胞的 DCFH-DA。

2）结果与讨论

（1）药物对心肌细胞缺氧复氧损伤后细胞存活率的影响。

尼克酰胺是一种水溶性维生素，在保持正常细胞功能和代谢方面发挥着重要作用，在缺氧条件下尼克酰胺通过抑制氧化应激和改善能量生成，减少心肌细胞坏死和凋亡从而发挥心肌保护作用。

硝酸甘油和单硝酸异山梨酯被广泛应用于治疗缺血性心脏病和充血性心力衰竭，一般认为其通过线粒体内乙醛脱氢酶生物催化，将硝酸类药物脱硝基形成一氧化氮，进而扩张血管。

表 11-11 为在同一浓度药物作用下，各药物对损伤心肌细胞的保护作用的实验，结果表明，尼克酰胺、硝酸甘油、单硝酸异山梨酸酯对心肌细胞确有保护作用，其中硝化甘油和单硝酸异山梨酸酯在较低浓度下（$10\mu mol/L$）就能发挥明显作用，而尼克酰胺的有效浓度（$1mmol/L$）比较高。

表 11-11　不同组别心肌细胞存活率

组别	心肌细胞成活率/%
正常对照	99
缺氧（模型）	11
缺氧+尼克酰胺（1mmol/L）	57
缺氧+单硝酸异山梨酸酯（$10\mu mol/L$）	45
缺氧+硝酸甘油（$10\mu mol/L$）	49

（2）微流控芯片上药物对缺氧复氧后受损细胞的保护作用。

氧化应激指细胞或基体在遭受各种有害刺激时，体内高活性分子如活性氧自由基（ROS）和活性氮自由基（RNS）产生过多，氧化程度超出氧化物的消除，氧化系统和抗氧化系统失衡，从而导致组织损伤，其中 ROS 是重要的细胞内信号。

DCFH-DA 是一种检验细胞内 ROS 水平的荧光探针，DCFH-DA 本身没有荧光，可以自由穿过细胞膜，进入细胞后，可以被细胞内的酶水解生成 DCFH，而 DCFH 不能透过细胞膜，从而使探针很容易地被装载到细胞内。细胞内的活性氧可以氧化无荧光的 DCFH 生成有荧光的 DCF，检测 DCF 的荧光就可以知道细胞内活性氧的水平。图 11-92

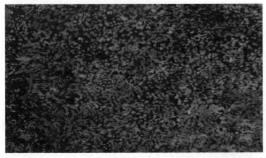

图 11-92　DCF 被激发后产生绿色荧光的细胞

为荧光显微镜下因 DCF 被激发而发出绿色荧光的心肌细胞。

荧光显微镜激发后，用图像处理软件分析荧光强度，绿色荧光强度即代表细胞内活性氧的水平。图 11-93、图 11-94、图 11-95 为细胞受损在受到三种药物保护后细胞内活性氧强度（荧光强度）。

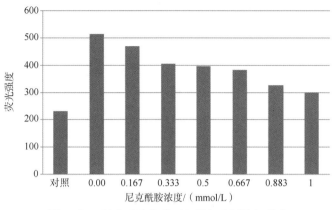

图 11-93　尼克酰胺条件下心肌细胞活性氧强度

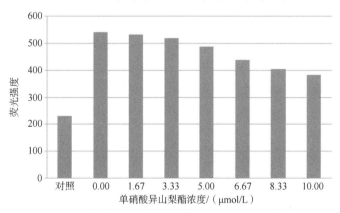

图 11-94　单硝酸异山梨酯条件下心肌细胞活性氧强度

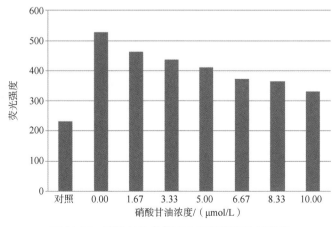

图 11-95　硝酸甘油条件下心肌细胞活性氧强度

研究中，我们可以看到，在药物的保护作用下，受损细胞内的活性氧水平明显降低，并且在一定的条件下，随着药物浓度的增加，活性氧水平越低，药物对细胞的保护作用越强，呈现明显的剂量依赖。

11.3.7 模式生物水平的微流控药物筛选研究平台

模式生物通常是指人们在研究生命现象过程中长期、反复作为研究材料的物种，模式生物通常尺寸小、全身透明、生命周期短。通过研究模式生物所得出的规律，可以推演到相关生物物种。据统计，对于生命过程和机理的揭示大部分是通过模式生物的研究完成的。模式生物的研究有助于回答生命科学研究中最基本的生物学问题，揭示人类疾病的分子机制，为药物筛选和毒理测试提供平台。近年来，模式生物在现代生命科学舞台上扮演着举足轻重的角色，曾多次受到诺贝尔奖的垂青。一些模式生物如黑腹果蝇、斑马鱼、秀丽隐杆线虫，在药物筛选中越来越多引起人们的关注，它们可以从整体系统的水平上检测药物的活性，了解药物的代谢过程，提供药动学和药效学的重要信息。然而，传统的模式生物分析方法存在以下不足：操作耗时耗力，分析通量低，分析速度慢，难以对生物体及其微环境进行精确的操控。因此，亟须开发新的分析方法学平台对传统的模式生物分析技术进行补充。微流控芯片技术，是20世纪90年代初中期在分析化学领域发展起来的一门新型的分析学科，具有微型化、样品和试剂消耗小、传质传热效率高、生物相容性较好、高通量并行分析、功能单元集成化、自动化控制等特点，成为近年来炙手可热的前沿分析技术之一。微流控芯片在模式生物的研究方面具有如下优势：①可以精确操控模式生物个体，控制其身体的位置和取向；可以把单一个体从群体里隔离开来，阐述个体差异。②可以准确记录模式生物在微环境变化下的刺激响应，获得形态、行为、分子等动力学过程，捕捉瞬时发生事件，从而获得更为精确的定量信息。③可以从时空上控制这些模式生物生存的微环境，对其进行操纵和分析，极大地简化并加速其在药物活性筛选研究中的应用。因此，近年来，微流控芯片在模式生物研究中炙手可热。目前，已见文献报道能固定黑腹果蝇胚胎的芯片[301]，自动装载斑马鱼幼虫的芯片[302]，以及研究莱茵衣藻、秀丽隐杆线虫的芯片[302~304]等。

1. 微流控芯片模式生物的研究过程

1）微流控芯片上模式生物的捕获和固定

捕获和固定是微流控芯片模式生物研究的重要操作单元，目前发展起来的捕获和固定操作技术主要有三种：机械力[305~307]、电场力[308~310]和固定化技术[311~313]。

2）微流控芯片上模式生物的分离与筛选

分离和筛选是从大量非均匀群体中获取某一特定特征个体的技术，对于获取更准确的生物信息和进行有针对性的刺激检测，是非常重要的技术环节。目前，已经发展了多种细胞分离和筛选的机制，包括细胞大小[314,315]、亲和作用[316,317]、介电泳[318,319]、磁力[320,321]和光[322]等。近年来，也陆续出现了一些对模式生物进行分离和筛选的相关报道，常用的分离和筛选的方法包括：荧光激发分选[323,324]、电场力分选[325,326]等。

3）微流控芯片上模式生物的刺激与检测

微流控芯片可以精确控制模式生物所处的微环境，通过检测手段记录刺激响应，从而获得生理活动的定性和定量信息，阐述相关分子机制。利用芯片设计的灵活性和各种主动操控技术，可以对微流控芯片内的模式生物施加高时空分辨率的刺激，刺激的方法主要包括四种：流体控制的化学刺激[327]，机械力刺激[328]，光刺激[329]及电刺激[330]。

2. 用于活体单细胞衣藻鞭毛长度实时监测的微流控系统

鞭毛或纤毛是动态细胞器，在细胞周期、细胞分裂、外界刺激等情况下其长度发生变化。衣藻是单细胞真核生物，具有两根等长的鞭毛，是用于研究纤毛/鞭毛组装和解聚机制理想模式生物。本实验室开发了一种基于微流控芯片气液交替模式更换刺激物的技术，该技术可以实现自动化和无残留换液过程。我们将此技术应用于衣藻，细胞外环境的精确控制，并实时监测活体单细胞衣藻鞭毛长度的瞬时应激响应和长期动力学过程。

1）实验方法

（1）衣藻的培养。

衣藻置于23℃恒温光周期（光照/黑暗：14h/10h）培养室进行空气泵吹起培养。细胞采用 M 培养基培养，每隔 3 天进行传代[331]。

（2）微流控芯片的制作。

采用 CorelDRAW 软件绘制每一层芯片的设计图，打印成分辨率为 20000dpi 的透明掩膜，掩膜的分辨率可以保证 10μm 以上图形的保真度。如图 11-96 所示。

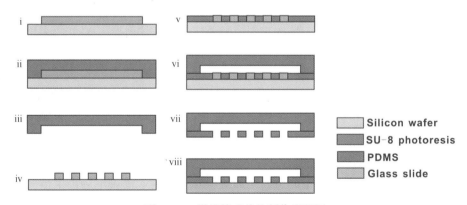

图 11-96　微流控芯片的制作流程图

（3）微流控芯片上换液过程及换液动力学表征。

如图 11-97 所示。含有不同溶液的液柱用气柱隔离，液柱和气柱的体积由蠕动泵的流速和抽拉时间控制，可以根据需求进行调整。随后，将完成预填充的微管一端插入到芯片的进样口，另外一端连接到 1ml 注射器上。最后，注射泵将所有的液柱和气柱按照预填充顺序被依次推送进入微流控芯片微通道中，先导的溶液依次被后续的溶液替换，完成换液过程。我们对穿孔微井的尺寸进行优化，分别选取 100μm、200μm 和 300μm 直径的微井，考察其在换液过程和衣藻鞭毛中呈现的效果。

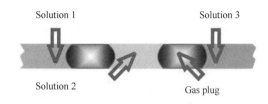

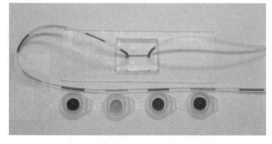

图 11-97　PE 微管内液柱和气柱交替预填充；预填充的微管与芯片连通的实物图

利用荧光染料异硫氰酸荧光素（FITC），我们对穿孔微井的换液过程进行精确的定量分析。将体积均为 2μl 的 FITC 液柱（浓度为 1.0μmol/L）、空气柱、超纯水液柱依次预填充到 PE 微管中。注射泵以 0.5ml/h 的速度将气液柱推送进入芯片微通道中，采用倒置荧光显微镜获取 FITC 被超纯水替换的荧光图像，用 4×物镜进行观察，蓝光激发，曝光时间为 100ms，图像获取频率为 5Hz。利用 Image-Pro Plus 6.0 software（Media Cybernetics, Inc.）图像分析软件获取和分析荧光图像，得到荧光强度分布谱图。最后，分析不同流速对换液时间的影响，每个数据点均为 3 次平行测定的平均值。

（4）微流控芯片上衣藻鞭毛相关实验及实时检测。

A. 微流控芯片上 pH shock 处理去鞭毛。

将体积均为 2.0μl 细胞悬液液柱、空气柱、M 培养基液柱+空气柱（3 组）、乙酸液柱（pH 值为 4.5，加入台盼蓝为颜色指示剂）、空气柱、M 培养基液柱+空气柱（3 组），依次预填充到 PE 微管中。与细胞悬液液柱相邻的"M 培养基+空气柱"的组合被使用三次，目的是充分冲走通道内 PDMS 上残留的衣藻细胞，防止后续观测过程中，多余的细胞掉落在穿孔微井中，影响对单细胞的定位分析。最后一组"M 培养基+空气柱"的组合也被使用三次，目的是充分替换刺激物乙酸，同时加强醋酸液柱与 1ml 注射器内 M 培养基的隔离，防止交叉污染。随后，预填充的液柱和气柱以 0.3ml/h 的速度被注射到芯片微通道中。当包含有细胞悬液的液柱流经穿孔微井时，暂停注射泵 5min，使衣藻细胞沉降到穿孔微井底部。接着，后续的气柱和液柱以 0.5ml/h 的速度依次被输送进入微通道，从而完成精确可控的 pH shock 处理去鞭毛过程。pH shock 处理之后，将新鲜的 M 培养基以 0.3ml/h 的速度通入到微通道内，将系统内所有液柱和气柱排出，确保系统内再无乙酸溶液，防止交叉污染。

B. 芯片上 pH shock 处理后的鞭毛再生实验。

pH shock 处理后，在三种不同流速下研究穿孔微井内衣藻鞭毛的再生情况，分别是 0ml/h、0.1ml/h 和 0.3ml/h。每隔 15min 获取一次鞭毛长度的图像，至 240min 后终止实验。

C. 芯片上鞭毛缩短实验。

将体积均为 2.0μl 细胞悬液液柱、空气柱、M 培养基液柱+空气柱（3 组）、20mmol/L 焦磷酸钠条件培养基、空气柱、20mmol/L 焦磷酸钠条件培养基（3 组），依次预填充到 PE 微管中，PE 微管的另一端与含有 20mmol/L 焦磷酸钠条件培养基的 1ml 注射器相连。将液柱和气柱依次注射到微通道内，焦磷酸钠条件培养基在静流下持续作用于细胞 2h，每隔 15min 获取一次鞭毛长度的图像。

D. 芯片上鞭毛缩短后伸长实验。

将体积均为 2.0μl 细胞悬液液柱、空气柱、M 培养基液柱+空气柱（3 组）、20mmol/L

焦磷酸钠条件培养基、空气柱、20mmol/L 焦磷酸钠条件培养基（3 组），M 培养基液柱+空气（3 组），依次预填充到 PE 微管中，PE 微管的另一端与含有 M 培养基的 1ml 注射器相连。焦磷酸钠液柱作用于穿孔微井中细胞的时间分别为 30min、60min 和 120min，后用 M 培养基替换焦磷酸钠条件培养基，静流下观察鞭毛的伸长。衣藻鞭毛缩短和伸长过程中，每隔 15min 获取一次图像。

E. 实验数据处理。

所有微流控芯片上衣藻鞭毛的相关实验，均在倒置显微镜下（Olympus IX71）用 60×物镜进行观察。采用 Image-Pro Plus 6.0 software 软件采集图像，图像获取频率为 5Hz。利用 ImageJ 软件（National Institutes of Health）测量鞭毛长度，每个数据点采集至少 50 个细胞，取平均值。用 Origin Version7.5 软件绘制鞭毛动力学曲线。

2）结果与讨论

（1）芯片设计和工作原理。

微流控芯片的设计如图 11-98（a）所示，穿孔微井阵列用来捕获和监测衣藻细胞，微通道用来输送流体以控制微井中细胞的微环境。微流控芯片的主体由两层 PDMS 结构组成。下层是包括 5 个穿孔微井阵列的 PDMS 薄膜，深度为（140±5）μm[图 11-98（b）]，上层是包括流路通道的较厚 PDMS 块体。

为控制衣藻的微环境，需要对衣藻施加刺激物，换液操控就显得尤为重要。我们开发一种基于气液交替的换液方式，如图 11-99 所示，力图实现微流控芯片内先导溶液 1 被后续溶液 2 的替换。

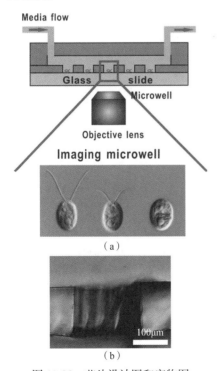

图 11-98　芯片设计图和实物图
（a）微流控芯片工作设计图；（b）穿孔微井的实物图

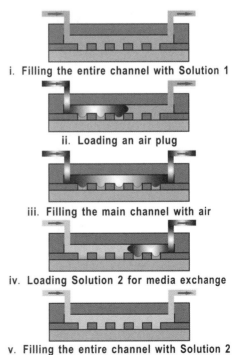

图 11-99　基于气液交替原理的换液过程流程图

(2)芯片设计的优化。

本研究中,采用气柱隔离相邻的液柱,以减少轴向分散,从而有效抑制不同溶液之间的交叉污染。由于将气相引入到体系中,为防止气体将捕获的细胞从微井底部冲走,需要对穿孔微井的尺寸进行优化。我们选取三种不同直径的微井,分别为 100μm、200μm 和 300μm,如图 11-100(a)所示。细胞被捕获到微井底部 5min 后,气柱和液柱以间隔的方式被推送到微通道中,流速范围为 0.1ml/h 到 0.9ml/h。结果发现,对于直径为 300μm 的微井,气柱会接触到玻璃基底,导致微井底部的细胞被挤压到边缘,如图 11-100(b)所示。而对于直径为 100μm 和 200μm 的微井,在气柱流经微井时,玻璃表面会形成一层薄液膜,从而保护捕获的细胞。结果显示,微井中 95% 以上的细胞在换液过程没有受到气柱的干扰。

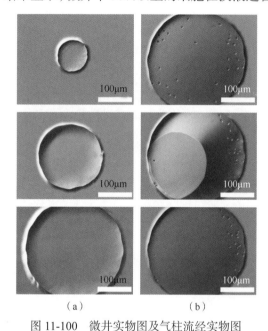

图 11-100 微井实物图及气柱流经实物图
(a)三种不同直径为微井显微镜下实物图,由上到下分别为 100μm、200μm 和 300μm;
(b)气柱流经微井前、中、后,被捕获的细胞显微镜下分布情况,微孔直径为 300μm

(3)换液动力学考察。

本研究所开发的微流控平台的优势在于通过气液交替和阵列微井的有机结合,可以实现快速、精确可控的液体交换过程。在此,我们利用 FICT 荧光染料对换液的动力学过程进行定量考察,假定 FITC 的荧光强度与荧光素的浓度成正比。如图 11-101 所示,随着时间的增加,荧光强度逐渐减弱。以 0.5ml/h 的流速进样,8s 内可以实现蒸馏水对荧光素的完全无残留替换。实验中,液柱的体积为 2.0μl,流经微通道时,从进口到出口的时间约为 14s。相对于图 11-101 所示的 8s 即可实现完全无残留换液过程,14s 的流经时间足以完成更加彻底的溶液交换。另外,从荧光强度分布图可以看到,每个微井之间的谱图轮廓相近,不存在显著性差异。谱图的轮廓成抛物线状,说明微井中心的换液快于边缘。这一结果与流体力学模拟的速度等值线和流线的分布是吻合的[332]。

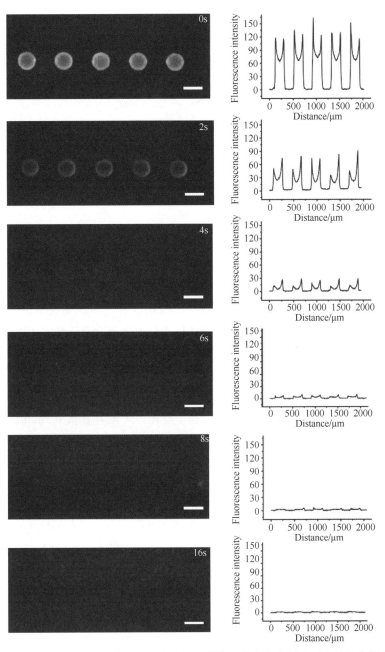

图 11-101　蒸馏水替换荧光素随时间变化的显微镜下荧光实物图和对应的荧光强度谱图

进样口流速为 0.5ml/h，曝光时间为 100ms。8s 后，荧光素被蒸馏水完全无残留地替换。标尺为 200μm

我们又进一步研究了流速对换液动力学的影响。如图 11-102 所示，随着流速的增加，换液时间呈线性递减。根据微井的容积，流速范围从 0.1ml/h 增加到 0.9ml/h，换液速度从 0.31nl/s 增加到 0.82nl/s。换液时间随流速增加而递减，是由于加快了对流传质，促进了物质传输和交换。线性递减关系可以用对流-扩散方程进行解释。

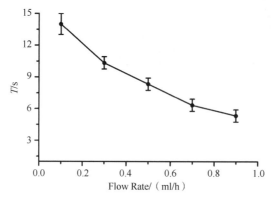

图 11-102 穿孔微井中荧光素被蒸馏水完全无残留替换所需要的时间与流速的关系（每个数据点代表三次独立实验，以平均数±相对标准偏差表示）

（4）实时监测鞭毛的切除。

根据上述讨论，我们开发的微流控芯片，可以捕获衣藻、观测衣藻鞭毛并实施快速、精确可控的换液过程。这就为我们实时监测活体单细胞衣藻在刺激物作用下的鞭毛动力学打下了坚实的基础。为验证此微流控芯片可以作为衣藻鞭毛组装和解聚动力学研究的平台，首先我们考察了芯片上 pH shock 处理切除鞭毛的过程。

在此，我们将气液交替预填充方式与微井阵列有机结合，采用蠕动泵精确控制液体交换，无需人为干预，可实现自动化的换液过程。首先，M 培养基被 0.5mol/L 乙酸替换，实现 pH shock 处理。以 0.5mL/h 的速度进样，整个换液过程不少于 8s，随后乙酸停留在微井阵列的时间约为 20s。乙酸作用于细胞的总时间约为 28s，与传统实验室方法所需的 30s 时间相匹配。在 pH shock 处理过程中，我们发现，衣藻的鞭毛能够快速感应外界环境的变化，几秒钟之内鞭毛全部断裂。同时，我们观察到一个有趣现象，微井中心的衣藻在乙酸刺激下，一对对称的鞭毛发生同时断裂；而微井边缘的衣藻，一对对称的鞭毛断裂时间并不同步。这一发现进一步验证了文献的报道，即衣藻的一对结构对称的鞭毛对空间信号的敏感程度不同[333]。同时，这一发现也充分说明了微流控平台在实时监测刺激瞬间衣藻鞭毛动力学方面的优势。值得一提的是，在乙酸刺激去鞭毛和后续的换液过程中，95%以上的衣藻在鞭毛断裂后仍然停留在初始位置，这为我们实时监测活体单细胞衣藻鞭毛的动力学提供了便利。

（5）实时监测鞭毛的再生动力学。

传统的生物学方法，待 pH shock 处理鞭毛脱落后，立即向 M 培养基中缓慢滴加 KOH 中和乙酸使 pH 值恢复到 7.2～7.4，细胞很快长出新的鞭毛，这一过程被称为鞭毛再生，鞭毛再生的过程也是鞭毛组装的过程[334]。相对于传统方法，我们的芯片上无需使用 KOH 中和乙酸，M 培养基即可以将乙酸完全无残留替换，减少了所需试剂的种类。乙酸被 M 培养基替换后，鞭毛进入再生程序。

我们利用开发的微流控平台实时监测 pH shock 处理后单个活体衣藻细胞鞭毛再生的动力学过程。如图 11-103 所示，鞭毛长度随时间不断增长，鞭毛的再生动力学曲线表现出明显的减速过程，初始 120min 生长较快；当鞭毛接近鞭毛脱落前的长度时，生长放缓，最后趋于停滞。从 50 个衣藻中随机选取 8 个衣藻细胞，其动力学曲线趋势相似，然而，每个细胞在相同的时间节点上鞭毛长度的绝对值不尽相同。

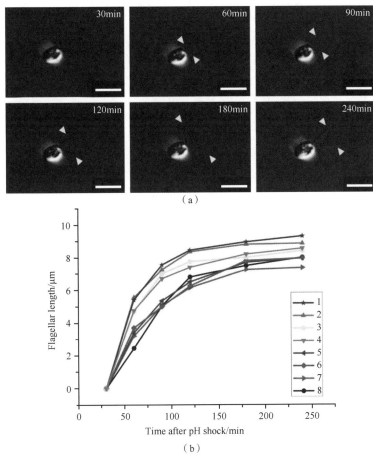

图 11-103　芯片上鞭毛再生实验

（a）pH shock 处理后，微流控芯片上活体单细胞衣藻鞭毛再生过程的显微镜下照片。箭头代表鞭毛顶端的位置，标尺为 10μm；（b）全程追踪每个活体衣藻鞭毛再生动力学曲线。8 条曲线代表从 50 个细胞内随机抽取的 8 个细胞

是否微流控芯片上得到的衣藻鞭毛再生动力学曲线与传统生物学方法得到的再生动力学曲线趋势一致？这是判断微流控芯片平台是否可以用来评价衣藻鞭毛动力学的一个关键问题。因此，我们对比了 pH shock 处理后，芯片上（微流控方法）和芯片外（传统方法）衣藻鞭毛再生动力学曲线的异同，如图 11-104 所示。结果显示，二者的再生动力学并无显著性差异。从而验证了微流控芯片作为鞭毛再生动力学考察平台的可行性。

我们进一步考察了对鞭毛再生动力学的影响，观察流速分别为 0ml/h（静流）、0.1ml/h、0.3ml/h 时，鞭毛的再生情况，如图 11-105 所示。结果显示，流速越高，鞭毛的生长越慢，最终的平衡长度越短。所以，持续的流体作用会抑制鞭毛的再生，其原因可能与文献报道的机械适应性相关[335]。据文献报道，相同直径的微井，其深度越深，流体对微井底部衣藻的剪切力越小[332]。因此，除了快速换液过程中衣藻受到较小剪切力的作用外，所有衣藻鞭毛解聚和再生实验均在静流下进行。

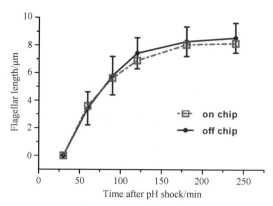

图 11-104　pH shock 处理后，芯片上（微流控方法）和芯片外（传统生物实验方法）
鞭毛再生动力学对比

每个数据点采集至少 50 个细胞，结果以平均数±相对标准偏差表示。红色虚线代表芯片上的鞭毛再生动力学；
黑色实线代表芯片外的鞭毛再生动力学

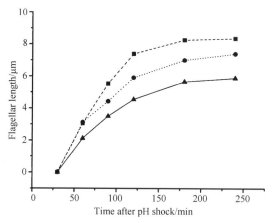

图 11-105　微流控芯片上鞭毛再生动力学与流速的关系

每个数据点采集至少 50 个细胞。■代表静流（0ml/h）；●代表流速为 0.1ml/h；▲代表流速为 0.3ml/h

（6）实时监测鞭毛的解聚和组装动力学。

衣藻细胞在进入有丝分裂之前、具有 4 根鞭毛的合子在进行减数分裂之前或遇到特定的外界环境刺激时，会加剧鞭毛解聚，使其不断缩短直至消失。外界刺激包括渗透压的增加和化学生物试剂导致的离子浓度变化。这些化学生物试剂包括蔗糖、焦磷酸钠（NaPPi）、IBMX（3-isobutyl-1-methylxanthine）等。

在这里，我们使用焦磷酸钠（NaPPi）促进鞭毛的解聚，使其长度缩短。焦磷酸钠（NaPPi）是二价阳离子的螯合剂，在其诱导下，促使鞭毛解聚[336]。当 20mmol/L 焦磷酸钠（NaPPi）作用于微井内的衣藻后，衣藻鞭毛长度不断缩短，120min 后鞭毛完全被细胞基体吸收，如图 11-106（a）所示。然而，每个细胞在解聚过程中，相同时间节点上鞭毛长度的绝对值不尽相同，如图 11-106（b）所示。微流控芯片方法与传统生物学方法做对比，鞭毛解聚的动力学曲线无显著性差异（图 11-107）。

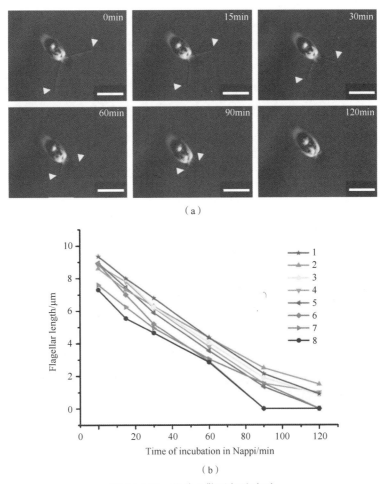

图 11-106 芯片上鞭毛解聚实验

(a) 20mmol/L 焦磷酸钠 (NaPPi) 作用下，微流控芯片上活体单细胞衣藻鞭毛解聚缩短过程的显微镜下照片。箭头代表鞭毛顶端的位置，标尺为 10μm；(b) 全程追踪每个活体衣藻细胞鞭毛解聚动力学曲线。8 条曲线代表从 50 个细胞内随机抽取的 8 个细胞

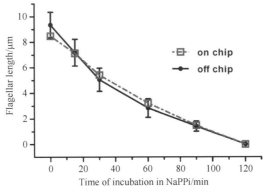

图 11-107 微流控芯片方法和传统生物学方法在鞭毛解聚动力学方面的对比

□代表微流控芯片方法；●代表传统生物学方法

当特定外界刺激解除后，鞭毛的解聚过程被抑制，鞭毛开始伸长直至恢复受刺激前正常的长度。如图 11-108（a）所示，微井底部的衣藻在焦磷酸钠（NaPPi）中被孵育 60min

的过程中（-60min～0min），鞭毛长度不断缩短；当焦磷酸钠（NaPPi）被后续的 M 培养基替换后（0min～240min），鞭毛恢复生长，240min 时已增长到焦磷酸钠（NaPPi）处理前的正常长度。接着我们研究了鞭毛初始长度不同对鞭毛组装速率的影响。如图 11-108（b）所示，微井底部的衣藻分别被焦磷酸钠（NaPPi）孵育 30min，60min，120min，鞭毛分别缩短至 6μm、3μm 和 0μm。当焦磷酸钠（NaPPi）被后续的 M 培养基替换后，处于不同长度的鞭毛开始以不同的动力学速度恢复生长。研究发现，初始鞭毛长度越短，鞭毛组装的初始速率越快。当鞭毛增长到接近焦磷酸钠（NaPPi）处理前的正常长度后，鞭毛的组装速度放缓，直至恢复到原长后鞭毛伸长停滞。因此，我们推断，衣藻能够感知自身的长度，并通过调节鞭毛的组装和解聚速度来控制鞭毛的长度。

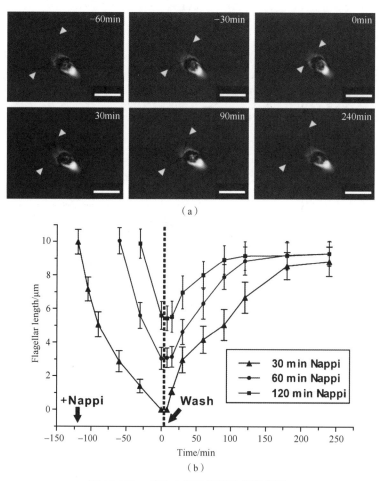

图 11-108　芯片上鞭毛解聚和组装实验

（a）微流控芯片上全程追踪活体单细胞衣藻鞭毛先缩短后伸长的显微镜下照片。上面一组图显示活体单细胞衣藻细胞在被焦磷酸钠（NaPPi）孵育 60min 过程中，鞭毛的缩短过程；下面一组图显示焦磷酸钠（NaPPi）被 M 培养基替换后，240min 内鞭毛伸长的过程。箭头代表鞭毛顶端的位置，标尺为 10μm；（b）微流控芯片上衣藻被焦磷酸钠（NaPPi）孵育不同时间，鞭毛解聚和组装的动力学曲线。每个数据点代表至少 50 个细胞鞭毛长度的平均值

目前，对衣藻是否存在自身长度感知系统是有争论的，平衡点模型认为鞭毛长度的调控是一个被动的过程，细胞并不能感知自身的鞭毛长度；而负反馈模型则认为鞭毛长度调

控是一个主动的过程，细胞内应存在鞭毛长度的感受器或者长度标记分子。

Pan 等最近发现的 CALK 磷酸化状态可以作为鞭毛长度的分子标记，验证了细胞内存在鞭毛长度的感知系统[337]。我们的上述研究中，发现鞭毛组装的初始速度与鞭毛的初始长度相关，从实验证据上进一步验证了衣藻鞭毛感知系统的存在。

上述讨论可知，衣藻在组装和解聚过程中，每一个时间节点的鞭毛长度不尽相同，按照传统生物学方法得到的衣藻鞭毛长度的平均值并不能真实反映衣藻此时的鞭毛长度真实值。而微流控芯片恰好提供了活体单细胞衣藻的实时监控的平台，可以全程追踪每一个时间节点鞭毛长度的绝对值、这对于发现其他衣藻鞭毛长度感受器或者标记分子的存在具有重要作用，可以帮助我们从分子机制上理解衣藻是否存在鞭毛长度的感知系统。

3) 小结

本实验室设计的活体单细胞衣藻鞭毛长度实时监测的微流控系统可精确控制细胞外微环境，在换液过程中，无需离心、磁力搅拌、移液等操作，大大简化了操作步骤。此外，该微流控系统容易搭建、操控简单、成本低，容易被普通生物实验室采纳成为衣藻鞭毛分析的新平台。从分析方法学上，将气液交替预填充方式与微井阵列有机结合，实现了完全无残留的、自动化的、重复性高的液体交换，解决了分析方法学上微环境精确控制的难点。而且，本系统可以全程追踪活体单细胞衣藻鞭毛长度变化的动力学过程。我们将开发的微流控系统应用于衣藻鞭毛的切除、再生、解聚、组装研究，结果显示，每个细胞在相同的时间节点上鞭毛长度的绝对值不尽相同，显示了实时单细胞检测的重要性。个体差异的原因可能与细胞周期的不同步性或细胞的异质性相关。值得一提的是，在鞭毛解聚和组装动力学研究中，我们发现鞭毛组装的初始速度与鞭毛的初始长度相关。这一结果不但从表观实验现象上验证了衣藻鞭毛感知系统的存在，也说明了全程追踪活体单细胞衣藻鞭毛长度对于发现鞭毛长度感受器的重要作用。

更重要的是，本系统还可以捕捉到外界环境变化时细胞的瞬时响应。在 pH shock 处理过程中，我们观察到结构对称的一对鞭毛对刺激的非同步响应。而传统生物学方法由于采用烦琐的换液步骤，难以获取外界变化瞬间衣藻鞭毛所作出的响应。外界刺激下，衣藻鞭毛的不对称响应，不但说明了一对鞭毛的异质性，同时也说明了精确控制微环境并实时监测衣藻的重要性。此外，与传统生物学方法相比较，在鞭毛组装和解聚过程中，动力学曲线无显著性差异，从而验证了微流控芯片作为活体单细胞衣藻鞭毛实时监测平台的可行性。

实时监测活体单细胞衣藻鞭毛在外界刺激下的瞬时响应和长期动力学过程，是发现与鞭毛长度相关信号分子的基础。采用本章中开发的微流控系统，可以实时监测目标分子随鞭毛长度的动态变化[338]。另外，该系统不仅可以应用于衣藻鞭毛的实时监测，也可以用于其他细胞和生物体鞭毛或纤毛的相关研究。

3. 用于全时期线虫高效高通量分离的微流控系统

秀丽隐杆线虫作为经典模式生物，被广泛应用于发育学和行为学研究。线虫的生命周期（全时期）包括胚胎发育期、幼虫时期（L1 期、L2 期、L3 期、L4 期）和成虫期。许多生物学实验需要使用某一特定时期的线虫，一方面可以减少由于线虫所处时期不同引起的系统偏差，另外一方面线虫的特定遗传或表型特征在不同发育时期表现出较大差异。传统的线虫同期化方法包括手工挑取、重力分层、化学漂洗、COPAS 流式分选系统等，但存在操作费时费力、分离效率不佳、可能存在生理影响、仪器设备价格昂贵等缺点。因此亟须一种可以对全时期线虫（L1 期至 L4 期幼龄期到成虫期）进行高效率、高通量分离的平台。

我们设计了一种对全时期线虫（L1 期至 L4 期幼龄期到成虫期）进行同期化分离的微流控芯片。分选腔室由微柱阵列组成，以可逆键合方式与玻璃基底接触。低压模式下，低龄线虫可自由通过腔室，较大尺寸的高龄线虫被捕获在微柱阵列之间；高压模式下，分选腔室内的微柱与玻璃基底分离，释放已捕获的高龄线虫。通过对低龄和高龄线虫在流体中的运动行为分析，对分离腔室内的微柱尺寸进行了优化。采用优化后的微流控芯片串联，实现了全时期线虫（L1 期至 L4 期幼龄期到成虫期）的无损、高效、高通量分离。由于线虫的进样模式为批处理方式，线虫被分批收集，不存在通量饱和值域，因此分离通量可以很高。该系统操作方式简单，无需荧光标记，基于尺寸效应的分离机制具有普适性，对其他运动生物体的分离有一定的借鉴意义。

1）实验方法

（1）线虫的培养。

A. 线虫的同期化方法。

取一合适的平板，平板上有较多处于排卵期的成虫。将平板上的线虫用同期化试剂处理 5min，溶解除受精卵外的所有幼虫和成虫，同期化试剂是含有 1%NaOCl 和 0.1mol/L NaOH。配制方法为 2∶1∶1Bleaching 溶液（5%次氯酸浓度）∶1mol/L NaOH∶H_2O。用 M9 培养基清洗 3 次后，将受精卵转移到含有 OP50 细菌的标准 NGM 平板上，记录同期化的时间。每次实验时,用含有体积分数为 0.01% Triton™ X-100 的 M9 培养基将线虫从 NGM 平板上冲洗下来，待用。

B. NGM 固体培养基上接种 OP50 大肠埃希菌。

取出 4℃冰箱内的含有 OP50 大肠埃希菌的 LB 液体培养基，充分振荡，使大肠杆菌均匀分布在 LB 培养基内。向 5.5cm 的平板内加入 300µl OP50 LB 液体培养基；向 9.0cm 平板内加入 1ml OP50 LB 液体培养基。细菌培养基在平板内轻轻摇晃，使之分布，但尽量不接触到培养皿的边缘。24h 后，细菌培养基风干，将培养皿翻转，转移到 4℃冷藏室内储存待用。

（2）线虫分离微流控系统的设计与搭建。

微流控芯片的制作采用多层软光刻技术。芯片的设计如图 11-109 所示，芯片的主体由两层 PDMS 组成。下层流体通道，包括分离腔室、两个进口（线虫进样口和冲洗入口）和两个出口（出口 1 和出口 2）。分离腔室由直径为 60µm 的 PDMS 微柱组成，微柱的深度和间距如表 11-12 所示。上层控制通道，分别控制两个进样口和两个出口的通道。

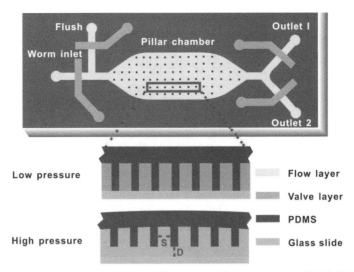

图 11-109　微流控芯片设计图；低压和高压模式下，PDMS 微柱的状态

表 11-12　不同芯片的尺寸用于优化不同发育时期线虫的分离

Stages of worms	Pillar depth/μm	Pillar spacing/μm
L1 期和 L2 期	15	30, 80, 180
L2 期和 L3 期	25	30, 60, 180
L3 期和 L4 期	25	60, 120, 240
L4 期和 Adult	45	120, 240, 360

（3）流路控制箱的组装。

为实现 PDMS 气动微阀和流体流路的控制，我们组装了一台流路控制箱，如图 11-110 所示。控制箱通过 USB 线与计算机相连，由 Labview 程序控制软件对流路的开启和闭合进行控制。线虫分离的流路控制全部由控制箱完成。

（4）芯片的操控和分离效率的评价。

线虫的进样、分离、释放均通过流路控制箱操控，20μm 的 PDMS 微阀控制流路的开启和关闭。两个不同发育时期线虫的分离步骤如图 11-111 所示。

为优化不同发育时期线虫的分离，我们选取了不同尺寸的微柱高度和间距，对两个不同发育时期的线虫进行分离，如表 11-12 所示。采用显微镜配合 Infinity 3 CCD 照相机拍摄线虫在分离腔室内的运动行为，采用 1× 或 2× 物镜进行观察，图像获取频率为 15Hz。通过对视频的分析，得到线虫随流体的游动速度（v）和速度纵向分布（d/L）情况。速度纵

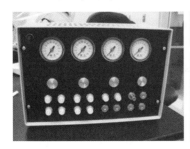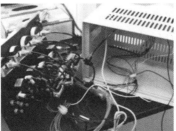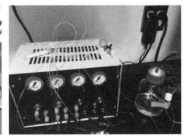

(a)

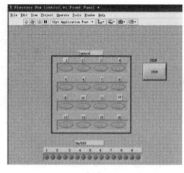

(b)

图 11-110　流路控制箱实物图

(a) PDMS 气动微阀控制箱；(b) Labview 微阀驱动程序控制界面

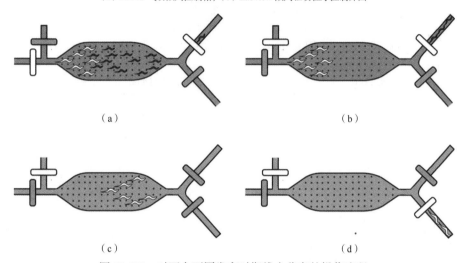

图 11-111　对两个不同发育时期线虫分离的操作流程

(a) 两个不同发育时期的线虫进样，低龄线虫随流体从出口1流出；(b) 将分离腔室内所有的低龄线虫收集到出口1；(c) 高压模式下，将所有出口关闭，高龄线虫从微柱之间被释放；(d) 高压模式下，将高龄线虫收集到出口2

向分布（d/L）指的是在线虫进入通道和离开通道的位置附近各取一个点，量取这两个点纵向距离（d）和横向距离（L）之间的比值。分离的效率通过分离纯度和捕获率两个指标进行衡量。分离纯度是指目标线虫个数占目标出口所有线虫个数的百分比。捕获率是指目标线虫在目标出口的个数占所有进样目标线虫的个数的百分比。

（5）芯片上线虫相关实验。

A. 线虫活力评价实验。

为评价芯片上的分离对线虫活性的影响，将处于 L4 期和成虫期的线虫分成两组。实验组是将这两个时期的线虫混合后输送到芯片中进行分离，对照组是采用同批次线虫，在进行分离实验时，将线虫置于 M9 液体培养基中。待分离实验结束，将实验组和对照组的线虫分别收集，转移到固体平板上。分别对实验组和对照组 L4 期和成虫期的线虫活力进行对比，评价指标是咽部抽动频率和身体摆动频率。

B. 解释分离机制。

首先，我们评价压力对分离腔室 Z 平面变形程度的影响。将分离腔室内充满荧光素（BSA-FITC），定位到腔室的中心位置，通过线虫进样口推送流体施加压力，冲洗进样口的微阀关闭，两个出口的微阀开启。通过共聚焦荧光显微镜，在不同压力下对 Z 平面进行纵向扫描，从而确定分离腔室在 z 轴上的最大位移。

为进一步解释不同发育时期线虫分离的机制，将处于成虫期的 N2 线虫用麻醉剂 10mmol/L 的叠氮化钠处理，将 L4 期的突变体 dyp-4，lon-3 与野生型 N2 线虫在微流控芯片中的运动行为进行对比，分析高龄线虫被捕获的原因。进而，将 L4 期的突变体 mec-4 与野生型 N2 线虫在微流控芯片中的运动行为进行对比，验证分离机制是否与线虫的机械感应相关。

C. 休眠期线虫（dauer）与 L4 期线虫的分离。

D. 将含有两个不同发育时期线虫的样品[休眠期线虫（dauer，daf-7 突变体）和 L4 期线虫]注入芯片中，芯片的深度是 25μm，微柱的间隔是 120μm，评价分离的效率。

2）结果与讨论

（1）芯片设计和工作原理。

线虫具有较强的自主活动能力，很难描述其有效分离尺寸。因此，依据线虫发育时期不同或尺寸差异进行分离的报道并不多见。采用过滤方式分离是一种非常直接和简单的筛选模式，但局限性在于容易堵塞，我们提出采用 PDMS 可逆键合和调节 PDMS 预聚物/固化剂比例的方式，来解决堵塞的问题。

芯片的工作原理如图 11-111 所示。将 PDMS 气动微阀集成在芯片上，增强流体控制的灵活性，通过微阀的切换控制流路的开启和关闭，实现不同发育时期线虫的分离。在低压模式下，低龄线虫可自由通过腔室，尺寸较大的高龄线虫被捕获在微柱阵列之间；之后切换至高压模式，分选腔室内的微柱与玻璃基底分离，释放已捕获的高龄线虫。

采用 Quake 课题组开发的多层光刻技术[339]，制作了 PDMS 气动微阀的，其工作原理如图 11-112 所示。芯片由两层 PDMS 通道通过热键合而成，上层为气动控制通道，下层为流体通道，中间由一层约 20μm 厚的 PDMS 薄膜控制微阀的开关。在常规状态下，PDMS 薄膜不发生形变，阀门敞开，流体可以自由通过；当上层 PDMS 通道内施加气动压力时，PDMS 薄膜发生形变，向下弯曲，阀门闭合，堵塞下层流体通道；气动压力撤销后，PDMS 薄膜在自身弹力作用下恢复原状，阀门重新敞开。基于此控制原理，可以灵活控制流路的开关，为线虫的分离打下基础。

（2）芯片内微柱尺寸的优化。

线虫在微流控芯片内的运动行为与芯片内微柱的尺寸有很大关系。微柱的直径为 60μm，在键合时与玻璃表面的接触面积适中，便于高压下微柱阵列与玻璃基底脱离。微柱的深度根据所分离的线虫所在时期不同而设计，如表 11-12 所示。微柱的深度比低龄线虫的平均直径大，但小于高龄线虫的平均直径。因而，低压模式下，低龄线虫可自由通过分离腔室，而尺寸较大的高龄线虫被捕获在微柱阵列之间。

我们进一步研究了微柱的间距对两个不同发育时期线虫分离的影响，每组线虫分离均采用小、中、大三个尺寸的微柱间距。更高的分离效率通过两个方面实现，即低龄线虫和高龄线虫随流体运动的速度差（∇v）和速度纵向分布差（$\nabla d/L$）尽量大，同时高龄线虫的运动趋近于零速度。更高的分离通量通过两个方面实现，即低龄线虫随流体的运动速度（v）尽量大，且其在速度纵向的分布（d/L）尽量窄。

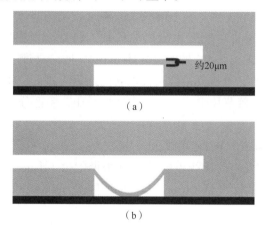

图 11-112　气动微阀的工作示意图

上层为控制通道，下层为流体通道

（a）常规状态，20μm PDMS 薄膜无形变，阀门敞开；（b）施加气动压力，20μm PDMS 薄膜向下发生形变，堵塞流体通道

如图 11-113 所示，随着微柱间距的增大，低龄线虫和高龄线虫随流体运动的速度差（∇v）增大，但是速度纵向分布差（$\nabla d/L$）减小（L1 期和 L2 期例外）。同时，对于 L1 期和 L2 期、L3 期和 L4 期线虫的分离，采用大的微柱间距，每组的高龄线虫（L2 期和 L4 期）的运动速度与零速度的偏差较大。若采集低龄线虫的时间足够长，则高龄线虫有较大的可能性随低龄线虫被同一出口采集，造成分离效率的降低。因此，应采用居中尺寸的微柱间距，分离效率最大。

此外，随着微柱间距的增大，低龄线虫随流体的游动速度（v）增加，速度的纵向分布（d/L）减小。此结果说明增加微柱的间距可以使低龄线虫更加有效而直接地通过分离腔室，减少低龄线虫在微柱阵列之间进行无规则徘徊，分离通量增大。随着微柱间距的减小，低龄线虫随流体的游动速度（v）明显降低，速度的纵向分布（d/L）增大，分离通量降低。因此，微柱间距与分离通量成正比。

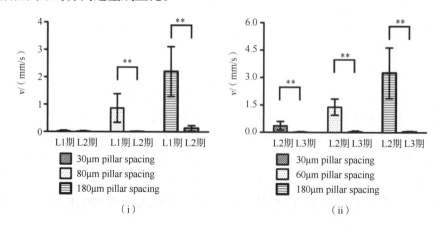

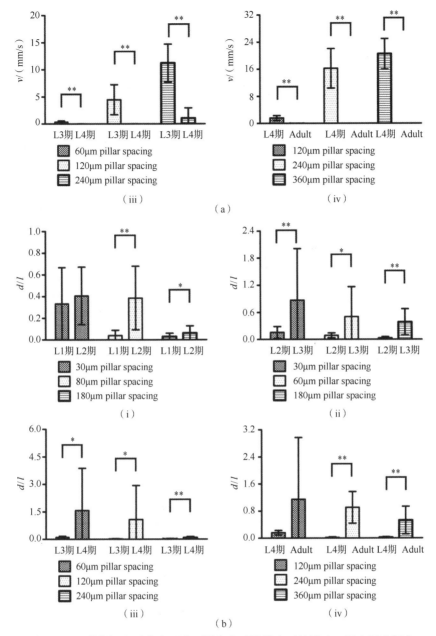

图 11-113 微柱间距对分离两个不同发育时期线虫时的影响，组内压力恒定

(a) 不同微柱间距时，不同发育时期线虫在分离腔室内随流体的游动速度(v)分布图；(b) 不同微柱间距时，不同发育时期线虫在分离腔室内速度纵向分布(d/l)图。速度纵向分布(d/l)指的是在线虫进入通道和离开通道的位置附近各取一个点，量取这两个点纵向距离(d)和横向距离(l)之间的比值。(i) L1期和L2期线虫分离，分离压力为3psi。(ii) L2期和L3期线虫分离，分离压力为2psi。(iii) L3期和L4期线虫分离，分离压力为5psi。(iv) L4期和成虫期(Adult)线虫分离，分离压力为5psi。每个数据点代表至少30个线虫随流体游动行为的平均值，*$P<0.05$，**$P<0.01$

因此，在综合考虑分离效率和分离通量的影响因素后，在后续实验中，我们均选取居中的微柱间距80μm、60μm、120μm和240μm分布分离L1期和L2期、L2期和L3期、L3期和L4期、L4期和Adult时期的线虫。

随后，我们研究了驱动压力对两个不同发育时期线虫分离的影响，每组线虫分离均采用高、中、低三个量级的驱动压力。如图 11-114 所示，随着驱动压力的升高，低龄线虫和高龄线虫随流体运动的速度差（∇v）增大，低龄线虫随流体的游动速度（v）增加。在所有压力下（L1 期和 L2 期线虫在 1psi 压力下除外），低龄线虫和高龄线虫随流体运动的速度差（∇v）均表现出显著性差异（$P<0.01$）。因此，可以选取较大的压力范围对不同发育时期线虫进行分离，可以根据需要选择合适的操作压力。例如，对于压力敏感型的线虫，可以选择较低的操作压力减少剪切力对线虫的损伤；如果需要很大的分离通量，可以选择较高的操作压力。

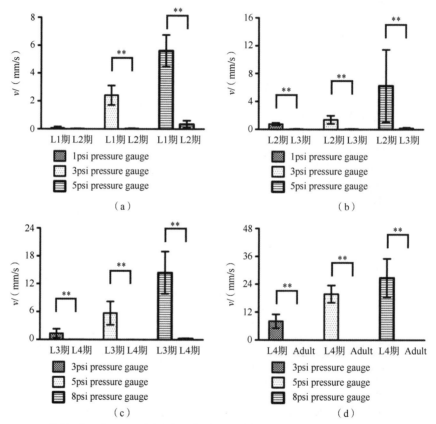

图 11-114　不同驱动压力下，不同发育时期线虫在分离腔室内随流体的游动速度（v）分布图
组内微柱深度和间距恒定，采用优化后的尺寸。（a）L1 期和 L2 期线虫分离，微柱间距为 80μm，微柱深度为 15μm；（b）L2 期和 L3 期线虫分离，微柱间距为 60μm，微柱深度为 25μm；（c）L3 期和 L4 期线虫分离，微柱间距为 120μm，微柱深度为 25μm；（d）L4 期和成虫期（Adult）线虫分离，微柱间距为 240μm，微柱深度为 45μm。每个数据点代表至少 30 个线虫随流体游动速度的平均值。
*$P<0.05$，**$P<0.01$

（3）分离效率评价。

在已优化的微柱尺寸和驱动压力的基础上，我们分离了四组相邻时期线虫，评价分离的效率。这四组相邻时期的线虫分别是 L4 期和成虫期（Adult）、L3 期和 L4 期、L2 期和 L3 期及 L1 期和 L2 期。在每组实验中，我们收集到两个时期的线虫，其中一个是幼龄线虫，定义为目标 1（Target 1），目标出口为出口 1（Outlet 1）；另外一个是高龄线虫，定义为目标 2（Target 2），目标出口为出口 2（Outlet 2）。通过测量分离纯度和捕获效率来评价分离的效率。表 11-13 总结了四组相邻时期线虫在优化芯片中的分离效率。

表 11-13 相邻时期线虫在优化芯片中的分离效率评价

Mixture	Target		Purity[a]/%		Capture efficiency[b]/%	
	1	2	Outlet 1 Target 1	Outlet 2 Target 2	Target 1	Target 2
L4 期和成虫期	L4	成虫期	98.6±1.3	98.0±1.0	98.9±0.4	96.7±3.8
L3 期和 L4 期	L3	L4	96.1±1.7	89±11.3	93.3±5.9	93.6±4.1
L2 期和 L3 期	L2	L3	93.9±3.2	96.6±1.1	96.4±2.6	93.7±2.2
L1 期和 L2 期	L1	L2	96.6±1.5	92.0±4.1	94.1±2.1	95.3±3.0

注：纯度定义为每个出口的目标线虫数量除以线虫总数；捕获效率定义为目标出口的目标线虫数量除以加入的目标线虫总数；数据为 3 次独立实验的结果。

更为重要的是，我们需要验证本实验开发的微流控芯片系统是否可以对全时期线虫（L1 期至 L4 期幼龄期到成虫期）进行分离。因此，我们将四个尺寸优化的微流控芯片串联排列，顺序如图 11-115 所示，将含有全时期线虫（L1 期至 L4 期幼龄期到成虫期）的样品依次注入芯片中进行分离。第一个芯片的深度是 45μm，微柱间距是 240μm，将成虫期（Adult）与 L1 期至 L4 期线虫分离开来，成虫期（Adult）线虫的分离纯度为（90.4±4.5）%；第二个芯片的深度是 25μm，微柱间距是 120μm，将 L4 期线虫与 L1 期至 L3 期线虫分离开来，L4 期线虫的分离纯度为（83.6±6.5）%；第三个芯片的深度是 25μm，微柱间距是 60μm，将 L3 期线虫与 L1 期至 L2 期线虫分离开来，L3 期线虫的分离纯度为（82.6±11.5）%；第

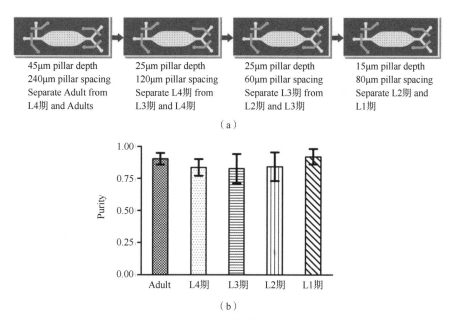

图 11-115 全时期线虫分离

（a）四个尺寸优化的微流控芯片串联排列的示意图，含有全时期线虫的样品按照成虫期（Adult）、L4 期、L3 期、L2 期、L1 期线虫的次序被分离开来；（b）每个时期的线虫在顺序分离后得到的分离纯度。每个数据块代表三次独立实验，结果以平均数±相对标准偏差表示

四个芯片的深度是 15μm，微柱间距是 80μm，将 L2 期线虫与 L1 期线虫分离开来，L2 期线虫的分离纯度为（84.2±11.2）%，L1 期线虫的分离纯度为（92.1±6.0）%。全时期线虫（L1 期至 L4 期幼龄期到成虫期）的分离纯度与两个不同发育时期的线虫分离纯度相比略低，原因可能是全时期线虫（L1 期至 L4 期幼龄期到成虫期）样品更加复杂，相邻两个时期的线虫的尺寸差异并不明显。

（4）线虫分离后活性考察。

在分离过程中，我们利用压力驱动流体，尤其在高龄线虫的释放时，流体驱动压力高达 11psi。为考察压力线虫分离活力的影响，我们进行了对比实验，实验组为经微流控芯片分离的 L4 期和成虫期（Adult）线虫，对照组为未经芯片分离的 L4 期和成虫期（Adult）线虫。线虫活力的评价指标为咽部抽动频率和身体摆动频率（f）。如图 11-116 所示，实验组和对照组在两个评价指标上无显著性差异。同时，微流控芯片分离后的线虫的咽部抽动频率约为 250 次/min，身体摆动频率约为 0.4Hz，与文献报道一致。实验结果说明，压力驱动流体并未对线虫的活性产生不利影响。

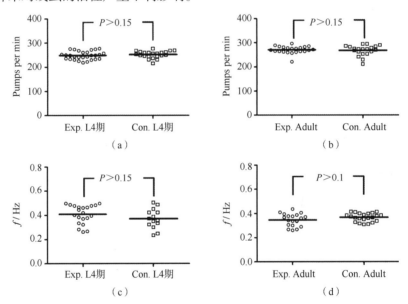

图 11-116 微流控芯片线虫分离后的活性评价
(a) 和 (b) L4 期和成虫期（Adult）线虫的咽部抽动频率；(c) 和 (d) L4 期和成虫期（Adult）线虫的身体摆动频率
Exp. 代表实验组，Con. 代表对照组。每组数据至少测量 15 个线虫

（5）分离机制的讨论。

从以上实验结果和讨论得出，不同发育时期的线虫可以依据其尺寸差异进行分离。分离腔室的高度、腔室内微柱的间距、驱动压力三个因素共同决定了线虫是否能够被捕获以及在分离腔室内的保留时间。在这里，我们通过荧光素 FITC 的共聚焦荧光显微镜分析，考察了分离腔室的高度随压力的变化情况。如图 11-117 所示，随着压力的增加，分离腔室的高度逐渐增大。在低压模式下，四个尺寸优化的芯片驱动压力分别为 3psi、2psi、5psi 和 5psi，分离腔室的高度分别为约 17μm、29μm、32μm 和 62μm。分离腔室的高度小于每组中高龄线虫的平均直径，因此只允许低龄线虫自由通过分离腔室。切换至高压模式，驱

动压力为 11psi，四个芯片的分离腔室高度达到约 24μm、48μm、44μm 和 83μm，大于每组中高龄线虫的平均直径，因此高龄线虫被顺利释放。分离腔室高度的随压力增大而增加，一方面原因是微柱阵列与玻璃表面的可逆键合，导致微阵列脱离玻璃基底，在 Z 平面释放更多的空间；另一方面与 PDMS 微柱的在压力作用下发生较大形变有关。

（6）休眠期线虫的分离。

休眠期（dauer）是线虫的一个特殊的发育时期，处于休眠期的线虫在生理结构上与正常发育的各个时期的线虫有很大区别。与正常发育的 L4 期的线虫相比，休眠期线虫（dauer larvae）的身体较细、较长。我们将含有休眠期和 L4 期线虫的混合样品注入微柱深度为 45μm，微柱间距为 240μm 的微流控芯片中进行分离。如表 11-14 所示，休眠期线虫（dauer larvae）的分离纯度和捕获率分别达到了（98.2±3.2）% 和（98.9±1.0）%，L4 期的线虫分离纯度和捕获率分别达到了（95.0±1.0）% 和（96.9±5.4）%，分离效率很高。

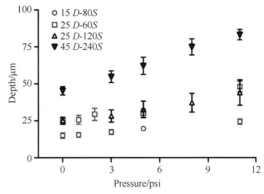

图 11-117　微流控芯片分离腔室随压力的变形能力
每个数据点代表分离腔室中间部分的高度随驱动压力的变化情况。一共测量四个尺寸优化的微流控芯片，PDMS 微柱的深度用 D 代表，微柱的间距用 S 代表，单位是 μm。15D-80S 代表微柱的深度为 15μm，微柱的间距是 80μm；25D-60S 代表微柱的深度为 25μm，微柱的间距是 60μm；25D-120S 代表微柱的深度为 25μm，微柱的间距是 120μm；45D-240S 代表微柱的深度为 45μm，微柱的间距是 240μm。每组数据块代表三次独立实验，以平均数±相对标准偏差表示

表 11-14　休眠期（dauer）和 L4 期线虫的分离效率评价

Mixture	Target		Purity[a]/%		Capture efficiency[b]/%	
	1	2	Outlet 1 Target 1	Outlet 2 Target 2	Target 1	Target 2
dauer 和 L4 期	dauer	L4 期	98.2±3.2	95.0±1.0	98.9±1.0	96.9±5.4

注：[a] Purity is defined by the number of target worms over the number of total worms in each outlet. [b] Capture efficiency is defined by the number of target worms in the target outlet over the number of total target worms loaded. Results are representative of 3 independent measurements.

本实验室提出了一种基于可形变的微流控芯片通道，对不同发育时期的线虫依据其尺寸差异进行分离的方法。从分析方法学上，采用过滤方式进行样品分离的难点在于容易堵塞。我们利用 PDMS 材料的高弹性和 PDMS 微柱与玻璃基底的可逆键合，很好的解决了堵塞的问题，从而分批次捕获和释放线虫，达到半连续流分离的效果。低压模式下，低龄线虫可自由通过腔室，尺寸较大的高龄线虫被捕获在微柱阵列之间；之后切换至高压模式，分选腔室内的微柱与玻璃基底分离，释放已捕获的高龄线虫。通过比较其随流体的游动速度和速度分布情况，优化了芯片的设计尺寸和驱动压力。随后，将优化芯片进行串联，实现了对全时期线虫（L1 期至 L4 期幼龄期到成虫期）的高效、高通量分离。此外，还实现了对休眠期线虫进行分离，分离效率高达 98% 以上，分离效率可以通过循环进样进一步提高。此微流控系统的分离机制是基于尺寸效应，与机械感应无关，具有普适性，对其他运动生物体的分离有一定的借鉴意义。

4. 基于磁力操控方法的微流控线虫实验芯片研究系统

秀丽隐杆线虫由于体积微小、运动迅速，在实验操作和观察中通常会出现不能够长时间定位观察的现象。微流控芯片具有巨大的尺寸优势，将线虫包裹在纳升甚至皮升级别的液滴中进行观察，可以有效解决对焦、阴影等问题，同时也可以在显微镜有限的视场范围内同时观察到更多的线虫；另外，我们可以通过芯片的结构设计，将线虫引入一个狭小空间对其进行固定观察，并完成重新释放的过程，这也避免了常规化学方法固定线虫对其带来的损伤。我们利用微流控芯片体积微小、操控简单、功能单元灵活可控和高度集成化等优势，自主设计制作了一种微流控芯片。该芯片在一个阵列中设计了多个由一条主通道连接的椭圆形腔室，结合磁力操控技术，能够将产生的液滴选择性地捕获到指定腔室，并在腔室内实现不同组分液滴的融合以及液滴释放等功能。本节实验中，将芯片内的腔室结构作为线虫培养室，在磁斥力的作用下，实现了包裹单个线虫的液滴的生成、选择性捕获、与含药液滴的融合等功能，研究了乙醇对线虫运动能力的影响以及维生素 C 对乙醇刺激下线虫的保护作用。

1）实验方法

（1）线虫的培养。

见 11.3.7 节中 3.（1）。

（2）基于磁力操控的微流控芯片。

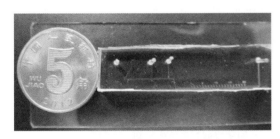

图 11-118　微流控芯片实物图

研究所用微流控芯片实物图见图 11-118，芯片设计和液滴操控示意图见图 11-119。

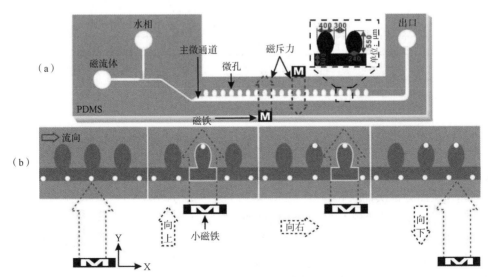

图 11-119　芯片设计和液滴操控示意图

（a）芯片设计示意图；（b）液滴操控示意图

从芯片设计示意图 11-119（a）中可见，芯片包括用于产生液滴的 T 型通道、椭圆形微型腔室连接腔室的主通道和流体出口。芯片左侧圆孔为磁流体入口，左上方圆孔为水相入口。

首先向芯片内通入磁流体，浸润通道，然后通入水相。在磁流体剪切力的作用下，水相被剪切成一个个大小均匀的液滴，不同大小液滴的产生可以通过调节磁流体和水相的相对流速实现。一系列被磁流体均匀隔开的液滴进入主通道后，在通道一侧施加外界磁场，利用磁场产生磁斥力，将磁流体中的液滴"推入"目标腔室中，实现液滴捕获；在通道另外一侧施加磁场，便可以将目标腔室中的液滴"推出"，实现液滴释放。同理，将另外一个液滴捕获到同一个的腔室中，液滴相互接触时，由于表面张力的作用而融合在一起，这样便实现了液滴的融合。利用这种方法，我们可以在芯片内实现同种组分的浓度梯度以及不同组分间的比例配伍。

（3）基于磁力操控的微流控芯片线虫实验。

研究乙醇刺激对线虫运动能力的影响和维生素 C 对乙醇刺激下线虫的保护作用。实验分为 3%乙醇组、5%乙醇组、3%乙醇和 5mg/ml 维生素 C 组、5%乙醇和 5mg/ml 维生素 C 组、M9 空白对照组。实验步骤如下：①用 M9 线虫液体培养液分别配制含 6%乙醇、10%乙醇、6%乙醇和 10mg/ml 维生素 C、10%乙醇和 10mg/ml 维生素 C 的溶液；②用适量 M9 液体培养液冲洗培养有同期化线虫的 NGM 培养基，使线虫脱离培养基分散到 M9 培养液中；③用注射器吸取含有线虫的 M9 培养液，作为水相，连接到芯片和微量注射泵上；用注射器吸取处理过的矿物油基磁流体，作为油相，并连接到芯片和微量注射器上；④打开微量注射泵，调节油相流速为 0.05ml/h、水相流速为 0.06ml/h，产生包裹单个线虫的液滴；⑤在显微镜下，利用磁力操控，将包裹有单个线虫的液滴依次捕获到线虫培养腔室内。本芯片共设计有 20 个腔室，按实验需求分为 5 组，按腔室编号由小到大依次为空白对照组、3%乙醇组、5%乙醇组、3%乙醇和 5mg/ml 维生素 C 组、5%乙醇和 5mg/ml 维生素 C 组，每组 4 孔；⑥依次更换水相为含 6%乙醇、10%乙醇、6%乙醇和 10mg/ml 维生素 C、10%乙醇和 10mg/ml 维生素 C 的溶液，在相同的流速条件下，产生与包裹线虫液滴同样大小的含药液滴，并利用磁力操控，将其分别捕获到各实验组的腔室中，实现与包裹线虫液滴的等体积融合，实现了与 96 孔板内实验相同的药物浓度对线虫的刺激。用视频记录各组线虫在不同时间段的身体弯曲次数，计算身体弯曲频率。身体弯曲频率（body bends）的测定主要参照 Hobert[340]的方法。实验照片见图 11-120。

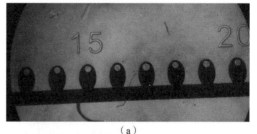

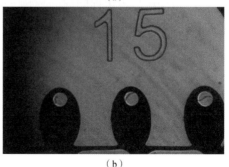

图 11-120　微流控芯片上线虫实验照片
（a）4 倍物镜下实验照片；(b) 10 倍物镜下实验照片

2）结果与讨论

各实验组线虫在乙醇刺激下，身体弯曲频率均出现了大幅度的降低趋势，而且随着刺激时间的增长以及乙醇浓度的升高，乙醇对线虫运动能力的抑制作用越来越明显。添加维生素 C 保护的实验组线虫虽然运动能力相对乙醇组略强,但是乙醇的运动抑制作用仍然很明显。同 96 孔板实验结果相比较,空白组线虫运动能力出现降低,其他各组和 96 孔板实验对应组相比没有明显差异。见表 11-15 和图 11-121。

表 11-15　不同时间段各实验组和空白对照组中线虫身体弯曲频率　　（单位：次/min）

项目	5min	10min	20min
空白对照组	112	116	116
3%乙醇组	31	23	10
5%乙醇组	22	14	5
3%乙醇组+5mg/ml 维生素 C 组	48	39	15
5%乙醇组+5mg/ml 维生素 C 组	28	19	8

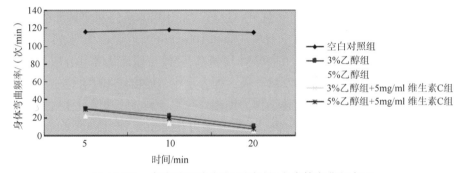

图 11-121　各实验组线虫在不同时间点身体弯曲频率图

芯片内的实验中,各实验组在 5min 时,身体弯曲频率均有显著下降。其中 3%乙醇组线虫 5min 时运动能力降低 67.3%,20min 时达到 92.2%,而 3%乙醇+5mg/ml 维生素 C 组线虫 5min 时运动能力降低 62.8%,较不加维生素 C 保护的 3%乙醇组低 4.5%,20min 时运动能力降至 89.6%,较不加维生素 C 保护的 3%乙醇组低 2.6%;5%乙醇组和 5%乙醇+5mg/ml 维生素 C 组的比较也出现同样的趋势。实验结果和芯片外 96 孔板内实验相比,空白对照组运动能力没有显著性差别;各实验组结果也具有相关性,说明使用微流控芯片进行线虫实验具有可行性。

实验用微流控芯片为实验室自主开发制作的芯片,并结合自主开发的一种磁力操控技术对实验进行操控。其工作原理是利用使用磁流体作为油相,利用 T 型通道产生的液滴。施加外界磁场,利用外加磁场对磁流产生的磁斥力,操控磁流体的运动,间接对磁流体内的液滴进行操控。

本研究实现了包裹单个线虫液滴在阵列中的捕获、不同组分液滴和包裹线虫液滴的融合,完成了芯片内乙醇对线虫运动能力的影响和维生素 C 对乙醇刺激下线虫的保护实验。实验结果和 96 孔板内实验相比,各数据之间具有相关性,没有显著性差异,证明了装置可以用于线虫实验。并且充分体现了微流控芯片体积微小、操作灵活、集成化程度高及通量大等优势。

11.4 基于器官芯片（组织芯片）的微流控药物肝毒性筛选研究平台

11.4.1 发展微流控药物肝毒性筛选研究平台的背景和意义

1. 器官芯片简介

器官芯片（Organ-on-a-chip，组织芯片）是基于微加工技术制备出的模拟人体特定器官的复杂微结构、微环境和生理功能的微流控芯片仿生系统，也称为微生理系统（microphysiological system）。它是近几年快速发展起来的一门前沿科学技术，也是生物技术中极具特色且富有活力的新兴领域，对人类健康和生物产业发展具有重要战略意义。这种微型细胞培养系统是基于微机电加工技术、微流控（microfluidics）技术和生物仿生学原理发展起来的。通过仿生设计和微精细加工模拟出人体器官的特定功能单元的生理微结构和机械、化学、电学等生理微环境，并在微流体芯片内部构建器官相关的疾病模型，从而更好地预测药物的药理活性或生物毒性，并深入了解药物代谢行为。此外，将多种器官芯片进行系统集成和有效连接，又构成人体芯片（Human-on-a-chip 或者 Body-on-a-chip）。人体芯片是一个基于多通道微流体芯片的三维细胞培养系统，包含有多个模拟人体组织和器官环境的细胞培养分区。在各分区中三维培养的细胞通过仿生循环系统进行连接。同时人体芯片还可含有集成化的微型传感和成像器件用于实时、在线检测细胞生长的微环境和生长状态，组织和器官间相互作用等。其主要目标是在芯片上模拟人体环境进行多种细胞、组织和器官的联合培养和功能的再现，研究并控制细胞在体外培养过程中的生物学行为，从而实现能够模拟人体内环境进而开展药物、疾病模型、化学试验和基础医学领域等多方面的研究。2015 年《自然》（Nature）杂志发表评论，称器官芯片是未来可能替代动物试验的革命性技术。此外，在 2016 年被达沃斯世界经济论坛列为"十大新兴技术"之一。

1）药物研发需求

从药物研发的基本过程中，我们可以知道研发安全有效的药物是一个长期、艰难和昂贵的进程。新药研发和获准上市的难度均在增加，据统计开发一种新药要花 17 亿美元左右和 12~17 年的时间，因此，安全、有效、经济、快速的药物评价体系亟待建立并广泛应用。其中，药物研发最具挑战性的一个环节是如何测试药物的有效性和安全性。细胞培养和动物实验是目前药物研发和评估过程中广泛使用并最为切实可行的两种实验平台。药物进入临床前都要通过离体实验和动物实验来检测药物或其他因素对体外培养细胞和动物机体的效应，并反复进行药效学、药代动力学、毒理学的定性和定量预测。通常情况下，细胞培养模式可以通过分子生物学手段研究特定生理或病理反应的细胞分子机制，诸如细胞信号通路中涉及的蛋白、基因、生物活性分子等。然而，体外细胞培养实验很难模拟人体微环境对细胞的形貌、活性、功能和行为等进行有效的调节作用，特别是缺乏复杂的细胞-细胞、细胞-基质、细胞-组织等之间的相互作用。动物实验因其特有的机体复杂性，很难辨别并确定特定细胞种类或组织在某一生理或病理反应中的作用或重要性。目前常用的动物模型（转基因动物或者基因敲除动物等）与人体必然存在着很大程度的种属差异性，也都面临着诸多不确定因素、昂贵、耗时且存在伦理上的争论。通过这两类实验平台评价后有近 90%的候选药物会在临床实验中被淘汰。根据美国 FDA 的资料，临床前作用良好的新药，只有 30%能通过Ⅰ期、Ⅱ期临床试验。更多的实验性药物由于生物毒性、体内分布等种种原因表现出药效低或毒副作用强，在进入临床试验后被淘汰，最终导致药物研发中人力和物力的巨大浪费。虽然两大实验平台为探究人类疾病的研究，研发治疗药物和寻求解决策略等具有至关重要的作用，并且在将来很长的时间内具有无可替代的地位。但是鉴于现有评价系统的不足，为人类疾病研究和药物开发探索新型、经济、高效、可模拟人体组织和器官的替代实验评价体系就显得十分必要。

当前，器官芯片突破了细胞培养和模式动物实验的局限。器官芯片多采用微流体芯片技术，微通道的尺寸可以与细胞尺寸相当，可以精确地控制微环境的成分、温度等因素，尽可能模拟细胞外基质的情况，增强了实验的可靠性和可操作性。同时可以设计不同的二维或三维结构和精密加工成微电极等器件实现细胞的培养、定位、有序、图案化和检测等多种功能。并可以实现集浓度梯度稀释、自动加样、细胞培养、细胞刺激和标记以及细胞形貌和功能检测等单元操作于一体，实现细胞多参数的高内涵筛选。它也符合药物筛选的微型化、自动化和低成本化要求[341]。

2）器官芯片的国际发展态势

人体器官芯片研究的早期报道见诸 2004 年，但是，其真正从学术界的广泛重视转为政府及产业界的介入则是近几年的事，其标志性工作是由哈佛大学开展的肺芯片研究。Ingber 等开发了一种载玻片大小的两层肺芯片，用以模拟人体肺泡的气-液界面和肺牵张作用，形成一个类似"呼吸的肺"，这显示了器官芯片的初级功能化。鉴于器官芯片的独特功能特点和广泛应用前景，该技术一经出现，很快引起了政府部门、科技界和产业界的高度关注，多国政府陆续设立一系列项目加速开展人体器官芯片研究。

2011 年，美国政府率先宣布启动人体芯片计划（Human-on-Chip）。该计划由美国国立卫生研究院（NIH）组建跨部门协作机构国家高级转化科学中心（NCATS）负责，并联合美国 FDA 和国防部高级研究计划局（DARPA）共同推进。人体芯片计划的主要目的是开发人体芯片用于新药开发和毒性预测领域，计划投入总计约 7500 万美元。近期，美国又在干细胞领域继续加大布局，支持器官芯片技术用于疾病研究。此外，2017 年初，美国空间科学发展中心（CASIS）联合 NCATS 和 NIH，设立多项基金支持美国国家实验室开展人体器官芯片空间站试验，以推进新技术，改善人类健康。2017 年 4 月，FDA 作为美国政府官方机构正式宣布对一种肝脏芯片开展系列测试，以确认其能否获取新药审批认可的实验数据，进而来代替动物实验。

欧盟是世界最大的经济体，近几年对人体器官芯片相关研究也有大量投入。特别是，欧洲禁止动物用于化妆品测试等政策的出台，也极大地促进了对器官芯片这一可能的动物替代性技术的关注。例如，德国柏林工业大学 2010 年获得 Go-Bio 基金支持，欧盟第七框架计划也包含"人体芯片"项目，以及 2016 年开始的 EU-Tox 风险项目等也包含支持器官芯片的部分。这些资金支持极大地推进了世界范围内器官芯片领域的研究，同时也吸引了更多其他项目和机构进入这一全新领域。

与此同时，由于人体器官芯片具有广泛应用空间和产业化前景，一些企业也纷纷涉足这一高新技术领域，一个新兴的器官芯片产业正在初步形成之中。Emulate、CN Bio、CN Bio Innovations 等一批致力于器官芯片研发的新型初创生物公司陆续涌现；大型制药企业和化妆品公司（如默克、欧莱雅、强生、罗氏和赛诺菲等企业）也开始介入这一领域，如辉瑞公司宣布将 Draper 公司的器官芯片技术用于药物研发。

无疑，人体器官芯片的出现已形成了由政府、学术界和产业界三方联动的助推模式，显示出世界范围内对这一变革性技术的关注和期待，也使这项技术形成了一种迅猛发展以及加速转化应用的态势，有可能成为竞争新一轮科技革命的战略制高点之一[342]。

3）开发仿肝芯片的重要性

肝脏是药物及外来化合物代谢的主要器官，因而较之其他器官更容易受到损伤。无论是药物本身或其代谢物都有可能对肝脏造成损伤，损伤的机制也不尽相同。Bjornsson 等[343]通过调研发现，药物性肝损伤已经成为急慢性肝病的主要原因，也是阻碍新药开发的一个重要因素。据统计，迄今为止有大约 2/3 进入 III 期临床的药物因其肝毒性而不得不终止开发，此外肝功能障碍也是药物上市后撤回的主要原因。最近的流行病学研究显示，在欧洲，每年每 1000000 人中有 19 人会发生处方药导致的药物诱导肝损伤（drug-induced liver injury，DILI），而在美国和德国分别有 11% 和 32% 的急性肝损伤是由 DILI 导致的。此外，随着中药在全球范围内的广泛应用，药品不良反应监测体系的不断完善以及人们对药品安全问题越来越重视，近年来以药源性肝损伤为代表的中药不良反应事件频发，为中药新药研发、中药产业健康发展及临床安全用药带来了重大挑战。

造成上市药物出现肝毒性的主要原因，可归咎于临床前动物实验的局限性，具体体现在动物和人类之间的种属差异性等方面。如果能在药物进入动物实验和临床人体实验前发现潜在的肝毒性，就可以节约大量的人力物力。因此，开发临床前体外肝毒性早期评价的细胞模型显得尤为重要。合适的肝细胞模型不仅可以用来进行药物安全性评价，同时也可以用于肝毒性药物的高通量筛选工作以及药效学的研究等。而仿肝芯片作为一种新兴的革命性技术极可能是未来用于构建合适的肝细胞模型首选技术。

4）仿肝芯片的发展历程

在各种器官中，肝脏的结构和微环境较为复杂，最适合应用微技术发展仿肝芯片，此外，肝脏负责药物和毒素的代谢，对高等动物的生存至关重要。因此，考虑到肝脏微观结构对技术精度的要求以及肝脏疾病治疗的重要性，迫切需要发展基于人类肝细胞的体外平台，从而产生可靠的、高通量的结果。近几十年来，为了满足上述需求，仿肝芯片已经被用于肝脏的生理病理研究以及肝病诊断和治疗，在设计上，仿肝芯片从简单到复杂，经历了一个快速发展的过程。

传统基于培养皿的 2D 的肝细胞与体内的肝细胞相比有巨大差异，很难模拟体内器官的复杂性。例如，平皿培养系统中不同类型的细胞是随机混合生长的，不能像体内细胞一样具有固定的位置，为了克服这一局限，就出现了有序的 2D 共培养仿肝芯片。这种模式的仿肝芯片能够把两种或者两种以上的细胞有序化地分开共培养，从而有效地模拟体内细胞的空间分布情况。目前已有研究者发现，与传统 2D 单独培养肝细胞相比，通过细胞图案技术有序共培养肝细胞和内皮细胞能够显著增强肝细胞功能。随着 3D 组织工程的迅速发展，3D 仿肝芯片也有所发展。与 2D 培养环境相比，3D 培养能够更长时间地维持细胞特有的特征和功能，其增殖能力也有所提升。此外，3D 培养能够更好地模拟体内微环境，维持肝细胞在体内的生长状态。有研究者在 3D 仿肝芯片上培养出了胆小管、肝窦等微观结构，更好地模拟了肝脏结构。随着仿肝芯片技术的不断发展，有序化的 3D 仿肝芯片被研究出来，研究者通过膜的支撑或者微加工技术刻意把不同的细胞按肝脏内的模式而分开培养，从而更进一步接近肝脏的结构和功能。目前，肝芯片的发展备受瞩目，获得的成绩也是有目共睹的，但是当前的仿肝芯片还很难模拟真正的肝脏。例如，没有可灌注的血管网络，没有营养物质浓度梯度，没有形成无支架的组织界面等。总之，仿肝芯片领域还需要进一步发展，做出真正仿生的肝芯片，从而应用于药物筛选、肝脏生理病理研究方面等，为肝病的研究做出巨大贡献。

2. 肝脏微结构和药物所致肝损伤

1）肝脏的微结构

肝脏位于腹部的右上方，呈不规则的楔形，由镰状韧带一分为二，形成两个功能独立的肝叶。肝小叶是肝脏的基本结构单元（约 1mm×2mm），典型的肝小叶呈六边形。肝小叶内，肝细胞索和肝血窦以中央静脉为中轴向四周辐射状排列。肝细胞单行或两行排列形成肝细胞索（又称肝板）；相邻两个肝细胞间胞膜局部凹陷对接形成直径约 $0.1\sim0.5\mu m$ 的胆小管。相邻肝板之间存在由血窦内皮细胞相互吻合形成的网状管道，即肝血窦。肝血窦中，血窦内皮细胞和肝细胞之间存在狭小的缝隙，称作窦周隙，又称作狄氏隙（Space of Disse）。每个肝小叶都是双血管供应系统，肝动脉提供富含氧气的血液，而肝静脉提供来自于脾脏、胰腺和肠胃的富含营养和毒素的血液，这两种血液流入到肝细胞之间的肝窦，经过肝脏处理后通过中央腔静脉流出。肝脏的主要代谢废物经过胆管排出，然后再排入十二指肠，而其他的代谢废物通过血液从肝脏转移到肾脏，然后以尿液的形式排出。

2）肝脏的细胞类型

肝脏由约占肝脏细胞总数 60%～65% 的实质细胞（parenchymal cells，即肝细胞）和余下的非实质细胞（nonparenchymal cells）构成。非实质细胞包括肝星状细胞（5%～8%）、肝血窦内皮细胞（19%～21%）、库普弗细胞（8%～12%）、胆管上皮细胞（3%～5%）、肝干细胞（<1%）等。

（1）肝细胞。肝细胞属于高度分化的细胞，是肝脏内数量最多的细胞群，约占肝内细胞总数的 65%，负责绝大部分的肝功能。形态上，肝细胞通常呈多面体形（尺寸为 20～30μm），具有一个大的中央核。多倍体肝细胞和双核肝细胞所占比例比较大（20%～25%），这可能跟肝细胞长期保持活跃的多功能有关。肝细胞的细胞质中具有大量的线粒体，这反映了肝细胞具有极强的代谢活性。肝细胞的细胞质内包含大量的粗面和滑面内质网（用于蛋白质和脂质的合成与输运）、溶酶体、过氧化物酶体、存储泡、糖原泡和脂肪滴。在门管区和中央腔静脉之间排列一层肝细胞（即肝细胞板），每层肝细胞板由大约20个单层肝细胞组成，其长度约为400um，随着肝细胞板位置的不同，肝细胞也具有不同的生化功能，形成肝功能分区。两排相邻的肝细胞之间分布有胆小管结构，其主要是由质膜局部凹陷形成的细微管道，并且腔内有微绒毛。

（2）肝星形细胞。肝星形细胞在正常肝脏中呈纺锤体形，主要位于狄氏腔（在肝细胞和肝窦之间）内。肝星形细胞最大的特征就是能够存储脂肪滴和视黄酸，在肿瘤坏死因子（TNF-α）的刺激下，HSC可以产生生长因子和细胞外基质，因此会涉及肝脏的再生和肝脏的纤维化。

（3）肝窦内皮细胞。肝窦内皮细胞具有高度的通透性，具有清除废物、参与炎症反应、合成细胞外基质以及血管生成等功能。肝窦内皮细胞能够选择性地摄取物质，能够吞入直径小于100nm的颗粒，从而清除有害的蛋白和病原体。肝窦内皮含有许多直径约100nm的孔窗，使得肝窦血和肝细胞微绒毛之间能够实现大分子物质和废物的交换。

（4）库普弗细胞。库普弗细胞通常位于肝窦内部，它是一种巨噬细胞，能吞噬和清除大部分来自肠道的抗原微生物、肝窦中的细菌以及衰老的红细胞，并能够把血红蛋白进行分解形成胆红素，也能够产生细胞因子，如肿瘤坏死因子（TNF-α），从而起到参与免疫调节的作用。

（5）胆管上皮细胞。胆管上皮细胞是形成胆管的上皮细胞，也是调节胆道黏膜动态平衡的关键。

（6）肝干细胞。肝干细胞是与肝脏发育及再生有关的各类具有干细胞特性的细胞类型总称，具有双向分化能力（可同时向肝细胞和胆管细胞分化）和自我更新能力，参与肝脏重建与修复。

3）肝脏的生理功能

肝脏是人体代谢的"生化工厂"，许多生化反应都在肝脏内发生，如合成、代谢和解毒。

（1）肝脏的合成功能。肝脏能够合成多种蛋白质，如血浆蛋白和血红素，血浆蛋白包括凝血因子（纤维蛋白原和凝血素）、急性时相蛋白和白蛋白。白蛋白是最丰富的血浆蛋白，主要功能是维持渗透压，也可以与脂溶性毒素结合从而排出体外。肝细胞能够合成并且分泌胆汁酸盐，具有脂质和脂溶性维生素的乳化和消化功能。

（2）肝脏的代谢功能。肝脏维持血糖水平主要通过三种途径：糖质新生（通过氨基酸，丙三醇和乳糖转化合成）、肝糖分解（主要过程是把糖原降解形成葡萄糖）及糖原生成（葡萄糖转化形成糖原）。肝脏能够把脂肪降解成脂肪酸和甘油三酯，降解过程中会产生脂蛋白，并且从肝脏中排出。肝脏能够合成胆固醇，胆固醇对质膜的流动性和渗透性具有非常重要的作用。肝脏负责转氨作用（氨基酸转换），非必须氨基酸就是通过肝脏的转氨途径产生的，与此同时，多余的必须氨基酸可以被转化成具有潜在毒性的氨和氨基。

（3）肝脏的解毒功能。氨是一种常见的转氨产物，当血氨的浓度较高时会导致肝性脑病。正常情况下，肝脏可以把氨转化形成尿素，然后经过肾脏过滤而排出。有害异物也可以在肝脏中通过多次反应被解毒，解毒的整个过程主要分为以下三步：①有害异物与细胞色素酶 P450 反应，使有害异物带上极性；②带上极性的有害物与极性基团反应形成无毒的代谢物；③肝脏中的活性物质与代谢物反应从而促使代谢物和副产物的排出。

4）药物所致肝损伤的类型

肝脏处于肠道与机体其他部位之间的战略重地，为其完成众多维持机体代谢内平衡的重任提供了便利，如调节体内营养素的内平衡、参与颗粒物的滤过、生物活化和解毒、胆汁的形成和排泄等。不仅如此，肝脏接受门静脉和肝动脉双重供血，门脉系统占总肝血量的 2/3，因此肝脏是暴露于经口服在肠黏膜吸收药物的第一器官并极易受到肝毒性药物的损害。

药物对肝脏的损害类型：

（1）细胞死亡。分为坏死和凋亡。坏死的特征为细胞肿胀、渗漏、核解离及炎症细胞迁入。肝细胞死亡模式有灶性、带性、全小叶性三种。灶性细胞坏死的特征为单个或单个肝细胞随机死亡；带性坏死主要是指门周区或小叶中心区的肝细胞死亡；全小叶性坏死即为整个肝小叶的细胞区域性坏死。

（2）胆汁淤积。即为胆汁生成量下降或胆汁中某一成分分泌障碍。其表现为：正常情况下胆汁中浓缩化合物的血清水平增高。药物毒性导致的胆汁淤积可以是暂时也可以是长期的。大量胆汁淤积时常伴有细胞肿胀、细胞死亡、炎症等。

（3）胆管损伤。是胆汁淤积的一种，又称胆管损伤性胆汁淤积。常见生化改变为胆管酶，尤其是碱性磷酸酶的血清水平急剧升高。此外，血清胆盐及胆红素水平也升高。短期内胆管腔内出现受损细胞碎片及门管区出现炎细胞浸润；长期可导致胆管增生及胆管纤维性样变。

（4）肝血窦损伤。肝血窦实际是肝脏一种特殊的毛细血管，内壁有众多高渗透性窗孔。肝血窦窗孔增大时，红细胞滞留，可发生肝血窦阻塞，随后导致肝充血，随即导致机体其他部位休克。随着红细胞滞留，肝血窦内皮细胞壁的进行性解构可导致其完整屏障出现裂隙进而破裂。

（5）脂肪变性。又称脂肪肝。病例切片 HE 染色下观察，镜检可见肝细胞内充满众多圆形空泡，严重者可将细胞核推向外周。若要证明空泡内为脂肪则需使用冷冻切片和特殊染色。以下几个事件可导致脂肪肝的发生：肝脏游离脂肪酸供应过量；甘油三酯循环障碍；脂肪酸合成或酯化增加；脂肪酸氧化降低；极低密度脂蛋白合成或分泌下降等。

（6）肝硬化。发生于慢性肝损伤末期，常由慢性乙醇中毒、病毒性肝炎、胆道阻塞或长期、过量服用对肝脏有直接毒性的药物及长期接触有毒化学物质导致。其特征为：直接损伤或炎症反应导致大量纤维组织蓄积。中央静脉和门管束周围均可发生纤维变性。化学物质反复攻击使受损的肝细胞被纤维瘢痕取代。随着胶原的持续沉积，肝脏的结构的完整性被纤维瘢痕打乱，随后纤维瘢痕组织将余下的肝分为单个再生细胞的肝细胞小结，发生肝硬化。

（7）肝脏肿瘤。化学诱发的肿瘤形成包括最常见的来源于肝实质细胞的肝细胞肿瘤和罕见的来源于窦状隙壁血管内皮的恶性程度极高的血管肉瘤。

5）药物所致肝损伤的机制

对于药物性肝损伤机制的了解有助于完善仿肝芯片模型，并且可以根据其机制改善肝模型结构，使其适用于不同肝损伤机制药物肝毒性的预测。主要从代谢激活造成的肝损伤、线粒体损伤、胆汁淤积、溶酶体损伤以及免疫损伤几个机制进行简述。

（1）代谢激活造成的肝损伤。肝脏是药物代谢的主要场所，大多数情况下药物经肝脏代谢后，从极性化合物转化为非极性化合物，并且可以转化成有助于从肾脏排出的水溶性化合物。药物代谢过程分为Ⅰ相反应和Ⅱ相反应两个阶段。Ⅰ相反应包括氧化、还原、水解反应，CYP450为主要的代谢酶，通过Ⅰ相代谢反应使药物代谢为水溶性极低的化合物并作为Ⅱ相代谢反应的底物，该底物可以经葡萄糖醛酸化或者硫酸化代谢。其中，不同药物经代谢激活形成反应性代谢物，产生毒性作用，诱导肝细胞死亡。反应性代谢物可分为亲电性物质和自由基两种形式。大多数药物的反应性代谢物都是亲电子试剂，经CYP450氧化产生的亲电子试剂与体内大分子物质结合诱导产生肝毒性。自由基常引发链式反应，造成过氧化损伤，包括脂质过氧化、蛋白质和氨基酸过氧化及核酸过氧化等。

（2）线粒体损伤。线粒体是物质氧化和能量转换的场所，是除细胞核外唯一含有DNA的细胞器。线粒体在机体的氧化和调节细胞凋亡中起重要作用。对线粒体正常功能的影响，可以导致细胞能量和脂质代谢的异常。近年来越来越多的研究开始关注线粒体在药物肝损害介导的细胞死亡中起到的关键作用。线粒体损伤可以通过促使药物累积，阻止电子传递，脂肪酸过氧化以及抗氧化物的消耗等机制造成细胞死亡。造成线粒体损伤的机制主要有：①氧化应激，活性氧（ROS）的绝对增多引起氧化损伤。很多证据表明药物及药物代谢物对线粒体的直接作用是促进线粒体产生ROS。线粒体包括两个中央硫醇抗氧化系统，其中一个依赖于谷胱甘肽（GSH），另一个依赖于硫氧还蛋白-2（TRX2）。在许多毒性条件下，细胞死亡与线粒体GSH消耗相关联。②抑制线粒体呼吸链，使电子传递减慢，线粒体膜电位降低，ATP合成减少。线粒体作为药物性肝损伤的首要作用部位，反应性代谢物及前药可以抑制线粒体呼吸链，造成ATP的消耗并且产生大量ROS，抑制β-氧化，造成脂肪变性。③引起线粒体渗透性转变，使膜孔开放，最终导致细胞凋亡。无论是细胞应激，线粒体抑制或是免疫激活，最终都会导致线粒体通透性的改变。④膜电位降低通过一系列的方式造成细胞内钙紊乱。⑤线粒体DNA（mtDNA）损伤。mtDNA与细胞核DNA不同，mtDNA很小，是双链圆形DNA，是唯一存在于细胞器中的DNA。如果线粒体机械功能受损，ETC络合物的功能也将受损，这会导致电子传输的抑制，增加了超氧阴离子的产生。这种恶性循环使氧化应激增强，将进一步损害线粒体DNA并且可能导致其他的突变。

（3）胆汁淤积。胆汁淤积以及混合性胆汁淤积是人类药物性肝损伤的主要形式。已有证据表明分泌到胆汁中的药物是导致患者胆汁淤积性肝病的主要原因，但在大鼠中并不表现为肝毒性。胆汁的流动需要依赖许多转运蛋白，如钠离子依赖胆酸转运蛋白，胆盐排出泵（BSEP）和一系列多重耐药相关蛋白。胆盐排出泵在药物性肝损伤中起到关键性作用，转运蛋白的抑制作用导致胆汁淤积性损害。对 BSEP 的抑制导致胆汁酸在肝细胞内积聚，被认为是许多药物导致肝损伤的机制，其中包括环孢素、曲格列酮、波生坦等。

（4）溶酶体损伤。溶酶体损伤包含脂肪变性和磷脂质病。小泡性脂肪变性和脂肪微小病变是肝毒性的一种形式，与肝衰竭有关，经常发生在低血糖和肝性脑病患者。肝脏中的三酰甘油通过药物的作用在肝细胞内积累形成空泡脂质体，随后形成非乙醇性脂肪肝，在肥胖和糖尿病患者中常见。肝脏从纤维化快速进展为肝硬化，导致这种肝损害的药物也可以诱发由大血管脂肪变性和小泡性脂肪变性混合形式的脂肪堆积，发生在毗邻的肝细胞。

（5）免疫损伤。很多研究表明药物及其活性代谢物对肝细胞的基因表达和细胞内环境稳态有重要影响。新的证据表明，在很多情况下药物对肝细胞的直接影响可以是作用于免疫反应，这也是决定肝损伤程度的发起事件。肝脏是机体发生免疫反应的重要器官，同时是表示淋巴细胞耐受性的免疫器官。Kupffer 细胞的活化，巨噬细胞的募集和免疫细胞导致了由于细胞因子释放引起的炎症和损伤。

3. 仿肝芯片的种类

仿肝芯片的发展对于肝的再生、药物筛选和疾病机制的研究具有重要意义，为了构建一种模拟体内肝脏结构和生理特征的体外仿肝芯片，研究者们已经开发了多种方法进行体外仿生。为了将各种各样的仿肝芯片进行清晰且有效的分类，从体外肝细胞培养的空间构型角度出发将体外仿肝芯片主要分为 2D 仿肝芯片和 3D 仿肝芯片，而 3D 仿肝芯片又进一步分为支架类 3D 仿肝芯片和非支架类 3D 仿肝芯片两大类，将逐一进行简述。

1）2D 仿肝芯片

与传统 2D 培养相比，2D 仿肝芯片系统能够提供灵活的流体微环境和细胞共培养方案，因此，早期研究者们开发了多种 2D 仿肝芯片系统用于构建不同用途的肝模型。Yarmush 等[344]开发一种含有多个细胞培养腔室的可组装的微流控装置，该装置可以成功将人源肝细胞在体外以二维的形式动态培养，以及成功展现进行预测肝脏清除的能力。此外，Yarmush 等[345]还开发了一种集成有浓度梯度生成器的微流控装置，该装置实现了不同条件下（内源激素如胰岛素和葡萄糖，以及化学诱导试剂 3-甲基胆蒽）的二维肝细胞浓度梯度处理，成功使肝细胞于体外再现了碳水化合物代谢、氮代谢、乙醇降解和药物结合等代谢分区。

体外培养时，肝细胞需要通过细胞间的连接和交流来长期维持它们的表型。因此，Bhatia 等[346]制备了具有通孔的弹性 PDMS 模板，使用该模板，原代人肝细胞可以选择性地生长在胶原包被的微区域，之后通过接种小鼠 3T3-J2 成纤维细胞可以形成微图案化共培养细胞体系。该共培养体系可以保持原代人肝细胞的肝代谢功能，如白蛋白分泌、尿素合成、Ⅰ相反应和Ⅱ相反应阶段肝代谢酶的表达等。Liu 等[347]设计了一种内部集成肝小叶状电极阵列微流控芯片，利用场诱导介电泳（DEP）陷阱实现了微流控芯片内肝细胞 HepG2 和人脐静脉血管内皮细胞 HUVEC(Human Umbilical Vein Endothelial Cells)的图案化排列。后续的研究结果表明，与内皮细胞的共培养显著提高了肝细胞的 CYP450-1A1 酶活力。

2）支架类 3D 仿肝芯片

支架类 3D 仿肝芯片主要是在三维空间内构建细胞附着和生长的类似脚手架的多孔结构，细胞依附于支架进行三维生长和迁移，主要的支架材料有细胞外基质和各类水凝胶等。其中，海藻酸盐是一种从棕色海藻中提取的生物材料，具有生物相容性好、毒性低和成本低的优势，被广泛用作细胞的封装材料。例如，Lee 等[348]开发了一种微模塑技术将 HepG2 肝细胞包裹于海藻酸盐形成微球结构，并将其放入微流控芯片中进行动态培养，实验结果显示海藻酸盐包封的 HepG2 肝细胞可保持较好的活力和功能，证明了该方法在开发生物人工肝（BAL）芯片中的可行性。Yamada 等[349]利用微流控层流技术制备了含有由大鼠原代肝细胞和成纤维细胞 3T3 组成的水凝胶纤维，并在内部形成异质性微型肝类器官结构。研究者在高氧浓度下以微纤维的形式培养肝细胞长达 90 天；结果显示肝细胞可以保持 80%细胞活力、白蛋白分泌、尿素合成以及肝功能相关基因表达等，提示该方法可以用于生物型人工肝构建和药物开发及筛选。

此外，利用多孔膜作为支架结构使细胞在单侧或双侧进行三维分层培养的方式，在本节中也被归类为支架类 3D 仿肝芯片。例如，Kang 等[350]设计了一种体外模拟肝血窦结构的仿肝芯片，并分别用单通道结构和双通道结构对原代肝细胞和内皮细胞进行分层共培养，实验结果显示流体条件下在双通道结构中的肝细胞可维持正常形态和产生尿素至少 30 天，为了证明开发的仿肝芯片的实用性，研究者们还在仿肝芯片上实现了嗜肝性乙型肝炎病毒（HBV）复制的能力，这为分析各种嗜肝感染因子的病理效应和复制策略提供了一种新的体外模型。Du 等[351]也设计了一种体外肝窦状芯片，通过将四种类型的原代鼠肝细胞整合到由多孔膜分离的两个相邻流体通道中，体外重构肝脏的关键结构和构型，使其具有肝的独特形态。每种类型的细胞用其各自的特异性抗体进行标记，通过流体动力学模拟和粒子跟踪可视化测试来定量分析仿肝芯片中的流场。这种体外仿肝芯片整合了剪切和流动两个关键因素，同时共培养了四种类型的原代肝细胞，实现了肝功能的初级免疫应答。这为研究肝脏微环境以及细胞间相互作用，提供了一种新的体外模型。

3）非支架类 3D 仿肝芯片

非支架类 3D 仿肝芯片主要是通过物理方法使悬浮于培养基中的细胞聚集到一定密度形成紧密的细胞-细胞连接，使其自组装成为不依赖外源支架结构的三维肝类组织，目前非支架类 3D 仿肝芯片应用的细胞富集技术主要有基于微坝结构的细胞主动富集技术和基于图案化微结构（例如，微孔或微凹孔结构等）的依靠细胞自沉降的被动富集技术。

Lee 等[352]受肝血窦中的血管内皮屏障结构的启发，通过精细加工微流体芯片构建出一种对流扩散的流体通道和具有内皮屏障特性的微坝结构，首次建立了肝血窦模型，有效模拟了肝脏微循环系统。设计的微坝结构可以高效无损伤地富集高体积密度的原代肝脏细胞，原代肝脏细胞会形成紧密的细胞-细胞连接，并聚集形成细胞球，从而激活细胞的信号通路，通过细胞膜蛋白或间隙连接进行细胞间信息交流，多细胞球聚体在这种芯片培养模式中可以很长时间的保持生命活力和代谢活动。他们还利用双氯酚胺药物检测了其具有明显的特异性的原代肝脏细胞毒性，而对非肝脏细胞或细胞系没有明显毒性。因此，此肝脏芯片很好地模拟了肝血窦的物质传输特性，如广泛的细胞连接，特定的组织和流体转导分区以及连续的营养物质交换。这种微流体芯片的培养模式为原代细胞培养和组织行为的研究提供了一种很好的平台。Weng 等[353]基于材料科学中晶格生长的概念开发了一种体外仿生肝芯片，它通过镂空的六边形框架作为模板控制原代肝细胞和肝星状细胞沉积到基底上进行细胞 3D 共培养和组织界面的仿生重建，同时无需外源性支架的辅助。该体外仿肝芯片可以用于细胞水平的肝生理学微环境研究以及肝脏的药物毒理性相关研究。Domansky 等[354]利用聚碳酸酯材料开发一种多孔板状的肝芯片平台，该平台集成了生物反应器阵列，每个生物反应器包含一个反应孔、储液孔及集成的微泵，反应孔的内部包含 ECM 覆盖的支架，细胞可以自组装形成数百个三维微尺度肝脏组织单元，储液孔可以通过支架上的隔膜气动微型泵驱动培养基在两孔的流通。研究者发现，在 7 天的培养周期中，肝细胞和肝血窦内皮细胞均保持着高细胞活力状态，而且共培养条件可以促使内皮细胞在体外维持其体内的细胞表型，即免疫染色观察到肝血窦内皮细胞特征分子蛋白 SE-1 的表达。Lee 等[355]开发了一种集成凹孔阵列的 3D 仿肝芯片，细胞通过自沉降进入微凹孔，细胞同时无需外源性支架的辅助自组装为肝细胞球。随后，研究者将 2D 培养的星形细胞与 3D 仿肝芯片通过连接管连通进行间接共培养。结果显示间接共培养有助于肝细胞球形态的维持和形成紧密的细胞-细胞连接，共培养肝细胞球较单独培养的肝细胞球表现出显著的高白蛋白分泌和尿素合成以及细胞色素 P450 酶活性，显著改善肝脏细胞的功能。

4. 仿肝芯片的细胞源

可靠的细胞源在肝组织工程中扮演着重要角色，理想的肝细胞源应具有人体内肝细胞类似形态学特征和生物学功能（例如，合成代谢、解读和生物转化等功能），且易获取，可快速、稳定增殖，而且能在数天或数周内保持良好的分化状态。为此，本节对目前常用的肝细胞源进行简要介绍。

1）原代肝细胞

原代人肝细胞是肝组织工程最理想的细胞来源，新鲜制备的肝细胞具有正常代谢活力，然而随着体外培养时间的延长，其肝生理相关基因的表达呈现急剧下降趋势，以致肝生理功能的丧失。另外，原代人肝细胞不具有体外增殖能力，获取途径主要依赖于商业供给，价格昂贵。

其他动物来源的原代肝细胞比较丰富，易于获取，如猪、鼠、兔子等，但较之于人有种属差异无法较好地真实反映人肝正常生理功能，以及面临着异种移植后的免疫排斥和生物安全等问题。

2）肝细胞系

肝细胞系不仅能够保持肝细胞的生物学形态和功能，而且具有较强的增殖能力，能够克服原代肝细胞维持功能时间短、增殖能力差的缺点。目前广泛使用的细胞系有肿瘤来源的 HepG2、C3A（HepG2 克隆衍生物）以及人肝祖细胞系的终末分化的肝细胞 HepRG 等。在这些细胞系中，HepG2 细胞是最为广泛使用的，且表征信息最为全面。HepG2 可以分泌白蛋白、转铁蛋白、纤维蛋白原和血纤维蛋白溶酶原等。然而相比原代肝细胞，HepG2 的

Ⅰ相反应和Ⅱ相反应阶段相关的生物转化相关酶基因表达水平低下。为此，研究者通过筛选 HepG2 细胞的亚克隆获得了 C3A 细胞系，该细胞系具有基本的肝功能作用，且具有强烈的接触抑制生长，高白蛋白产出，甲胎蛋白（AFP）的高产量和在葡萄糖缺乏培养基中生长的能力。HepRG 细胞系是近几年新开发的商用细胞系，表现出原代人肝细胞的许多特征，包括关键代谢酶，核受体和药物转运蛋白的形态和表达。但培养过程需加入二甲基亚砜（dimethyl sulfoxide，DMSO）进行长期诱导，其 CYP 450 酶无法再对其他类似的药物诱导剂做出应答，此外，商品化的 HepRG 细胞系以一次性使用形式提供且价格昂贵，极大限制了其广泛应用。

3）多能干细胞诱导分化肝细胞

由于原代肝细胞的获取不便和肝细胞系的肝功能不完备等原因，干细胞分化来源的肝细胞样细胞成了当前可靠的选择。目前生产肝细胞样细胞的方法有定向分化胚胎干细胞、间充质干细胞以及诱导多功能干细胞（induced pluripotent stem cells，iPS）等获取。其中，以诱导多功能干细胞分化为肝细胞样细胞最为流行。虽然 iPS 多功能性在移植后有产生畸胎瘤的可能，但其在肝组织工程及基础研究和药物研发应用方面有广泛的前景。

5. 仿肝芯片相关技术

迄今微流控芯片技术已在化学、生物学、医学、药学等众多领域取得了快速发展和广泛应用。从 1990 年瑞士的 Manz 等首次提出"微全分析系统（μTAS）"概念至今，经过 30 年发展，微流控芯片技术已成为 21 世纪最为重要和热门的前沿技术之一。2006 年 7 月《自然》(Nature) 杂志发表了一篇包含有 7 篇述评文章的"芯片实验室"专辑，且编者推测：芯片实验室有可能成为"这一世纪的重大技术"。器官芯片就是一种微流控装置，主要是基于连续性灌流的条件下在细胞培养室中培养细胞，从而模拟组织和器官的生理功能。器官芯片的主要目的不是建立一个完整的活体器官，而是形成最小的功能单元，重建组织和器官的功能。最简单的系统就是在单一的灌注微流体室内培养一种细胞（例如肝细胞或肾小管上皮细胞），实现组织或器官的一种功能。在较为复杂的系统中，可通过多孔膜链接两个或者多个微通道，通过不同类型的细胞在相应的位置排列，以重建不同组织之间的界面（例如，肺泡-毛细血管界面或血脑屏障）。因此，微流控技术是器官芯片设计创新的重要技术保障，为器官芯片的发展提供了广阔的空间。

微流控芯片技术起源于微机电加工系统（MEMS）制作技术如光刻、刻蚀等，它们最先应用于微电子工业半导体集成电路的加工制作。随着科技的进步，哈佛大学 Whitesides 教授课题组在光刻技术的基础上提出了"软光刻技术"，它与传统光刻相比，优势在于制作简单、操作灵活、低成本、基础设施要求低及材料局限性弱，可制造纳米和微米级的微结构，特别适用于微流控系统的加工与制作[356]。Khademhosseini 等[357]使用软光刻技术在 PDMS 微流控芯片上制作图案化的微通道，然后使用等阳离子体的处理方法键合芯片，形成相对封闭的微通道并应用于细胞生物学和流体力学的基础研究。Unger 等[358]扩展了软光刻技术，将多层软光刻技术应用到芯片的加工制作中，制作了具有微阀结构的芯片并利用微阀的开关实现对流体的自由操控。

此外，研究者通常要在一块微流控芯片或器官芯片上完成溶剂传输、生化反应、细胞生物学或电化学分析等相关操作。这就要求我们对芯片材料的选择要多加谨慎，并对材料属性有具体要求，且基本原则为：

（1）芯片结构材料之间对发生化学、生物反应等具有良好的惰性，且具有很好的化学及生物相容性。

（2）基底材料具有良好的散热性，且具有一定的电绝缘性。

（3）芯片材料应具有良好的透光性，尽可能对检测信号无干扰或干扰性小。

（4）芯片材料表面能够被修饰或表面改性。

（5）芯片材料制作工艺简单，且制作成本低。

玻璃和石英是微流控芯片发展以来应用最早的芯片材料。玻璃与石英芯片具有良好的光学性质，且表面益于改性，但两者的刻蚀制作工艺复杂，键合难度大，芯片成品率不高，所以往往与其他材料结合起来形成复合型芯片来应用。

微流控芯片发展过程中单晶硅片也曾出现在微流控芯片的制作材料中，其具有良好的化学惰性和热稳定性，可利用传统微机电加工技术制作高精度的硅片微流控芯片，但其透光性差，电绝缘性差且价格较高，因此限制了单晶硅片在微流控芯片领域中的广泛应用。

随着材料技术的发展，有机高分子聚合物以其低廉的加工成本兼具化学惰性、热稳定性及生物相容性越来越广泛地被应用于微流控芯片。主要有硬质高分子聚合物聚甲基丙烯酸甲酯（PMMA）、聚碳酸酯（PC）、聚苯乙烯（PS）和弹性聚合物聚二甲基硅氧烷（PDMS）以及水凝胶等。其中聚二甲基硅氧烷（PDMS）是器官芯片最经常使用的材料，其较其他芯片材料有很多优势，①PDMS 具有良好的化学惰性，生物相容性及气体通透性，有利于芯片中细胞生物学等相关研究及研究过程 CO_2 与 O_2 的气体交换，维持 pH 值稳定；②PDMS 具有良好的透光率，使它制成的芯片可方便地进行光学检测；③PDMS 通道结构可方便地通过模塑法等加工工艺获得，也因其具有弹性等特点，使其集成大规模弹性微阀成为可能，提高了芯片的自动化；④PDMS 芯片的键合方式多样，通过简单的操作，可与 PDMS 自身还能与玻璃、石英、PMMA 等通过表面张力实现可逆键合，也可通过物理或化学修饰等方法实现不可逆键合。

11.4.2　基于微流控芯片的 3D 肝微球培养平台研究

1. 3D 肝微球微流控芯片培养平台研究背景和意义

1）3D 肝微球微流控芯片培养平台研究背景

体外肝细胞培养模型在组织工程，基础生物学研究和药物开发应用中是不可或缺的工具。模拟生物学特征和肝脏生理环境是构建理想体外肝脏模型的关键要素[359]。然而，常规二维（2D）肝细胞培养方法由于缺乏体内组织微环境，易导致肝细胞分化表型，正常肝组织结构和肝特异性功能的迅速丧失。尽管已经开发了一些改进的 2D 培养系统，如共培养系统，虽然可提升肝细胞表型且长时间保持肝特异性功能至数周[360,361]，但该系统仍为

2D 培养方法，无法反映真实的体内生理 3D 组织结构，进而影响肝细胞的形态和特异性功能表达水平[362]。当前，对比 2D 培养，三维（3D）细胞培养可重现细胞的体内微环境[363]。细胞聚集自组装形成肝细胞球作为 3D 细胞培养的一种方法，无需额外引入外源支架结构，利于形成肝组织样微结构，细胞间的 3D 网络交流，微胆小管通道，立方形的肝细胞形态和类似于天然的细胞外基质（ECM）[364]。当前开发了几种用于生成细胞球的培养方法，如悬滴培养法[365]、旋转瓶培养法[366]、低黏附表面培养法[367]和基于微模塑技术的培养方法[368]。其中，基于凹微孔阵列的微模塑技术已被证明能够简便和快速生成大小均匀一致的肝细胞球[369, 370]。然而，由于形成的肝细胞球缺乏类似体内的血管网络，易导致细胞球内传质限制，从而引起细胞球内部细胞坏死[371]。为最大化提升肝细胞球培养过程中的传质效率，微流体灌注系统作为一个理想平台，可模拟体内的生理条件和动态微环境[372~374]。然而，灌注培养易导致凹微孔中形成湍流，从而引起球状体移位且易从开放的微孔中逃逸[375, 376]。同时，因肝细胞对剪切应力敏感，所以微孔内需实现高质量传递和低剪切应力之间的平衡是很重要的。许多研究者报道了对比静态培养，高剪切应力导致肝细胞培养的活力下降，当剪切应力高于 0.03Pa 时肝细胞功能受到显著抑制[377, 378]。早前的研究很难在基于凹微孔的灌注肝模型中实现高质量传递和低流体剪切。如何在凹微孔中实现高质量传递和低壁面剪切应力是一项艰巨的挑战。

此外细胞输送到密封微流体芯片的窄通道中也是一个技术难点[379]，因为肝细胞是流体应力敏感的细胞，并且密封芯片内肝细胞球的提取和分析非常困难。因此，可逆密封芯片的开发可有效的解决这些问题。当前，已开发出几种用于可逆密封 PDMS 微流控芯片的常规方法，如真空抽吸法[380, 381]、螺丝夹紧法[382, 383]和磁性夹紧法[384, 379]。然而，这些技术很难适用于凹微孔芯片的密封，并且缺乏灵活及高效施行肝细胞球灌注培养的方法。因此，开发一种新颖的方法来构建可逆封装微流体芯片对 3D 肝细胞球形成和培养具有重要的意义。

2）3D 肝微球微流控芯片培养平台的研究意义

体外肝模型是药物开发过程中评价药物生物利用度和肝毒性的重要手段，而模拟肝的生物学特征和生理微环境是构建理想体外肝模型的关键要素。在已报道的培养模型中，肝细胞通过自组装形成的三维肝微球较其他培养方式具有与体内肝组织更接近的生物学特征和生理微环境。然而，由于细胞的高度聚集容易导致常规培养条件下肝微球内部营养供给不足和代谢废物累积。虽然灌注培养可帮助提升肝细胞的活力和功能性表达，但很难将灌流培养与培养肝微球的凹孔阵列芯片相结合，已报道的方法所产生的流体剪切力易导致肝微球活性降低且易从微孔中逃离，影响分析结果的稳定性，因此亟须开发一种友好且安全的肝微球灌流培养方式。此外，药物性肝损伤是导致候选药物临床实验失败和上市后撤回的主要原因。与体内动物实验相比，体外肝毒性评价模型具有可避免种属差异、降低研究成本和快速毒性筛选等优势。据此，本节研究基于微流控技术，由简单到复杂，设计了一种不同的肝芯片平台以期为上述问题提供一种可行且可靠的解决方案。现将主要研究内容的创新之处总结如下。

（1）首次结合数控加工技术开发了一种新颖且高效的微铣削方法，该方法创新地结合了二次 PDMS 涂层技术（SPCs）来制造 V 形凹微孔阵列肝芯片并用于肝微球的高通量培养。加工出的 V 形凹微孔阵列具有较高的分布密度和孔径比，易于形成大规模和均匀化的细胞球体，同时具有最小的细胞损失。值得注意的是，所提出方法的所有工艺过程都是在自动化设备中参数化加工并最小化手工操作减少人为误差，因此利用该方法可以容易地获得大量凹形微孔阳模并用于批量生产凹形微孔芯片。预期该方法可广泛应用于制造不同尺寸和形状的凹形微孔芯片，以在生物医学和组织工程应用中设计出个性化的 3D 微组织。

（2）设计并构建了一种易于组装且具有低流体剪切的 3D 肝芯片装置（3D-LOC），该装置采用模块化设计不但可以对内置 PDMS-多孔膜-PDMS 三明治式多层微凹孔阵列芯片实施快速的密封，进行一次平行 1080 个肝微球的灌流培养，而且还可以对其方便地拆卸并收集细胞微球进行与常规操作方式相兼容的后续细胞分析工作。值得注意的是，该装置首次采用商品化的 Transwell 小室作为微孔膜结构与微凹孔阵列芯片结合，隔离肝微球于凹孔中免受流体影响，且在灌流条件下可以为肝微球表面提供高于 0.14mol/m^3 的氧浓度和低于 10~4Pa 的流体剪切力。结果显示该装置可以辅助形成大小均匀、表面光滑的肝微球，在长达 12 天的培养中，肝微球保持接近于 95% 的细胞活力且保持 100% 的原位固定。

2. 一种易组装且低流体剪切 3D 仿肝芯片装置（3D-LOC）的构建

在本节研究中，我们提出了一种可逆组装的肝芯片平台（3D-LOC）用于 3D 肝细胞球的灌注培养。3D-LOC 通过弹簧加载装置对 PDMS-多孔膜-PDMS 多层芯片进行可逆密封。与早期凹微孔芯片相比，3D-LOC 组装和拆卸灵活简单，并且方便细胞接种和细胞球分析。同时，首次引入 Transwell 小室仿生模拟肝窦内皮细胞的物理屏障并保护肝细胞球免受流动的直接影响。为获得氧气供应和细胞球表面低壁面剪切应力之间的最佳平衡，微孔内的流体动力学和氧气传质的有限元模拟模型被建立来确认最佳微孔尺寸和灌注速度。此外，还开发了一种微铣削加工方法，该方法结合了二次聚二甲基硅氧烷（PDMS）包被技术（SPC）来处理 V 形凹微孔阵列。随后，3D-LOC 被证实可以方便和安全地灌注培养肝细胞球，并且细胞球大小均一，表面光滑，高细胞活力和低损失率。此外，在长达 12 天的灌注培养，对比常规灌注方法，3D-LOC 中肝细胞球可长时间保持和提升较高的肝细胞极性，肝脏特异性功能和代谢活性。

1）实验方法

（1）3D-LOC 和自动流体灌注系统的设计和制造。

3D-LOC 中肝细胞球培养单元的设计受体内肝窦结构的启发，如图 11-122（a）所示。通过引入多孔膜来模拟肝窦内皮细胞的物理屏障作用，不仅避免高流体剪切应力对肝细胞球的直接影响，而且在灌注条件下保持高效的质量传递。3D-LOC 是模块化设计，由三个主要部分组成，如图 11-122（b）、（c）、（d）所示：①用于多层芯片密封的弹簧元件，提供弹簧载荷的聚甲基丙烯酸甲酯（PMMA）盖板和入口/出口钢管；②用于肝细胞球灌注培养的 PDMS-多孔膜-PDMS 多层芯片，其中多孔膜采用商品化 Transwell 小室，多孔膜材料是 PET 可在灌注培养过程中实时观察肝细胞球生长状态；③用于承载盖玻片和上层多层芯片的 PMMA 基底。如图 11-122（e）所示为组装后 3D-LOC 实物图。

自动流体灌注系统是由四个单元组成，如图 11-122（f）所示，其中每个单元主要由培养液容器，蠕动泵，气泡捕集器（除泡器），3D-LOC 和废物收集容器组成。为提高系统灵活性及便于实验操作，系统的电子元件采用防水设计和无线控制方式，本系统可直接放入培养箱中并在高湿度环境下进行长时间工作。

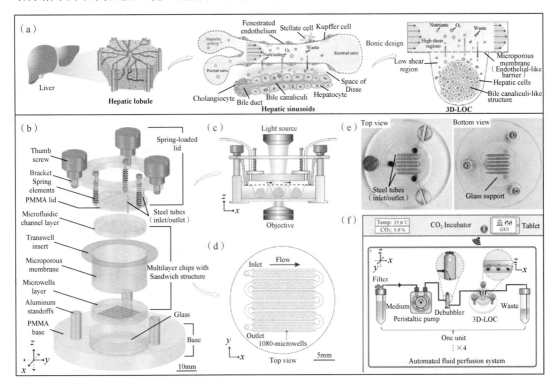

图 11-122　用于肝细胞球原位灌注培养的 3D-LOC 示意图

（a）3D-LOC 微孔内肝细胞球灌注培养概念图，采用仿生设计理念模拟体内肝血窦结构及微环境；（b）3D-LOC 组装示意图；（c）3D-LOC 横截面示意图。细胞培养区域使用透明设计便于肝细胞球光学观察；（d）3D-LOC 中多层芯片具有 1080 个微孔；（e）3D-LOC 实物图。其中微流体通道用红色染料表征；（f）自动流体灌注系统的示意图

（2）多层芯片的设计和制造。

多层芯片主要由上部流体层，中间微孔膜和下部微孔层组成。上部流体层的初始模板使用 AutoCAD 2010 设计，通过标准软光刻技术生成蛇形流体通道（2000μm 宽，200μm 高）。简而言之，将 200μm 厚的 SU8-2075 光刻胶旋涂在硅晶片上以获得流体通道阳模。然后，使用复制模塑方法制备 PDMS 流体通道层[385]。

下部微孔层的制作包括两个 PDMS 模塑工艺，如图 11-123 所示：复制 PMMA 微孔阵列母板生成 PDMS 模板；复制 PDMS 模板生成 PDMS 微孔阵列芯片。简而言之，使用 V 形铣刀通过数控铣削加工（CNC）制作出具有 1080 个微孔的 PMMA 母板，微孔均匀排列，形成与上部流体通道匹配的 6 列矩阵[图 11-123（a）]。接下来，通过复制模塑方法从 PMMA 母板上剥离生成 PDMS 模板。然而，PDMS 母版表面粗糙，微柱顶部表面凹陷，这是由于铣刀高速旋转所致[图 11-123（b）]。同时在 PMMA 母板加工过程中，铣刀与 PMMA 高频率

的摩擦并产生大量热量,这一现象可导致 PMMA 表面粗糙,且在最坏的情况下,可导致微孔底部熔化变形[图 11-123(a)]。针对这些问题,我们采用二次 PDMS 涂层(SPC)技术来解决这些问题。简而言之,将 PDMS 预聚物旋涂到 PDMS 模板上形成薄 PDMS 层[图 11-123(c)]。然后将涂覆后的 PDMS 模板倒置在支撑物上[图 11-123(d)],静置 60min 使 PDMS 预聚物在重力下回流成弧形[图 11-123(d)]。将 PDMS 模板固化并在 200℃下热老化 120min,然后浇铸 PDMS 预聚物,并在 80℃下固化 60min 生成表面光滑的 V 形凹微孔阵列 PDMS 芯片[图 11-123(e)]。

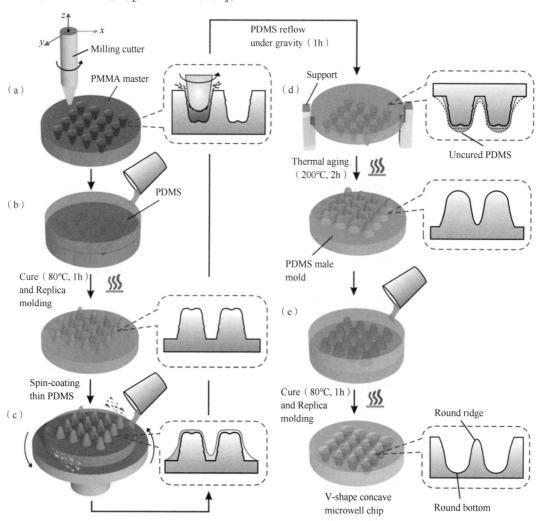

图 11-123 V 形凹微孔芯片制作示意图

(a)~(d)第一次 PDMS 成型过程,通过微铣削加工方法与 SPC 技术相结合构建 PDMS 模板;(e)第二次 PDMS 成型过程,该过程可批量重复生产具有圆形脊和底部的 V 形凹微孔 PDMS 芯片

(3) 3D-LOC 的机械测试。

评估 3D-LOC 的机械性能主要包括两个方面:密封性能和流体通道形变大小。在提出的弹簧加载设置中,弹簧加载力是可重复的,但力的大小取决于弹簧的压缩距离 d。因此,为方便评估密封性能和流体通道形变大小将 d 的取值范围设置为 1~5mm(间隔 1mm),

并通过将已知高度的铝柱支架放置在基座上实现设定不同 d 值。其中，上部流体层中流体通道的初始宽度和高度分别为 2000μm 和 200μm，上部流体层和下部微孔层的初始厚度分别为 2mm 和 1mm。

3D-LOC 的密封性能通过测量其内部通道的液体泄漏压力来进行评估。为了量化这个液体泄漏压力，将密封的芯片充满带有红色颜料的水溶液，将入口和出口连接到相同的受控压缩空气源，并逐渐增加其压力，直到多层芯片泄漏并记录该临界值[379]。

过度的机械压力易引起弹性 PDMS 微通道结构的形变。为了评估微通道结构的形变，多层芯片中的下部微孔层用同样厚度且没有微结构的 PDMS 层替代，排除了微孔中的荧光干扰微通道中荧光强度定量的问题。接着将荧光素钠（5μmol/L）溶液填充到微通道中，并使用倒置荧光显微镜测量荧光强度。

（4）计算机流体和氧传质建模。

为了优化微孔尺寸和流速，采用有限元法（FEM）分析肝细胞球表面的剪切应力和氧浓度。使用 Comsol Multiphysics 软件对纳维-斯托克斯方程（Navier-Stokes）和对流-扩散方程进行数值求解。在 FEM 模型几何中，如图 11-124 所示，我们假设液体不可压缩，等温，牛顿流体（流体密度=1000kg/m³，黏度=0.001Pa·s）及无滑移壁面边界条件。通过建立微流体通道和单个微孔的参数化模型[图 11-124（a）、（b）、（c）]，分析流速 Q（1μl/min，10μl/min 和 100μl/min）的变化对球体表面的流体参数的影响。为进一步优化微孔尺寸，微孔深度 D_W 分别设定为 200μm、300μm 和 400μm。微孔膜的参数参考 Transwell 膜，厚度设定为 10μm 厚，孔径 Ø3μm，孔隙率为 $2×10^6$ 孔/cm²。微孔底部肝细胞球设定允许质量扩散的物体。细胞球的直径设定为 200μm，可避免细胞球过大导致氧气传输限制及球体中心氧分压低[386]，并且相同尺寸的单细胞球在我们先前实验中观察到的细胞数约为 2000 个。

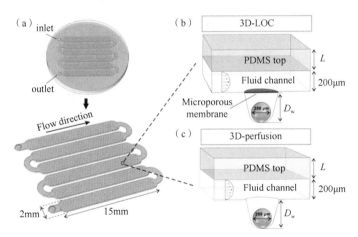

图 11-124 3D-LOC 的 FEM 模型几何结构用于流动和氧气传质的模拟分析

（a）模拟微流体通道的 3D 几何结构，其包含 180×6 个微孔阵列；（b）3D-LOC 的单个微孔几何结构，其包含微孔膜和 Ø200μm 的细胞球状体。微孔具有 V 形横截面，具有圆形底部（Ø250μm×25°角）。流体通道高度、顶部 PDMS 层厚度和微孔深度分别为 200μm、L 和 D_W；（c）为了比较，还构建了开放式微孔几何结构（常规灌注方法，3D-perfusion），并且尺寸参数与（b）中的尺寸参数相同

该模型的控制方程是：

$$\rho(u\nabla)u = -\nabla p + \eta\nabla^2 u \quad (11-27)$$

$$\nabla(-D\nabla_c) = R + J - u\nabla_c \quad (11-28)$$

式（11-27）和式（11-28）中 u 为流体速度；c 为氧浓度；R 为细胞球的氧反应速率；J 为通过 PDMS 的向内氧通量；∇ 为标准 del（或 nabla）运算符。通过 Michaelis-Menten 型动力学模拟细胞球内的氧消耗速率，如下式所述：

$$R = \frac{V_{\max,O_2}c}{K_{m,O_2}+c}\frac{1}{S_{\text{Spheroids}}} \quad (11-29)$$

式中，$V_{\max,O_2}$ 为最大消耗速率；c 为氧浓度；K_{m,O_2} 为 MM 常数；$S_{\text{Spheroids}}$ 为肝细胞球表面积。

多层微流体芯片由 PDMS（透气弹性体）制成，并且上部流体层通过弹簧加载盖上的四个矩形通气孔暴露于大气。因此，应考虑通过顶部 PDMS 层的向内氧通量[图 11-124（b）、（c）]，如下式所示[369]：

$$J = \frac{P_{\text{PDMS}}}{L}\left(p_{O_2} - \frac{c_{O_2}}{K_{H,O_2}}\right) \quad (11-30)$$

式（11-30）中 P_{O_2} 为环境氧分压；K_{H,O_2} 为氧气在 37℃时的亨利常数；c_{O_2} 为液体-PDMS 界面处的氧浓度；P_{PDMS} 为 PDMS 中的氧渗透率；$L=2\text{mm}$ 为顶部 PDMS 层厚度。

氧气输送和消耗的所有特征参数总结，见表 11-16。

表 11-16　37℃时氧气输送和消耗的模型参数

Description	Parameters	Value	References
Henry's constant for oxygen	K_{H,O_2}	$1.32\times 10^{-3}\text{mol}/(\text{m}^3\cdot\text{mmHg})$	[388]
Oxygen partial pressure in atmosphere	P_{O_2}	159mmHg	[388,389]
Oxygen concentration in medium entering the system	C_{in,O_2}	$0.21\text{mol}/\text{m}^3$	[390,391]
Oxygen diffusion in medium	D_{O_2}	$3\times 10^{-9}\text{m}^2/\text{s}$	[390,391,396]
Oxygen permeability in PDMS	P_{PDMS}	$3.786\times 10^{-11}\text{mol}/(\text{m}^2\cdot\text{s}\cdot\text{mmHg})$	[392,393]
Hepatocyte maximum oxygen consumption rate	$V_{\max,O_2}$	$4.8\times 10^{-17}\text{mol}/(\text{cell}\cdot\text{s})$	[390,394,395]
Michaelis-Menten constant for hepatocyte oxygen consumption	K_{m,O_2}	0.5mmHg	[390,395]

（5）肝细胞球的形成和收集。

永生化人肝细胞系 HepG2/C3A（C3A）作为模型细胞。C3A 细胞培养在含有 10%胎牛血清，青霉素-链霉素 100U/ml 和 1.0mmol/L 丙酮酸钠的 MEM 培养基中。C3A 细胞用胰蛋白酶-EDTA 溶液消化处理，1000r/min，3min 离心收获细胞后，调整细胞密度至 5×10^4 个细胞/ml 后备用。将细胞悬液加入到微孔芯片内，放置在 37℃，5%CO_2 饱和湿度孵箱内孵育 24h。为收集肝细胞球，将微孔芯片从 3D-LOC 中移出并倒置放到收集容器内，由于形成的细胞球无法贴附在微孔表面上，所以轻微的敲击即可使细胞球全部落入收集容器中。

(6) 细胞活力测试。

通过 Live/Dead 测定试剂盒测定肝细胞球活力。简而言之，将 2.5mmol/L 钙黄绿素-AM 和 3mmol/L EthD-1 的染色溶液注入多层芯片内，在室温下避光孵育 30min 后，使用倒置荧光显微镜观察并拍照。为定量评估细胞活力，将肝细胞球用胰蛋白酶消化，采用台盼蓝排除实验评估细胞死活。采用 Luna Automated Cell Counter 自动定量计算蓝色细胞（死细胞）和未着染细胞（活细胞）。

(7) 细胞球损失率，传质效率和形状的测量。

肝细胞球损失率采用倒置荧光显微镜拍照计算。肝细胞球质量传质效率采用 CellTracker Green 染色测量。2μmol/L CellTracker Green 染料标记肝细胞球 2h，PBS 冲洗后，4%多聚甲醛固定细胞球，使用激光扫描共聚焦显微镜观察并拍照。通过引入形状因子来评估细胞球的外形，其值等于 4π（面积）/（周长）$^{2[379]}$，数值越接近 1.0 表示细胞球形状越圆。

(8) 免疫荧光染色和 3D 图像分析。

将细胞用 4%PFA 固定 20min，然后在室温下用 0.3%Triton X-100 透化 15min。PBS 洗涤三次后，5%牛血清白蛋白封闭 30min。为评估肝细胞极性和 NADPH-细胞色素 P450 还原酶活性，ZO-1 小鼠单克隆抗体-Alexa Fluor 488，小鼠单克隆抗 MRP2 抗体和兔抗细胞色素 P450 还原酶 37℃孵育 1h。PBS 洗涤三次后，细胞球与多克隆山羊第二抗体 Alexa Fluor 555 抗小鼠 IgG2a 和 Alexa Fluor 555 抗兔 IgG 在 37℃条件下孵育 1h。细胞核采用 Hoechst 33342 室温染色 20min。用激光扫描共聚焦显微镜进行拍照。

为定量测定细胞球内毛细胆管内 MRP2 表达程度，采用 Leica Application Suite 软件的 3D 图像分析模块对肝细胞球 3D 图像进行分析，包括细胞球体积（$V_{spheroid}$），MRP2 表达区域（V_{total}）和毛细胆管内 MRP2 表达区域（$V_{localized}$）。V_{total} 和 $V_{spheroid}$ 之间的比值表示 MRP2 蛋白表达程度。$V_{localized}$ 和 V_{total} 之间的比值表示 MRP2 在毛细胆管内表达程度。

(9) 白蛋白和尿素分泌的测定。

为评估在不同培养条件下肝细胞球的肝特异性功能，本节采用白蛋白和尿素的分泌水平作为主要评价指标。肝细胞球在培养 4 天、6 天、8 天、10 天和 12 天后，收集肝细胞球培养液，分别使用人白蛋白 ELISA 试剂盒和尿素测定试剂盒，按照试剂盒的操作方法，测量培养液中白蛋白和尿素的分泌水平。

(10) RNA 提取和实时聚合酶链反应。

将从微孔芯片收集到的细胞球悬浮液转移至 EP 管中，用 PBS 离心清洗三次以除去残留的培养基。使用 RNeasy mini 试剂盒提取细胞总 RNA。用 Transcriptor Universal cDNA Master 试剂盒将提取的细胞总 RN 逆转录为 cDNA。然后用实时聚合酶链反应（real-time PCR）FastStart Universal SYBR Green Master（ROX）试剂盒扩增。扩增正向和反向引物。用 GAPDH 作为内参，应用 SYBR Green 荧光染料进行 RP-PCR 反应，获得扩增曲线，计算机分析 Ct 值。基于 Ct 值来评估检测样品变化的相对值。引物序列见表 11-17。

表 11-17 实时荧光定量 PCR 引物列表

Gene Symbol	Primers (forward/reverse; 5′ to 3′)
CYP1A1	GATGGTCAAGGAGCACTACA/AAAGAGGTCCAAGACGATGT
CYP1A2	TCAATGACATCTTTGGAGCAG/CTCTGTATCTCAGGCTTGGTC
CYP2B6	GGGAGATTGAACAGGTGATTG/GATGATGTACCCTCGGAAGC
CYP2C9	GGATTTGTGTGGGAGAAGC/TGAAGCACAGCTGGTAGAAG
CYP2D6	CGCATCCCTAAGGGAACGACA/CAGGAAGTGTTCGGGGTGGAA
CYP2E1	CCATCAAGGATAGGCAAGAG/TCCAGAGTTGGCACTACGAC
CYP3A4	TGTCCTACCATAAGGGCTT/GGCTGTTGACCATCATAAAAG
CYP3A5	ATATGGGACCCGTACACATG/CAGAGACCCTGACGATAGGAC
UGT1A1	GAATCAACTGCCTTCACCAA/GACTGTCTGAGGGATTTTGC
UGT2B4	TGTCTACAGCCTCCGCTTCT/GAACTGATCCCAcTTCTTCATG
SULT1A1	GAGCCGCACCCACCCTGTT/TGAACGACGTGTGCTGAACCAC
SULT2A1	AAAGACGTTAGAACCCGAAGA/TTTCCAGTCCCCAGATACACC
OAT2	GTGATGCTGCTGGCACTGGTT/CTCTTTCACATGGCCTTGGGTC
OCT1	AAGAGGATGTCACCGAAAAGC/GGATGAGCCCCTGATAGAGCA
SLCO1B3	GCCTAACCTTGACCTATGAT/CAGGTAAGTTATTCCATTGTTC
SLCO2B1	GGGAGTCCACGAAGAAGCAG/GACAGGACCACCAGCAGGAA
AHR	GGTTGTGATGCCAAAGGAAGA/TCATTCGGATATGGGACTCG
RXRα	TCGTCCTCTTTAACCCTGACTC/GCTGCTCTGGGTACTTGTGCT
PXR	GGTCCCCAAATCTGCCGTGTA/CCGGGCGTTGCGTTTCATG
CAR	TTGCAGAAGTGCTTAGATGCT/TCAGCTCTTCTTGCTCCTTACT
MRP2	GACAATTCTAATCTAGCCTACTCC/CATCAACTTCCCAGACATCC
BCRP	GTTCTTGGATGAGCCTACA/CTGAGGCCAATAAGGTCA
MDR1	GCTCGTGCCCTTGTTAGAC/GTGCCATGCTCCTTGACTC
BSEP	CCCTCATCCGAAATCCCAAGA/TGCAGTGCCATGTTCAAAACC
Albumin	ACCCcAAGTGTCAACTCCAA/GGTTCAGGACCACGGATAGA

(11) 统计分析。

数据表示为 $\bar{x} \pm s$。使用 Student's t 检验或单因素方差分析（ANOVA），然后进行 Tukey 检验。显著性差异*表示 $P<0.05$，**表示 $P<0.01$，***表示 $P<0.001$。

2) 结果与讨论

(1) 方便可靠地可逆组装 3D-LOC。

由于敏感细胞（例如肝细胞）易遭受高流体剪切力的损伤，因此在微流控芯片内为肝细胞培养提供简单且有效的流体环境是十分必要的。在传统的微流控芯片内，细胞被注入密封且狭窄的微通道中，然后采用一定范围的流速对细胞进行灌注培养。然而为不损伤细胞，肝细胞球灌注培养需缓慢谨慎地进行。同时实验结束后很难收集密封芯片内的肝细胞球，无法进行细胞活力的定量检测和细胞内容物的定量分析等常规检测实验。因此，为了解决这些问题，我们设计了一个三明治结构的多层、模块化、可拆卸肝芯片平台（3D-LOC）。如图 11-125（a）所示，该装置通过弹簧加载力实现与商用 Transwell 小室可逆密封，且形成封闭流路。3D-LOC 的设计对比于传统的细胞培养装置，不仅可以实现简单拆卸和组装，而且 Transwell 多孔膜的加入可保护肝细胞球与流体直接接触。

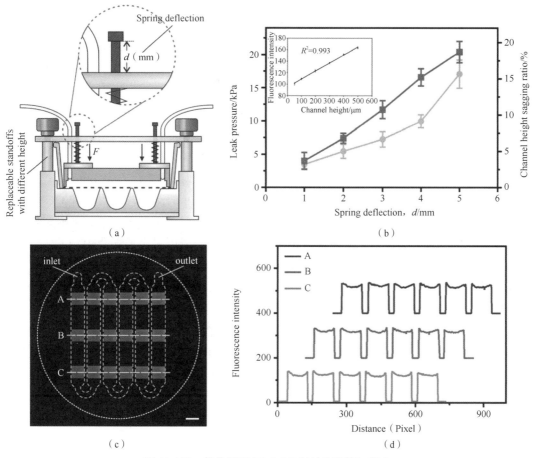

图 11-125　优化用于 3D-LOC 密封的弹簧加载力

（a）3D-LOC 模式图；（b）液体漏液压力（kPa，■表示）和通道下垂率（%，● 表示）。通道高度用荧光强度表征；（c）填充有荧光染料溶液的微通道马赛克荧光拼图。标尺为 2mm；（d）通道在截线 A、截线 B 和截线 C 处的荧光强度分布图

然而，将 Transwell 小室密封到 3D-LOC 具有一定难度，主要表现在如何将弹簧加载力均匀一致地分配到芯片上。由于过大的弹簧加载力会导致微通道形变，而过小的加载力会导致芯片无法封闭，此外不均匀的加载力也容易导致芯片横向滑动，这些问题均会负面影响芯片密封效果。因此，我们采用漏液测试和通道形变分析来优化 3D-LOC 的密封效果。结果如图 11-125（b）所示，不同流体通道高度（50μm、100μm、200μm、300μm、400μm、500μm）与通道内荧光强度呈良好的线性关系（$R^2=0.993$，$R>0.99$），这一现象证明通过荧光强度可间接地表征微流体通道的高度。同时，液体泄漏压力和通道下垂形变随着弹簧压缩距离的增加而增大。值得注意的是，当弹簧压缩距离从 4mm 增加到 5mm 时，通道下垂形变从 9.1%增加到 15.7%，形变率为 72.5%，而芯片液体泄漏压力从 16.6kPa 增加到 20.4kPa，仅增加了 22.9%。这一现象可能是由于通道在弹簧压缩距离为 5mm 时达到 PDMS 材料形变极限，从而通道形变率急剧上升，然而当弹簧压缩距离从 1mm 增加到 5mm 时通

道密封的压力与弹簧压缩仍呈正相关。在理想的微流控芯片夹持装置中,芯片应可承受更大的液体泄漏压力,同时保持最小的通道形变。根据实验结果可知,当弹簧压缩距离为 4mm 时,上层通道芯片和下层微孔芯片之间的密封性和通道形变之间可达到最佳平衡。因此,3D-LOC 弹簧压缩距离设定为 4mm 用于多层芯片的可逆密封。

此外,为了将弹簧加载力转换成均匀的压力施加在多层芯片上,三个弹簧以等边三角形固定在弹簧载荷的 PMMA 盖板边缘处。为对弹簧加载力均匀性进行分析,在弹簧压缩距离为 4mm 时,将荧光染料溶液注入通道后进行拍照分析[图 11-125(c)]。如图 11-125(d)所示,在截线 A、截线 B 和截线 C 处通道内荧光强度呈现出均匀分布,说明 3D-LOC 的弹簧加载力可均匀分布在多层芯片上。

以上结果表明具有 PDMS-多孔膜-PDMS 多层芯片的 3D-LOC 可通过控制弹簧加载力有效地可逆密封在一起。而且,如图 11-125(b)所示,弹簧压缩距离为 4mm 时,液体泄漏压力可高达 16kPa,即 3D-LOC 可承受高达大约 6ml/min 的流速,说明 3D-LOC 可灵活的控制细胞生长所处的流体微环境。此外,如图 11-122(f)所示,3D-LOC 是整套自动流体灌注系统的一部分,该系统采用模块化设计,允许四个或更多个独立的 3D-LOC 轻松并联在一起用于药物筛选和生物学研究,或将不同类型细胞球轻松串联在一起构建共培养模型用于药物代谢和生理或病理研究。

(2) 3D-LOC 中的 V 形凹微孔阵列。

目前,形成大小和形状均匀一致的细胞球大多采用具有圆形底部的微孔阵列。常规的圆形底部微孔制作方法包括弯液面成型法[372, 375]、气泡成型法[398]、弹性膜成型法[399, 400]和金属珠成型法[401]。尽管这些方法简单有效,但是它们难以批量制作均匀一致的微孔芯片,无法用于高通量药物毒性筛选和生物人工肝的研究。同时,这些方法难以实现高密度的微孔分布和高开口率,不利于对稀有且难以获得的细胞进行捕获。此外,由于这些方法多为手工操作,重现性差,难以控制微孔的尺寸和形状。

在本研究中,开发了一种可靠的方法能够制作光滑的凹形微孔,其具有可再现、快速和提供高深宽比的优点。在此基础上设计了一个可提高细胞捕获效率的新颖 V 形凹微孔阵列芯片。微孔的制作方法采用 CNC 微加工技术,快速制作具有凹孔结构的 PMMA 母板。通过使用不同类型的铣刀来改变凹微形微孔的尺寸和形状,且微孔的深度也可以通过加工深度任意调节,该方法克服了早期无法制作高深宽比微孔的困难。PMMA 选为母板材料是因为它易于加工,价格低廉,最重要的是它表面平整光洁适于光滑微孔芯片的制作。但是,在 PMMA 母板加工过程中,由于铣刀的高速旋转很容易引起高水平的摩擦生热,导致微孔表面粗糙和底部变形,最终引起复制后的 PDMS 母板表面粗糙及微柱顶部变形[图 11-126(a)]。为避免这些现象,我们采用 SPC 工艺修饰 PDMS 母板。如图 11-126(b)所示,从扫描电子显微图像(SEM)可以观察到经过 SPC 工艺处理后,PDMS 微柱表面光滑同时修复了微柱顶端的坍塌变形,从而二次复制后形成完美的 V 形凹微孔 PDMS 芯片[侧视图,图 11-126(c)],阵列式的微孔可提升细胞捕获效率。SPC 工艺可使两个微孔之间形成圆形山脊和光滑斜壁,其中圆形山脊宽度能减少细胞驻留。此外,如图 11-126(d)所示,定量分析了 V 形凹微孔的开口率和分布密度。结果显示 V 形凹微孔结构具有较高的开口率(91%)和分布密度(700 个微孔/cm^2),分别是常规微孔结构的 2.1~4.6 倍和 3.1~

7倍，该V形凹微孔结构可实现接近100%的细胞捕获效率。

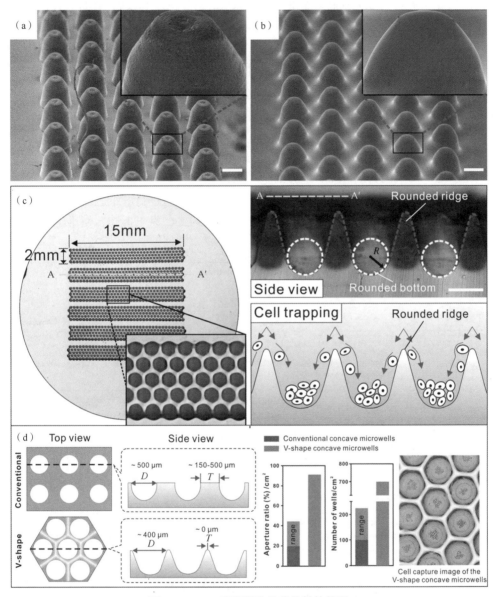

图 11-126　V 型凹微孔芯片的结构特征

（a）未表面处理的 PDMS 母板 SEM 图像。标尺为 200μm；（b）二次 PDMS 涂覆的 PDMS 母板 SEM 图像。标尺为 200μm；（c）微孔图案化芯片具有 6 个矩形区域（每个矩形区域的尺寸为 115mm×2mm，180 个 V 形凹微孔），共计 1080 个均匀尺寸的 V 形凹微孔（填充红色染料）；插图是该区域内 V 形凹微孔阵列的放大图。AA′截线显示每个凹微孔呈 V 形结构，并且具有圆形脊和底部。示意图显示 V 形凹微孔通过重力捕获细胞，两个 V 形凹微孔之间的圆形脊可以有效地最小化细胞损失。标尺为 250μm；（d）定量分析两种不同凹微孔结构（常规和 V 形）的开口率和分布密度。明场图像显示 V 形凹微孔结构细胞捕获率几乎为 100%

此外，还值得注意的是微孔板制作的工艺过程均为自动化仪器操作，这减少了人工操作并且可以大批量制作微孔母板。因加工工艺灵活，预期该方法可广泛用于制造不同尺寸和形状的凹形微孔，为生物医学和组织工程应用提供不同类型的 3D 微组织。

（3）3D-LOC 中肝细胞球的快速，高效且安全的原位灌注培养。

流体灌注培养可为 3D 细胞球提供足够的氧气，营养供应和废物代谢物去除[401]。从理论上讲，虽然高流速可提升质量传递速率，但是浅微孔中培养的肝细胞球容易受到高流体剪切应力的影响。当剪切应力超过 0.03Pa 时，细胞活力、形态和功能均会受到损伤，同时还会导致细胞球脱离微孔进而丢失[400]。同时，虽然流体对在深微孔中培养的细胞球影响较小，但是深孔限制了质量传输，导致废物积累和低氧环境，从而影响肝细胞球培养[402, 403]。因此，我们工作的一个主要目标是制定一种策略，能够在微孔内实现高传质和低壁面剪切应力最佳的肝细胞球培养微环境。在 3D-LOC 中，Transwell 多孔膜可有效地将微孔内的肝细胞球与流体隔离，在微孔内形成低流体剪切环境，类似于体内肝细胞生长的微环境[图 11-122（a）]。图 11-127（a）是肝细胞球在常规系统和 3D-LOC 中灌注培养示意图。显然，相比于常规系统，3D-LOC 可以简单、快速、安全地进行肝细胞球灌注培养，避免细胞球与高流体剪切力微环境的直接接触。此外，3D-LOC 易于拆卸，便于细胞球的收集及细胞球内容物含量的分析。

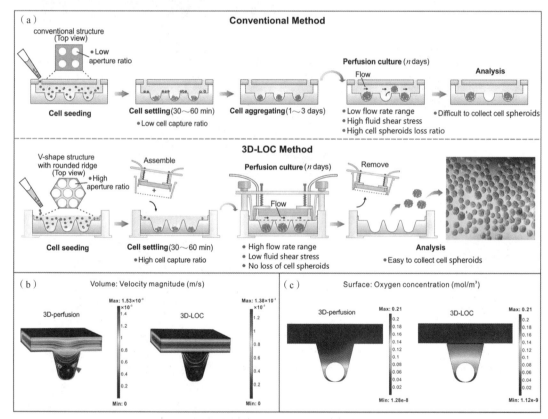

图 11-127　3D-LOC 中肝细胞球的灌注培养

（a）常规和 3D-LOC 中 3D 肝细胞球灌注培养对比示意图。微孔横截面上（b）速度曲线和（c）氧浓度分布（Q=10μl/min，D_W=400μm）表明，与开放式 3D-perfusion 相比，具有多孔膜的 3D-LOC 展示了整个细胞球顶表面的流速极低且高度均匀，没有涡流形成，并且在细胞球顶部表面的氧浓度分布更加均匀

为了优化微孔尺寸和流体流动条件，构建了具有不同流速（Q 为 1μl/min、10μl/min 和 100μl/min）和微孔深度（D_W 为 200μm、300μm 和 400μm）的参数化有限元模型来预测 3D-LOC

中肝细胞球表面的剪切应力和氧气浓度。如图 11-127（b）所示，流体动力学模拟结果显示与 3D-LOC 相比，常规灌注模型 3D-prefusion 可明显观察到漩涡现象，细胞球表面具有连续循环流动，从而影响细胞球形态的维持。

此外，在不同流速和微孔深度的条件下，3D-LOC 中细胞球顶面所承受最大壁面剪切应力的范围是 $10^{-4}\sim10^{-7}$Pa，与 3D-prefusion 在相同流速和微孔深度条件下壁面剪切应力相比低 3 至 4 个数量级（图 11-128）。这一现象意味着 3D-LOC 内肝细胞球不仅处于非常低流体剪切力微环境而且细胞球上下面承受较低的壁面剪切应力梯度，导致降低的升力施加在细胞球上，有利于细胞聚集自组装成均匀和光滑的 3D 细胞球。同时，作为微孔优化过程的一部分，通过氧扩散仿真分析了肝细胞球表面的氧浓度。实验结果[图 11-127（c）]显示，与 3D-perfusion 相比，3D-LOC 中的氧浓度带梯度分布更均匀。这解释了为什么微孔膜可以有效的将细胞球与流体环境隔离并且在细胞球周围形成类似于体内的充分的间隙扩散微环境。为进一步优化流速和微孔深度，我们在细胞球表面限定了一个培养液最低的氧浓度，C_{min}=0.04mol/m^3。低于该浓度，我们假设细胞功能受损[391]。两个微孔模型的结果显示，当流速从 1μl/min 增加到 100μl/min 时，氧浓度高于 C_{min} 阈值的细胞球表面积迅速增加，然而当微孔深度从 200μm 增加到 400μm 时，氧浓度高于 C_{min} 阈值的细胞球表面积迅速降低（图 11-129）。值得注意的是，在相等流速和微孔深度条件下，3D-LOC 模型中氧浓度高于 C_{min} 阈值的细胞球表面积显著低于 3D-perfusion 中的细胞球表面积（约 9.1%~25.9%）。随着微孔深度的增加，这种差异变得越来越显著。因此，在 3D-LOC 中，

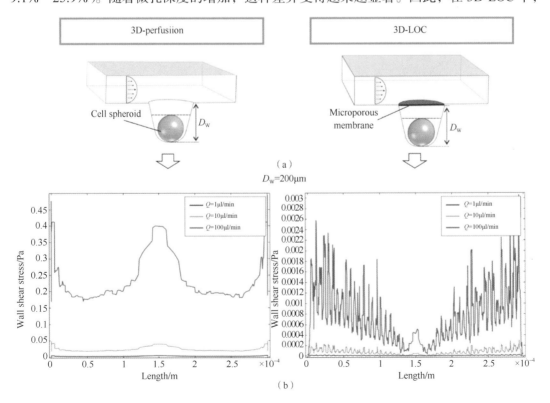

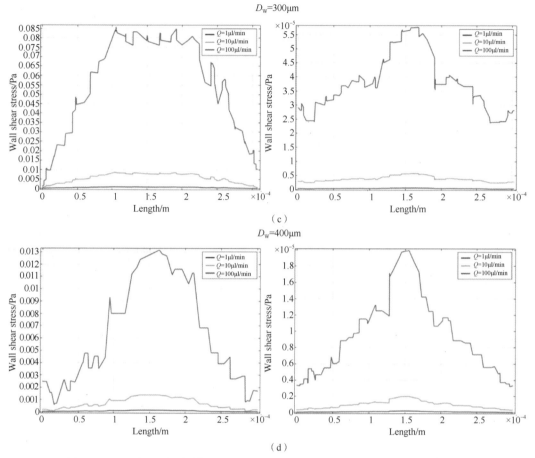

图 11-128 比较两种不同灌注方法（3D-prefusion 和 3D-LOC）的壁面剪切应力

沿着细胞球顶部红色切割线的壁剪切应力的分布被绘制在不同的微孔深度配置中，包括其中（b）D_W=200μm，（c）D_W=300μm，和（d）D_W=400μm

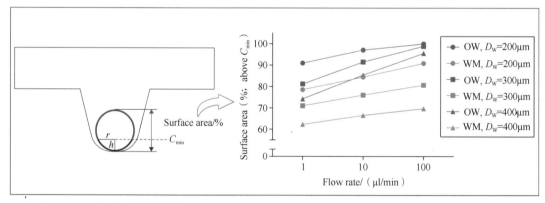

图 11-129 在不同微孔深度（D_W=200μm、300μm 和 400μm）及流速（Q=1μl/min、10μl/min 和 100μl/min）条件下，无微孔膜的开放式模型（OW）和具有多孔膜的 3D-LOC 模型（MW）内细胞球表面积的百分比（氧气浓度大于 C_{min}）

使氧浓度高于 C_{min} 阈值的细胞球表面积的有效方法是增加流速同时降低微孔深度。在本研究中，3D-LOC 优化后的条件是流速为 100μl/min 和微孔深度为 200μm。然而，与 10μl/min

的流速相比，氧浓度高于 C_{min} 阈值的细胞球表面积在 100μl/min 的流速下仅增加约 3.2%～6.4%，而灌注培养 12 天需要消耗培养液达到 1728ml。因此，考虑到经济性和可行性，实际应用中的流速设定为 10μl/min。另外，考虑到实际微孔深度的加工误差，微孔的加工深度设定在 200～300μm 范围内，在 10μl/min 流速条件下细胞球表面的氧浓度可达到约 76%～84.5%。

为评估 3D-LOC 对肝细胞球灌注培养的实际效果，测试了细胞球丢失率、传质效率、细胞球形状和细胞活力（图 11-130）。细胞球丢失测试[图 11-130（a）]结果显示，在流速为 1～100μl/min 时，3D-LOC 中细胞球丢失率几乎为零，同时流速为 10～100μl/min 时细胞活力仍接近 100%，然而在 3D-perfusion 中，细胞球损失率随着流速的增强而增大，并且在高流体剪切力的作用下，细胞球表面出现大量坏死细胞（图 11-131）。在常规 3D-perfusion 中，细胞聚集后进行灌注培养的方法（P2）比细胞沉降后直接进行灌注培养的方法（P1）具有较少的细胞球丢失率，这就是为什么在灌注培养之前通常需要 1～3 天的细胞聚集时间，因此，以下 3D-perfusion 采用细胞聚集后在进行灌注培养的方法。3D-LOC 中的传质效率如图 11-130（b）所示，在静态或低流速条件下（0～1μl/min），细胞球的中心区域表现出较小的荧光密度（即低传质效率），而 3D-perfusion 显示出较高的传质效率，这是因为没有多孔膜结构阻碍染料渗透；然而，在高流速（10μl/min）条件下，3D-LOC 和 3D-perfusion 中细胞球均显示出均匀且高的荧光强度，表明两种培养模式的传质效率没有显著差异。此外，我们分析了不同培养条件下细胞球的形状[图 11-129（c）、（d）、（e）]。值得注意的是，经过 12 天的细胞培养，对比其他培养条件下的细胞球，3D-LOC 中细胞球表面更光滑[图 11-130（c）]，同时形状因子越来越接近 1，说明细胞球越圆[图 11-130（d）]。此外，在四种培养条件下，培养至 12 天细胞球平均直径逐渐增加至 200～221μm[图 11-130（e）]，其中 8 天的细胞培养过程中，灌注条件下的细胞球直径显著小于对照组（静态培养），甚至从第 4 天开始，3D-LOC 和对照组之间的细胞球直径存在显著差异。细胞球形状分析结果显示，在 3D-LOC 中足够的灌注流速与低剪切力环境相结合可促进细胞间紧密连接的形成，诱导细胞聚集形成紧密的光滑细胞球，然而缺乏这两种培养条件中的任何一种，细胞球容易逐渐变得不规则，并随着培养时间的延长逐渐出现崩解现象。接下来，我们采用台盼蓝排除试验评估在五种不同培养条件下的细胞活力，如图 11-130（e）所示。结果显示即使培养 12 天后，3D-LOC 中肝细胞球的细胞活力大约为 95%，并且从第 10 天开始显著高于其他培养条件下肝细胞球的活力。

以上结果清楚地表明，3D-LOC 可以在高传质和低流体剪切力之间实现良好平衡。在减少细胞球丢失，保持细胞形态和长期灌注培养的细胞活力方面，3D-LOC 中细胞球更安全有效，并且 3D-LOC 的结构还可以提供宽范围的流速，以满足基于肝细胞球或其他类型细胞球灌注培养物的大多数实验要求。

（4）3D-LOC 中肝细胞球的功能性表达。

在体外肝脏模型中维持肝细胞的功能对于生物学研究和药物发现是至关重要的。肝细胞极化的形成与维持对肝脏发挥其功能至关重要[404,405]。采用免疫荧光染色 MRP2 和 ZO-1 作为极性重建的指标来评估肝细胞极化[图 11-132（a）]。肝细胞膜转运蛋白 MRP2 通常位于相邻细胞之间的微胆小管侧膜，负责共轭胆汁盐和胆红素的外排。紧密连接蛋白 ZO-1

的染色用于识别微胆小管通道。在传统的 2D 静态模型中，MRP2 表达呈点状分布，并且培养 5 天后偶尔在两个相邻细胞之间观察到，这表明胆小管样结构的有限形成。然而，MRP2 在肝细胞球中广泛表达，尤其在 3D-LOC 中，从第 3 天开始形成胆小管样的网络结构，通过分析 3D 图像中 MRP2 表达程度和第 12 天 MRP2 的基因表达水平证实了这一点[图 11-132（b）、(e)]。这些结果表明，3D-LOC 可促进肝极化并提升小管转运功能。

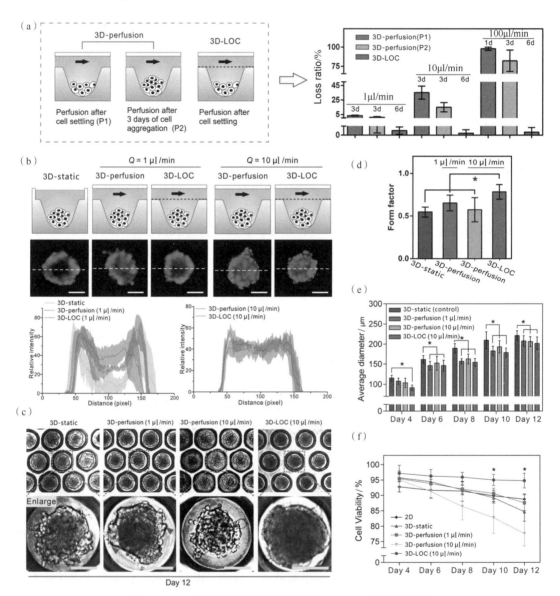

图 11-130 用于肝细胞球灌注培养的 3D-LOC 的性能验证

（a）对比三种不同灌注方法的细胞球丢失率；（b）在不同培养条件下，采用 CellTracker Green 染料表征培养 10 天的细胞球传输效率。白色切割线处的荧光图像和荧光强度。标尺为 100μm；（c）在第 12 天不同培养条件下细胞球的光学图像；标尺为 100μm；（d）在第 12 天，3D-LOC 内肝细胞球的形状因子显著高于其他培养条件；（e）四种不同培养条件下培养的细胞球体直径数据；（f）不同培养条件下细胞活力数据。$*P<0.05$

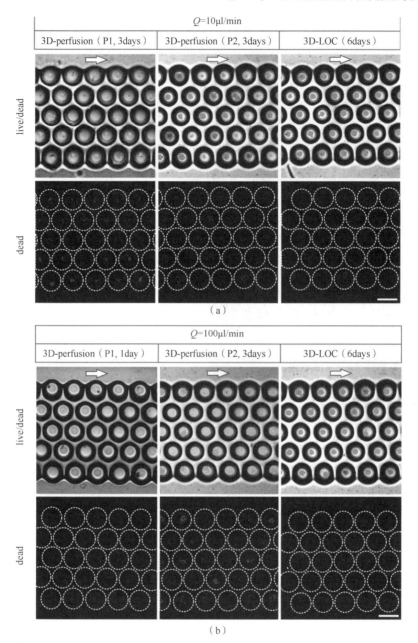

图 11-131 三种不同方法（3D-perfusion（P1）、3D-perfusion（P2）和 3D-LOC）在不同流速下培养 1～6 天的细胞球活力和损失状态的比较，包括（a）Q=10μl/min 和（b）Q=100μl/min

白色箭头表示流体流动的方向。比例尺为 400μm

通过测定白蛋白合成和尿素的分泌水平来分析不同培养模型的肝特异性功能。通过分析白蛋白[图 11-132（c）]和尿素[图 11-132（d）]分泌测定结果，我们观察到与 3D-perfusion 相比，在 12 天的培养过程中，3D-LOC 可显著增强白蛋白和尿素合成。通过第 12 天白蛋白的基因表达水平的定量分析证实了这一点[图 11-133（f）]。这些结果表明，3D-LOC 中的肝细胞球可以明显增强和长时间维持肝的特异性功能。

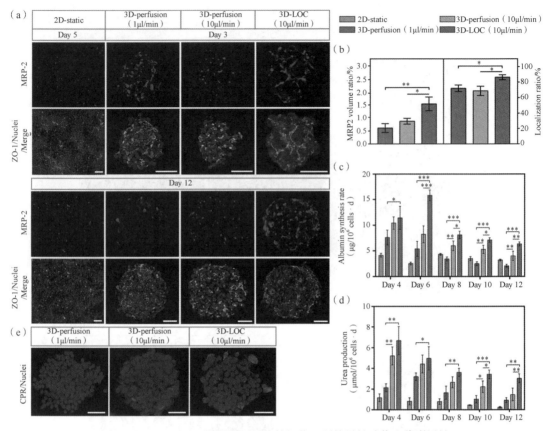

图 11-132 3D-LOC 增强了肝细胞的极化，肝特异性功能和代谢活性

(a) 采用紧密连接蛋白 ZO-1 和肝细胞膜转运蛋白 MRP2 的表达来评估肝细胞球的极化。MRP2 主要位于由 ZO-1 描绘的微胆小管侧膜，与其他培养条件相比，3D-LOC 中 MRP2 在第 12 天荧光强度显著增强；(b) 3D 共聚焦图像定量显示，与其他培养条件相比，3D-LOC 中 MRP2 在第 12 天的体积表达以及 MRP2 和 ZO-1 染色共定位的程度显著提高；(c)、(d) 采用白蛋白和尿素的分泌评价肝细胞球的肝特异性功能；(e) 三种不同的培养条件下细胞色素 P450 还原酶（CPR）免疫染色（第 12 天）。标尺为 50μm。$*P<0.05$，$**P<0.01$，$***P<0.001$

通过细胞色素 P450 还原酶的免疫染色测定肝细胞球的代谢活性[图 11-132（e）]。与第 12 天的 3D-perfusion 相比，3D-LOC 表现出更高的 CYP450 还原酶表达。定量测定各种 CYP 酶的基因表达可证实该结论[图 11-133（a）]。尤其 3D-LOC 中 CYP1A1、CYP1A2、CYP2C9 和 CYP2E1 相对于 3D-perfusion 提升数倍。此外，与 3D-perfusion 模型相比，PCR 结果显示了 3D-LOC 中肝细胞球具有明显增强的 II 相代谢酶[图 11-133（b）]，肝核受体[图 11-133（c）]，肝转运蛋白[图 11-133（d）]，胆小管转运蛋白[图 11-133（e）]的基因表达水平。总之，这些结果表明 3D-LOC 可以提供更多的类似体内微环境，能够显著改善细胞极性的建立，增强肝脏特异性功能和代谢活动的表达，这些显示了 3D-LOC 在生物人工肝脏、疾病模型和药物毒性筛查中极具应用价值。

3）小结

本节研究开发了一种仿生和可逆组装的肝芯片平台 3D-LOC，此平台可实现 3D 肝细胞球原位灌注培养。该平台可以快速可靠地密封 PDMS-多孔膜-PDMS 的多层芯片，并且

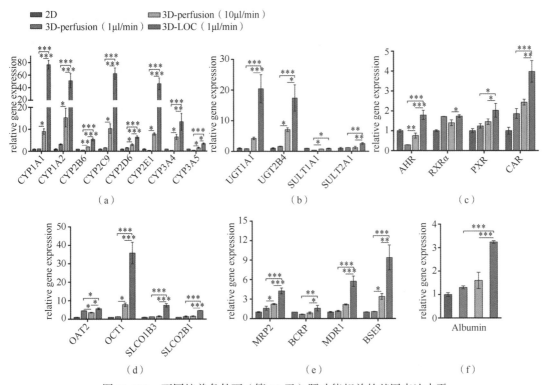

图 11-133　不同培养条件下（第 12 天）肝功能相关的基因表达水平

3D-LOC 中 CYP 酶（a），Ⅱ相代谢酶（b），肝核受体（c），肝转运蛋白（d），胆小管转运蛋白（e）和白蛋白（f）的基因表达水平，与 3D-perfusion 相比可提升数倍。2D 基因表达水平设为 1.0。$*P<0.05$，$**P<0.01$，$***P<0.001$

可实现高质量传输和低流体剪切力，模拟体内肝脏微环境。此外，该平台可有效减少细胞球丢失并且长期保持细胞形态和活力。与 3D-perfusion 相比，新平台中肝细胞球的功能被显著地提升，包括细胞极性、肝特异性功能和代谢活性。此外，本节研究还开发了一种结合高速微铣削和 SPC 技术的新颖制作方法，该方法能够制造平滑的 V 形凹微孔阵列芯片。此 V 形凹微孔阵列芯片具有高水平的分布密度和开口率，易形成大规模且尺寸均匀的肝细胞球，同时具有较小的细胞损失。3D-LOC 可潜在地应用于新型生物人工肝装置的开发，肝病建模和药物诱导肝毒性测试。

3. 3D 仿肝芯片装置（3D-LOC）展望

基于微流控技术开发一种新颖凹微孔阵列芯片加工工艺并设计了 3D 仿肝芯片装置（3D-LOC）平台，目的是通过在芯片上构建肝组织功能单元并提供生理相似的理化微环境，以达到模拟肝脏的目的，从而成为药物肝毒性筛选的理想工具。下一步的工作可以围绕以下两个方面进行。

1）优化细胞来源

在本研究中，两种肝芯片使用的细胞均为肝肿瘤来源永生化细胞株 C3A，虽然 C3A 能够保持基本的肝细胞生物学特性和功能，且增殖能力较强，但是其 CYP450 活性、氨清除能力以及代谢合成功能等均不及原代细胞，加之肝肿瘤来源的肝细胞作为药物测试工具还具有很大局限性。为了提高肝芯片在肝毒性预测中的性能，在后续研究中，可以采用原代肝细胞作为细胞源。此外，诱导型多功能干细胞（iPS）诱导分化的肝细胞也是不错的选择，这是因为 iPS 细胞属于人源细胞，在一定条件下具有无限传代的性能且细胞来源广泛。在后续工作中，需要摸索 iPS 细胞的培养条件和 iPS 诱导分化为成熟肝细胞的条件。

2) 扩展肝毒性药物测试范围

目前，本设计的肝芯片平台仅测试了几种肝毒性模型药物。为了更可靠验证肝芯片平台的肝毒性药物预测能力，还需要测试上百种肝毒性药物和阴性对照药物。此外，我国 DILI 临床案例也较为常见，其中由中药所诱发的肝损伤病例已超过 45.43%，是引起药物肝损害的首要原因。由于中药本身含有毒性成分、加工炮制工艺不当、与其他中药或化学药配伍不当、过量或长期服用所引起急性或慢性肝损害日趋多见，严重者甚至危及患者的生命安全。因此后续测试的肝毒性模型药物还需大量加入中药中引起肝毒性的主要成分（如：生物碱、萜类、蒽醌以及苯丙素类化合物等），以期为中药肝毒性产生规律的发现及中药临床安全用药提供有益借鉴。

11.5 微流控芯片药物筛选研究发展的展望与建议

当前许多发达国家已把现代科学仪器当作信息社会的源头和基础纳入其未来发展的战略重点，而分析仪器又是其中最重要的组成部分之一，21 世纪以来，分析仪器和分析科学一个日益明显的发展趋势就是化学分析设备的微型化、集成化与便携化，微全分析系统是当前分析科学与仪器的发展前沿[406]。

作为目前发展迅速的高新技术和多学科交叉研究前沿领域之一，微流控芯片分析系统的出现使实验室的微型化、集成化、自动化和便携化成为可能。药物筛选是微流控芯片一个发挥重要作用的领域，凭借微系统内流体独有的尺度效应，可成十倍、百倍地提高样品处理和反应效率，大幅降低样品和试剂消耗，利用芯片高集成和多通道的特点显著提高分析和筛选通量。微流控芯片的出现，有望解决阻碍药物研发得以顺利进行的成本过高、周期过长及成功率低下等一系列关键瓶颈问题。目前基于微流控芯片的药物分析和筛选正逐步成为人们关注和研究的热点，随着新的集成化、功能化微流控芯片的不断涌现，其必将在药物发现领域扮演越来越重要的角色。用于药物筛选、药效检测等微流控芯片分析技术将展现巨大的发展潜力和应用价值，为高通量的、快速的及大规模的药物筛选提供有力的技术支撑。

然而，尽管在药物筛选分析方面与常规方法相比有很大优势，但是目前的微流控芯片技术仍然存在很多问题，如使用的操作技术和手段仍存成本昂贵，对仪器设备要求高及需要特殊的环境等缺点，能够被普通药物开发人员获得并有效使用的产品并不多见[407]。对于一个新的分析技术来说，其发展一般要经过三个过程：首先，在系统上使用标准品进行原理性试验。其次，这项技术的实用性和实际效果将通过对实际样品的分析得到检验，而事实上，实际样品的复杂性往往会将此技术中存在的缺陷凸显出来，而对新技术进行研发工作的实验室来说，却常常缺乏对复杂实际情况接触和积累经验的机会。最后，技术转化为商品。对于微流控芯片系统来说，尽管其在研究领域得到了广泛的关注，取得了一些进展，但是目前绝大部分工作还处于实用性检验的阶段，虽然已有少数商品化的芯片系统面世，但现在就乐观地认为此技术已足够成熟无疑是过早了。我们应该看到，芯片系统仍有许多问题有待解决，远未达到成熟的商品化程度。

从技术角度上讲，当前微流控芯片的发展模式整体上正在经历着从以技术导向为主到以应用导向为主的重大转变之中，大量的应用基础研究工作亟待开展。美国科学院院士，哈佛大学教授 George M. Whitesides 在评论中指出："微流控领域仍处于初级发展阶段，诸多问题仍需要认真对待，包括集中研究力量于某些初级应用，及研究出实现产业化的完整发展周期的策略，这些问题的解决既需要智慧也需要想象力"。对我们来说，这也是一个难得的历史机遇，我国在微流控分析重要基础学科——毛细管电泳分析方面已经取得长足的进展，某些领域已处于世界发展前沿，同时，我国在若干重要方向如电化学分析、流动注射分析领域也处于当前国际前沿，在微机电加工及微光学机械方面也具有相当雄厚的基础[408]。因此，我们应该抓住这次机遇，充分发挥微流控芯片的独特优势，针对新药研发中的关键瓶颈问题，进一步发展创新的微流控芯片方法，综合研究和开发针对具体实际应用的技术和手段，为其提供系统有效的解决方案，将有望实现微流控芯片对传统新药研发体系的整体升级和革新。研究人员应以更大的投入涉足于微流控芯片所涉及的研究空间和应用领域，并加快这一技术平台的产业化进程[392]。

由于应用基础研究成果的迅速积累，微流控技术正在发展成为生命科学与新药研发的新的强大的技术平台。40 年前微电子技术在信息科学的发展中引发了一场革命，并对 20 世纪的科技发展起了重要的推动作用，而微全分析系统预计在未来也将对分析科学乃至整个科学技术的发展发挥相似的作用，微流控分析系统应用到药物筛选领域，将有着无可限量的发展空间。我们相信，在不远的未来，基于微流控芯片的新药研发和药物筛选研究必将从根本上对新药研发流程中的各个主要技术环节进行革新，实现对整个新药研发体系某种程度上的升级，从而显著降低新药研发的周期和成本，必将对人民的健康和社会发展产生深远的社会影响[409]。

（罗国安　艾晓妮　马立东　王乙同）

参 考 文 献

[1] Manz A, Graber N, Widmer H M. Miniaturized total chemical analysis systems: a novel concept for chemical sensing. Sensors and Actuators, 1990, 1: 244-248.

[2] Reyes D R, Iossifidis D, Auroux P A, et al. Micro total analysis systems, Introduction, theory, and technology. Analytical Chemistry, 2002, 74: 2623-2636.

[3] Auroux P A, Iossifidis D, Reyes D R, et al. Micro total analysis systems, Analytical standard operations and applications. Analytical Chemistry, 2002, 74: 2637-2652.

[4] Vilkner T, Janasek D, Manz A. Micro total analysis systems: recent developments. Analytical Chemistry, 2004, 76: 3373-3385.

[5] Dittrich P S, Tachikawa K, Manz A. Micro total analysis systems: latest advancements and trends. Analytical Chemistry, 2006,

78: 3887-3908.

[6] West J, Becker M, Tombrink S, et al. Micro total analysis systems: latest achievements. Analytical Chemistry, 2008, 80: 4403-4419.

[7] Arora A, Simone G, Manz A. Latest developments in micro total analysis systems. Analytical Chemistry, 2010, 82: 4830-4847.

[8] 方肇伦. 微流控分析芯片. 北京: 科学出版社, 2003: 3-23.

[9] 方肇伦. 微流控分析芯片的制作及应用. 北京: 化学工业出版社, 2005: 2-21.

[10] 林炳承, 秦建华. 微流控芯片实验室. 北京: 科学出版社, 2006: 4-17.

[11] 林炳承, 秦建华. 图解微流控芯片实验室. 北京: 科学出版社, 2008: 3-20.

[12] Whitesides G W. The origins and the future of microfluidics. Nature, 2006, 442: 368-373.

[13] Yeo L Y, Chang H C, Chan P P Y, et al. Microfluidic devices for bioapplications. Small, 2011, 7 (1): 12-48.

[14] Bergese P, Cretich M, Oldani C, et al. Advances in parallel screening of drug candidates. Current Medicinal Chemistry, 2008, 15 (17): 1706-1719.

[15] 张莉, 杜冠华. 高内涵药物筛选方法的研究及应用. 药学学报, 2005, 40 (6): 486-490.

[16] Wu M H, Huang S B, Lee G B. Microfluidic cell culture systems for drug research. Lab Chip, 2010, 10: 939-956.

[17] Sudo R, Chung S, Ioannis K, et al. Transport-mediated angiogenesis in 3D epithelial coculture. FASEB, 2009, 23: 2155-2164.

[18] Jeong G S, Han S, Shin Y, et al. Sprouting angiogenesis under a chemical gradient regulated by interactions with an endothel-ial monolayer in a microfluidic platform. Analytical chemistry, 2011, 83: 8454-8459.

[19] Park S E, Georgescu A, Huh D. Organoids-on-a-chip. Science, 2019, 364 (6444): 960-965.

[20] Mu X, Zheng W F, Xiao L, et al. Engineering a 3D vascular network in hydrogel for mimicking a nephron. Lab on a Chip, 2013, 13: 1612-1618.

[21] Jalili-Firoozinezhad S, Gazzaniga F S, Calamari E L, et al. A complex human gut microbiome cultured in an anaerobic intestine-on-a-chip. Nat Biomed Eng., 2019, 3 (7): 520-531.

[22] Yeon J H, Park J K. Drug permeability assay using microhole-trapped cells in a microfluidic device. Anal. Chem, 2009, 81: 1944-1951.

[23] Richard G K. Development of anti-inflammatory drugs–the research and development Process. Basic & Clinical Pharmacology & Toxicology, 2014, 114 (1): 7-12.

[24] El-Ali J, Sorger P K, Jensen K F, et al. Cells on chips. Nature, 2006, 442 (7101): 403-411.

[25] Allen T M, Cullis P R. Drug delivery systems: entering the mainstream. Science, 2004, 303: 1818-1822.

[26] Slowing I I, Vivero-Escoto J L, Wu C W, et al. Mesoporous silica nanoparticles as controlled release drug delivery and gene transfection carriers. Adv Drug Deliv Rev, 2008, 60: 1278-1288.

[27] Merisko-Liversidge E, Liversidge G G, Cooper E R. Nanosizing: a formulation approach for poorly-water-soluble compounds. Eur J Pharm Sci, 2003, 18: 113-120.

[28] 柯学. 靶向给药系统的研究进展. 中国医科大学学报, 2012, 43 (1): 9-15.

[29] Davis M E, Chen Z, Shin D M. Nanoparticle therapeutics: an emerging treatment modality for cancer. Nat Rev Drug Discovery, 2008, 7: 771-782.

[30] Hallaj-Nezhadi S, Lotfipour F, Dass C R. Delivery of nanoparticulate drug delivery systems via the intravenous route for cancer gene therapy. Pharmazie, 2010, 65: 855-859.

[31] 高传博. 介孔材料的合成及其作为药物载体的研究. 上海: 上海交通大学, 2009.

[32] Radin S, El-Bassyouni G, Vresilovic E J, et al. In vivo tissue response to resorbable silica xerogels as controlled-release materials. Biomaterials, 2005, 26: 1043-1052.

[33] Kortesuo P, Ahola M, Karlsson S, et al. Silica xerogel as an implantable carrier for controlled drug delivery-evaluation of drug distribution and tissue effects after implantation. Biomaterials, 2000, 21: 193-198.

[34] Zhao W R, Gu J L, Zhang L X, et al. Fabrication of uniform magnetic nanocomposite spheres with a magnetic core/mesoporous silica shell structure. Am Chem Soc, 2005, 127: 8916-8917.

[35] Allouche J, Boissiere M, Helary C, et al. Biomimetic core-shell gelatine/silica nanoparticles: a new example of biopolymer-based nanocomposites. Mater Chem, 2006, 16: 3120-3125.

[36] Huo Q S, Liu J, Wang L Q, et al. A new class of silica cross-linked micellar core-shell nanoparticles. Am Chem Soc, 2006, 28: 6447-6453.

[37] Prokop A, Davidson J M. Nanovehicular intracellular delivery systems. Pharm Sci, 2008, 97: 3518-3590.

[38] Slowing I, Trewyn BG, Lin VSY. Effect of surface functionalization of MCM-41-type mesoporous silica nanoparticles on the endocytosis by human cancer cells. Am Chem Soc, 2006, 128: 14792-14793.

[39] Rosenholm J M, Meinander A, Peuhu E, et al. Targeting of porous hybrid silica nanoparticles to cancer cells. Acs Nano, 2008, 3: 197-206.

[40] Liong M, Lu J, Kovochich M, et al. Multifunctional inorganic nanoparticles for imaging, targeting, and drug delivery. Acs Nano, 2008, 2: 889-896.

[41] Tsai C P, Chen C Y, Hung Y, et al. Monoclonal antibody-functionalized mesoporous silica nanoparticles (MSN) for selective targeting breast cancer cells. Mater Chem, 2009, 19: 5737-5743.

[42] Aznar E, Martinez-Manez R, Sancenon F. Controlled release using mesoporous materials containing gate-like scaffoldings. Expert Opin Drug Deliv, 2009, 6: 643-655.

[43] Minelli C, Lowe S B, Stevens M M. Engineering nanocomposite materials for cancer therapy. Small, 2010, 6: 2336-2357.

[44] Mal N K, Fujiwara M, Tanaka Y. Photocontrolled reversible release of guest molecules from coumarin-modified mesoporous silica. Nature, 2003, 421: 350-353.

[45] Saito G, Swanson J A, Lee K D. Drug delivery strategy utilizing conjugation via reversible disulfide linkages: role and site of cellular reducing activities. Adv Drug Deliv Rev, 2003, 55: 199-215.

[46] Hong R, Han G, Fernandez J M, et al. Glutathione-mediated delivery and release using monolayer protected nanoparticle carriers. Am Chem Soc, 2006, 128: 1078-1079.

[47] Takae S, Miyata K, Oba M, et al. PEG-detachable polyplex micelles based on disulfide-linked block catiomers as bioresponsive nonviral gene vectors. Am Chem Soc, 2008, 130: 6001-6009.

[48] Kim H, Kim S, Park C, et al. Glutathione-induced intracellular release of guests from mesoporous silica nanocontainers with cyclodextrin gatekeepers. Adv Mater, 2010, 22: 4280-4283.

[49] Lai C Y, Trewyn B G, Jeftinija D M, et al. A mesoporous silica nanosphere-based carrier system with chemically removable CdS nanoparticle caps for stimuli-responsive controlled release of neurotransmitters and drug molecules. Am Chem Soc, 2003, 125: 4451-4459.

[50] Giri S, Trewyn B G, Stellmaker M P, et al. Stimuli-responsive controlled-release delivery system based on mesoporous silica nanorods capped with magnetic nanoparticles. Angew Chem Int Ed, 2005, 44: 5038-5044.

[51] Torney F, Trewyn B G, Lin V S Y, et al. Mesoporous silica nanoparticles deliver DNA and chemicals into plants. Nat Nanotechnol, 2007, 2: 295-300.

[52] Vallet-Regí M, Balas F, Arcos D. Mesoporous materials for drug delivery. Angew Chem Int Ed, 2007, 46: 7548-7558.

[53] 袁丽, 王蓓娣, 唐倩倩, 等. 介孔二氧化硅纳米粒子应用于可控药物传输系统的若干新进展. 有机化学, 2010, 5: 640-647.

[54] Liu Y, Lou C, Yang H, et al. Silica nanoparticles as promising drug/gene delivery carriers and fluorescent nano-probes: recent advances. Curr Cancer Drug Tar, 2011, 11: 156-163.

[55] Wang S B. Ordered mesoporous materials for drug delivery. Microporous Mesoporous Mater, 2009, 117: 1-9.

[56] Zhu C L, Lu C H, Song X Y, et al. Bioresponsive controlled release using mesoporous silica nanoparticles capped with aptamer-based molecular gate. Am Chem Soc, 2011, 133: 1278-1281.

[57] Patel K, Angelos S, Dichtel W R, et al. Enzyme-responsive snap-top covered silica nanocontainers. Am Chem Soc, 2008, 130: 2382-2383.

[58] Park C, Kim H, Kim S, et al. Enzyme responsive nanocontainers with cyclodextrin gatekeepers and synergistic effects in release of guests. Am Chem Soc, 2009, 131: 16614-16615.

[59] Kost J, Langer R. Responsive polymeric delivery systems. Adv Drug Deliv Rev, 2001, 46: 125-148.

[60] Spenlehauer G, Vert M, Benoit J P, et al. Biodegradable cisplatiim microspheres prepared by the solvent evaporation method: morphology and release characteristics. Controlled Release, 1988, 7: 217-229.

[61] Sansdrap P, Moes A J. Influence of manufacturing parameters on the size characteristics and the release profiles of nifedipine from poly (DL-lactide-co-glycolide) microspheres. Int J Pharm, 1993, 98: 157-164.

[62] Izumikawa S, Yoshioka S, Aso Y, et al. Preparation of poly(l-lactide) microspheres of different crystalline morphology and effect of crystalline morphology on drug releaserate. Controlled Release, 1991, 15: 133-140.

[63] Huang K S, Lai T H, Lin Y C. Manipulating the generation of Ca-alginate microspheres using microfluidic channels as a carrier of gold nanoparticles. Lab Chip, 2006, 6（7）: 954-957.

[64] Xu Q B, Hashimoto M, Dang T T, et al. Preparation of monodisperse biodegradable polymer microparticles using a microfluidic flow-focusing device for controlled drug delivery. Small, 2009, 5（13）: 1575-1581.

[65] Gong X Q, Peng S L, Wen W J, et al. Design and fabrication of magnetically functionalized core/shell microspheres for smart drug delivery. Adv Funct Mater, 2009, 19（2）: 292-297.

[66] Yang C H, Huang K S, Chang J Y. Manufacturing monodisperse chitosan microparticles containing ampicillin using a microchannel chip. Biomed Microdevices, 2007, 9: 253-259.

[67] Huang K S, Lu K, Yeh C S, et al. Microfluidic controlling monodisperse microdroplet for 5-fluorouracil loaded genipin-gelatin microcapsules. Controlled Release, 2009, 137: 15-19.

[68] Kwapiszewska K, Michalczuk A, Rybka M, et al. A microfluidic-based platform for tumour spheroid culture, monitoring and drug screening. Lab on Chip, 2014, 14: 2096-2104.

[69] Toh Y C, Lim T C, Tai D, et al. A microfluidic 3D hepatocyte chip for drug toxicity testing. Lab on Chip, 2009, 9: 2026-2035.

[70] Annabi N, Selimovic S, Acevedo Cox JP, et al. Hydrogel-coated microfluidic channels for cardiomyocyte culture. Lab on a Chip, 2013, 13: 3569-3577.

[71] Xu H, Ferreira M M, Heilshorn S C. Small-molecule axon-polarization studies enabled by a shear-free microfluidic gradient generator. Lab on Chip, 2014, 14: 2047-2056.

[72] 孔晶. 肿瘤多器官转移微流控芯片的构建及应用. 大连: 大连医科大学, 2014.

[73] 蔡亚梅, 洪战英, 朱臻宇, 等. 微流控芯片技术在药物活性研究中的应用进展. 药物分析杂志, 2013, 11: 2013-2018.

[74] Hajos N, Ellender T J, Zemankovics R, et al. Maintaining network activity in submerged hippocampal slices: importance of oxygen supply. European Journal of Neuroscience, 2009, 29（2）: 319-327.

[75] Heyward P. A brain slice bath for physiology and compound microscopy, with dual-sided perifusion. Journal of Microscopy, 2010, 240（3）: 207-215.

[76] Xu X, Urban J P, Tirlapur U, et al. Influence of perfusion on metabolism and matrix production by bovine articular chondrocytes in hydrogel scaffolds. Biotechnology and Bioengineering, 2006, 93（6）: 1103-1111.

[77] Van Midwoud P M, Groothuis G M, Merema M T, et al. Microfluidic biochip for the perifusion of precision-cut rat liver slices for metabolism and toxicology studies. Biotechnology and Bioengineering, 2010, 105（1）: 184-194.

[78] Van Midwoud P M, Merema M T, Verweij N, et al. Hydrogel embedding of precision-cut liver slices in a microfluidic device improves drug metabolic activity. Biotechnology and Bioengineering, 2011, 108（6）: 1404-1412.

[79] Obeid P J, Christopoulos T K. Continuous-flow DNA and rna amplification chip combined with laser-induced fluorescence detection. Analytica Chimica Acta, 2003, 494（1）: 1-9.

[80] Van de Stolpe A, den Toonder J. Workshop meeting report organs-on-chips: human disease models. Lab on a Chip, 2013, 13（18）: 3449-3470.

[81] Sung J H, Kan C, Shuler M L. A microfluidic device for a pharmacokinetic-pharmacodynamic (PK-PD) model on a chip. Lab on a Chip, 2010, 10（4）: 446.

[82] Jang K J, Suh K Y. A multi-layer microfluidic device for efficient culture and analysis of renal tubular cell. Lab Chip, 2010, 10（1）: 36.

[83] Achyuta A K, Conway A J, Crouse R B, et al. A modular approach to create a neurovascular unit-on-a-chip. Lab Chip, 2013, 13（4）: 542.

[84] Huh D, Matthews B D, Mammoto A, et al. Reconstituting organ-level lung functions on a chip. Science, 2010, 328（5986）: 1662.

[85] Huh D, Leslie D C, Matthews B D, et al. A human disease model of drug toxicity-induced pulmonary edema in a lung-on-a-chip microdevice. Sci Transl Med, 2012, 4（159）: 147-159.

[86] Huh D, Fujioka H, Tung Y C, et al. Acoustically detectable cellular-level lung injury induced by fluid mechanical stresses in microfluidic airway systems. Proceedings of the National Academy of Sciences, 2007, 104（48）: 18886-18891.

[87] Yu K N, Nadanaciva S, Rana P, et al. Prediction of metabolism-induced hepatotoxicity on three-dimensional hepatic cell culture and enzyme microarrays. Arch Toxicol, 2018, 92（3）: 1295-1310.

[88] Cho C H, Park J, Tilles A W, et al. Layered patterning of hepatocytes in co-culture systems using microfabricated stencils. Biotechniques, 2010, 48（1）: 47-52.

[89] Lee P J, Hung P J, Lee L P. An artificial liver sinusoid with a microfluidic endothelial-like barrier for primary hepatocyte culture. Biotechnology and Bioengineering, 2007, 97（5）: 1340-1346.

[90] Imura Y, Asano Y, Sato K, et al. A microfluidic system to evaluate intestinal absorption. Analytical Sciences, 2009, 25（12）: 1403-1407.

[91] Kim H J, Ingber D E. Gut-on-a-chip microenvironment induces human intestinal cells to undergo villus differentiation. Integrative Biology, 2013, 5（9）: 1130-1140.

[92] Kim H J, Huh D, Hamilton G, et al. Human gut-on-a-chip inhabited by microbial flora that experiences intestinal peristalsis-like motions and flow. Lab on a Chip, 2012, 12（12）: 2165-2174.

[93] Farahat W A, Wood L B, Zervantonakis I K, et al. Ensemble analysis of angiogenic growth in three-dimensional microfluidic cell cultures. PloS One, 2012, 7（5）: e37333.

[94] Song J W, Bazou D, Munn L L. Anastomosis of endothelial sprouts forms new vessels in a tissue analogue of angiogenesis. Integrative Biology, 2012, 4（8）: 857-862.

[95] Bischel L L, Young E W, Mader B R, et al. Tubeless microfluidic angiogenesis assay with three-dimensional endothelial-lined microvessels. Biomaterials, 2013, 34（5）: 1471-1477.

[96] Yuan B, Jin Y, Sun Y, et al. A strategy for depositing different types of cells in three dimensions to mimic tubular structures in tissues. Advanced Materials, 2012, 24（7）: 890-896.

[97] Zheng Y, Chen J, Craven M, et al. In vitro microvessels for the study of angiogenesis and thrombosis. Proceedings of the National Academy of Sciences, 2012, 109（24）: 9342-9347.

[98] Liu T, Lin B, Qin J. Carcinoma-associated fibroblasts promoted tumor spheroid invasion on a microfluidic 3D co-culture device. Lab on a Chip, 2010, 10（13）: 1671-1677.

[99] Zervantonakis I K, Hughes-Alford S K, Charest J L, et al. Three-dimensional microfluidic model for tumor cell intravasation and endothelial barrier function. Proceedings of the National Academy of Sciences, 2012, 109（34）: 13515-13520.

[100] Song J W, Cavnar S P, Walker A C, et al. Microfluidic endothelium for studying the intravascular adhesion of metastatic breast cancer cells. PloS One, 2009, 4（6）: e5756.

[101] Manz A, Miyahara Y, Miura J, et al. Design of an open-tubular column liquid chromatograph using silicon chip technology. Sens Actuator, 1990, B1: 249-255.

[102] Ai X, Lu W, Zeng K, et al. Microfluidic coculture device for monitoring of inflammation-induced myocardial injury dynamics. Anal Chem, 2018, 90（7）: 4485-4494.

[103] Fan Z H, Harrison D J. Micromachining of capillary electrophoresis injectors and separators on glass chips and evaluation of flow at capillary intersections. Anal Chem, 1994, 66: 177-184.

[104] Jacobson S C, Hergenroder R, Moore A W, et al. Precolumn reactions with electrophoretic analysis integrated on a microchip. Anal Chem, 1994, 66: 4127-4132.

[105] Jacobson S C, Moore A W, Ramsey J M. Fused quartz substrates for microchip electrophoresis. Anal Chem, 1995, 67（13）: 2059-2063.

[106] Jia Z J, Fang Q, Fang Z L. Bonding of glass microfluidic chips at room temperatures. Anal Chem, 2004, 76（18）: 5597-5602.

[107] Jacobson S C, Hergenröder R, Koutny L B, et al. Open-channel electrochromatography on a microchip. Anal Chem, 1994, 66（14）: 2369-2373.

[108] Jacobson S C, Hergenröder R, Koutny L B, et al. High-speed separations on a microchip. Anal Chem, 1994, 66（7）: 1114-1118.

[109] Woolley A T, Mathies R A. Ultra-high-speed DNA fragment separations using microfabricated capillary array electrophoresis chips. Proc Natl Acad Sci USA, 1994, 91: 11348-11352.

[110] McCormick R M, Nelson R J, Alonso-Amigo M G, et al. Microchannel electrophoretic separations of DNA in injection-molded plastic substrates. Anal Chem, 1997, 69: 2626-2630.

[111] Liu L, You Z, Yu H, et al. Mechanotransduction-modulated fibrotic microniches reveal the contribution of angiogenesis in liver fibrosis. Nat Mater, 2017, 16（12）: 1252-1261.

[112] Yan X, Zhou L, Wu Z, et al. High throughput scaffold-based 3D micro-tumor array for efficient drug screening and

chemosensitivity testing. Biomaterials, 2019, 198: 167-179.

[113] Effenhauser C S, Bruin G J M, Paulus A, et al. Integrated capillary electrophoresis on flexible silicone microdevices: analysis of DNA restriction fragments and detection of single DNA molecules on microchips. Analytical Chemistry, 1997, 69 (17): 3451-3457.

[114] Roberts M A, Rossier J S, Bercier P, et al. UV laser machined polymer substrates for the development of microdiagnostic systems. Anal Chem, 1997, 69 (11): 2035-2042.

[115] Barker S L R, Tarlov M J, Canavan H, et al. Plastic microfluidic devices modified with polyelectrolyte multilayers. Anal Chem, 2000, 72 (20): 4899-4903.

[116] Jacobson S C, Hergenroder R, Koutny R, et al. Effects of injection schemes and column geometry on the performance of microchip electrophoresis devices. Anal Chem, 1994, 66: 1107-1113.

[117] Mu X, Liang Q, Hu P, et al. Laminar flow used as "liquid etch mask" in wet chemical etching to generate glass microstructures with an improved aspect ratio. Lab Chip, 2009, 9 (14): 1994-1996.

[118] Armani D K, Kippenberg T J, Spillane S M, et al. Ultra-high-Q toroid microcavity on a chip. Nature, 2003, 421 (6926): 925-928.

[119] Becker H, Lowack K, Manz A. Planar quartz chips with submicron channels for two-dimensional capillary electrophoresis applications. Micromech Microeng, 1998, 8: 24-28.

[120] Lin Y C, Li M, Chung M T, et al. Real-time microchip polymerase-chain-reaction system. Sens Mater, 2002, 14(4): 199-208.

[121] Berthold A, Nicola L, Sarro P M, et al. Glass-to-glass anodic bonding with standard IC technology thin films as intermediate layers. Sens Actuator, 2000, 82: 224-228.

[122] Ostman P, Marttila S J, Kotiaho T, et al. Microchip atmospheric pressure chemical ionization source for mass spectrometry. Anal Chem, 2004, 76 (22): 6659-6664.

[123] Ai X, Zhuo W, Liang Q, et al. A high-throughput device for size based separation of C. elegans developmental stages. Lab Chip, 2014, 14 (10): 1746-1752.

[124] Anderson J R, Chiu D T, Jackman R J, et al. Fabrication of topologically complex three-dimensional microfluidic systems in PDMS by rapid prototyping. Anal Chem, 2000, 72 (14): 3158-3164.

[125] Liu D, Zhou X, Zhong R, et al. Analysis of multiplex PCR fragments with PMMA microchip. Talanta, 2006, 68 (3): 616-622.

[126] 杜晓光, 关艳霞, 王福仁, 等. 聚甲基丙烯酸甲酯微流控分析芯片的简易热压制作法. 高等学校化学学报, 2003, 24(11): 1962-1966.

[127] Liu Y J, Ganser D, Schneider A, et al. Microfabricated polycarbonate CE devices for DNA analysis. Anal Chem, 2001, 73 (17): 4196-4201.

[128] Fu L M, Yang R J, Lin C H, et al. Electrokinetically driven micro flow cytometers with integrated fiber optics for on-line cell/particle detection. Anal Chim Acta, 2004, 507 (1): 163-169.

[129] Xia Y, Whitesides G M. Soft lithography. Angew Chem Int Ed, 1998, 37: 550-575.

[130] 洪吉, 刘伟庭, 陈裕泉. 软光刻技术. 国外医学生物医学工程分册, 2001, 24 (3): 134-141.

[131] 肖鹏峰, 何农跃, 朱纪军, 等. 分子印章法 DNA 芯片的合成—PDMS 印章的固定与收缩研究. 东南大学学报（自然科学版）, 2001, 31 (2): 36-37.

[132] Xia Y N, George M W. Soft lithography. Annu Rev Mater Sci, 1998, 28: 153-184.

[133] Wheeler B C, Corey J M, Brewer G J, et al. Microcontact printing for precise control of nerve cell growth in culture. J Biomech Eng, 1999, 121 (1): 73-78.

[134] Yakovleva J, Davidsson R, Bengtsson M, et al. Microfluidic enzyme immunosensors with immobilised protein A and G using chemilum inescence detection. Biensors and Bioelectronics, 2003, 19 (1): 31-34.

[135] Gupta V K, Skaife J J, Dubrovsky T B, et al. Optical amplification of ligand-receptor binding using liquid crystals. Science, 1998, 279 (5349): 2077-2080.

[136] Terfort A, Whitesides G M. Self-assembly of an operating electrical circuit based on shape complementarity and the hydrophobic effect. Adv Mater, 1998, 10 (6): 470.

[137] Kim E, Niethammer M, Rothschild A, et al. Clustering of shaker-type K^+ channels by interaction with a family of

membrane-associated guanylate kinases. Nature, 1995, 378 (6552): 85-86.

[138] Tasi J C C. In VSLI Technology. SM Sze New York McGraw-Hill, 1998, 13: 272-276.

[139] 颜流水, 梁宁, 罗国安. 整体式 PDMS 电泳芯片快速成型及高灵敏化学发光检测氨基酸. 高等学校化学学报, 2003, 24 (7): 19-21.

[140] He B, Tait N, Regnier F. Microfabricated filters for microfluidic analytical systems. Anal Chem, 1999, 71 (7): 1464-1468.

[141] Eiichiro T, Kiichi S, Manabu T, et al. Single-cell analysis by a scanning thermal lens microscope with a microchip: direct monitoring of cytochrome c distribution during apoptosis process. Anal Chem, 2002, 74 (7): 1560-1564.

[142] Huang W H, Cheng W, Zhang Z, et al. Transport, locationand quantal release monitoring of single cells on a microfluidic device. Anal Chem, 2004, 76 (2): 483-488.

[143] Schrum D P, Culbertson C T, Jacobson S C, et al. Microchip flow cytometry using electrokinetic focusing. Anal Chem, 1999, 71 (19): 4173-4177.

[144] Fu A Y, Spence C, Scherer A, et al. Microfabricated fluorescence-activated cell sorter. Nat Biotechnol, 1999, 17: 1109-1111.

[145] Fu A Y, Chou H P, Spence C, et al. An integrated microfabricated cell sorter. Anal Chem, 2002, 74 (11): 2451-2457.

[146] Wu H K, Odom T W, Whitesides G M. Connectivity of features in microlens array reduction photolithography: generation of various patterns with a single photomask. Am Chem Soc, 2002, 124: 7288-7289.

[147] 殷学锋, 沈宏, 方肇伦. 制造玻璃微流控芯片的简易加工技术. 分析化学, 2003, 31 (1): 116-119.

[148] J Preisler J, Hu P, Rejtar T, et al. Capillary array electrophoresis-MALDI mass spectrometry using a vacuum deposition interface. Anal Chem, 2002, 74: 17-25.

[149] Macounová K, Cabrera C R, Yager P. Concentration and separation of proteins in microfluidic channels on the basis of transverse IEF. Anal Chem, 2001, 73 (7): 1627-1633.

[150] Wang Y C, Choi M H, Han J Y. Two-dimensional protein separation with advanced sample and buffer isolation using microfluidic valves. Anal Chem, 2004, 76 (15): 4426-4431.

[151] Herr A E, Molho J I, Drouvalakis K A, et al. On-chip coupling of isoelectric focusing and free solution electrophoresis for multidimensional separations. Anal Chem, 2003, 75 (5): 1180-1187.

[152] Chen X X, Wu H W, Mao C D, et al. A prototype two-dimensional capillary electrophoresis system fabricated in poly (dimethylsiloxane). Anal Chem, 2002, 74 (8): 1772-1778.

[153] Sayah A, Solignac D, Cueni T. Development of novel low temperature bonding technologies for microchip chemical analysis applications. Sensors and Actuators A: Physical, 2000, 84: 103-108.

[154] Paul A. Chemistry of glasses (2nd Ed). London: Chapman and Hall, 1990, 180: 186-189.

[155] Cai G, Xue L, Zhang H, et al. A review on micromixers. Micromachines (Basel), 2017, 8 (9): E274.

[156] Jacobson S C, Koutny L B, Hergenröder R, et al. Microchip capillary electrophoresis with an integrated postcolumn reactor. Anal Chem, 1994, 66: 3472-3476.

[157] Kutter J P, Jacobson S C, Ramsey J M. Integrated microchip device with electrokinetically controlled solvent mixing for isocratic and gradient elution in micellar electrokinetic chromatography. Anal Chem, 1997, 69: 5165-5171.

[158] Zhu R, Kok W T. Post-column derivatization for fluorescence and chemiluminescence detection in capillary electrophoresis. Journal of Pharmaceutical and Biomedical Analysis, 1998, 17: 985-999.

[159] 张组训. 超微电极电化学. 北京: 科学出版社, 1998: 1-15, 377-386.

[160] 蒲国刚, 袁倬斌, 吴守国. 电分析化学. 合肥: 中国科学技术大学出版社, 1993: 329-337.

[161] Hu S, Wang Z L, Li P B, et al. Amperometric detection in capillary electrophoresis with an etched joint. Anal Chem, 1997, 69 (2): 264-267.

[162] Wheeler A R, Trapp G, Trapp O, et al. Electroosmotic flow in a poly (dimethylsiloxane) channel does not depend on percent curing agent. Electrophoresis, 2004, 25 (7-8): 1120-1124.

[163] Nagata H, Tabuchi M, Hirano K, et al. Microchip electrophoretic protein separation using electroosmotic flow induced by dynamic sodium dodecyl sulfate-coating of uncoated plastic chips. Electrophoresis, 2005, 26 (11): 2247-2253.

[164] Wu Z Y, Reymond F, Rossier J S, et al. Polymer microchips bonded by O2-plasma activation. Electrophoresis, 2002, 23 (5): 782-790.

[165] Makamba H, Kim J H, Lim K, et al. Surface modification of poly (dimethylsiloxane) microchannels. Electrophoresis, 2003,

24（21）：3607-3619.

[166] Efimenko K, Wallace W E, Genzer J. Surface modification of Sylgard-184 poly(dimethyl siloxane)networks by ultraviolet and ultraviolet/ozone treatment. Colloid Interface Sci, 2002, 254（2）：306-315.

[167] Huang B, Wu H, Kim S, et al. Phospholipid biotinylation of polydimethylsiloxane（PDMS）for protein immobilization. Lab Chip, 2006, 6（3）：369-373.

[168] Yu K, Han Y. A stable PEO-tethered PDMS surface having controllable wetting property by a swelling–deswelling process. Soft Matter, 2006, 2（8）：705-709.

[169] Wang A J, Xu J J, Chen H Y. Nonionic surfactant dynamic coating of poly（dimethylsiloxane）channel surface for microchip electrophoresis of amino acids. Analytica Chimica Acta, 2006, 569（1-2）：188-194.

[170] Yang L Y, Li L, Tu Q, et al. Photocatalyzed surface mdification of poly（dimethylsiloxane）with plysaccharides and asay of their protein adsorption and cytocompatibility. Anal Chem, 2010, 82（15）：6430-6439.

[171] Hu S, Ren X, Bachman M, et al. Tailoring the surface properties of poly（dimethylsiloxane）microfluidic devices. Langmuir, 2004, 20（13）：5569-5574.

[172] Hu S, Ren X, Bachman M, et al. Surface modification of poly（dimethylsiloxane）microfluidic devices by ultraviolet polymer grafting. Anal Chem, 2002, 74（16）：4117-4123.

[173] Dang F, Zhang L, Hagiwara H, et al. Ultrafast analysis of oligosaccharides on microchip with light-emitting diode confocal fluorescence detection. Electrophoresis, 2003, 24：714-721.

[174] Wang S C, Perso C E, Morris M D. Effects of alkaline hydrolysis and dynamic coating on the electroosmotic flow in polymeric microrafabricated channels. Anal Chem, 2007, 72：1704-1706.

[175] Henry A C, Tut t T J, Galloway M, et al. Surface modification of poly（methyl methacrylate）used in the fabrication of microanalytical devices. Anal Chem, 2000, 72：5331-5337.

[176] Liu J, Pan T, Woolley A T, et al. Surface-modified poly（methylmethacrylate）capillary electrophoresis microchips for protein and peptide analysis. Anal Chem, 2004, 76：6948-6955.

[177] Jin Y, Luo G A. Numerical calculation of the electroosmotic flow at the cross region in microfluidic chips. Electrophoresis, 2003, 24：1242-1252.

[178] Puleo C M, McIntosh Ambrose W, Takezawa T, et al. Integration and application of vitrified collagen in multilayered microfluidic devices for corneal microtissue culture. Lab Chip, 2009, 9（22）：3221-3227.

[179] Li H F, Lin J M, Su R G, et al. A compactly integrated laser-induced fluorescence detector for microchip electrophoresis. Electrophoresis, 2004, 25：1907-1915.

[180] He B, Tait N, Regnier F. Fabrication of nanocolumns for liquid chromatography. Anal Chem, 1998, 70（18）：3790-3797.

[181] Xiang F, Lin Y, Wen J, et al. An integrated microfabricated device for dual microdialysis and on-line esi-ion trap mass spectrometry for analysis of complex biological samples. Anal Chem, 1999, 71（8）：1485-1490.

[182] Lazar I M, Ramsey R S, Sundberg S, et al. Subattomole-sensitivity microchip nanoelectrospray source with time-of-flight mass spectrometry detection. Anal Chem, 1999, 71（17）：3627-3631.

[183] Liu J, Tseng K, Garcia B, et al. Electrophoresis separation in open microchannels：a method for coupling electrophoresis with MALDI-MS. Anal Chem, 2001, 73（9）：2147-2151.

[184] Mogensen K B, Petersen N J, Hubner J, et al. Monolithic integration of optical waveguides for absorbance detection in microfabricated electrophoresis devices. Electrophoresis, 2001, 22（18）：3930-3938.

[185] Salimi-Moosavi H, Jiang Y T, Lester L, et al. A multireflection cell for enhanced absorbance detection in microchip-based capillary electrophoresis devices. Electrophoresis, 2000, 21（7）：1291-1299.

[186] 金亚, 罗国安. 微流控芯片中超微电极的制作及其在芯片–电化学检测中的应用. 高等学校化学学报, 2003, 24（7）：1180-1184.

[187] Ölvecká E, Maser M, Kaniansky D, et al. Isotachophoresis separations of enantiomers on a planar chip with coupled separation channels. Electrophoresis, 2001, 22（15）：3347-3353.

[188] Wang J, Zima J, Lawrence N S, et al. Microchip capillary electrophoresis with electrochemical detection of thiol-containing degradation products of V-type nerve agents. Anal Chem, 2004, 76（16）：4721-4726.

[189] Garcia C D, Henry C S. Comparison of pulsed electrochemical detection modes coupled with microchip capillary electrophoresis.

Electroanalysis, 2005, 17 (3): 223-230.

[190] Yan J L, Yang X R, Wang E K. Electrogenerated chemiluminescence on microfluidic chips. Anal Bioanal Chem, 2005, 381: 48-50.

[191] 聂舟, 何治柯, 庞代文, 等. 微流控芯片化学发光检测系统研究. 分析科学学报, 2003, 19 (4): 321-323.

[192] 颜流水, 梁宁, 罗国安, 等. 整体式 PDMS 电泳芯片快速成型及高灵敏化学发光检测氨基酸. 高等学校化学学报, 2003, 24 (7): 1193-1197.

[193] Verpoorte E. Chip vision-optics for microchips. Lab Chip, 2003, 3 (3): 42N-52N.

[194] Nussbaum P, Voelkel R, Herzig H P, et al. Design, fabrication and testing of microlens arrays for sensors and Microsystems. Pure Appl Opt, 1997, 6: 617-636.

[195] Roulet J C, Völkel R, Herzig H P, et al. Microlens systems for fluorescence detection in chemical Microsystems. Opt Eng, 2001, 40 (5): 814-821.

[196] Roulet J C, Völkel R, Herzig H P, et al. Performance of an integrated microoptical system for fluorescence detection in microfluidic systems. Anal Chem, 2002, 74 (14): 3400-3407.

[197] Camou S, Fujita H, Fujii T. PDMS 2D optical lens integrated with microfluidic channels: principle and characterization. Lab Chip, 2003, 3: 40-45.

[198] Wang S L, Huang X J, Fang Z L. A miniaturized liquid core waveguide-capillary electrophoresis system with flow injection sample introduction and fluorometric detection using light-emitting diodes. Anal Chem, 2001, 73: 4545-4549.

[199] Yang P D, Wirnsberger G, Huang H C, et al. Mirrorless lasing from mesostructured waveguides patterned by soft lithography. Science, 2000, 287 (21): 465-467.

[200] Mogensen K B, Jorgensen A M. Integrated optical measurement system for fluorescence spectroscopy in microfluidic channels. Rev Sci Instrum, 2001, 72 (1): 229-233.

[201] Mogensen K B, Kwok Y C, Eijkel J C T, et al. A microfluidic device with an integrated waveguide beam splitter for velocity measurements of flowing particles by fourier transformation. Anal Chem, 2003, 75 (18): 4931-4936.

[202] Ruano J M, Benoit V, Aitchison J S, et al. Flame hydrolysis deposition of glass on silicon for the integration of optical and microfluidic devices. Anal Chem, 2000, 72 (5): 1093-1097.

[203] Ruano J M, Glidle A, Cleary A, et al. Design and fabrication of a silica on silicon integrated optical biochip as a fluorescence microarray platform. Biosens Bioelectron, 2003, 18: 175-184.

[204] Hsueh Y T, Collins S D, Smith R L. DNA quantification with an electrochemiluminescence microcell. Sens Actuator B, 1998, 49: 1-4.

[205] Schabmueller C G J, Pollard J R, Evans A G R, et al. Integrated diode detector and optical fibres for in situ detection within micromachined polymerase chain reaction chips. Micromech Microeng, 2001, 11: 329-333.

[206] Chabinyc M L, Chiu D T, McDonald J C, et al. An integrated fluorescence detection system in poly (dimethylsiloxane) for microfluidic applications. Anal Chem, 2001, 73: 4491-4498.

[207] Webster J R, Burns M A, Burke D T, et al. Monolithic capillary electrophoresis device with integrated fluorescence detector. Anal Chem, 2001, 73 (7): 1622-1626.

[208] Adams M L, Enzelberger M, Quake S, et al. Microfluidic integration on detector arrays for absorption and fluorescence micro spectrometers. Sens Actuator A, 2003, 104 (1): 25-31.

[209] Jiang G F, Attiya S, Ocvirk G, et al. Red diode laser induced fluorescence detection with a confocal microscope on a microchip for capillary electrophoresis. Biosens Bioelectron, 2000, 14 (10-11): 861-869.

[210] 富景林, 方群, 黄艳贞, 等. 一种简单的微流控芯片正交型激光诱导荧光检测系统. 高等学校化学学报, 2004, 25 (z1): 95-96.

[211] Camou S, Kitamura M, Arakawa Y, et al. Integration of OLED light source and optical fibers on a pdms based microfluidic device for on-chip fluorescence detection-7th. International Conference on Miniaturized Chemical and Blochemlcal Analysts Systems, Squaw Valley, CA USA, 2002: 383-386.

[212] Edel J B, Beard N P, Hofmann O, et al. Thin-film polymer light emitting diodes as integrated excitation sources for microscale capillary electrophoresis. Lab Chip, 2004, 4: 136-140.

[213] Oleschuk R D, Harrison D J. Analytical microdevices for mass spectrometry. Trends in Analytical Chemistry, 2000, 19 (6):

379-388.

[214] Xue Q F, Foret F, Dunayevskiy Y M. Multichannel microchip electrospray mass spectrometry. Anal Chem, 1997, 69: 426-430.

[215] Ramsey R S, Ramsey J M. Generating electrospray from microchip devices using electroosmotic pumping. Anal Chem, 1997, 69: 1174-1178.

[216] Figeys D, Ning Y B, Aebersold R. A microfabricated device for rapid protein identification by microelectrspray ion trap mass spectrometry. Anal Chem, 1997, 69: 3135-3160.

[217] Fluri K, Fitzpatrick G, Chiem N, et al. Integrated capillary electrophoresis devices with an efficient postcolumn reactor in planar quartz and glass chips. Anal Chem, 1996, 68: 4285-4290.

[218] Li J J, Thilbeault P, Bings N H, et al. Integrated microfabricated devices to capillary electrophoresis-electrospray mass spectrometry using a low dead volume connection: application to rapid analysis of proteolytic digest. Anal Chem, 1999, 71(15): 3036-3045.

[219] Jacobson S C, Ramsey J M. Microchip electrophoresis with sample stacking. Electrophoresis, 1995, 16: 4884-4189.

[220] Zhang B, Liu H, Karger B L. Microfabricated devices for capillary electrophoresis-electrospray mass spectrometry. Aanl Chem, 1999, 71: 3258-3564.

[221] Figeys D, Aebersold R. Nanoflow solvent gradient delivery from a microfabricated device for protein identifications by electrospray ionization mass spectrometry. Aanl Chem, 1998, 71: 3721-3727.

[222] Mangru S D, Harrison D J. Chemiluminescence detection in integrated post-separation reactors for microchip-based capillary electrophoresis and affinity electrophoresis. Electrophoresis, 1998, 19: 2301-2307.

[223] Wolley A T, Lao K, Glazer A N. Capillary electrophoresis Chips with integrated electrochemical detection. Anal Chem, 1998, 70: 684-688.

[224] Dolnik V, Liu S R, Jovanovich S. Capillary electrophresis on microchip. Electrophoresis, 2000, 21: 41-54.

[225] Wang J. Electrochemical detection for microscale analytical systems: a review. Talanta, 2002, 56: 223-231.

[226] Choban E R, Markoski L J, Wieckowski A, et al. Microfluidic fuel cell based on laminar flow. Journal of Power Sources, 2004, 128, 54-60.

[227] Aota A, Hibara A, Kitamori T. Pressure balance at the liquid-liquid interface of micro countercurrent flows in microchips. Analytical Chemistry, 2007, 79(10): 3919-3924.

[228] Aota A, Mawatari K., Kitamori T. Parallel multiphase microflows: fundamental physics, stabilization methods and applications. Lab on a Chip, 2009, 9(17): 2470-2476.

[229] Weigl B H, Yager P. Microfluidics-microfluidic diffusion-based separation and detection. Science, 1999, 283(5400): 346-347.

[230] Brody J P, Yager P. Diffusion-based extraction in a microfabricated device. Sensors and Actuators a-Physical, 1997, 58(1): 13-18.

[231] Jandik P, Weigl B H, Kessler N, et al. Initial study of using a laminar fluid diffusion interface for sample preparation in high-performance liquid chromatography. Journal of Chromatography A, 2002, 954(1-2): 33-40.

[232] Kenis P J A, Ismagilov R F, Whitesides G M. Microfabrication inside capillaries using multiphase laminar flow patterning. Science, 1999, 285(5424): 83-85.

[233] Gao Y X, Chen L W. Versatile control of multiphase laminar flow for in-channel microfabrication. Lab on a Chip, 2008, 8(10): 1695-1699.

[234] Takayama S, Ostuni E, Qian X P, et al. Topographical micropatterning of poly(dimethylsiloxane)using laminar flows of liquids in capillaries. Advanced Materials, 2001, 13(8): 570-574.

[235] Takayama S, McDonald J C, Ostuni E, et al. Patterning cells and their environments using multiple laminar fluid flows in capillary networks. Proceedings of the National Academy of Sciences of the United States of America, 1999, 96(10): 5545-5548.

[236] Wang N, Butler J P, Ingber D E. Mechanotransduction across the cell-surface and through the cytoskeleton. Science, 1993, 260(5111): 1124-1127.

[237] Takayama S, Ostuni E, LeDuc P, et al. Laminar flows - subcellular positioning of small molecules. Nature, 2001, 411(6841): 1016.

[238] Bradke F, Dotti C G. The role of local actin instability in axon formation. Science, 1999, 283(5409): 1931-1934.

[239] Sawano A, Takayama S, Matsuda M, et al. Lateral propagation of egf signaling after local stimulation is dependent on receptor density. Developmental Cell, 2002, 3 (2): 245-257.

[240] Kobayashi J, Mori Y, Okamoto K, et al. A microfluidic device for conducting gas-liquid-solid hydrogenation reactions. Science, 2004, 304 (5675): 1305-1308.

[241] Maruyama T, Uchida J, Ohkawa T, et al. Enzymatic degradation of p-chlorophenol in a two-phase flow microchannel system. Lab on a Chip, 2003, 3 (4): 308-312.

[242] Tokeshi M, Kikutani Y, Hibara A, et al. Chemical processing on microchips for analysis, synthesis, and bioassay. Electrophoresis, 2003, 24 (21): 3583-3594.

[243] Tokeshi M, Minagawa T, Kitamori T. Integration of a microextraction system on a glass chip: ion-pair solvent extraction of fe (ii) with 4, 7-diphenyl-1, 10-phenanthrolinedisulfonic acid and tri-n-octylmethylammonium chloride. Analytical Chemistry, 2000, 72 (7): 1711-1714.

[244] Hisamoto H, Horiuchi T, Uchiyama K, et al. On-chip integration of sequential ion-sensing system based on intermittent reagent pumping and formation of two-layer flow. Analytical Chemistry, 2001, 73 (22): 5551-5556.

[245] Surmeian M, Slyadnev M N, Hisamoto H, et al. Three-layer flow membrane system on a microchip for investigation of molecular transport. Analytical Chemistry, 2002, 74 (9): 2014-2020.

[246] Miyaguchi H, Tokeshi M, Kikutani Y, et al. Microchip-based liquid-liquid extraction for gas-chromatography analysis of amphetamine-type stimulants in urine. Journal of Chromatography A, 2006, 1129 (1): 105-110.

[247] Aota A, Nonaka M, Hibara A, et al. Countercurrent laminar microflow for highly efficient solvent extraction. Angewandte Chemie-International Edition, 2007, 46 (6): 878-880.

[248] Zhao B, Viernes N O L, Moore J S, et al. Control and applications of immiscible liquids in microchannels. Journal of the American Chemical Society, 2002, 124 (19): 5284-5285.

[249] Hisamoto H, Shimizu Y, Uchiyama K, et al. Chemicofunctional membrane for integrated chemical processes on a microchip. Analytical Chemistry, 2003, 75 (2): 350-354.

[250] Tan Y C, Fisher J S, Lee A I, et al. Design of microfluidic channel geometries for the control of droplet volume, chemical concentration, and sorting. Lab on a Chip, 2004, 4 (4): 292-298.

[251] Chabert M, Viovy J L. Microfluidic high-throughput encapsulation and hydrodynamic self-sorting of single cells. Proceedings of the National Academy of Sciences, 2008, 105 (9): 3191-3196.

[252] Gu H, Murade C U, Duits M H G, et al. A microfluidic platform for on-demand formation and merging of microdroplets using electric control. Biomicrofluidics, 2011, 5: 011101.

[253] Handique K, Burke D T, Mastrangelo C H, et al. Nanoliter liquid metering in microchannels using hydrophobic patterns. Analytical Chemistry, 2000, 72: 4100-4109.

[254] Zeng S, Li B, Su X, et al. Microvalve-actuated precise control of individual droplets in microfluidic devices. Lab on a Chip, 2009, 9: 1340-1343.

[255] Fidalgo L M, Whyte G, Bratton D, et al. From microdroplets to microfluidics: selective emulsion separation in microfluidic devices. Angewandte Chemie International Edition, 2008, 47: 2042-2045.

[256] Fidalgo L M, Whyte G, Ruotolo B T, et al. Coupling microdroplet microreactors with mass spectrometry: reading the contents of single droplets online. Angewandte Chemie International Edition, 2009, 48: 3665-3668.

[257] Link D R, Mongrain E G, Duri A, et al. Electric control of droplets in microfluidic devices. Angewandte Chemie International Edition, 2006, 45: 2556-2560.

[258] Pipper J, Zhang Y, Neuzil P, et al. Clockwork PCR including sample preparation. Angewandte Chemie International Edition, 2008, 47: 3900-3904.

[259] Pipper J, Inoue M, Ng L F P, et al. Catching bird flu in a droplet. Nature medicine, 2007, 13: 1259-1263.

[260] Zhao Y, Fang J, Wang H, et al. Magnetic liquid marbles: manipulation of liquid droplets using highly hydrophobic Fe_3O_4 nanoparticles. Advanced Materials, 2010, 22: 707-710.

[261] Xue Y, Wang H, Zhao Y, et al. Magnetic liquid marbles: a "precise" miniature reactor. Advanced Materials, 2010, 22: 4814-4818.

[262] Park S, Pan C, Wu T H, et al. Floating electrode optoelectronic tweezers: light-driven dielectrophoretic droplet manipulation

in electrically insulating oil medium. Applied Physics Letters, 2008, 92: 151101.

[263] Park S Y, Kalim S, Callahan C, et al. A light-induced dielectrophoretic droplet manipulation platform. Lab on a Chip, 2009, 9: 3228-3235.

[264] Diguet A, Guillermic R M, Magome N, et al. Photomanipulation of a droplet by the chromocapillary effect. Angewandte Chemie International Edition, 2009, 48: 9281-9284.

[265] Franke T, Abate A R, Weitz D A, et al. Surface acoustic wave(SAW)directed droplet flow in microfluidics for PDMS devices. Lab on a Chip, 2009, 9: 2625-2627.

[266] Darhuber A A, Valentino J P, Troian S M, et al. Thermocapillary actuation of droplets on chemically patterned surfaces by programmable microheater arrays. Journal of Microelectromechanical Systems, 2003, 12: 873-879.

[267] Ting T H, Yap Y F, Nguyen N T, et al. Thermally mediated breakup of drops in microchannels. Applied Physics Letters, 2006, 89: 234101.

[268] 吴婉莹, 杨洲, 侯晋军, 等. 总丹参酮不同纯化工艺的比较. 中草药, 2008, 39 (12): 1815-1818.

[269] 吴婉莹, 果德安. 丹参中总酚酸的大孔吸附树脂分离纯化与富集. 中草药, 2008, 39 (6): 862-864.

[270] 徐志宏, 钱广生, 李章万, 等. 丹参中脂溶性成分的亚临界水提取方法研究. 分析化学, 2003, 31 (11): 1307-1311.

[271] 屈火火, 杨悦武, 郭治昕, 等. 高速逆流色谱分离制备丹参脂溶性成分. 化学工业与工程, 2007, 24 (1): 48-51.

[272] Zhang M, Ignatova S, Liang Q L, et al. Luo Rapid and high-throughput purification of salvianolic acid b from salvia miltiorrhiza bunge by high-performance counter-current chromatography. Journal of Chromatography A, 2009, 1216 (18): 3869-3873.

[273] Lo T C, Baird M H, Hanson C. Handbook of solvent extraction. New York: Wiley, 1983.

[274] Yao B, Luo G A, Feng X, et al. A microfluidic device based on gravity and electric force driving for flow cytometry and fluorescence activated cell sorting. Lab on a Chip, 2004, 4 (6): 603-607.

[275] Ren K N, Liang Q L, Mu X, et al. Miniaturized high throughput detection system for capillary array electrophoresis on chip with integrated light emitting diode array as addressed ring-shaped light source. Lab on a Chip, 2009, 9 (5): 733-736.

[276] Yao B, Yang H H, Liang Q L, et al. High-speed, whole-column fluorescence imaging detection for isoelectric focusing on a microchip using an organic light emitting diode as light source. Analytical Chemistry, 2006, 78 (16): 5845-5850.

[277] Mu X, Liang Q L, Hu P, et al. Prototypical nonelectrochemical method for surface regeneration of an integrated electrode in a pdms microfluidic chip. Analytical Letters, 2009, 42 (13): 1986-1996.

[278] Pankhurst Q A, Connolly J, Jones S K, et al. Application of magnetic nanoparticles in biomedicine. Journal of Physics D: Applied Physics, 2003, 36: R167-R181.

[279] Lu A H, Salabas E L, Schuth F. Magnetic nanoparticles: synthesis, protection, functionazlization, and application. Angewandte Chemie International Edition, 2007, 46: 1222-1244.

[280] Xia N, Hunt T P, Mayers B T, et al. Combined microfluidic-micromagnetic separation of living cells in continuous flow. Biomedical Microdevices, 2006, 8: 299-308.

[281] Lin Y Q, Schiavo S, Orjala J, et al. Microscale LC-MS-NMR platform applied to the identification of active cyanobacterial metabolites. Analytical Chemistry, 2008, 80: 8045-8054.

[282] Do J, Ahn C H. A polymer lab-on-a-chip for magnetic immunoassay with on-chip sampling and detection capabilities. Lab on a Chip, 2008, 8: 542-549.

[283] Theberge A B, Courtois F, Schaerli Y, et al. Microdroplets in microfluidics: an evolving platform for discoveries in chemistry and biology. Angewandte Chemie International Edition, 2010, 49: 5846-5868.

[284] Lee W C, Lien K Y, Lee G B, et al. An integrated microfluidic system using magnetic beads for virus detection. Diagnostic Microbiology and Infectious Disease, 2008, 60: 51-58.

[285] Shikida M, Takayanagi K, Honda H, et al. Development of an enzymatic reaction device using magnetic bead-cluster. Journal of Micromechanics and Microengineering, 2006, 16: 1874-1883.

[286] Ohashi T, Kuyama H, Hanafusa N, et al. A simple device using magnetic transportation for droplet-based PCR. Biomedical Microdevices, 2007, 9: 695-702.

[287] Tsuchiya H, Okochi M, Nagao N, et al. On-chip polymerase chain reaction microdevice employing a magnetic droplet-maipulaiton system. Sensors and Actuators B, 2008, 130: 583-588.

[288] Lindsay S, Vazuez T, Egatz-Gomez A, et al. Discrete microfluidics with electrochemical detection. Analyst, 2007, 132: 412-416.

[289] Long Z, Shetty A M, Solomon M J, et al. Fundamentals of magnet-actuated droplet manipulation on an open hydrophobic surface. Lab Chip, 2009, 9（11）: 1567-1575.

[290] Zhang K, Liang Q, Ai X, et al. On-demand microfluidic droplet manipulation using hydrophobic ferrofluid as a continuous-phase. Lab Chip, 2011, 11（7）: 1271-1275.

[291] Lien K Y, Lin J L, Liu C Y, et al. Purification and enrichment of virus samples utilizing magnetic beads on a microfluidic system. Lab on a Chip, 2007, 7: 868-875.

[292] Wang L, Flanagan L A, Jeon N L, et al. Dielectrophoresis switching with vertical sidewall electrodes for microfluidic flow cytometry. Lab on a Chip, 2007, 7: 1114-1120.

[293] Harrison D J, Fluri K, Seiler K, et al. Micromachining a miniaturized capillary electrophoresis-based chemical analysis system on a chip. Science, 1993, 261（5123）: 895-897.

[294] Bao Y, Wen T, Samia A C S, et al. Magnetic nanoparticles: material engineering and emerging applications in lithography and biomedicine. J Mater Sci, 2016, 51（1）: 513-553.

[295] Martynova L, Locascio L E, Gaitan M, et al. Fabrication of plastic microfluid channels by imprinting methods. Anal Chem, 1997, 69（23）: 4783-4789.

[296] Chen Y H, Chen S H. Analysis of DNA fragments by microchip electrophoresis fabricated on poly（methyl methacrylate）substrates using a wire-imprinting method. Electrophoresis, 2000, 21（1）: 165-170.

[297] Duffy D C, McDonald J C, Schueller O J A, et al. Rapid prototyping of microfluidic systems in poly（dimethylsiloxane）. Anal Chem, 1998, 70（23）: 4974-4984.

[298] Hutt L D, Glavin D P, Bada J L, et al. Microfabricated capillary electrophoresis amino acid chirality analyzer for extraterrestrial exploration. Anal Chem, 1999, 71（18）: 4000-4006.

[299] Rodriguez I, Jin L J, Li S F Y. High-speed chiral separations on microchip electrophoresis devices. Electrophoresis, 2000, 21（1）: 211-219.

[300] 俞建群, 徐政, 贾殿赠. 纳米氧化物的合成新方法. 功能材料与器件学报, 1999, 5（4）: 267-272.

[301] Chung K, Kim Y, Kanodia J S, et al. A microfluidic array for large-scale ordering and orientation of embryos. Nat Methods, 2011, 8（2）: 171.

[302] Pardo-Martin C, Chang T Y, Koo K, et al. High-throughput in vivo vertebrate screening. Nat Methods, 2010, 7（8）: 634.

[303] Hulme S E, Shevkoplyas S S, Apfeld T, et al. A microfabricated array of clamps for immobilizing and imaging C elegans. Lab Chip, 2007, 7（11）: 1515.

[304] Hulme S E, Shevkoplyas S S, McGuigan A P, et al. Lifepan-on-a-chip: microfluidic chambers for performing lifelong observation of C elegans. Lab Chip, 2010, 10（5）: 589.

[305] Shi W W, Qin J H, Ye N N, et al. Droplet-based microfluidic system for individual Caenorhabditis elegans assay. Lab Chip, 2008, 8: 1432-1435.

[306] Chung K, Kim Y, Kanodia J S, et al. A microfluidic array for large-scale ordering and orientation of embryos. Nat Methods, 2011, 8: 171-176.

[307] Levario T J, Zhan M, Lim B, et al. Microfluidic trap array for massively parallel imaging of Drosophila embryos. Nat Protoc, 2013, 8: 721-736.

[308] Son S U, Garrell R L. Transport of live yeast and zebrafish embryo on a droplet（"digital"）microfluidic platform. Lab Chip, 2009, 9: 2398-2401.

[309] Rezai P, Siddiqui A, Selvaganapathy P R, et al. Electrotaxis of caenorhabditis elegans in a microfluidic environment. Lab Chip, 2010, 10: 220-226.

[310] Maniere X, Lebois F, Matic I, et al. Running worms: C elegans self-sorting by electrotaxis. PLOS One, 2011, 6（2）: e16637.

[311] Chung K H, Crane M M, Lu H. Automated on-chip rapid microscopy, phenotyping and sorting of C elegans. Nat Methods, 2008, 5: 637-643.

[312] Rohde C B, Yanik M F. Subcellular in vivo time-lapse imaging and optical manipulation of Caenorhabditis elegans in standard multiwell plates. Nat Commun, 2011,（2）: 271.

[313] Chokshi T V, Ben-Yakar A, Chronis N. CO_2 and compressive immobilization of C elegans on-chip. Lab Chip, 2009, 9: 151-157.

[314] Huang L R, Cox E C, Austin R H, et al. Continuous particle separation through deterministic lateral displacement. Science, 2004, 304: 987-990.

[315] Hur S C, Henderson-MacLennan N K, McCabe E R B, et al. Deformability-based cell classification and enrichment using inertial microfluidics. Lab Chip, 2011, 11: 912-920.

[316] Nagrath S, Sequist L V, Maheswaran S, et al. Isolation of rare circulating tumour cells in cancer patients by microchip technology. Nature, 2007, 450: 1235-1239.

[317] Adams A A, Okagbare P I, Feng J, et al. Highly efficient circulating tumor cell isolation from whole blood and label-free enumeration using polymer-based microfluidics with an integrated conductivity sensor. J Am Chem Soc, 2008, 130: 8633-8641.

[318] Cheng J, Sheldon E L, Wu L, et al. Isolation of cultured cervical carcinoma cells mixed with peripheral blood cells on a bioelectronic chip. Anal Chem, 1998, 70: 2321-2326.

[319] Gascoyne P R C, Wang X B, Huang Y, et al. Dielectrophoretic separation of cancer cells from blood. Ieee T Ind Appl, 1997, 33: 670-678.

[320] Galanzha E I, Shashkov E V, Kelly T, et al. In vivo magnetic enrichment and multiplex photoacoustic detection of circulating tumour cells. Nat Nanotechnol, 2009, 4: 855-860.

[321] Saliba A E, Saias L, Psychari E, et al. Microfluidic sorting and multimodal typing of cancer cells in self-assembled magnetic arrays. Proc Natl Acad Sci, 2010, 107: 14524-14529.

[322] Wang M M, Tu E, Raymond D E, et al. Microfluidic sorting of mammalian cells by optical force switching. Nat Biotechnol, 2005, 23: 83-87.

[323] Crane M M, Stirman J N, Ou C Y, et al. Autonomous screening of C elegans identifies genes implicated in synaptogenesis. Nat Methods, 2012, 9: 977-980.

[324] Rohde C B, Zeng F, Gonzalez-Rubio R, et al. Microfluidic system for on-chip high-throughput whole-animal sorting and screening at subcellular resolution. Proc Natl Acad Sci, 2007, 104: 13891-13895.

[325] Rezai P, Salam S, Selvaganapathy P R, et al. Electrical sorting of Caenorhabditis elegans. Lab Chip, 2012, 12: 1831-1840.

[326] Han B, Kim D, Ko U H, et al. A sorting strategy for C-elegans based on size-dependent motility and electrotaxis in a micro-structured channel. Lab Chip, 2012, 12: 4128-4134.

[327] Lucchetta E M, Lee J H, Fu L A, et al. Dynamics of Drosophila embryonic patterning network perturbed in space and time using microfluidics. Nature, 2005, 434: 1134-1138.

[328] Suzuki H, Kerr R, Bianchi L, et al. In vivo imaging of C-elegans mechanosensory neurons demonstrates a specific role for the MEC-4 channel in the process of gentle touch sensation. Neuron, 2003, 39: 1005-1017.

[329] Weibel D B, Garstecki P, Ryan D, et al. Microoxen: microorganisms to move microscale loads. Proc Natl Acad Sci, 2005, 102: 11963-11967.

[330] Huang K S, Lin Y C, Su K C, et al. An electroporation microchip system for the transfection of zebrafish embryos using quantum dots and GFP genes for evaluation. Biomed Microdevices, 2007, 9: 761-768.

[331] Pan J M, Snell W J. Regulated targeting of a protein kinase into an intact flagellum-An aurora/Ipl1p-like protein kinase translocates from the cell body into the flagella during gamete activation in Chlamydomonas. J Biol Chem, 2000, 275: 24106-24114.

[332] Han C, Zhang Q F, Ma R, et al. Integration of single oocyte trapping, in vitro fertilization and embryo culture in a microwell-structured microfluidic device. Lab Chip, 2010, 10: 2848-2854.

[333] Evans J H, Keller L R. Receptor-mediated calcium influx in Chlamydomonas reinhardtii. J Eukaryot Microbiol, 1997, 44: 237-245.

[334] Rosenbau. J L, Moulder J E, Ringo D L. Flagellar elongation and shortening in Chlamydomonas the use of cycloheximide and colchicine to study the synthesis and assembly of flagellar proteins. J Cell Biol, 1969, 41: 600-619.

[335] Besschetnova T Y, Kolpakova-Hart E, Guan Y H, et al. Identification of signaling pathways regulating primary cilium length and flow-mediated adaptation. Curr Biol, 2010, 20: 182-187.

[336] Lefebvre P A, Nordstrom S A, Moulder J E, et al. Flagellar elongation and shortening in Chlamydomonas. IV. effects of flagellar detachment, regeneration, and resorption on the induction of flagellar protein synthesis. Cell Biol, 1978, 78: 8-27.

[337] Luo M N, Cao M Q, Kan Y N, et al. The phosphorylation state of an aurora-like kinase marks the length of growing flagella in

Chlamydomonas. Curr Biol, 2011, 21: 586-591.

[338] Berman S A, Wilson N F, Haas N A, et al. A novel MAP kinase regulates flagellar length in Chlamydomonas. Curr Biol, 2003, 13: 1145-1149.

[339] Unger M A, Chou H P, Thorsen T, et al. Monolithic microfabricated valves and pumps by multilayer soft lithography. Science, 2000, 288: 113-116.

[340] Tsalik E L, Hobret O. Functional mapping of neurons that control locomotory behavior in Caenorhabditis elegans. J Neurobiol, 2003, 56: 178-197.

[341] 郑付印. 功能化的肝脏芯片药物评价系统的构建. 南京: 东南大学, 2017.

[342] 秦建华, 张敏, 于浩, 等. 人体器官芯片. 中国科学院院刊, 2017, 32 (12): 1281-1289.

[343] Dakhoul L, Ghabril M, Chalasani N. Drug-induced chronic liver injury. Journal of Hepatology, 2018, 69 (1): 248-250.

[344] Chao P, Maguire T, Novik E, et al. Evaluation of a microfluidic based cell culture platform with primary human hepatocytes for the prediction of hepatic clearance in human. Biochemical Pharmacology, 2009, 78 (6): 625-632.

[345] McCarty W J, Usta O B, Yarmush M L. A microfabricated platform for generating physiologically-rlevant hepatocyte zonation. Scientific Reports, 2016, 6: 26868-26872.

[346] Khetani S R, Bhatia S N. Microscale culture of human liver cells for drug development. Nature Biotechnology, 2008, 26 (1): 120-126.

[347] Ho C T, Lin R Z, Chen R J, et al. Liver-cell patterning lab chip: mimicking the morphology of liver lobule tissue. Lab on a Chip, 2013, 13 (18): 3578-3587.

[348] Lee K H, No da Y, Kim S H, et al. Diffusion-mediated in situ alginate encapsulation of cell spheroids using microscale concave well and nanoporous membrane. Lab on a Chip, 2011, 11 (6): 1168-1173.

[349] Yamada M, Utoh R, Ohashi K, et al. Controlled formation of heterotypic hepatic micro-organoids in anisotropic hydrogel microfibers for long-term preservation of liver-specific functions. Biomaterials, 2012, 33 (33): 8304-8315.

[350] Kang Y B, Sodunke T R, Lamontagne J, et al. Liver sinusoid on a chip: long-term layered co-culture of primary rat hepatocytes and endothelial cells in microfluidic platforms. Biotechnology and Bioengineering, 2015, 112 (12): 2571-2582.

[351] Du Y, Li N, Yang H, et al. Mimicking liver sinusoidal structures and functions using a 3D-configured microfluidic chip. Lab on a Chip, 2017, 17 (5): 782-794.

[352] Lee P J, Hung P J, Lee L P. An artificial liver sinusoid with a microfluidic endothelial-like barrier for primary hepatocyte culture. Biotechnology and Bioengineering, 2007, 97 (5): 1340-1346.

[353] Weng Y S, Chang S F, Shih M C, et al. Scaffold-free liver-on-a-chip with multiscale organotypic cultures. Advanced Materials, 2017, 29 (36): 1701545.

[354] Domansky K, Inman W, Serdy J, et al. Perfused multiwell plate for 3D liver tissue engineering. Lab on a Chip, 2010, 10 (1): 51-58.

[355] Lee S A, No da Y, Kang E, et al. Spheroid-based three-dimensional liver-on-a-chip to investigate hepatocyte-hepatic stellate cell interactions and flow effects. Lab on a Chip, 2013, 13 (18): 3529-3537.

[356] Whitesides G M, Ostuni E, Takayama S, et al. Soft lithography in biology and biochemistry. Annual Review of Biomedical Engineering, 2001, 3: 335-373.

[357] Khademhosseini A, Suh K Y, Jon S, et al. A soft lithographic approach to fabricate patterned microfluidic channels. Analytical Chemistry, 2004, 76 (13): 3675-3681.

[358] Unger M A, Chou H P, Thorsen T, et al. Monolithic microfabricated valves and pumps by multilayer soft lithography. Science, 2000, 288 (5463): 113-116.

[359] Bhatia S N, Ingber D E. Microfluidic organs-on-chips. Nature Biotechnology, 2014, 32 (8): 760-772.

[360] Khetani S R, Bhatia S N. Microscale culture of human liver cells for drug development. Nature Biotechnology, 2008, 26 (1): 120-126.

[361] Flaim C J, Chien S, Bhatia S N. An extracellular matrix microarray for probing cellular differentiation. Nat Methods, 2005, 2 (2): 119-125.

[362] Lee H W, Kook Y M, Lee H J, et al. A three-dimensional co-culture of HepG2 spheroids and fibroblasts using double-layered fibrous scaffolds incorporated with hydrogel micropatterns. RSC Adv, 2014, 4: 61005-61011.

[363] Pampaloni F, Reynaud E G, Stelzer E H K. The third dimension bridges the gap between cell culture and live tissue. Nat Rev Mol Cell Bio, 2007, 8 (10): 839-845.

[364] Wu F J, Friend J R, Hsiao C C, et al. Efficient assembly of rat hepatocyte spheroids for tissue engineering applications. Biotechnology and Bioengineering, 1996, 50 (4): 404-415.

[365] Gunness P, Mueller D, Shevchenko V, et al. 3D organotypic cultures of human HepaRG cells: a tool for in vitro toxicity studies. Toxicological Sciences: An Official Journal of the Society of Toxicology, 2013, 133 (1): 67-78.

[366] Lin R Z, Chang H Y. Recent advances in three-dimensional multicellular spheroid culture for biomedical research. Biotechnology Journal, 2008, 3 (9-10): 1172-1184.

[367] Tong W H, Fang Y, Yan J, et al. Constrained spheroids for prolonged hepatocyte culture. Biomaterials, 2016, 80: 106-120.

[368] Takahashi R, Sonoda H, Tabata Y, et al. Formation of hepatocyte spheroids with structural polarity and functional bile canaliculi using nanopillar sheets. Tissue engineering Part A, 2010, 16 (6): 1983-1995.

[369] You J, Shin D S, Patel D, et al. Multilayered heparin hydrogel microwells for cultivation of primary hepatocytes. Advanced Healthcare Materials, 2014, 3 (1): 126-132.

[370] Wong S F, No D Y, Choi Y Y, et al. Concave microwell based size-controllable hepatosphere as a three-dimensional liver tissue model. Biomaterials, 2011, 32 (32): 8087-8096.

[371] Zhang H, Lamping S, Shamlou P A. Numerical simulation of mixing in a micro-well scale bioreactor by computational fluid dynamics. Chem Res Chinese U, 2002, 18 (2): 113-116.

[372] Lee S A, No da Y, Kang E, et al. Spheroid-based three-dimensional liver-on-a-chip to investigate hepatocyte-hepatic stellate cell interactions and flow effects. Lab on a Chip, 2013, 13 (18): 3529-3537.

[373] Schepers A, Li C, Chhabra A, et al. Engineering a perfusable 3D human liver platform from iPS cells. Lab on a Chip, 2016, 16 (14): 2644-2653.

[374] Mu X, Zheng W F, Sun J S, et al. Microfluidics for manipulating cells. Small, 2013, 9 (1): 9-21.

[375] Jeong G S, Jun Y, Song J H, et al. Meniscus induced self organization of multiple deep concave wells in a microchannel for embryoid bodies generation. Lab on a Chip, 2012, 12 (1): 159-166.

[376] Futrega K, Palmer J S, Kinney M, et al. The microwell-mesh: a novel device and protocol for the high throughput manufacturing of cartilage microtissues. Biomaterials, 2015, 62: 1-12.

[377] Tilles A W, Baskaran H, Roy P, et al. Effects of oxygenation and flow on the viability and function of rat hepatocytes cocultured in a microchannel flat-plate bioreactor. Biotechnology and Bioengineering, 2001, 73 (5): 379-389.

[378] Rutkowski J M, Swartz M A. A driving force for change: interstitial flow as a morphoregulator. Trends Cell Biol, 2007, 17(1): 44-50.

[379] Tkachenko E, Gutierrez E, Ginsberg M H, et al. An easy to assemble microfluidic perfusion device with a magnetic clamp. Lab on a Chip, 2009, 9 (8): 1085-1095.

[380] Schaff U Y, Xing M M, Lin K K, et al. Vascular mimetics based on microfluidics for imaging the leukocyte--endothelial inflammatory response. Lab on a Chip, 2007, 7 (4): 448-456.

[381] Crozatier C, Tapsoba I, Xu LP, et al. Microfluidic modulus for convenient cell culture and screening experiments. Microelectron Eng, 2007, 84 (5-8): 1694-1697.

[382] Bhise N S, Manoharan V, Massa S, et al. A liver-on-a-chip platform with bioprinted hepatic spheroids. Biofabrication, 2016, 8 (1): 1-12.

[383] Benedetto A, Accetta G, Fujita Y, et al. Spatiotemporal control of gene expression using microfluidics. Lab on a Chip, 2014, 14 (7): 1336-1347.

[384] Rafat M, Raad D R, Rowat A C, et al. Fabrication of reversibly adhesive fluidic devices using magnetism. Lab on a Chip, 2009, 9 (20): 3016-3019.

[385] Sodunke T R, Bouchard M J, Noh H M. Microfluidic platform for hepatitis B viral replication study. Biomedical Microdevices, 2008, 10 (3): 393-402.

[386] Curcio E, Salerno S, Barbieri G, et al. Mass transfer and metabolic reactions in hepatocyte spheroids cultured in rotating wall gas-permeable membrane system. Biomaterials, 2007, 28 (36): 5487-5497.

[387] Mattei G, Giusti S, Ahluwalia A. Design criteria for generating physiologically relevant in vitro models in bioreactors.

Processes, 2014, 2 (3): 548-569.
[388] Frisancho A R. Functional adaptation to high altitude hypoxia. Science, 1975, 187 (4174): 313-319.
[389] Buchwald P. A local glucose-and oxygen concentration-based insulin secretion model for pancreatic islets. Theoretical Biology & Medical Modelling, 2011, 8 (20): 1-25.
[390] Mazzei D, Guzzardi M A, Giusti S, et al. A low shear stress modular bioreactor for connected cell culture under high flow rates. Biotechnology and Bioengineering, 2010, 106 (1): 127-137.
[391] Haselgrove J C, Shapiro I M, Silverton S F. Computer modeling of the oxygen supply and demand of cells of the avian growth cartilage. The American Journal of Physiology, 1993, 265 (2 Pt 1): 497-506.
[392] Giulitti S, Magrofuoco E, Prevedello L, et al. Optimal periodic perfusion strategy for robust long-term microfluidic cell culture. Lab on a Chip, 2013, 13 (22): 4430-4441.
[393] Cimetta E, Flaibani M, Mella M, et al. Enhancement of viability of muscle precursor cells on 3D scaffold in a perfusion bioreactor. The International Journal of Artificial Organs, 2007, 30 (5): 415-428.
[394] Patzer J F. Oxygen consumption in a hollow fiber bioartificial liver--revisited. Artif Organs, 2004, 28 (1): 83-98.
[395] Nyberg S L, Remmel R P, Mann H J, et al. Primary hepatocytes outperform Hep G2 cells as the source of biotransformation functions in a bioartificial liver. Annals of Surgery, 1994, 220 (1): 59-67.
[396] Kowalsky G B, Byfield F J, Levitan I. oxLDL facilitates flow-induced realignment of aortic endothelial cells. American Journal of Physiology Cell Physiology, 2008, 295 (2): 332-340.
[397] Giang U B T, Lee D, King M R, et al. Microfabrication of cavities in polydimethylsiloxane using DRIE silicon molds. Lab on a Chip, 2007, 7 (12): 1660-1662.
[398] Hwang J W, Lee B R, Jung M J, et al. Functional clustering of pancreatic islet cells using concave microwell array. Macromol Res, 2011, 19 (12): 1320-1326.
[399] Park J Y, Lee D H, Lee E J, et al. Study of cellular behaviors on concave and convex microstructures fabricated from elastic PDMS membranes. Lab on a Chip, 2009, 9 (14): 2043-2049.
[400] Lee G H, Park Y E, Cho M, et al. Magnetic force-assisted self-locking metallic bead array for fabrication of diverse concave microwell geometries. Lab on a Chip, 2016, 16 (18): 3565-3575.
[401] Duinen V, Trietsch S J, Joore J, et al. Microfluidic 3D cell culture: from tools to tissue models. Current Opinion in Biotechnology, 2015, 35: 118-126.
[402] Balis U J, Behnia K, Dwarakanath B, et al. Oxygen consumption characteristics of porcine hepatocytes. Metabolic Engineering, 1999, 1 (1): 49-62.
[403] Smith M K, Mooney D J. Hypoxia leads to necrotic hepatocyte death. Journal of Biomedical Materials Research Part A, 2007, 80 (3): 520-529.
[404] Gissen P, Arias I M. Structural and functional hepatocyte polarity and liver disease. Journal of Hepatology, 2015, 63 (4): 1023-1037.
[405] Soldatow V Y, Lecluyse E L, Griffith LG, et al. In vitro models for liver toxicity testing. Toxicology Research, 2013, 2 (1): 23-39.
[406] 方肇伦, 方群. 微流控分析芯片发展与展望. 大学化学, 2001, 16 (2): 1-6.
[407] 孙端平, 李银保, 潘建斌, 等. 微流控芯片在细胞水平药物筛选中的研究进展. 中国新药杂志, 2013, 22 (18): 2147-2151.
[408] 方肇伦. 关于在我国发展微全分析系统的建议. 分析仪器, 2001, 2: 1-3.
[409] Jonathan H T, Woohyuk L, Suzie H P, et al. Microfluidics-assisted in vitro drug screening and carrier production. Advanced Drug Delivery Reviews, 2013, 65 (11-12): 1575-1588.

彩 插

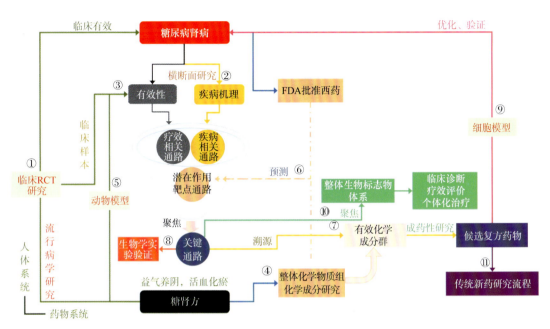

图 1-13 从临床出发，以通路为靶标的复方新药发现途径

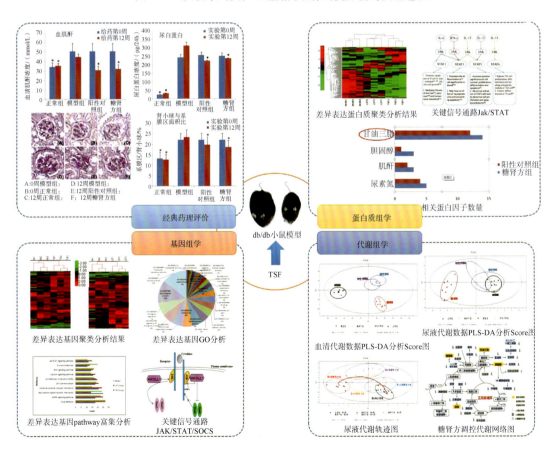

图 1-18 基于 db/db 小鼠模型的整体系统生物学研究

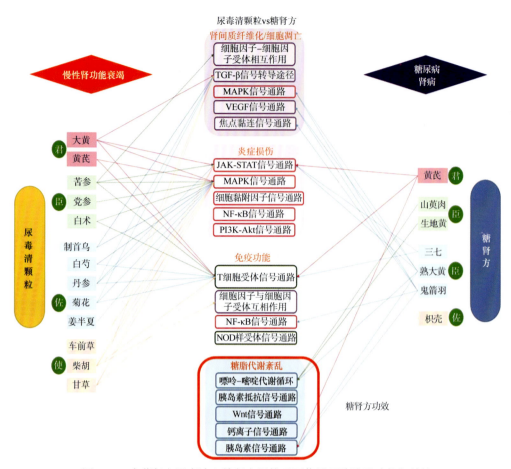

图 8-23　中药复方尿毒清和糖肾方调控重要信号通路涉及功能相关性

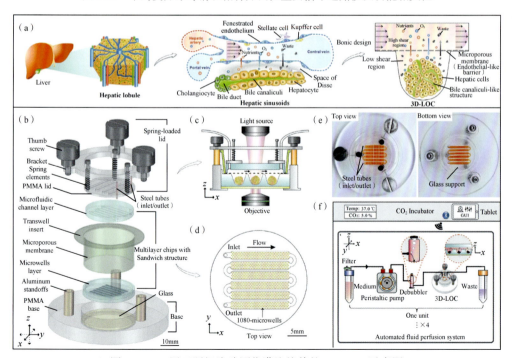

图 11-122　用于肝细胞球原位灌注培养的 3D-LOC 示意图

（a）3D-LOC 微孔内肝细胞球灌注培养概念图，采用仿生设计理念模拟体内肝血窦结构及微环境；（b）3D-LOC 组装示意图；（c）3D-LOC 横截面示意图。细胞培养区域使用透明设计便于肝细胞球光学观察；（d）3D-LOC 中多层芯片具有 1080 个微孔；（e）3D-LOC 实物图。其中微流体通道用红色染料表征；（f）自动流体灌注系统的示意图